U0325188

国家出版基金资助项目

中国针灸大成

Zhongguo Zhenjiu Dacheng

Zonghejuan

综合卷

Compendium of Chinese Acupuncture and Moxibustion

总主编/石学敏

执行主编/王旭东 陈丽云 尚 力

湖南科学技术出版社

·长沙·

医学纲目·针灸

明嘉靖四十四年刊本

吴氏针灸大成

明万历刊本

经络笺注

传抄明崇祯九年刊本

经络全书

清康熙三十年刻本

国家出版基金项目

NATIONAL PUBLICATION FOUNDATION

《中国针灸大成》（第二辑）编委会名单

总 主 编：石学敏（天津中医药大学第一附属医院）

执行主编：王旭东（上海中医药大学）

陈丽云（上海中医药大学）

尚　力（上海中医药大学）

（以下以姓氏笔画为序）

副 主 编：卞金玲（天津中医药大学第一附属医院）

杜宇征（天津中医药大学第一附属医院）

杨丽娜（上海中医药大学）

张建斌（南京中医药大学）

张亭立（上海中医药大学）

倪光夏（南京中医药大学）

编　　委：于莉英　马　泰　马曼华　王旭东　王秋琴　王慕然　卞金玲

卞雅莉　申鹏飞　史慧妍　朱　杰　朱子龙　朱石兵　朱思行

朱蕴菡　庄　艺　衣兰杰　衣兰娟　江杨洋　许　盈　许军峰

孙　增　孙增坤　杜宇征　李　军　李月玮　李星星　杨　杰

杨　涛　杨　萌　杨丽娜　杨艳卓　宋亚芳　张工彧　张卫茜

张建斌　张亭立　陈杞然　陈丽云　陈雨荟　陈昕悦　林怡冰

尚　力　周　围　周　敏　周文娟　赵炜程　赵晓峰　俞欣雨

施庆武　晁　敏　倪光夏　徐松元　奚飞飞　彭娟娟　戴晓矞

学术秘书：马　泰　宋亚芳　张亭立

序

是书初成，岁在庚子；壬寅将尽，又创续编。华夏天清，神州日朗，国既昌泰，民亦心安。抚胸额首，朋辈相聚酒酣；笑逐颜开，握手道故纵谈。谈古论今，喜看中医盛况；数典读书，深爱针灸文献。针矣砭矣，历史班班可考；焫焉爇焉，成就历历在目。针灸之术，盖吾一生足迹之所跬步蹒跚；集成先贤，乃吾多年夙愿之所魂牵梦绕。湖南科学技术出版社，欲集历代针灸文献于一编，甚合我意，大快我心。吾素好书，老而弥笃，幸喜年将老而体未衰，又得旭东教授鼎力相助，丽云、尚力诸君共同协力，《大成》之作，蒐材博远，体例创新，备而不烦，详而有体。历代针灸著述，美不胜收；各种理论技法，宛在心目。吾深知翰墨之苦，寻书之难；珍本善本，岂能易得？尤其影校对峙，瑕疵不容，若无奉献精神，哪能至此？吾忝列榜首，只是出谋划策；出版社与诸同道，方为编书栋梁。夫万种医书，内外妇儿皆有；针灸虽小，亦医学宝库一脉。《针经》之《问难》，《甲乙》之《明堂》，皇甫谧、王惟一，《标幽赋》《玉龙经》，书集一百一十四种。论、图、歌、文，连类而相继。文献详备，版亦珍奇，法国朝鲜，日本越南，宋版元刻，明清官坊，见善必求，虽远必访。虽专志我针灸，亦合之国策，活我古籍，壮我中华；弘扬国粹，继承发展。故见是书，已无憾。书适成，可以献国家而备采择，供专家而作查考，遗学子而为深耘。吾固知才疏学浅，难为针灸之不刊之梓，尚需方家润色斧削。盼师长悯我诚恳，实乃真心忧，非何求，赐我良教，点我迷津，开我愚钝，正我讹误，使是书趋善近美，助中医药学飞腾世界医学之巅，则善莫大矣！

中 国 工 程 院 院 士

国　医　大　师　石学敏

《中国针灸大成》总主编

穷神极变出针砭　万壑春云一冰台

——代前言

重新认识针灸学

20世纪初，笔者于欧洲巡医，某国际体育大赛前一日，一体育明星腰伤，四壮汉抬一担架，逶迤辗转，访遍当地名医，毫无起色。万般无奈之下，求针灸一试，作死马活马之想。笔者银针一枚，刺入人中，原本动则锥心、嗷嗷呼痛之世界冠军，当即挺立行走，喜极而泣。随行记者瞠目结舌，医疗团队大惊失色——在西方医生的知识储备里，穷尽所有聪明才智，也想不出鼻唇沟和腰部有什么关系，“结构决定功能”的“真理”被人中沟上的一根银针击碎了！

这在中医行业内最平常的针灸技术，却被欧洲人看成“神操作”，恰恰展示了中国传统医学引以为豪的价值观：“立象尽意”。以人类的智慧发现外象与内象的联系，以功能（疗效）作为理论的本源。笔者以为，这是针灸学在诊治疾病之外，对于人类认知世界的重大贡献。亦即：针灸学远远不只是诊疗疾病，更是人类发现世界真理的另一个重要途径。

2018年3月28日，*Science Reports* 杂志发表一篇科学报告，证明了笔者上述观点。国内外媒体宣称美国科学家发现了人体内一个未知的器官，而且是人体中面积最大的一个器官。这一发现能够显著地提高现有医学对癌症以及其他诸多疾病的认知。而这一器官体内的密集结缔组织，实际上是充满流体的间质（interstitium）网络，并发挥着“减震器”的作用。科学家首次建议将该间质组织归为一个完整的器官。也就是说它拥有独立的生理作用和构成部分，并执行着特殊任务，如人体中的心脏、肝脏一样。

基于上述发现是对人体普遍联系方式的一种描述，所以研究中医的学者认为经络就是这样一种结构。人体的十四经脉主要是由组织间隙组成，上连神经和血管，下接局部细胞，直接关系着细胞的生死存亡。经络与间质组织一样无处不在，所有细胞都浸润在组织液中，整体的普遍联系就是通过全身运行的“水”来实现的。事实上，中药就是疏通经络来治病的，这与西药直接杀死病变细胞的药理有着根本的不同。可以这样说，证明了经络的存在，也就间接证明了中药药理的科学性，可以理解为什么癌症在侵袭某些人体部位后更容易蔓延。

笔者认为，中医学者对美国科学家的发现进行相似性印证，或许不那么贴切和完全对应，但是，从整体观念而言，这种发现无疑是西方医学的进步。这也佐证了针灸学知识领域内，古老而晦涩的语言文字里，隐含着朦胧而内涵深远的知识，有待我们深入挖掘研究。

应用现有的科学认知来评价针灸的科学性，我们已经吃尽苦头。“经络研究”进行了几十年，花费无数人力、物力、财力，最终却是一无所获。因为这些研究一直是以西方科学的知识结构、价值观和思维方式来检验古代的成果，犯了本质的错误。“人中”和腰椎、腰肌的关系，任何现代医学知识都是无法证实的，但是我们却硬要在实验室寻找物质基础和有形的联系，终究是没有结果的。古代针刺合谷催产，谁能找到合谷和子宫的关联？若是我们以针灸学的认知为线索，将会获得全新启示，能找到人中与腰部联系通道的人，获得诺贝尔生理学或医学奖将是一件很容易的事。因此，包括中医药学界的学者专家，并未能完全认识到针灸学术的深邃和伟大。我们欠针灸学术一个客观的评价。

不过，尽管科学在不断证实着针灸学的伟大和深奥，但是，在中国传统医学的版图上，无论是古代还是现代，针灸学术的地位，一直处于从属、次要的地位。笔者只有在外国才从事针灸工作，回到中国境内，便重归诊脉开方之途。其中种种隐曲不便展开，但业内视针灸为带有劳作性质的小科的潜意识，却是真实的存在。

再以现存古籍为例，现代中医古籍目录学著作如《中国中医古籍总目》《中医图书联合目录》，收录古籍都在万种以上，但 1911 年以前的针灸类著作数量却不到 200 种。郭霭春先生、黄龙祥先生等针灸文献学家都做过类似的统计，如郭先生《现存针灸医籍》129 种，黄先生《针灸名著集成》180 种（含日本所藏）。且大多是转抄、辑录、类编、汇编、节抄之类，学术含量较高的也就 30 多种。

如今，“中医走向世界”已成为业内共识，但是，准确的说法应该是“针灸走向世界”，遍布欧美、东南亚，乃至非洲、大洋洲的“TCM”，其实都是针灸诊所。由于用药受到种种限制，中药方剂至今未被世界各国广泛接受。中医对世界人民的贡献，针灸至少占 90%以上。因此，全方位审视针灸学的历史地位和医学价值，是中医界必须要做的工作。

此次湖南科学技术出版社策划，针灸学大师石学敏院士领衔，收集现存针灸古籍，编纂一套集成性的针灸文献丛书，为医学界提供相对系统的原生态古典针灸文献，虽然达不到集大成的要求，但至少能满足针灸学者们从事文献研究时看到古籍原貌的愿望，以历史真实的遗存来实现针灸文献的权威性。

历尽坎坷的针灸发展史

从针灸文献的数量和质量上，可以看出针灸学术的地位。其实轻慢针灸技术，这不是现代才有的问题，历史上也曾多次发生类似问题。有高潮也有低谷。

针灸学术最辉煌的时期，莫过于历史的两头：即中医学知识体系的形成阶段和 20 世纪美国总统尼克松访华至今。

一、高光时刻：春秋战国至两汉

春秋战国到西汉时期，是中医学初步成形的时期，药物和药剂的应用还没有成熟，对药物不良反应的认识也不充分，因此，药物的使用受到极大的限制，即便是医学经典著作，《黄帝内经》中也只有13首方剂。而此时的针灸技术相对成熟得多，《灵枢》中针灸理论和技术的内容占比高达80%，文献记载当时针灸主治的疾病几乎涉及人类的所有病种。从现有文献来看，这一时期应该是针灸技术最为辉煌的时期。

汉代，药物学知识日渐丰富，在《黄帝内经》理论指导下，药物配伍理论也得到长足的发展。东汉末年，医圣张仲景著《伤寒杂病论》，完善了《黄帝内经》六经辨治理论，形成了外感热病诊疗体系。该书也是方剂药物运用比较纯熟的标志。仲景治疗疾病的主要方法是方药、针灸，呈针、药并重的态势。至于魏晋皇甫谧之《针灸甲乙经》，则是对先秦两汉针灸学辉煌盛世的全面总结。

此后，方药的发展突飞猛进，势不可挡。诚如笔者在《中医方剂大辞典》第2版"感言"中所述："《录验方》《范汪方》《删繁方》《小品方》，追随道家气质；《僧深方》《波罗门》《耆婆药》《经心录》，兼修佛学思想……《抱朴子》《肘后方》，为长寿学先导，传急救学仙方。《肘后备急》，成就诺奖；《巢氏病源》，医道大全。《食经》《产经》《素女经》，《崔公》《徐公》《廪丘公》，录诸医经验，载民间验方，百花齐放，蔚为大观……"方药学术，一片繁荣，逐渐成为治疗疾病的主流技术。到了唐代，孙思邈、王焘等人在强盛国力和社会文明的催促下，对方药治疗的盛况进行了总结，《千金要方》《外台秘要》等大型方书是方药技术成为医学主流的写照。

二、初受重创：中唐以降

方药兴起，一段时间内与针灸并驾齐驱，针灸技术在初唐时期在学术界还具有较高地位。杨上善整理《黄帝明堂经》，著《黄帝内经太素》，孙思邈推崇针灸，《千金要方》《外台秘要》中也载录了不少针灸学著作，但都是沿袭前人，未见新作。不仅没有创新，而且出现了对针灸非常不利的信号：王焘在《外台秘要》卷三十九中对针刺治病提出了质疑，贬低针刺的疗效，"汤药攻其内，以灸攻其外，则病无所逃。知火艾之功，过半于汤药矣。其针法，古来以为深奥，今人卒不可解。经云：针能杀生人，不能起死人。若欲录之，恐伤性命。今并不录《针经》，唯取灸法"。这里，王焘大肆鼓吹艾灸，严重质疑针刺，明确提出：我的《外台秘要》只收灸学著作《黄帝明堂经》，不收《针经》，因为针刺会死人！《外台秘要》这样一部权威著作，竟然提出这样的观点，对社会的负面影响可想而知！以至于中唐之后很长一段时间内，社会上只见艾灸，少见针刺，针灸学文献只有灸学著作而无针学之书。这种现象甚至波及日本，当时的唐朝，在日本人心目中可是神圣般的国度，唐风所及，日本的灸疗蔚然成风。

三、再度辉煌：两宋金元

宋代确是中国历史上文化最为繁荣的时代，人文科技在政府的高度重视下得到全面发展。笔者认为，北宋医学最醒目的成就，除了世人熟知的校正医书局对中医古籍的保存和整理之外，王惟一铸针灸铜人，宋徽宗撰《圣济经》，成为三项标志性的成果。

其一，宋代官方设立校正医书局，宋以前所有医学著作得到收集整理，其中包括《针灸甲乙经》等珍贵针灸著作。同时，政府组织纂修的大型综合性医学著作《太平圣惠方》《圣济总录》等，也保留了大量珍贵针灸典籍。

其二，北宋太医院医官王惟一在官方支持下，设计并主持铸造针灸铜人孔穴模型两具，撰《铜人腧穴针灸图经》与之呼应。该书与铜人模型完成了宋以前针灸理论及临床技术的全面总结，对我国针灸学的发展具有深远而重大的影响。

其三，宋徽宗亲自撰述《圣济经》，将儒家思想、伦理秩序全面注入医学知识体系，促进整体思想和辨证论治法则在中医学理论和临床运用等全方位的贯彻运用。在中国五千年历史中，除了《黄帝内经》托黄帝之名外，这是唯一由帝王亲自撰稿的医学书籍。

宋代是中国历史上商品经济、文化教育、科学创新高度繁荣的时代。陈寅恪言："华夏民族之文化，历数千载之演进，造极于赵宋之世。"民间的富庶与社会经济的繁荣实远超盛唐。虽然重文轻武的治国方略导致外族侵略而亡国，但是这个历史时期为人类文明创造了无数辉煌而不朽的文化遗产，其中就包括针灸技术的中兴。

两宋时期，针灸学术的传承和发展是多方位的，不仅有针灸铜人之创新，具有《太平圣惠方》《圣济总录》之存古，更有《针灸资生经》之集大成。

时至金元，窦默（汉卿）在针灸领域独树一帜，成为针灸史上一位标志性人物。其所著《标幽赋》《通玄指要赋》等，完成了对针刺手法的系统总结，印证了《黄帝内经》对手法论述的正确性。并且采用歌赋的形式把幽冥隐晦、深奥难懂的针灸理论表达出来，文字精练，叙述准确，对后世医家影响很大。

由于金元时期针灸书散佚较多，虽然大多内容被明清针灸著作所引录，但终究不利于后世对这一历史时期针灸学成就的认知。就现有文献的学术水平来看，当时对针灸腧穴、刺灸法的研究程度，已经达到了历史最高水平，腧穴主治的内容都已定型，可以作为针灸临床的规范和标准，且高度成熟，一直影响到现在。

因此，可以毫不夸张地说，两宋金元时期是中国针灸从中兴走向成熟的时代，创造了针灸学术的又一个盛世景象。

四、惯性沿袭：明代

明代，开国皇帝朱元璋出身草莽，颇为亲民，对前朝文化兼收并蓄，故针灸术在窦汉卿的总结和普及下，成为解除战火之余灾病之得力手段，而在民间盛行。在临床技艺、操作手法等方面则越来越纯熟。

例如，明初泉石心在《金针赋》中提出了烧山火、透天凉等复式补泻手法，以及青龙摆尾、白虎摇头、苍龟探穴、赤凤迎源等飞经走气法。此后又有徐凤、高武等针灸名家闻名于世，并有著作传世。尤其是杨继洲、靳贤所撰《针灸大成》，是继《针灸甲乙经》《针灸资生经》以后又一集大成者，内容最为详尽，具有较高的学术价值和实用价值。该书被翻译成德文、日文等文字，在世界范围内受到推崇。

明代的针灸学术具有鲜明的特色，即临床较多，理论较少；文献辑录较多，理论创新较少。明代雕版印刷技术发达，书坊林立，针灸书得以广泛传播，但也因此造成了大量抄袭，或抄中有改，抄后改编，单项辑录，多项类编等以取巧、取利、窃名为目的的书籍。大部分存世针灸书都是抄来抄去。从文献的意义上来说，确实起到了存续及传播的作用，但是，就学术发展而言，却缺乏发皇古义之推演、融会新知之发挥。

五、惨遭废止：清代

时至清代，统治在政权稳固后，对中华传统文化的传承和践行，较之前朝有过之而无不及。针灸学术在清代前期尚可延续，乾隆年间的《医宗金鉴》集中医药学之大成，其中《刺灸心法要诀》等，系统记录了古代针灸医学的主要内容，是对针灸学术的最后一次官方总结。道光二年（1882），皇帝发布禁令：废止针灸科。任锡庚《太医院志职掌》："针刺火灸，终非奉君之所宜，太医院针灸一科，着永远停止。"这一禁令，将针灸科、祝由科逐出医学门墙。此后，针灸的学术传承被拦腰斩断，伴随着"嘉道中衰"，针灸医生完全没有了社会地位，只是因为疗效和廉价，悄悄地转入民间。

从本书收录的文献来看，情况也确实如此，《医宗金鉴》之后，几乎没有像样的针灸类刻本传世，大多是手录之抄本、辑本、节本，再就是日本的各种传本。清晚期，针灸有再起之象，业界出现了公开出版物，但是，比起明代的普及，清代针灸学术几乎没有发展。针灸医生的社会地位彻底沦为下九流，难登大雅之堂，而正是这些民间针灸医生的存在，才使得传统针灸并没有完全失传。

六、现代复兴：近代以来

晚清至民国时期，针灸学开始复兴，民间的针灸医生崭露头角，医界的名家大力提倡，出版书籍，成立学校，开设专科，编写教材……各种针灸文献如雨后春笋，层出不穷。晚清以前数千年流传下来的针灸古籍只有100多种，而同治以后铅字排版、机器印刷迅速普及，仅几十年时间，到1949年新中国成立前的文献综述已达到400多种。

个人以为，晚清以后的针灸复兴，与西学东渐的时代潮流密切相关，当西方的解剖学、生理学理论，临床诊断、外科手术之类的技术成为社会常态时，针灸操作暴露身体之"不雅"就完全不值一提。加之针灸学术的历史积淀和现实疗效，更因为其简便实用和价格优势，自然成为中西医学家青睐的治疗技术。

综上所述，针灸学术发展并非一帆风顺，而是多灾多难。这与使用药物的中医其他分支有很大区别。金代阎明广注何若愚《流注指微赋》言："古之治疾，特论针石，《素问》先论刺，后论脉；《难经》先论脉，后论刺。刺之与脉，不可偏废。昔之越人起死，华佗愈躄，非有神哉，皆此法也。离圣久远，后学难精，所以针之玄妙，罕闻于世。今时有疾，多求医命药，用针者寡矣。"反复强调前代的针药并用，夸耀名医针技之神奇，而后世的针灸越来越不景气，以至于患者只能"求医命药"，以药为主。其实，金代的针灸学术氛围并不消沉，还是个不错的历史时期，阎明广尚且如此慨叹，可见其他朝代更加严重。究其原因，不外乎以下三个方面。

医生：针灸的操作性很强，需要工匠精神和手工劳作。在中国古代文化传统的“重文轻技”的观念下，凡是能开方治病的，当然不愿动手操作。俗语“君子动口不动手”就是这种观念的世俗化表述。除了出自民间，且为了提高疗效的大医之外，大多数医生多少是有这样的想法。南宋王执中在《针灸资生经》卷二中言：“世所谓医者，则但知有药而已，针灸则未尝过而问焉。人或诘之，则曰是外科也，业贵精不贵杂也。否则曰富贵之家，未必肯针灸也。皆自文其过尔。”“自文其过”，正是这种心态的真实写照。

患者：畏惧针灸是老百姓的普遍心理。《扁鹊心书·进医书表》：“无如叔世衰离，只知耳食，性喜寒凉，畏恶针灸，稍一谈及，俱摇头咋舌，甘死不受。”说是社会上的人只知道道听途说，只要听说施用针灸，死都不肯。除了怕疼怕苦以外，不愿暴露身体，也是畏惧针灸的原因之一。

官府：道光皇帝废止针灸科，理由只有一个，“非奉君之所宜”。也就是中国传统文化中的“忠君”“奉亲”，儒家理学强调“身体发肤，受之父母，不敢毁伤”，针要穿肤，灸要烂肉，这都有违圣人之道，对自己尚且如此，更不用说用这种技术来治疗“君”“亲”之病。除了“不敢毁伤”外，“男不露脐，女不露皮”，暴露身体也是有违圣训的。所以，不惜用强制手段加以禁绝。

其实，无论是平民百姓，还是士者医官，乃至皇帝朝廷，轻视针灸的根本原因，都是根源于儒家伦理纲常。在“独尊儒术”之前，或者儒术不振之时，针灸术就会昌盛。春秋战国百花齐放，所以是针灸的高光时刻；北宋文化昌盛，包罗万象，儒学并未成为主宰，所以平等对待针灸学术；金元外族主政，儒学偃伏，刀兵之下，医学不继，自然推崇针灸。唯有南宋理学兴起，明代理学当道，孔孟之道统治社会，针灸学就会受到制约。这种情况在清代中期到了无以复加的地步，非禁绝不能平其意。

旧时代的伦理确实对针灸术的发展造成了一定的阻碍，但是正如本文标题所说，这是一门学问，是人类认识世界的丰硕成果，正如魏晋时期皇甫谧在《针灸甲乙经·序》中所总结的，“穷神极变，而针道生焉”。穷神极变并不是绞尽脑汁，而是在“内考五脏六腑，外综经络血气色候，参之天地，验之人物……”种种努力之后，方可达成。此类基于天地本质的生命活动，却不是人力所能阻挡。中国针灸，以其原生态的顽强，一直在延续中为人民服务。

200 多年前，日本人平井庸信在《名家灸选大成》序言中，已经把药物、针刺、艾灸的适应范围说得很清楚了，对针灸在医学领域中的地位，也有中肯的评价：“夫医斡旋造化，燮理阴阳，以赞天地之化育也。盖人之有生，惟天是命，而所以不得尽其命者，疾病职之由。圣人体天地好生之心，阐明斯道，设立斯职，使人得保终乎天年也，岂其医小道乎哉！其治病之法，则有导引、行气、膏摩、灸熨、刺焫、饮药之数者，而毒药攻其中，针、艾治其外，此三者乃其大者已。《内经》之所载，服饵仅一二，而灸者三四，针刺十居其七。盖上古之人，起居有常，寒暑知避，精神内守，虽有贼风虚邪，无能深入，是以惟治其外，病随已。自兹而降，风化愈薄，适情任欲，病多生于内，六淫亦易中也。故方剂盛行，而针灸若存若亡。然三者各有其用，针之所不宜，灸之所宜；灸之所不宜，药之所宜，岂可偏废乎？非针、艾宜于古，而不宜于今，抑不善用而不用也。在昔本邦针灸之传达备，然贵权豪富，或恶热，或恐疼，惟安甘药补汤，是以针灸之法，寖以陵迟。”而文末所述，是针灸之术在当时日本的态势。鉴于日本社会受伦理纲常的约束较少，所以针灸发展中除了患者畏痛外，实在要比中国简单得多，正因为如此，所以如今我们要跑到日本去寻访针灸古籍。

针灸文献概览

回望历史，中医药古籍琳琅满目，人们常以“汗牛充栋”来形容中医宝库之丰富，但是，针灸文献之数量，只能以凋零、寒酸来形容。如前所述，在现存一万多种中医古籍中，针灸学文献占比还不到百分之二。就本书收载的114种古籍而论，大致有以下几种类型。

一、最有价值的针灸文献

最有价值的针灸文献，指原创，或原创性较高，对推进针灸学术发展作用巨大的著作，如《十一脉灸经》《灵枢》《针灸甲乙经》《针灸资生经》《黄帝明堂经》《铜人腧穴针灸图经》《十四经发挥》《针灸大成》等。

（一）《十一脉灸经》

《十一脉灸经》由马王堆出土帛书《足臂十一脉灸经》《阴阳十一脉灸经》组成，是我国现存最早的经络学和灸学专著，反映了汉代以前医学家对人体生理和疾病的认知状态，与后来发达的中医理论比较，《十一脉灸经》呈现的经脉形态非常原始，还没有形成上下纵横联络成网的经络系统，但是却可以明确看出其与后代经络学说之间的渊源关系，是针灸经络学的祖本，为了解《黄帝内经》成书前的经络形态提供了宝贵的资料。

（二）《黄帝明堂经》

《黄帝明堂经》又名《明堂》《明堂经》，约成书于西汉末至东汉初（公元前138年至公元106年），约在唐以后至宋之初即已亡佚。书虽不存，但却在中国针灸学历史上开创了一个完整的学术体系——腧穴学，是腧穴学乃至针灸学的开山鼻祖。

“明堂”，是上古黄帝居所，也是黄帝观测天象地形和举行重要政治经济文化活动的场所，具有中国文化源头的象征性意义，在远古先民心目中的地位极其崇高。随着文明的发展进步，学术日渐繁荣，人们发现了经络、腧穴，形成对人体生理功能的理性认知，建立了针灸学的基础理论：经络和腧穴。黄帝居于明堂，明堂建有十二宫，黄帝每月轮流居住，与十二经循环相类。黄帝于明堂观察天地时令，又与腧穴流注的时令节律类似。基于明堂功用与经络、腧穴的基本特性的相似性，将记载经络、腧穴特性的书籍命名为《明堂经》。沿袭日久，不断演变，但“明堂”作为腧穴学代名词和腧穴学文献的象征符号，却被历史固定了下来。

《黄帝明堂经》的内容，是将汉以前医学著作中有关腧穴的所有知识，如穴位名称、部位、取穴方法、主治病症、刺法灸法等，加以归纳、梳理、分类、总结，形成了独立的、完整的知识体系。因此，该书是针灸学术发展的标志性成果，也是宋以前最权威的针灸学教科书和腧穴学行业标准。晋皇甫谧编撰综合性针灸著作《针灸甲乙经》，其中腧穴部分多来源于该书。

盛唐时期，政府两次重修该书，形成了两个新的版本，一是甄权的《明堂图》，一是杨上善的《黄帝内经明堂》，又名《黄帝内经明堂类成》。后者较好地保留了《黄帝明堂经》三卷的内容。唐末以后，明堂类著作迅速凋零，几乎荡然无存，所幸本书随鉴真东渡时带至日本，然至唐景福年间（893年前后）亦仅残存一卷，内容为《明堂序》和第一卷全文。目前日本保存多个该残本的抄本，其中永仁抄本、永德抄本为较早期之抄本，藏于日本京都仁和寺，被日本政府定为“国宝”。清末国人黄以周到日本访书时，得永仁抄本，此书得以回归。本书影印校录了仁和寺的两个版本，这两个版本的书影在国内流传不广，故弥足珍贵。

（三）《针经》和《灵枢》

先秦至汉，我国先后流传过多种名为《针经》的著作，如《黄帝针经》九卷、《黄帝针灸经》十二卷、《针经并孔穴虾蟆图》三卷、《杂针经》四卷、《针经》六卷、《偃侧杂针灸经》三卷、《涪翁针经》、《赤乌神针经》……这些著作现在都已经失传了，在现代中医人心目中，凡是说到《针经》，那一定是指《灵枢》。几乎所有的工具书都称《灵枢》为《针经》。如，今人读张仲景《伤寒论·序》“撰用《素问》《九卷》”，注《九卷》为《灵枢》；读孙思邈《千金要方·大医习业》“凡欲为大医，必须谙《甲乙》《素问》《黄帝针经》、明堂流注……”，注《黄帝针经》为《灵枢》……现今已是定规，固化为中医学的思维定式。

回望历史，这里存在一个难解的历史之谜：在现存历史文献中，《灵枢》作为书名，最早出现在王冰注《素问·三部九候论篇第二十》，此时已是中唐，此前再无痕迹。王冰在《素问》两处不同地方引用了同一段文字，一处称“《针经》曰”，另一处却称“《灵枢经》曰”，全元起《新校正》认为这是王冰的意思：《针经》即《灵枢》。北宋校正医书局则据此将《针经》《灵枢》认定为同一本书而名称不同，并大力推崇，到了南宋史崧编订，《灵枢》已与《素问》等同，登上中医经典的顶峰地位。

更加诡异的是，直到宋哲宗元祐八年（1093）高丽献《黄帝针经》，此前中国从未见到《灵枢》或者相同内容书名不同者。1027年王惟一奉敕修成《铜人腧穴针灸图经》，国家级的纂修而未见到此书，道理上说不过去。而高丽献书之后的《圣济总录》，也不认这部伟大的巅峰之作，“凡针灸腧穴，并根据《铜人经》及《黄帝三部针灸经》参定”。高丽献书后，《宋志》著录既有《黄帝灵枢经》九卷，也有《黄帝针经》九卷，恰好证明此前将《灵枢》《针经》视作同一著作是有疑问的。

后世史论著述和史家评述，均对《灵枢》存疑多多。如晁公武《读书志》、李濂《医史》以及周学海等，或认为是冒名之作，或认为是后人补缀，或认为即使存在其价值也不如《甲乙经》甚至《铜人针灸经》，而更多人则认为王冰以前即便有《灵枢》，也不能将其认作《黄帝针经》。亦有人认为是南宋史崧对《灵枢》进行了大量增改然后冒名顶替《针经》……

最典型的例证，莫过于历代文献学家均不重视《灵枢》。明代《针灸大成》卷一的《针道源流》可谓是针灸历史考源之作，其中对28种重要针灸著作进行了评述，唯独没有《灵枢》。只是在论述《铜人针灸图》三卷时，称该书穴位："比之《灵枢》本输、骨空等篇，颇亦繁杂也。"说明至少在明代针灸学家心目中，《灵枢》地位并不崇高。

以上存疑，尚需我中医学界深入研究。

（四）《针灸甲乙经》

《针灸甲乙经》成书于三国魏甘露元年（256）至晋太康三年（282）之间，是我国现存最早的针灸学经典著作。作者将前代《素问》《针经》《黄帝明堂经》等针灸经典中的文字加以汇辑类编，首次系统记载人体生理、经络、穴位、针灸法，以及临床应用，成为后世历代针灸著作的祖本。

（五）《铜人腧穴针灸图经》

《铜人腧穴针灸图经》可视为官修腧穴学，属针灸名著之一。

（六）《针灸资生经》

《针灸资生经》系综述性针灸临床著述，内容丰富，资料广博，且有腧穴考证和修正。

（七）《十四经发挥》

《十四经发挥》是经络学重要著作。

（八）《针灸大成》

《针灸大成》是明以前针灸著述之集大成者，也是我国针灸学术史上规模较大较全的重要著作。

二、保留已佚原创书的著作

唐《千金要方》《千金翼方》，保留了大量唐代以前已佚针灸书，如已佚之《甄权针经》，又如《小品方》所引《曹氏灸方》，原书、引书均亡（《小品方》仅剩抄本残卷），但书中内容被《千金要方》载录。尤其是《甄权针经》，作者为初唐针灸的大师级人物，临证实验非常丰富，该书即出自甄氏经验，强调刺法且描述明晰，穴位、刺法与主治精准对应，临床价值和学术价值都非常高。可惜早已亡佚，幸得孙思邈《千金翼方》记述了该书主要内容，这对宋以后针灸学术发展意义非常重大。

《外台秘要》保留了已佚崔知悌《骨蒸病灸方》。

《太平圣惠方》卷九十九保留了早已失传的《甄权针经》和已佚的隋唐间重要腧穴书内容，是宋王惟一《铜人腧穴针灸图经》乃至后世所有《针经》之祖本；卷一百则收录唐代失传之《明堂》，其中包括《岐伯明堂经》《扁鹊明堂经》《华佗明堂》《孙思邈明堂经》《秦承祖明堂》和已失传之北宋医官吴复珪《小儿明堂》，后世所有冠以《黄帝明堂灸经》的各种版本，均是从本书录出后冠名印行，故乃存世《明堂》之祖本。可知该两卷实际上是现存针灸典籍之源头。

《圣济总录》引述了已佚之《崔丞相灸劳法》《普济针灸经》。

《医学纲目》转录了大量金元亡佚的针灸书内容。如，完整保存了元代忽泰《金兰循经取穴图解》一书所附的全部四幅“明堂图”。

以上著作多是综合性医著，亦有针灸专门著作中存有失传古籍的，如《针灸集书》中的《小易赋》，可知前代在蒐集资料、保留遗作方面，建有卓越之功。

三、实用性著作

如前所述，针灸学在其发展过程中遭受颇多摧残，学术发展之路并不顺利，多处于民间实用层面，如《针经摘英》内容简要，言简意赅，是一本简易读本；《扁鹊神应针灸玉龙经》为针灸歌诀；《神应经》临床实用价值较大，颇似临床针灸手册。自明代以后直至晚清，针灸学文献多为循经取穴、临床应用、歌赋韵文等内容，基本上与《针灸大成》大同小异。如《针灸逢源》《针方六集》。另外，辑录、类编、抄录前代文献的著作较多，如《针灸聚英》《针灸素难要旨》等。

再如《徐氏针灸大全》《杨敬斋针灸全书》《勉学堂针灸集成》等，虽然内容都是互相转抄，但是却起到了传播和普及针灸学术的作用。

四、值得研究的针灸文献

上述重要针灸文献都是需要后世深入研究的宝库，如前述《灵枢》的形成发展源流和真相。除此之外，还有一些貌似不重要，其实深藏内涵的文献。

《黄帝虾蟆经》，分9章，借“月中有兔与虾蟆”之古训，记述逐日、逐月、逐年、四时等不同阶段虾蟆和兔在月球上所处位置，与之相应，人体不同穴位、不同经络的血气分布亦不同，由此指出针灸禁刺、禁忌图解、补泻方式等与针灸推拿相关的基础知识。其中有较多费解之处，文字难读，术语生涩。虽列入针灸门类，但是与针灸临床的关系，尚需深入考证和研究。

《子午流注针经》，现代人认为子午流注属古代的时间医学、时间针灸学，但该书内容如何应用到临床，以及其客观评价，亦须深入研究。

《存真环中图》《尊生图要》《人体经穴脏腑图》等彩绘针灸图，可以从古代画师的角度，研究历史氛围下的古代身体观及相关文化。

关于灸学文献

本文标题有“万壑春云一冰台”之句，“冰台”，即艾草。《博物志》：“削冰令圆，举而向日，以艾承其影则得火，故艾名冰台。”在相当长的一个历史阶段内，灸学在针灸领域内占据着统治地位。

现存最早的针灸文献《十一脉灸经》，便是以“灸”命名。有学者据此认为灸法早于针法。但这仅仅是灸法、针法两种医疗技术形成过程中的先后次序问题。待到针法成熟，与灸法并行，广泛运用于临床之后，针灸学术史上有过“崇灸、抑针”的历史现象，而此风至晋唐始盛：晋代《小品》，唐代《外台》，均大肆宣传“针能杀人”，贬针经，崇明堂，甚至以“明堂”作为艾灸疗法的专用定语。这一现象存续多年，历史上也留存有相当数量的灸学专著，或仅以“灸”

字命名的著作。最典型的就是《黄帝明堂灸经》，沿袭者如《西方子明堂灸经》，也有临床灸学如《备急灸法》，甚至单穴灸书，如《灸膏肓腧穴法》。此风东传，唐以后日本有专门的灸家和流派，灸学著作众多，如《名家灸选》《灸草考》《灸焫要览》等灸学专著。明清时期，也曾出现过艾灸流行的小高潮，出现了《采艾编》《采艾编翼》《神灸经纶》等著作。

其实，有识之士一直提倡多法并举，根据病人需要而采用不同疗法。约在公元前581年(鲁成公十年)，《左传》记载医缓治晋侯疾，称“疾不可为也，在膏之上，肓之下，攻之不可，达之不及”，据杜预注，此处的“攻”即灸，“达”即针。《灵枢·官能》：“针所不为，灸之所宜”。可见，一个全面的医生，应该针灸并重，各取所长。如果合理使用，效果很好，如《孟子·离娄·桀纣章》：“今之欲王者，尤七年之病，求三年之艾。”

不过，文献记载中的艾灸，尽管有种种神奇疗效的宣传，但却和现代艾灸是完全不同的治疗方法。尽管现代针灸学著作上介绍艾灸有“直接灸”“间接灸”两大类，但如今直接灸几乎绝迹，临床全都是温和舒适的间接灸。

古代多用直接灸、化脓灸，用大艾炷直接烧灼皮肤，结果是皮焦肉烂，感染化脓，然后等待灸疮结痂。灸学著作中还要告诫医患双方：“灸不三分，是谓徒冤。”——烧得不到位，等于白白受罪。因此，此法无异于酷刑加身。为了减轻患者痛苦，古人只得麻醉患者，让他们服用曼陀罗花和火麻花制成的“睡圣散”，麻翻后再灸。

“睡圣散”之类的麻醉药只能减轻当时疼痛，灸后化脓成疮，依旧难熬，因此，到了清代，终于有人加以变革，产生了“太乙神针”之法，此法类似于后世“间接灸”。这种创新，在崇古尊经的时代，容易遭受攻击，被指离经叛道，于是编造出种种神话故事，或称紫霞洞天之异人秘授，或称得之汉阴丛山之壁神授古方……都是时人假托古圣之名，标榜源远流长，以示正宗之惯用套路。尽管此法经过不断渲染，裹上神秘的面纱，但其本质却很简单：药艾条、间接灸而已。此类书籍有《太乙神针心法》《太乙神针》《太乙离火感应神针》等。

古代的直接灸（化脓灸）过于痛苦，现今已不再用，而是采用艾条、温针，更有为方便而设计出温灸器。即便用直接灸的方法，也不会让艾炷烧到皮肉，而是患者感觉热烫，即撤除正在燃烧的艾炷，另换一炷，生怕烫伤，有医院将烫伤起泡都要算作医疗事故。其实，古代的烧灼皮肉虽然痛苦，但真的能够治疗顽疾，诸如寒痹（风湿性关节炎、类风湿关节炎）、顽固性哮喘等，忍受一两次痛苦，可换取顽疾消除。如何取舍？我以为更应以患者意愿为主。

总之，古今艾灸文献中同样蕴含着无数值得探索的秘密，即便是温和的间接灸，也有无穷无尽的待解之谜。笔者常用艾灸治疗子宫内膜异位症所致顽固痛经，仅用足三里、三阴交两个穴位，较之西医的激素、止痛药更为有效，而现今流行的“冬病夏治”三伏药灸，防治“老寒腿”“老寒喘”“老寒泻”，更是另有玄机。

本书编纂概述

2016年，石学敏院士领衔，湖南科学技术出版社组织申报，《中国针灸大成》入选“十三五”国家重点图书出版规划项目，2022 年又获国家出版基金资助，自立项始，距今已有 7 年。笔者在石院士领导下，在三所院校数十位师生的大力协助下，为此书工作了整整 6 年。至此雏形初现之时，概述梗概，以志备考。

一、本书的体例和版式

石院士、出版社决定采用影印加校录的体例，颇有远见卓识。但凡古籍整理者，最忌讳的就是这种整理方式，因为读者不仅能看到现代简体汉字标点校录的现代文本和相关校注，更能看到古代珍贵版本的书影，只要整理者功力不足，出现任何错漏，读者立马可以通过对照原书书影而发现。上半部分的书影如同照妖镜，要求录写、断句、标点、校勘不能出一点错误。因此，这种出版形式，对校订者要求极高。出版物面世后，一定会招致方家吹毛求疵，因此具有一定的风险。然而，总主编和出版社明知如此，仍然采用影校对照形式，一是要以此体现本书整理者和出版社编校水平，二是从长远计，错误难免，但是可以通过未来的修订增减，终将成为各种针灸古籍的最佳版本。

本书收录历代针灸古籍共 114 种，上至秦汉，下至清末，基本涵盖中医史上各个朝代的代表性针灸文献，为全面反映古代针灸学的国际传播，还选收了部分日本、朝鲜、越南等国家的针灸古籍。全书兼收并蓄，溯源求本，是历史上最全面的针灸文献大成。

每种古籍由三部分组成：原书书影、简体汉字录写及标点、校勘与注释。在古籍整理领域，这些内容本应分属影印、点校等不同形式的出版方式，本书将其合为一体，于一页之中得窥原貌和整理状况，信息量是普通古籍整理的数倍。

中医古籍中的文字极不规范，通假、古今、繁简、避讳、俗字等异位字比比皆是，较之正统古籍，中医的世俗化、平民化特点则使得刻书、抄书者求简、求便、求速，更是导致文字混杂，诸如：

“文、纹”“掖、腋”“齐、脐”“王、旺”“鬲、膈”“支、肢”“已、以”“指、趾”“旁、傍”“写、泻”“大、太”“宛、脘”“宛、腕”“窌、髎”“腧、俞、输”“虐、疟”“契、瘈”“累历、瘰疬”……

本书所收古籍中，上述文字互用、代用、混用现象十分严重，如果原字照录，则录写出来的文字必定混乱不堪，影响现代读者阅读；若按照一般古籍校注规范，分别予以注释，则因版面所限，注不胜注。因此，本书录写部分遵循通行原则，在不产生歧义的原则上，予以规范化处理，或在首见处标注，以方便现代学者阅读。

二、本书的版本访求和呈现

为体现本书作者发皇针灸古籍的初心，对版本选择精益求精，千方百计获取珍本善本图书。这在当前一些藏书单位自矜珍秘、秘不示人，或者高价待沽、谋求私利的现状下，珍贵版本的访求难上加难。本书收录的 114 种古籍书影，虽不能尽善尽美，但已经殚精竭虑，尽呈所能，半数以上都是行业内难以见到的古籍。将如此众多珍贵底本展示给读者，凸显了本书的特色。

学术研究到了一定水平，学者最大的心愿便是阅读原书，求索珍本。石院士、出版社倾尽心力，决心以版本取胜，凸显特色。特别是为了方便学者研究，对一些版本的选择独具匠心，如《针灸甲乙经》，校订者在拥有近10种版本的基础上，大胆选用明代蓝格抄本，就是为学界提供珍稀而不普及的资料。

此外，本书首次刊行面世的，有不少是最新发现的孤本或海外珍藏本，有些版本连《中国中医古籍总目》等目录学著作中都未曾收录。现举例如下。

《铜人腧穴针灸图经》三卷：明正统八年（1443）刻本，该版本为明代早期刻本，仅存孤本，藏于法国国家图书馆。而国内现存最早版本为明代天启年间（1621年后）三多斋刻本。

《神农皇帝真传针灸经》与《神农皇帝真传针灸图》合编：著者不详，成书于明代。此二书国内无传本，无著录，仅日本国立公文书馆内阁文库及京都大学图书馆各有一抄本，亦为本书访得。

《十四经穴歌》：未见著录，《中国中医古籍总目》等中医目录学著作亦无著录。本书收载底本为清代精抄本。

《针灸集书》：成书于明正德十年（1515）。书中“小易赋”则是已经失传的珍贵资料。卷下“经络起止腧穴交会图解”，以十四经为单位，介绍循行部位和所属腧穴。此与《针灸资生经》等前代针灸书以身体部位排列腧穴的方式有明显不同。本书国内仅存残本（明刻朝鲜刊本卷下）一册，足本仅有日本国立公文书馆藏江户时期抄本一部，故本书所收实际上就是孤本，弥足珍贵，亦为首发。

《十四经合参》：国内失传，《中医联合目录》《中国中医古籍总目》等目录学著作均未著录，现仅存抄本为当今孤本，藏于日本宫内厅书陵部。此次依照该本影印刊出。

《经络考略》：清抄孤本，《中医联合目录》《中国中医古籍总目》等目录学著作均无著录。原书有多处缺文、缺页、装订错误导致的错简，现均已据相关资料补出或乙正。

《节穴身镜》二卷：张星余撰。张氏生平里籍无考，书成何时亦无考。但该书第一篇序言作者为“娄东李继贞”，李氏乃明万历年间兵部侍郎兼右都御史，其余两篇序言亦多次提及“大中丞李公”，则此书必成于万历崇祯年间无疑。惜世无传承，现仅有孤抄本存世，抄年不详。本书首次整理出版。

《经穴指掌图》：湖南中医药大学图书馆藏有明崇祯十二年（1639）抄本残卷18页。现访得日本国立公文书馆内阁文库藏有明崇祯年华亭施衙啬斋藏板，属全帙。本书即以该版录出并点校刊印。

《凌门传授铜人指穴》：未见文献著录，仅存抄本。本书首次点校。

《治病针法》：是《医学统宗》之一种。《医学统宗》目前国内仅存残本一部。现访得日本京都大学图书馆藏明隆庆三年（1569）刊本，属全帙，今以此本出版。

《针灸法总要》：抄本，越南阮朝明命八年（1827）作品。藏越南国家图书馆。国内无著录，本书首次刊出。

《选针三要集》一卷：日本杉山和一著，约成书于日本明治二十年（1887）。国内仅有1937年东方针灸书局铅印本及《皇汉医学丛书》等排印本。今据富士川家藏本抄本影印。

《针灸捷径》两卷：约成书于明代正统至成化年间（1439—1487）。本书未见于我国古籍著录，亦未见藏本记载。书中有现存最早以病证为纲的针灸图谱，颇具临床价值，亦合乎书名"捷径"之称。此次刊印，以日本官内厅藏明正德嘉靖间建阳刊本为底本，该藏本为海外孤本，有较高的针灸文献学价值。

《太平圣惠方·针灸》：本书采用宋代刻（配抄）本为底本，该版本极其珍贵，此次是该版本首次以印刷品形式面世。

以上所列书目，或首次面世，或版本宝贵，仅此一项，已无愧于学界，造福读者。

三、针灸文献的学术传承和素质养成

目前中医药领域西化严重，一切上升渠道都要凭借实验研究、临床研究，而文献整理挖掘研究的现状，只能用"惨不忍睹"来形容。俗语有"心不在马"之譬，原本形容不学无术之人，本书编纂之初，文献专业的研究生居然实证了这个俗语：交来的稿子中，所有的"焉"字全都录作"马"字！而且不是个别人！此情此景，看似搞笑，实则心酸。

通过6年多的工作，老师们不断审核，学生们不断修改，目前的书稿，至少在繁体字识读上，参与者的水平与6年前判若两人。实践出真知，实战锻炼人，本书编委会所有成员有共同体会：在当前的学术大环境下，此书并不能带来业绩，然而增长学问，养成素质，却是实验研究和SCI论文中得不到的。

文献、文化研究的学术氛围，目前依然不是很景气。本书编纂一半之时，本人年届退休，因有重大项目在身，必须完成后方可离任，书记因此热情挽留，约谈返聘，然最终还是不了了之，其中因果未明。本书编纂也因此陷入困境。所幸上海中医药大学青睐，礼聘于我，在人力、物力上大力支持，陈丽云、尚力教授亲力亲为，彰显了一流大学重视人才的气度和心胸，也使得本书得以顺利完成。谨此向上海中医药大学致敬、致谢！

成稿之余，颇有感慨，现代人多称"医者仁心"，其实，仅仅靠"仁心"是当不好医生的。明代裴一中在《言医·序》中言："学不贯古今，识不通天人，才不近仙，心不近佛者，宁耕田织布取衣食耳，断不可作医以误世。"本书所收所有古籍，都可以让我们学贯古今，识通天人，有神仙之能，有慈悲之心，成为一名真正的医者。

上海中医药大学科技人文研究院教授
《中国针灸大成》执行主编
王旭东

目录

医学纲目·针灸

〔明〕楼英 撰 张建斌 朱子龙 李星星 赵炜程 孙征 校订

明嘉靖四十四年刊本

《医学纲目》四十卷，综合性医书，明代医学家楼英编撰，成书于明嘉靖四十四年（1565）。楼英（1320—1389），字全善，一名公爽，号全斋，浙江萧山县人。精于医术易理，尝应明太祖召入京，后以老辞归。所著《医学纲目》，博采群书，简明扼要，提纲挈领，层次清晰，有纲有目，条分缕析，亦颇有创见，《四库全书总目·医药编》称其“为医学类书中之最有法度者”。其中针灸内容集中于该书卷七、卷八、卷九，内容包括刺灸通论、穴法、刺禁灸禁等。其余临床各类病证中亦有大量针灸理论和针灸穴法和针灸法。书中除记载和保存了大量明以前针灸文献如《素问》《灵枢》《甲乙经》以及汉唐宋代时期文献外，还保留了金元时期几乎所有的针灸文献，其中有不少已经失传，如标以“怪穴”“溪”“集”等书名或作者简称的古籍，至今仍未能考证其存佚。现将该书针灸理论之卷七至卷九三卷影印校订刊行，所据底本为明嘉靖四十四年曹灼刊本。

医学纲目序

予夙有志方药，少困举子业，未遑也。岁[①]癸丑，释褐都下，迨丁巳，承乏比部，意通都大邑，良师萃焉，听谳之暇，留心谘访或枚举一二辈，曰：是出入于公卿之门者，众皆靡然从之，往往不暇考其术业。吁！徇名之弊，岂特仕道然哉。己未岁，先君子以肠澼背养，闻病不至，是抑不审医之过也，使不孝长抱终天之恨焉。因自顾拙于宦者与世之拙于医者，安可预人家国事耶？遂绝意进取，间取《灵》《素》诸书，反复读之，古奥渊邃，莫知端倪。友人邵君伟元，授予以《医学纲目》四十卷，曰：是书出于萧山楼全善先生所辑，简而知要，繁而有条，悉本于《灵》《素》，亦犹律之条例，比附不出于礼经也。公以礼律

①举子业，未遑也。岁：此七字版蚀，据美国哈佛燕京图书馆所藏同版本补。此下版蚀缺字者均据此补，不另出注。

佐時獨不能以是書濟癃疾耶予笑而受之惜抄本相傳魚豕盈帙前此欲刻者數家而難於校正往往中止今亦無蹈是乎因與偉元暨劉君化卿分帙校讐矢志弗措有不合者晝繹夜思若將通之凡再逾寒暑而後就梓訛者正缺者補秩然可觀回視舊本若草藁矣此書二百年來幾晦而復明幾廢而復舉

醫學綱目序　二

寧不有定數存乎書大要本之陰陽以定其準參之運氣以稽其變察之色脈以明其診酌之虛實以立其法攷之同異以正其訛是故時至有早晚則民病有徵應矣氣位有正變則勝復有微甚矣血氣有虛實則調治有逆從矣氣味有厚薄則約方有輕重矣營衛有宣壅則補瀉有疾留矣其說一正於靈素甲

佐时，独不能以是书济癃疾耶。予笑而受之，惜抄本相传，鱼豕盈帙，前此欲刻者数家，而难于校正，往往中止，今亦无蹈是乎？因与伟元暨刘君化卿分帙校雠，矢志弗措，有不合者，昼绎夜思，若将通之，凡再逾寒暑而后就梓，讹者正，缺者补，秩然可观，回视旧本，若草藁矣。此书二百年来，几晦而复明，几废而复举，宁不有定数存乎！书大要本之阴阳，以定其准，参之运气，以稽其变，察之色脉，以明其诊，酌之虚实，以立其法，考之同异，以正其讹，是故时至有早晚，则民病有征应矣；气位有正变，则胜复有微甚矣；血气有虚实，则调治有逆从矣；气味有厚薄，则约方有轻重矣；营卫有宣壅，则补泻有疾留矣。其说一正于《灵》《素》《甲乙而參之以仲景東垣諸君子之緒論病必有門門必揭其綱治必有法法必詳其目巨細不遺詳畧通貫參互衆説而折衷之於經能由此者謹道如法萬舉萬全不由此者實〻虚〻夭人長命故覽其書如大都列肆之中丹砂玉札馬渤牛溲何所不有而其取裁劑量則固存乎人焉耳先生嘗曰病之千變萬

醫學綱目序

化不越陰陽五行又曰氣失其平則爲疾醫者意也不過平其氣耳嗚呼此數言者又爲是書之綱領乎夫不治刑不知造律者之深意不治病不知著書者之苦心先生康濟之心甚盛而幾於無所用者予得而推廣之亦邵劉二君從臾之力也同年趙君宗正寔聞而協成之予與宗正同官比部者也疇昔𢘅刑

乙》，而参之以仲景、东垣诸君子之绪论。病必有门，门必揭其纲；治必有法，法必详其目。巨细不遗，详略通贯，参互众说，而折衷之于经。能由此者，谨道如法，万举万全；不由此者，实实虚虚，夭人长命。故览其书，如大都列肆之中，丹砂、玉札、马渤、牛溲，何所不有，而其取裁剂量，则固存乎人焉耳。先生尝曰：病之千变万化，不越阴阳五行。又曰：气失其平则为疾，医者意也，不过平其气耳。呜呼！此数言者，又为是书之纲领乎！夫不治刑不知造律者之深意，不治病不知著书者之苦心。先生康济之心甚盛，而几于无所用者，予得而推广之，亦邵、刘二君从臾之力也。同年赵君宗正，实闻而协成之。予与宗正同官比部者也，畴昔慼刑

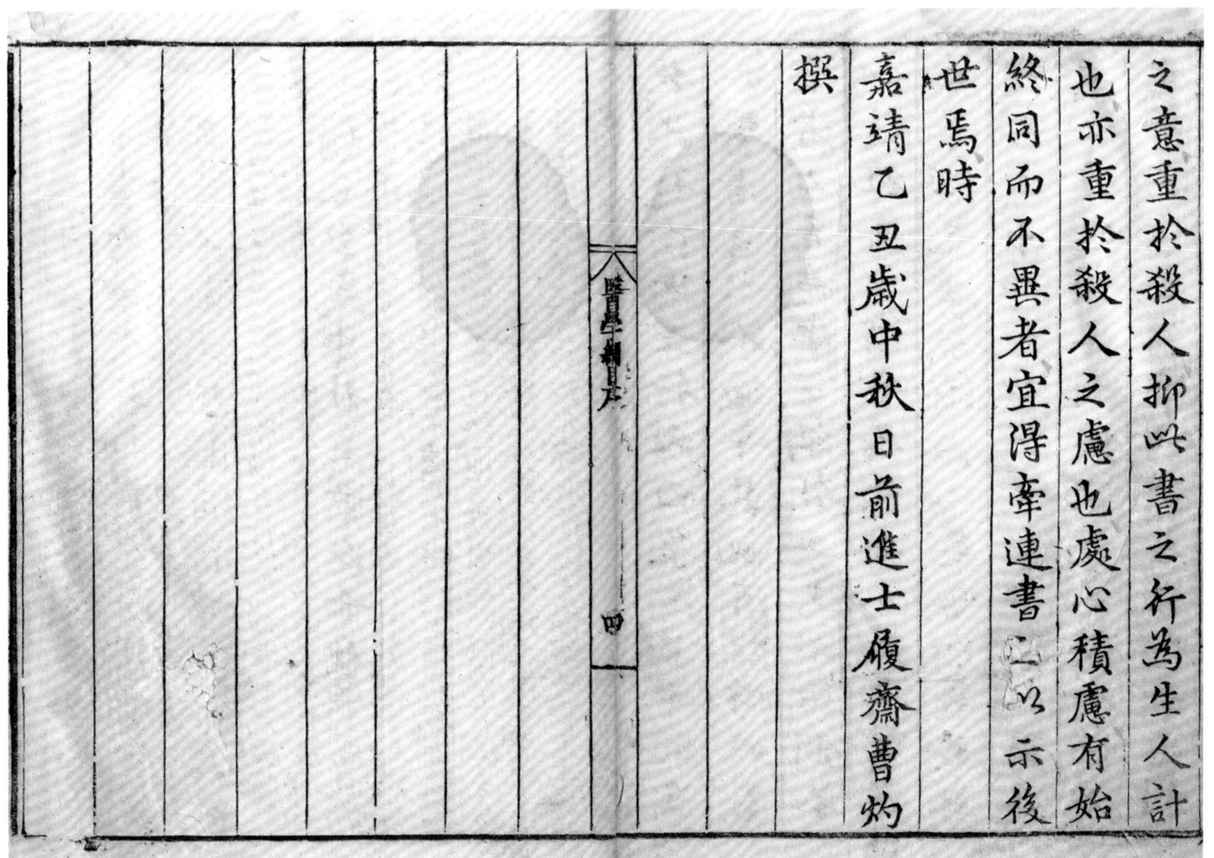
之意重於殺人抑此書之行為生人計
也亦重於殺人之慮也處心積慮有始
終同而不異者宜得牽連書之以示後
世焉時
嘉靖乙丑歲中秋日前進士履齋曹灼
撰

之意，重于杀人，抑此书之行，为生人计也，亦重于杀人之虑也。处心积虑，有始终同而不异者，宜得牵连书之，以示后世焉。

时嘉靖乙丑岁中秋日前进士履斋曹灼撰

醫學綱目序

醫之爲學其道博其義深其書浩瀚其要不過陰陽五行而已蓋天以陰陽五行化生萬物其稟於人身者陰陽之氣以爲血氣表裏上下之體五行之氣以爲五臟六腑之質由是人身具足而有生焉然陰陽錯綜五行迭運不能無厚薄多少之殊故稟陰陽五行之氣厚者血氣臟腑壯而無病薄者血氣臟腑怯而有病陽多者火多性急而形瘦陰多者濕多性緩而形肥陽少者氣虛表虛上虛而易於外感陰少者血虛裏虛下虛而易於內傷況乎人以易感易傷之軀徇情縱慾不適寒温由是正損邪客而陰陽臟腑愈虛愈實或寒或熱而百病出焉故診病者必先分別血氣表裏上下臟腑之分野以知受病之所在次察所病虛實寒熱之邪以治之務在陰陽不偏傾臟腑不勝負

醫學綱目序　一

寫書人顧棵

刻書人夏文德

補瀉隨宜適其病所使之痊安而已然其道自軒岐而下仲景詳外感於表裏陰陽丹溪獨內傷於血氣虛實東垣扶護中氣河間推陳致新錢氏分明五臟戴人熟施三法凡歷代方書甚衆皆各有所長耳故後世用歷代之方治病或效或不效者由病名同治法異或中其長或不中其長故也姑舉一病言之設惡熱病熱病之名同也其治之之法異四君治血實之熱也四物治血虛之熱也白虎治氣實之熱也補中治氣虛之熱也麻黄治表熱也承氣治裏熱也四逆治假熱也柴胡治真熱也瀉青導赤瀉白滋腎瀉黄治五臟熱而各異也各能洞燭脈證而中其肯綮則皆效其或實用虛法虛用實法表用裏法裏用表法真用假法假用真法則死生反掌之間尚何責其效乎脈者不悟是理泛用古今之方妄試疑似之病每致夭横者不

医学纲目序

医之为学，其道博，其义深，其书浩瀚，其要不过阴阳五行而已。盖天以阴阳五行，化生万物，其禀于人身者，阴阳之气，以为血气表里上下之体；五行之气，以为五脏六腑之质。由是人身具足而有生焉。然阴阳错综，五行迭运，不能无厚薄多少之殊。故禀阴阳五行之气厚者，血气脏腑壮而无病；薄者，血气脏腑怯而有病。阳多者，火多，性急而形瘦；阴多者，湿多，性缓而形肥。阳少者，气虚、表虚、上虚，而易于外感；阴少者，血虚、里虚、下虚，而易于内伤。况乎人以易感易伤之躯，徇情纵欲，不适寒温，由是正损邪客，而阴阳脏腑愈虚愈实，或寒或热，而百病出焉。故诊病者，必先分别血气表里、上下脏腑之分野，以知受病之所在；次察所病虚实寒热之邪以治之。务在阴阳不偏倾，脏腑不胜负，补泻随宜，适其病所，使之痊安而已。然其道自轩、岐而下，仲景详外感于表里阴阳，丹溪独内伤于血气虚实，东垣扶护中气，河间推陈致新，钱氏分明五脏，戴人熟施三法，凡历代方书甚众，皆各有所长耳。故后世用历代之方治病，或效或不效者，由病名同、治法异，或中其长，或不中其长故也。姑举一病言之，设恶热病，热病之名同也，其治之法异：四君治血实之热也，四物治血虚之热也，白虎治气实之热也，补中治气虚之热也，麻黄治表热也，承气治里热也，四逆治假热也，柴胡治真热也，泻青、导赤、泻白、滋肾、泻黄治五脏热而各异也。各能洞烛脉证，而中其肯綮，则皆效。其或实用虚法，虚用实法，表用里法，里用表法，真用假法，假用真法，则死生反掌之间，尚何责其效乎？脉者不悟是理，泛用古今之方，妄试疑似之病，每致夭横者不少矣若是者虚竊濟生之名實所以害人之生亂醫之真孔子以鄉愿亂德爲德之賊斯則醫之賊也暗損陰隲神明不佑可不謹哉英爰自髫年潛心斯道上自内經下至歷代聖賢書傳及諸家名方晝讀夜思廢飡忘寢者三十餘載始悟千變萬化之病態皆不出乎陰陽五行蓋血氣也表裏也上下也虚實也寒熱也皆一陰陽也五臟也六腑也十二經也五運六氣也皆一五行也鱗集於魚輻輳于轂醫之能事畢矣是以不揣蕪陋掇拾經傳方書一以陰陽臟腑分病拆法而類聚之分病爲門門各定陰陽臟腑之部於其卷首而大綱著矣析法爲標標各撮陰陽臟腑之要於其條上而衆目彰矣病有同其門者立枝門以附之法有同其標者立細標以次之凡經有衍文錯簡脱簡者一以理考而釋正之傳失經旨衆論矛盾者各以經

推而辨明之庶幾諸家之同異得失得以曲暢旁通精粗相因巨細畢舉同病異法如指諸掌名之曰醫學綱目藏之巾笥以便考求使夫臨病之際自然法度有歸不致悞投湯劑而害生亂醫獲罪神明者矣雖於軒岐心法之妙不敢同年而語然亦天地生物之心一助云耳

蕭山仙居岩樓英全善撰

少矣。若是者，虚窃济生之名，实所以害人之生，乱医之真，孔子以乡愿乱德为德之贼，斯则医之贼也。暗损阴骘，神明不佑，可不谨哉！英爰自髫年，潜心斯道，上自《内经》，下至历代圣贤书传，及诸家名方，昼读夜思，废餐忘寝者三十余载，始悟千变万化之病态，皆不出乎阴阳五行。盖血气也，表里也，上下也，虚实也，寒热也，皆一阴阳也，五脏也，六腑也，十二经也，五运六气也，皆一五行也。鳞集于鱼，辐辏于毂，医之能事毕矣。是以不揣芜陋，掇拾经传方书，一以阴阳脏腑，分病拆法而类聚之。分病为门，门各定阴阳脏腑之部于其卷首，而大纲著矣。析法为标，标各撮阴阳脏腑之要于其条上，而众目彰矣。病有同其门者，立枝门以附之；法有同其标者，立细标以次之。凡经有衍文、错简、脱简者，一以理考而释正之。传失经旨，众论矛盾者，各以经推而辨明之。庶几诸家之同异得失，得以曲畅旁通，精粗相因，巨细毕举，同病异法，如指诸掌，名之曰《医学纲目》。藏之巾笥，以便考求，使夫临病之际，自然法度有归，不致误投汤剂，而害生乱医，获罪神明者矣。虽于轩岐心法之妙，不敢同年而语，然亦天地生物之心一助云耳。

萧山仙居岩楼英全善撰

醫學綱目序例

凡治法皆以正門爲主枝門旁考之假如心痛門爲正門其下卒心痛胎前心痛産後心痛等枝門皆以心痛正門治法爲主其卒痛胎前産後則旁考以佐之也

凡門分上下者其上皆内經之元法其下皆後賢之續法如穴法門上穴法門下是也標之上下亦然如針灸上皆内經元法鍼灸下皆後賢續法是也

凡所類之方皆先賢名方今號其名但號所編之人且如王海藏所編之方有仲景方有千金方有易簡方并種種名方今但號海藏之名實不及仲景并千金易簡等方也

凡所類之方獨東垣海藏羅謙甫丹溪以扶護元氣爲主可純依元方其餘諸方多是攻邪之劑善用之者必詳其人虛實灼見其實者可依元方若兼虛者氣虛必以四君

醫學綱目序例 一

子相兼用之或各半作複方用之血氣必以四物湯兼用之或各半作複方用之庶不夭人長命也

凡言運氣皆謂一歲之中長幼之病多相似者俗謂之天行時氣是也

凡所載藥方在本條者宜考本條其有病在本條而方見別條者詳載目錄以便檢閱又有方名而無方藥者另立補遺以備參考

凡傷寒藥方六經自相爲用不必另立別條

医学纲目序例

凡治法皆以正门为主，枝门旁考之。假如心痛门为正门，其下卒心痛、胎前心痛、产后心痛等枝门，皆以心痛正门治法为主，其卒痛、胎前、产后则旁考以佐之也。

凡门分上下者，其上皆《内经》之元法，其下皆后贤之续法。如穴法门上、穴法门下是也。标之上下亦然。如针灸上皆《内经》元法，针灸下皆后贤续法是也。

凡所类之方，皆先贤名方。今号其名，但号所编之人，且如王海藏所编之方有仲景方，有《千金》方，有《易简》方，并种种名方，今但号海藏之名，实不及仲景并《千金》《易简》等方也。

凡所类之方，独东垣、海藏、罗谦甫、丹溪以扶护元气为主，可纯依元方，其余诸方多是攻邪之剂。善用之者，必详其人虚实，灼见其实者，可依元方。若兼虚者，气虚必以四君子相兼用之，或各半作复方用之；血气必以四物汤兼用之，或各半作复方用之，庶不夭人长命也。

凡言运气，皆谓一岁之中长幼之病多相似者，俗谓之天行时气是也。

凡所载药方，在本条者宜考本条，其有病在本条而方见别条者，详载目录，以便检阅。又有方名而无方药者，另立补遗，以备参考。

凡伤寒药方，六经自相为用，不必另立别条。

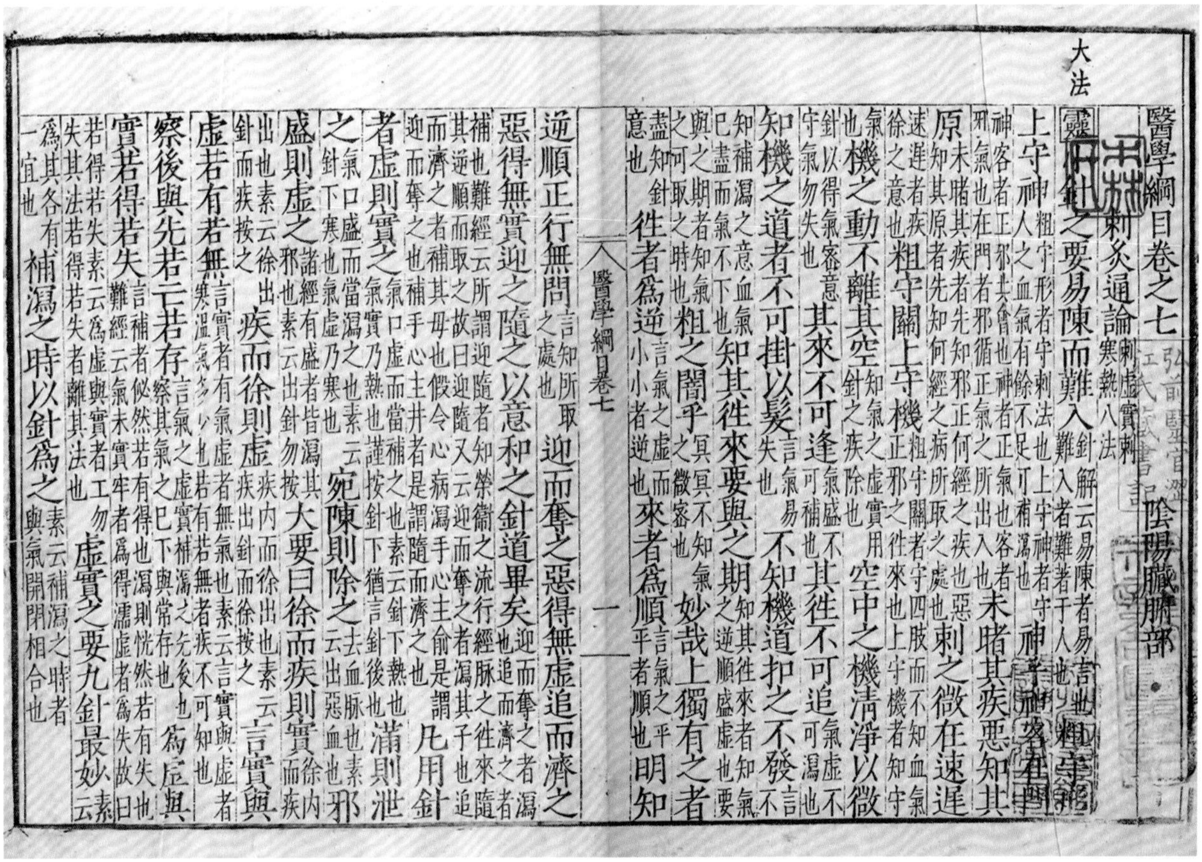

医学纲目卷之七·阴阳脏腑部

刺灸通论刺虚实刺寒热入治寒热法[1]

大法 《灵》：小针之要，易陈而难入。《针解》云：易陈者，易言也；难入者，难着于人也。粗守形，上守神。粗守形者，守刺法也；上守神者，守人之血气，有余不足可补泻也。神乎神，客在门。神客者，正邪共会也。神者，正气也；客者，邪气也；在门者，邪循正气之所出入也。未睹其疾，恶知其原。未睹其疾者，先知邪正何经之疾也；恶知其原者，先知何经之病所取之处也。刺之微，在速迟。速迟者，疾徐之意也。粗守关，上守机。粗守关者，守四肢而不知血气正邪之往来也；上守机者，知守气也。机之动，不离其空。知气之虚实，用针之疾徐也。空中之机，清净以微。针以得气密，意守气勿失也。其来不可逢，气盛不可补也。其往不可追，气虚不可泻也。知机之道者，不可挂以发。言气易失也。不知机道，叩之不发。言不知补泻之意，血气已尽，而气不下也。知其往来，要与之期。知其往来者，知气之逆顺盛虚也；要与之期者，知气之可取之时也。粗之暗乎，冥冥不知气之微密也。妙哉，上独有之者。尽知针意也。往者为逆，言气之虚而小。小者，逆也。来者为顺，言气之平。平者，顺也。明知逆顺，正行无问。言知所取之处也。迎而夺之，恶得无虚，追而济之；恶得无实，迎之随之；以意和之，针道毕矣。迎而夺之者，泻也；追而济之者，补也。《难经》云：所谓迎随者，知荣卫之流行，经脉之往来，随其逆顺而取之，故曰迎随。又云：迎而夺之者，泻其子也，追而济之者，补其母也。假令心病，泻手心主俞，是谓迎而夺之也，补手心主井者，是谓随而济之也。凡用针者，虚则实之。气口虚而当补之也。《素》云：针下热也，气实乃热也。谨按：针下，犹言针后也。满则泄之，气口盛而当泻之也。《素》云：针下寒也，气虚乃寒也。宛陈则除之，去血脉也。《素》云：出恶血也。邪盛则虚之，诸经有盛者，皆泻其邪也。《素》云：出针勿按。《大要》曰：徐而疾则实，徐内而疾出也。《素》云：徐出针而疾按之。疾而徐则虚，疾内而徐出也。《素》云：疾出针而徐按之。言实与虚，若有若无。言实者有气，虚者无气也。《素》云：言实与虚者，寒温气多少也。有若无者，疾不可知也。察后与先，若亡若存。言气之虚实，补泻之先后也。察其气之已下与常存也。为虚与实，若得若失。言补者佖然若有得也，泻则恍然若有失也。《难经》云：气未实牢者为得，濡虚者为失，故曰若得若失。《素》云：为虚与实者，工勿失其法。若得若失者，离其法也。虚实之要，九针最妙。《素》云：为其各有一宜也。补泻之时，以针为之。《素》云：补泻之时者，与气开闭相合也。

---

①入治伤寒法：原作“八法”，据本书目录改。

泻曰迎之，必持而内之，放而出之，排阳得针，邪气得泄。按而引针，是谓内温，血不得散，气不得出也。〇补曰随之，意若忘之，若行若按，如蚊虻止，如留如还，去如弦绝，令左属右，其气故止，外门已闭，中气乃实，必无留血，急取诛之。持针之道，坚者为宝。正指直刺，无针左右。神在秋毫，属意病者。审视血脉者，刺之无殆。方刺之时，必在悬阳，及与两卫，神属勿去，知病存亡。血脉者在俞横居，视之独澄，切之独坚。〇刺之而气之不至，无问其数。刺之而气至，乃去之，勿复针。针各有所宜，各不同形，各任其所为刺之要，气至而有效，效之信，若风之吹云，明乎若见苍天，刺之道毕矣。邪气来也，紧而疾；谷气来也，徐而和。并见《九针十二原》并《小针解》。

凡刺之属，三刺至谷气，邪僻妄合，阴阳易居，逆顺相反，浮沉异处，四时不得，稽留淫泆，须针而去。故一刺则阳邪出，再刺则阴邪出，三刺则谷气至，谷气至而止。所谓谷气至者，已补而实，已泻而虚，故以知谷气至也。〇所谓三刺则谷气出者，先浅刺绝皮，以出阳邪；再刺则阴邪出者，少益深绝皮，致肌肉，未入分肉间也；已入分肉之间，则谷气出。故《刺法》曰：始浅刺之，以逐邪气，而来血气。后刺深之，以致阴气之邪。最后刺极深之，以下谷气，此之谓也。故用针者，不知年之所加，气之盛衰，虚实之所起，不可以为工也。并见《终始》《官针》二篇。

上候气有二：一曰邪气，二曰谷气。凡刺气至则候邪气尽，尽则谷气至，至则止针矣。所谓邪气者，曰紧而疾，曰补而未实，泻而未虚也。所谓谷气者，曰徐而和，曰补而已实，泻而已虚也。

睹其色，察其目，知其散，复一其形，听其动静。上工知相五色于目，有知调尺寸小大缓急滑涩，以言所病也。知其邪正者，知论虚邪与正邪之风也。右主推之，左持而御之者。言持针而出入也。气至而去之。言补泻气调而去之也。

以上见《针解》。凡将用针，必先诊视脉气之剧易，乃可以治也。

《素》：五脏已定，九候已备，后乃存针。王注云：先定五脏之脉，次循九候之诊，然后乃存意于用针之法。黄帝问曰：经言气之盛衰，左右倾移，以上调下，以左调右，有余不足，补泻于荥俞，余知之矣。此皆荣卫之倾移，虚实之所生，非邪气从外入于经也。余愿闻邪气之在经也，其病人何如？取之奈何？岐伯对曰：夫圣人之起度，必应于天地。故天有宿度，地有经水，人有经脉。天地温和，则经水安静；天寒地冻，则经水凝泣；天暑地热，则经水沸溢；卒风暴起，则经水波涌而陇起。夫邪之入于脉也，寒则血凝泣，暑则气淖泽，虚邪因而入客，亦如经水之得风也。经之动脉，其至也亦时陇起，其行于脉中循循然，其至寸口，中手也时大时小，大则邪至，小则平。其行无常处，在阴与阳，不可为度。从而察之，三部九候，卒然逢之，早遏其路。帝曰：候气奈何？岐伯曰：夫邪去络入于经也，舍于血脉之中，其寒温未相得，如涌波之起也，时来时去，故不常在。故曰：方其来也，必按而止之，止而取之，无逢其冲而泻之。真气者，经气也，经气太虚，故曰其来不可逢，此之谓也。《灵枢》云：其来不可逢者，气盛不可补也。故曰：候邪不审，大气已过，泻之则真气脱，脱则不复。邪气复至，而病益蓄。故曰：其往不可追，此之谓也。《灵枢》云：其往不可追者，气虚不可泻也。不可挂以发者，待邪之至时而发针泻矣。不可挂以发者，言气易失也。若先若后者，血气已尽，其病不可下。故曰：知其可取如发机，不知其取如叩锥，故曰：知机道者，不可挂以发；不知机者，扣之不发，此之谓也。帝曰：补泻奈何？岐伯曰：此攻邪也，疾出以去盛血，而复其真气，此邪新客，溶溶未有定处也。推之则前，引之则止，逆而刺之，温血也。刺出其血，其病立已。邪之新客来也，未有定处，推之则前，引之则止，逢而泻之，其病立已。俱《离合真邪论》。

上候邪气新客经脉而取之之法也。言邪之初客经脉，其寒温未相搏，如涌波之起也，时来时去，故不常在。欲取之者，必于三部九候之间，诊察以待之。傥于一部一候，见其如涌波之来，则按而止之，然后取之，不可逢其冲来便泻之，故曰：其来不可逢，其或候气不审，至于涌波之大气已过，去而泻之，则真气脱，邪气复至，而病益蓄，故曰：其往不可追也。凡诊三部九候而待邪至之机以发刺者，必专心致意，故曰：知机道者，不可挂以发也。所谓涌波者，脉浮大也。三部九候，非寸关尺，乃面有三部，手有三部，足有三部，合三部为九部也。

帝曰：善。然真邪已合，波陇不起，候之奈何？岐伯曰：审扪循三部九候之盛虚而调之，察其左右上下相失及相减者，审其病藏以期之。不知三部者，阴阳不别，天地不分。地以候地，天以候天，人以候人，调之中府，以定三部。故曰：刺不知三部九候病脉之处，虽有大过且至，工不能禁也。诛罚无过，命曰大惑；反乱大经，真不可复；用实为虚，以邪为真；用针无义，反为气贼。夺人正气，以从为逆；荣卫散乱，真气已失；邪独内著，绝人长命，予人夭殃。不知三部九候，故不能长久，因不知合之四时五行，因加相胜，释邪攻正，绝人长命。《离合真邪论》。

上候邪客已久，真邪已合，而取之之法也。言取邪之新客者，但候波陇之脉来处取之。今其邪已合，波陇不起，而不知邪客之处也，故又必当扪循三部九候之盛虚，视其盛处泻之，虚处补之。左右相失，而左大右细者，泻左补右；上下相失，而上大下小者，泻上部补下部；上小下大者，补上部泻下部。左右上下皆相减而细者，审其何脏之减，以其减脏日时之衰者，补其所减经；减脏日时之盛者，泻其所胜经，候邪去真复而止。故曰：刺不知三部九候病脉之处，则诛罚无过，反乱大经，用实为虚，以邪为真，真气已失，邪独内著，绝人长命也。

上工救其萌芽，必先见三部九候之气，尽调不败而救之，故曰上工。下工救其已成，救其已败。救其已成者，言不知三部九候之相失，因病而败之也；知其所在者，知诊三部九候之病脉处而治之，故曰守其门户，莫知其情，而见邪形也。《八正神明论》。

《难》：言上工治未病，中工治已病者，何谓也？然，所谓治未病者，见肝之病，则知肝当传之于脾，故先实其脾气，无令得受肝之邪也。故曰治未病焉。中工见肝之病，不晓相传，但一心治肝，故曰已病也。《七十七难》。

自篇首至此，乃察病用针切要之旨。学人当潜心体认之。医而不知此，非工也。噫，今世稍知穴法，便自骄满，由不知粗守形上守神之论也，可慨哉！

《灵》：夫气之在脉也，邪气在上。《针解》云：言邪气之中人也高，故邪气在上也。浊气在中。言水谷皆入于胃，其精气上注于肺，浊溜于肠胃。若寒暑不适，饮食不节而病生于肠胃，故命曰浊气在中也。清气在下。言清湿地气之中人也，必从足始，故曰清气在下。针陷脉则邪气出。取之上。针中脉则邪气出。取之阳明合也。针太深则邪气反沉。言浮浅之病不欲深刺也，深则邪气从之入，故曰反沉。皮肉筋脉各有所处，言经络各有所主也。病各有所宜，《甲乙经》“宜”字作“合”。各不同形，各以任其所宜。见《小针解》及《九针十二原》。

素病有浮沉刺有深淺各至其理無過其道過之則內傷
不及則生外壅壅則邪從之淺深不得反為大賊內動五
藏後生大病故曰病有在毫毛腠理者有在皮膚者有在
肌肉者有在脉者有在筋者有在骨者有在髓者云云刺要論
病在脉調之血病在血調之絡病在氣調之衛病在
肉調之分肉病在筋調之筋病在骨調之骨燔針刼刺其
下及與急者王註云調筋法也病在骨焠針藥熨調骨法也病不知所
痛兩蹻為上身形有痛九候莫病則繆刺之刺絡脉也痛在於
左而右脉病者巨刺之刺經脉也見調經論篇
靈手屈而不伸者其病在筋伸而不屈者其病在骨在骨
守骨在筋守筋終始篇
難言刺榮無傷衛刺衛無傷榮何謂也然針陽者卧針而
刺之刺陰者先以左手攝按所針榮俞之處氣散乃納針

是謂刺榮無傷衛刺衛無傷榮也見七十一難
素刺骨者無傷筋刺筋者無傷肉刺肉者無傷脉刺脉者
無傷皮刺皮者無傷肉刺肉者無傷筋刺筋者無傷骨刺
骨無傷筋者針至筋而去不及骨也刺筋無傷肉者至肉
而去不及筋也刺肉無傷脉者至脉而去不及肉也刺脉
無傷皮者至皮而去不及脉也林註云此謂淺深不至所當刺之處也所謂
刺皮無傷肉者病在皮中針入皮中無傷肉也刺肉無傷
筋者過肉中筋也刺筋無傷骨者過筋中骨也此之謂反
也戒其大深也刺齊論
九鍼 凡針之要官針最妙九鍼之宜各有所為長短大小各
所施也不得其用病弗能移疾淺針深內傷良肉皮膚
病深針淺病氣不瀉反為大膿病小針大氣瀉太甚
害病大針小氣不泄瀉亦復為敗失針之宜大者

《素》：病有浮沉，刺有深浅，各至其理，无过其道。过之则内伤，不及则生外壅，壅则邪从之，浅深不得，反为大贼，内动五脏，后生大病。故曰：病有在毫毛腠理者，有在皮肤者，有在肌肉者，有在脉者，有在筋者，有在骨者，有在髓者云云。《刺要论》。〇病在脉调之血，病在血调之络，病在气调之卫，病在肉调之分肉，病在筋调之筋，病在骨调之骨。燔针劫刺其下及与急者，王注云：调筋法也。病在骨，焠针药熨，调骨法也。病不知所痛，两跷为上，身形有痛，九候莫病，则缪刺之。刺络脉也。痛在于左而右脉病者，巨刺之。刺经脉也。见《调经论篇》。

《灵》：手屈而不伸者，其病在筋；伸而不屈者，其病在骨。在骨守骨，在筋守筋。《终始篇》。

《难》：言刺荣无伤卫，刺卫无伤荣，何谓也？然，针阳者卧针而刺之，刺阴者先以左手摄按所针荣俞之处，气散乃纳针，是谓刺荣无伤卫，刺卫无伤荣也。见《七十一难》。

《素》：刺骨者无伤筋，刺筋者无伤肉，刺肉者无伤脉，刺脉者无伤皮，刺皮者无伤肉，刺肉者无伤筋，刺筋者无伤骨。刺骨无伤筋者，针至筋而去，不及骨也；刺筋无伤肉者，至肉而去，不及筋也；刺肉无伤脉者，至脉而去，不及肉也；刺脉无伤皮者，至皮而去，不及脉也。林注云：此谓浅深不至所当刺之处也。所谓刺皮无伤肉者，病在皮中，针入皮中，无伤肉也。刺肉无伤筋者，过肉中筋也。刺筋无伤骨者，过筋中骨也。此之谓反也。戒其太深也。《刺齐论》

九针 **《灵》**：凡针之要，官针最妙。九针之宜，各有所为，长短大小，各有所施也。不得其用，病弗能移。疾浅针深，内伤良肉，皮肤为痈。病深针浅，病气不泻，反为大脓。病小针大，气泻太甚，疾必为害。病大针小，气不泄泻，亦复为败。失针之宜，大者泻，小者不移，已言其过，请言其所施。《官针篇》。

《灵》：一曰镵针，长一寸六分。头大末锐，去泻阳气。《九针十二原》：镵，鉏衔切。〇洁古云：平半寸，长一寸六分，其头大末锐。主热在头分宜此。

《甲》：一者天，天者阳也，五脏之应天者，肺也。肺者，五脏六腑之盖也。皮者，肺之合也，人之阳也，故为治镵针。镵针者，取法于巾针，去末半寸卒锐之，长一寸六分，大其头，锐其末，令无得深入而阳气出，主热在头身者。故曰：病在皮肤无常处者，取之镵针于病所。肤白勿取。

《灵》：二曰员针，长一寸六分。针如卵形，揩摩分间，不得伤肌肉以泻分气。《九针十二原》。洁古云：其身长针，针如卵形，肉分气病宜此。

《甲》：二者地，地者土也，人之所以应土者，肉也。故为之治员针。员针者，取法于絮针，必筩其身而员其末，其锋如卵，长一寸六分，以泻肉分之气，令不伤肌，则阳气得泻[①]，故曰：病在分肉间，取以员针。

《灵》：三曰鍉针，长三寸半。锋如黍粟之锐，主按脉勿陷，以致其气。《九针十二原》。洁古云：脉气虚少者宜此。

《甲》：三者人也，人之所以成生者，血脉也，故为之治鍉针。鍉针者，取法于黍粟，大其身而员其末，如黍粟之锐，长三寸五分，令可以按脉[②]勿陷以致其气，使邪气独出。故曰：病在脉，气少，当补者，取以鍉针，针于井荥分输。

《灵》：四曰锋针，长一寸六分。刃三隅，以发痼疾。《九针十二原》。洁古云：泻热出血，发泄痼疾。

《甲》：四者时也，时者四时八风之客于经络之中，为瘤[③]病者也，故为之治锋针。锋针者，取法于絮针，筩其身而锋其末，刃三隅，长一寸六分，令可以泻热出血，发泄痼疾。故曰：病在五脏固居者，取以锋针，泻于井荥分输，取以四时也。

---

①阳气得泻：《针灸甲乙经》卷五作“邪气得竭”。

②脉：原作“末”，据上文引《灵》“主按脉无陷”之文改。

③瘤：《针灸甲乙经》卷五作“痼”，与《灵枢·九针十二原》“以发痼疾”及下文“发泄痼疾”义合。

《灵》：五曰铍针，长四寸，广二分半。末如剑锋，以取大脓。《九针十二原》：铍，音皮。洁古云：一名破针，用以破痈肿血脓。

《甲》：五者音也，音者冬夏之分，分于子午，阴与阳别，寒与热争，两气相搏，合为痈脓者也，故为之治铍针。铍针者，取法于剑，令其末如剑锋，广二分半，长四寸，可以取大脓出血。故曰：病大脓血，取以铍针。

《灵》：六曰员利针，长一寸六分。大如氂，且员且锐，中身微大，以取暴气。《九针十二原》。洁古云：尖如毫，且员且利，身中微大，调阴阳，去暴气。

《甲》：六者律也，律者调阴阳四时而合十二经脉，虚邪客于经络而为暴痹者也，故为之治员利针。员利针者，取法于氂针，且员且锐，身中为微大，长一寸六分，以取痈肿暴痹，令尖如氂，微大其末，反小其身，令可深内也。故曰：病痹气暴发者，取以员利针。

《灵》：七曰毫针，长三寸六分。尖如蚊虻喙，静以徐往，微以久留之，而养以取痛痹。《九针十二原》。洁古云：尖如蚊虻喙，调经络，去痛痹。

《甲》：七者星也，星者人之七窍，邪之所客于经，舍于络而为痛痹者也，故为之治毫针。毫针者，取法于毫毛，长一寸六分，令尖如蚊虫喙，静以徐往，微以久留，正气因之，真邪俱往，出针而养，主以治痛痹在络也。故曰：痹病气通而不去者，取之毫针。

《灵》：八曰长针，长七寸。锋利身薄，可以取远痹。《九针十二原》。洁古云：锋利痹深居骨解腰脊节腠之间者。

《甲》：八者风也，风者人之股肱八节也，八正之虚风伤人，内舍于骨解腰脊节腠之间，为深痹也，故为之治长针。长针者，綦针也，长七寸，长其身而锋其末，令可以取深邪远痹。故曰：病在中者，取以长针。綦，巨其切。

九曰大针，长四寸。尖如挺，其锋微员，以泻机关之水也。《九针十二原》。洁古云：一名焠针，针风虚合于骨解皮肤之间者。

《甲》：九者野也，野者人之节解皮肤之间也，淫邪流溢于身，如风水之状而溜不能过于机关大节者也，故为之治大针。大针者，取法于锋针，其针微员，长四寸，以泻机关内外，取大气之不能过于关节者也，故曰：病水肿不能过关节者，取以大针。

黄帝问曰：刺有五邪，何谓五邪？伯高曰：病有持痈者，有容大者，有狭小者，有热者，有寒者，是谓五邪。刺五邪法未详。〇凡刺痈，刺用铍针，无迎陇，易俗移性，不得脓，脆道更行，去其乡，不安处所乃散亡，诸阴阳过痈者，取之其输泻之。〇凡刺大邪，用锋针，日以小泄，夺其有余，乃益虚，剽其通，针其邪，肌肉亲视之，无有反其真，刺诸阳分肉之间。〇凡刺小邪，用员针，日以大，补益其不足，乃无害。视其所在迎之界，远近尽至，其不得外侵而行之，乃自费，刺分肉之间。〇凡刺热邪，用镵针，越而苍，出游不归，乃无病，为开通辟门户，使邪得出，病乃已。〇凡刺寒邪，用毫针，日以温，徐往徐来，致其神，门户已闭，气不分，虚实得调，其气存也。《刺节真邪论》。

凡刺 **《灵》：**凡刺有九，日应九变。一曰输刺，输刺者，刺诸经荥输藏俞也；二曰远道刺，远道刺者，病在上，取之下，刺府输也；三曰经刺，经刺者，刺大经之结络经分也；四曰络刺，络刺者，刺小络之血脉也；五曰分刺，分刺者，刺分肉之间也；六曰大写刺，大写刺者，刺大脓以铍针也；七曰毛刺，毛刺者，刺浮痹皮肤也；八曰巨刺，巨刺者，左取右，右取左；九曰焠刺，焠刺者，刺燔针则取痹也。〇凡刺有十二节，以应十二经。一曰偶刺，偶刺者，以手直心若背，直痛所，一刺前，一刺后，以治心痺刺此者傍針之也　二曰報刺報刺者刺痛無常處也上下行者直內無拔針以左手隨病所按之乃出針復刺之也　三曰恢刺恢刺者直刺傍之舉之前後恢筋急以治筋痺也（傍之舉之者謂直刺入郄轉針頭從傍挑舉其筋也）　四曰齊刺齊刺者直入一傍入二以治寒氣小深者或曰三刺三刺者治痺氣小深者也　五曰揚刺揚刺者正內一傍內四而浮之以治寒氣之博大者也　六曰直針刺直針刺者引皮乃刺之以治寒氣之淺者也　七曰輸刺輸刺者直入直出稀發針而深之以治氣盛而熱者也　八曰短刺短刺者刺骨痺稍搖而深之致針骨所以上下摩骨也　九曰浮刺浮刺者傍入而浮之以治肌急而寒者也　十曰陰刺陰刺者左右率刺之以治寒厥中寒厥足踝後少陰也　十一曰傍針刺傍針刺者直刺傍刺各一以治留

痺久居者也　十二曰贊刺贊刺者直入直出數發針而淺之出血是謂治癰腫也　凡刺有五以應五藏一曰半刺半刺者淺內而發針無針傷肉如拔毛狀以取皮氣此肺之應也　二曰豹文刺豹文刺者左右前後針之中脉爲故以取經絡之血者此心之應也　三曰關刺關刺者直刺左右盡筋上以取筋痺慎無出血此肝之應也或曰淵刺一曰豈刺　四曰合谷刺合谷刺者左右雞足針于分肉之間以取肌痺此脾之應也　五曰輸刺輸刺者直入直出深內之至骨以取骨痺此腎之應也（見官針篇）

標幽賦　拯救之法妙用者針察歲時於天道定形氣於予心春夏瘦而淺刺秋冬肥而刺深不窮經絡陰陽多逢刺禁既論藏府虛實須向經尋原夫起自中焦水初下漏太陰爲始至厥陰而方終穴出雲門抵期門而最後正經

以治心痹。刺此者，傍针之也。〇二曰报刺，报刺者，刺痛无常处也，上下行者，直内无拔针，以左手随病所按之乃出针，复刺之也。〇三日恢刺，恢刺者，直刺傍之举之，前后恢筋急，以治筋痹也。傍之举之者，谓直刺入郄，转针头从傍挑举其筋也。〇四曰齐刺，齐刺者，直入一，傍入二，以治寒气小深者，或曰三刺，三刺者，治痹气小深者也。〇五曰扬刺，扬刺者，正内一，傍内四而浮之，以治寒气之博大者也。〇六曰直针刺，直针刺者，引皮乃刺之，以治寒气之浅者也。〇七曰输刺，输刺者，直入直出，稀发针而深之，以治气盛而热者也。〇八曰短刺，短刺者，刺骨痹，稍摇而深之，致针骨所，以上下摩骨也。〇九曰浮刺，浮刺者，傍入而浮之，以治肌急而寒者也。〇十曰阴刺，阴刺者，左右率刺之，以治寒厥。中寒厥，足踝后少阴也。〇十一曰傍针刺，傍针刺者，直刺傍刺各一，以治留痹久居者也。〇十二曰赞刺，赞刺者，直入直出，数发针而浅之出血，是谓治痈肿也。〇凡刺有五，以应五脏。一曰半刺，半刺者，浅内而发针，无针伤肉，如拔毛状，以取皮气，此肺之应也。〇二曰豹文刺，豹文刺者，左右前后针之，中脉为故，以取经络之血者，此心之应也。〇三曰关刺，关刺者，直刺左右，尽筋上以取筋痹，慎无出血。此肝之应也。或曰渊刺，一曰岂刺。〇四曰合谷刺，合谷刺者，左右鸡足，针于分肉之间，以取肌痹，此脾之应也。〇五曰输刺，输刺者，直入直出，深内之至骨，以取骨痹，此肾之应也。见《官针篇》

《标幽赋》：拯救之法，妙用者针。察岁时于天道，定形气于予心。春夏瘦而浅刺，秋冬肥而刺深。不穷经络阴阳，多逢刺禁，既论脏腑虚实，须向经寻。原夫起自中焦，水初下漏，太阴为始，至厥阴而方终，穴出云门，抵期门而最后。正经十二，别络走三百余支，正侧偃伏，气血有六百余候。手足三阳，手走头而头走足；手足三阴，足走腹而胸走手。要识迎随，须明逆顺。况夫阴阳血气，多少为最；厥阴太阳，少气多血；太阴少阴，少血多气。又有气多血少者，少阳之分；气盛血多者，阳明之位。先详多少之宜，次察应至之气。轻滑慢而未来，沉涩紧而已至。既至也，量寒热而留疾；未至也，据虚实而痏气。气之至也，若鱼吞钓饵之浮沉；气未至也，似闭处幽堂之深邃。气速至而效速，气迟至而不治。观夫九针之法，毫针最微，七星可应，众穴主持。本形金也，有蠲邪扶正之道；短长水也，有决凝开滞之机。定刺象木，或斜或正；口藏比火，进阳补羸。循机扪而可塞，以象土实，应五行而可知，然而一寸六分，包含妙理，虽细拟于毫发，同贯多歧。可平五脏之寒热，能调六腑之实虚。拘挛闭塞，遣八邪而去矣；寒热痛痹，开四关而已之。凡刺者，使本神朝而后入；既刺也，使本神定而气随。神不朝而勿刺，神已定而可施。定脚处，取气血为主意；下手处，认水土是根基。天地人，三才也，涌泉同璇玑、百会；上中下，三部也，大包与天枢、地机。阳跷阳维并督脉，主肩背腰脚在表之疾；阴跷阴维任带冲，主心腹胁肋在里之危。二陵、二跷、二交，似续而交五大；两间、两商、两井，相依而列两支。足见取穴之法，必有分寸，先审自意，次观肉分，或屈伸而得之，或平直而安定。在阳部筋骨之侧，陷下为真；在阴分郄腘之间，动脉相应。按五穴定一穴而必端，取三经用一经而可正。头部与肩部详分，督脉与任脉异定。明标探本，论刺深刺浅之经；住痛移疼，取相交相贯之迳。岂不闻脏腑病而求门海俞募之微；经络滞而求原别交会之道。更穷四根三结，依标本而刺无不痊；但用八法五门，分主客而针无不效。八脉始终连八会，本是纪纲；十二经络十二原，是为枢要。若一日刺六十六穴之法，方见幽微；一时取十二经之原，始知要妙。详夫补泻之法，非呼吸而在手指；速效之功，要交正而识本经。交经缪刺，左有病而右畔取；泻络远针，头有病而脚上针。巨刺与缪刺各异，微针与妙刺相通。观部分而知经络之虚实，视浮沉而辨脏腑之寒温。且夫先令针耀而虑针损，次藏口内而欲针温。目无外视，手如握虎，心无外慕，如待贵人。左手重而切按，欲令气散；右手轻而徐入，不痛之因。空心恐怯，直立侧而多晕；背目沉掐，坐卧平而勿昏。至推于十干十变，定孔穴之开阖；论其五行五脏，察时日之旺衰。伏如横弩，应若发机。阳交阴别而定血晕；阴跷阴维而下胎衣。痹厥偏枯，迎随裨经络接续；漏崩带下，温补使气血依归。静以久留，停针候之。必准者，取照海，治喉中之闭塞；端的处，用大钟，治心性之呆痴。大抵疼痛实泻，痒麻虚补。体重节痛而俞居，心下痞满而井主。心胀咽痛，针太冲而立除；脾痛胃疼，泻公孙而立愈。胸满腹痛刺内关，胁疼肋痛针飞虎。筋挛骨痛而补魂门，体热劳嗽而泻魄户。头风头痛，刺申脉与金门；眼痒眼疼，泻光明与地五。泻阴郄，止盗汗并小儿骨蒸；刺偏历，利小便兼大人水蛊。中风环跳而宜刺，虚损天枢而可取。由是午前卯后，太阴生而疾温；离左酉南，月死朔而速冷。循扪弹努，留吸母以坚长；爪下伸提，疾呼子而嘘短。动退空歇，迎夺右而泻凉；推内进搓，随济左而补暖。慎之：大凡危疾，色脉不顺而莫针；寒热风阴，饥饱醉劳而切忌。望不补而晦不泻，弦不夺而朔不济。精其心而求其法，无灸艾而坏其肌。正其理而求其源，免投针而失其位。避灸处而和四肢，四十有九；禁刺处而除六俞，三十又二。抑又闻高皇抱疾而未瘥，李氏刺巨阙而得苏；太子暴死为尸厥，越人针维会而复醒。肩井、曲池，甄权刺臂痛而复射；悬钟、环跳，华佗刺躄足而立行。秋夫刺腰俞而鬼免沉疴，王纂针交俞而妖精立出。刺肝俞与命门，使瞽士视秋毫之末；刺少阳与交别，俾聋夫听夏蚋之声。嗟夫，去圣逾远，斯道渐坠。或不得意而散其学，或眩[①]其能而犯禁忌。庸愚智浅，难契于玄言；至道渊深，得之者有几。偶述斯言，不敢示诸明达者焉，庶几乎童蒙之心启。

《通玄赋》：必欲治病，莫如用针。巧运神机之妙，工开圣理之深。外取砭金，能蠲邪而扶正；中含水火，善回阳而倒阴。原夫络别支殊，经交错综，或沟渠溪谷以歧异，或山海丘陵而隙共。斯流派以难揆，在条纲而有统。理繁而昧，纵补泻以何功；法捷而明，自迎随而得用。且如行步难移，太冲最奇。人中除脊膂之强痛，神门去心性之呆痴。风伤项急，始求于风府；头眩目晕，要觅于风池。耳闭须听会而治也，眼痛则合谷以推之。胸结身黄，取涌泉而即可；脑昏目赤，泻攒竹以偏宜。但见若两肋之拘挛，仗曲池而平扫；治半身之不遂，作环跳以长驱。牙齿痛，吕细堪治；头项强，承浆可保。太白宣导于气冲，阴陵开通于水道。腹膨而胀，夺内庭以休迟；筋转而疼，泻承山之在早。大抵脚腕痛，昆仑解愈；股膝疼，阴市能医。痫发癫狂兮，凭后溪而疗理；疟生寒热兮，仗间使以扶持。期门罢胸满血崩而可用，劳宫退胃翻心痛以何疑。考夫大敦去七疝之偏疼，王公谓此；三里却五劳之羸瘦，华老言斯。固知腕骨祛黄，然谷泻肾。行间

①眩：《针经指南》《针灸聚英》卷四、《徐氏针灸大全》卷一、《针灸大成》卷二作“恁”；《扁鹊神应针灸玉龙经》作“衒”。

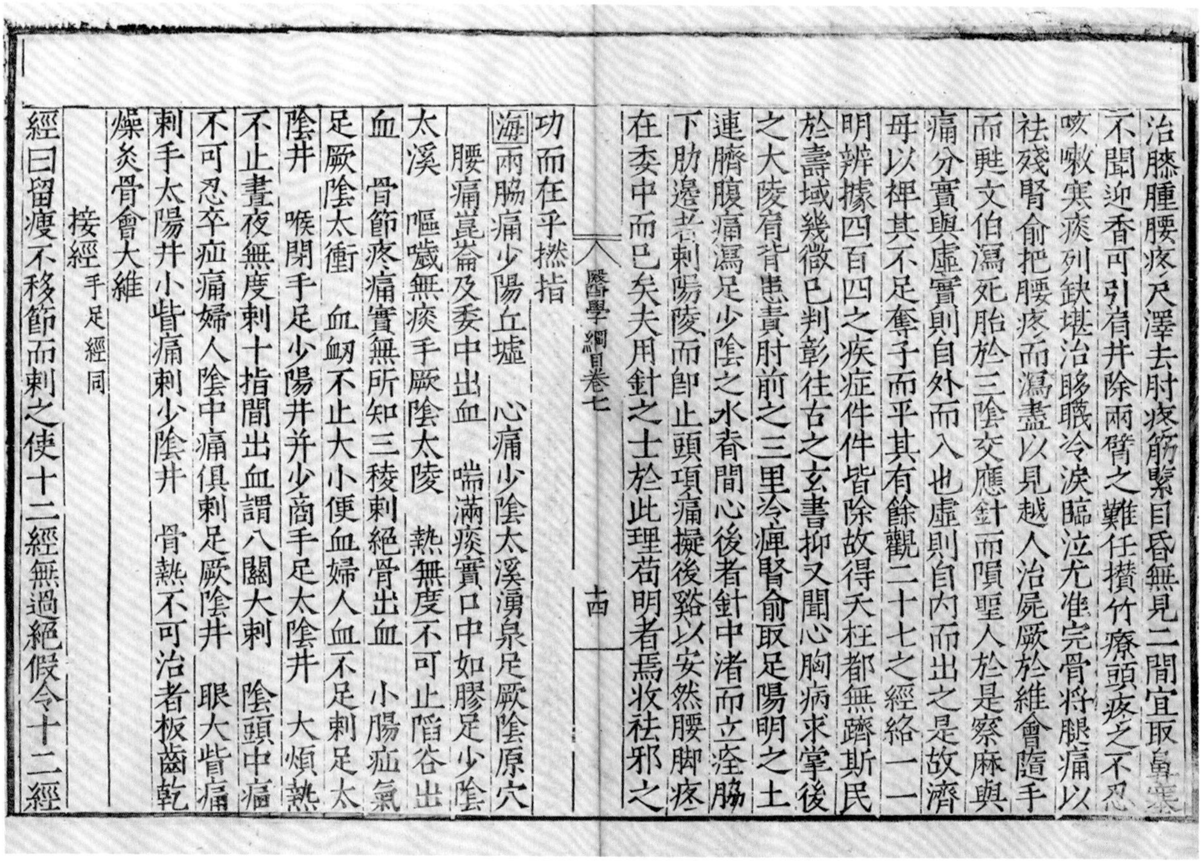

治膝腫腰疼尺澤去肘疼筋緊目昏無見二間宜取鼻塞
不聞迎香可引肩井除兩臂之難任攢竹療頭疼之不忍
咳嗽寒痰列缺堪治眵矆冷淚臨泣尤准完骨將腿痛以
祛殘腎俞把腰疼而瀉盡以見越人治尸厥於維會隨手
而甦文伯瀉死胎於三陰交應針而隕聖人於是察麻與
痛分實與虛實則自外而入也虛則自內而出之是故濟
母以裨其不足奪子而平其有餘觀二十七之經絡一一
明辨據四百四之疾症件件皆除故得夭枉都無躋斯民
於壽域幾微已判彰往古之玄書抑又聞心胸病求掌後
之大陵肩背患責肘前之三里冷痺腎俞取足陽明之土
連臍腹痛瀉足少陰之水脊間心後者針中渚而立痊脇
下肋邊者刺陽陵而即止頭項痛擬後谿以安然腰脚疼
在委中而已矣夫用針之士於此理苟明者焉收祛邪之

功而在乎撚指
海兩脇痛少陽丘墟　心痛少陰太溪湧泉足厥陰原穴
　腰痛崑崙及委中出血　喘滿痰實口中如膠足少陰
太溪　嘔噦無痰手厥陰太陵　熱無度不可止陷谷出
血　骨節疼痛實無所知三稜刺絕骨出血　小腸疝氣
足厥陰太衝　血衄不止大小便血婦人血不足刺足太
陰井　喉閉手足少陽井并少商手足太陰井　大煩熱
不止晝夜無度刺十指間出血謂八關大刺　陰頭中痛
不可忍卒疝痛婦人陰中痛俱刺足厥陰井　眼大眥痛
刺手太陽井小眥痛刺少陰井　骨熱不可治者板齒乾
燥灸骨會大維
　接經　手足經同
經曰留瘦不移節而刺之使十二經無過絕假令十二經

治膝肿腰疼，尺泽去肘疼筋紧。目昏无见，二间宜取；鼻塞不闻，迎香可引。肩井除两臂之难任，攒竹疗头疼之不忍。咳嗽寒痰，列缺堪治；眵矆冷泪，临泣尤准。完骨将腿痛以祛残，肾俞把腰疼而泻尽。以见越人治尸厥于维会，随手而苏；文伯泻死胎于三阴交，应针而陨。圣人于是察麻与痛，分实与虚。实则自外而入也，虚则自内而出之。是故济母以裨其不足，夺子而平其有余。观二十七之经络，一一明辨；据四百四之疾症，件件皆除。故得夭枉都无，跻斯民于寿域；几微已判，彰往古之玄书。抑又闻心胸病求掌后之大陵，肩背患责肘前之三里。冷痹肾俞，取足阳明之土；连脐腹痛，泻足少阴之水。脊间心后者，针中渚而立痊；胁下肋边者，刺阳陵而即止。头项痛，拟后溪以安然；腰脚疼，在委中而已矣。夫用针之士于此理苟明者焉，收祛邪之功，而在乎捻指。

海：两胁痛，少阳丘墟。〇心痛，少阴太溪、涌泉，足厥阴原穴。〇腰痛，昆仑及委中出血。〇喘满痰实，口中如胶，足少阴太溪。〇呕哕无痰，手厥阴大陵。〇热无度不可止，陷谷出血。〇骨节疼痛，实无所知，三棱刺绝骨出血。〇小肠疝气，足厥阴太冲。〇血衄不止，大小便血，妇人血不足，刺足太阴井。〇喉闭，手足少阳井并少商，手足太阴井。〇大烦热不止，昼夜无度，刺十指间出血，谓八关大刺。〇阴头中痛不可忍，卒疝痛，妇人阴中痛，俱刺足厥阴井。〇眼大眦痛，刺手太阳井；小眦痛，刺少阴井。〇骨热不可治者，板齿干燥，灸骨会大维。

接经手足经同

经曰：留瘦不移，节而刺之，使十二经无过绝。假令十二经中是何经络不通行，当刺不通凝滞，俱令气过节，无问其数，以平为期。如诸经俱虚，补十二经。如诸经俱实，泻十二经。补当随而济之，泻当迎而夺之。又补母亦各随而济之，泻子亦名迎而夺之，又随呼吸出纳，亦名迎随也。

上大接经，从阳引阴，从阴引阳，皆取十二经井穴。并见中风门针灸条。

脉之所居，深不见者，刺之微，内针而久留之，以致其脉气也。脉浅者勿刺，接绝其脉乃刺之，无令精出，独出其邪气耳。

病痛者阴也，痛而以手按之不得者阴也，深刺之。痒者阳也，浅刺之。病在上者阳也，在下者阴也。病先起于阴者，先治其阴而后治其阳。病先起于阳者，先治其阳而后治其阴。〇春气在毛，夏气在皮，秋气在分肉，冬气在筋骨，此病各以其时为齐，故刺肥人者秋冬之齐，瘦人者春夏之齐。

《难》：言春夏刺浅，秋冬刺深者，何谓也？然。春夏者，阳气在上，人气亦在上，故当浅取之；秋冬者，阳气在下，人气亦在下，故当深取之。春夏各致一阴，秋冬各致一阳者，何谓也？然。春夏温必致一阴者，初下针，沉之至肾肝之部，得气引持之阴也。秋冬寒必致一阳者，初内针，浅而浮之，至心肺之部，得气推内之阳也。是谓春夏必致一阴，秋冬必致一阳。《七十难》。

垣：夫阴病在阳者，是天外风寒之邪乘中而外入，在人之背上腑俞脏俞，是人之受天外寒邪。亦有二说，中于阳则流于经，此病始于外寒，终归外热，故以治风寒之邪，治其各脏之俞，非止风寒而已。六淫湿暑燥火，皆五脏所受，乃筋骨血脉受邪，各有背上五脏俞以除之。伤寒说从仲景，中八风者有《风论》，中暑者治在背上小肠俞，中湿者治在胃腧中燥者治在大腸腧此皆六淫客邪有餘之病皆瀉其背之腑腧若病久傳變有虛有實各隨病之傳變補瀉不足只治在背府腧　陽病在陰者病從陰引陽是水穀之寒熱感則害人六府又曰飲食失節及勞役所傷陰火乘於坤土之中致穀氣榮氣清氣胃氣元氣不得上升滋於六府之陽氣是五陽之氣先絕於外外者天也下流伏於坤土陰火之中皆先由喜怒悲憂恐爲五賊所傷而後胃氣不行勞役飲食不節繼之則元氣乃傷當從胃腧合三里穴中推而揚之以伸元氣故曰從陰引陽若元氣愈不足治在腹上諸府之募穴若傳在五藏爲九竅不通隨各竅之病治其各藏之募穴於腹故曰五藏不平乃六府元氣閉塞之所生也又曰五藏不和九竅不通皆陽氣不足陰氣有餘故曰陽不勝其陰凡治腹之募皆爲元氣不

足從陰引陽勿誤也若錯補四末之俞錯瀉四末之俞皆非也錯瀉者差尤甚矣按岐伯所說只取穴於天上天上者人之背上五藏六府之俞不當瀉而瀉豈有生者乎興言及此寒心徹骨若六淫客邪及上熱下寒筋骨皮肉血脉之病苟錯取穴於胃之合及諸腹之募者必危亦岐伯之謂下工可不慎哉

刺虛實

虛實法 素曰刺法言有餘瀉之不足補之何謂有餘何謂不足岐伯對曰神有餘有不足氣有餘有不足血有餘有不足形有餘有不足志有餘有不足夫心藏神肺藏氣肝藏血脾藏肉腎藏志而此成形志意通內連骨髓而成身形五藏五藏之道皆出於經隧以行血氣血氣不和百病乃變化而生是故守經隧焉　神有餘則笑不休神

胃俞，中燥者治在大肠俞，此皆六淫客邪有余之病，皆泻其背之腑俞。若病久传变，有虚有实，各随病之传变，补泻不足，只治在背府俞。〇阳病在阴者，病从阴引阳，是水谷之寒热，感则害人六腑。又曰：饮食失节及劳役所伤，阴火乘于坤土之中，致谷气、荣气、清气、胃气、元气不得上升，滋于六腑之阳气，是五阳之气先绝于外，外者天也，下流伏于坤土阴火之中，皆先由喜怒悲忧恐为五贼所伤，而后胃气不行，劳役饮食不节继之，则元气乃伤，当从胃俞合三里穴中推而扬之，以伸元气。故曰从阴引阳。若元气愈不足，治在腹上诸府之募穴。若传在五脏，为九窍不通，随各窍之病，治其各脏之募穴于腹。故曰五脏不平，乃六腑元气闭塞之所生也。又曰：五脏不和，九窍不通，皆阳气不足，阴气有余。故曰：阳不胜其阴。凡治腹之募，皆为元气不足，从阴引阳，勿误也。若错补四末之俞，错泻四末之俞，皆非也。错泻者，差尤甚矣。按岐伯所说，只取穴于天上。天上者，人之背上，五脏六腑之俞，不当泻而泻，岂有生者乎。兴言及此，寒心彻骨。若六淫客邪及上热下寒，筋骨皮肉血脉之病，苟错取穴于胃之合，及诸腹之募者必危，亦岐伯之谓下工，可不慎哉！

刺虚实

虚实法《**素**》：曰：刺法言：有余泻之，不足补之。何谓有余？何谓不足？岐伯对曰：神有有余，有不足；气有有余，有不足；血有有余，有不足；形有有余，有不足；志有有余，有不足。夫心藏神，肺藏气，肝藏血，脾藏肉，肾藏志，而此成形。志意通，内连骨髓，而成身形五脏。五脏之道，皆出于经隧，以行血气，血气不和，百病乃变化而生，是故守经隧焉。〇神有余则笑不休，神不足则悲。血气未并，五脏安定。邪客于形，洒淅起于毫毛，未入于经络也，故命曰神之微。神有余，则泻其小络之血出血，勿之深斥。斥，推也；小络，孙络也。《针经》曰：经脉为里，支而横者为络，络之别者为孙络也。无中其大经，神气乃平。神不足者，视其虚络，按而致之，刺而利之，无出其血，无泄其气，以通其经，神气乃平。帝曰：刺微奈何？曰：按摩勿释，着针勿斥，移气于不足，神气乃得复。〇气有余则喘咳上气，不足则息利少气。血气未并，五脏安定，皮肤微病，命曰白气微泄。气有余则泻其经隧，无伤其经，无出其血，无泄其气；不足则补其经隧，无出其气。问曰：刺微奈何？对曰：按摩勿释，出针视之曰：我将深之，适人必革，精气自伏，邪气散乱，无所休息，气泄腠理，真气乃相得。〇血有余则怒，不足则恐，血气未并，五脏安定，孙络水溢，则经有留血，血有余则泻其盛经，出其血。不足则视其虚经，内针其脉中，久留而视，脉大，疾出其针，无令血泄。问曰：刺留血奈何？对曰：视其血络，刺出其血，毋令恶血得入于经，以成其疾。〇形有余则腹胀，泾溲不利，不足则四肢不用。血气未并，五脏安定，肌肉蠕动，命曰微风。形有余则泻其阳经，不足则补其阳络。问曰：刺微奈何？对曰：取分肉间，无中其经，无伤其络，卫气得复，邪气乃索。〇志有余则腹胀飧泄，不足则厥。血气未并，五脏安定，骨节有动。志有余则泻然筋血者，不足则补其复溜。然筋即然谷穴。问曰：刺未并奈何？对曰：即取之，无中其经，邪所乃能立虚。问曰：虚实之形，不知其何以生？对曰：血气已并，阴阳相倾，气乱于卫，血逆于经，血气离居，一实一虚。夫五脏之虚实，皆生于血气之离并耳。有余者，血气并入其募，盛而实也；不足者，血气离去其脏，衰而虚也。经气未并，五脏安定者，五脏之血气未并为实，未离为虚者，安定其所，而阴阳均平。久留者，一邪初客之时，故当即治；若其初不治，则渐并渐离，而虚脏所离之血气有并归于实脏，所以陰陽相傾而三候不一，實藏自實，虛藏自虛，而一盛一虛者，不獨五藏也，凡陰陽表裏上下經絡皆然也。故病有陽盛陰虛，陰盛陽虛者；有表盛裏虛，裏盛表虛者；有上盛下虛，下盛上虛者；有經滿絡虛，絡滿經虛者。所謂無實實虛虛，損不足益有餘者。海藏所謂上熱未除中寒復生之類，皆治一實一虛之戒，學人宜究心焉。○血并於陰，氣并於陽，故為驚狂。血并於陽，氣并於陰，乃為炅中。炅即熱也。血并於上，氣并於下，心煩惋善怒。血并於下，氣并於上，亂而善忘。問曰：血并於陰，氣并於陽，如是血氣離居，何者為實？何者為虛？對曰：血氣者，喜溫而惡寒，寒則泣不能流，溫則消而去之。是故氣之所并為血虛，血之所并為氣虛。問曰：人之所有者，血與氣耳。今夫子乃言血并為虛，氣并為虛，是無實乎？對曰：有者為實，無者為虛。故氣并則無血，血并則無氣，今血與氣相失，故為虛焉。絡之與孫脈，俱輸於經，血與氣并，則為實焉。血之與氣，并走於上，則為大厥，厥則暴死。氣復反則生，不反則死。問曰：實者何道從來？虛者何道從去？虛實之要，願聞其故？對曰：夫陰與陽，皆有俞會，陽注於陰，陰滿之外，陰陽均平，以充其形，九候若一，命曰平人。夫邪之生也，或生於陰，或生於陽。其生於陽者，得之風雨寒暑；其生於陰者，得之飲食居處，陰陽喜怒。問曰：風雨之傷人也奈何？對曰：風雨之傷人也，先客於皮膚，傳入於孫脈，孫脈滿則傳入於絡脈，絡脈滿則輸於大經脈，血氣與邪并客於分腠之間，其脈堅大，故曰實。實者外堅充滿，不可按之。按之則痛。問曰：寒濕之傷人也奈何？對曰：寒濕之中人也，皮膚不收，肌肉堅緊，榮血泣，衛氣去，故曰虛，虛者聶辟。聶，謂聶皺；辟，謂辟疊也。氣不足，按之則氣足以溫之，故快然而不痛。問曰：陰之生實奈何？對曰：喜怒不節，則陰氣上逆，上逆則下虛，下虛則陽氣走之，故曰實矣。問曰：陰之生虛奈何？對曰：喜則氣下，悲則氣消

阴阳相倾而不均平，卫乱荣逆而三候不一，实脏自实，虚脏自虚，而一实一虚也。然所谓一盛一虚者，不独五脏也，凡阴阳表里上下经络皆然也。故病有阳盛阴虚，阴盛阳虚者；有表盛里虚，里盛表虚者；有上盛下虚，下盛上虚者；有经满络虚，络满经虚者。所谓无实实虚虚，损不足益有余者。海藏所谓上热未除中寒复生之类，皆治一实一虚之戒，学人宜究心焉。○血并于阴，气并于阳，故为惊狂。血并于阳，气并于阴，乃为炅中。炅即热也。血并于上，气并于下，心烦惋善怒。血并于下，气并于上，乱而善忘。问曰：血并于阴，气并于阳，如是血气离居，何者为实？何者为虚？对曰：血气者，喜温而恶寒，寒则涩不能流，温则消而去之。是故气之所并为血虚，血之所并为气虚。问曰：人之所有者，血与气耳。今夫子乃言血并为虚，气并为虚，是无实乎？对曰：有者为实，无者为虚。故气并则无血，血并则无气，今血与气相失，故为虚焉。络之与孙脉，俱输于经，血与气并，则为实焉。血之与气，并走于上，则为大厥，厥则暴死。气复反则生，不反则死。问曰：实者何道从来？虚者何道从去？虚实之要，愿闻其故？对曰：夫阴与阳，皆有俞会，阳注于阴，阴满之外，阴阳均平，以充其形，九候若一，命曰平人。夫邪之生也，或生于阴，或生于阳。其生于阳者，得之风雨寒暑；其生于阴者，得之饮食居处，阴阳喜怒。问曰：风雨之伤人也奈何？对曰：风雨之伤人也，先客于皮肤，传入于孙脉，孙脉满则传入于络脉，络脉满则输于大经脉，血气与邪并客于分腠之间，其脉坚大，故曰实。实者外坚充满，不可按之。按之则痛。问曰：寒湿之伤人也奈何？对曰：寒湿之中人也，皮肤不收，肌肉坚紧，荣血涩，卫气去，故曰虚，虚者聂辟。聂，谓聂皱；辟，谓辟叠也。气不足，按之则气足以温之，故快然而不痛。问曰：阴之生实奈何？对曰：喜怒不节，则阴气上逆，上逆则下虚，下虚则阳气走之，故曰实矣。问曰：阴之生虚奈何？对曰：喜则气下，悲则气消，

消则脉虚空，因寒饮食，寒气充满，则血涩气去，故曰虚矣。问曰：阳虚则外寒，阴虚则内热，阳盛则外热，阴盛则内寒，予已闻之矣，不知其所由然也。对曰：阳受气于上焦，以温皮肤分肉之间，今寒气在外，则上焦不通，上焦不通，则寒气独留于外，故寒栗。问曰：阴虚生内热奈何？对曰：有所劳倦，形气衰少，谷气不盛，上焦不行，下脘不通，胃气热，热气熏胸中，故内热。问曰：阳盛生外热奈何？对曰：上焦不通利，则皮肤致密，腠理闭塞，玄府不通，卫气不得泄越，故外热。问曰：阴盛生内寒奈何？对曰：厥气上逆，寒气积于胸中而不泻，不泻则温气去，寒独留，则血凝涩，凝则脉不通，其脉盛大以涩，故中寒。问曰：阴与阳并，血气以并，病形以成，刺之奈何？对曰：刺之者，取之经隧，取血于营，取气于卫，用形哉，因四时多少高下。问曰：血气以并，病形以成，阴阳相倾，补泻奈何？对曰：泻实者，气盛乃内针，针与气俱内，以开其门，如利其户，针与气俱出，精气不伤，邪气乃下，外门不闭，以出其疾，摇大其道，如利其路，是谓大泻。必切而出，大气乃屈。问曰：补虚奈何？对曰：持针勿置，以定其意，候呼内针，气出针入，针空四塞，精无从去，方实而疾出针，气入针出，热不得还，闭塞其门，邪气布散，精气乃得存，动气候时，近气不失，远气乃来，是谓追之。《调经论》。

补泻法 **《素》**：帝曰：不足者，补之奈何？岐伯曰：必先扪而循之，切而散之，推而按之，弹而怒之，抓而下之，通而取之，外引其门，以闭其神，呼尽内针，静以久留，以气至为故，如待所贵，不知日暮，其气以至，适而自护，候吸引针，气不得出，各在其处，推阖其门，令神气存，大气留止，故命曰补。○吸则内针，无令气忤，静以久留，无令邪布，吸则转针，以得气故，候呼引針，針盡乃去，大氣皆出，故命曰瀉。《離合真邪論》。

補法，左手揑穴，右手置針於穴上，令病人咳嗽一聲，撚針入透於腠理，後令病人呼氣一口，隨呼針至分寸，待針沉緊時轉針頭向病所，以手循捫經絡，覺氣至却因針頭向下，覺針沉緊，令病人吸氣一口，急出其針，急閉其穴，虛羸氣弱痒麻者補之。

瀉法，先以左手揑穴，右手置針於穴上，令病人咳嗽一聲，撚針入于腠理，復令病人吸氣一口，隨吸氣入針至分寸，覺針沉緊，轉針頭向病所，若覺氣退便轉針頭向下，以手循取經絡，覺針沉悶，令病人吹氣一口，徐出其針，不閉其穴，命之曰瀉，豐肥堅硬疼痛者瀉之。

右以病人氣之呼吸，醫人針之出納，分補瀉。令病人吸氣而入針，氣與針同入為補；令呼氣出針，針與氣同出為瀉。呼氣氣出而入針為瀉，吸氣氣入而出針為補也。

難　何謂補瀉，當補之時，何所取氣？當瀉之時，何所置氣？然。當補之時，從衛取氣；當瀉之時，從榮置氣。其陽氣不足，陰氣有餘，當先補其陽而後瀉其陰；陰氣不足，陽氣有餘，當先補其陰而後瀉其陽。榮衛通行，此其要也。七十六難。

針有補瀉，何謂也？然。補瀉之法，非必呼吸出內針也。然知其為針者信其左，不知為針者，信其右。當刺之時，必先以左手厭按其所，針榮腧之處，彈而努之，抓而下之，其氣之來，如動脈之狀，順針而刺之。得氣，因推而內之，是謂補。動而伸之，是謂瀉。不得氣，乃與男外女內不得氣，是謂十死不治也。七十八難。

右以鍼之推內動伸分補瀉也。從衛取氣者謂淺內針，待衛氣至漸漸推內進至深也。從榮置氣者謂深內針

针，针尽乃去，大气皆出，故命曰泻。《离合真邪论》。

补法，左手揑穴，右手置针于穴上，令病人咳嗽一声，捻针入透于腠理，后令病人呼气一口，随呼针至分寸，待针沉紧时转针头向病所，以手循扪经络，觉气至却因针头向下，觉针沉紧，令病人吸气一口，急出其针，急闭其穴，虚羸气弱痒麻者补之。

泻法，先以左手揑穴，右手置针于穴上，令病人咳嗽一声，捻针入于腠理，复令病人吸气一口，随吸气入针至分寸，觉针沉紧，转针头向病所，若觉气退便转针头向下，以手循取经络，觉针沉闷，令病人吹气一口，徐出其针，不闭其穴，命之曰泻，丰肥坚硬疼痛者泻之。

上以病人气之呼吸，医人针之出纳，分补泻。令病人吸气而入针，气与针同入为补；令呼气出针，针与气同出为泻。呼气气出而入针为泻，吸气气入而出针为补也。

《难》：何谓补泻？当补之时，何所取气？当泻之时，何所置气？然。当补之时，从卫取气；当泻之时，从荣置气。其阳气不足，阴气有余，当先补其阳而后泻其阴；阴气不足，阳气有余，当先补其阴而后泻其阳。荣卫通行，此其要也。《七十六难》。

针有补泻，何谓也？然。补泻之法，非必呼吸出内针也。然知其为针者信其左，不知为针者，信其右。当刺之时，必先以左手压按其所，针荣俞之处，弹而努之，抓而下之，其气之来，如动脉之状，顺针而刺之。得气，因推而内之，是谓补。动而伸之，是谓泻。不得气，乃与男外女内不得气，是谓十死不治也。《七十八难》。

上以针之推内动伸分补泻也。从卫取气者，谓浅内针，待卫气至，渐渐推内进至深也。从荣置气者，谓深内针，

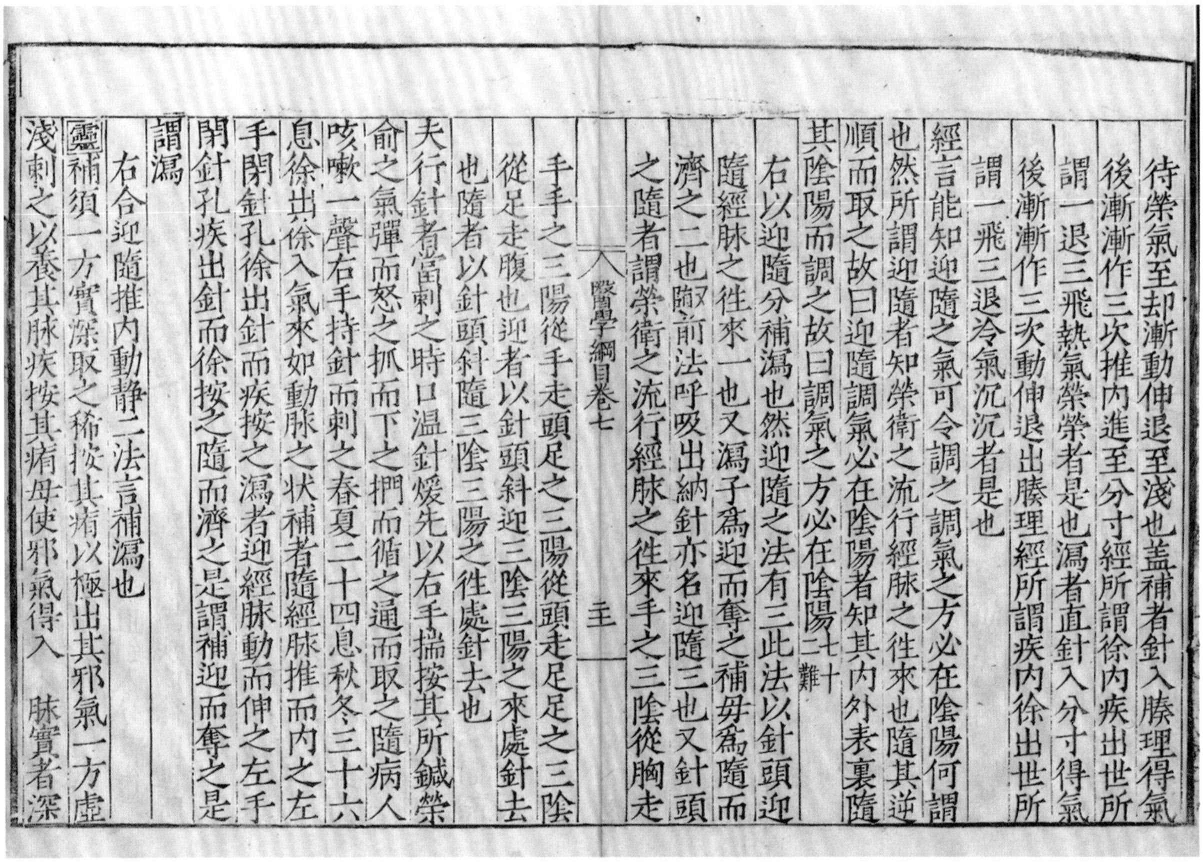

待榮氣至刦漸動伸退至淺也盖補者針入腠理得氣後漸漸作三次推内進至分寸經所謂徐内疾出世所謂一退三飛熱氣榮榮者是也瀉者直針入分寸得氣後漸漸作三次動伸退出腠理經所謂疾内徐出世所謂一飛三退冷氣沉沉者是也

經言能知迎隨之氣可令調之調氣之方必在陰陽何謂也然所謂迎隨者知榮衛之流行經脉之往來也隨其逆順而取之故曰迎隨調氣必在陰陽者知其内外表裏隨其陰陽而調之故曰調氣之方必在陰陽七十二難

右以迎隨分補瀉也然迎隨之法有三此法以針頭迎隨經脉之往來一也又瀉子爲迎而奪之補毋爲隨而濟之二也又隨前法呼吸出納針亦名迎隨三也又針頭之隨者謂榮衛之流行經脉之往來手之三陰從胸走

醫學綱目卷七　十二

手手之三陽從手走頭足之三陽從頭走足足之三陰從足走腹也迎者以針頭斜迎三陰三陽之來處針去也隨者以針頭斜隨三陰三陽之往處針去也

夫行針者當刺之時口温針煖先以右手揣按其所鍼榮俞之氣彈而努之抓而下之捫而循之通而取之隨病人咳嗽一聲右手持針而刺之春夏二十四息秋冬三十六息徐出徐入氣來如動脉之状補者隨經脉推而内之左手閉針孔徐出針而疾按之瀉者迎經脉動而伸之左手閉針孔疾出針而徐按之隨而濟之是謂補迎而奪之是謂瀉

右合迎隨推内動静二法言補瀉也

靈補須一方實深取之稀按其痏以極出其邪氣一方虚淺刺之以養其脉疾按其痏毋使邪氣得入　脉實者深

待荣气至，却渐动伸退至浅也。盖补者，针入腠理，得气后渐渐作三次推内，进至分寸，经所谓徐内疾出，世所谓一退三飞，热气荣荣者是也；泻者，宜针入分寸，得气后渐渐作三次动伸，退出腠理，经所谓疾内徐出，世所谓一飞三退，冷气沉沉者是也。

经言能知迎随之气，可令调之。调气之方，必在阴阳。何谓也？然。所谓迎随者，知荣卫之流行，经脉之往来也。随其逆顺而取之，故曰迎随。调气必在阴阳者，知其内外表里，随其阴阳而调之。故曰：调气之方，必在阴阳。《七十二难》。

上以迎随分补泻也。然迎随之法有三：此法以针头迎随经脉之往来，一也；又泻子为迎而夺之，补母为随而济之，二也；又随前法呼吸出纳针，亦名迎随，三也。又针头之随者，调荣卫之流行，经脉之往来，手之三阴，从胸走手，手之三阳，从手走头，足之三阳，从头走足，足之三阴，从足走腹也。迎者以针头斜迎三阴三阳之来处针去也，随者以针头斜随三阴三阳之往处针去也。

夫行针者，当刺之时，口温针暖，先以左手揣按其所针荥俞之气，弹而怒[1]之，抓而下之，扪而循之，通而取之，随病人咳嗽一声，右手持针而刺之。春夏二十四息，秋冬三十六息，徐出徐入，气来如动脉之状。补者随经脉推而内之，左手闭针孔，徐出针而疾按之；泻者迎经脉动而伸之，左手闭针孔，疾出针而徐按之。随而济之，是谓补；迎而夺之，是谓泻。

上合迎随推内动静二法言补泻也。

《灵》：补须一方实，深取之，稀按其痏，以极出其邪气。一方虚，浅刺之，以养其脉，疾按其痏，毋使邪气得入。〇脉实者深

①怒：原作"努"，据《素问·离合真邪篇》及上文"补泻法"引《素问》文改。

刺之，以泄其气。脉虚者浅刺之，使精气无得出，以养其脉，独出其邪气。《终始篇》。

上以浅深分补泻，浅为补，深为泻也。

窦：凡补泻非必呼吸出内，而在乎手指，何谓也？故动摇进退搓盘弹捻指循扪摄按抓切者是也。○动者，如气不行，将针伸提而已。○退者，为补泻欲出针时，各先退一头许，然后却留针，方可出之，此谓之退也。○搓者，凡令病人觉热，外向卧，针似搓线之状，勿转太紧；治寒，向里卧，依前转法，以为搓也。○进者，凡不得气，男外女内者，及春夏秋冬，各有进退之理，此谓之进也。○盘者，为如针腹部，于穴内轻盘摇而已，此谓之盘也。○摇者，凡泻时欲出针，必须动摇而出者是也。○弹者，凡补时用大指甲轻弹针，使气疾行。如泻不可用也。○捻者，以手捻针也，务要记左右，左为外，右为内也。○循者，凡下针于所部分经络之处，用手上下循之，使气血往来。经云：推之则行，引之则止。○扪者，凡补者出针时，用手扪闭其穴是也。○摄者，下针时如气涩滞，随经络上用大指甲上下切，其气血自得通行也。○按者，以手按针，无得进退，如按切之状也。○抓者，凡下针用手指作力，置针有准也。○切者，凡欲下针，必先用大指甲左右于穴切之，令气血宣散，然后下针，是不伤荣卫故也。问：穴各有两，如补泻，只刺病所耶？两穴俱刺耶？曰：不然，随病左右而补泻之，左则左补，右则右补。○问：《针经》云：灸几壮，针讫而后灸，何也？曰：针则针，灸则灸，若针而弗灸，若灸而弗针。

《难》：言有见如入，有见如出者，何谓也？曰：谓左手见气未[1]至乃内针，针入见气尽乃出针，是谓有见如入，有见如出也。

---

①未：《难经·八十难》作“来”。

王注谓此法取有其经者未然。见《八十难》。

《灵》：所谓气至而有效者，泻则益虚。虚者，脉大如其故而不坚也；坚如其故者，适虽言故[①]，病未去也。补则益实，实者，脉大如其故而益坚也；大如其故而不坚者，适虽言快，病未去也。故补则实，泻则虚，痛虽不随针，病必衰去。《终始篇》。

《素》：刺虚者须其实，刺实者须其虚。《针解》云：刺实须其虚者，为针阴气隆至针下寒，乃去针也；刺虚须其实者，为针阳气隆至针下热，乃去针也。王注云：要以气至而有效也。

《灵》：三脉动于足大指之间，必审其实虚。虚而泻之，是谓重虚，重虚者病益甚。凡刺此者，以指按之，脉动而实且疾者，疾泻之；虚而徐者，则补之。反此者病益甚。其动也，阳明在上冲阳脉也，厥阴在中太冲脉也，少阴在下太溪脉也。

《难》：言东方实，西方虚，泻南方，补北方，何谓也？然。金木水火土，当更相平。东方木也，西方金也，木欲实，金当平之；火欲实，水当平之；土欲实，木当平之；金欲实，火当平之；水欲实，土当平之。东方者肝也，则知肝实；西方者肺也，则知肺虚。泻南方火，补北方水。南方火，火者木之子也；北方水，水者木之母也。水胜火，子能令母实，母能令子虚，故泻火补水，欲令金不得平木也。经曰：不能治其虚，何问其余，此之谓也。《七十五难》“金不得平木”，“不”字衍文。

《素》：上实下虚，切而从之，索其经[②]络脉，刺出其血以见通。

《灵》：一经上实下虚而不通者，此必有横络盛加于大经，令之不通。视而泻之，此所谓解结也。〇邪之所在，皆为不足，故上气不足，胸为之不满，耳为之苦鸣，头为之苦倾，目为之瞑；中气不足，溲便为之变，肠为之苦鸣；下气不足，则乃为痿厥心悗，补足外踝下留之。〇上气不足，推而扬之；下气不足，积而从之；阴阳皆虚，火自当之。

---

①故：原作“快”，据《灵枢·终始》改。

②经：《素问·三部九候论》作“结”。

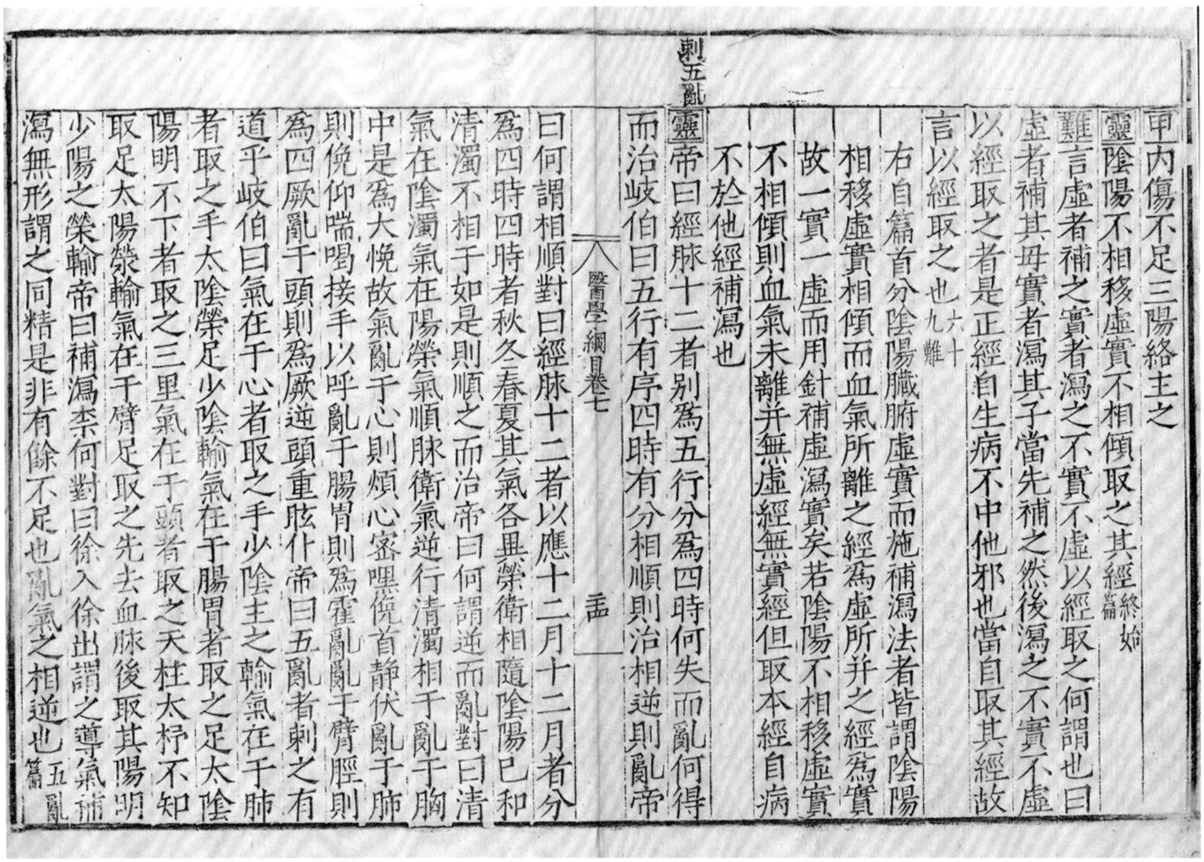

《甲》：内伤不足，三阳络主之。

《灵》：阴阳不相移，虚实不相倾，取之其经。《终始篇》。

《难》：言虚者补之，实者泻之，不实不虚，以经取之，何谓也？曰：虚者补其母，实者泻其子；当先补之，然后泻之。不实不虚，以经取之者，是正经自生病，不中他邪也，当自取其经，故言以经取之也。《六十九难》。

上自篇首分阴阳脏腑虚实而施补泻法者，皆谓阴阳相移，虚实相倾，而血气所离之经为虚，所并之经为实，故一实一虚，而用针补虚泻实矣。若阴阳不相移，虚实不相倾，则血气未离，并无虚经，无实经，但取本经自病，不于他经补泻也。

刺五乱 **《灵》**：帝曰：经脉十二者，别为五行，分为四时，何失而乱，何得而治？岐伯曰：五行有序，四时有分，相顺则治，相逆则乱。帝曰：何谓相顺？对曰：经脉十二者，以应十二月；十二月者，分为四时；四时者，秋冬春夏，其气各异，荣卫相随。阴阳已和，清浊不相干，如是则顺之而治。帝曰：何谓逆而乱？对曰：清气在阴，浊气在阳，荣气顺脉，卫气逆行，清浊相干，乱于胸中，是为大悗。故气乱于心，则烦心密嘿，俯首静伏；乱于肺，则俯仰喘喝，接手以呼；乱于肠胃，则为霍乱；乱于臂胫，则为四厥；乱于头，则为厥逆，头重眩仆。帝曰：五乱者，刺之有道乎？岐伯曰：气在于心者，取之手少阴心[①]主之输；气在于肺者，取之手太阴荥、足少阴输；气在于肠胃者，取之足太阴、阳明，不下者，取之三里；气在于头者，取之天柱、大杼，不知，取足太阳荥输；气在于臂足，取之先去血脉，后取其阳明、少阳之荥输。帝曰：补泻奈何？对曰：徐入徐出，谓之导气，补泻无形，谓之同精，是非有余不足也，乱气之相逆也。《五乱篇》。

①心：原无，据《灵枢·五乱》补。

刺五臟邪

靈 邪在肝則兩脅中痛寒中惡血在內行善掣節時脚腫取之行間以引脅下補三里以溫胃中取血脉以散惡血取耳間青脉以去其掣邪

素 肝病者兩脅下痛引少腹令人善怒虛則目䀮䀮無見耳無所聞善恐如人將捕之取其經厥陰與少陽氣逆則頭痛耳聾不聰頰腫取血者 脅者肝之野怒者肝之用肝實則氣并其經故脅痛

靈 邪在心則病心痛喜悲時眩仆視有餘不足而調之其輸也

素 心病者胷中痛脅支痛脅下痛膺背肩甲間痛兩臂內痛虛則胷腹大脅下與腰相引而痛取其經少陰太陽舌下血者其變病刺郄中血者 胷脅者心之野背肩胷者心之府小腸經所過心實故氣并其經也

醫學綱目卷七 卅五

靈 邪在脾胃則病肌肉痛陽氣有餘陰氣不足則熱中善饑陽氣不足陰氣有餘則寒中腸鳴腹痛陰陽俱有餘若俱不足則有熱有寒皆調于三里

素 脾病者身重善饑肉痿足不收行善瘈脚下痛虛則腹滿腸鳴飧泄食不化取其經太陰陽明少陰血者

靈 邪在肺則病皮膚痛寒熱上氣喘汗出欬動肩背取之膺中外俞背三節五藏之傍以手疾按之快然乃刺之取之缺盆中以越之

素 肺病者喘咳逆氣肩背痛汗出尻陰股膝髀腨胻足皆痛虛則少氣不能報息耳聾嗌乾取其經太陰足太陽之外厥陰內血者

靈 邪在腎則病骨痛陰痺陰痺者按之而不得腹脹腰痛大便難肩背脛項痛時眩取之湧泉崑崙視有血者盡取之

刺五脏邪 《灵》：邪在肝，则两胁中痛，寒中，恶血在内，行善掣节，时脚肿。取之行间以引胁下；补三里以温胃中，取血脉以散恶血，取耳间青脉以去其掣邪。

《素》：肝病者，两胁下痛引少腹，令人善怒。虚则目䀮䀮无见，耳无所闻，善恐，如人将捕之，取其经，厥阴与少阳；气逆则头痛，耳聋不聪，颊肿，取血者。胁者肝之野，怒者肝之用，肝实则气并其经，故胁痛。

《灵》：邪在心，则病心痛，喜悲，时眩仆。视有余不足，而调之其输也。

《素》：心病者，胸中痛，胁支痛，胁下痛，膺背肩胛间痛，两臂内痛；虚则胸腹大，胁下与腰相引而痛，取其经，少阴太阳，舌下血者。其变病，刺郄中血者。胸胁者，心之野；背肩胸者，心之府，小肠经所过，心实故气并其经也。

《灵》：邪在脾胃，则病肌肉痛。阳气有余，阴气不足，则热中，善饥；阳气不足，阴气有余，则寒中，肠鸣腹痛。阴阳俱有余，若俱不足，则有热有寒，皆调于三里。

《素》：脾病者，身重善饥，肉痿，足不收，行善瘈，脚下痛。虚则腹满肠鸣，飧泄，食不化。取其经，太阴、阳明、少阴血者。

《灵》：邪在肺，则病皮肤痛，寒热，上气喘，汗出，咳动肩背。取之膺中外俞，背三节五脏之傍，以手疾按之，快然乃刺之，取之缺盆中以越之。

《素》：肺病者，喘咳逆气，肩背痛，汗出，尻阴股膝髀腨胻足皆痛。虚则少气，不能报息，耳聋，嗌干。取其经太阴、足太阳之外，厥阴内血者。

《灵》：邪在肾，则病骨痛，阴痹。阴痹者，按之而不得，腹胀腰痛，大便难，肩背胫项痛，时眩。取之涌泉、昆仑，视有血者尽取之。

《素》：肾病者，腹大胫肿，喘咳身重，寝汗出，憎风。虚则胸中痛，大腹小腹痛，清厥，意不乐。取其经，少阴、太阳血者。以上《灵》出《五邪篇》，《素》出《藏气法时篇》。

刺六腑邪 **《灵》**：大肠病者，肠中切痛而鸣濯濯，冬日重感于寒即泄，当脐而痛，不能久立，与胃同候，取巨虚上廉。《邪气脏腑病形篇》。〇腹中肠鸣，气上冲胸，喘不能久立，邪在大肠，刺肓之原，巨虚上廉、三里。《四时气篇》。〇胃病者，腹䐜胀，胃脘当心而痛，上支两胁，膈噎不通，饮食不下，取之三里。同上《五邪篇》。〇饮食不下，膈塞不通，邪在胃脘，在上脘则刺抑而下，在下脘则散而去之。同上《四时篇》。〇小肠病者，小腹[①]痛，腰脊控睾而痛，时窘之后，当耳前热，若寒甚，若独肩上热甚，及手小指次指之间热，若脉陷者，此其候也。手太阳病也。取之巨虚下廉。同上《邪气篇》。小腹控睾引腰脊，上冲心，邪在小肠者，连睾系，属于脊，贯肝肺，络心系。气盛则厥逆，上冲肠胃，熏肝，散于肓，结于脐，故取之肓原以散之，刺太阴以予之，取厥阴以下之，取巨虚下廉以去之，按其所过之经而调之。同上《四时篇》。〇膀胱病者，小腹偏肿而痛，以手按之，即欲小便而不得，肩上热，若脉陷及足小指外廉及胫踝后皆热，若脉陷，取委中央。同上《邪气篇》。〇三焦病者，腹气满，小腹尤坚，不得小便，窘急溢则水留，即为胀候，在足太阳之外大络。大络在太阳少阳之间，亦见于脉。取委阳。小腹痛肿，不得小便，邪在三焦，约取之太阳大络，视其脉络与厥阴小络结而血者，肿上及胃脘，取三里。同上《四时篇》。〇胆病者，善太息，口苦，呕宿汁，心下澹澹，恐人将捕之，嗌中

①腹：原作“肠”，据《灵枢·邪气脏腑病形》改。

吩吩然数唾，在足少阳之本末，亦视其脉之陷下者灸之。其寒热者，取阳陵泉。同上《邪气篇》。〇善呕，呕有苦，长太息，心中澹澹，恐人将捕之。邪在胆，逆在胃，胆液泄则口苦，胃气逆则呕苦，故曰呕胆。取三里以下。胃气逆则刺少阳血络，以闭胆逆，却调其虚实，以去其邪。同上《四时篇》。

十二经病 **《灵》**：寸口主中，人迎主外，两者相应，俱往俱来，若引绳大小齐等。春夏人迎微大，秋冬寸口微大，如是者名曰平人。人迎大一倍于寸口，病在足少阳；一倍而躁，病在手少阳。人迎二倍，病在足太阳；二倍而躁，病在手太阳。人迎三倍，病在足阳明；三倍而躁，病在手阳明。盛则为热，虚则为寒，紧则为痛痹，代则乍甚乍间。盛则泻之，虚则补之，紧痛则取之分肉，代则取血络，且饮药，陷下则灸之；不盛不虚，以经取之，名曰经刺。人迎四倍，且大且数者，名曰溢阳。溢阳为外格，死不治。必审按其本末，察其寒热，以验其脏腑之病。《禁服篇》。〇人迎一盛，泻足少阳而补足厥阴，二泻一补，日一取之，必切而验之，疏取之，上气和乃止。人迎二盛，泻足太阳而补足少阴，二泻一补，二日一取之，必切而验之，疏取之，上气和乃止。人迎三盛，泻足阳明而补足太阴，二泻一补，日二取之，必切而验之，疏取之，上气和乃止。《终始篇》。

《灵》：寸口大于人迎一倍，病在足厥阴；一倍而躁，在手心主。寸口二倍，病在足少阴；二倍而躁，在手少阴。寸口三倍，病在足太阴；三倍而躁，在手太阴。盛则胀满，寒中，食不化。虚则热中，出糜，少气，溺色变。紧则痛痹。代则乍痛乍止。盛则泻之，虚则补之，紧则先刺而后灸之，代则取血络而后调之，陷下则徒灸之。陷下者，脉血结于中，中有着血，血寒故宜灸之。不盛不虚，以经取之。〇寸口四倍者，名曰内关，内

關者且大且數死不治必審察其本末之寒溫以驗其藏
府之病通其滎輸乃可傳于大數大數曰盛則徒瀉之虛
則徒補之緊則灸刺且飲藥陷下則徒灸之不盛不虛以
經取之所謂經治者飲藥亦曰刺灸脉急則引脉大以弱
則欲安靜用力無勞也禁服篇　脉口一盛瀉足厥陰而補
足少陽二補一瀉日一取之必切而驗之踈而取之上氣
和而止脉口二盛瀉足少陰而補足太陽二補一瀉二日
一取之必切而驗之踈而取之上氣和乃止脉口三盛瀉
足太陰而補足陽明二補一瀉日二取之必切而驗之踈
而取之上氣和乃止所以日二取之者太陰主胃大富于
穀氣故可日二取之也終始篇　人迎與脉口俱盛三倍以
上命曰陰陽俱溢如是者不開則血脉閉塞氣無所行流
淫于中五藏内傷如此者因而灸之則變易爲他病矣同上

醫學綱目卷七

肺手太陰之脉是動則病肺脹滿膨膨而喘咳缺盆中痛
甚則交兩手而瞀此爲臂厥是主肺所生病者欬嗽上氣
喘渴煩心胷滿臑臂内前廉痛厥掌中熱氣盛有餘則肩
背痛風寒汗出中風小便數而欠氣虛則肩背痛寒少氣
不足以息爲此諸病盛則瀉之虛則補之熱則疾之寒則
留之陷下則灸之不盛不虛以經取之盛者寸口大三倍
于人迎虛者則寸口反小于人迎也
脾足太陰之脉是動則病舌本强食則嘔胃脘痛腹脹善
噫得後與氣則快然如衰身體皆重是主脾所生病者舌
本痛體不能動摇食不下煩心心下急痛寒瘧溏瘕泄水
閉黄疸不能卧强立股膝内腫厥足大指不用爲此諸病
盛則瀉之虛則補之熱則疾之寒則留之陷下則灸之不
盛不虛以經取之盛者寸口大三倍於人迎虛者寸口反

关者，且大且数，死不治。必审察其本末之寒温，以验其脏腑之病，通其荥输，乃可传于大数。大数曰：盛则徒泻之，虚则徒补之，紧则灸刺，且饮药，陷下则徒灸之，不盛不虚，以经取之。所谓经治者，饮药，亦曰刺灸，脉急则引，脉大以弱，则欲安静，用力无劳也。《禁服篇》。〇脉口一盛，泻足厥阴而补足少阳，二补一泻，日一取之，必切而验之，疏而取之；上气和而止。脉口二盛，泻足少阴而补足太阳，二补一泻，二日一取之，必切而验之，疏而取之，上气和乃止。脉口三盛，泻足太阴而补足阳明，二补一泻，日二取之，必切而验之，疏而取之，上气和乃止。所以日二取之者，太阳[①]主胃，大富于谷气，故可日二取之也。《终始篇》。〇人迎与脉口俱盛三倍以上，命曰阴阳俱溢。如是者，不开则血脉闭塞，气无所行，流淫于中，五脏内伤。如此者，因而灸之，则变易为他病矣。同上。

肺手太阴之脉，是动则病肺胀满，膨膨而喘咳，缺盆中痛，甚则交两手而瞀，此为臂厥。是主肺所生病者，咳嗽上气，喘渴烦心，胸满，臑臂内前廉痛厥，掌中热。气盛有余，则肩背痛，风寒汗出中风，小便数而欠。气虚则肩背痛寒，少气不足以息。为此诸病，盛则泻之，虚则补之；热则疾之，寒则留之，陷下则灸之；不盛不虚，以经取之。盛者，寸口大三倍于人迎。虚者，则寸口反小于人迎也。

脾足太阴之脉，是动则病舌本强，食则呕，胃脘痛，腹胀，善噫，得后与气，则快然如衰，身体皆重。是主脾所生病者，舌本痛，体不能动摇，食不下，烦心，心下急痛，寒疟，溏瘕泄，水闭，黄疸，不能卧，强立股膝内肿，厥，足大指不用。为此诸病，盛则泻之，虚则补之；热则疾之，寒则留之，陷下则灸之；不盛不虚，以经取之。盛者，寸口大三倍于人迎。虚者，寸口反

①阳：原作"阴"，据《灵枢·终始》改。

小于人迎也
大腸手陽明之脉是動則病齒痛頔腫是主津液所生病者目黄口乾鼽衄喉痺肩前臑痛大指次指不用氣有餘則當脉所過者熱腫虚則寒慄不復爲此諸病盛則瀉之虚則補之熱則疾之寒則留之陷下則灸之不盛不虚以經取之盛者人迎大三倍于寸口虚者人迎反小于寸口也
胃足陽明之脉是動則病洒洒振寒善呻數欠顔黒病至則惡人與火聞木音則惕然而驚心動欲獨閉戸塞牖而處甚則欲上高而歌棄衣而走賁響腹脹是爲骭厥是主血所生病者狂瘧温淫汗出鼽衄口喎唇胗頸腫喉痺大腹水腫膝臏腫痛循膺乳氣街股伏兎骭外廉足跗上皆痛中指不用氣盛則身以前皆熱其有餘于胃則消穀善

饑溺色黄氣不足則身以前皆寒慄胃中寒則脹滿爲此諸病盛則瀉之虚則補之熱則疾之寒則留之陷下則灸之不盛不虚以經取之盛者人迎大三倍于寸口虚者人迎反小于寸口也
心手少陰之脉是動則病嗌乾心痛渴而欲飲是爲臂厥是主心所生病者目黄脇痛臑臂内後廉痛厥掌中熱痛爲此諸病盛則瀉之虚則補之熱則疾之寒則留之陷下則灸之不盛不虚以經取之盛者寸口大再倍于人迎虚者寸口反小于人迎也
腎足少陰之脉是動則病饑不欲食面如漆柴欬唾則有血喝喝而喘坐而欲起目䀮䀮如無所見心如懸若饑狀氣不足則善恐心惕惕如人將捕之是爲骨厥是主腎所生病者口熱舌乾咽腫上氣嗌乾及痛煩心心痛黄疸腸

小于人迎也。

大肠手阳明之脉，是动则病齿痛頔肿，是主津液所生病者，目黄口干，鼽衄喉痹，肩前臑痛，大指次指不用。气有余，则当脉所过者热肿，虚则寒栗不复。为此诸病，盛则泻之，虚则补之；热则疾之，寒则留之，陷下则灸之；不盛不虚，以经取之。盛者，人迎大三倍于寸口，虚者，人迎反小于寸口也。

胃足阳明之脉，是动则病洒洒振寒，善呻数欠，颜黑，病至则恶人与火，闻木音则惕然而惊，心动，欲独闭户塞牖而处，甚则欲上高而歌，弃衣而走，贲响腹胀，是为骭厥，是主血所生病者。狂疟温淫，汗出，鼽衄，口㖞唇胗，颈肿喉痹，大腹水肿，膝膑肿痛，循膺乳气街股伏兔骭外廉足跗上皆痛，中指不用。气盛则身以前皆热，其有余于胃，则消谷善饥，溺色黄。气不足则身以前皆寒栗，胃中寒，则胀满。为此诸病，盛则泻之，虚则补之；热则疾之，寒则留之，陷下则灸之；不盛不虚，以经取之。盛者，人迎大三倍于寸口。虚者，人迎反小于寸口也。

心手少阴之脉，是动则病嗌干心痛，渴而欲饮，是为臂厥。是主心所生病者，目黄，胁痛，臑臂内后廉痛，厥，掌中热痛。为此诸病，盛则泻之，虚则补之；热则疾之，寒则留之，陷下则灸之；不盛不虚，以经取之。盛者，寸口大再倍于人迎；虚者，寸口反小于人迎也。

肾足少阴之脉，是动则病饥不欲食，面如漆柴，咳唾则有血，喝喝而喘，坐而欲起，目䀮䀮如无所见，心如悬若饥状，气不足则善恐，心惕惕如人将捕之，是为骨厥。是主肾所生病者，口热舌干，咽肿上气，嗌干及痛，烦心，心痛，黄疸，肠

澼脊痠股內後廉痛痿厥嗜臥足下熱而痛爲此諸病盛
則瀉之虛則補之熱則疾之寒則留之陷下則灸之不盛
不虛以經取之灸則强食生肉緩帶被髮大杖重履而步
盛者寸口大再倍于人迎虛者寸口反小于人迎也
小腸手太陽之脉是動則病嗌痛頷腫不可以顧肩似拔
臑似折是主液所生病者耳聾目黃頰腫頸頷肩臑肘臂
外後廉痛爲此諸病盛則瀉之虛則補之熱則疾之寒則
留之陷下則灸之不盛不虛以經取之盛者人迎大再倍
于寸口虛者人迎反小于寸口也
膀胱足太陽之脉是動則病衝頭痛目似脫項如拔脊痛
腰似折髀不可以曲膕如結踹如裂是爲踝厥是主筋所
生病者痔瘧狂顛疾頭顖項痛目黃淚出鼽衄項背腰尻
膕腨脚皆痛小指不用爲此諸病盛則瀉之虛則補之熱

則疾之寒則留之陷下則灸之不盛不虛以經取之盛者
人迎大再倍于寸口虛者人迎反小于寸口也
心主手厥陰心包絡之脉是動則病手心熱臂肘攣急腋
腫甚則胷脅支滿心中澹澹大動面赤目黃喜笑不休是
主脉所生病者煩心心痛掌中熱爲此諸病盛則瀉之虛
則補之熱則疾之寒則留之陷下則灸之不盛不虛以經
取之盛者寸口大一倍于人迎虛者寸口反小于人迎也
肝足厥陰之脉是動則病腰痛不可以俛仰丈夫㿗疝婦
人少腹腫甚則嗌乾面塵脫色是主肝所生病者胷滿嘔
逆飧泄狐疝遺溺閉癃爲此諸病盛則瀉之虛則補之熱
則疾之寒則留之陷下則灸之不盛不虛以經取之盛者
寸口大一倍于人迎虛者寸口反小于人迎也
三焦手少陽之脉是動則病耳聾渾渾焞焞嗌腫喉痺是

澼，脊酸，股内后廉痛，痿厥，嗜卧，足下热而痛。为此诸病，盛则泻之，虚则补之；热则疾之，寒则留之，陷下则灸之；不盛不虚，以经取之。灸则强食生肉，缓带被发，大杖重履而步。盛者，寸口大再倍于人迎。虚者，寸口反小于人迎也。

小肠手太阳之脉，是动则病嗌痛，颔肿，不可以顾，肩似拔，臑似折，是主液所生病者，耳聋，目黄，颊肿，颈颔肩臑肘臂外后廉痛。为此诸病，盛则泻之，虚则补之；热则疾之，寒则留之，陷下则灸之；不盛不虚，以经取之。盛者，人迎大再倍于寸口；虚者，人迎反小于寸口也。

膀胱足太阳之脉，是动则病冲头痛，目似脱，项如拔，脊痛，腰似折，髀不可以曲，腘如结，腨如裂，是为踝厥，是主筋所生病者。痔，疟，狂癫疾，头囟项痛，目黄泪出，鼽衄，项背腰尻腨脚皆痛，小指不用。为此诸病，盛则泻之，虚则补之；热则疾之，寒则留之，陷下则灸之；不盛不虚以经取之。盛者，人迎大再倍于寸口；虚者，人迎反小于寸口也。

心主手厥阴心包络之脉，是动则病手心热，臂肘挛急，腋肿，甚则胸胁支满，心中澹澹大动，面赤目黄，喜笑不休，是主脉所生病者。烦心心痛，掌中热。为此诸病，盛则泻之，虚则补之；热则疾之，寒则留之，陷下则灸之；不盛不虚，以经取之。盛者，寸口大一倍于人迎。虚者，寸口反小于人迎也。

肝足厥阴之脉，是动则病腰痛不可以俯仰，丈夫㿗疝，妇人少腹肿，甚则嗌干，面尘脱色，是主肝所生病者，胸满，呕逆，飧泄，狐疝，遗溺，闭癃。为此诸病，盛则泻之，虚则补之；热则疾之，寒则留之，陷下则灸之；不盛不虚，以经取之。盛者，寸口大一倍于人迎。虚者，寸口反小于人迎也。

三焦手少阳之脉，是动则病耳聋，浑浑焞焞，嗌肿喉痹。是主气所生病者，汗出，目锐眦痛，颊痛，耳后肩臑肘臂外皆痛，小指次指不为用。为此诸病，盛则泻之，虚则补之；热则疾之，寒则留之，陷下则灸之；不盛不虚，以经取之。盛者，人迎大一倍于寸口；虚者，人迎反小于寸口也。

胆足少阳之脉，是动则病口苦，善太息，心胁痛，不能转侧，甚则面微有尘，体无膏泽，足外反热，是为阳厥。是主骨所生病者，头痛颔痛，目锐眦痛，缺盆中肿痛，腋下肿，马刀挟瘿，汗出振寒，疟，胸胁肋髀膝外至胫绝骨外踝前及诸节皆痛，小指次指不用。为此诸病，盛则泻之，虚则补之；热则疾之，寒则留之，陷下则灸之；不盛不虚，以经取之。盛者，人迎大一倍于寸口；虚者，人迎反小于寸口也。俱见《经脉篇》。

《难》：言脉有是动，有所生病，一脉辄变为二病者，何也？然。经言是动者，气也；所生病者，血也。邪在气，气为是动；邪在血，血为所生病。气主呴之，血主濡之。气留而不行者，为气先病也；血滞而不濡者，为血后病也。故先为是动，后所生也。《二十二难》。

上十二经为病，通表里而言。若其病或见于表，或为疼痛，或为痈疖者，但当于其所痛之分野，求其经脉属何经而针灸之也。另立经脉分野图于下。

头部：巅足太阳、厥阴、督脉。头角直耳上中是少阳。中行前直鼻上巅，后直须中上巅。督脉。第二行足太阳一寸五分各开两傍为头第三行。第三行足少阳。

面部：额足少阳、阳明。鼻手阳明、太阳、足阳明、督脉。人中督脉、手足阳明。唇足阳明。

唇内足厥阴。承浆足阳明、任脉。上齿足阳明。下齿手阳明。舌足太阴、少阴。目内眦手足阳明、手足太阳。目锐眦手太阳、手足少阳。眉至额直鼻而上督脉，直目内眦而上足太阳，直目瞳子而上足少阳，直锐眦而上手足少阳。颊直目内眦而下足阳明，直目瞳子而下足阳明。颊车足少阳、阳明。耳手足少阳、手太阳。目系手少阴、足太阳。

颈项部：项中间　拔项大筋中足太阳。当完骨下手少阳。项大筋之前耳之后也。当耳下足少阳。当曲颊下手太阳。曲颊前一寸手阳明。挟喉两旁动脉足太阳、阳明。缺盆中任脉。咽手太阴、少阴、足太阴。喉咙足少阴、阳明　喉咙后足厥阴。

肩：前廉手阳明。后廉手太阳。上廉手足少阳。

背部：中行督脉。第二行足太阳。第三行足太阳。

膺输部：中行任脉。第二行足少阴。第三行足阳明。第四行足太阴。

腹部：中间行任脉。第二行足少阴。第三行足阳明。第四行足太阴。

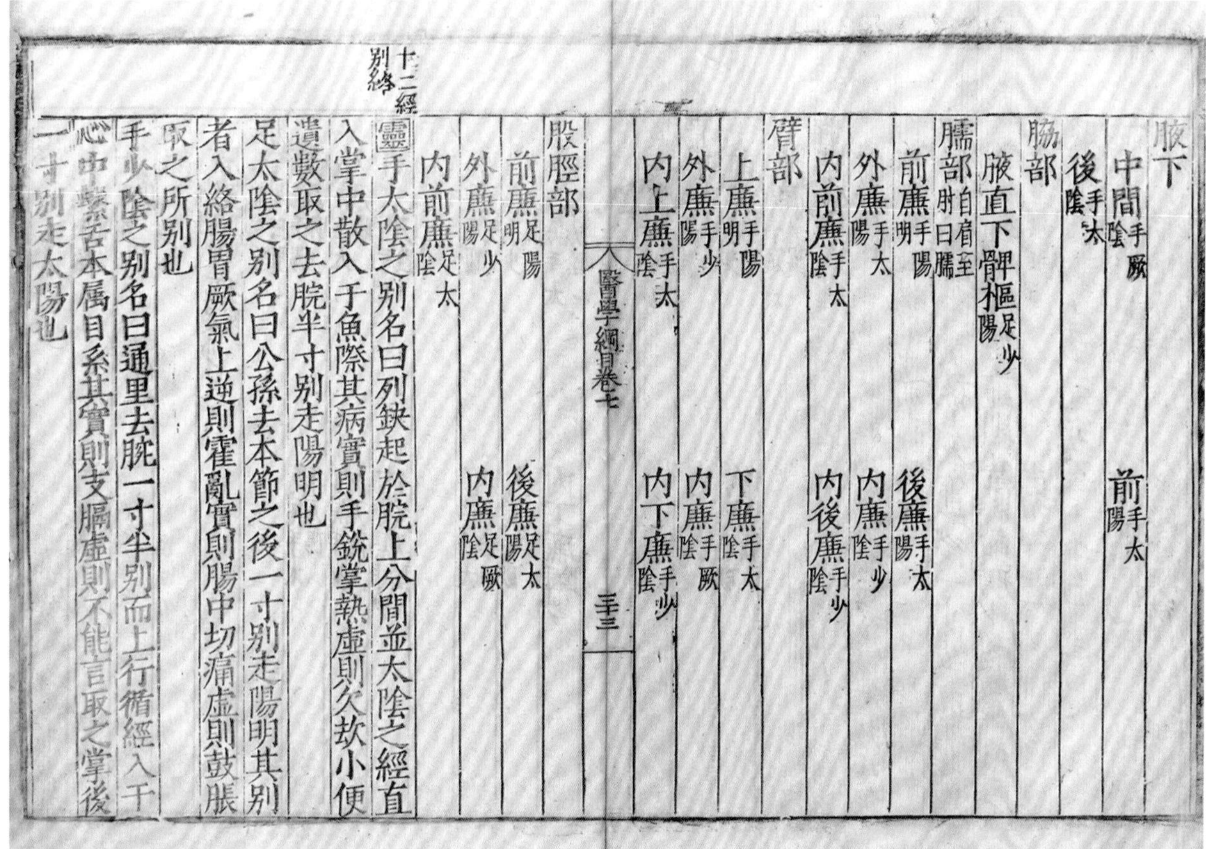

腋下 中間手厥陰 前手太陽 後手太陰

脇部 腋直下髀樞足少陽

臑部自肩至肘曰臑 前廉手陽明 後廉手太陽 外廉手太陽 內廉手少陰 內前廉手太陰 內後廉手少陰

臂部 上廉手陽明 下廉手太陰 外廉手少陽 內廉手厥陰 內上廉手太陰 內下廉手少陰

股脛部 前廉足陽明 後廉足太陽 外廉足少陽 內廉足厥陰 內前廉足太陰

醫學綱目卷七

十二經別絡 靈手太陰之別名曰列鈌起於脘上分間並太陰之經直入掌中散入于魚際其病實則手銳掌熱虛則欠欬小便遺數取之去脘半寸別走陽明也

足太陰之別名曰公孫去本節之後一寸別走陽明其別者入絡腸胃厥氣上逆則霍亂實則腸中切痛虛則鼓脹取之所別也

手少陰之別名曰通里去脘一寸半別而上行循經入于心中繫舌本屬目系其實則支膈虛則不能言取之掌後一寸別走太陽也

腋下：中间手厥阴。前手太阳。后手太阴。

胁部：腋直下髀枢足少阳

臑部自肩至肘曰臑：前廉手阳明。后廉手太阳。外廉手太阳。内廉手少阴。内前廉手太阴。内后廉手少阴。

臂部：上廉手阳明。下廉手太阴。外廉手少阳。内廉手厥阴。内上廉手太阴。内下廉手少阴。

股胫部：前廉足阳明。后廉足太阳。外廉足少阳。内廉足厥阴。内前廉足太阴。

十二经别络 **《灵》**：手太阴之别，名曰列缺。起于腕[1]上分间，并太阴之经，直入掌中，散入于鱼际。其病实则手锐掌热，虚则欠㰦，小便遗数。取之去腕半寸，别走阳明也。

足太阴之别，名曰公孙。去本节之后一寸，别走阳明。其别者，入络肠胃，厥气上逆则霍乱；实则肠中切痛，虚则鼓胀。取之所别也。

手少阴之别，名曰通里。去腕一寸半，别而上行，循经入于心中，系舌本，属目系。其实则支膈，虚则不能言。取之掌后一寸，别走太阳也。

①腕：原作"脘"，据下文"名曰通里，去腕一寸"文例及《针灸甲乙经》卷二改。此下音近小误，均据此改，不另出注。

足少陰之別名曰太鍾當踝後繞跟別走太陽其別者并經上走于心包下外貫腰脊其病氣逆則煩悶實則閉癃虛則腰痛取之所別也

手心主之別名曰內關去腕二寸出于兩筋之間循經以上繫于心包絡心系實則心痛虛則為頭項强取之兩筋間也

足厥陰之別名曰蠡溝去內踝五寸別走少陽其別者徑脛上睾結于莖其病氣逆則睾腫卒疝實則挺長虛則暴痒取之所別也

手太陽之別名曰支正上腕五寸內注少陰其別者上走肘絡肩髃實則節弛肘廢虛則生肬小者如指痂疥取之所別也

足太陽之別名曰飛陽去踝七寸別走少陰實則鼽窒頭

背痛虛則鼽衄取之所別也

手陽明之別名曰偏歷去腕三寸別入太陰其別者上循臂乘肩髃上曲頰偏齒其別者入耳合于宗脉實則齲聾虛則齒寒痹隔取之所別也

足陽明之別名曰豐隆去踝八寸別走太陰其別者循脛骨外廉上絡頭項合諸經之氣下絡喉嗌其病氣逆則喉痹瘁瘖實則狂顛虛則足不收脛枯取之所別也

手少陽之別名曰外關去腕二寸外遶臂注胸中合心主病實則肘攣虛則不收取之所別也

足少陽之別名曰光明去踝五寸別走厥陰下絡足跗實則厥虛則痿躄坐不能起取之所別也

任脉之別名曰尾翳下鳩尾散于腹實則腹皮痛虛則痒搔取之所別也

足少阴之别，名曰大钟。当踝后绕跟，别走太阳。其别者，并经上走于心包下，外贯腰脊。其病气逆则烦闷，实则闭癃，虚则腰痛。取之所别也。

手心主之别，名曰内关。去腕二寸，出于两筋之间，循经以上，系于心包络。心系实则心痛，虚则为头项强。取之两筋间也。

足厥阴之别，名曰蠡沟。去内踝五寸，别走少阳。其别者，径胫上睾，结于茎。其病气逆，则睾肿卒疝，实则挺长，虚则暴痒。取之所别也。

手太阳之别，名曰支正。上腕五寸，内注少阴。其别者，上走肘，络肩髃。实则节弛肘废，虚则生疣，小者如指痂疥。取之所别也。

足太阳之别，名曰飞阳。去踝七寸，别走少阴。实则鼽窒，头背痛，虚则鼽衄。取之所别也。

手阳明之别，名曰偏历。去腕三寸，别入太阴。其别者，上循臂，乘肩髃，上曲颊偏齿。其别者，入耳，合于宗脉。实则龋聋，虚则齿寒痹隔。取之所别也。

足阳明之别，名曰丰隆。去踝八寸，别走太阴。其别者，循胫骨外廉，上络头项，合诸经之气，下络喉嗌。其病气逆，则喉痹瘁喑。实则狂癫，虚则足不收，胫枯。取之所别也。

手少阳之别，名曰外关。去腕二寸，外绕臂，注胸中，合心主。病实则肘挛，虚则不收。取之所别也。

足少阳之别，名曰光明。去踝五寸，别走厥阴，下络足跗。实则厥，虚则痿躄，坐不能起。取之所别也。

任脉之别，名曰尾翳，下鸠尾，散于腹。实则腹皮痛，虚则痒搔。取之所别也。

督脉之别名曰長強挾膂下項散頭上下當肩胛左右别走太陽入貫膂實則項強虛則頭重取之所别也

脾之大絡名曰大包出淵腋下三寸布胸脇實則身盡痛虛則百節盡皆縱此脉若羅絡之血者皆取之脾之大經絡也○凡此十五絡者實則必見虛則必下視之不見求之上下人經不同絡脉異所别也俱出經脉篇

繆刺法 素黄帝曰余聞繆刺未得其意敢問何也岐伯對曰夫邪之客於形也必先舍於皮毛留而不去入舍於孫脉留而不去入舍於絡脉留而不去入舍於經脉内連五藏散於腸胃陰陽俱感五藏乃傷此邪之從皮毛而入極於五藏之次也如此則治其經焉今邪客於皮毛入舍於孫絡留而不去閉塞不通不得入于經流溢大絡而生奇病也夫邪客大絡者左注右右注左上下左右與經相干而布於

四末其氣無常處不入於經俞命曰繆刺帝曰願聞繆刺以左取右以右取左柰何其與巨刺何以别之岐伯曰邪客於經左盛則右病右盛則左病亦有移易者左痛未已而右脉先病如此者必巨刺之必中其經非絡脉也故絡病者其痛與經脉繆處故命曰繆刺

調經篇云身形有痛九候莫病則繆刺之痛在于左而右脉病者巨刺之盖身形有痛邪在絡脉故繆刺絡脉于井穴也病在於左而右脉病則知邪偏入半邊經脉而半邊經脉偏盛并引其無病者半邊亦痛故宜刺經脉於左邊偏盛者之滎俞也

帝曰願聞繆刺柰何取之何如岐伯曰邪客於足少陰之絡令人卒心痛暴脹胸脇支滿無積者刺然骨之前出血如食頃而已不已左取右右取左病新發者取五日已

督脉之别，名曰长强。挟膂上[①]项，散头上，下当肩胛[②]左右，别走太阳，入贯膂。实则项强，虚则头重。取之所别也。

脾之大络，名曰大包。出渊腋下三寸，布胸胁。实则身尽痛，虚则百节尽皆纵。此脉若罗络之血者，皆取之脾之大络脉[③]也。○凡此十五络者，实则必见，虚则必下，视之不见，求之上下，人经不同，络脉异所别也。俱出《经脉篇》。

缪刺法 **《素》**：黄帝曰：余闻缪刺，未得其意，敢问何也？岐伯对曰：夫邪之客于形也，必先舍于皮毛，留而不去，入舍于孙脉；留而不去，入舍于络脉；留而不去，入舍于经脉，内连五脏，散于肠胃，阴阳俱感，五脏乃伤，此邪之从皮毛而入，极于五脏之次也，如此则治其经焉。今邪客于皮毛，入舍于孙络，留而不去，闭塞不通，不得入于经，流溢大络而生奇病也。夫邪客大络者，左注右，右注左，上下左右，与经相干，而布于四末。其气无常处，不入于经俞，命曰缪刺。帝曰：愿闻缪刺，以左取右，以右取左，奈何？其与巨刺何以别之？岐伯曰：邪客于经，左盛则右病，右盛则左病，亦有移易者，左痛未已，而右脉先病，如此者，必巨刺之，必中其经，非络脉也。故络病者，其痛与经脉缪处，故命曰缪刺。

《调经篇》云：身形有痛，九候莫病，则缪刺之；痛在于左，而右脉病者，巨刺之。盖身形有痛，邪在络脉，故缪刺络脉于井穴也；病在于左，而右脉病，则知邪偏入半边经脉，而半边经脉偏盛，并引其无病者半边亦痛，故宜刺经脉于左边偏盛者之荥俞也。

帝曰：愿闻缪刺奈何？取之何如？岐伯曰：邪客于足少阴之络，令人卒心痛暴胀，胸胁支满。无积者，刺然骨之前出血，如食顷而已。不已，左取右，右取左。病新发者，取五日已。

①上：原作“下”，据《灵枢·经脉》改。
②胛：原作“脾”，据《灵枢·经脉》改。
③络脉：原作“经络”，据《灵枢·经脉》改。

邪客于手少阳之络，令人喉痹舌卷，口干心烦，臂外廉痛，手不及头。刺手中指次指爪甲上去端如韭叶，各一痏，壮者立已，老者有顷已。左取右，右取左，此新病，数日已。〇邪客于足厥阴之络，令人卒疝暴痛。刺足大指爪甲上与肉交者，各一痏。男子立已，女子有顷已。左取右，右取左。〇邪客于足太阳之络，令人头项肩痛。刺足大[①]指爪甲上与肉交者，一痏，立已。不已，刺外踝下三痏。左取右，右取左，如食顷已。〇邪客于手阳明之络，令人气满胸中，喘息而支胠，胸中热。刺手大指次指爪甲上去端如韭叶，各一痏，左取右，右取左，如食顷已。〇邪客于掌臂之间，不可得屈。刺其踝后，先以指按之痛，乃刺之，以月死生为数，月生一日一痏，二日二痏，十五日十五痏，十六日十四痏。〇邪客于足阳跷之脉，令人目痛从内眦始。刺外踝之下半寸所，各二痏。左取右，右取左。如行十里顷而已。〇人有所堕坠，恶血留内，腹中满胀，不得前后。先饮利药。此上伤厥阴之脉，下伤少阴之络。刺足内踝之下然骨之前血脉出血，刺足跗上动脉。不已，刺三毛上各一痏，见血立已。左刺右，右刺左。〇邪客于手阳明之络，令人耳聋，时不闻音。刺手大指次指爪甲上去端如韭叶，各一痏，立闻。不已，刺中指爪甲上与肉交者，立闻。其不时闻者，不可刺也。耳中生风者，亦刺之如此数。左刺右，右刺左。凡痹往来，行无常处者，在分肉间痛而刺之，以月死生为数。用针者，随气盛衰以为痏数，针过其日数则脱气，不及日数则气不泻。左刺右，右刺左，病已，止。不已，复刺之如法。月生一日一痏，二日二痏，渐多之；十五日十五痏，十六日十四痏，渐少之。〇邪客于足阳明之络，令人鼽衄，上齿寒，刺足中指次指爪甲上与肉交

①大：《素问·缪刺论》作“小”。

者，各一痏。左刺右，右刺左。〇邪客于足少阳之络，令人胁痛不得息，咳而汗出。刺足小指次指爪甲上与肉交者，各一痏。不得息立已，汗出立止，咳者温衣饮食，一日已。左刺右，右刺左，病立已。不已，复刺如法。〇邪客于足少阴之络，令人嗌痛，不可内食，无故善怒，气上走贲上。刺足下中央之脉，各三痏。凡六刺，立已。左刺右，右刺左。嗌中肿，不能内唾，时不能出唾者，刺然骨之前出血，立已。左刺右，右刺左。〇邪客于足太阴之络，令人腰痛，引少腹控眇，不可以仰息。刺腰尻之解，两胂[①]之上，是腰俞，以月死生为痏数，发针立已。左刺右，右刺左。〇邪客于足太阳之络，令人拘挛背急，引胁而痛，刺之从项始，数脊椎，挟脊，疾按之，应手如痛。刺之傍三痏，立已。〇邪客于足少阳之络，令人留于枢中痛，髀不可举。刺枢中以毫针，寒则久留针，以月死生为数，立已。治诸经刺之，所过者不病，则缪刺之。〇耳聋，刺手阳明。不已，刺其通脉出耳前者。〇齿龋，刺手阳明。不已，刺其脉入齿中者，立已。〇邪客于五脏之间，其病也，脉引而痛，时来时止。视其病，缪刺之于手足爪甲上。视其脉，出其血。间日一刺。一刺不已，五刺已。缪传引上齿，齿唇寒痛，视其手背脉血者出之，足阳明中指爪甲上一痏，手大指次指爪甲上各一痏，立已。左取右，右取左。〇邪客于手足少阴、太阴、足阳明之络，此五络皆会于耳中，上络左角，五络俱竭，令人身脉皆动，而形无知也。其状若尸，或曰尸厥。刺其足大指内侧爪甲上去端如韭叶，后刺足心，后刺足中指爪甲上，各一痏，后刺手大指内侧去端如韭叶，后刺手心主少阴锐骨之端各一痏，立已。不已，以竹管吹其两耳，剃其左角之发方一寸燔治，饮以美酒。不能饮者，灌之立已。

①胂：原作“胛”，据《针灸甲乙经》卷五改。

凡刺之數先視其經脉切而從之審其虛實而調之不調者經刺之有痛而經不病者繆刺之因視其皮部有血絡者盡取之此繆刺之數也俱出繆刺論

靈黃帝曰願聞奇邪而不在經者岐伯曰血絡是也帝曰刺血絡而仆者何也血出而射者何也血少黑而濁者何也血出清而半爲汁者何也發針而腫者何也血出若多若少而面色蒼蒼者何也發針而面色不變而煩悗者何也多出血而不動搖者何也願聞其故岐伯曰脉氣盛而血虛者刺之則脫氣脫氣則仆血氣俱盛而陰氣多者其血滑刺之則射陽氣畜積久留而不瀉者其血黑以濁故不能射新飲而液滲于絡而未和于血也故血出而汁別焉其不新飲者身中有水久則爲腫陰氣積于陽其氣因于絡故刺之血未出而氣先行故腫陰陽之氣其新相得

而未和合因而瀉之則陰陽俱脫表裏相離故脫色而蒼蒼然刺之血出多色不變而煩悗者刺絡而虛經經虛之屬于陰者陰脫故煩悶陰陽相得而合爲痹者此爲內溢於經外注於絡如是者陰陽俱有餘雖多出血而弗能虛也帝曰相之奈何岐伯曰血脉者盛堅横以赤上下無常處小者如針大者如筋則其瀉之萬全也故無失數矣失數而反各如其度黃帝曰針入而肉著者何也岐伯曰熱氣因于針則針熱熱則肉著于針故堅焉血絡論○經脉篇云諸刺絡脉者必取其結上甚血者雖無結急取之以寫其邪留之發爲痹也又云其小而短者少氣甚者瀉之則悶悶甚則仆不得言悶則急坐之也

右刺藏府經絡四病各不同十五絡病至淺在表也十二經病次之六腑病又次之五臟病至深在裏也故治法有難易焉至於絡又各不同十五絡之絡乃陰經別

凡刺之数，先视其经脉，切而从之，审其虚实而调之，不调者经刺之，有痛而经不病者缪刺之，因视其皮部有血络者尽取之。此缪刺之数也。俱出《缪刺论》。

《灵》：黄帝曰：愿闻奇邪而不在经者。岐伯曰：血络是也。帝曰：刺血络而仆者，何也？血出而射者，何也？血少黑而浊者，何也？血出清而半为汁者，何也？发针而肿者，何也？血出若多若少而面色苍苍者，何也？发针而面色不变而烦悗者，何也？多出血而不动摇者，何也？愿闻其故。岐伯曰：脉气盛而血虚者，刺之则脱气，脱气则仆。血气俱盛而阴气多者，其血滑，刺之则射。阳气蓄积久留而不泻者，其血黑以浊，故不能射。新饮而液渗于络，而未和于血也，故血出而汁别焉。其不新饮者，身中有水，久则为肿。阴气积于阳，其气因于络，故刺之血未出而气先行，故肿。阴阳之气，其新相得而未和合，因而泻之，则阴阳俱脱，表里相离，故脱色而苍苍然。刺之血出多色不变而烦悗者，刺络而虚经，经虚之属于阴者，阴脱，故烦闷。阴阳相得而合为痹者，此为内溢于经，外注于络。如是者，阴阳俱有余，虽多出血而弗能虚也。帝曰：相之奈何？岐伯曰：血脉者，盛坚横以赤，上下无常处，小者如针，大者如筋，则其泻之万全也，故无失数矣。失数而反，各如其度。黄帝曰：针入而肉着者，何也？岐伯曰：热气因于针，则针热，热则肉着于针，故坚焉。血络论〇《经脉篇》云：诸刺络脉者，必取其结上甚血者，虽无结，急取之，以泻其邪，留之发为痹也。又云：其小而短者，少气，甚者，泻之则闷，闷甚则仆不得言，闷则急坐之也。

上刺脏腑经络四病各不同。十五络病至浅在表也，十二经病次之，六腑病又次之，五脏病至深在里也，故治法有难易焉。至于络又各不同，十五络之络，乃阴经别走阳经，阳经别走阴经，而横贯两经之间。所谓横者，为络与经相随上下者也。缪刺之络，乃病邪流溢大络，不得入贯经俞，而其痛与经脉缪也，乃络病经不病者也。血络之络，及皮肤所见或赤或青或黑之络，而小者如针，大者如筋也。以浅深言之，血络至浅，缪刺者次之，十五络近里而贯经俞也。

四海　胃者，水谷之海，其输上在气冲，下在三里。水谷之海，有余则腹满，不足则饥不受谷食。

冲脉者，为十二经之海，其输上在于大杼，下出于巨虚之上下廉。血海有余，则常想其身大，怫然不知其所病。血海不足，亦常想其身小，狭然不知其所病。

膻中者，气之海，其输上在于柱骨之上下，前在于人迎。气海有余者，气满胸中，悗息面赤。气海不足，则气少不足以言。

脑为髓之海，其输上在于其盖，下在风府。髓海有余，则轻劲多力，自过其度。髓海不足，则脑转耳鸣，胫酸眩冒，目无所见，懈怠安卧。审守其输，而调虚实。

刺寒热入治寒热法。

医学纲目卷之七

医学纲目卷之八·阴阳脏腑部

穴法上

五脏俞各五 ㊀肺 《灵》：肺出于少商。少商者，手大指端内侧也，为井木。《铜人》云：少商二穴，木也，在大指端内侧去爪甲角韭叶许，手太阴脉之所出也，为井。以三稜针刺之出血，以泻诸脏之热，不宜灸。《甲乙经》云：针入二分，留一呼，灸一壮。

溜于鱼际。鱼际者，手鱼也，为荥。《铜人》云：鱼际二穴，火也。在大指本节后内侧散脉中，手太阴脉之所行也，为荥。针入二分，留三呼，可灸二壮。

注于太渊。太渊，鱼后一寸陷者中也，为俞。《铜人》云：太渊二穴，土也。在手掌后陷中，手太阴脉之所注也，为俞。针入二分，可灸三壮。

行于经渠。经渠，寸口中也，动而不居为经。《铜人》云：经渠二穴，金也。在寸口陷中，手太阴脉之所行也，为经。针入二分，留三呼，禁灸，灸即伤人神。

入于尺泽。尺泽，肘中之动脉也，为合，手太阴经也。《铜人》云：尺泽二穴，水也。在肘中约纹上动脉中，手太阴脉之所入，为合。针入二分，可灸五壮。

㊀心 心出于中冲。中冲，手中指之端也，为井木。《铜人》云：中冲二穴，木也。在手中指端去爪甲如韭叶陷中，手厥阴心主脉之所出也，为井。针入一分，留三呼，可灸一壮。

溜于劳宫。劳宫，掌中中指本节之内间也，为荥。《铜人》云：劳宫二穴，火也。在掌中央动脉中心原虚处，屈中指无名指取之，手厥阴脉之所溜也，为荥。针入三分，留六呼，可灸。

注于大陵。大陵，掌后两骨之间方下者也，为俞。《铜人》云：大陵二穴，土也。在掌后两筋间陷中，手厥阴脉之所注也，为俞。针入六分，可灸三壮。

行于间使。间使之道，两筋之间三寸之中也。有过则至，无过则止，为经。《铜人》云：间使二穴，金也。在掌后三寸两筋间陷中，手厥阴心包络脉之所行也，为经。针入三分，可灸五壮。其穴有大络为限，故入络过俞，掌后正劳宫后三寸，寸止处是穴。故经曰有过则至，无过则止也。

入于曲泽。曲泽，肘内廉下陷者之中也，屈而得之，为合。手少阴也。《铜人》云：曲泽二穴，水也。在肘内廉下陷中，屈肘得之，心包络脉之所入也，为合。针入三分，留七呼，可灸三壮。手少阴“少”字当作“厥”。

（肝）肝出于大敦。大敦者，足大指之端及三毛之中也，为井木。《铜人》云：大敦二穴，木也。在足大指端去爪甲如韭叶及三毛中，足厥阴脉之所出也，为井。针入三分，留六呼，可灸二壮。

溜于行间。行间，足大指间也，为荥。《铜人》云：行间二穴，火也。在足大指间动脉应手陷中，足厥阴脉之所溜也，为荥。针入六分，留十呼，灸三壮。

注于太冲。太冲，行间上二寸陷者之中也，为俞。《铜人》云：太冲二穴，土也。在足大指本节后二寸，或云一寸五分陷中，足厥阴脉之所经也，为俞。针入三分，留十呼，可灸三壮。

行于中封。中封，内踝之前一寸半陷者之中，使逆则宛，使和则通，摇足而得之，为经。《铜人》云：中封二穴，金也。在足内踝前一寸，仰足而取之陷中，伸足乃得之，足厥阴脉之所行也，为经。刺入四分，留七呼，可灸三壮。其穴使足逆仰则穴有宛陷可定，针使手足和，其穴有巷道可通，故曰使逆则宛，和则通也。

入于曲泉。曲泉，辅骨之下，大筋之上也，屈膝而得之，为合。足厥阴也。《铜人》云：曲泉二穴，水也。在膝内辅骨下大筋上小筋下陷中，屈膝得之，足厥阴脉之所入也，为合。刺入六分，留十呼，可灸三壮。

（脾）脾出于隐白。隐白者，足大指之端内侧也，为井木[1]。《铜人》云：隐白二穴，木也。在足大指端内，去爪甲如韭叶，足太阴脉之所出也，为井。针入一分，留三呼，可灸三壮。

溜于大都。大都，本节之后下陷者之中也，为荥。《铜人》云：大都二穴，火也。在足大指本节后陷中，足太阴脉之所溜也，为荥。刺入二分，留七呼，可灸三壮。按本节后“后”字当作“前”更详。

注于太白。太白，腕骨之下也，为俞。

---

①木：原作“水”，据《灵枢·本输》改。

《铜人》云：太白二穴，土也。在足大指内侧核骨下陷中，足太阴脉之所注也，为俞。刺入三分，留七呼，可灸三壮。

行于商丘。商丘，内踝之下陷者之中也，为经。《铜人》云：商丘二穴，金也。在足内踝骨下微前陷中，足太阴脉之所行也，为经。刺入三分，留七呼，可灸三壮。

入于阴之陵泉。阴之陵泉，辅骨之下陷者之中也，伸而得之，为合。足太阴也。《铜人》云：阴陵泉二穴，水也。在膝下内侧辅骨下陷中，伸足乃得之，足太阴脉之所入也，为合。刺入五分，留七呼，可灸三壮。

（肾）肾出于涌泉。涌泉者，足心也，为井木。《铜人》云：涌泉二穴，一名地冲，在足心陷中，屈足卷指宛宛中，跪取之。少阴脉之所出也，为井。刺入三分，留七呼，可灸三壮。

溜于然谷。然谷者，然骨之下者也，为荥。《铜人》云：然谷二穴，火也。一名龙渊，足内踝前起大骨下陷中，足少阴脉之所溜也，为荥。刺入三分，留三呼，灸三壮，刺之多见血，使人立饥欲食。

注于太溪。太溪，内踝之后，跟骨之上陷中者也，为俞。《铜人》云：太溪二穴，土也。在跌上踝后跟骨上动脉陷中，足少阴肾脉之所注也，为俞。刺入三分，留七呼，灸三壮。凡人病有此脉则生，无则死。

行于复溜。复溜，上内踝二寸，动而不休，为经。《铜人》云：复溜二穴，金也，一名伏白，一名昌阳。在足内踝上二寸筋骨陷中，足少阴脉之所行也，为经。刺入三分，留三呼，可灸五壮。

入于阴谷。阴谷，辅骨之后，大筋之下，小筋之上也，按之应手，屈膝而得之，为合。足少阴经也。《铜人》云：阴谷二穴，水也。在膝下内辅骨之后，大筋下，小筋上，足少阴脉之所入也，为合。刺入三分，可灸三壮。

［六腑俞各六］（膀）（胱）膀胱出于至阴。至阴者，足小指之端也，为井金。《铜人》云：至阴二穴，金也。在足小指外侧去爪甲如韭叶，足太阴脉之所出也，为井。刺入一分，留五呼，可灸三壮。

溜于通谷。通谷，本节之前外侧也，为荥。《铜人》云：通谷二穴，水也。在足小指外侧本节前陷中，足太阳脉之所溜也，为荥。刺入二分，留五呼，可灸三壮。

注于束骨。束骨，本节之后陷者中也，为俞。《铜人》云：束骨二穴，木也。在足小指外侧本节后陷中，足太阳脉之所注也，为俞。刺入三分。留五呼，可灸三壮。

过于京骨。京骨，足外侧大骨之下，为原。《铜人》云：京骨二穴，在足外侧大骨下赤白肉际陷中，按而得之，足太阳脉之所过也，为原。刺入三分，留七呼，可灸七壮。

行于昆仑。昆仑，在外踝之后，跟骨之上，为经。《铜人》云：昆仑二穴，火也。在足外踝后跟骨上陷中，足太阳脉之所行也，为经。刺入五分，留十呼，可灸五壮。

入于委中。委中，在腘中央，为合，委而取之。足太阳也。《铜人》云：委中二穴，土也。在腘中央约纹中动脉陷中，足太阳脉之所入也；为合。刺入五分，留七呼，可灸三壮。

㊣胆 胆出于窍阴。窍阴者，足小指次指之中也，为井金。《铜人》云：窍阴二穴，金也。在足小指次指之端去爪甲角如韭叶，足少阳脉之所出也，为井。刺入一分。留三呼，可灸三壮。

溜于侠溪。侠溪，足小指次指之间也，为荥。《铜人》云：侠溪二穴，水也。在足小指次指二岐骨间本节前陷中，足少阳脉之所溜也，为荥。刺入二分，留三呼，可灸三壮。

注于临泣。临泣，上行一寸半陷者中也，为俞。《铜人》云：临泣二穴，木也。在足小指次指本节后间陷中，去侠溪一寸五分，足少阳脉之所注也，为俞。刺入二分，留三呼，可灸三壮。

过于丘墟。丘墟，外踝之前下陷者中也，为原。《铜人》云：丘墟二穴，在足外踝下如前陷中，去临泣三寸，足少阳脉之所过也，为原。刺入五分，留七呼，可灸三壮。

行于阳辅。阳辅，外踝之上，辅骨之前，及绝骨之端也，为经。《铜人》云：阳辅二穴，火也。在足之外踝上四寸，辅骨前、绝骨端三分，去丘墟七寸，足少阳脉之所行也，为经。刺入五分，留七呼，可灸三壮。

入于阳之陵泉。阳之陵泉，在膝外陷者中也，为合，伸而得之。足少阳[1]也。《铜人》云：阳陵泉二穴，土也。在膝下一寸胻外廉陷中，足少阳脉之所入也，为合。刺入六分，留十呼，可灸七壮至

①阳：原作"阴"，据《灵枢·本输》改。

四十九壯

胃

胃出于厲兌厲兌者足大指次指之端也爲井金銅人云厲兌二穴金也在足大指次指之端去爪甲角如韮葉足陽明胃脉之所出也爲井刺入一分留一呼可灸一壯

溜于內庭內庭次指外間也爲滎銅人云內庭二穴水也在足大指次指外間陷中足陽明胃脉之所溜也爲滎刺入三分留十呼可灸二壯

注于陷谷陷谷者上中指內間上行二寸陷者中也爲腧銅人云陷谷二穴木也在足大指次指本節後陷中去內庭二寸足陽明胃脉之所注也爲俞刺入五分留七呼可灸三壯

過于衝陽衝陽足跗上五寸陷者中也爲原摇足而得之銅人云衝陽二穴一名會原在足跗上五寸去陷谷各三寸骨間動脉足陽明脉之所過也爲原刺入三分留十呼可灸三壯

行于解谿解谿上衝陽一寸半陷者中也爲經

銅人云解谿二穴土也在膝下衝陽後一寸五分腕上陷中足陽明脉之所行也爲經刺入五分留五呼可灸三壯

入于下陵下陵膝下三寸骺骨外廉三里也爲合復下三里三寸爲巨虛上廉復下上廉三寸爲巨虛下廉也大腸屬上小腸屬下足陽明胃脉也銅人云三里二穴土也在膝下三寸骺外廉足陽明脉之所入也爲合刺入一分留七呼可灸三壯素問在膝下三寸陷中外廉兩間肉分間甲乙云巨虛上廉足陽明與大腸合在三里下三寸刺入三分灸三壯巨虛下廉足陽明與小腸合在上廉下三寸刺入三分可灸三壯按足陽明胃也大腸小腸皆屬于胃是足陽明也

三焦

三焦者上合手少陽出于關衝關衝者小指次指之端也爲井金銅人云關衝二穴金也在手小指次指之端去爪甲角如韮葉手少陽脉之所出也爲井刺入一分留三呼可灸一壯

四十九壮。

㊂胃 胃出于厉兑。厉兑者，足大指次指之端也，为井金。《铜人》云：厉兑二穴，金也。在足大指次指之端去爪甲角如韭叶，足阳明胃脉之所出也，为井。刺入一分，留一呼，可灸一壮。

溜于内庭。内庭，次指外间也，为荥。《铜人》云：内庭二穴，水也。在足大指次指外间陷中，足阳明胃脉之所溜也，为荥。刺入三分，留十呼，可灸二壮。

注于陷谷。陷谷者，上中指内间上行二寸陷者中也，为俞。《铜人》云：陷谷二穴，木也。在足大指次指本节后陷中，去内庭二寸，足阳明胃脉之所注也，为俞。刺入五分，留七呼，可灸三壮。

过于冲阳。冲阳，足跗上五寸陷者中也，为原。摇足而得之。《铜人》云：冲阳二穴，一名会原，在足跗上五寸，去陷谷各三寸骨间动脉，足阳明脉之所过也，为原。刺入三分，留十呼，可灸三壮。

行于解溪。解溪，上冲阳一寸半陷者中也，为经。《铜人》云：解溪二穴，土也。在膝下冲阳后一寸五分腕上陷中，足阳明脉之所行也，为经。刺入五分，留五呼，可灸三壮。

入于下陵。下陵，膝下三寸，骺骨外廉三里也，为合。复下三里三寸为巨虚上廉，复下上廉三寸为巨虚下廉也。大肠属上，小肠属下，足阳明胃脉也。《铜人》云：三里二穴，土也。在膝下三寸骺外廉，足阳明脉之所入也，为合。刺入一分，留七呼，可灸三壮。《素问》：在膝下三寸陷中，外廉两间肉分间。〇《甲乙》云：巨虚上廉，足阳明与大肠合在三里下三寸，刺入三分，灸三壮。巨虚下廉，足阳明与小肠合。在上廉下三寸，刺入三分，可灸三壮。〇按：足阳明胃也，大肠、小肠皆属于胃，是足阳明也。

㊂㊉ 三焦者，上合手少阳，出于关冲。关冲者，小指次指之端也，为井金。《铜人》云：关冲二穴，金也。在手小指次指之端，去爪甲角如韭叶，手少阳脉之所出也，为井。刺入一分，留三呼，可灸三壮。

溜于液门。液门，小指次指之间也，为荥。《铜人》云：液门二穴，水也。在手小指次指陷中，握拳取之，手少阳脉之所溜也，为荥。刺入三分，留三呼，可灸三壮。

注于中渚。中渚，本节之后陷者中也，为俞。《铜人》云：中渚二穴，木也。在手小指次指本节后间陷中，液门下一寸，手少阳脉之所注也，为俞。刺入二分，留三呼，可灸三壮。

过于阳池。阳池，在腕上陷者之中也，为原。《铜人》云：阳池二穴，一名别阳。在手表腕上陷中，手少阳脉之所过也，为原。刺入二分，留三呼，可灸三壮。行于支沟。

支沟，上腕三寸，两骨之间陷者中也，为经。《铜人》云：支沟二穴，火也。在腕后三寸，两骨之间陷中，手少阳脉之所行也，为经。刺入二分，留七呼，可灸二七壮。

入于天井。天井，在肘外大骨之陷者中也，为合。屈肘乃得之。《铜人》云：天井二穴，土也。在肘外大骨后肘上一寸，两筋间陷中，屈肘取之。手少阳脉之所入也，为合。刺入一寸，留七呼，可灸三壮。

三焦下俞，在于足大指之前，少阳之后，出于腘中外廉，名曰委阳。足太阳络也，手少阳经也。《铜人》云：委阳，在足太阳之前，少阳之后，出于腘中外廉两筋间，承扶下六寸，此足太阳之别络。刺入七分，留五呼，灸三壮，屈身而得之。详《铜人》云：委阳在承扶下六寸，以今经文考之，当云一尺六寸。谨按经文论委阳，在足太阳之前，少阳之后，出于腘中外廉。又按经文取合穴法，取委阳者，屈伸而索之，取阳陵泉者，正竖膝与之齐，下至委阳之前取之，是知委者曲也。委中即两腘之中央，委阳即曲脉之阳分，约纹之尽处，两筋间是。推其分野，正当太阳少阳之间，内外廉之界，故曰太阳之前，少阳之后，腘中外廉也。其穴正在约纹尽处，两筋之间，屈伸而得之，故取法曰屈伸索之也。只正膝与之齐，阳陵泉正对其穴，故曰取阳陵泉者，下至委阳之前取之也。又考诸尺寸则承扶下至其穴，正得一尺六寸，故愚断然谓《甲乙》脱去“一尺”二字，无疑也。

三焦者，足少阳太阳之所将，太阳之别也。上踝五寸，别入贯腨肠，出于委阳，并太阳之正，入络膀胱，约下焦。实则闭癃，虚则遗溺。遗溺则补之，闭癃则泻之。

小肠 手太阳小肠，上合于手太阳，出于少泽。少泽，小指之端也，

為井金銅人云少澤二穴金也在手小指之端外側去爪甲一分陷中手太陽脉之所出也為井刺入一分留二呼可灸一壯

溜于前谷前谷在手外廉本節前陷者中也為滎銅人云前谷二穴水也在手小指外側本節前陷中手太陽脉之所溜也為滎刺入一分留三呼可灸一壯

注于後谿後谿者在手外側本節之後也為腧銅人云後谿二穴木也在手小指外側本節後陷中手太陽脉之所注也為腧刺入二分留三呼可灸三壯

過于腕骨腕骨在手外側腕骨之前為原銅人云腕骨二穴在手外側腕前起骨下陷中手太陽脉之所過也為原刺入一分留三呼可灸三壯

行于陽谷陽谷在銳骨之下陷者中也為經銅人云陽谷二穴火也在手外側腕中銳骨下陷中手太陽脉之所行也為經刺入二分留二呼可灸二壯

入于小海小海在肘內大骨之外去端半寸陷者中也伸臂而得之為合手太陽經也

銅人云小海二穴土也在肘內大骨外肘端五分陷中屈手向頭取之手太陽脉之所入也為合刺入二分留七呼可灸三壯

大腸　大腸上合手陽明出于商陽商陽大指次指之端也為井金銅人云商陽二穴金也一名絕陽在手大指次指內側去爪甲如韭葉手陽明脉之所出也為井刺入一分留一呼可灸三壯

溜于本節之前二間為滎銅人云二間二穴水也在手大指次指本節前內側陷中手陽明脉之所溜也為滎針入三分留九呼可灸三壯

注于本節之後三間為腧銅人云三間二穴火也在手大指次指本節後內側陷中手陽明脉之所注也為腧針入三分留三呼可灸三壯

過于合谷合谷在大指岐骨之間為原

为井金。《铜人》云：少泽二穴，金也。在手小指之端外侧去爪甲一分陷中，手太阳脉之所出也，为井。刺入一分，留二呼，可灸一壮。

溜于前谷。前谷，在手外廉本节前陷者中也，为荥。《铜人》：云，前谷二穴，水也。在手小指外侧本节前陷中，手太阳脉之所溜也，为荥。刺入一分，留三呼，可灸一壮。

注于后溪。后溪者，在手外侧本节之后也，为俞。《铜人》云：后溪二穴，木也。在手小指外侧本节后陷中，手太阳脉之所注也，为俞。刺入二分，留三呼，可灸三壮。

过于腕骨。腕骨在手外侧腕骨之前，为原。《铜人》云：腕骨二穴，在手外侧腕前起骨下陷中，手太阳脉之所过也，为原。刺入一分，留三呼，可灸三壮。

行于阳谷。阳谷，在锐骨之下陷者中也，为经。《铜人》云：阳谷二穴，火也。在手外侧腕中锐骨下陷中，手太阳脉之所行也，为经。刺入二分，留二呼，可灸二壮。

入于小海。小海，在肘内大骨之外，去端半寸陷者中也，伸臂而得之，为合。手太阳经也。《铜人》云：小海二穴，土也。在肘内大骨外肘端五分陷中，屈手向头取之，手太阳脉之所入也，为合。刺入二分，留七呼，可灸三壮。

(大)(肠) 大肠上合手阳明，出于商阳。商阳，大指次指之端也，为井金。《铜人》云：商阳二穴，金也。一名绝阳。在手大指次指内侧去爪甲如韭叶，手阳明脉之所出也，为井。刺入一分，留一呼，可灸三壮。

溜于本节之前二间，为荥。《铜人》云：二间二穴，水也。在手大指次指本节前内侧陷中，手阳明脉之所溜也，为荥。针入三分，留九呼，可灸三壮。

注于本节之后三间，为俞。《铜人》云：三间二穴，火也。在手大指次指本节后内侧陷中，手阳明脉之所注也，为俞。针入三分，留三呼，可灸三壮。

过于合谷。合谷，在大指岐骨之间，为原。

《铜人》云：合谷二穴，在手大指次指岐骨间，手阳明脉之所过也，为原。刺入三分，留六呼，可灸三壮。

行于阳溪。阳溪，在两筋间陷者中也，为经。《铜人》云：阳溪二穴，火也，一名中魁。在腕中上侧两筋间陷中，手阳明脉之所行也，为经。刺入三分，留七呼，可灸三壮。

入于曲池，在肘外辅骨陷者中也，屈臂而得之，为合。手阳明也。《铜人》云：曲池二穴，土也。在肘外辅骨屈肘曲骨之中，手阳明脉之所入也，为合。刺入五分，留七呼，可灸三壮。

是谓五脏六腑之俞，五五二十五俞，六六三十六俞也。六腑皆出足之三阳，上合于手者也。以上并出《本输篇》。

上五脏俞二十五穴，六腑俞三十六穴，并巨虚上下廉共六十四俞，实切要之穴也。凡五脏六腑有病，皆此六十四穴主之。其大渊、大陵、太冲、太白、太溪，为五脏之原。其三里、巨虚上下廉、委中、委阳、阳陵泉，为六腑之合，又切要中之切要，而医所最当先者也。六腑之合，谓胃合于三里，大肠合于巨虚上廉，小肠合于巨虚下廉，此三腑皆出足之阳明也。三焦合于委阳，膀胱合于委中，此二腑皆出足之太阳也。胆合于阳陵泉，此一腑出足之少阳也。六腑有疾，皆取此六俞，故后于其尾结之曰：六腑皆出足之三阳而表章之也。今效窦汉卿傍通十二经孔穴图，而后折衷之于经，开如左方。

十二经孔穴图	肺	心	肝	脾	肾
井木	少商	中冲	大敦	隐白	涌泉
荥火	鱼际	少府	行间	大都	然谷
俞土	太渊	大陵	太冲	太白	太溪
经金	经渠	间使	中封	商丘	复溜
合水	尺泽	曲泽	曲泉	阴陵泉	阴谷

	大肠	小肠	胆	胃	膀胱	三焦
井金	商阳	少泽	窍阴	厉兑	至阴	关冲
荥水	二间	前谷	侠溪	内庭	通谷	液门
俞木	三间	后溪	临泣	陷谷	束骨	中渚
原	合谷	腕骨	丘墟	冲阳	京骨	阳池
经火	阳溪	阳谷	阳辅	解溪	昆仑	支沟
合土	曲池、巨虚上廉	小海、巨虚下廉	阳陵泉	三里	委中	天井、委阳

《灵[1]》：黄帝曰：愿闻五脏六腑所出之处。岐伯曰：五脏五俞，五五二十五俞，六腑六俞，六六三十六俞。经脉十二，络脉十五。凡二十七，气以上下，所出为井，所溜为荥，所注为俞，所行为经，所入为合二十七气所行，皆在五俞也。节之交，三百六十五会。知其要者，一言而终，不知其要，流散无穷。所言节者，神气之所游行出入也，非筋肉皮骨也。《九针十二原》。

《难》：《十变》又言阴井木，阳井金，阴荥火，阳荥水，阴俞土，阳俞木，阴经金，阳经火，阴合水，阳合土。阴阳皆不同，其意何也？然。是刚柔之事也。阴井乙木，阳井庚金。阳井庚，庚者乙之刚也；阴井乙，乙者庚之柔也。乙为木，故言阴井木也；庚为金，故言阳井金也。○经言所出为井，所入为合，其法奈何？然。所出为井。井者，东方春也，万物始生，故言所出为井也。所入为合，合者北方冬也，阳气入藏，故言所入为合也。○《十变》言五脏六腑荥合，皆以井为始者，何也？盖井者，东方春也，万物始生，诸蚑行喘息，飞蜎蠕动，当生之物，莫不以春而生。故岁数始于春，日[2]数始于甲，故以井为始也。○诸井者，肌肉浅薄，气少不足使也，刺之奈何？然。诸井者木也，荥者火也，火者木之子。当刺井者，以荥泻之，故经言补者不可以为泻，泻者不可以为补，此之谓也。

①灵：原作"素"，本节末征引文献为"《九针十二原》"，乃《灵枢》之篇章，故据改。
②日：原作"月"，据《难经·六十三难》改。

上紧论。

《难》：经言春刺井，夏刺荥，季夏刺俞，秋刺经，冬刺合者，何也？盖春刺井者，邪在肝；夏刺荥者，邪在心；季夏刺俞者，邪在脾；秋刺经者，邪在肺；冬刺合者，邪在肾。其肝心脾肺肾而系于春夏秋冬者，何也？然。五脏一病，辄有五也。假令肝病色青者，肝也；臊臭者，肝也；喜酸者，肝也；喜呼者，肝也；喜泣者，肝也。其病众多，不可尽言，四时有数而并系于春秋冬夏者也。针之要妙，在于秋毫者是也。

海藏天元图《七十四难》曰：从其首，系其数。

(肝) 青大敦，木井。臊曲泉，水合。酸中封，金经。呼太冲，土俞。泣行间，火荥。

(心) 赤少府，火荥。焦少冲，木井。苦少海，水合。言灵道，金经。汗神门，土俞。

(脾) 黄太白，土俞。香大都，火荥。甘隐白，木井。歌阴陵泉，水合。涎商丘，金经。

(肺) 白经渠，金经。腥大渊，土俞。辛鱼际，火荥。哭少商，木井。涕尺泽，水合。

(肾) 黑阴谷，水合。腐复溜，金经。咸太溪，土俞。呻然谷，火荥。液涌泉，木井。

夫天元法者，谓之五化叠元。当从其首系其数。首者寅方春也，在人为肝，是从东方顺天轮数，至所主之处，计从几数，却于所受病一方倒叠回去，数至依前数尽处。便于受病一方穴内，泻所主之方来路穴也，不得于所主之方内经中泻之，勿误。假如病者闻香臭二者，心主五臭也，入脾为香臭。从东数至所主之处，所主五臭者心也，东一南二，计得二数。却当于受病之方倒叠回去，脾一心二，元数二也，是数至心。心者荥火也，当于受病之方内泻荥火，是从脾经泻大都是也。或曰何以倒叠数？对曰：此从地出为天轮所载，右迁于天，不当于所显之处治之，此舟行岸移之意也。

上天元图，乃海藏发明扁鹊七十四难之义，但心俞五

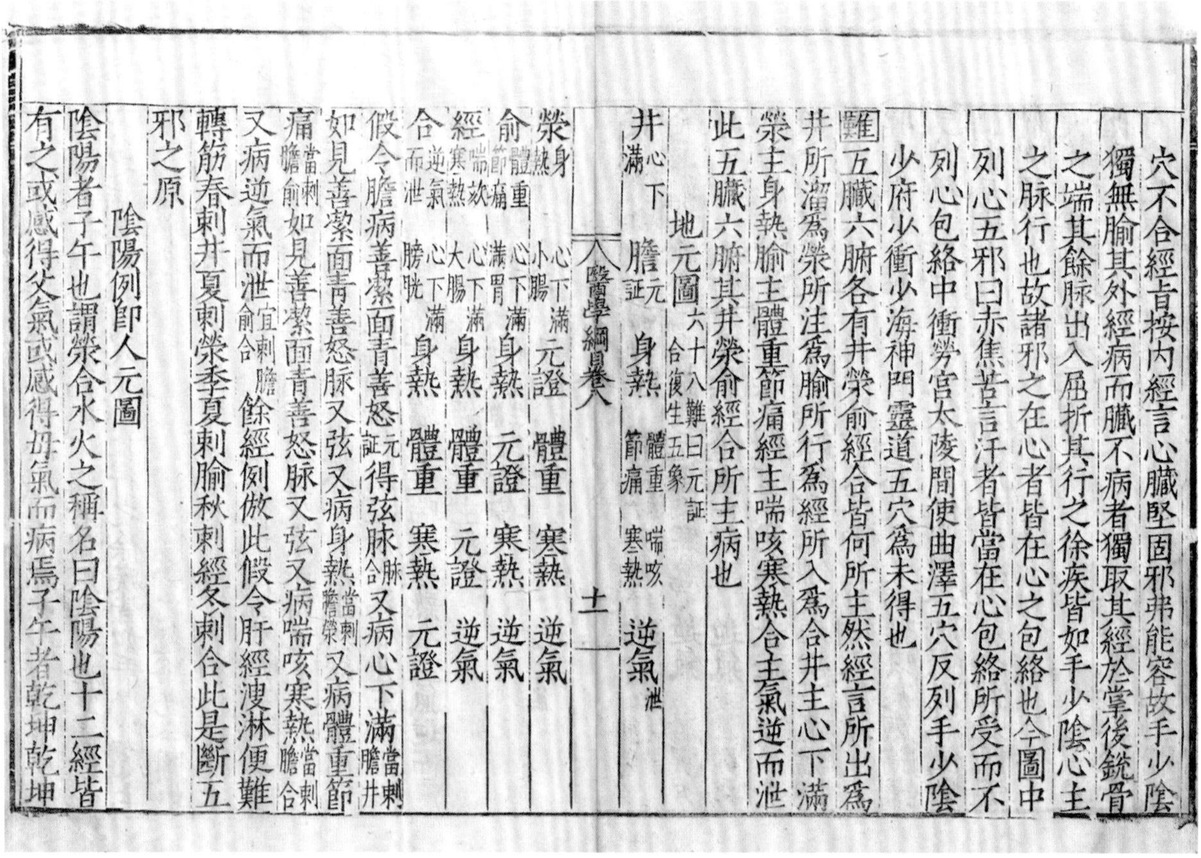

穴，不合经旨。按《内经》言心脏坚固，邪弗能容，故手少阴独无俞，其外经病而脏不病者，独取其经于掌后锐骨之端，其余脉出入屈折，其行之徐疾，皆如手少阴心主之脉行也。故诸邪之在心者，皆在心之包络也。今图中列心五邪，曰赤、焦、苦、言、汗者，皆当在心包络所受，而不列心包络中冲、劳宫、大陵、间使、曲泽五穴，反列手少阴少府、少冲、少海、神门、灵道五穴，为未得也。

《难》：五脏六腑，各有井荥俞经合，皆何所主？然，经言所出为井，所溜为荥，所注为俞，所行为经，所入为合。井主心下满，荥主身热，　主体重节痛，经主喘咳寒热，合主气逆而泄，此五脏六腑其井荥俞经合所主病也。

地元图《六十八难》曰：元证脉[1]合，复生五象。

井心下满	胆元证	身热	体重节痛	喘咳寒热	逆气泄
荥身热	心下满小肠	元证	体重	寒热	逆气
俞体重节痛	心下满胃	身热	元证	寒热	逆气
经喘咳寒热	心下满大肠	身热	体重	元证	逆气
合逆气而泄	心下满膀胱	身热	体重	寒热	元证

假令胆病，善洁面青善怒元证，得弦脉脉合，又病心下满当刺胆井。如见善洁面青善怒，脉又弦，又病身热当刺胆荥，又病体重节痛当刺胆俞。如见善洁面青善怒，脉又弦，又病喘咳寒热当刺胆合，又病逆气而泄宜刺胆俞合。余经例仿此。假令肝经溲淋便难转筋，春刺井，夏刺荥，季夏刺俞，秋刺经，冬刺合，此是断五邪之原。

阴阳例，即人元图

阴阳者，子午也，谓荥合水火之称，名曰阴阳也，十二经皆有之，或感得父气，或感得母气而病焉。子午者乾坤，乾坤

①脉：底本版蚀，据明嘉靖本补。

包六子，六子附乾坤也。故《七十难》云：春夏各致一阴，秋冬各致一阳。春夏刺井荥，秋冬刺经合，是各致一阴一阳之义。亦谓井经近乎子午？然。当微泻其井，大泻其荥，微补其经，大补其合，或补或泻反作，是寒则留之，热则疾之，故微大补泻以应之。春食凉，夏食寒，秋食温，冬食热。假令胆病善洁面青善怒，脉得浮之实大，沉之损小，是感得父气，为阳中之阴，当于本经中泻火补水。却得浮之损小，沉之实大，是感得母气，为阴中之阳，当于本经中泻水补火。

配合例

《难》：曰：上工治未病者，见肝之病，则知肝当传于脾，故先实其脾气，无令受肝之邪气也。假令见肝病欲入其脾者，先于足太阴经中补土字一针，又补火字一针，后于足厥阴肝经内泻木字一针，又泻火字一针。

子母例

假令见肝病满闭淋溲，便难转筋，又见心病烦心心痛，掌中热而哕，当于足厥阴肝经内木火二字各泻一针。

兄妹例

假令见足厥阴肝经太过，又兼见胆之证太过，是为兄妹。当泻肝经内木火二字各一针，又泻胆经内水火二字各一针。此五法，乃人元法也。以上子母兄妹名曰四针象，俱属人元图。

《灵》：五脏有六腑，六腑有十二原，十二原出于四关，主治五脏，五脏有疾，当取之十二原。十二原者，五脏之所以禀三百六十五节气味也。五脏有疾，应出十二原，而原各有所出，明知其原，睹其应，而知五脏之害矣。

阳中之少阴，肺也，其原出于太渊，太渊二。

阳中之太阳，心也，其原出于大陵，大陵二。

阴中之少阳，肝也，其原出于太冲，太冲二。

阴中之至阴，脾也，其原出于太白，太白二。

阴中之太阴，肾也，其原出于太溪，太溪二。

膏之原出于鸠尾，鸠尾一。

肓之原出于气海，气海一。凡此十二原者，主治五脏六腑之有疾者也。《九针十二原》。

《难》：言肺之原出于太渊，心之原出于大陵，肝之原出于太冲，脾之原出于太白，肾之原出于太溪，少阴之原出于兑骨[①]，胆之原出于丘墟，胃之原出于冲阳，三焦之原出于阳池，膀胱之原出于京骨，大肠之原出于合谷，小肠之原出于腕骨。十二经皆以俞为原者，何也？然。五脏俞者，三焦之所行，气之所留止也。三焦所行之原为俞者，何也？然。脐下肾间动气者，人之生命也，十二经之根本也，故名曰原。三焦者，原气之别使也，主通行三气，经历于五脏六腑。原者，三焦之尊号也，故所止辄为原，五脏六腑之有病者，皆取其原也。

海藏拔原例

假令针肝经病了，又于本经原穴亦下一针。如补肝经，亦于肝经原穴上补一针；如泻肝经来，亦于肝经原穴上泻一针。如余经有补泻，针毕仿此例，亦补泻各经原穴。

《灵》：黄帝曰：余闻五脏六腑之气，荥输所入为合，令何道从入，入安连过，愿闻其故？岐伯答曰：此阳脉之别入于内，属于腑者也。黄帝曰：荥输与合各有名乎？岐伯曰：荥输治外经，合治内府。黄帝曰：治内府奈何？岐伯曰：取之于合。黄帝曰：合各有名乎？岐伯答曰：胃合于三里，大肠合入于巨虚上廉，小肠合入于巨虚下廉，三焦合入于委阳，膀胱合入

---

①兑骨：原作“历兑”，据《难经·六十六难》改。

于委中央，胆合入于阳陵泉。黄帝曰：取之奈何？岐伯答曰：取之三里者，低跗取之；巨虚者，举足取之；委阳者，屈伸而索之；委中者，屈而取之；阳陵泉者，正竖膝予之齐，下至委阳之阳取之。取诸外经者，揄申而从之。黄帝曰：愿闻六腑之病？岐伯答曰：面热者，足阳明病[①]，云云。即前所谓内腑之病，而用合穴治之也。内腑病见针灸六腑条。

穴法下

头部 **《铜人》：**

神庭一穴，在鼻直上，入发际五分，足太阳督脉之会。禁不可针，针即发狂，宜灸七壮至三七壮。

上星一穴，在额颅上鼻直中，入发际一寸陷中容豆是穴，督脉气所发。刺入二分，留十呼，灸三壮至五壮止，不宜多灸。

囟会一穴，在上星上一寸陷者中是穴，督脉气所发。刺入三分，灸二七壮，七七壮止，针入二分，留三呼，得气即泻。

前顶一穴，在囟会上一寸五分骨陷中是穴，督脉气所发，刺入一分，可灸三壮至七七壮，针入三分，留七呼，泻五吸。

百会一穴，一名三阳五会，在前顶后一寸五分所中央旋毛中，可容豆，是手足三阳督脉之会。刺入二分，灸七壮。

后顶一穴，在百会后一寸五分枕骨上，督脉气所发。可灸五壮，针入四分。

强间一穴，在后顶后一寸五分，督脉气所发。可灸五壮，针入三分。

脑户一穴，在枕骨上强间后一寸五分，足太阳督脉之会。禁不可针，灸七壮。

风府一穴，在项后发际上一寸大筋内宛宛中，人疾言其肉立起，言休立下，足太阳督脉阳维之会。禁不可灸，灸之

①病：原无，据《灵枢·邪气脏腑病形》改。

令人瘖針入三分

瘖門一穴在項後入髮際五分宛宛中督脉陽維之會入繫舌本仰頭取之不可灸針入八分

右正頭部中行前髮際至後髮際十穴通長一尺一寸取頭部同身寸法見後雜法條

曲差二穴在神庭傍一寸五分入髮際足太陽脉氣所發針入二分灸三壯

五處二穴在上星傍一寸五分足太陽脉氣所發針入三分留七呼灸三壯

承光二穴在五處後二寸足太陽脉氣所發針入三分不可灸

通天二穴在承光後一寸五分足太陽脉也針入三分留七呼灸三壯

絡却二穴在通天後一寸五分足太陽脉氣所發針入三分灸三壯

玉枕二穴在絡却後七分半夾腦户傍一寸三分起肉枕骨上入髮際三寸足太陽脉氣所發可灸三壯針入三分

天柱二穴在夾項後髮際大筋外廉陷中足太陽脉氣所發針入二分得氣即瀉

右正頭部第二行一十四穴

臨泣二穴在目上眥入髮際五分陷中足太陽少陽陽維之會針入三分留七呼

目窻二穴在臨泣後一寸足少陽陽維之會針入三分灸五壯

正營二穴在目窻後一寸足少陽陽維之會針入三分灸五壯

令人喑，针入三分。

喑门一穴，在项后入发际五分宛宛中，督脉阳维之会，入系舌本，仰头取之。不可灸，针入八分。

上正头部中行前发际至后发际十穴，通长一尺一寸，取头部同身寸法，见后杂法条。

曲差二穴，在神庭旁一寸五分，入发际，足太阳脉气所发。针入二分，灸三壮。

五处二穴，在上星旁一寸五分，足太阳脉气所发。针入三分，留七呼，灸三壮。

承光二穴，在五处后二寸，足太阳脉气所发。针入三分，不可灸。

通天二穴，在承光后一寸五分，足太阳脉也。针入三分，留七呼，灸三壮。

络却二穴，在通天后一寸五分，足太阳脉气所发。针入三分，灸三壮。

玉枕二穴，在络却后七分半，夹脑户旁一寸三分起肉，枕骨上入发际三寸，足太阳脉气所发。可灸三壮，针入三分。

天柱二穴，在挟项后发际大筋外廉陷中，足太阳脉气所发。针入二分，得气即泻。

上正头部第二行一十四穴。

临泣二穴，在目上眦入发际五分陷中，足太阳少阳阳维之会。针入三分，留七呼。

目窗二穴，在临泣后一寸，足少阳阳维之会。针入三分，灸五壮。

正营二穴，在目窗后一寸，足少阳阳维之会。针入三分，灸五壮。

承靈二穴在正營後一寸五分足少陽陽維之會可灸三壯

腦空二穴在承靈後一寸五分夾玉枕傍枕骨下陷中足少陽陽維之會針入五分灸三壯

風池二穴在腦空後髮際陷中足少陽陽維之會針入七分留七呼可灸七壯

右正頭部第三行十二穴

頷厭二穴在曲周下腦空上廉手足少陽陽明之交會針入七分留七呼可灸三壯

懸顱二穴在曲周上腦空中足少陽脉氣所發針入三分留七呼可灸三壯

懸釐二穴在曲周上腦空下廉手足少陽陽明之交會針入三分可灸三壯

曲鬢二穴在耳上髮際曲隅陷中鼓頷有空處足太陽少陽之會針入三分灸七壯

右側頭部在耳前者八穴頷厭在腦空上廉懸顱在腦空中廉懸釐在腦空下廉皆直頭角上至耳前定其三穴曲鬢又在懸釐之後

率谷二穴在耳上入髮際一寸五分足太陽少陽之會可灸三壯針入三分

天衝二穴在耳上如前三分氣府註云足太陽少陽之會可灸七壯針入三分

角孫二穴在耳郭中間上開口有空可灸三壯針入三分

右側頭部在耳上者六穴率谷最上天衝次之角孫最下

竅陰二穴在完骨上枕骨下搖動有空足太陽少陽之會

承灵二穴，在正营后一寸五分，足少阳阳维之会。可灸三壮。

脑空二穴，在承灵后一寸五分，夹玉枕旁枕骨下陷中，足少阳阳维之会。针入五分，灸三壮。

风池二穴，在脑空后发际陷中，足少阳阳维之会。针入七分，留七呼，可灸七壮。

上正头部第三行十二穴。

颔厌二穴，在曲周下脑空上廉，手足少阳阳明之交会。针入七分，留七呼，可灸三壮。

悬颅二穴，在曲周上脑空中，足少阳脉气所发。针入三分，留七呼，可灸三壮。

悬厘二穴，在曲周上脑空下廉，手足少阳阳明之交会。针入三分，可灸三壮。

曲鬓二穴，在耳上发际曲隅陷中，鼓颔有空处，足太阳少阳之会。针入三分，灸七壮。

上侧头部在耳前者八穴。颔厌在脑空上廉，悬颅在脑空中廉，悬厘在脑空下廉，皆直头角上至耳前，定其三穴。曲鬓又在悬厘之后。

率谷二穴，在耳上入发际一寸五分，足太阳少阳之会。可灸三壮，针入三分。

天冲二穴，在耳上如前三分。《气府》注云：足太阳少阳之会。可灸七壮，针入三分。

角孙二穴，在耳郭中间上，开口有空。可灸三壮，针入三分。

上侧头部在耳上者六穴。率谷最上，天冲次之，角孙最下。

窍阴二穴，在完骨上，枕骨下，摇动有空，足太阳少阳之会。

針入三分可灸七壯
浮白二穴在耳後入髮際一寸足太陽少陽之會針入五
分可灸三壯
完骨二穴在耳後入髮際四分足太陽少陽之會針入五
分可灸七壯
顱息二穴在耳後青絡脉中足少陽脉氣所發不宜針可
灸七壯
瘈脉二穴在耳本後鷄足青絡脉刺出血如豆汁可灸三
壯針入一分
翳風二穴在耳後尖角陷中按之引耳中痛手足少陽之
會針入七分灸七壯
右側頭部在耳後者十二穴翳風帖耳瘈脉次之顱息
又次之完骨又次之浮白最後竅陰又居浮白之上也

面部素髎一穴在鼻柱上端準頭督脉氣所發宜禁針灸
水溝一穴在鼻柱下人中近鼻孔陷中手足陽明之會針
入四分留五呼灸三壯至七壯
兌端一穴在唇上端手陽明脉氣所發針入三分留六呼
灸三壯
齗交一穴在唇內齒上齗縫中任督足陽明之會針入三
分灸三壯
右面部中行從鼻端下至唇內四穴督脉也
承漿一穴在頤前下唇下宛宛陷中太陽脉胃脉督脉任
脉之會針入三分灸七壯至七七壯
廉泉一穴在頷下結喉下四寸中央乃陰維任脉之會可
灸三壯針三分
右面部中行從唇至結喉上二穴任脉也

针入三分，可灸七壮。

浮白二穴，在耳后，入发际一寸，足太阳少阳之会。针入五分，可灸三壮。

完骨二穴，在耳后入发际四分，足太阳少阳之会。针入五分，可灸七壮。

颅息二穴，在耳后青络脉中，足少阳脉气所发。不宜针，可灸七壮。

瘈脉二穴，在耳本后鸡足青络脉，刺出血如豆汁。可灸三壮，针入一分。

翳风二穴，在耳后尖角陷中，按之引耳中痛，手足少阳之会。针入七分，灸七壮。

上侧头部在耳后者十二穴。翳风帖耳，瘈脉次之，颅息又次之，完骨又次之，浮白最后，窍阴又居浮白之上也。

面部 素髎一穴，在鼻柱上端准头，督脉气所发，宜禁针灸。

水沟一穴，在鼻柱下人中，近鼻孔陷中，手足阳明之会。针入四分，留五呼，灸三壮至七壮。

兑端一穴，在唇上端，手阳明脉气所发。针入三分，留六呼，灸三壮。

龈交一穴，在唇内齿上龈缝中，任督足阳明之会。针入三分，灸三壮。

上面部中行，从鼻端下至唇内四穴。督脉也。

承浆一穴，在颐前下唇下宛宛陷中，太阳脉胃脉督脉任脉之会。针入三分，灸七壮至七七壮。

廉泉一穴，在颔下结喉下四寸中央，乃阴维肾脉之会。可灸三壮，针三分。

上面部中行，从唇至结喉上二穴。任脉也。

攢竹二穴在兩眉頭少陷中足太陽脉氣所發不宜灸針入一分宜以細三稜針刺之宣洩熱氣

睛明二穴在目内眥頭外一分手足太陽少陽陽明陽蹻陰蹻五脉之會針入一分留三呼不可灸

右面部第二行直目内眥上至眉尖四穴足太陽也

迎香二穴在禾窌上一寸鼻下孔傍五分手足陽明之會針入三分不宜灸

禾窌二穴在鼻下俠谿水溝傍五分手陽明脉氣所發針入三分灸三壯

右面部第二行直目内眥俠鼻而下四穴手陽明

陽白二穴在眉上一寸直目瞳子手足陽明少陽陽維五脉之會可灸三壯針入三分

右面部第三行直目瞳子上至眉上二穴足少陽

承泣二穴在目下七分直目瞳子陷中蹻脉任脉足陽明之會可灸二壯不可針

四白二穴在目下二寸足陽明脉氣所發可灸七壯針入三分

巨髎二穴在俠鼻孔傍八分直目瞳子蹻脉足陽明之會針入三分可灸七壯

地倉二穴在俠口吻傍四分如近下有脉微動者是蹻脉手足陽明之會針入三分可灸二七壯

大迎二穴在曲頷前一寸三分骨陷中動脉是足陽明脉氣所發針入三分留七呼可灸三壯

右面第三行直目瞳子下至大迎骨空十穴足陽明

本神二穴在曲差傍一寸五分直耳上入髮際足少陽陽維之會針入五分可灸三壯

攒竹二穴，在两眉头少陷中，足太阳脉气所发。不宜灸，针入一分，宜以细三棱针刺之，宣泄热气。

睛明二穴，在目内眦头外一分，手足太阳少阳阳明阳跷阴跷五脉之会。针入一分，留三呼，不可灸。

上面部第二行，直目内眦上至眉尖四穴。足太阳也。

迎香二穴，在禾髎上一寸，鼻下孔旁五分，手足阳明之会。针入三分，不宜灸。

禾髎二穴，在鼻下侠溪水沟旁五分，手阳明脉气所发。针入三分，灸三壮。

上面部第二行，直目内眦侠鼻而下四穴。手阳明。

阳白二穴，在眉上一寸，直目瞳子，手足阳明少阳阳维五脉之会，可灸三壮，针入三分。

上面部第三行，直目瞳子上至眉上二穴。足少阳。

承泣二穴，在目下七分直目瞳子陷中，跷脉任脉足阳明之会。可灸二壮，不可针。

四白二穴，在目下二寸，足阳明脉气所发。可灸七壮，针入三分。

巨髎二穴，在侠鼻孔旁八分，直目瞳子，跷脉足阳明之会。针入三分，可灸七壮。

地仓二穴，在侠口吻旁四分，如近下有脉微动者是，跷脉手足阳明之会。针入三分，可灸二七壮。

大迎二穴，在曲颔前一寸三分骨陷中动脉是，足阳明脉气所发。针入三分，留七呼，可灸三壮。

上面第三行，直目瞳子下至大迎骨空十穴。足阳明。

本神二穴，在曲差旁一寸五分，直耳上入发际，足少阳阳维之会。针入五分，可灸三壮。

丝竹空二穴，在眉后陷中，足少阳脉气所发。不可灸，针入三分，留三呼。

上面第四行，直目锐眦上发际四穴。手足少阳。

瞳子髎二穴，在目外去眦五分，手太阳手足少阳之会。可灸三壮，针入三分，或云禁灸。

颧髎二穴，面鸠骨下廉锐骨端陷中，手少阳太阳之会。针入三分。

上面第四行，直目锐眦后下颧骨下廉四穴。手足少阳手太阳。

头维二穴，在额角，入发际，本神旁一寸五分，足少阳阳明脉之会。针入二分，禁灸。

禾髎二穴，在耳锐发下横动脉，手少阳脉气所发。针入七分，可灸三壮。

客主人二穴，在耳前起骨上廉，开口有空动脉宛宛中，足阳明少阳之会。可灸七壮。若针必侧卧，张口取之。禁针深。上关若刺深，令人欠而不得故；下关若久留针，即故而不得欠，牙关急。

耳门二穴，在耳前起肉当耳缺者。针入三分，留三呼，可灸三壮。

听会二穴，在耳前陷中，上关下一寸动脉宛宛中，张口得之，手少阳脉气所发。针入七分，留三呼，可灸五壮至二七壮止。

下关二穴[①]，在客主人下耳前动脉下廉，合口有空，开口即闭，闭口有穴，足阳明少阳之会。针入四分，不可灸。

上侧面部在耳前十二穴，头维居上，禾髎、客主人次之，耳门又次之，听会又次之，下关居下。

听宫二穴，在耳中珠子大如赤小豆，手足少阳手太阳三

①二穴：原无，据体例补。

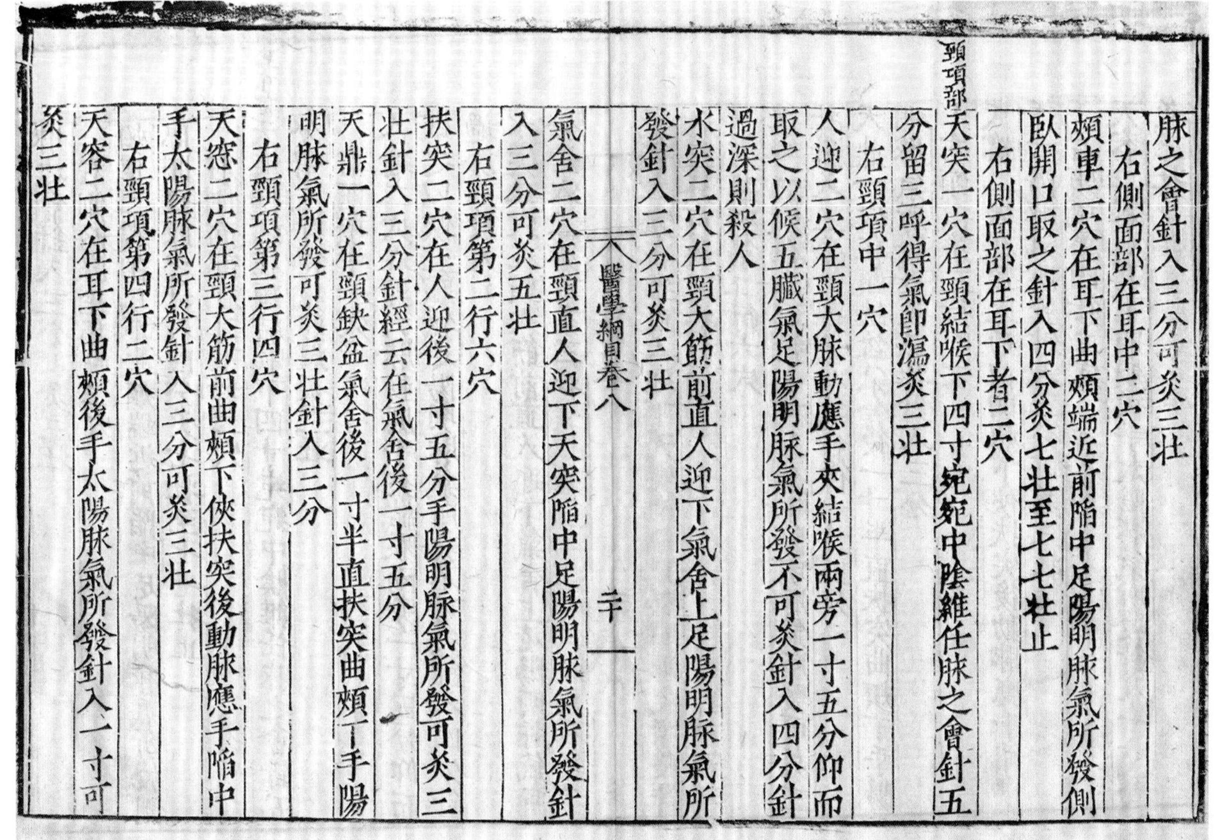

脉之会。针入三分，可灸三壮。

上侧面部在耳中二穴。

颊车二穴，在耳下曲颊端近前陷中，足阳明脉气所发，侧卧开口取之。针入四分，灸七壮至七七壮止。

上侧面部在耳下者二穴。

头颈部 天突一穴，在颈结喉下四寸宛宛中，阴维任脉之会。针五分，留三呼，得气即泻，灸三壮。

上颈项中一穴。

人迎二穴，在颈大脉动应手挟结喉两旁一寸五分，仰而取之，以候五脏气，足阳明脉气所发。不可灸，针入四分，针过深则杀人。

水突二穴，在颈大筋前直人迎下气舍上，足阳明脉气所发。针入三分，可灸三壮。

气舍二穴，在颈直人迎下天突陷中，足阳明脉气所发。针入三分，可灸五壮。

上颈项第二行六穴。

扶突二穴，在人迎后一寸五分，手阳明脉气所发。可灸三壮，针入三分。《针经》云：在气舍后一寸五分。

天鼎二穴，在颈缺盆气舍后一寸半，直扶突曲颊下，手阳明脉气所发，可灸三壮，针入三分。

上颈项第三行四穴。

天窗二穴，在颈大筋前曲颊下，挟扶突后动脉应手陷中，手太阳脉气所发。针入三分，可灸三壮。

上颈项第四行二穴。

天容二穴，在耳下曲颊后，手太阳脉气所发。针入一寸，可灸三壮。

右頸項第五行二穴

天牖二穴在頸筋間缺盆上天容後天柱前完骨下髮際上手少陽脉氣所發針入一寸留七呼不宜補亦不宜灸

右頸項第六行三穴

天柱二穴見正頭部第二行

右頸項第七行二穴

風府一穴見正頭部中行

右項中央一穴

肩部 臑會二穴在肩前廉去肩頭三寸宛宛中手少陽陽維之會針入七分留三呼灸七壯

肩髃二穴在肩端凸骨間陷宛宛中舉臂取之手陽明蹻脉之會針入六分留六呼可灸七壯至二七壯若灸偏風七七壯不宜多灸恐手臂細若風病筋骨無力久不瘥者當灸不畏細也

缺盆二穴一名天盖在肩上横骨陷中針入三分不宜太深使人逆息可灸三壯

右肩前廉六穴臑會極外肩髃次之缺盆極裏

肩髎二穴在肩端臑上陷中針舉臂取之針七分可灸三壯

巨骨二穴在肩尖端上行兩叉骨罅間陷中手陽明陽蹻之會針入一寸半可灸三壯

肩井二穴在肩上陷缺盆上大骨前一寸半以三指按取之當中指下陷中手足少陽陽維之會針入五分灸七壯

秉風二穴在肩上小髃骨後舉臂有空處手太陽陽明手足少陽之會針入五分可灸五壯

天髎二穴在肩缺盆中上毖骨之際陷中央手少陽陽維

上颈项第五行二穴。

天牖二穴，在颈筋间，缺盆上，天容后，天柱前，完骨下，发际上，手少阳脉气所发。针入一寸，留七呼，不宜补，亦不宜灸。

上颈项第六行二穴。

天柱二穴。见正头部第二行。

上颈项第七行二穴。

风府一穴。见正头部中行。

上项中央一穴。

肩部 臑会二穴，在肩前廉，去肩头三寸宛宛中，手少阳阳维之会。针入七分，留三呼，灸七壮。

肩髃二穴，在肩端凸骨间陷宛宛中，举臂取之，手阳明跷脉之会。针入六分，留六呼，可灸七壮至二七壮。若灸偏风，七七壮，不宜多灸，恐手臂细。若风病筋骨无力，久不瘥者，当灸不畏细也。

缺盆二穴，一名天盖，在肩上横骨陷中。针入三分，不宜太深，使人逆息，可灸三壮。

上肩前廉六穴，臑会极外，肩髃次之，缺盆极里。

肩髎二穴，在肩端臑上陷中，针举臂取之。针七分，可灸三壮。

巨骨二穴，在肩尖端上行两叉骨罅间陷中，手阳明阳跷之会。针入一寸半，可灸三壮。

肩井二穴，在肩上陷缺盆上大骨前一寸半，以三指按取之，当中指下陷中，手足少阳阳维之会。针入五分，灸七壮。

秉风二穴，在肩上小髃骨后，举臂有空处，手太阳阳明手足少阳之会。针入五分，可灸五壮。

天髎二穴，在肩缺盆中上毖骨之际陷中央，手少阳阳维

之會針入八分可灸三壯
右肩上廉自肩髃至此十穴肩髃極外巨骨次之肩井又次之秉風又次之天髎極在裏
臑俞二穴在肩髎後大骨下髀上廉陥中手足太陽陽維陽蹻之會舉臂取之針入八分可灸三壯
肩真二穴在肩曲髀上兩骨解間肩髃後陥中針入八分可灸三壯
天宗二穴在秉風後大骨下陥中手太陽脉氣所發針入五分留六呼可灸五壯
曲桓二穴在肩中央曲髀陥中按之應手痛針入五分可灸三壯
肩外腧在肩甲上廉去脊三寸陥中針入六分可灸三壯
肩中腧在肩甲內廉去脊二寸陥中針入三分留七呼可灸三壯

右肩後廉十二穴臑腧肩真極外天宗曲桓次之外腧中腧極裏
腋部 淵腋二穴在腋下三寸宛宛中舉臂取之刺入三分不宜灸灸之不幸令人生腫蝕馬瘍內潰者死寒熱者生馬瘍可治
大包二穴在淵腋下三寸脾之大絡布胷脇中出九肋間針入三分可灸三壯
輒筋二穴在腋下三寸復前行一寸着脇足少陽脉氣所發針入六分可灸三壯
天池二穴在乳後一寸腋下三寸着脇直腋撅肋間手厥陰足少陽脉之會針入三分灸三壯
右側腋八穴

之会。针入八分，可灸三壮。

上肩上廉自肩髎至此十穴。肩髎极外，巨骨次之，肩井又次之，秉风又次之，天髎极在里。

臑俞二穴，在肩髎后大骨下髀上廉陷中，手足太阳阳维阳跷之会，举臂取之。针入八分，可灸三壮。

肩贞二穴，在肩曲胛[1]上两骨解间，肩髃后陷中。针入八分，可灸三壮。

天宗二穴，在秉风后大骨下陷中，手太阳脉气所发。针入五分，留六呼，可灸五壮。

曲垣二穴，在肩中央曲髀陷中，按之应手痛。针入五分，可灸三壮。

肩外俞，在肩胛上廉，去脊三寸陷中。针入六分，可灸三壮。

肩中俞，在肩胛内廉，去脊二寸陷中。针入三分，留七呼，可灸三壮。

上肩后廉十二穴，臑俞、肩贞极外，天宗、曲垣次之，外俞、中俞极里。

腋部 渊腋二穴，在腋下三寸宛宛中，举臂取之。刺入三分，不宜灸，灸之不幸，令人生肿蚀马疡。内溃者死，寒热者生，马疡可治。

大包二穴，在渊腋下三寸，脾之大络布胸胁中，出九肋间。针入三分，可灸三壮。

辄筋二穴，在腋下三寸，复前行一寸，着胁，足少阳脉气所发。针入六分，可灸三壮。

天池二穴，在乳后一寸，腋下三寸，着胁直腋撅肋间，手厥阴足少阳脉之会。针入三分，灸三壮。

上侧腋八穴。

---

①胛：原作“髀”，据《针灸甲乙经》卷三改。下同，不另出注。

背部大杼一穴在項後第一椎下陷中手足三陽督脉之會針入五分留三呼瀉五吸若灸以年爲壯
陶道一穴在大椎節下間俛而取之督脉足太陽之會可灸五壯針入五分
身柱一穴在第三椎節骨下俛而取之督脉氣所發針入五分灸七七壯
神通一穴在第五椎節下間俛而取之督脉氣所發針入五分留五呼可灸三壯
靈臺一穴在第六椎節下間俛而取之督脉氣所發療病法出素問
至陽一穴在第七椎節下間俛而取之督脉氣所發針入五分可灸三壯
筋縮一穴在第九椎節下間俛而取之督脉氣所發針入五分可灸三壯

脊中一穴一名神宗在第十一椎下間俛而取之督脉氣所發針入五分不可灸
懸樞一穴在第十三椎節下間伏而取之針入三分可灸三壯
命門一穴在第十四椎節下間伏而取之針入五分灸三壯
右背部中行自項中央直脊至命門穴與臍相對十穴命門與臍相對若取可正身立用一杖自地量至臍截斷却移向後量脊杖頭截處是穴也
陽關一穴在第十六椎節下間坐而取之針入五分灸三壯
腰腧一穴在二十一椎節下間宛宛中以挺伏地舒身兩

背部 大椎[①]一穴，在项后第一椎下陷中，手足三阳督脉之会。针入五分，留三呼，泻五吸。若灸，以年为壮。

陶道一穴，在大椎节下间，俯而取之，督脉足太阳之会。可灸五壮，针入五分。

身柱一穴，在第三椎节骨下，俯而取之，督脉气所发。针入五分，灸七壮。

神道[②]一穴，在第五椎节下间，俯而取之，督脉气所发。针入五分，留五呼，可灸三壮。

灵台一穴，在第六椎节下间，俯而取之，督脉气所发。疗病法出《素问》。

至阳一穴，在第七椎节下间，俯而取之，督脉气所发。针入五分，可灸三壮。

筋缩一穴，在第九椎节下间，俯而取之，督脉气所发。针入五分，可灸三壮。

脊中一穴，一名神宗，在第十一椎下间，俯而取之，督脉气所发。针入五分，不可灸。

悬枢一穴，在第十三椎节下间，伏而取之。针入三分，可灸三壮。

命门一穴，在第十四椎节下间，伏而取之。针入五分，灸三壮。

上背部中行，自项中央直脊至命门穴，与脐相对十穴。命门与脐相对，若取，可正身立，用一杖自地量至脐，截断，却移向后量脊，杖头截处是穴也。

阳关一穴，在第十六椎节下间，坐而取之。针入五分，灸三壮。

腰俞一穴，在二十一椎节下间宛宛中，以挺伏地舒身，两

①椎：原作“杼”，据《针灸甲乙经》卷三改。
②道：原作“通”，据《针灸甲乙经》卷三改。

手相重支額縱四體開然後巧取乃得其穴督脉氣所發針入八分留三呼瀉五吸灸可七壯至七七壯
長强一穴一名氣之陰郄督脉别絡在脊骶端足少陰少陽所結針入三分抽針以大痛爲度其穴伏地而取之乃得可日灸三十壯至二百壯止
右背部中行自命門穴直脊下至尾閭骨端三穴
大杼二穴在項後第一椎下兩旁相去各一寸五分陷中手足太陽之會針入五分可灸七壯
風門二穴在第二椎下兩旁相去各一寸五分督脉足太陽之會針入五分留七呼灸三壯
肺腧二穴在第三椎下兩旁相去各一寸五分足太陽脉氣所發針入三分留七呼灸百壯
厥陰腧二穴在第四椎下兩旁相去各一寸五分針入三

醫學綱目卷八

分灸七壯
心腧二穴在第五椎下兩旁相去脊中各一寸五分針入三分留七呼禁灸
膈腧二穴在第七椎下兩旁相去脊中各一寸五分針入三分留七呼灸三壯
肝腧二穴在第九椎下兩旁相去脊中各一寸五分針入三分留六吸灸三壯
膽腧二穴在第十椎下兩旁相去脊中各一寸五分針入三分灸三壯
脾腧二穴在第十一椎下兩旁相去脊中各一寸五分針入三分留七呼灸三壯
胃腧二穴在第十二椎下兩旁相去脊中各一寸五分針入三分留七呼灸隨年壯

手相重支额，纵四体开，然后巧取，乃得其穴，督脉气所发。针入八分，留三呼，泻五吸，灸可七壮至七七壮。

长强一穴，一名气之阴郄，督脉别络，在脊骶端，足少阴少阳所结。针入三分，抽针以大痛为度。其穴伏地而取之，乃得。可日灸三十壮至二百壮止。

上背部中行，自命门穴直脊下至尾闾骨端三穴。

大杼二穴，在项后第一椎下两旁，相去各一寸五分陷中，手足太阳之会。针入五分，可灸七壮。

风门二穴，在第二椎下两旁，相去各一寸五分，督脉足太阳之会。针入五分，留七呼，灸三壮。

肺俞二穴，在第三椎下两旁，相去各一寸五分，足太阳脉气所发。针入三分，留七呼，灸百壮。

厥阴俞二穴，在第四椎下两旁，相去各一寸五分。针入三分，灸七壮。

心俞二穴，在第五椎下两旁，相去脊中各一寸五分。针入三分，留七呼，禁灸。

膈俞二穴，在第七椎下两旁，相去脊中各一寸五分。针入三分，留七呼，灸三壮。

肝俞二穴，在第九椎下两旁，相去脊中各一寸五分。针入三分，留六呼，灸三壮。

胆俞二穴，在第十椎下两旁，相去脊中各一寸五分。针入三分，灸三壮。

脾俞二穴，在第十一椎下两旁，相去脊中各一寸五分。针入三分，留七呼，灸三壮。

胃俞二穴，在第十二椎下两旁，相去脊中各一寸五分。针入三分，留七呼，灸随年壮。

三焦腧二穴在第十三椎下兩旁相去脊中各一寸五分針入五分留七呼灸三壯

腎腧二穴在第十四椎下兩旁相去脊中各一寸五分與臍平針入三分留七呼灸隨年壯

大腸腧二穴在十六椎下兩旁相去脊中各一寸五分針入三分留六呼灸三壯

小腸腧二穴在十八椎下兩旁相去脊中各一寸五分針入三分留六呼灸三壯

膀胱腧二穴在十九椎下兩旁相去各一寸五分足太陽脉氣所發針入三分留六呼灸三壯

中膂內腧二穴在二十椎下兩旁相去各一寸五分俠脊起肉間針入三分留十呼灸三壯

白環腧二穴在二十一椎下兩旁相去各一寸五分足太陽脉氣所發針如腰戶法同挺杖伏地端身兩手指重支額縱息令皮膚俱緩乃取其穴針入五分得氣卽先瀉如瀉多補之不宜灸

右背第二行去中行各一寸五分俠脊直下三十四穴

上髎二穴在第一空腰踝下夾脊陷中足太陽少陽之絡針入三分可灸七壯

次髎二穴在第二空夾脊陷中針入三分可灸七壯甲乙云針入三分留七呼灸五壯

中髎二穴在第三空夾脊陷中足厥陰少陽所結之會針入二分留十呼可灸三壯甲乙云針入二寸留十呼

下髎二穴在第四空夾脊陷中足太陰厥陰少陽所結之會針入二分留十呼灸三壯

會陽二穴在陰尾尻骨間兩旁督脉所發針入八分可灸

三焦俞二穴，在第十三椎下两旁，相去脊中各一寸五分。针入五分，留七呼，灸三壮。

肾俞二穴，在第十四椎下两旁，相去脊中各一寸五分，与脐平。针入三分，留七呼，灸随年壮。

大肠俞二穴，在十六椎下两旁，相去脊中各一寸五分。针入三分，留六呼，灸三壮。

小肠俞二穴，在十八椎下两旁，相去脊中各一寸五分。针入三分，留六呼，灸三壮。

膀胱俞二穴，在十九椎下两旁，相去各一寸五分，足太阳脉气所发。针入三分，留六呼，灸三壮。

中膂内俞二穴，在二十椎下两旁，相去各一寸五分，侠脊起肉间。针入三分，留十呼，灸三壮。

白环俞二穴，在二十一椎下两旁，相去各一寸五分，足太阳脉气所发。针如腰户法同，挺杖伏地端身，两手指重支额，纵息，令皮肤俱缓，乃取其穴。针入五分，得气即先泻，如泻多补之，不宜灸。

上背第二行，去中行各一寸五分，侠脊直下三十四穴。

上髎二穴，在第一空腰髁[1]下夹脊陷中，足太阳少阳之络。针入三分，可灸七壮。

次髎二穴，在第二空夹脊陷中。针入三分，可灸七壮。《甲乙》云：针入三分，留七呼，灸五壮。

中髎二穴，在第三空夹脊陷中，足厥阴少阳所结之会。针入二分，留十呼，可灸三壮。《甲乙》云：针入二寸，留十呼。

下髎二穴，在第四空夹脊陷中，足太阴厥阴少阳所结之会。针入二分，留十呼，灸三壮。

会阳二穴，在阴尾尻骨间两旁，督脉所发。针入八分，可灸

①髁：原作“踝”，据《针灸甲乙经》卷三改。

五壯

右背第二行自臑髁骨夾脊斜下四骨空八穴内經謂之八髎穴是也陰尾骨兩旁二穴

附分二穴在第二椎下附項内廉兩旁相去各三寸手足太陽也令正坐取之針入三分可灸五壯

魄户二穴在第三椎下兩旁相去各三寸正坐取之足太陽脉氣所發針入五分宜久留針可灸七壯至百壯

膏肓腧二穴在第四椎下兩旁相去各三寸又法令人正坐竪脊伸兩手以臂着膝前令正直手大指與膝頭齊以物支肘勿令臂得動摇從髀骨上角模索至骨下頭其間當有四肋之間灸中間從髀骨之裏去髀骨容側指許舉胎去來筋間空處按之自覺牽引於肩中灸兩髀中一處至百壯多至三百壯當覺下礱礱然如水流之狀亦當有

所下若得痰疾則無所不下也如病人已困不能正坐當令側卧俛上臂令前取穴灸之又以右手從肩上住指頭所不及者是穴也左取亦然乃以前法灸之若不能正坐當伸兩臂令人俛兩髀骨使相離不爾即髀骨覆其穴灸之無驗此穴無病不治

神堂二穴在第五椎下兩旁相去各三寸正坐取之足太陽脉氣所發針入三分可灸五壯

譩譆二穴在肩膊内廉第六椎下兩旁相去各三寸正坐取之足太陽脉氣所發以手重按之病者言譩譆是穴針入六分留三呼可灸一十一壯

膈關二穴在第七椎下兩旁相去各三寸陷中正坐取之足太陽脉氣所發針入二分可灸五壯

䰟門二穴在第九椎下兩旁相去各三寸陷中正坐取之

五壮。

上背第二行，自臑髁骨夹脊斜下四骨空八穴，《内经》谓之八髎穴是也。阴尾骨两旁二穴。

附分二穴，在第二椎下附项内廉两旁，相去各三寸，手足太阳也，令正坐取之。针入三分，可灸五壮。

魄户二穴，在第三椎下两旁，相去各三寸，正坐取之，足太阳脉气所发。针入五分，宜久留针，可灸七壮至百壮。

膏肓俞二穴，在第四椎下两旁，相去各三寸。又法，令人正坐竖脊，伸两手，以臂着膝前，令正直，手大指与膝头齐，以物支肘，勿令臂得动摇，从胛骨上角摸索至骨下头，其间当有四肋之间，灸中间。从胛骨之里，去胛骨容侧指许，举胎去来筋间空处，按之自觉牵引于肩中。灸两胛中一处至百壮，多至三百壮。当觉下礱礱然，如水流之状，亦当有所下。若得痰疾，则无所不下也。如病人已困，不能正坐，当令侧卧，俯上臂令前，取穴灸之。又以右手从肩上住指头所不及者，是穴也，左取亦然，乃以前法灸之。若不能正坐，当伸两臂，令人俯两胛骨使相离。不尔，即胛骨覆其穴，灸之无验。此穴无病不治。

神堂二穴，在第五椎下两旁，相去各三寸，正坐取之，足太阳脉气所发。针入三分，可灸五壮。

噫嘻二穴，在肩膊内廉第六椎下两旁，相去各三寸，正坐取之，足太阳脉气所发，以手重接之，病者言噫嘻是穴。针入六分，留三呼，可灸一十一壮。

膈关二穴，在第七椎下两旁，相去各三寸陷中，正坐取之，足太阳脉气所发。针入二分，可灸五壮。

魂门二穴，在第九椎下两旁，相去各三寸陷中，正坐取之，

足太陽脉氣所發針入五分可灸五壯

陽綱二穴在第十椎下兩旁相去各三寸陷中正坐取之足太陽脉氣所發針入五分可灸五壯

意舍二穴在第十一椎下兩旁相去各三寸陷中正坐取之足太陽脉氣所發針入五分灸五十壯至百壯

胃倉二穴在第十二椎下兩旁相去各三寸足太陽脉氣所發針入五分可灸五七壯

肓門二穴在第十三椎下兩旁相去各三寸叉肋間經云與鳩尾相直足太陽脉氣所發針入五分可灸三十壯

志室二穴在第十四椎下兩旁相去各三寸陷中足太陽脉氣所發針入五分可灸三壯

包肓二穴在第十九椎下兩旁相去各二寸陷中伏而取之足太陽脉氣所發針入五分可灸五七壯

秩邊二穴在第二十椎下兩旁相去各五寸陷中伏而取之足太陽脉氣所發針入五分可灸三壯

右背第三行二十八穴

膺輸部 天突一穴在結喉下一寸宛宛中陰維任脉之會針入五分留三呼針宜橫下不得低可灸五壯

璇璣一穴在天突下一寸陷中仰頭取之任脉氣所發針入三分灸五壯

華蓋一穴在璇璣下一寸陷中仰頭取之任脉氣所發針入三分灸五壯

紫宮一穴在華蓋下一寸六分陷中仰頭取之任脉氣所發針入三分半

玉堂一穴在紫宮下一寸六分陷中任脉氣所發針入三分灸三壯

足太阳脉气所发。针入五分，可灸五壮。

阳纲二穴，在第十椎下两旁，相去各三寸陷中，正坐取之，足太阳脉气所发。针入五分，可灸五壮。

意舍二穴，在第十一椎下两旁，相去各三寸陷中，正坐取之，足太阳脉气所发。针入五分，灸五十壮至百壮。

胃仓二穴，在第十二椎下两旁，相去各三寸，足太阳脉气所发。针入五分，可灸五七壮。

肓门二穴，在第十三椎下两旁，相去各三寸叉肋间，经云与鸠尾相直，足太阳脉气所发。针入五分，可灸三十壮。

志室二穴，在第十四椎下两旁，相去各三寸陷中，足太阳脉气所发。针入五分，可灸三壮。

胞肓二穴，在第十九椎下两旁，相去各二寸陷中，伏而取之，足太阳脉气所发。针入五分，可灸五七壮。

秩边二穴，在第二十椎下两旁，相去各五寸陷中，伏而取之，足太阳脉气所发。针入五分，可灸三壮。

上背第三行二十八穴。

膺输部 天突一穴，在结喉下一寸宛宛中，阴维任脉之会。针入五分，留三呼。针宜横下，不得低。可灸五壮。

璇玑一穴，在天突下一寸陷中，仰头取之，任脉气所发。针入三分，灸五壮。

华盖一穴，在璇玑下一寸陷中，仰头取之，任脉气所发。针入三分，灸五壮。

紫宫一穴，在华盖下一寸六分陷中，仰头取之，任脉气所发。针入三分半。

玉堂一穴，在紫宫下一寸六分陷中，任脉气所发。针入三分，灸三壮。

亶中一穴在玉堂下一寸六分横直兩乳間陷中仰臥取之任脉氣所發禁穴不可針

右膺輸部中行自缺盆中間下至兩乳中間六穴

中庭一穴在亶中下一寸六分陷中任脉氣所發針入三分可灸五壯

右膺輸部中行自兩乳中間下至鳩尾岐骨間一穴

腧腑二穴在巨骨下去璇璣旁各二寸陷中仰而取之足少陰脉氣所發針入三分灸五壯

彧中二穴在腧腑下一寸六分陷中仰而取之足少陰脉氣所發針入四分灸五壯

神藏二穴在彧中下一寸六分陷中仰而取之足少陰脉氣所發針入三分灸五壯

靈墟二穴在神藏下一寸六分陷中仰而取之足少陰脉

氣所發針入三分灸五壯

神封二穴在靈墟下一寸六分陷中仰而取之足少陰脉氣所發針入三分灸五壯

步郎二穴在神封下一寸六分陷中仰而取之足少陰脉氣所發針入三分灸五壯

右膺輸第二行十二穴

氣户二穴在巨骨下腧府兩旁各二寸陷中仰而取之足陽明脉氣所發針入三分可灸五壯

庫房二穴在氣戸下一寸六分陷中仰而取之足陽明脉氣所發針入三分灸五壯

屋翳二穴在庫房下一寸陷中仰而取之足陽明脉氣所發針入三分灸五壯

膺牕二穴在屋翳下一寸六分足陽明脉氣所發針入三

膻中一穴，在玉堂下一寸六分，横直两乳间陷中，仰卧取之，任脉气所发。禁穴不可针。

上膺输部中行，自缺盆中间下至两乳中间六穴。

中庭一穴，在膻中下一寸六分陷中，任脉气所发。针入三分，可灸五壮。

上膺输部中行，自两乳中间下至鸠尾歧骨间一穴。

俞腑二穴，在巨骨下，去璇玑旁各二寸陷中，仰而取之，足少阴脉气所发。针入三分，灸五壮。

彧中二穴，在俞腑下一寸六分陷中，仰而取之，足少阴脉气所发。针入四分，灸五壮。

神藏二穴，在彧中下一寸六分陷中，仰而取之，足少阴脉气所发。针入三分，灸五壮。

灵墟二穴，在神藏下一寸六分陷中，仰而取之，足少阴脉气所发。针入三分，灸五壮。

神封二穴，在灵墟下一寸六分陷中，仰而取之，足少阴脉气所发。针入三分，灸五壮。

步廊二穴，在神封下一寸六分陷中，仰而取之，足少阴脉气所发。针入三分，灸五壮。

上膺输第二行十二穴。

气户二穴，在巨骨下俞府两旁各二寸陷中，仰而取之，足阳明脉气所发。针入三分，可灸五壮。

库房二穴，在气户下一寸六分陷中，仰而取之，足阳明脉气所发。针入三分，灸五壮。

屋翳二穴，在库房下一寸陷中，仰而取之，足阳明脉气所发。针入三分，灸五壮。

膺窗二穴，在屋翳下一寸六分，足阳明脉气所发。针入三

分灸五壯
乳中二穴當乳足陽明脉氣所發禁不可灸灸則生蝕瘡瘡中有汁膿血可治瘡中有瘜肉若蝕瘡者死宜淺刺二分
乳根二穴當乳下一寸六分陷中仰而取之足陽明脉氣所發針入三分灸五壯
右膺輸第三行十二穴
雲門二穴在巨骨下俠氣戶旁各二寸陷中動脉應手手太陰脉氣所發針入二分若刺深令人氣逆可灸五壯
中府二穴乃肺之募在雲門下一寸乳上三肋間動脉應手足太陰之會針入三分留五呼可灸五壯
右膺輸第四行貼巨骨下一寸四穴中府二穴手足太陰會也雲門二穴手太陰也

周榮二穴在中府下一寸六分陷中仰而取之足太陰脉氣所發針入四分灸五壯
胷鄉二穴在周榮下一寸六分陷中仰而取之足太陰脉氣所發針入四分
天谿二穴在胷鄉下一寸六分陷中仰而取之足太陰脉氣所發針入四分灸五壯
食竇二穴在天谿下一寸六分舉臂取之足太陰脉氣所發針入四分灸五壯
右膺輸第四行自巨骨下一寸下至腹八穴皆足太陰也
腹部 鳩尾一穴在前臆蔽骨下五分此穴大難針須大好手方可下針針入三分留三呼瀉五吸禁灸
巨闕一穴心之募也在鳩尾下一寸任脉氣所發針入六

分，灸五壮。

乳中二穴，当乳足阳明脉气所发。禁不可灸，灸则生蚀疮。疮中有汁脓血可治，疮中有息肉，若蚀疮者死。宜浅刺二分。

乳根二穴，当乳下一寸六分陷中，仰而取之，足阳明脉气所发。针入三分，灸五壮。

上膺输第三行十二穴。

云门二穴，在巨骨下侠气户旁各二寸陷中，动脉应手，手太阴脉气所发。针入二分，若刺深，令人气逆，可灸五壮。

中府二穴，乃肺之募，在云门下一寸，乳上三肋间，动脉应手，足太阴之会。针入三分，留五呼，可灸五壮。

上膺输第四行，贴巨骨下一寸四穴。中府二穴，手足太阴会也；云门二穴，手太阴也。

周荣二穴，在中府下一寸六分陷中，仰而取之，足太阴脉气所发。针入四分，灸五壮。

胸乡二穴，在周荣下一寸六分陷中，仰而取之，足太阴脉气所发。针入四分。

天溪二穴，在胸乡下一寸六分陷中，仰而取之，足太阴脉气所发。针入四分，灸五壮。

食窦二穴，在天溪下一寸六分，举臂取之，足太阴脉气所发。针入四分，灸五壮。

上膺输第四行，自巨骨下一寸下至腹八穴，皆足太阴也。

腹部 鸠尾一穴，在前臆蔽骨下五分。此穴大难针，须大好手方可下针，针入三分，留三呼，泻五吸，禁灸。巨阙一穴，心之募也，在鸠尾下一寸，任脉气所发。针入六

分留七呼得氣卽瀉灸七壯至七七壯
上脘一穴在巨闕下一寸五分去鳩骨下三寸任脉足陽
明手太陽之會針入八分日灸二七壯
中脘一穴胃之募也在上脘下一寸五分手太陽少陽足
陽明所主任脉之會上紀者中脘也針入八分留七呼瀉
五吸灸二七壯
建里一穴在中脘下一寸針入五分留十呼可灸五壯
下脘一穴在建里下一寸足太陰任脉之會針入八分灸
七壯至百壯
分水一穴在下脘下一寸臍上一寸任脉氣所發針入八
分可灸七壯水病禁針針卽成水蠱病死
神闕一穴當臍中是穴灸百壯禁針
上右腹部中行自鳩尾蔽骨端下至臍中八穴

陰交一穴在臍下一寸任脉氣所發針入八分灸百壯
氣海一穴在臍下一寸五分任脉氣所發針入八分灸百
壯
石門一穴在臍下二寸三焦之募也任脉氣所發灸二十
壯
關元一穴在臍下三寸小腸之募也足太陰少陰厥陰三
陰任脉之會下紀者關元也針入八分留三呼灸三壯至
三百壯
中極一穴在關元下一寸膀胱之募也足三陰任脉之會
針入八分留十呼灸五壯
曲骨一穴在横骨上毛際陷中動脉應手任脉足厥陰之
會針入二寸灸七壯至七七壯
右腹部中行自臍已下至横骨六穴

分，留七呼，得气即泻，灸七壮至七七壮。

上脘一穴，在巨阙下一寸五分，去鸠骨下三寸，任脉足阳明手太阳之会。针入八分，日灸二七壮。

中脘一穴，胃之募也，在上脘下一寸五分，手太阳少阳足阳明所主任脉之会。上纪者，中脘也。针入八分，留七呼，泻五吸，灸二七壮。

建里一穴，在中脘下一寸。针入五分，留十呼，可灸五壮。

下脘一穴，在建里下一寸，足太阴任脉之会。针入八分，灸七壮至百壮。

水分一穴，在下脘下一寸，脐上一寸，任脉气所发。针入八分，可灸七壮。水病禁针，针即成水蛊病死。

神阙一穴，当脐中。是穴灸百壮，禁针。

上腹部中行，自鸠尾蔽骨端下至脐中八穴。

阴交一穴，在脐下一寸，任脉气所发。针入八分，灸百壮。

气海一穴，在脐下一寸五分，任脉气所发。针入八分，灸百壮。

石门一穴，在脐下二寸，三焦之募也。任脉气所发，灸二十壮。

关元一穴，在脐下三寸，小肠之募也。足太阴少阴厥阴三阴任脉之会。下纪者，关元也。针入八分，留三呼，灸三壮至三百壮。

中极一穴，在关元下一寸，膀胱之募也，足三阴任脉之会。针入八分，留十呼，灸五壮。

曲骨一穴，在横骨上毛际陷中，动脉应手，任脉足厥阴之会。针入二寸，灸七壮至七七壮。

上腹部中行，自脐以下至横骨六穴。

會陰一穴一名屛翳在兩陰間任脉别絡腎脉衝脉之會可灸三壯

右腹部中行在兩横骨下至兩陰之間一穴

幽門一穴挾巨闕兩旁各五分衝脉足少陰之會針入五分可灸五壯

通谷一穴在幽門下一寸衝脉足少陰之會針入五分灸五壯

陰都二穴在通谷下一寸衝脉足少陰之會針入五分灸五壯

石關二穴在陰都下一寸衝脉足少陰之會針入一寸灸三壯

商曲二穴在石關下一寸衝脉足少陰之會針入一寸灸五壯

醫學綱目卷八　三三

肓腧二穴在商曲下一寸直臍旁五分衝脉足少陰之會針入三分灸五壯

中注二穴在肓腧下一寸衝脉足少陰之會針入一寸灸五壯

四滿二穴在中注下一寸衝脉足少陰之會針入五分灸三壯

氣穴二穴一名胞門一名子戶在四滿下一寸衝脉足少陰之會針入三分灸五壯

大赫二穴一名陰維一名陰關在氣穴下一寸衝脉足少陰之會針入三分灸五壯

横骨二穴一名下極在大赫下一寸衝脉足少陰之會針入一寸可灸三壯

右腹第二行二十二穴詳幽門下通谷上欠二穴

会阴一穴，一名屏翳，在两阴间，任脉别络，肾脉冲脉之会。可灸三壮。

上腹部中行，在两横骨下至两阴之间一穴。

幽门一穴，挟巨阙两旁各五分，冲脉足少阴之会。针入五分，可灸五壮。

通谷一穴，在幽门下一寸，冲脉足少阴之会。针入五分，灸五壮。

阴都二穴，在通谷下一寸，冲脉足少阴之会。针入五分，灸五壮。

石关二穴，在阴都下一寸，冲脉足少阴之会。针入一寸，灸三壮。

商曲二穴，在石关下一寸，冲脉足少阴之会。针入一寸，灸五壮。

肓俞二穴，在商曲下一寸，直脐旁五分，冲脉足少阴之会。针入三分，灸五壮。

中注二穴，在肓俞下一寸，冲脉足少阴之会。针入一寸，灸五壮。

四满二穴，在中注下一寸，冲脉足少阴之会。针入五分，灸三壮。

气穴二穴，一名胞门，一名子户，在四满下一寸，冲脉足少阴之会。针入三分，灸五壮。

大赫二穴，一名阴维，一名阴关，在气穴下一寸，冲脉足少阴之会。针入三分，灸五壮。

横骨二穴，一名下极，在大赫下一寸，冲脉足少阴之会。针入一寸，可灸三壮。

上腹第二行二十二穴，详幽门下，通谷上欠二穴。

不容二穴在幽門兩旁各一寸五分去任脉二寸直四肋端足陽明脉氣所發針入五分灸五壯

承滿二穴在不容下一寸足陽明脉氣所發針入二分灸五壯

梁門二穴在承滿下一寸足陽明脉氣所發針入三分灸五壯

關門二穴在梁門下一寸足陽明脉氣所發針入三分灸五壯

太一二穴在關門下一寸足陽明脉氣所發針入八分灸五壯

滑肉門二穴在太一下一寸足陽明脉氣所發針入八分灸五壯

天樞二穴大腸之募也在俠臍兩旁各二寸足陽明脉氣所發針入八分留七呼灸百壯

外陵二穴在天樞下一寸足陽明脉氣所發針入八分灸五壯

大巨二穴在外陵下一寸足陽明脉氣所發針入五分灸五壯

水道二穴在大巨下三寸足陽明脉氣所發針入二寸五分灸七壯

歸來二穴在水道下二寸足陽明脉氣所發針入八分灸五壯

氣衝二穴在歸來下鼠鼷上一寸動脉應手宛宛中足陽明脉氣所發可灸七壯艾炷如大麥大禁針

右腹第三行二十四穴

期門二穴肝之募也在不容旁一寸五分直兩乳第二肋

不容二穴，在幽门两旁各一寸五分，去任脉二寸，直四肋端，足阳明脉气所发。针入五分，灸五壮。

承满二穴，在不容下一寸，足阳明脉气所发。针入二分，灸五壮。

梁门二穴，在承满下一寸，足阳明脉气所发。针入三分，灸五壮。

关门二穴，在梁门下一寸，足阳明脉气所发。针入三分，灸五壮。

太乙二穴，在关门下一寸，足阳明脉气所发。针入八分，灸五壮。

滑肉门二穴，在太乙下一寸，足阳明脉气所发。针入八分，灸五壮。

天枢二穴，大肠之募也，在挟脐两旁各二寸，足阳明脉气所发。针入八分，留七呼，灸百壮。

外陵二穴，在天枢下一寸，足阳明脉气所发。针入八分，灸五壮。

大巨二穴，在外陵下一寸，足阳明脉气所发。针入五分，灸五壮。

水道二穴，在大巨下三寸，足阳明脉气所发。针入二寸五分，灸七壮。

归来二穴，在水道下二寸，足阳明脉气所发。针入八分，灸五壮。

气冲二穴，在归来下鼠鼷上一寸，动脉应手宛宛中，足阳明脉气所发。可灸七壮，艾炷如大麦大，禁针。

上腹第三行二十四穴。

期门二穴，肝之募也，在不容旁一寸五分，直两乳第二肋

端足太陰厥陰陰維之會針入四分可灸五壯
日月二穴膽之募也在期門下五分陥中足太陰少陽陽
維之會針入七分可灸五壯
腹哀二穴在日月下一寸半足太陰陰維之會針入五分
灸五壯
大横二穴在腹哀下二寸五分直臍旁足太陰陰維之會
針入七分灸五壯
腹結二穴在大横下一寸三分一名腹屈針入七分灸五
壯
府舍二穴在腹結下三寸足太陰陰維厥陰之會此三脉
上下入腹絡肝脾結心肺從脇上至肩此太陰郄三陰陽
明之别針入七分灸五壯
衝門二穴上去大横五寸在府舍下横骨兩端約文中動

脉足太陰厥陰之會刺入七分灸五壯
右腹第四行十四穴
章門二穴脾之募也在大横外直臍季脇端側卧屈上足
伸下足舉臂取之足厥陰太陽之會針入六分灸百壯
帶脉二穴在季脇下一寸八分針入六分灸五壯
五樞二穴在帶脉下三寸一云在水道旁一寸五分針入
一寸灸五壯
維道二穴在章門下五寸三分足少陽帶脉之會針入八
分灸五壯
居髎二穴在章門下八寸三分監骨上陥中陽蹻足少陽
之會針入八分灸三壯
右腹第五行十穴
京門二穴腎之募也一名氣府在監骨下腰中挾脊季肋

端，足太阴厥阴阴维之会。针入四分，可灸五壮。

日月二穴，胆之募也，在期门下五分陷中，足太阴少阳阳维之会。针入七分，可灸五壮。

腹哀二穴，在日月下一寸半，足太阴阴维之会。针入五分，灸五壮。

大横二穴，在腹哀下二寸五分，直脐旁，足太阴阴维之会。针入七分，灸五壮。

腹结二穴，在大横下一寸三分，一名腹屈。针入七分，灸五壮。

府舍二穴，在腹结下三寸，足太阴阴维厥阴之会。此三脉上下入腹，络肝脾，结心肺，从胁上至肩，此太阴郄，三阴阳明之别。针入七分，灸五壮。

冲门二穴，上去大横五寸，在府舍下横骨两端约纹中动脉，足太阴厥阴之会。刺入七分，灸五壮。

上腹第四行十四穴。

章门二穴，脾之募也，在大横外直脐季胁端，侧卧屈上足伸下足举臂取之，足厥阴太阳之会。针入六分，灸百壮。

带脉二穴，在季胁下一寸八分。针入六分，灸五壮。

五枢二穴，在带脉下三寸，一云在水道旁一寸五分。针入一寸，灸五壮。

维道二穴，在章门下五寸三分，足少阳带脉之会。针入八分，灸五壮。

居髎二穴，在章门下八寸三分，监骨上陷中，阳跷足少阳之会。针入八分，灸三壮。

上腹第五行十穴。

京门二穴，肾之募也，一名气府，在监骨下，腰中挟脊，季肋下一寸八分。针入八分，留七呼，可灸三壮。

上腹第六行二穴。

掌臂部 少商二穴　鱼际二穴　太渊二穴俱见前藏俞。

上大指内侧至寸口动脉六穴。

孔最二穴，去腕上七寸，手太阴之郄。针入三分，灸五壮。

经渠二穴　尺泽二穴俱见前藏俞。

上寸口动脉循臂内上骨下廉至肘中六穴。

中冲二穴　劳宫二穴俱见前藏俞。

上中指内廉至掌心四穴。

内关二穴，在掌后两筋间，去腕二寸，手心主络，别走少阳。针入三分，可灸三壮。

郄门二穴，在掌后去腕五寸，手厥阴郄。针入三分，可灸五壮。

大陵二穴　间使二穴　曲泽二穴俱见前藏俞。

上掌后循臂内两筋间至肘内廉十穴。

黄帝曰：手少阴之脉独无俞，何也？岐伯曰：少阴，心脉也。心者五脏六腑之大主也，精神之所舍也，其藏坚固，邪弗能容也。容之则心伤，心伤则神去，神去则死矣。故诸邪之在于心者，皆在于心之包络。包络者，心主之脉也，故独无俞焉。黄帝曰：少阴独无俞者，不病乎？岐伯曰：其外经病而藏不病，故独取其经于掌后锐骨之端。其余脉出入屈折，其行之徐疾，皆如手少阴心主之脉行也。《邪客篇》。

少冲二穴，木也，一名经始，在小指内廉端去爪甲角如韭叶，手少阴脉之所出也，为井。针入一分，可灸三壮。

少府二穴，火也，在小指本节后陷中，直劳宫，手少阴脉之所流也。为荥。针入二分，灸七壮。

右小指内廉至掌後廉四穴
神門二穴土也皆掌後鋭骨之端陥中手少陰脉之所經
也爲俞針入三分留七呼灸七壯
陰郄二穴在掌後脉中去腕五分手少陰郄針入三分灸
七壯
通里二穴在腕後一寸針入三分灸三壯
靈道二穴金也在掌後一寸五分手少陰脉之所行也爲
經針入三分可灸三壯
少海二穴水也在肘内大骨外去肘端五分手少陰脉之
所行也爲合針入三分灸七壯
右掌後鋭骨端直臂内廉至肘内廉十穴
關衝二穴　液門二穴　中渚二穴　陽池二穴俱見前府俞
右第四指外間至手表腕八穴

外關二穴手少陰絡在腕後二寸陥中針入三分留七呼
灸三壯
會宗二穴在腕後三寸空中針入三分灸三壯
三陽絡二穴在臂上大交脉支溝上一寸灸七壯禁針
四瀆二穴在肘前五寸外廉陥中針入六分留七呼灸三
壯
支溝二穴　天井二穴俱見前府俞
右臂外兩骨之間至肘十二穴
商陽二穴　二間二穴　三間二穴　合谷二穴俱見前府俞
右大指次指上廉至合谷兩岐骨間八穴
列缺二穴去腕側上一寸五分以手交叉中指末筋骨罅
中手太陰絡別走陽明針入二分留三呼灸七壯
偏歷二穴手陽明絡別走太陰在腕中後三寸針入三分

上小指内廉至掌后廉四穴。

神门二穴，土也，皆掌后锐骨之端陷中，手少阴脉之所经也，为俞。针入三分，留七呼，灸七壮。

阴郄二穴，在掌后脉中去腕五分，手少阴郄。针入三分，灸七壮。

通里二穴，在腕后一寸。针入三分，灸三壮。

灵道二穴，金也，在掌后一寸五分，手少阴脉之所行也，为经。针入三分，可灸三壮。

少海二穴，水也，在肘内大骨外，去肘端五分，手少阴脉之所行也，为合。针入三分，灸七壮。

上掌后锐骨端直臂内廉至肘内廉十穴。

关冲二穴　液门二穴　中渚二穴　阳池二穴俱见前府俞。

上第四指外间至手表腕八穴。

外关二穴，手少阴络在腕后二寸陷中。针入三分，留七呼，灸三壮。

会宗二穴，在腕后三寸空中。针入三分，灸三壮。

三阳络二穴，在臂上大交脉支沟上一寸。灸七壮，禁针。

四渎二穴，在肘前五寸外廉陷中。针入六分，留七呼，灸三壮。

支沟二穴　天井二穴俱见前府俞。

上臂外两骨之间至肘十二穴。

商阳二穴　二间二穴　三间二穴　合谷二穴俱见前府俞。

上大指次指上廉至合谷两歧骨间八穴。

列缺二穴，去腕侧上一寸五分，以手交叉中指末筋骨罅中，手太阴络别走阳明。针入二分，留三呼，灸七壮。

偏历二穴，手阳明络，别走太阴，在腕中后三寸。针入三分，

留七呼灸三壯
溫溜二穴在腕後小士五寸大士六寸手陽明郄針入五分可灸三壯大士小士即大人小兒也
下廉二穴在輔骨下去上廉一寸斜針入五分留五呼灸三壯
上廉二穴在三里下一寸其分獨抵陽明之會斜針入五分灸五壯
三里二穴在曲池下二寸按之肉起銳肉之端針入二分可灸三壯
肘髎二穴在肘大骨外廉陷中針入三分灸三壯
陽溪二穴　曲池二穴俱見前府俞
右腕上側兩筋間循臂上廉至肘後曲縫尖十八穴

少澤二穴　前谷二穴　後溪二穴　腕骨二穴
陽谷二穴俱見前府俞
右小指外側至腕中十穴
養老二穴在手踝骨上一空腕後一寸陷中手太陽之郄針入三分灸五壯
支正二穴在腕後五寸手太陽絡別走少陰針入三分灸三壯
少海二穴見前府俞
右臂骨下廉至肘內側肉骨之間六穴
挾白二穴在天府下去肘五寸動脉中針入三分可灸五壯
天府二穴在腋下三寸臑臂內廉動脉中針入四分留三呼不可灸
右肘內約文中動脉直上腋中之前動脉四穴

留七呼，灸三壮。

温溜二穴，在腕后，小士五寸，大士六寸，手阳明郄。针入五分，可灸三壮。大士、小士，即大人、小儿也。

下廉二穴，在辅骨下去上廉一寸。斜针入五分，留五呼，灸三壮。

上廉二穴，在三里下一寸，其分独抵阳明之会。斜针入五分，灸五壮。

三里二穴，在曲池下二寸，按之肉起锐肉之端。针入二分，可灸三壮。

肘髎二穴，在肘大骨外廉陷中。针入三分，灸三壮。

阳溪二穴　曲池二穴俱见前府俞。

上腕上侧两筋间循臂上廉至肘后曲缝尖十八穴。

少泽二穴　前谷二穴　后溪二穴　腕骨二穴　阳谷二穴俱见前府俞。

上小指外侧至腕中十穴。

养老二穴，在手踝骨上一空腕后一寸陷中，手太阳之郄。针入三分，灸五壮。

支正二穴，在腕后五寸，手太阳络，别走少阴。针入三分，灸三壮。

少海二穴见前府俞。

上臂骨下廉至肘内侧肉骨之间六穴。

侠白二穴，在天府下，去肘五寸动脉中。针入三分，可灸五壮。

天府二穴，在腋下三寸，臑臂内廉动脉中。针入四分，留三呼，不可灸。

上肘内约纹中动脉直上腋中之前动脉四穴。

天泉二穴一名天温在曲腋下去臂二寸舉臂取之針入六分灸三壯
右肘内曲澤穴直上腋中二穴
青靈二穴在肘上三寸舉臂取之灸七壯
極泉二穴在臂内腋下筋間動脉入胷針入三分灸七壯
右肘内廉少海穴直臑内後廉四穴
清冷淵二穴在肘上三寸伸肘舉臂取之針入三寸灸三壯
消濼二穴在肩下臂外間腋斜肘分下行針入六分灸三壯
右肘骨上兩筋間天井穴至肩端四穴
五里二穴在肘上三寸行向裏大脉中央灸十壯禁針
臂臑二穴在肘上七寸膕内端手陽明絡針入三分灸三壯

右曲池穴直上肩骨前廉四穴　肘内側兩骨間直上肩端後肘太陽脉無穴

足部

公孫二穴在足大指本節後一寸別走陽明足太陰絡針入四分灸三壯
隱白二穴　大都二穴　太白二穴　商丘二穴俱見前藏俞
右大指内側至内踝前廉十穴
大敦二穴　行間二穴　太衝二穴　中封二穴俱見前藏俞
右大指外間至内踝前一寸八穴
厲兌二穴　内庭二穴　陷谷二穴　衝陽二穴
解溪二穴俱見前府俞
右第二指外間至腕上十穴
地五會二穴在足小指次指本節後陷中去俠溪一寸針

天泉二穴，一名天温，在曲腋下，去臂二寸，举臂取之。针入六分，灸三壮。

上肘内曲泽穴直上腋中二穴。

青灵二穴，在肘上三寸，举臂取之。灸七壮。

极泉二穴，在臂内腋下筋间，动脉入胸。针入三分，灸七壮。

上肘内廉少海穴直臑内后廉四穴。

清冷渊二穴，在肘上三寸，伸肘举臂取之。针入三寸，灸三壮。

消泺二穴，在肩下臂外间腋斜肘分下行。针入六分，灸三壮。

上肘骨上两筋间天井穴至肩端四穴。

五里二穴，在肘上三寸，行向里大脉中央。灸十壮，禁针。

臂臑二穴，在肘上七寸臑内端，手阳明络。针入三分，灸三壮。

上曲池穴直上肩骨前廉四穴。肘内侧两骨间直上肩端后肘太阳脉无穴。

足部 公孙二穴，在足大指本节后一寸，别走阳明，足太阴络。针入四分，灸三壮。

隐白二穴　大都二穴　太白二穴　商丘二穴俱见前藏俞。

上大指内侧至内踝前廉十穴。

大敦二穴　行间二穴　太冲二穴　中封二穴俱见前藏俞。

上大指外间至内踝前一寸八穴。

厉兑二穴　内庭二穴　陷谷二穴　冲阳二穴　解溪二穴俱见前府俞。

上第二指外间至腕上十穴。

地五会二穴，在足小指次指本节后陷中，去侠溪一寸。针

入二分不可灸灸之令人瘦不出三年死
竅陰二穴　俠溪二穴　臨泣二穴　丘墟二穴俱見前府俞
右第四指外間至外踝之前十穴
申脉二穴陽蹻所生在外踝下陷中容爪甲白肉際針入
五分留六呼灸三壯
金門二穴在足外踝下足太陽之郄陽維所別屬也針入
一分灸三壯
僕參二穴在跟骨下陷中拱足得之足太陽陽蹻上二脉
之會針入三分灸七壯
至陰二穴　通谷二穴　束骨二穴　京骨二穴
崑崙二穴俱見前府俞
右小指外側至外踝之後一十六穴
照海二穴陰蹻所生在足內踝下令患人穩坐足底相對

赤白肉際陷中針入三分灸三壯
水泉二穴足少陰郄去太溪一寸在足內踝下針入四分
灸五壯
太衝二穴在足跟後衝中別走太陽足少陰絡針入二分
留七呼灸三壯
湧泉二穴　然谷二穴　太溪二穴俱見前藏俞
右足心斜至內踝之後一十二穴
蠡溝二穴在足內踝上五寸別走少陽足厥陰絡針入二
分留三呼灸三壯
中都二穴一名中郄在內踝上七寸䯒骨中與少陰相直
針入三分灸三壯
右內踝前一寸上踝至八寸足厥陰脉四穴
地機二穴一名脾舍足太陰之郄在膝下五寸針入三分

入二分，不可灸，灸之令人瘦，不出三年死。

窍阴二穴　侠溪二穴　临泣二穴　丘墟二穴俱见前府俞。

上第四指外间至外踝之前十穴。

申脉二穴，阳跷所生，在外踝下陷中，容爪甲白肉际。针入五分，留六呼，灸三壮。

金门二穴，在足外踝，下足太阳之郄，阳维所别属也。针入一分，灸三壮。

仆参二穴，在跟骨下陷中，拱足得之，足太阳阳跷上二脉之会。针入三分，灸七壮。

至阴二穴　通谷二穴　束骨二穴　京骨二穴　昆仑二穴俱见前府俞。

上小指外侧至外踝之后一十六穴。

照海二穴，阴跷所生，在足内踝下，令患人稳坐，足底相对，赤白肉际陷中。针入三分，灸三壮。

水泉二穴，足少阴郄，去太溪一寸，在足内踝下。针入四分，灸五壮。

太冲二穴，在足跟后冲中，别走太阳足少阴络。针入二分，留七呼，灸三壮。

涌泉二穴　然谷二穴　太溪二穴俱见前藏俞。

上足心斜至内踝之后一十二穴。

蠡沟二穴，在足内踝上五寸，别走少阳足厥阴络。针入二分，留三呼，灸三壮。

中都二穴，一名中郄。在内踝上七寸骱骨中，与少阴相直。针入三分，灸三壮。

上内踝前一寸上踝至八寸足厥阴脉四穴。

地机二穴，一名脾舍，足太阴之郄，在膝下五寸。针入三分，可灸三壮。

血海二穴，在膝膑上内廉白肉际二寸半。针入五分，灸三壮。

箕门二穴，在鱼腹上越筋间阴股内，动脉应手。经云：股上起筋间。针入三分，留六呼，灸三壮。

阴陵泉二穴见前藏俞。

上内踝上八寸循胫骨后上膝股内前廉足太阴脉八穴。

三阴交二穴，在足内踝上三寸骨下陷中，足太阴厥阴少阴之会。针入三分，灸三壮。

漏谷二穴，一名太阴络，在足内踝上六寸骨下陷中。针入五分，灸三壮。

上内踝前廉上踝至八寸足太阴脉四穴。

膝关二穴，在犊鼻下二寸旁陷中。针入四分，灸五壮。

阴包二穴，在膝上四寸股内廉两筋间。针入六分，灸三壮。

五里二穴，在阴廉下去气冲下三寸阴股中，动脉应手。针入六分，灸五壮。

阴廉二穴，在羊矢下，去气冲下二寸动脉中。针入八分，灸三壮。

曲泉二穴见前藏俞。

上内踝上八寸上腘内廉循踝至腹足厥阴脉十穴。

交信二穴，在足内踝上二寸，少阴前，太阴后，筋骨间，阴跷之郄。针入四分，留五呼，灸三壮。

筑宾二穴，在内踝上腨分中，阴维之郄。针入三分，灸五壮。

阴谷二穴　复溜二穴俱见前藏俞。

上内踝之后直腨至骨内廉上股内后廉八穴。

懸鍾二穴在足外踝上三寸動脉中足三陽之大絡按之
陽明脉絕乃取之針入六分留七呼灸五壯即絕骨穴
光明二穴在足外踝上五寸別走厥陰足少陽絡針入六
分留七呼灸五壯
外丘二穴在足外踝上七寸足少陽郄少陽所至針入三
分灸三壯
陽交二穴在足外踝上七寸斜屬三陽分肉間針入六分
留七呼灸三壯
陽陵泉二穴　陽輔二穴俱見前府俞
右外踝之前至絕骨端上外輔骨前十二穴
陽關二穴在陽陵泉上三寸犢鼻外陷中針入五分禁灸
中瀆二穴在髀骨外膝上五寸分肉間陷中針入五分留
七呼灸五壯

環跳二穴在髀樞中側臥伸下足屈上足取之針入一寸
留十呼灸五十壯
右外輔骨前上膝髀外廉六穴
豐隆二穴在外踝上八寸下骭外廉陷中別走太陰足陽
明絡針入三分灸三壯
條口二穴在上廉上一寸舉足取之針入五分灸三壯
犢鼻二穴在膝臏下骭骨上骨解大筋中針入六分灸三
壯
巨虛下廉二穴　三里二穴俱見前府俞
右髀骨外廉至膝臏一十二穴
梁丘二穴在膝上二寸兩筋間足陽明之郄針入三分灸
三壯
陰市二穴在膝上三寸伏兔下陷中拜而取之針入三分

悬钟二穴，在足外踝上三寸动脉中，足三阳之大络，按之阳明脉绝乃取之。针入六分，留七呼，灸五壮。即绝骨穴。

光明二穴，在足外踝上五寸，别走厥阴，足少阳络。针入六分，留七呼，灸五壮。

外丘二穴，在足外踝上七寸，足少阳郄，少阳所至。针入三分，灸三壮。

阳交二穴，在足外踝上七寸，斜属三阳分肉间。针入六分，留七呼，灸三壮。

阳陵泉二穴　阳辅二穴俱见前府俞。

上外踝之前至绝骨端上外辅骨前十二穴。

阳关二穴，在阳陵泉上三寸，犊鼻外陷中。针入五分，禁灸。

中渎二穴，在髀骨外膝上五寸分肉间陷中。针入五分，留七呼，灸五壮。

环跳二穴，在髀枢中，侧卧伸下足屈上足取之。针入一寸，留十呼，灸五十壮。

上外辅骨前上膝髀外廉六穴。

丰隆二穴，在外踝上八寸下骭外廉陷中，别走太阴，足阳明络。针入三分，灸三壮。

条口二穴，在上廉上一寸，举足取之。针入五分，灸三壮。

犊鼻二穴，在膝膑下骭骨上骨解大筋中。针入六分，灸三壮。

巨虚下廉二穴　三里二穴俱见前府俞。

上髀骨外廉至膝膑一十二穴。

梁丘二穴，在膝上二寸两筋间，足阳明之郄。针入三分，灸三壮。

阴市二穴，在膝上三寸伏兔下陷中，拜而取之。针入三分，

留七呼禁灸
伏兎二穴在膝上六寸起肉正跪正坐而取之一云膝盖
上七寸針入五分禁灸
髀關二穴在膝上伏兎後交文中針入六分灸三壯
右膝臏中直伏兎上至氣衝八穴
附陽二穴在足外踝上三寸陽蹻之郄太陽前少陽後筋
骨間針入五分
飛陽二穴在外踝上七寸針入三分灸三壯
承山二穴在腨腸下分肉間陥中針入七分灸七壯
承筋二穴在腨腸中央陥中灸三壯不可針
合陽二穴在膝約文中央下二寸針入六分灸五壯
委中二穴見前府俞
右外踝之後直腨至膕中一十二穴

浮郄二穴在委陽上一寸展膝得之針入五分灸三壯
委陽二穴見前府俞
右膕外廉四穴
殷門二穴在肉郄下六寸針入五分留七呼灸三壯
承扶二穴在尻臀下股陰上約文中針入二分灸三壯
右膕中直髀後廉至尻四穴
同身寸法 竇問同人寸法荅曰以中指大指相屈如環取内側交兩
角為寸
右竇漢卿取中指内側為同身寸者大法也若取頭部
膂腧部腹部同身寸又各有活法不可執一也　其頭
部法前髮際至後髮際通長一尺二寸取法以軟篾直
鼻從前髮際貼肉量至後髮際截之却將此篾折為十
二分度則其十二分度之一分乃頭部同身寸之一寸

留七呼，禁灸。

伏兔二穴，在膝上六寸，起肉正跪正坐而取之。一云：膝盖上七寸。针入五分，禁灸。

髀关二穴，在膝上伏兔后交文中。针入六分，灸三壮。

上膝膑中直伏兔上至气冲八穴。

跗阳二穴，在足外踝上三寸阳跷之郄，太阳前，少阳后，筋骨间。针入五分。

飞阳二穴，在外踝上七寸。针入三分，灸三壮。

承山二穴，在腨肠下分肉间陷中。针入七分，灸七壮。

承筋二穴，在腨肠中央陷中。灸三壮，不可针。

合阳二穴，在膝约纹中央下二寸。针入六分，灸五壮。

委中二穴见前府俞。

上外踝之后直腨至腘中一十二穴。

浮郄二穴，在委阳上一寸，展膝得之。针入五分，灸三壮。

委阳二穴见前府俞。

上腘外廉四穴。

殷门二穴，在肉　下六寸。针入五分，留七呼，灸三壮。

承扶二穴，在尻臀下股阴上约纹中。针入二分，灸三壮。

上腘中直髀后廉至尻四穴。

同身寸法 **窦**：问同人寸法？答曰：以中指大指相屈如环，取内侧交两角为寸。

上窦汉卿取中指内侧为同身寸者，大法也。若取头部、膂俞部、腹部同身寸，又各有活法，不可执一也。其头部法，前发际至后发际，通长一尺二寸；取法以软篾直鼻，从前发际贴肉量至后发际截之，却将此篾折为十二分度，则其十二分度之一分，乃头部同身寸之一寸

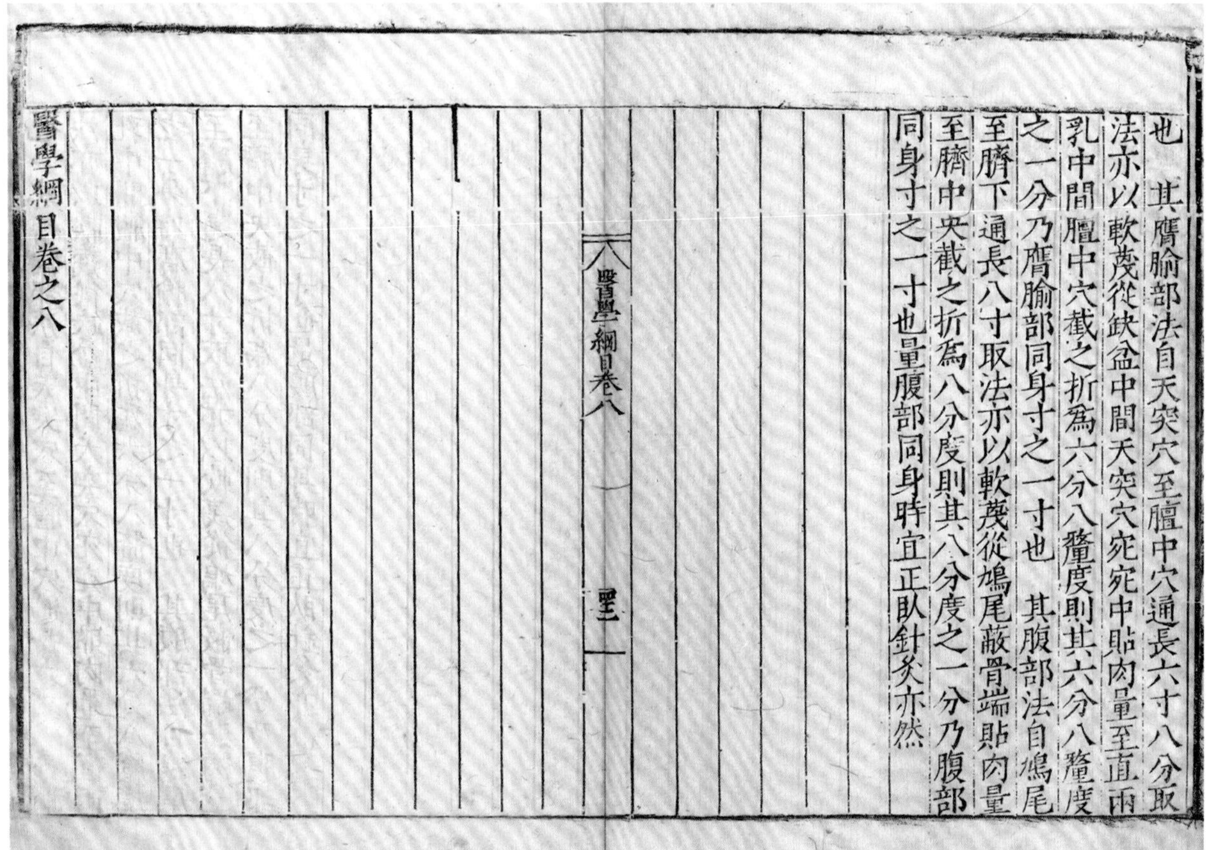

也　其膺腧部法自天突穴至膻中穴通長六寸八分取法亦以軟蔑從缺盆中間天突穴宛宛中貼肉量至直兩乳中間膻中穴截之折為六分八釐度則其六分八釐度之一分乃膺腧部同身寸之一寸也　其腹部法自鳩尾至臍下通長八寸取法亦以軟蔑從鳩尾蔽骨端貼肉量至臍中央截之折為八分度則其八分度之一分乃腹部同身寸之一寸也量腹部同身時宜正臥針灸亦然

醫學綱目卷之八

醫學綱目卷八　四十二

也。其膺俞部法，自天突穴至膻中穴，通长六寸八分。取法亦以软篾从缺盆中间天突穴宛宛中贴肉量至直两乳中间膻中穴截之，折为六分八厘度，则其六分八厘度之一分，乃膺俞部同身寸之一寸也。其腹部法，自鸠尾至脐下，通长八寸。取法亦以软篾从鸠尾蔽骨端贴肉量至脐中央截之，折为八分度，则其八分度之一分，乃腹部同身寸之一寸也。量腹部同身时，宜正卧。针灸亦然。

医学纲目卷之八

醫學綱目卷之九　陰陽臟腑部

調攝宜禁　用藥宜禁　刺禁　灸禁

大法　素醫不能嚴不能動神外爲柔弱亂至失常病不能移則醫事不行 疏五過論

凡陰陽之要陽密乃固兩者不和若春無秋若冬無夏因而和之是謂聖度故陽强不能密陰氣乃絶陰平陽秘精神乃治陰陽離決精氣乃絶 全文見五臟 生氣通天論

素春夏養陽秋冬養陰以從其根故與萬物沉浮於生長之門逆其根則伐其本壞其真矣 四氣調神論

陰常不足　丹陽有餘陰不足論○人受天地之氣以生天之陽氣爲氣地之陰氣爲血故氣分常有餘血分常不足何以言之天地爲萬物父母天大也爲陽而運於地之外地居天之中爲陰天之大氣舉之日實也亦屬陽而運於月之外月

醫學綱目卷九　一

缺也屬陰禀日之光以爲明者也人身之陰氣其消長視月之盈缺故人之生也男子十六歲而精通女子十四歲而經行是有形之後猶有待於乳哺水穀以養陰氣始成而後可與陽氣爲配方能成人而爲人之父母古人必近至三十二十而後嫁娶可見陰氣之難於成而古人之善於攝養也禮記註曰惟五十而後養陰者有以加内經曰年四十陰氣自半起居衰矣又曰男子六十四歲而精絶女子四十九歲而經斷夫以陰氣之成止供給得三十年之視聽言動已先虧矣夫人之情慾無涯以此難成易虧之陰氣若之何而可以縱恣也經曰陽者天氣也主外陰者地氣也主内故陽道實而陰道虚又曰至陰虚天氣絶至陽盛地氣不足虚與盛之所在非吾之過論也蓋主閉藏者腎也司疎洩者肝也二臟皆有相火而其系上屬於

医学纲目卷之九·阴阳脏腑部

调摄宜禁　用药宜禁　刺禁　灸禁

大法 **《素》**：医不能严，不能动神，外为柔弱，乱至失常，病不能移，则医事不行。《疏五过论》

凡阴阳之要，阳密乃固。两者不和，若春无秋，若冬无夏，因而和之，是谓圣度。故阳强不能密，阴气乃绝，阴平阳秘，精神乃治；阴阳离[1]决，精气乃绝。全文见五脏。《生气通天论》。

《素》：春夏养阳，秋冬养阴，以从其根。故与万物沉浮于生长之门，逆其根则伐其本，坏其真矣。《四气调神论》。

阴常不足 **丹：阳有余阴不足论**　○人受天地之气以生，天之阳气为气，地之阴气为血，故气分常有余，血分常不足。何以言之？天地为万物父母。天，大也，为阳，而运于地之外；地，居天之中，为阴，天之大气举之。日，实也，亦属阳，而运于月之外；月，缺也，属阴，禀日之光以为明者也。人身之阴气，其消长视月之盈缺。故人之生也，男子十六岁而精通，女子十四岁而经行，是有形之后，犹有待于乳哺水谷以养，阴气始成，而后可与阳气为配，方能成人而为人之父母。古人必近至三十、二十而后嫁娶，可见阴气之难于成，而古人之善于摄养也。《礼记》注曰：惟五十而后养阴者有以加。《内经》曰：年四十，阴气自半，起居衰矣。又曰：男子六十四岁而精绝，女子四十九岁而经断。夫以阴气之成，止供给得三十年之视听言动，已先亏矣。夫人之情欲无涯，以此难成易亏之阴气，若之何而可以纵恣也。经曰：阳者，天气也，主外；阴者，地气也，主内。故阳道实而阴道虚。又曰：至阴虚，天气绝；至阳盛，地气不足。虚与盛之所在，非吾之过论也。盖主闭藏者肾也，司疏泄者肝也，二脏皆有相火，而其系上属于

①离：原作“杂”，据《素问·生气通天论》改。

心心君火也爲物所感則易動心動則相火亦動動則精自走相火翕然而起雖不交會亦暗流而踈洩矣所以聖賢只是教人收心養心其旨深矣天地以五行更迭衰旺而成四時人之五臟六腑亦應之而衰旺四月屬巳五月屬午爲火大旺火爲肺金之夫火旺則金衰六月屬未爲土大旺土爲水之夫土旺則水衰况腎水常籍肺金爲母以補助其不足故内經諄諄於資其化源也古人夏月必獨宿而淡味兢兢業業愛護保養金水二臟正嫌火土之旺爾内經又曰冬不藏精者春必病瘟十月屬亥十一月屬子正火氣潛伏閉藏以養其本然之真而爲來春發生升動之本若於此時恣嗜慾以自戕賊至春升之際下無根本陽氣輕浮必有温熱之病夫夏月火土之旺冬月火氣之伏此論一年之虚耳若上弦前下弦後月廓月空亦

爲一月之虚大風大霧虹霓飛電暴寒暴熱日月薄蝕憂愁忿怒驚恐悲哀醉飽勞倦謀慮勤動又皆爲一日之虚若病患初退瘡痍正作尤不止於一日之虚而已今人多有春末夏初患頭疼脚軟食少體熱仲景謂春夏劇秋冬瘥而脉弦大者正世俗所謂注夏病也若犯此四者之虚似難免此夫當壯年便有老態仰事俯育一切隳壞興言至此深可驚懼古人謂不見所欲使心不亂夫以温柔之感於身聲音之感於耳顔色馨香之感於目鼻誰是鉄漢心不爲之動也唯善攝生者於此五箇月出居於外苟値一月之虚亦宜暫遠帷幕各宜珍重保全太和期無負敬身之教幸甚

味淡養陰

茹淡論○或問内經精不足者補之以味又曰地食人以五味古者人年五十而食肉子今年邁七十矣盡却鹽醯

心。心，君火也，为物所感则易动，心动则相火亦动，动则精自走，相火翕然而起，虽不交会，亦暗流而疏泄矣。所以圣贤只是教人收心养心，其旨深矣。天地以五行更迭衰旺而成四时，人之五脏六腑亦应之而衰旺。四月属巳，五月属午，为火大旺。火为肺金之夫，火旺则金衰。六月属未，为土大旺，土为水之夫，土旺则水衰。况肾水常藉肺金为母，以补助其不足，故《内经》谆谆于资其化源也。古人夏月必独宿而淡味，兢兢业业，爱护保养金水二脏，正嫌火土之旺尔。《内经》又曰：冬不藏精者，春必病温。十月属亥，十一月属子，正火气潜伏闭藏，以养其本然之真，而为来春发生升动之本。若于此时恣嗜欲以自戕贼，至春升之际，下无根本，阳气轻浮，必有温热之病。夫夏月火土之旺，冬月火气之伏，此论一年之虚耳。若上弦前，下弦后，月廓月空，亦为一月之虚。大风大雾，虹霓飞电，暴寒暴热，日月薄蚀，忧愁忿怒，惊恐悲哀，醉饱劳倦，谋虑勤动，又皆为一日之虚。若病患初退，疮痍正作，尤不止于一日之虚而已。今人多有春末夏初，患头疼脚软，食少体热，仲景谓春夏剧，秋冬瘥，而脉弦大者，正世俗所谓注夏病也。若犯此四者之虚，似难免此。夫当壮年，便有老态，仰事俯育，一切隳坏，兴言至此，深可惊惧。古人谓不见所欲，使心不乱。夫以温柔之感于身，声音之感于耳，颜色馨香之感于目鼻，谁是铁汉，心不为之动也？唯善摄生者，于此五个月出居于外；苟值一月之虚，亦宜暂远帷幕，各宜珍重，保全太和，期无负敬身之教，幸甚。

味淡养阴 **茹淡论**　○或问《内经》精不足者，补之以味；又曰：地食人以五味。古者人年五十而食肉，子今年迈七十矣，尽却盐醯，豈中道乎何子之神茂而色澤也曰味有出於天賦者有成於人爲者天之所賦者若穀蓏果菜自然冲和之味有養人補陰之功此内經所謂味也人之所爲者皆烹飪調和偏厚之味有致病伐命之毒此吾子所疑之味也今鹽醯之卻非真茹淡者夫麥與栗之鹹粳米山藥之甘葱薤之辛之類皆味也子以爲淡乎安於冲和之味者心之收火之降也以偏厚之味爲安者欲之縱火之勝也何疑之有内經又曰陰之所生本在五味非天賦之味乎陰之五宫傷在五味非人爲之味乎聖人防民之具於是爲備凡人饑則必食彼粳米之甘而淡者土之德也物之爲陰而最補者也惟可與菜同進經以菜爲充者恐於饑時頓食或慮過多因致胃損故以菜助其充足取其疏通而易化此天地生萬物之仁也論語曰肉雖多不使勝食氣又曰

疏食菜羹又曰飯疏食飲水傳曰賓主終日百拜而酒三行以避酒禍此聖人施教之意也蓋穀與肥鮮同進厚味得穀爲助其積之也久寧不助陰火而致毒乎故服食家在卻穀者則可不卻穀而服食未有不被其毒者内經謂久而增氣物化之常氣增而久夭之由也彼安於厚味者未之思爾或又問精不足者補之以味何不言氣補曰味陰也氣陽也補精以陰求其本也故補之以味若甘草白术地黄澤瀉天門冬五味子之類皆味之厚者也經曰虚者補之正此意也上文謂形不足者温之以氣夫爲勞倦所傷則氣虚故不足温者養也温存以養之使氣自充氣充則形完矣故言温不言補經曰勞者温之正此意也彼爲局方者不知出此凡諸虚損証悉以温熱佐輔補藥名之曰温補不能求經旨故也

岂中道乎，何子之神茂而色泽也。曰：味有出于天赋者，有成于人为者。天之所赋者，若谷蓏果菜，自然冲和之味。有养神补阴之功，此《内经》所谓味也。人之所为者，皆烹饪调和偏厚之味，有致病伐命之毒，此吾子所疑之味也。今盐醯之却，非真茹淡者。夫麦与栗之咸，粳米、山药之甘，葱、薤之辛之类，皆味也，子以为淡乎？安于冲和之味者，心之收，火之降也。以偏厚之味为安者，欲之纵，火之胜也，何疑之有！《内经》又曰：阴之所生，本在五味。非天赋之味乎？阴之五宫，伤在五味。非人为之味乎？圣人防民之具，于是为备。凡人饥则必食，彼粳米之甘而淡者，土之德也，物之为阴而最补者也。惟可与菜同进，经以菜为充者，恐于饥时顿食或虑过多，因致胃损，故以菜助其充足，取其疏通而易化，此天地生万物之仁也。《论语》曰：肉虽多，不使胜食气。又曰：疏食菜羹。又曰：饭疏食饮水。《传》曰：宾主终日百拜而酒三行，以避酒祸。此圣人施教之意也。盖谷与肥鲜同进，厚味得谷为助，其积之也久，宁不助阴火而致毒乎？故服食家在却谷者则可，不却谷而服食，未有不被其毒者。《内经》谓久而增气，物化之常，气增而久，夭之由也。彼安于厚味者，未之思尔！或又问精不足者补之以味，何不言气补？曰：味阴也，气阳也，补精以阴，求其本也，故补之以味。若甘草、白术、地黄、泽泻、天门冬、五味子之类，皆味之厚者也。经曰：虚者补之，正此意也。上文谓形不足者，温之以气，夫为劳倦所伤，则气虚，故不足；温者养也，温存以养之，使气自充，气充则形完矣，故言温不言补。经曰：劳者温之，正此意也。彼为《局方》者，不知出此，凡诸虚损证，悉以温热佐辅补药，名之曰温补，不能求经旨故也。

房術殺人

或曰千金方有房中補益法可用否予應之曰傳曰吉凶悔吝皆生於動故人之疾病亦生於動其動之極也病而死矣人之有生心爲火居上腎爲水居下水能升而火能降一升一降無有窮巳故生意存焉水之體靜火之體動動易而静難聖人於此未嘗忘言也儒者立教曰正心收心養心皆所以防此火之動於妄也醫者立教曰恬澹虛無補精養神亦所以遏此火之動於妄也盖相火藏於肝腎陰分君火不妄動相火惟有禀命守位而巳焉有燔灼之虐燄飛走之狂勢也哉易兊取象於少女兊說也遇少男艮爲咸咸無心之感也艮止也房中之法有艮止之義也若艮而不止徒自戕賊何補益之有竊詳千金之意彼壯年貪縱者此水之體非向日之静也故著房中之法爲補益之助此可用於質壯心静遇敵不動之人也苟無聖

醫學綱目卷九　四

賢之心神仙之骨未易爲也女法水男法火水能制火一樂於與一樂於取此自然之理也若以房中爲補殺人多矣况中古以下風俗日媮資禀日薄說夢向痴難矣哉媮它候切○房中補益論

醇酒冷飲

醇酒冷飲論○醇酒之性大熱有大毒清香美味既適於口行氣和血亦宜於體由是飲者不自覺其過於多也不思肺屬金惟畏火又畏寒其體脆其位高爲氣之主爲腎之母木之夫酒下咽膈肺先受之若是醇酒理宜冷飲過於肺入於胃然後漸温肺先得温中之寒可以補氣一益也次得寒中之温可以養胃二益也冷酒行遲傳化以漸不可恣飲三益也古人終日百拜不過三爵既無酒病亦無酒禍今予稽之於禮經則曰飲齊視冬時飲齊酒也視猶比也冬時寒也參之内經則曰熱因寒用厥旨深矣今

房术杀人 或曰：《千金方》有房中补益法，可用否？予应之曰：《传》曰，吉凶悔吝，皆生于动。故人之疾病，亦生于动。其动之极也，病而死矣。人之有生，心为火，居上；肾为水，居下。水能升而火能降，一升一降，无有穷已，故生意存焉。水之体静，火之体动，动易而静难，圣人于此未尝忘言也。儒者立教曰：正心、收心、养心，皆所以防此火之动于妄也。医者立教曰：恬澹虚无，补精养神，亦所以遏此火之动于妄也。盖相火藏于肝肾阴分，君火不妄动，相火惟有禀命守位而已，焉有燔灼之虐焰，飞走之狂势也哉。《易》兑取象于少女，兑，说也，遇少男艮为咸，咸，无心之感也。艮，止也，房中之法，有艮止之义也。若艮而不止，徒自戕贼，何补益之有。窃详《千金》之意，彼壮年贪纵者，此水之体，非向日之静也，故著房中之法，为补益之助。此可用于质壮心静，遇敌不动之人也。苟无圣贤之心，神仙之骨，未易为也。女法水，男法火，水能制火，一乐于与，一乐于取，此自然之理也。若以房中为补，杀人多矣。况中古以下，风俗日媮，资禀日薄，说梦向痴，难矣哉。媮，它候切。《房中补益论》。

醇酒冷饮 **醇酒冷饮论** ○醇酒之性大热，有大毒，清香美味，即适于口，行气和血，亦宜于体，由是饮者不自觉其过于多也。不思肺属金，惟畏火，又畏寒，其体脆，其位高，为气之主，为肾之母，木之夫。酒下咽，膈肺先受之，若是醇酒，理宜冷饮，过于肺，入于胃，然后渐温，肺先得温中之寒，可以补气，一益也。次得寒中之温，可以养胃，二益也。冷酒行迟，传化以渐，不可恣饮，三益也。古人终日百拜，不过三爵，既无酒病，亦无酒祸。今予稽之于《礼经》，则曰饮齐视冬时。饮齐，酒也；视，犹比也；冬时，寒也。参之《内经》则曰：热因寒用，厥旨深矣。今則不然不顧受傷只圖取快盖熱飲有三樂存焉膈滯通快喉舌辛美盃行可多不知酒性喜升氣必隨之痰鬱於上溺澁於下肺受賊邪金體必燥恣飲寒涼其熱內鬱肺氣得熱必大傷耗其始也病淺或嘔吐或自汗或瘡痍或鼻皶或自泄或心脾痛尚可發散而去之若其久也為病深矣為消渴為內疽為肺痿為內痔為鼓脹為失明為哮喘為勞嗽為癲癇又為難名之疾倘非具眼未易處治可不謹乎人言一盞冷酒須兩盞血乃得行酒之不可冷飲也明矣此齊東之語也今叅之於經證之以理發之為規戒子尚以為迂耶　賤體在病年餘而今秋又得痢者一月自揆不久終獲苟安盖久病之後氣血銷損脂膏消散當此之時初感之証已退減惟諸虛百損在耳大凡藥雖參芪亦是毒物內經於藥字之下加毒字又加攻字天地

醫學綱目卷九　五

間養人性命者惟穀耳備土之德得氣中和故其味淡甘而性和平大補而滲泄乃可久食而無厭是大有功於人者在藥則不然矣不肖得安全者自去秋得病餌藥至冬節日便不吃藥惟一味白粥不吃下飯雖鹽醬與醯醢涓滴皆不入口此等淡味初亦甚難自想此証必無他慮但思已過收放心自訟自責安心待死既自待死尚可吃粥猶有可生之理由是自解以死不愈於淡乎如此乃可打捱得過此時非淡不可以和此氣血氣血不和不足以復此生意不以死在前操此心以摧抑其怒與妄想血氣雖欲復生不可得也詳玩來書此時無病可言矣曰煩躁曰喘急曰氣響曰腹痛曰咳嗽曰大腑溏曰小腑澁皆吾兄之所自求者平時為學不肯先求已過而克治之但欲妄得以遂其受用之私心至於染病之後又不能歸罪於已

则不然，罔顾受伤，只图取快，盖热饮有三乐存焉：膈滞通快，喉舌辛美，杯行可多。不知酒性喜升，气必随之，痰郁于上，溺涩于下，肺受贼邪，金体必燥，恣饮寒凉，其热内郁，肺气得热，必大伤耗。其始也病浅，或呕吐，或自汗，或疮痍，或鼻皶，或自泄，或心脾痛，尚可发散而去之；若其久也，为病深矣，为消渴，为内疽，为肺痿，为内痔，为鼓胀，为失明，为哮喘，为劳嗽，为癫痫，又为难名之疾，倘非具眼，未易处治，可不谨乎。人言一盏冷酒，须两盏血乃得行，酒之不可冷饮也明矣。此齐东之语也。今参之于经，证之以理，发之为规戒，子尚以为迂耶。○贱体在病年余，而今秋又得痢者一月，自揆不久，终获苟安。盖久病之后，气血销损，脂膏消散，当此之时，初感之证已退减，惟诸虚百损在耳。大凡药虽参芪，亦是毒物，《内经》于药字之下加毒字，又加攻字。天地间养人性命者，惟谷耳。备土之德，得气中和，故其味淡甘而性和平，大补而渗泄，乃可久食而无厌，是大有功于人者。在药则不然矣。不肖得安全者，自去秋得病饵药，至冬节日便不吃药，唯一味白粥，不吃下饭，虽盐酱与醯醢，涓滴皆不入口。此等淡味，初亦甚难，自想此证必无他虑，但思己过，收放心，自讼自责，安心待死，既自待死，尚可吃粥，犹有可生之理。由是自解，以死不愈于淡乎，如此乃可打挨得过。此时非淡不可以和此气血，气血不和，不足以复此生意。不以死在前操此心，以摧抑其怒与妄想，血气虽欲复生，不可得也。详玩来书，此时无病可言矣。曰烦躁，曰喘急，曰气响，曰腹痛，曰咳嗽，曰大腑溏，曰小腑涩，皆吾兄之所自求者。平时为学，不肯先求己过而克治之，但欲妄得以遂其受用之私心，至于染病之后，又不能归罪于己，思所以安其亲之心，而尽其子职之当然者，方且操欲速之念，以极其怨尤之痴，所以怒火炽矣。而况禀受躁急，火中又火，加之口味不节，又起阴经之火，至于奄延岁月，阴且受火克，所存者鲜矣。惟有借谷气以扶持，所以未死。其所以烦躁者，气随火升也；喘急者，气因火郁而为痰在肺胃也；气响与痛或嗽痰者，由食成积而愈盛也；大腑溏者，肺因火烁，不行收令，其大肠之门户不得敛也；小腑涩者，血因火烁，下焦无血，气不得降，而渗泄之令不行也。据高怀欲速之心，便欲倚重于药而扫除之，殊不知此法不可行矣。而此病有必安之理，昔者孟子教滕君于齐人筑薛，以为滕之深计，令其强为善而已矣者，心也，盖他无良策，有以御齐之侵夺。彼齐君者，只亦欺我无君人之德尔。以常人听孟子之言，非迂阔乎？孟子之学，出于孔子者也，岂欺滕君哉。兄之症有似乎此，今之议药为尤难，欲攻则无病邪之实，欲补又无的在之虚，惟有灭欲心，断绝口味，使内静外安，阴气自然以渐而复。某自去冬至节直到今月，不曾用刀圭之药，今已十月安好矣。久病之后，若欲以药方摧趱速效，此是揠苗助长者也，无可求之理。《内经》谆谆言之，而后人特未之思尔。《复戴仲积书》。

大病宜守禁忌 **东垣：大病不守禁忌论** ○病而服药，须守禁忌，孙真人《千金方》言之详矣。但不详言所以守禁忌之由，敢陈其约，以为规戒。夫胃气者，清纯冲和之气，人之所赖以为生者也。若谋虑神劳，动作形苦，嗜欲无节，思想不遂，饮食失宜，药饵违法，皆能致伤。既伤之后，须用调补。若恬不知怪，而乃恣意犯禁，旧染之证，尚未消退，方生之证，与日俱积，吾见医药将日不暇给，而伤败之胃气，无复完全之望，去死近矣。方书云：二人同患痢，一人愈后自恃能食，纵口大嚼而死；一人恶食，能禁口，淡味得生。其详具见后泄下门。

阴虚忌肉 世俗以肉为补性之物，肉无补性，惟补阳。而今之虚损者，不在于阳而在于阴，以肉补阴，犹缘木而求鱼。何者？肉性热，入胃便热发，热发便生痰，痰多气便不降，而诸证作矣。久病后可用作养胃气，盖胃气非阴气不足以自全，所以淡味为自养之良方，尤当今之急着也。食淡又须安心，使内火不起可也。

养老法 **东垣：养老论** ○人生至六十、七十以后，精血俱耗，平居无事，已有热症，何者？头昏目眵，肌痒溺数，鼻涕牙落，涎多寐少，足弱耳聩，健忘眩运，肠燥面垢，发脱眼花，坐久兀睡，未风先寒，食则易饥，笑则有泪。但是老境，无不有此。或曰《局方》乌附丹剂，多与老人为宜，岂非以老年气弱下虚，理宜温补？今吾子皆以为热，乌附丹不可施之老人，何耶？予晓之曰：奚止乌附丹剂不可妄用，至于好酒腻肉，湿面肉汁，烧炙煨炒之类，辛辣甜滑，皆在所忌者。或又曰：甘旨养老，经训具在，为子与妇，甘旨不及，孝道便亏，而吾子之言若是，其将有说以通之乎，愿闻其略。予愀然应之曰：正所谓道并行而不相悖者，请详言之。古者井田之法行，乡闾之教具，人知礼让，比屋可封，肉食不及幼壮，五十方才食肉，当时之人，血气冲和，筋骨坚凝，肠胃清厚。甘旨养老，何由致病。今则不然，幼小食肉，强壮恣饕，比及五十，疾已蜂起，气耗血竭，筋柔骨痿，肠胃壅阏，涎沫充溢。而况人身之阴，难成易亏，六七十后，阴不足以配阳，孤阳几欲飞越，因天生胃气，尚尔留连，又藉水谷之阴羁縻而不走耳。所陈前证，皆是血少。《内经》曰：肾恶燥，乌附丹剂非燥而何？夫血少之人，若防风、半夏、苍术，但是燥剂，且不敢多，况乌附丹剂乎！或者又曰：一部《局方》，悉是温热养阳，吾子之言，无乃缪妄乎？予曰：《局方》用燥剂，为劫湿病也，湿得燥则豁然而收；《局方》用暖剂，为劫虚病也，补脾不补肾，脾得暖则易化而食进，下虽暂虚，亦可少回。《内经》治法，亦许用劫，正是此意，盖为质厚而病浅者说，此亦儒者用权之意。若以为经常之法，岂不大误？彼老年之人，质虽厚，此时亦近乎薄；病虽浅，其本亦易以拨，而可用劫药以取速效乎？若夫形肥者血多，形瘦者血实，间或有可用劫药者，设或失手，何以收救？吾宁稍迟，计出万全，岂不美乎！乌附丹剂，其不可轻饵也明矣。至于饮食尤当谨节。夫老人内虚脾弱，阴亏性急，内虚胃热，则易饥而思食；脾弱难化，则食已而再饱；阴亏难降，则气郁而成痰。至于视听言动，皆成废懒，百不如意，怒火易炽。虽有孝子顺孙，亦是动辄扼腕，况未必孝顺乎。所以物性之热者，炭火制作者，气之香辣者，味之甘腻者，皆不可食也明矣。虽然，肠胃坚厚，福气深壮者，世俗观之，何妨奉养。纵口固快一时，积久必为灾害。由是观之，多不如少，少不如绝，爽口作疾，厚味腊毒，古人格言，犹在人耳，可不慎欤！或曰：如子之言，殆将绝而不与，于汝安乎？予曰：君子爱人以德，小人爱人以姑息，况施于所尊者哉。惟饮与食，将以养生，不以致疾。若以所养转为所害，恐非君子之所谓孝与敬也。然则如之何则可？曰：好生恶死，好安恶病，人之常情。为子与孙，必先开之以义理，晓之以物性，旁譬曲喻，陈说利害，意诚辞确，一切以敬顺行之，又须以身先之，必将有所感悟，而自无捍格之逆矣。若子所谓绝而不与，施于有病之时，尤是孝道。若无病之时，量酌可否，以时而进，某物不食，以某物代之，何伤于孝敬乎。若夫平居閑話素無開導誘掖之言及至飢腸已鳴饞涎已動飲食在前馨香撲鼻其可禁乎經曰以飲食忠養之忠之一字恐與此意合請勿輕易看過予事老母固有愧於古者然母年踰七旬素多痰飲至此不作節養有道自謂有術只因大便燥結時以新牛乳猪脂和糜粥中進之雖得暫時滑利終是膩物積多次年夏時鬱為粘痰發為脇瘡連月苦楚為人子者置身無地因此苦思而得節養之說時以小菜和肉煑進之且不敢多又間與參术補胃生血之藥加減遂得大腑不燥面色瑩潔雖瘦弱終是無病老境得健職此之由也因成一方用參术為君牛膝芍藥為臣陳皮茯苓為佐春加川芎夏加五味黄芩麥冬冬加當歸身倍生姜一日或一貼或二貼候其小水纔覺短少便進此藥小水之長如舊即是却病捷法直到八十有七一旦無

病而死顔貌如生後到東陽因聞老何安人性聰敏七十以後稍覺不快便却粥數日单服人參湯數貼而止後九十餘無疾而卒以其偶同故筆之以求是正

調理脾胃法

東垣安養心神調治脾胃論○靈蘭秘典論曰心者君主之官神明出焉凡喜怒忿悲憂思恐懼皆損元氣夫陰火之熾盛由心生凝滯七情不安故也心者神之舍心君不守化而為火夫火者七神之賊也故曰陰火太盛經營之氣不能頤養於神乃脉病也神無所養津液不行不能生血脉也人心之神真氣之別名也得血則生血生則脉旺脉者神之舍若心生凝滯七神離形而脉中惟有火矣善治斯病者惟在調和脾胃使心無凝滯或生懽欣或逢喜事或天氣暄和居温和處或食滋味或見可欲事則慧然如無病矣盖胃中元氣得舒伸故也

闲话，素无开导诱掖之言，及至饥肠已鸣，馋涎已动，饮食在前，馨香扑鼻，其可禁乎？经曰：以饮食忠养之。忠之一字，恐与此意合，请勿轻易看过。予事老母，固有愧于古者，然母年逾七旬，素多痰饮，至此不作；节养有道，自谓有术，只因大便燥结，时以新牛乳、猪脂和糜粥中进之，虽得临时滑利，终是腻物积多，次年夏时，郁为粘痰，发为胁疮，连月苦楚。为人子者，置身无地，因此苦思而得节养之说，时以小菜和肉煮进之，且不敢多，又间与参、术补胃生血之药加减，遂得大腑不燥，面色莹洁，虽瘦弱，终是无病。老境得健，职此之由也。因成一方，用参、术为君，牛膝、芍药为臣，陈皮、茯苓为佐，春加川芎，夏加五味、黄芩、麦冬，冬加当归身，倍生姜。一日或一帖，或二帖，候其小水才觉短少，便进此药，小水之长如旧，即是却病捷法，直到八十有七，一旦无病而死，颜貌如生。后到东阳，因闻老何安人，性聪敏，七十以后，稍觉不快，便却粥数日，单服人参汤数帖而止，后九十余无疾而卒。以其偶同，故笔之，以求是正。

调理脾胃法 **东垣：安养心神调治脾胃论**　○《灵兰秘典论》曰：心者君主之官，神明出焉。凡喜怒忿悲忧思恐惧，皆损元气。夫阴火之炽盛，由心生凝滞，七情不安故也。心者神之舍，心君不守，化而为火；夫火者，七神之贼也，故曰阴火太盛，经营之气，不能颐善于神，乃脉病也。神无所养，津液不行，不能生血脉也。人心之神，真气之别名也，得血则生，血生则脉旺。脉者神之舍，若心生凝滞，七神离形，而脉中惟有火矣。善治斯病者，惟在调和脾胃，使心无凝滞，或生欢欣，或逢喜事，或天气暄和，居温和处，或食滋味，或见可欲事，则慧然如无病矣，盖胃中元气得舒伸故也。

脾胃將理法○或方怒不可食不可大飽大飢飲食欲相接而温和宜穀食多而肉食少不宜食肉汁忌寒濕物令肌肉不生陽氣潛伏四肢怠惰之症疼痛沉重時當濕雨則泄利大便後有白膿血痢或腸澼下血痛此乃諸陽氣不行陽道之故也　勞則陽氣衰宜乘車馬遊玩遇風寒則止　行住坐卧各得其宜不可至疲倦　日晴暖可以温湯澡浴勿以熱湯令汗大出　勿困中飲食雖飢渴當先卧至不困乃食食後少動作　忌博奕勞心遇夜汗出宜避賊風　夜半收心静坐少時此生發周身血氣之大要也　夜寢語言大損元氣須默默少時候周身陽氣行方可言語　忌浴當風汗當風須以手摩汗孔合方許見風必無中風中寒之疾　遇卒風暴寒衣服不能禦者則宜掙努周身之氣以當之氣弱不能禦而受之者死　遠

行卒遇疫癘之氣飲酒者不病腹中有食者病空腹者死　白粥粳米菉豆小豆鹽豉皆滲利小便且小便數不可更利況大瀉陽氣反行陰道切禁濕麵如食之覺快勿禁　藥中不可服澤瀉茯苓猪苓燈心琥珀通草木通滑石之類皆瀉陽道行陰道也如渴小便不利或閉塞不通則服得利勿再服　忌大鹹助火邪而瀉腎水真陰及大辛味蒜韮五辣醋大料物官桂乾姜之類皆傷元氣　如衣薄而氣短則添衣於無風處居處如氣尚短則用沸湯一碗薰其口鼻即不短也　如衣厚而氣短則宜減衣摩汗孔令合于漫風處居止　如久居高屋或天寒陰濕所遏令氣短者亦如前法薰之　如居周密小室或大熱而處寒凉氣短者則出就風日凡氣短皆宜食滋味湯飲令胃調和　或大熱能食而渴喜寒飲當從權以飲之然不可

脾胃将理法　○或方怒不可食，不可大饱大饥。饮食欲相接而温和，宜谷食多而肉食少，不宜食肉汁，忌寒湿物，令肌肉不生。阳气潜伏，四肢怠惰之症，疼痛沉重，时当湿雨则泄利，大便后有白脓血痢，或肠澼下血痛，此乃诸阳气不行阳道之故也。○劳则阳气衰，宜乘车马游玩，遇风寒则止。○行住坐卧，各得其宜，不可至疲倦。○日晴暖可以温汤澡浴，勿以热汤令汗大出。○勿困中饮食，虽饥渴当先卧，至不困乃食，食后少动作。○忌博弈劳心，遇夜汗出，宜避贼风。○夜半收心静坐少时，此生发周身血气之大要也。○夜寝语言，大损元气，须默默少时，候周身阳气行，方可言语。○忌浴当风，汗当风，须以手摩汗孔合，方许见风，必无中风中寒之疾。○遇卒风暴寒，衣服不能御者，则宜挣努周身之气以当之，气弱不能御而受之者死。○远行卒遇疫疠之气，饮酒者不病，腹中有食者病，空腹者死。○白粥、粳米、绿豆、小豆、盐、豉皆渗利小便，且小便数不可更利，况大泻阳气，反行阴道。切禁湿面，如食之觉快，勿禁。○药中不可服泽泻、茯苓、猪苓、灯心、琥珀、通草、木通、滑石之类，皆泻阳道行阴道也。如渴，小便不利，或闭塞不通，则服得利，勿再服。○忌大咸，助火邪而泻肾水真阴。及大辛味，蒜、韭、五辣、醋、大料物、官桂、干姜之类，皆伤元气。○如衣薄而气短，则添衣，于无风处居处。如气尚短，则用沸汤一碗，熏其口鼻，即不短也。○如衣厚而气短，则宜减衣，摩汗孔令合，于漫风处居止。○如久居高屋，或天寒阴湿所遏，令气短者，亦如前法熏之。○如居周密小室，或大热而处寒凉，气短者，则出就风日。凡气短皆宜食滋味汤饮，令胃调和。○或大热能食而渴，喜寒饮，当从权以饮之，然不可耽嗜。如冬喜热饮，亦依时暂饮。〇夜不安寝，衾厚热壅故也，当急去之，仍拭汗孔。或薄而寒，即加之，睡自稳也。〇饥而睡不安，则宜少食。食饱而睡不安，则宜少行坐。〇遇天气变更，风寒阴晦，宜预避之。大抵宜温暖，避风寒，省言语，少劳役为上。〇若服升浮之药，先一日将理，次日腹空方服。服毕更宜将理十日，先三日尤甚，不然则反害也。

八风宜避 风从南方来，名曰大弱风，其伤人也，内舍于心，外在于脉，其气主为热。全文见《诊岁病经》。诸所谓风者，发屋折木，扬沙起石，开发腠理者也。其从太乙所居之方来者为实风，主生长万物。其从冲后来者为虚风，主杀害伤人。故圣人谨候虚风而避之，邪弗能害。今言风从南方来者，夏至为实风，太乙所居之方故也。冬至为虚风者，以其冲太乙者故也。余方虚风、实风同义。

风从西南方来，名曰谋风，其伤人也，内舍于脾，外在于肌，其气主为弱。立秋为实风，立春为虚风。

风从西方来，名曰刚风，其伤人也，内舍于肺，外在于皮肤，其气主为燥。秋分为实风，春分为虚风。

风从西北方来，名曰折风，其伤人也，内舍于小肠，外在于手太阳脉，脉绝则溢，脉闭则结不通，善暴死。立冬为实风，立夏为虚风。

风从北方来，名曰大刚风，其伤人也，内舍于肾，外在于骨与肩背之膂筋，其气主为寒。冬至为实风，夏至为虚风。

风从东北方来，名曰凶风，其伤人也，内舍于大肠，外在于两胁腋骨下及肢节。立春为实风，立秋为虚风。

风从东方来，名曰婴儿风，其伤人也，内舍于肝，外在于筋纽，其气主为身湿。春分为实风，秋分为虚风。

风从东南方来，名曰弱风，其伤人也，内舍于胃，外藏于肌肉，其气主体重。夏至为实风，冬至为虚风。

此八风皆从其虚之乡来，乃能病人。故圣人避风如避矢石焉。

病禁 病在肝，禁当风。〇病在心，禁温食热衣。〇病在脾，禁温食饱食，湿地濡衣。〇病在肺，禁寒饮食与衣。〇病在肾，禁犯焠㶼热，温食炙衣。全文见《诊病愈剧》。《宣明五气篇》云：心恶热，肺恶寒，脾恶湿，肾恶燥，今皆就其所恶而禁之也。焠，音对反；㶼，乌来反，烦热也。

《灵》：肝病禁辛，心病禁咸，脾病禁酸，肾病禁甘，肺病禁苦。《五味篇》。

《素》：五味所禁：辛走气，气病无多食辛；咸走血，血病无多食咸；苦走骨，骨病无多食苦；甘走肉，肉病无多食甘；酸走筋，筋病无多食酸；是谓五禁，勿令多食。《宣明五气论》。〇肝色青，宜食甘，粳米、牛肉、枣、葵皆甘。〇心色赤，宜食酸，小豆、犬肉、李、韭皆酸。〇肺色白，宜食苦，麦、羊肉、杏、薤皆苦。〇脾色黄，宜食咸，大豆、豕肉、栗、藿皆咸。〇肾色黑，宜食辛，黄黍、鸡肉、桃、葱皆辛。〇辛散，酸收，甘缓，苦坚，咸软。毒药攻邪，五谷为养，五果为助，五畜为益，五菜为充，气味合而服之，以补精益气。此五者，有辛酸甘苦咸，各有所利，或散或收，或缓或急，或坚或软，四时五脏病，随五味所宜也。《脏气法时论》。〇五味之偏者，则为毒药以攻病邪；五味之中和者，则为谷果菜以助益充其精气也。

仲：五脏病各有得者愈，五脏病各有所恶，各随其所不喜者为病。病者素不应食而反暴食之，必发热也。

用药宜禁

药禁 **丹：病虽实胃气伤者勿便攻击论** 〇凡言治者，多借医为喻，仁哉斯言也。真气，民也；病邪，盗贼也；药石，兵也。或有盗起，势须剪除而后已。良将良相，必先审度兵食之虚实，与时势之可否，然后动，动涉轻妄，则吾民先困于盗，次困于兵，民困则国弱矣。行险侥幸，小人所为，万象森罗，果报昭显。其可不究心乎？治吕氏寒战，用芪葛愈。一法，治叶先生滞下，用参术而后下之愈。〇一法治妇人積塊用消石丸大峻後用補劑間服愈詳各見本門大凡攻擊之藥有病則受之病邪輕藥力重則胃氣受傷夫胃氣者清純沖和之氣也惟與穀肉菜果相宜蓋藥石皆是偏勝之氣雖參芪輩為性亦偏況攻擊之藥乎　忌春夏不宜桂枝秋冬不宜麻黃　藥忌已汗者不可再發已利者不可再利　病忌虛人不宜用凉實人不宜用熱

時禁

東垣凡治病服藥必知時禁經禁病禁藥禁夫時禁者必本四時升降之理汗下吐利之宜大法春宜吐象萬物之發生耕耨砟斫使陽氣之鬱者易達也夏宜汗象萬物之浮而有餘也秋宜下象萬物之收成推陳致新而使陽氣易收也冬宜周密象萬物之閉藏使陽氣不動也夫四時陰陽者與萬物沉浮於生長之門逆其根伐其本壞其真矣用温遠温用熱遠熱用凉遠凉用寒遠寒無翼其勝也

故冬不用白虎夏不用青龍春夏不用桂枝秋冬不服麻黃不失氣宜如春夏而下秋冬而汗是失天信伐天和也有過則從權過則更之

經禁

經禁者足太陽膀胱諸陽之首行於背表之表風寒所傷則宜汗傳入本則宜利小便若下大早則變証百出此一禁也足陽明胃經行身之前病主腹滿脹大便難宜下之蓋陽明化燥火津液不能停禁若發汗利小便為重損津液此二禁也足少陽膽經行身之側在太陽陽明之間病則往來寒熱口苦胸脇痛祇宜和解且膽者無出無入又主發生之氣下則犯太陽汗則犯陽明利小便則使發生之氣反陷入陰中此三禁也三陰非胃實不當下為三陰無傳本須胃實得下也分經用藥有所據焉

病禁

病禁者如陽氣不足陰氣有餘之病則凡飲食及藥忌助陰瀉陽諸淡食及淡味藥物瀉陽升發以

人积块，用消石丸大峻后，用补剂间服愈。详各见本门。〇大凡攻击之药，有病则受之；病邪轻，药力重，则胃气受伤。夫胃气者，清纯冲和之气也，惟与谷肉菜果相宜，盖药石皆是偏胜之气，虽参芪辈，为性亦偏，况攻击之药乎。〇忌，春夏不宜桂枝，秋冬不宜麻黄。〇药忌，已汗者不可再发，已利者不可再利。〇病忌，虚人不宜用凉，实人不宜用热。

时禁 **东垣**：凡治病服药，必知时禁、经禁、病禁、药禁。夫时禁者，必本四时升降之理，汗下吐利之宜。大法，春宜吐，象万物之发生，耕耨砟斫，使阳气之郁者易达也；夏宜汗，象万物之浮而有余也；秋宜下，象万物之收成，推陈致新，而使阳气易收也；冬宜周密，象万物之闭藏，使阳气不动也。夫四时阴阳者，与万物沉浮于生长之门，逆其根，伐其本，坏其真矣。用温远温，用热远热，用凉远凉，用寒远寒，无翼其胜也。故冬不用白虎，夏不用青龙，春夏不用桂枝，秋冬不服麻黄。不失气宜，如春夏而下，秋冬而汗，是失天信，伐天和也。有过则从权，过则更之。

经禁 经禁者，足太阳膀胱诸阳之首，行于背，表之表，风寒所伤，则宜汗；传入本，则宜利小便；若下太早，则变证百出，此一禁也。足阳明胃经行身之前，病主腹满胀，大便难，宜下之；盖阳明化燥火，津液不能停禁，若发汗利小便，为重损津液，此二禁也。足少阳胆经行身之侧，在太阳阳明之间，病则往来寒热，口苦胸胁痛，只宜和解。且胆者无出无入，又主发生之气，下则犯太阳，汗则犯阳明，利小便则使发生之气反陷入阴中，此三禁也。三阴非胃实不当下，为三阴无传本，须胃实得下也。分经用药，有所据焉。

病禁 病禁者，如阳气不足阴气有余之病，则凡饮食及药，忌助阴泻阳；诸淡食及淡味药物，泻阳升发以助收敛；诸苦药皆沉，泻阳气之散浮；诸姜、附、官桂辛热之药及湿面酒大料物之类，助火而泻元气；主冷硬物，能损阳气；皆所当禁也。如阴火欲衰而退，以三焦元气未盛，必口淡，如咸物，亦所当禁也。

药禁 药禁者，如胃气不行，内亡津液而干涸，求汤饮以自救，非渴也，乃口干也；非湿胜也，乃血病也，当以辛酸益之，而淡渗五苓之类则所当禁也。汗多禁利小便，小便多禁发汗，咽痛禁发汗利小便。若大便快利，不得更利；大便秘涩，以当归、桃仁、麻子仁、郁李仁、皂角仁，和血润肠，如燥药则所当禁者也。吐多不得复吐，如吐而大便虚软者，此上气壅滞，以姜、橘之属宣之；吐而大便不通，则利大便药所当禁也。诸病恶疮，小儿斑后，大便实者，亦当下之，而姜、橘之类，则所当禁也。人知脉弦而服平胃散，脉缓而服黄芪建中汤，乃实实虚虚，皆所当禁也。人禀天地之湿化而生胃也，胃之与湿，其名虽二，其实一也。湿能滋养于胃，胃湿有余，亦当泻其太过也；胃之不足，惟湿物能滋养。仲景云：胃胜思汤饼。而胃虚食汤饼者，往往增剧。湿能助火，火旺郁而不通，则生大热。初病火旺，不可食湿以助火也。察其时，辨其经，审其病，而后用药，四者不失其宜，则善矣。

丹：大病虚脱，本是阴虚，用艾灸丹田者，所以补阳，阳生阴长故也。不可用附子，可多服人参。

春忌下 **垣：春宣论** 〇春，蠢也，阳气升浮，草木萌芽，蠢然而动。人气在头，有病宜吐。又曰：伤寒大法，春宜吐。宣之为言，扬也，谓吐之法自上而出也。今世俗往往有疮痍者、膈满者、虫积者，以为不于春时宣泻毒气，不可愈也。医者遂用牵牛、巴豆、大黄、枳壳、防风辈为丸药，名之曰春宣丸，于二月、三月服之謂俾下利而止初瀉之時臟腑得通時暫輕快殊不知氣升在上則在下之陰甚弱而用利藥戕賊真陰其害何可勝言况仲景承氣湯等下劑必有大滿大堅實有燥屎轉矢氣下逼迫而無表証者方行此法可下之証悉具猶須遲以待之泄利之藥其可輕試之乎予伯考形肥骨瘦味厚性沉五十歲輕於聽信忽於三月半贖春宣丸服之下二三行甚快每年習以爲常至五十三歲時七月初熱甚無病暴死此豈非妄用春宣爲春瀉而至禍耶自上召下曰宣宣之一字爲吐也明矣子和已詳論之昔賢豈妄言哉後之死者又有數人愚故表而出之以爲後人之戒

夏忌温 夏日伏陰在内論〇天地以一元之氣化生萬物根於中者曰神機根于外者曰氣血萬物天地同此一氣人靈於

物形與天地參而爲三者以其得氣之正而通也故氣升亦升氣浮亦浮氣降亦降氣沉亦沉人與天地同一槖籥也子月一陽生陽初動也寅月三陽生陽初出於地此氣之升也巳月六陽生陽盡出於上此氣之浮也人之腹屬地氣於此時浮於肌表散於皮毛腹中之陽虛矣經曰夏者經滿氣溢孫絡受血皮膚充實長夏氣在肌肉所以表實表實者裏必虛也世言夏月伏陰在内此陰字有虛之義若作陰冷看其悞甚矣或曰以手捫腹明知其冷非冷而何前人治暑病有玉龍丹大順散桂苓丸单煑良姜與縮脾飲用草果等皆温熱之劑何吾子不思之甚也予曰經云春夏養陽王太僕謂春食凉夏食寒所以養陽也其意可見矣若夫凉臺水閣大扇風車陰木寒泉水果氷雪寒凉之傷自内及外不用温熱病何由安詳玩其意實非

服之，谓俾下利而止。初泻之时，脏腑得通时暂轻快，殊不知气升在上，则在下之阴甚弱，而用利药戕贼真阴，其害何可胜言！况仲景承气汤等下剂，必有大满大坚实，有燥屎转矢气下逼迫而无表证者，方行此法。可下之证悉具，犹须迟以待之，泄痢之药，其可轻试之乎！予伯考形肥骨瘦，味厚性沉，五十岁轻于听信，忽于三月半购春宣丸服之，下二三行甚快，每年习以为常，至五十三岁时，七月初热甚，无病暴死。此岂非妄用春宣为春泻而至祸耶！自上召下曰宣，宣之一字为吐也明矣，子和已详论之，昔贤岂妄言哉。后之死者，又有数人，愚故表而出之，以为后人之戒。

夏忌温 **夏日伏阴在内论** 〇天地以一元之气化生万物，根于中者，曰神机；根于外者，曰气血。万物天地，同此一气。人灵于物，形与天地参而为三者，以其得气之正而通也。故气升亦升，气浮亦浮，气降亦降，气沉亦沉，人与天地同一橐籥也。子月一阳生，阳初动也；寅月三阳生，阳初出于地，此气之升也；巳月六阳生，阳尽出于上，此气之浮也。人之腹，属地，气于此时浮于肌表，散于皮毛，腹中之阳虚矣。经曰：夏者经满气溢，孙络受血，皮肤充实；长夏气在肌肉，所以表实。表实者，里必虚也。世言夏月伏阴在内，此阴字有虚之义，若作阴冷看，其误甚矣。或曰：以手扪腹，明知其冷，非冷而何？前人治暑病，有玉龙丹、大顺散、桂苓丸，单煮良姜与缩脾饮，用草果等，皆温热之剂，何吾子不思之甚也。予曰：经云：春夏养阳，王太仆谓春食凉，夏食寒，所以养阳也，其意可见矣。若夫凉台水阁，大扇风车，阴木寒泉，水果冰雪，寒凉之伤，自内及外，不用温热，病何由安。详玩其意，实非爲內伏陰而用之也前哲又謂升降浮沉則順之寒熱溫凉則逆之若於夏月火令之時妄投溫熱寧免實實虛虛之患乎或曰四月純陽於理或通五月一陰六月二陰非陰冷而何予曰此陰之初動於地下也四陽浮於地上焰灼焚燎流金礫石何陰冷之有孫真人製生脉散令人夏月服之非虛而何東垣經云一陰一陽之謂道偏陰偏陽之謂疾聖濟經曰陽劑剛勝積若燎原爲消渴癰疽之屬則天癸竭而榮涸陰劑柔勝積若凝氷爲洞泄寒中之屬則真火微而衛散故大寒大熱之藥當宜權用之氣平而止如寒熱有所偏勝令人臟氣不平嗚呼生死之機捷若影嚮殆不可忽

丹局方地榆散〇治痢每用粟殼地榆而治瘧每用砒丹常山然此四五件亦痢瘧之一藥但以粟殼輩投之一二

服投之不止反閉胃口而有嘔逆之証漸成禁口常山輩投之一二服投之不去反耗損真氣而寒熱纏綿之咎漸成勞瘵今局方水煮木香丸以青皮爲君地榆散以枳殼爲君稍可擔負亦須証明而後可但枳殼爲君以枳實爲臣非獨止痢且有安胃氣止溏泄之功若止用枳殼雖亦言其安胃氣却無止痢止溏泄之功局方中地榆散當去皮用

瘡家身疼忌汗

羅仲景云瘡家雖身疼痛不可發汗其理何也予曰此榮氣不從逆於肉理而爲瘡腫作身疼痛非身感寒邪而作疼痛故戒之以不可發汗如汗之則成痓又問仲景言鼻

傷寒衄血脉微忌汗

衄者不可發汗復言脉浮緊者當服麻黄湯發之衄血自止所說不同願聞其故荅曰此與瘡家槩同且夫人身血之與汗異名而同類奪血者無汗奪汗者無血今衄血妄行爲熱所逼若更發其汗則反助熱邪重竭津液必變凶

为内伏阴而用之也。前哲又谓升降浮沉则顺之，寒热温凉则逆之，若于夏月火令之时，妄投温热，宁免实实虚虚之患乎。或曰：四月纯阳，于理或通，五月一阴，六月二阴，非阴冷而何？予曰：此阴之初动于地下也，四阳浮于地上，焰灼焚燎，流金砾石，何阴冷之有。孙真人制生脉散，令人夏月服之，非虚而何？东垣经云：一阴一阳之谓道，偏阴偏阳之谓疾。《圣济经》曰：阳剂刚胜，积若燎原，为消渴痈疽之属，则天癸竭而荣涸。阴剂柔胜，积若凝冰，为洞泄寒中之属，则真火微而卫散。故大寒大热之药，当宜权用之，气平而止。如寒热有所偏胜，令人脏气不平。呜呼，生死之机，捷若影响，殆不可忽。

丹：《局方》地榆散　〇治痢每用粟壳、地榆，而治疟每用砒丹、常山。然此四五件，亦痢疟之一药，但以粟壳辈投之一二服，投之不止反闭胃口，而有呕逆之证，渐成禁口；常山辈投之一二服，投之不去，反耗损真气，而寒热缠绵之咎，渐成劳瘵。今《局方》水煮木香丸，以青皮为君，地榆散以枳壳为君，稍可担负，亦须证明而后可。但枳壳为君，以枳实为臣，非独止痢，且有安胃气止溏泄之功。若止用枳壳，虽亦言其安胃气，却无止痢止溏泄之功。《局方》中地榆散当去皮用。

疮家身疼忌汗　**罗：**仲景云：疮家虽身疼痛，不可发汗，其理何也？予曰：此荣气不从，逆于肉理，而为疮肿，作身疼痛，非身感寒邪而作疼痛，故戒之以不可发汗，如汗之则成痓。

伤寒衄血脉微忌汗　又问：仲景言鼻衄者不可发汗，复言脉浮紧者当服麻黄汤发之，衄血自止。所说不同，愿闻其故？答曰：此与疮家概同。且夫人身血之与汗，异名而同类，夺血者无汗，夺汗者无血。今衄血妄行，为热所逼，若更发其汗，则反助热邪，重竭津液，必变凶证，故不可汗。若脉浮则为在表，紧则为寒，寒邪郁遏，阳不得伸，热伏营中，迫血妄行，上出于鼻，则当麻黄汤散其寒邪，使阳气得伸，其衄自止，又何疑焉。或者叹曰：知其要者，一言而终。不知其要者，流散无穷。洁古之学，可谓知其要者矣。伤寒衄忌汗者脉微。

海：当汗而不汗则生黄，当利小便而不利亦然。脾主肌肉，四肢寒湿，与内热相合故也。不当汗而汗，亡其津液，令毒气扰阳之极，极则侵阴矣，故燥血而蓄之胸中。或利小便过多亦然。〇若犯发汗多蓄血，上焦为衄。若利小便多蓄血，为发狂。〇或问曰：伤寒杂症一体，若误下，变有轻重，何也？答曰：伤寒误下，变无定体。杂症误下，变有定体。何以然？曰：伤寒自外而入，阳也，阳主动；杂证自内而出，阴也，阴主静。动者犯之，其变无穷。静者犯之，其变止痞与腹胁痛而已。故变无穷者为重病，痞与胁痛者为轻也。

罗：无病服药辨　谚云：无病服药，如壁里安柱。此无稽之说，为害甚大。夫天之生物，五味备焉，食之以调五脏，过则生疾。故经云：阴之所生，本在五味；阴之五宫，伤在五味。又曰：五味入胃，各随其所喜。故酸先入肝，辛先入肺，苦先入心，甘先入脾，咸先入肾。久而增气，气增而久，夭之由也。又云：酸走筋，辛走气，苦走骨，咸走血，甘走肉。五味者，口嗜而欲食之，必自裁制，勿使过焉。至于五谷为养，五果为助，五畜为益，五菜为充，气味合而食之，补精益气。倘用之不时，食之不节，犹或生疾，况药乃攻邪之物，无病而可服乎。《圣济经》云：彼修真者，蔽于补养，轻饵药石，阳剂刚胜，积若燎原，为消渴痈疽之属，则天癸绝而阴涸；阴剂柔胜，积若凝冰，为洞泄寒中之属，则真火微而卫散。一味偏胜，一脏偏伤，

一臟受傷四臟安得不病唐孫思邈言藥勢有所偏勝令
人臟氣不平裴潾諫唐憲宗曰夫藥以攻病非朝夕常用
之物况金石性酷烈有毒又加煉以火氣非人五臟所能
禁至於張皐諫穆宗曰神慮淡則氣血和嗜欲多而疾疢
作夫藥以攻疾無病不可餌故昌黎伯銘李子之墓曰余
不知服食說自何世起殺人不可計而世慕尚之益至此
其惑也今直取目見親與之遊而以藥敗者六七公以為
世誡工部尚書歸登殿中御史李虚中刑部尚書李遜弟
刑部侍郎常建襄陽節度使工部尚書孟簡東川節度使
御史大夫盧植金吾將軍李道古今又復取目見者言之
僧閻仲章服火煉丹砂二粒項出小瘡腫痛不任牙痒不
能嚼物服凉膈散半斤始緩後飲酒輙發藥以寒凉之劑
則緩終身不愈鎮人李潤之身體肥盛恐生風疾至春服

搜風丸月餘便下無度飲食減少舌不知味口乾氣短臍
腹痛足脛冷眩運欲倒面色青黃不澤日加困篤乃告親
知曰妄服藥禍悔將何及後添煩躁喘滿至秋而卒張秀
才者亦聽方士之說服四生丸推陳致新服月餘大便或
溏或瀉飲食妨阻怠惰嗜臥目見黑花耳聞蟬聲神虚頭
旋飄飄然身不能支至是方知藥之悞也遂調飲食慎起
居謹於保養二三年間其証猶存踰十年後方平復劉氏
子聞人言臘月晨飲凉水一杯至春無目疾遂飲之旬餘
腹中寒痛不任咳嗽嘔吐全不思食惡水而不欲見足脛
寒而逆醫以除寒燥熱之劑急救之終不能効此皆無故
求益生之祥反生病焉或至於喪身殞命壁裏安柱果安
在哉且夫高堂大厦樑棟安基址固壞塗毀壁安柱壁中
甚不近人情潔古老人云無病服藥無事生事此誠不易

一脏受伤，四脏安得不病。唐孙思邈言：药势有所偏胜，令人脏气不平。裴潾谏唐宪宗曰：夫药以攻病，非朝夕常用之物，况金石性酷烈有毒，又加炼以火气，非人五脏所能禁。至于张皋谏穆宗曰：神虑淡则气血和，嗜欲多而疾疢作。夫药以攻疾，无病不可饵。故昌黎伯铭李子之墓曰：余不知服食说自何世起，杀人不可计，而世慕尚之益至，此其惑也。今直取目见亲与之游而以药败者六七公，以为世诫：工部尚书归登，殿中御史李虚中，刑部尚书李逊弟，刑部侍郎常建，襄阳节度使工部尚书孟简，东川节度使御史大夫卢植，金吾将军李道古。今又复取目见者言之：僧阎仲章服火炼丹砂二粒，项出小疮，肿痛不任，牙痒不能嚼物，服凉膈散半斤，始缓。后饮酒辄发，药以寒凉之剂则缓，终身不愈。镇人李润之身体肥盛，恐生风疾，至春服搜风丸，月余便下无度，饮食减少，舌不知味，口干气短，脐腹痛，足胫冷，眩晕欲倒，面色青黄不泽，日加困笃，乃告亲知曰：妄服药祸，悔将何及。后添烦躁喘满，至秋而卒。张秀才者，亦听方士之说，服四生丸推陈致新，服月余，大便或溏或泻，饮食妨阻，怠惰嗜卧，目见黑花，耳闻蝉声，神虚头旋，飘飘然身不能支。至是方知药之误也，遂调饮食，慎起居，谨于保养，二三年间，其证犹存。逾十年后，方平复。刘氏子闻人言，腊月晨饮凉水一杯，至春无目疾，遂饮之。旬余，腹中寒痛不任，咳嗽呕吐，全不思食，恶水而不欲见，足胫寒而逆，医以除寒燥热之剂急救之，终不能效。此皆无故求益生之祥，反生病焉，或至于丧身殒命。壁里安柱，果安在哉？且夫高堂大厦，梁栋安，基址固，坏涂毁壁，安柱壁中，甚不近人情。洁古老人云：无病服药，无事生事。此诚不易之论。人之养身，幸五脏之安泰，六腑之和平，谨于摄生。春夏奉以生长之道，秋冬奉以收藏之理，饮食之有节，起居而有常，少思寡欲，恬淡虚无，精神内守，此无病之时，不药之药也。噫，彼数人者，既往不咎矣，后人当以此为龟鉴哉。

忌下 **仲：阴盛阳虚不宜下辨** 〇阴盛阳虚，汗之则愈，下之则死，此言邪气在表之时也。夫寒邪属阴，身之外皆属阳，各脏腑之经络亦属阳也。盖阳气为卫，卫气者所以温肌肉，充皮毛，肥腠理，司开阖，此皆卫外而为固也。或烦劳过度，阳气内损，不能为固，阳为之虚。阳虚者阴必凑之，故阴得以胜，邪气胜则实，阴盛阳虚者，此也。阴邪既胜，腠理致密，阳气伏郁，不得通畅，所以发热恶寒，头项痛，腰脊强，应解散。而药用麻黄者，本草云：轻可去实，葛根、麻黄之属是也。盖麻黄能退寒邪，使阳气伸越，作汗而解。故曰：阴盛阳虚，汗之则愈。里气和平而反下之，中气既虚，表邪乘虚而入，由是变症百出，故曰下之则死。《外台秘要》云：表病里和，汗之则愈，下之则死。正此意也。

忌汗 **仲：阳盛阴虚不宜汗辨** 阳盛阴虚，下之则愈，汗之则死，此言邪气在里之时也。夫寒邪始伤于表，不解而渐传入于里，变而为热。人之身在里者为阴，华佗云：一日在皮，二日在肤，三日在肌，四日在胸，五日在腹，六日入胃。入胃谓之入腑也，腑之为言，聚也，若府库而聚物焉。又为水谷之海，荥卫之源。邪气入于胃，而不复传流水谷，水谷不消去，郁而为实也，此阳盛阴虚者，此也。故潮热引饮，腹满而喘，手足漐漐汗出，大便难而谵语，宜大承气汤下之则愈。潮热者，实也，此外已解，可攻其里，而反汗之，表无阴邪，汗又助阳，阳实而又补表，表里俱热，不死何待？《外台秘要》云：表

和裏病下之則愈汗之則死正此意也
汗多亡陽〇齊大兄冬月因感寒邪頭項强身體痛自用
酒服靈砂丹四五粒遂大汗出汗後身輕至夜前病復來
以前藥復汗其病不愈復以通聖散發汗病添身體沉重
足脛冷而惡寒是日方命醫醫者不究前治又以五積散
汗之翌日身重如石不能反側足䯒如氷冷及腰背頭汗
如貫珠出而不流心胸燥熱煩亂不安喜飲西瓜梨柿氷
水之物常置左右病至於此命予治之胗得六脉如蛛絲
微微欲絶予以死決之主家曰得汗多矣焉能為害予曰
夫寒邪中人者陽氣不足之所致也而感之有輕重治之
者豈可失其宜哉仲景云陰盛陽虚汗之則愈汗者助陽
退陰之意也且寒邪不能自汗必待陽氣泄乃能出也今
以時月論之大法夏月宜汗然亦以太過為戒况冬三月

閉藏之時無擾乎陽無泄皮膚使氣亟奪為養藏之道也
逆之則少陰不藏此冬氣之應也凡有觸冒宜微汗之以
平為期邪退乃已急當衣煖衣居密室服實表補衛氣之
劑雖有寒邪弗能為害此從權之治也今非時而大發其
汗乃謂之逆故仲景有云一逆尚引日再逆促命期今本
傷而并汗汗而復傷傷而復汗汗出數四使氣亟奪衛氣
無守陽泄於外陰乘於内故經云獨陽不生獨陰不長不
死何待雖盧扁亦不能治也是日至夜將半項强身體不
仁手足搐急爪甲青而死矣金匱要畧云不當汗而妄汗
之奪其津液枯槁而死今當汗之一過中亦絶其命况不
當汗而强汗之者乎
下多亡陰〇真定趙客乙丑歲六月間客於他方因乘困
傷濕麵心下痞滿燥熱時作卧不得安遂宿於寺中僧妄

和里病，下之则愈，汗之则死。正此意也。

汗多亡阳　〇齐大兄冬月因感寒邪，头项强，身体痛，自用酒服灵砂丹四五粒，遂大汗出，汗后身轻。至夜，前病复来，以前药复汗，其病不愈。复以通圣散发汗，病添，身体沉重，足胫冷而恶寒。是日方命医，医者不究前治，又以五积散汗之，翌日身重如石，不能反侧，足䯒如冰，冷及腰背，头汗如贯珠，出而不流，心胸躁热，烦乱不安，喜饮西瓜、梨、柿、冰水之物，常置左右。病至于此，命予治之，诊得六脉如蛛丝，微微欲绝，予以死决之。主家曰：得汗多矣，焉能为害。予曰：夫寒邪中人者，阳气不足之所致也，而感之有轻重，治之者岂可失其宜哉。仲景云：阴盛阳虚，汗之则愈。汗者助阳退阴之意也，且寒邪不能自汗，必待阳气泄，乃能出也。今以时月论之，大法夏月宜汗，然亦以太过为戒，况冬三月闭藏之时，无扰乎阳，无泄皮肤，使气亟夺，为养藏之道也，逆之则少阴不藏，此冬气之应也。凡有触冒，宜微汗之，以平为期，邪退乃已。急当衣暖衣，居密室，服实表补卫气之剂，虽有寒邪，弗能为害，此从权之治也。今非时而大发其汗，乃谓之逆。故仲景有云：一逆尚引日，再逆促命期。今本伤而并汗，汗而复伤，伤而复汗，汗出数四，使气亟夺，卫气无守，阳泄于外，阴乘于内，故经云：独阳不生，独阴不长，不死何待？虽卢扁亦不能治也。是日至夜将半，项强身体不仁，手足搐急，爪甲青而死矣。《金匮要略》云：不当汗而妄汗之，夺其津液，枯槁而死。今当汗之，一过中亦绝其命，况不当汗而强汗之者乎？

下多亡阴　〇真定赵客，乙丑岁六月间，客于他方，因乘困伤湿面，心下痞满，躁热时作，卧不得安，遂宿于寺中，僧妄以大毒食藥數丸下十餘行心痞稍減越日困睡為盜劫其財貨心有所動遂燥熱而渴飲冷水一大甌是夜臍腹脹痛僧再以前藥復下十餘行病加困篤四肢無力燥熱身不停衣喜飲冷水米穀不化痢下如爛魚腸腦赤水相雜全不思食强食則嘔痞甚於前噫氣不絕足䯒冷少腹不任其痛請予治之診其脉浮數八九至按之空虛予泝流而尋源蓋暑天之熱已傷正氣又以有毒大熱之劑下之一下之後其所傷之物已去而無遺矣遺巴豆之氣流毒於腸胃之間使嘔逆而不能食胃氣轉傷而然及下膿血無度大肉陷下皮毛枯槁脾氣弱而衰也舌上赤澁咽乾津液不足下多亡陰之所致也陰既亡心火獨旺故心胷燥熱煩亂不安經曰獨陽不生獨陰不長天之由也遂辭而退後易他醫醫至不審其脉不究其源惟見痞滿以

枳殼丸下之病添喘滿利下不禁而死金匱要畧云不當下而強下之令人開腸洞泄便溺不禁而死此之謂也夫聖人治病用藥有法不可少越内經曰大毒治病十去其六小毒治病十去其七常毒治病十去其八無毒治病十去其九復以穀肉果菜食養盡之無使過之過則傷其正矣記有之云醫不三世不服其藥蓋慎之至也彼僧非醫流妄以大毒之劑下之太過數日之間使人殞身喪命用藥之失其禍若此病之擇醫可不謹乎戒之戒之

方成勿約之失○丁巳冬十一月予從軍回至汴梁有伶人李人愛謂予曰大兒自今歲七月間因勞役渴飲涼茶及食冷飯覺心下痞請醫治之醫投藥一服下利兩行其症遂減不數日又傷冷物心腹復痞滿嘔吐惡心飲食無味且不飲食四肢困倦懶於言語復請前醫診視曰此病

以大毒食药数丸，下十余行，心痞稍减。越日困睡，为盗劫其财货，心有所动，遂躁热而渴，饮冷水一大瓯，是夜脐腹胀痛。僧再以前药，复下十余行，病加困笃，四肢无力，躁热身不停衣，喜饮冷水，米谷不化，痢下如烂鱼肠脑，赤水相杂，全不思食，强食则呕，痞甚于前，噫气不绝，足䯒冷，少腹不任其痛，请予治之。诊其脉浮数八九至，按之空虚。予溯流而寻源，盖暑天之热，已伤正气，又以有毒大热之剂下之，一下之后，其所伤之物已去而无遗矣。遗巴豆之气，流毒于肠胃之间，使呕逆而不能食，胃气转伤而然；及下脓血无度，大肉陷下，皮毛枯槁，脾气弱而衰也。舌上赤涩，咽干，津液不足，下多亡阴之所致也。阴既亡，心火独旺，故心胸躁热，烦乱不安。经曰：独阳不生，独阴不长，天之由也。遂辞而退。后易他医，医至，不审其脉，不究其源，惟见痞满，以枳壳丸下之，病添喘满，痢下不禁而死。《金匮要略》云：不当下而强下之，令人开肠洞泄，便溺不禁而死。此之谓也。夫圣人治病，用药有法，不可少越。《内经》曰：大毒治病，十去其六；小毒治病，十去其七；常毒治病，十去其八；无毒治病，十去其九。复以谷肉果菜，食养尽之，无使过之，过则伤其正矣。《记》有之云：医不三世，不服其药。盖慎之至也。彼僧非医流，妄以大毒之剂下之太过，数日之间，使人殒身丧命。用药之失，其祸若此。病之择医，可不谨乎，戒之戒之！

方成勿约之失 ○丁巳冬十一月，予从军回至汴梁，有伶人李人爱谓予曰：大儿自今岁七月间，因劳役渴饮凉茶，及食冷饭，觉心下痞。请医治之，医投药一服，下痢两行，其症遂减。不数日，又伤冷物，心腹复痞满，呕吐恶心，饮食无味，且不饮食，四肢困倦，懒于言语，复请前医诊视，曰：此病

易爲更利幾行即快矣遂以無憂散對加牽牛末白湯服
至夕腹中雷鳴而作陣痛少焉既吐又瀉煩渴不止飲食
無度不復能禁時發昏憒再命前醫視之診其脉不能措
手而退頃之冷汗如洗口鼻氣漸冷而卒矣小人悔恨無
反敢以爲問予曰未嘗親見不知所以然既去或曰予親
見之果藥之罪歟而非歟予曰此非藥之罪乃失其約量
之過也夫藥之無據反爲氣賊內經云約方猶約囊也囊
滿弗約則輸泄方成弗約則神與氣弗俱故仲景以桂枝
治外傷風邪則曰若一服汗出病瘥停後服不必盡劑大
承氣湯下大實大滿則曰得更衣止後服不必盡劑其慎
如此此爲大戒蓋得聖人約囊之旨也治病必求其本蓋
李人以雜劇爲戲勞神損氣而其中痛因時暑熱渴飲涼
茶脾胃氣弱不能運化而作痞滿以藥下之是重困也加

以不慎又損其陽虛而復傷傷而復下陰爭於內陽擾於
外魄汗未藏四逆內起仲景所謂一逆尚引日再逆促命
期如是則非失約量之過而何故內經戒云上工平氣中
工亂脉下工絕氣不可不慎也
脫營忌瀉○疏五過論云常貴後賤雖不中邪病從內生
名曰脫營鎮陽一士人軀幹魁梧而意氣豪雄喜交遊而
有四方之志年踰三旬已入仕至五品出入從騎塞途姬
侍滿前飲食起居無不如意不三年以事罷去心思鬱結
憂慮不已以致飲食無味精神日減肌膚漸至瘦弱無如
之何遂躭嗜於酒久而中滿始求醫醫不審得病之情輒
以丸藥五粒溫水送下二十餘行時值初秋暑熱猶盛因
而煩渴飲冷過多遂成腸鳴腹痛而爲痢疾有如魚腦以
至困篤命予治之診其脉乍大乍小其症反覆悶亂兀兀

易为，更利几行即快矣。遂以无忧散对加牵牛末，白汤服，至夕腹中雷鸣而作阵痛，少焉既吐又泻，烦渴不止，饮食无度，不复能禁，时发昏愦。再命前医视之，诊其脉不能措手而退。顷之冷汗如洗，口鼻气渐冷而卒矣。小人悔恨无及，敢以为问？予曰：未尝亲见，不知所以然。既去。或曰：予亲见之，果药之罪欤而非欤。予曰：此非药之罪，乃失其约量之过也。夫药之无据，反为气贼。《内经》云：约方犹约囊也，囊满弗约，则输泄方成，弗约则神与气弗俱。故仲景以桂枝治外伤风邪，则曰：若一服汗出病瘥，停后服，不必尽剂。大承气汤下大实大满，则曰得更衣止后服，不必尽剂。其慎如此！此为大戒，盖得圣人约囊之旨也。治病必求其本。盖李人以杂剧为戏，劳神损气，而其中痛，因时暑热渴，饮凉茶，脾胃气弱，不能运化而作痞满，以药下之，是重困也。加以不慎，又损其阳，虚而复伤，伤而复下，阴争于内，阳扰于外，魄汗未藏，四逆内起，仲景所谓一逆尚引日，再逆促命期，如是则非失约量之过而何？故《内经》戒云：上工平气，中工乱脉，下工绝气。不可不慎也。

脱营忌泻　〇《疏五过论》云：常贵后贱，虽不中邪，病从内生，名曰脱营。镇阳一士人，躯干魁梧，而意气豪雄，喜交游而有四方之志，年逾三旬，已入仕至五品，出入从骑塞途，姬侍满前，饮食起居，无不如意。不三年，以事罢去，心思郁结，忧虑不已，以致饮食无味，精神日减，肌肤渐至瘦弱。无如之何，遂耽嗜于酒，久而中满。始求医，医不审得病之情，辄以丸药五粒，温水送，下二十余行。时值初秋，暑热犹盛，因而烦渴，饮冷过多，遂成肠鸣腹痛，而为痢疾，有如鱼脑，以至困笃，命予治之。诊其脉乍大乍小，其症反复闷乱，兀兀欲吐，叹息不绝。予料曰：此病难治。启玄子云：神屈故也。以其贵之尊荣，贱之屈辱，心怀慕恋，志结忧惶，虽不中邪，病从内生，血脉虚减，名曰脱营。或曰：愿闻其理，《黄帝针经》有曰：宗气之道，内谷为主，谷入于胃，乃传入于脉，流溢于中，布散于外。精专者行于经隧，周而复始，常营无已，是为天地之纪。故气始从手太阴起，注于阳明，传流而终于足厥阴，循腹里，入缺盆，下注肺中，于是复注手太阴，此营气之所行也。故昼夜气行五十营，漏水下百刻，凡一万三千五百息。所谓交通者，并行一数也，故五十营备得，尽天地之寿矣。今病者始乐后苦，皆伤精气，精气竭绝，形体毁阻，暴喜伤阳，暴怒伤阴，喜怒不能自节。盖心为君主，神明出焉；肺为辅相，主行营卫，制节由之。主贪人欲，天理不明，则十二官相使各失所司，使道闭塞而不通，由是则经营之气脱去，不能灌溉周身，百脉失其天度，形乃大伤，以此养生则殃，何疑之有？

泻火伤胃　○经历晋才卿膏粱而饮，至春病衄。医曰：诸见血为热，以清凉饮子投之即止。越数日，其疾复作。医又曰：药不胜病故也。遂投黄连解毒汤。既而或止，止而复作。易医数四，皆用苦寒之剂，俱欲胜其热，然终不愈，而饮食起居，浸不及初，肌寒而时躁，言语无声，口气臭秽，如冷风然，其衄之余波则未绝也。或曰：诸见血者热，衄，热也；热而寒之，理也。今不惟不愈，而反害之，何哉？予言：《内经》曰：五脏以平为期。又云：下工绝气，不可不慎也。彼惟知见血为热，而以苦寒攻之，抑不知苦寒能泻脾胃。夫脾胃土也，乃人身之所以为本者也，今火为病而泻其土，火固未尝除，而土已病矣。土病则胃虚，胃虚则荣气不能滋荣百脉，元气不循天度，气随阴化，而变无声与肌寒也。噫，粗工嘻嘻，以为可治，言热未已，寒病复起，此之谓也。

下工绝气危生　○丁巳，予从军至开州，夏月有千户高国用谓予曰：父亲年七十有三，于去岁七月间，因内伤饮食，又值霖雨，泻痢暴下数行，医以药止之。不数日，又伤又泻，止而复伤，伤而复泻。至十月间，肢体瘦弱，四肢倦怠，饮食减少，腹痛肠鸣。又以李医治之，处以养脏汤，治之数日，泄止，后添呕吐。又易以王医，用丁香、人参、藿香、橘红、甘草同为细末，生姜煎，数服而呕吐止。延至今正月间，饮食不进，扶而后起。又数日不见大便。予问医曰：父亲不见大便，何以治之？医曰：老官人年过七旬，血气俱衰弱，又况泻痢半载，脾胃久虚，津液耗少，以麻仁丸润之可也。众亲商议，一亲曰：冯村牛山人见证不疑，有果决，遂请治之。诊其脉，问其病，曰：此是风结也，以搜风丸百余丸服之，利数行而死。予悔恨不已，敢以为问？予曰：人以水谷为本，今高年老人久泻，胃中津液耗少，又重泻之，神将何依？《灵枢经》曰：形气不足，病气不足，此阴阳俱不足也，不可泻之；泻之则重不足，重不足则阴阳俱竭，血气皆尽，五脏空虚，筋骨髓枯，老者绝灭，少者不复矣。又曰：上工平气，中工乱脉，下工绝气危生。绝气危生，其牛山人之谓欤。

用药无据反为气贼　○北京按察书吏李仲宽，年五旬，至元己巳春，患风症，半身不遂，麻痹，言语謇涩，精神昏愦。一友处一法，用大黄半斤，黑豆三升，水一斗，同煮豆熟，去大黄，新汲水淘净，每日服二三合。则风热自去。服之过半，又一友云，用通圣散、四物汤、黄连解毒汤相合服之，其效尤速。服月余，精神愈困。遂还真定，归家养病，亲旧献方无数不能悉錄又增瘖瘂不能言氣冷手足寒命予診視細詢前由盡得其説予診之六脈如蛛絲細予謂之曰夫病有表裏虛實寒熱不等藥有君臣佐使大小奇偶之制君所服藥無考憑故病愈甚今已無救君自取耳未幾而死有吏曹通甫妻蕭氏年六旬有餘孤寒無依春月忽患風疾半身不遂言語蹇澁精神昏憒口眼喎斜與李仲寬症同予刺十二經井穴接其經絡不通又灸肩井曲池詳病時月處藥服之減半予曰不須服藥病將自愈明年春在張子敬郎中家見其行步如舊予嘆曰夫人病痊得不亂服藥之故由此論之李仲寬亂服藥終身不救蕭氏貧困恬憺自如內經曰用藥無據反為氣賊聖人戒之一日姚雪齋舉許先生之言曰富貴有二事反不如貧賤有過惡不能匡救有病不能醫療噫李氏之謂歟

戒妄下○真定鈔庫官李提舉年踰四旬體幹魁梧肌肉豐盛有僚友師君告之曰肥人多風証今君如此恐後致中風搜風丸其藥推陳致新化痰宜服之李從其言遂合一料每日服之至夜下五行如是半月覺氣短而促至月餘添怠惰嗜臥便白膿小便不禁足至膝冷腰背沉痛飲食無味仍不欲食心胸痞滿時有燥熱健忘恍惚不安凡三易醫皆無效因陳其由請予治之予曰孫真人云藥勢有所偏助令人臟氣不平藥本攻疾無疾不可餌平人穀入於胃脉道乃行水入於經其血乃成水去則榮散穀消則衛亡榮散衛亡神無所依君本身體康強五臟安泰妄以小毒之劑日下數行初服一日且推陳矣陳積已去又何推焉今飲食不為肌膚水穀不能運化精微灌溉五臟六腑周身百脉神將何依故氣短而促者真氣損也怠惰

不能悉录，又增喑哑不能言，气冷手足寒。命予诊视，细询前由，尽得其说。予诊之，六脉如蛛丝细。予谓之曰：夫病有表里虚实寒热不等，药有君臣佐使大小奇偶之制，君所服药无考凭，故病愈甚。今已无救，君自取耳。未几而死。有吏曹通甫妻萧氏，年六旬有余，孤寒无依，春月忽患风疾，半身不遂，言语謇涩，精神昏愦，口眼㖞斜，与李仲宽症同。予刺十二经井穴接其经络，不通；又灸肩井、曲池，详病时月处药，服之减半。予曰：不须服药，病将自愈。明年春，在张子敬郎中家，见其行步如旧。予叹曰：夫人病痊，得不乱服药之故。由此论之，李仲宽乱服药，终身不救。萧氏贫困，恬淡自如，《内经》曰：用药无据，反为气贼，圣人戒之。一日，姚雪斋举许先生之言曰：富贵有二事，反不如贫贱，有过恶不能匡救，有病不能医疗。噫，李氏之谓欤。

戒妄下　〇真定钞库官李提举，年逾四旬，体干魁梧，肌肉丰盛。有僚友师君告之曰：肥人多风证，今君如此，恐后致中风，搜风丸其药推陈致新化痰，宜服之。李从其言：遂合一料，每日服之，至夜下五行。如是半月，觉气短而促。至月余，添怠惰嗜卧，便白脓，小便不禁，足至膝冷，腰背沉痛，饮食无味，仍不欲食，心胸痞满，时有躁热，健忘，恍惚不安。凡三易医，皆无效，因陈其由，请予治之。予曰：孙真人云：药势有所偏助，令人脏气不平。药本攻疾，无疾不可饵。平人谷入于胃，脉道乃行；水入于经，其血乃成。水去则荣散，谷消则卫亡，荣散卫亡，神无所依。君本身体康强，五脏安泰，妄以小毒之剂日下数行，初服一日，且推陈矣，陈积已去，又何推焉？今饮食不为肌肤，水谷不能运化精微，灌溉五脏六腑，周身百脉，神将何依？故气短而促者，真气损也；怠惰嗜卧者，脾气衰也；小便不禁者，膀胱不藏也；便下脓血者，胃气下脱也；足胫寒而逆者，阳气微也；时有躁热，心下虚痞者，胃气不能上营也；恍惚健忘者，神明乱也。《金匮》云：不当下而强下之，令人开肠洞泄，便溺不禁而死。前证所生，非天也，君自取之。治虽粗安，促命期矣。李闻之惊恐，汗浃于背，起谓予曰：妄下之过，悔将何及！虽然，君当尽心救其失。予以为病势过半，病将难痊，固辞而退。至秋，疾甚，医以夺命散下之，燥热喘满而死。《内经》曰：诛罚无过，是谓大惑，如李君者，《内经》所谓大惑之人也。卫生君子，可不戒哉。

刺禁

《灵》：五脏之气，已绝于内，而用针者反实其外，是谓重竭，重竭必死，其死也静。治之者，辄反其气，取腋与膺。《针经》云：五脏之气已绝于内者，脉气口内绝。不知者，反取其外之病处与阳经之合，有留针以致阳气，阳气至则内重竭，重竭则死矣。其死也，无气以动，故静。五脏之气，已绝于外，而用针者又实其内，是谓逆厥，逆厥则必死，其死也躁。治之者，反取四末。《针解》云：五脏之气已绝于外者，脉气口外绝。不知者，反取其四末之输，有留针以致其阴气，阴气至则阳气反入，入则逆，逆则死矣。阴气有余故躁。《难经》云：五脏脉绝于内者，肾肝气已绝于内也，而医反补其心肺，五脏脉绝于外者，心肺脉已绝于外也，而医反补其肾肝。阳绝补阴，阴绝补阳，是谓实实虚虚，损不足，益有余，如此死者，医杀之耳。刺之害中而不去，则精泄。害中而去则致气，精泄则病益甚而恇，致气则生为痈疡。无实实虚虚，损不足而益有余，是谓甚病，病益甚。《难经》云：假令肺实而肝虚，肝者木也，肺者金也，金木当更相平，当知金平木也。假令肺实，故知肝虚微少气，用针不补其肝而反重实其肺，故曰实实虚虚，损不足而益有余，病中工所害也。取五脉者死。《针解》云：言病在中气不足，但用针尽大泻其诸阴之脉也。取三阳之脉者恇。《针解》云：言尽泻三阳之气，令病人恇然不复也。夺阴者死，《针解》云：言取尺之五里五往者也。夺阳者狂，针害毕矣。《针解》云：夺阳者狂，正言也。

《甲》：问曰：针能杀生人，岂不能起死人乎？对曰：能杀生人，不能起死人者也。是人之所生，受气于谷，谷之所注者胃也，胃者水谷之府，气血之海也。海之所行云雨者，天下也；胃之所出气血者，经隧也；经隧者，五脏六腑之大络也，迎而夺之而已矣。迎之五里，中道而止，五至而已，五往而藏之，气尽矣，故五五二十五而竭其输矣。此所谓夺其天气者也。故曰：窥门而刺之者，死于家中；入门而刺之者，死于堂上。黄帝曰：请传之后世，以为刺禁。经隧，《灵枢》作“经坠”。

凡刺之补泻，无过其度，与脉逆者无刺。

《灵》：凡刺之禁：新内勿刺，新刺勿内；已刺勿醉，已醉勿刺；新怒勿刺，已怒勿刺；新劳勿刺，已刺勿劳；已饱勿刺，已刺勿饱；已饥勿刺，已刺勿饥；已渴勿刺，已刺勿渴。大惊大恐，必定其气乃刺之；乘车来者，卧而休之，如食顷乃刺之；步行来者，坐而休之，如行十里顷，乃刺之。

凡此十二禁者，其脉乱气散，逆其荣卫，经气不次，因而刺之，则阳病入于阴，阴病出于阳，邪气复[1]生，粗工不察，是谓伐身。形肉已夺，是一夺也；大夺血之后，是二夺也；大夺汗之后，是三夺也；大泄之后，是四夺也；新产又大下血，是五夺也。此皆不可泻也。

《素》：天温日明，则人血淖液而卫气浮，故血易泻，气易行。天寒日阴，则人血凝泣而卫气沉；月始生，则血气始精，卫气始行；月廓满，则血气实，肌肉坚；月廓空，则肌肉减，经络虚，卫气去，形独居。是以因天时而调血气也。是以天寒无刺，天温无疑，月生无泻，月满无补，月廓空无治，是谓得时而调之。因天之序，盛虚之时，移光定位，正立而待之。故曰[2]月生而泻，是谓脏虚；月满而补，血气扬溢，络有留血，命曰重

---

①复：原作“不”，据《灵枢·终始》改。

②曰：原作“日”，据《素问·八正神明论》改。

实；月廓空治，是谓乱经。阴阳相错，真邪不别，沉以留[①]止，外虚内乱，淫邪乃起。《八正神明论》。

脏腑禁 刺阳明，出血气；刺太阳，出血恶气；刺少阳，出气恶血；刺太阴，出气恶血；刺少阴，出气恶血；刺厥阴，出血恶气也。《血气形志篇》。

穴禁 **《甲》：**神庭禁不可刺；上关刺[②]不可深令人耳无闻。颅囟刺不可多出血，左角刺不可久留。人迎刺过深杀人，云门刺不可深使人逆息不能食。缺盆刺不可过深使人逆气，五里禁不可刺手阳明经穴。脐中禁不可刺，伏兔禁不可刺刺五分。三阳络禁不可刺，复溜刺无多见血。承筋禁不可刺，然谷刺无多见血。乳中禁不可刺，鸠尾禁不可刺。

《灵》：刺上关者，呿不能欠；刺下关者，欠不能呿。刺犊鼻者，屈不能伸；刺两关者，伸不能屈。《本输篇》。

时禁 **《素》：**春气在经脉，夏气在孙络，长夏气在肌肉，秋气在皮肤，冬气在骨髓中。帝曰：愿闻其故。岐伯曰：春者，天气始开，地气始泄，冻解冰释，水行经通，故人气在脉；夏者，经满气溢，入孙络受血，皮肤充实；长夏者，经络皆盛，内溢肌中；秋者，天气始收，腠理闭塞，皮肤引急；冬者盖藏，血气在中，内着骨髓，通于五脏。是故邪气者，常随四时之气血而入客也。至其变化，不可为度。然必从其经气辟除其邪，则乱气不生。帝曰：逆四时而生乱气，奈何？岐伯曰：春刺络脉，血气外溢，令人少气；春刺肌肉，血气环逆，令人上气；春刺筋骨，血气内着，令人腹胀。○夏刺经脉，血气乃竭，令人解㑊；夏刺肌肉，血气内却，令人善恐；夏刺筋骨，血气上逆，令人善怒。

①留：原作“流”，据《素问·八正神明论》改。
②刺：《针灸甲乙经》卷五作“禁”。

〇秋刺经脉，血气上逆，令人善忘；秋刺络脉，气不外行，令人卧不欲动；秋刺筋骨，血气内散，令人寒栗。〇冬刺经脉，血气皆脱，令人目不明；冬刺络脉，内气外泄，留为大痹；冬刺肌肉，阳气竭绝，令人善忘。凡此四时刺者，大逆之病，不可不从也；反之则生乱气，相淫病焉。故刺不知四时之经，病之所生，以从为逆，正气内乱，与精相搏。必审九候，正气不乱，精气不转。《四时刺逆从论》

日辰禁 春甲乙日自乘，无刺头，无发矇于耳内；夏丙丁日自乘，无振埃于肩喉廉泉；长夏戊己日自乘四季，无刺腹去爪泻水；秋庚辛日自乘，无刺关节于股膝；冬壬癸日自乘，无刺足胫。是谓五[①]禁。

刺法浅深 **《素》**：黄帝问曰：愿闻刺要。岐伯对曰：病有浮沉，刺有浅深，各至其理，无过其道。过之则内伤，不及则生外壅，壅则邪从之。浅深不得，反为大贼，内动五脏，后生大病。故曰：病有在毫毛腠理者，有在皮肤者，有在肌肉者，有在脉者，有在筋者，有在骨者，有在髓者。是故刺毫毛腠理，无伤皮，皮伤则内动肺，肺动则秋病温疟，泝泝然寒栗；刺皮无伤肉，肉伤则内动脾，脾动则七十二日四季之月病腹胀，烦不嗜食；刺肉无伤脉，脉伤则内动心，心动则夏病心痛；刺肉无伤筋，筋伤则内动肝，肝动则春病热而筋弛；刺筋无伤骨，骨伤则内动肾，肾动则冬病胀，腰痛；刺骨无伤髓，髓伤则销铄胻酸，体解㑊。然不去矣。《刺要论》。

杂禁 凡刺之道，必中气穴，无中肉节。中气穴则针游于巷，中肉节则皮肤痛。补泻反则病益笃。中筋则筋缓，邪气不出，与真相搏，乱而不去，反还内着。用针不审，以顺为逆。刺中心，一日死，其动为噫；刺中肺，三日死，其动为咳；刺中肝，五日

①五：原作“三”，据《灵枢·五禁》改。

死，其动为欠《素问》作“语”；刺中脾，十五日死《素问》作“十”日，其动为吞；刺中肾，三日死《素问》作“六日”，又云“七日”，其动为嚏；刺中胆，一日半死，其动为呕；刺中膈，为伤中，其病虽愈，过一岁必死。刺跗上，中大脉，血出不止死；刺阴股，中大脉，血出不止死。刺面，中溜脉，不幸为盲；刺客主人，内陷中脉，为内漏，为聋。刺头，中脑户，入脑立死；刺膝髌，出液为跛；刺舌下中脉太过，血出不止，为喑。刺臂太阴脉，出血多立死；刺足下布络中脉，血不出为肿；刺足少阴脉，重虚出血，为舌难以言。刺郄中大脉，令人仆，脱色；刺膺中，陷中肺《素》曰：刺膺中陷中脉，为喘逆仰息；刺气冲中脉，血不出为肿鼠鼷；刺肘中内陷，气归之，为不屈伸。刺脊间中髓，为伛；刺阴股下三寸内陷，令人遗溺；刺乳上，中乳房，为肿根蚀；刺腋下胁间内陷，令人咳；刺缺盆中内陷，气泄，令人喘咳逆；刺少腹中膀胱，溺出，令人少腹满；刺手鱼腹内陷，为肿；刺腨肠内陷，为肿；刺眶上陷骨中脉，为漏为盲；刺关节中液出，不得屈伸。俱出《刺禁篇》。

灸禁①

宜灸 **垣**：《针经》云：陷下则灸之。天地间无他，惟阴与阳二气而已。阳在外在上，阴在内在下。今言陷下者，阳气下陷入阴血之中，是阴反居其上而覆其阳，脉证俱见。寒在外者，则灸之。《异法方宜论》云：北方之人，宜灸也，为冬寒大旺，伏阳在内，皆宜灸之。以至理论之，则肾主藏，藏阳气在内，冬三月主闭藏是也。太过则病，固宜灸焫，此阳火陷入阴水之中是也。《难经》云：热病在内，取会之气穴，为阳陷入阴中，取阳气通天之窍穴，以火引火而导之，此宜灸焫也。若将有余之病，一概灸之，岂不误哉！仲景云：微数之脉，慎不可灸。因火为邪，则为烦逆。追虚逐实，血散脉中，火气虽微，内攻有力，焦骨伤筋，血难复也。又云：脉浮，宜以汗解，用火灸之，

①灸禁：原脱，据本书目录补。

邪無從出因火而盛病從腰以下必重而痺名火逆也脈浮熱甚而反灸之此爲實實而虛治因火而動必咽燥唾血又云身之穴三百六十有五其三十六穴灸之有害七十九穴刺之爲災并中髓也仲景傷寒例第三十

按明堂針經各條下所說禁忌明矣內經云脈之所見邪之所在脈沉者邪氣在內脈浮者邪氣在表世醫只知脈之說不知病症之禁忌若表見寒証身汗出身常清數慄而寒不渴欲覆厚衣常惡寒手足厥皮膚燥枯其脈必沉細而遲但有一二症皆宜灸之陽氣下陷故也若身熱惡熱時見燥作或面赤面黄咽乾嗌乾口乾舌上黄赤時渴咽嗌痛皆熱在外也但有一二症皆不宜灸其脈必浮數或但數而不浮亦不可灸灸之則災害立生若有鼻不聞香臭鼻流清涕眼瞼時痒或欠或

嚏惡寒其脈必沉是脈証相應也或輕手得弦緊者是陰伏其陽也雖面赤宜灸之不可拘于面赤色而禁之也更有腦痛惡寒者雖面赤亦宜灸風府一穴若帶偏腦痛更惡風者邪在少陽宜灸風池無灸風府然艾炷不宜大但如小麥粒一七壯足矣若多灸艾炷大防損目四十五難曰八會者何也然府會太倉藏會季脇筋會陽陵泉髓會絕骨血會膈俞骨會大杼脈會太淵氣會三焦外一筋直兩乳內也熱病在內者取其會之氣穴東垣辨之矣內經中說熱病在內取會之氣穴皆陷下者灸之從陰引陽於背腧府會太倉太倉者中脘也是六府六陽之總稱也藏會季脇者脾之募也在腰背腹募之間與臍平是兩儀之間也五藏六府陽陷者皆取脾胃是萬物有餘皆出於土也脾者五藏之總稱也

邪无从出，因火而盛，病从腰以下，必重而痹，名火逆也。脉浮热甚，而反灸之，此为实。实而虚治，因火而动，必咽燥唾血。又云：身之穴三百六十有五，其三十六穴灸之有害，七十九穴刺之为灾，并中髓也。仲景《伤寒例》第三十。

按：《明堂》《针经》各条下所说禁忌明矣。《内经》云：脉之所见，邪之所在。脉沉者邪气在内，脉浮者邪气在表。世医只知脉之说，不知病症之禁忌。若表见寒证，身汗出，身常清，数栗而寒，不渴，欲覆厚衣，常恶寒，手足厥，皮肤燥枯，其脉必沉细而迟，但有一二症，皆宜灸之，阳气下陷故也。若身热恶热，时见躁作，或面赤面黄，咽干，嗌干，口干，舌上黄赤，时渴，咽嗌痛，皆热在外也，但有一二症，皆不宜灸，其脉必浮数，或但数而不浮，亦不可灸，灸之则灾害立生。若有鼻不闻香臭，鼻流清涕，眼睑时痒，或欠或嚏，恶寒，其脉必沉，是脉证相应也。或轻手得弦紧者，是阴伏其阳血，虽面赤，宜灸之，不可拘于面赤色而禁之也。更有脑痛恶寒者，虽面赤，亦宜灸风府一穴。若带偏脑痛，更恶风者，邪在少阳，宜灸风池，无灸风府。然艾炷不宜大，但如小麦粒一七壮足矣。若多灸、艾炷大，防损目。《四十五难》曰：八会者，何也？然。府会太仓，脏会季胁，筋会阳陵泉，髓会绝骨，血会膈俞，骨会大杼，脉会太渊，气会三焦外一筋宜两乳内也。热病在内者，取其会之气穴，东垣辨之矣。《内经》中说热病在内，取会之气穴皆陷下者灸之，从阴引阳于背俞。府会太仓，太仓者，中脘也，是六腑六阳之总称也；脏会季胁者，脾之募也，在腰背腹募之间，与脐平，是两仪之间也。五脏六腑阳陷者，皆取脾胃，是万物有余，皆出于土也。脾者，五脏之总称也；

帶脉者脾之附經也又其別稱也血會鬲俞鬲俞者背之上也骨會大杼大杼者背也髓會絶骨絶骨者是骨名也在足外踝上也乃足少陽之分筋會陽陵泉陽陵泉者足少陽經中膝下外側也脉會太淵太淵者兩寸脉也氣會膻中膻中者兩乳是也熱病在内取會之氣穴者謂熱陷于内故取百會之穴以灸伸之此爲陷下者灸之非太過不及本經所生自病中它邪者乃以經取之也恐後學所疑復明其理以証之陷者皮毛不任風寒知陽氣下陷也其脉中得必細弦而緊小或沉澁覆其上知其熱火陷下也雖脉八九至甚數而陰脉覆其上者皆可灸陰脉者細弦緊小沉澁如上説是也

禁灸

頭維禁不可灸　承光禁不可灸

腦戸禁不可灸　風府禁不可灸灸之不幸使人瘖

瘖門禁不可灸灸之使人瘖　耳門耳中有膿不可灸

下關耳中有乾擿不可灸

人迎禁不可灸　絲竹空禁不可灸灸之不幸使人目小及盲

承泣禁不可灸　脊中禁不可灸

白環俞禁不可灸　乳中禁不可灸

石門女子禁不可灸　氣衝灸之不得息

淵液禁不可灸　鳩尾禁不可灸

陰市禁不可灸　陽關禁不可灸

天府禁不可灸使人逆氣　伏兎禁不可灸

地會五禁不可灸使人瘦　瘈脉禁不可灸

經渠禁不可灸傷人神

醫學綱目卷之九

带脉者，脾之附经也，又其别称也。血会鬲俞，鬲俞者，背之上也；骨会大杼，大杼者，背也；髓会绝骨，绝骨者，是骨名也，在足外踝上也，乃是少阳之分；筋会阳陵泉，阳陵泉者，足少阳经中膝下外侧也；脉会太渊，太渊者，两寸脉也；气会膻中，膻中者，两乳是也。热病在内，取会之气穴者，谓热陷于内，故取百会之穴以灸伸之。此为陷下者灸之，非太过不及。本经所生自病中它邪者，乃以经取之也。恐后学所疑，复明其理以证之。陷者皮毛不任风寒，知阳气下陷也，其脉中得必细弦而紧小，或沉涩覆其上，知其热火陷下也；虽脉八九至甚数，而阴脉覆其上者，皆可灸。阴脉者，细弦紧小沉涩，如上说是也。

禁灸 头维禁不可灸，承光禁不可灸，脑户禁不可灸，

风府禁不可灸灸之不幸使人喑，喑门禁不可灸灸之使人喑，

耳门耳中有脓不可灸，下关耳中有干擿不可灸，

人迎禁不可灸，丝竹空禁不可灸灸之不幸使人目小及盲，

承泣禁不可灸，脊中禁不可灸，白环俞禁不可灸，

乳中禁不可灸，石门女子禁不可灸，气冲灸之不得息，

渊液禁不可灸，鸠尾禁不可灸，阴市禁不可灸，阳关禁不可灸，

天府禁不可灸使人逆气，伏兔禁不可灸，地会五禁不可灸使人瘦，

瘈脉禁不可灸，经渠禁不可灸伤人神。

医学纲目卷之九

吴氏针灸大成

［明］吴文炳 辑 朱蕴菡 校录

明万历刊本

《针灸大成》四卷，又名《吴氏针灸大成》，针灸俞穴学专著，明代吴文炳辑，成书年代约在明万历年间。吴文炳，字绍轩，号光甫，盱江（今江西南城）人，万历医家，另辑有《医家赤帜益辨全书》，著有《食物本草》。本书收载了主要经脉俞穴及经外奇穴的定位、主治、刺灸法，卷末附小儿推拿秘法及《扁鹊真人传》。书中内容多辑自高武《针灸聚英》，并参考杨继洲、靳贤《针灸大成》。鉴于明代万历时期有两部同名《针灸大成》，即杨继洲《针灸大成》十卷本和本书，故常以《吴氏针灸大成》标识本书。出版后流传不广，存世较少，仅日本公文书馆内阁文库藏有孤本，本次整理即以该馆所藏明万历熊冲宇种德堂刊本为底本。

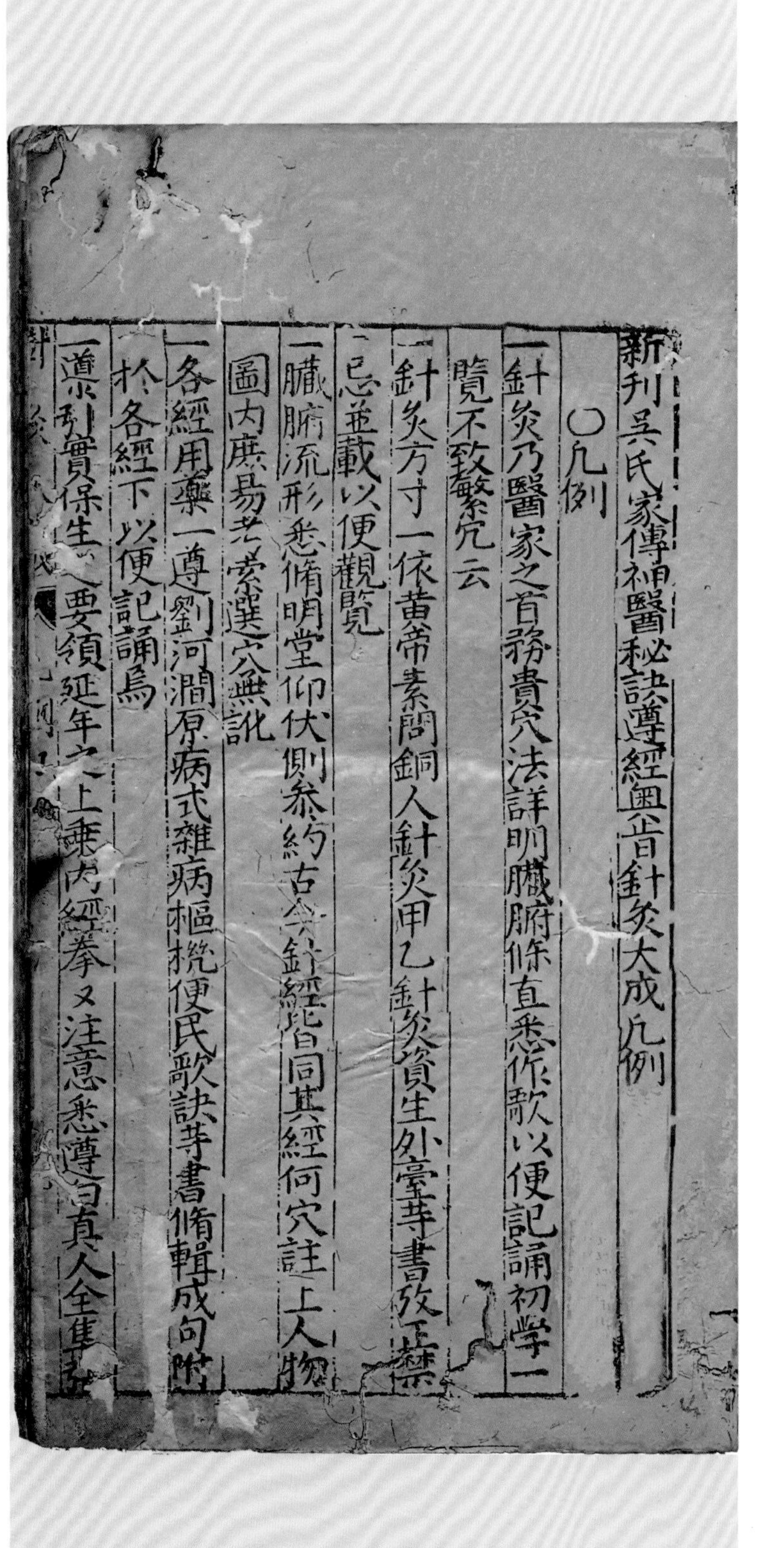

新刊吴氏家传神医秘诀遵经奥旨针灸大成凡例

凡例

◎针灸乃医家之守首务，贵穴法详明脏腑条直，悉作歌以便记诵，初学一览不致繁冗云。

◎针灸方寸一依《黄帝素问》《铜人》《针灸甲乙》《针灸资生》《外台》等书考正，禁忌并载，以便观览。

◎脏腑流形悉修《明堂仰伏侧》，参约古今针经皆同，其经何穴注上人物图内，庶易考索选穴无讹。

◎各经用药一遵刘河间《原病式》《杂病》《枢机》《便民歌诀》等书，修辑成句，附于各经下，以便记诵焉。

◎导引实保生之要领，延年之上乘。内经拳拳注意悉遵《白真人全集》《张

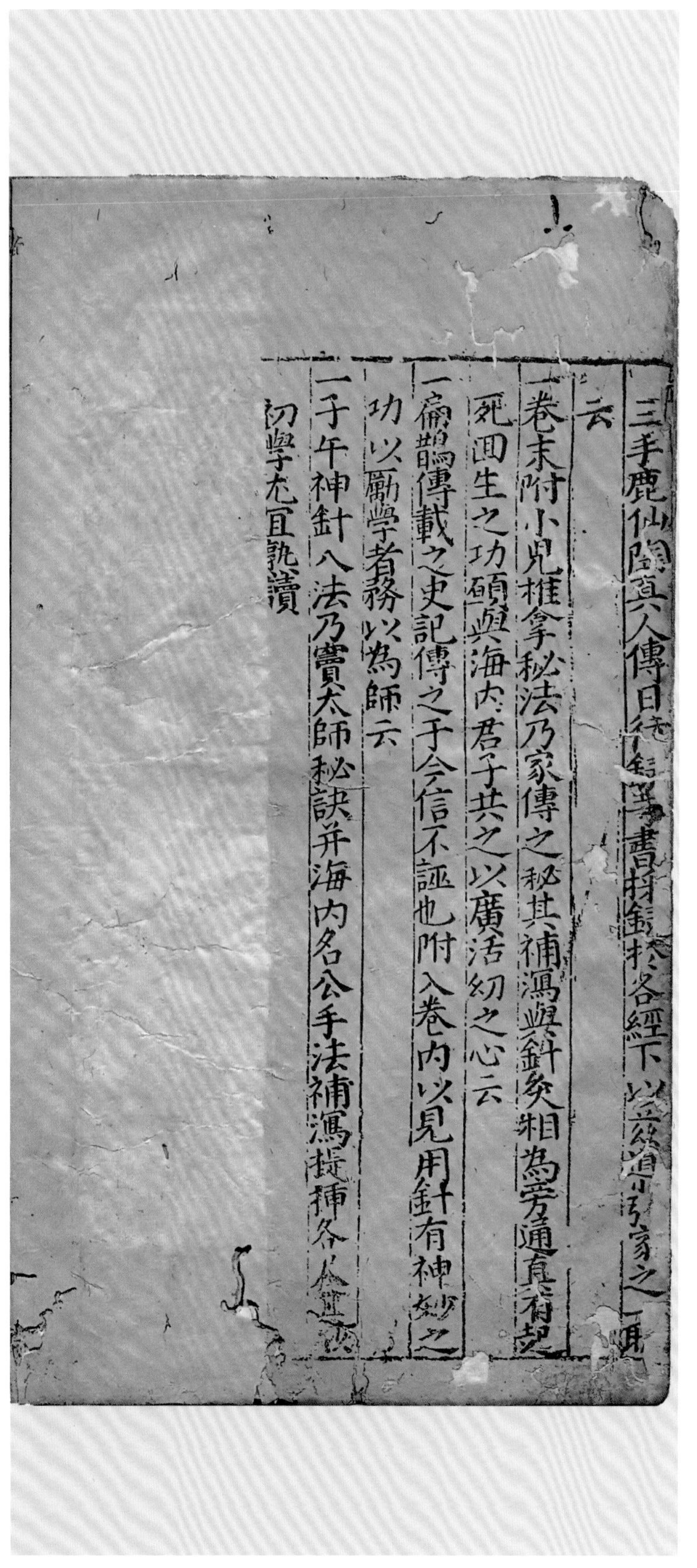

三手鹿仙陶真人傳日行錄等書採錄於各經下以茲導引家之一助
云
一卷末附小兒推拿秘法乃家傳之秘其補瀉與針灸相為旁通真有起
死回生之功願與海內君子共之以廣活幼之心云
一扁鵲傳載之史記傳之于今信不誣也附入卷內以見用針有神妙之
功以勵學者務以為師云
一子午神針八法乃竇太師秘訣并海內名公手法補瀉提插各盡其法
初學尤宜熟讀

三丰《鹿仙》《陶真人传》《日行录》等书，采录于各经下，以兹导引家之一助云。

◎卷末附小儿推拿秘法，乃家传之秘，其补泻与针灸相为旁通，真有起死回生之功，愿与海内君子共之，以广活幼之心云。

◎《扁鹊传》载之，《史记》传之于今，信不诬也。附入卷内以见，用针有神妙之功，以励学者，务以为师云。

◎《子午神针八法》乃窦太师秘诀，并海内名公手法，补泻提插，各尽其法，初学尤宜熟读。

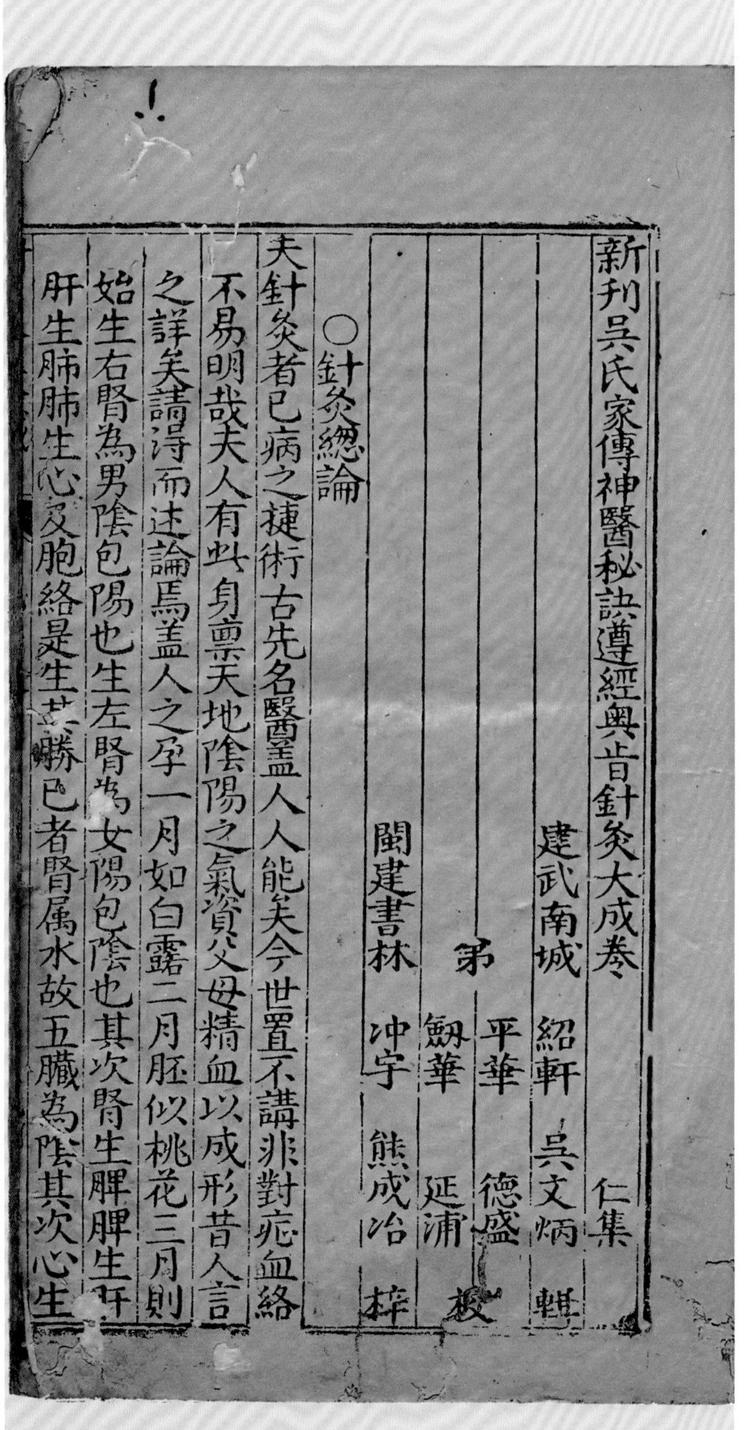

新刊吴氏家传神医秘诀遵经奥旨针灸大成　卷　仁集

建武南城 绍轩 吴文炳　辑

弟 平华 德盛 / 韧华 延浦　校

闽建书林 冲宇 熊成冶　梓

针灸总论

夫针灸者，已病之捷术。古先名医盖人人能矣，今世置不讲，非对症血络不易明哉！夫人有此身，禀天地阴阳之气，资父母精血以成形，昔人言之详矣，请得而述论焉。盖人之孕，一月如白露，二月胚似桃花，三月则始生右肾为男，阴包阳也，生左肾为女，阳包阴也。其次肾生脾，脾生肝，肝生肺，肺生心及胞络，是生其胜已者。肾属水，故五脏为阴。其次心生小肠，小肠生大肠，大肠生胆，胆生胃，胃生膀胱，膀胱生三焦，是生其已胜者。小肠属火，故六腑为阳。其次三焦生八脉，八脉生十二经，十二经生十二络，十二络生一百八十系络，系络生三百六十五骨节，骨节生三百六十五大穴即针灸之穴也。大穴生八万四千毛窍，由是耳目口鼻、四肢百骸之身备焉，所谓四月形象具，五月筋骨成，六月毛发生，是已至七月，则游其魂而能动左手，八月游其魄而能动右手，九月三转终，十月而诞生焉。既诞矣，复有变蒸之热，长其精神，壮其骨髓，生其意智，率以三十二日为期。故三十二日一变蒸，生肾气；六十四日二变蒸，生膀胱之气，肾与膀胱属水，其数一。九十六日三变蒸，生心气；一百二十八日四变蒸，生小肠之气，心与小肠属火，其数二。一百六十五日五变蒸，生肝气；一百九十二日六变蒸，生胆气，肝与胆属木，其数三。二百二十四

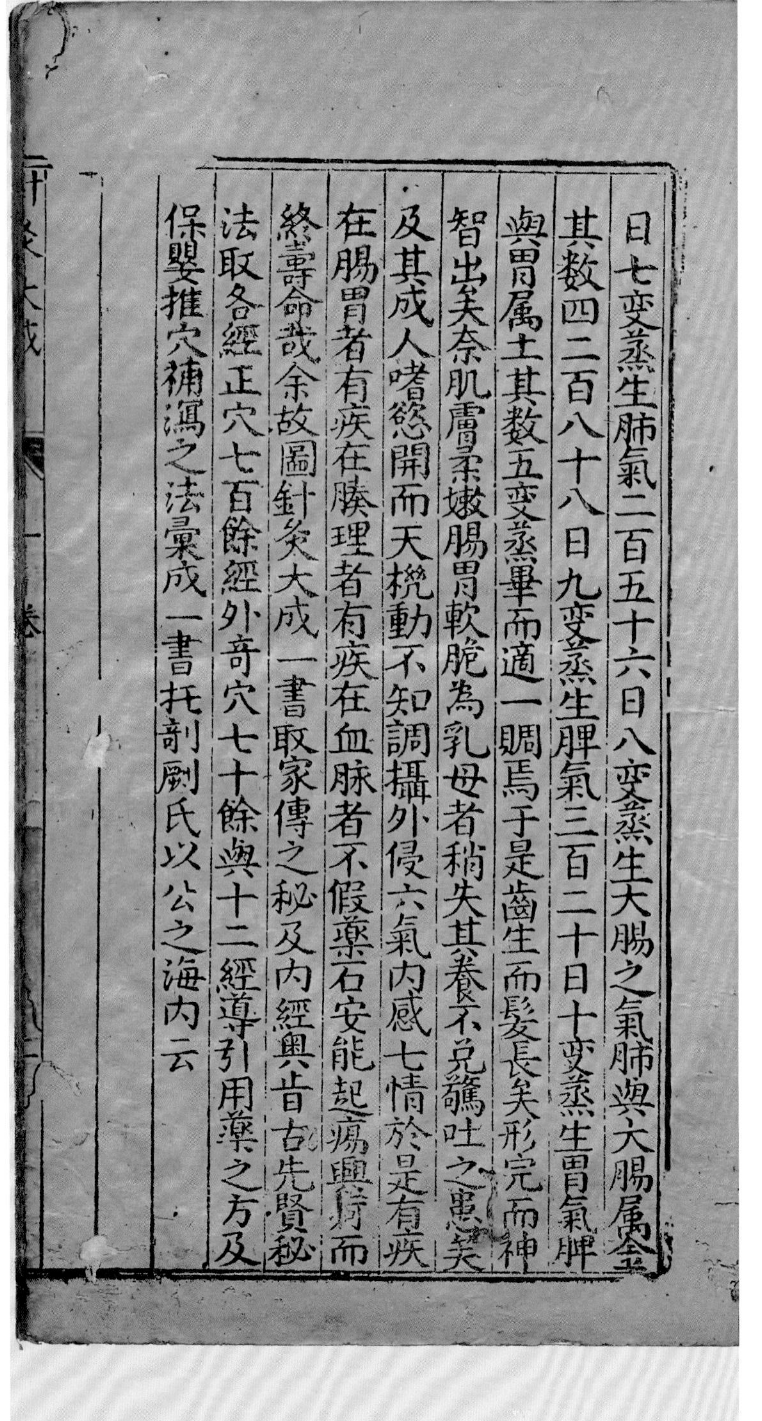
日七變蒸生肺氣二百五十六日八變蒸生大腸之氣肺與大腸屬金其數四二百八十八日九變蒸生脾氣三百二十日十變蒸生胃氣脾與胃屬土其數五變蒸畢而適一賙焉于是齒生而髮長矣形完而神智出矣奈肌膚柔嫩腸胃軟脆為乳母者稍失其養不免驚吐之患矣及其成人嗜慾開而天機動不知調攝外侵六氣內感七情於是有疾在腸胃者有疾在腠理者有疾在血脈者不假藥石安能起瘍與痾而終壽命哉余故圖針灸大成一書取家傳之秘及內經奧旨古先賢秘法取各經正穴七百餘經外奇穴七十餘與十二經導引用藥之方及保嬰推穴補瀉之法彙成一書托剞劂氏以公之海內云

日七变蒸，生肺气；二百五十六日八变蒸，生大肠之气，肺与大肠属金，其数四。二百八十八日九变蒸，生脾气；三百二十日十变蒸，生胃气，脾与胃属土，其数五，变蒸毕而适一赒[①]焉。于是齿生而发长矣，形完而神智出矣。奈肌肤柔嫩，肠胃软脆，为乳母者，稍失其养不免惊吐之患矣。及其成人，嗜欲开而天机动，不知调摄，外侵六气，内感七情，于是有疾在肠胃者，有疾在腠理者，有疾在血脉者，不假药石，安能起疡与疴而终寿命哉！余故图《针灸大成》一书，取家传之秘，及内经奥旨、古先贤秘法，取各经正穴七百余，经外奇穴七十余，与十二经导引用药之方及保婴推穴补泻之法，汇成一书，托剞劂氏以公之海内云。

①赒（zhōu）：接济；救济。

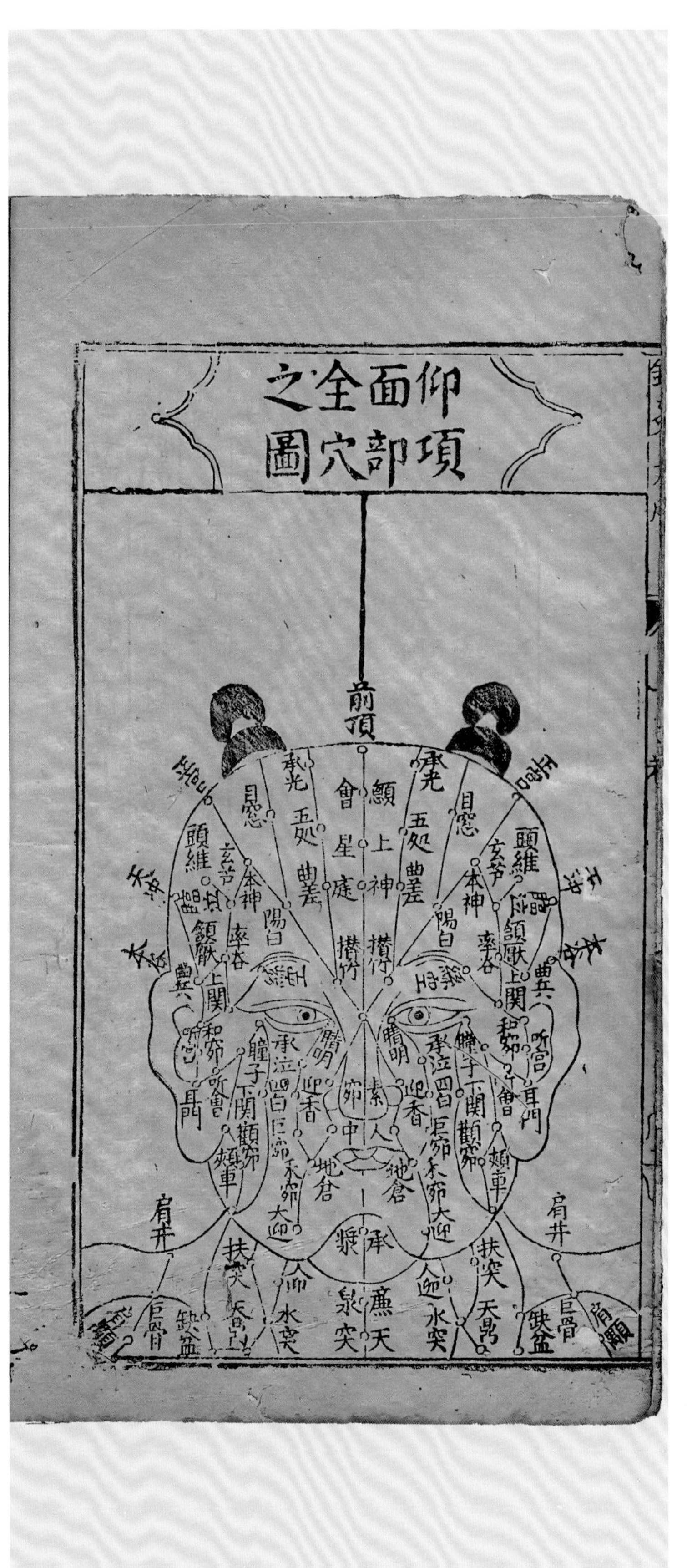

仰项面部全穴之图（图见左）

伏颈脑部全穴之图（图见左）

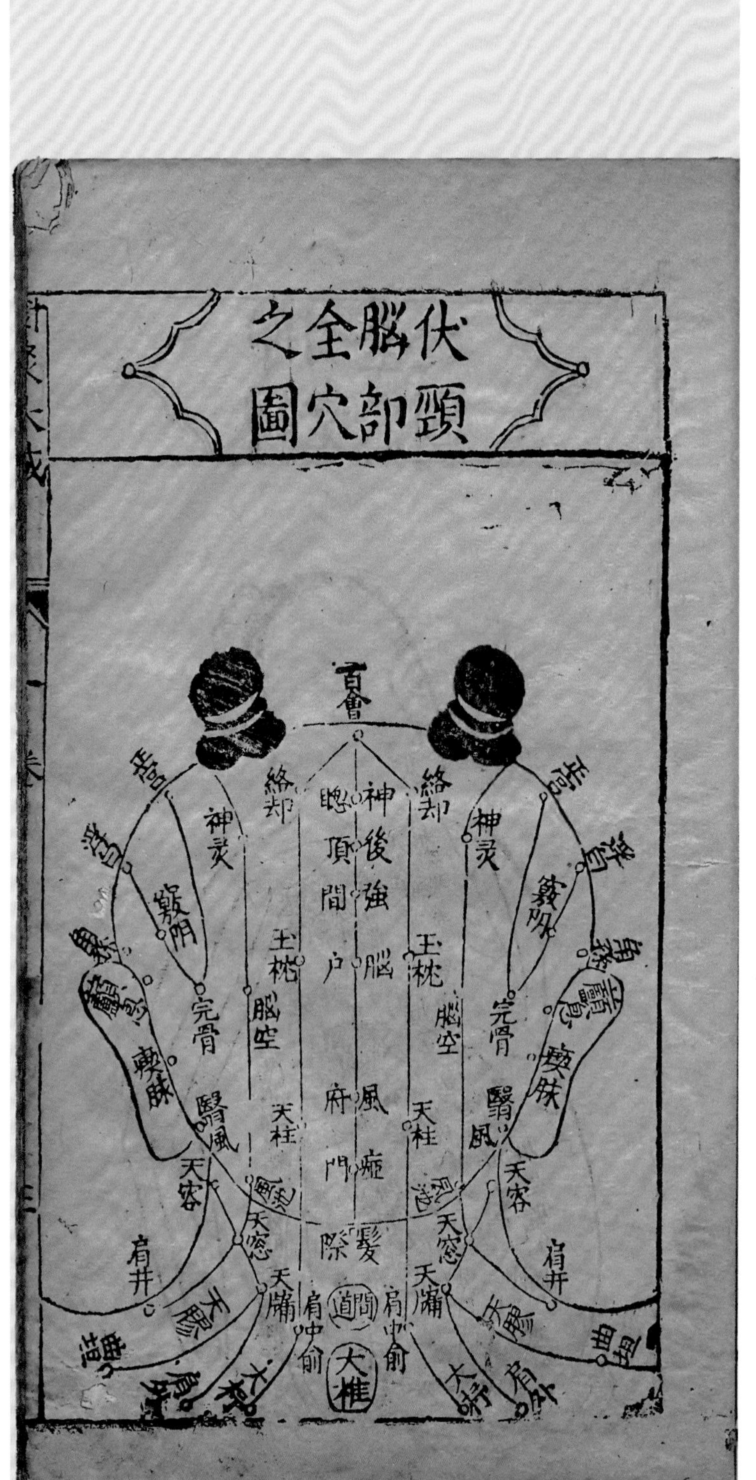

仰侧明堂全穴之图（图见左）

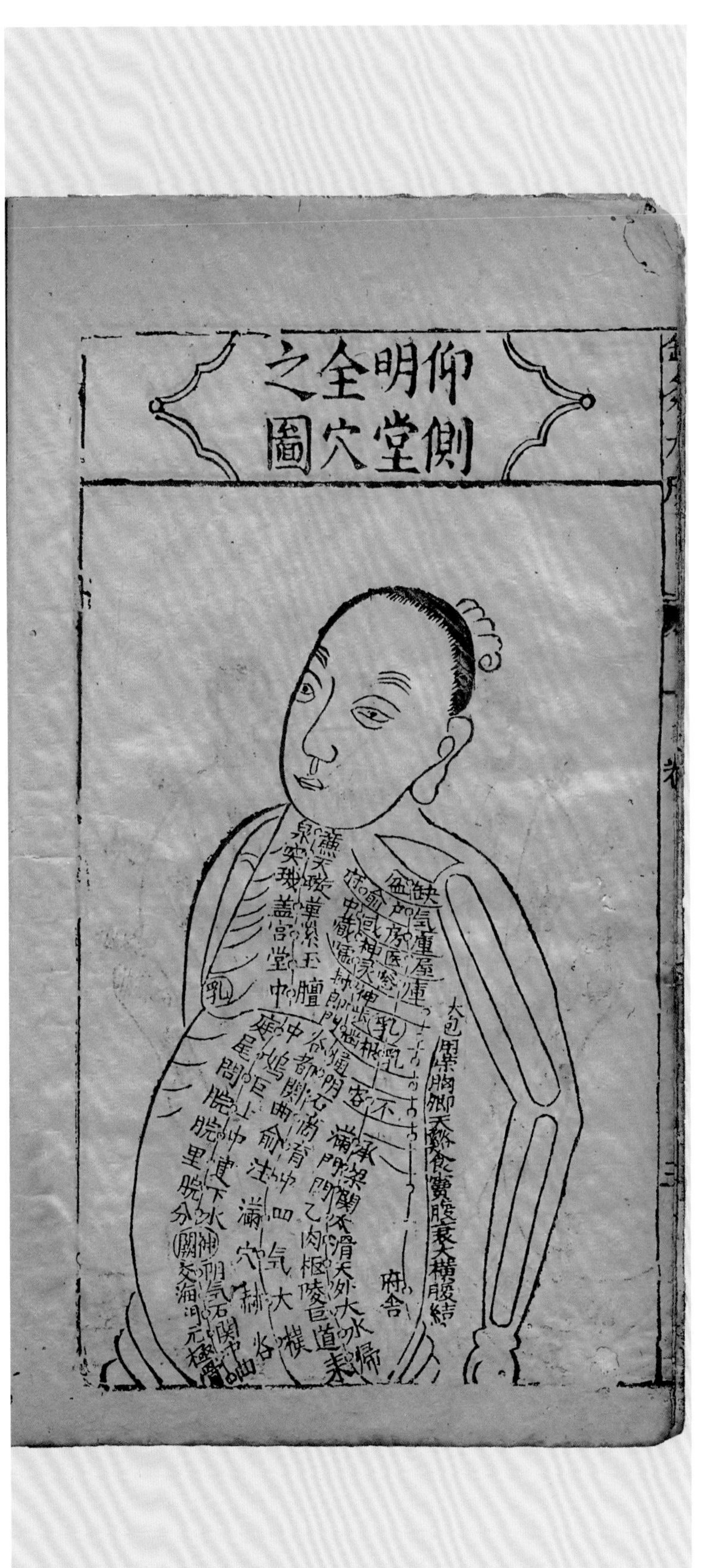

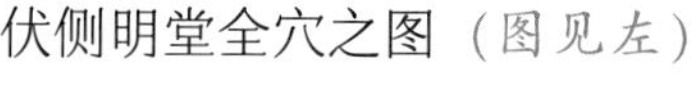

伏侧明堂全穴之图（图见左）

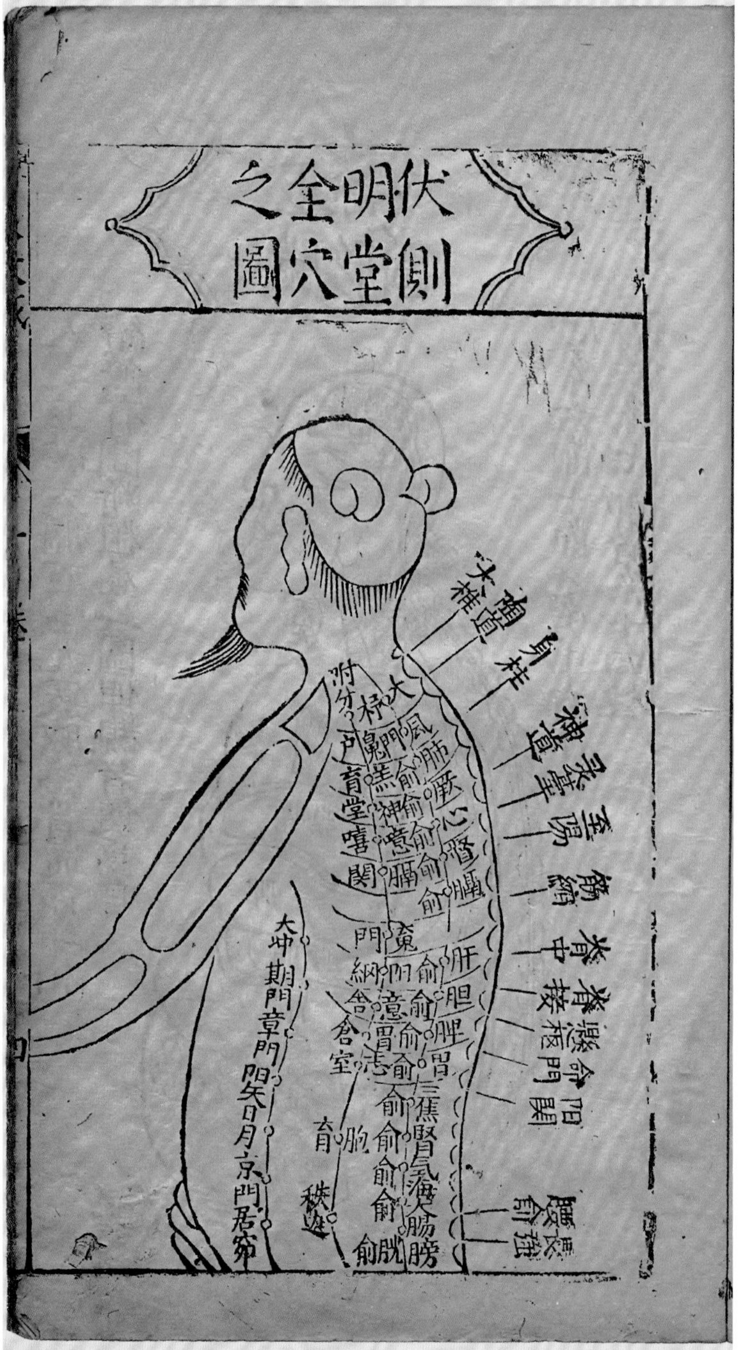

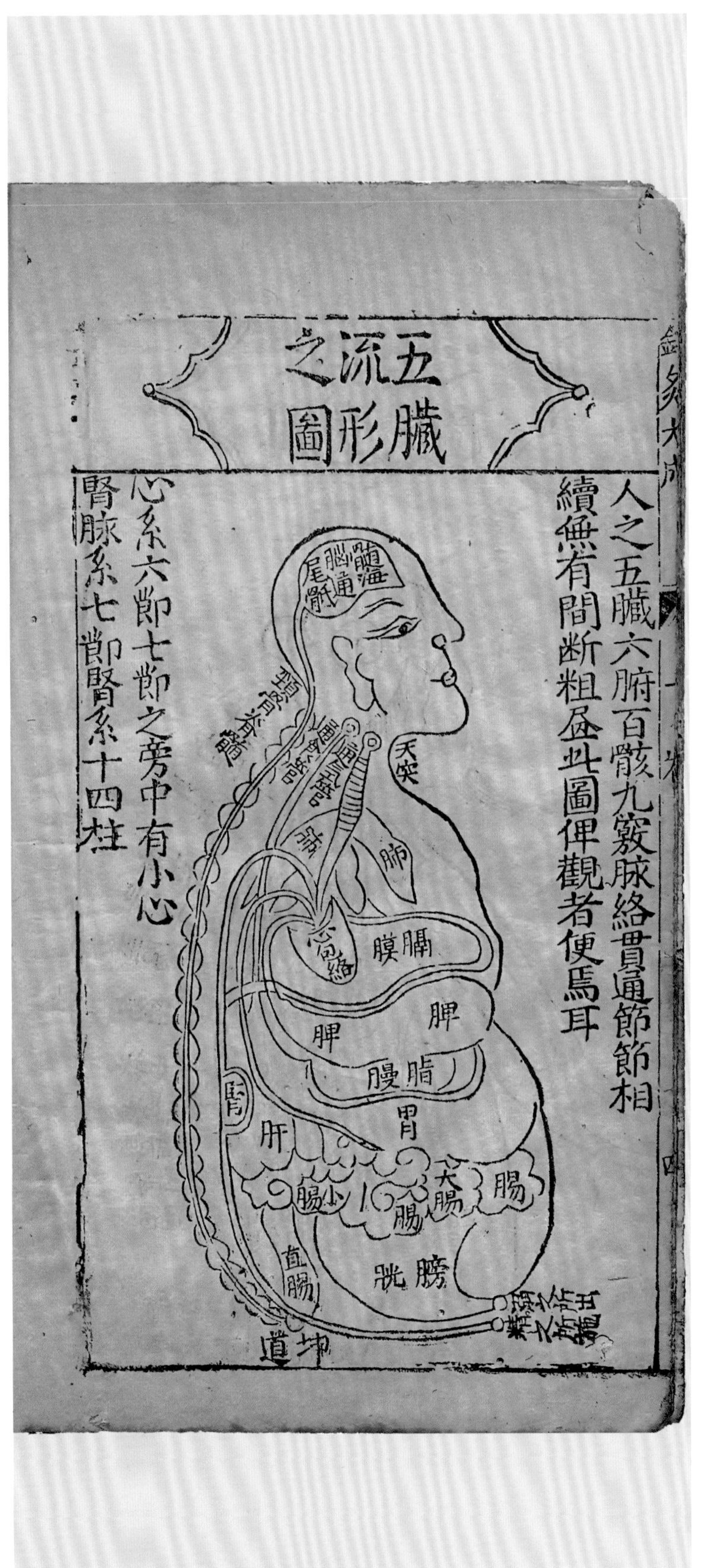

五脏流形之图（图见左）

人之五脏六腑百骸九窍脉络贯通，节节相续，无有间断。粗画此图，俾观者便焉耳。

心系六节，七节之旁中有小心。

肾脉系七节，肾系十四柱。

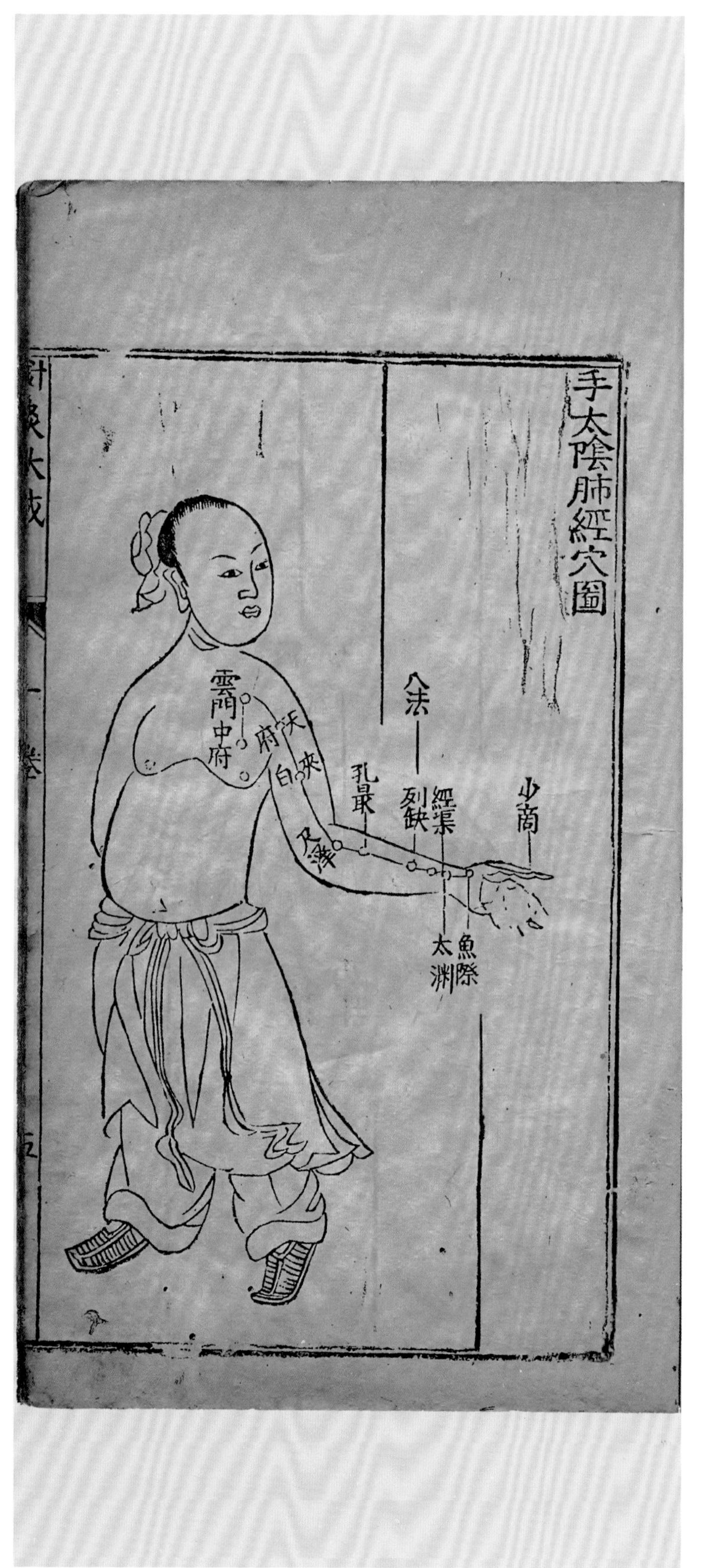

手太阴肺经穴图（图见左）

肺脏（图见左）

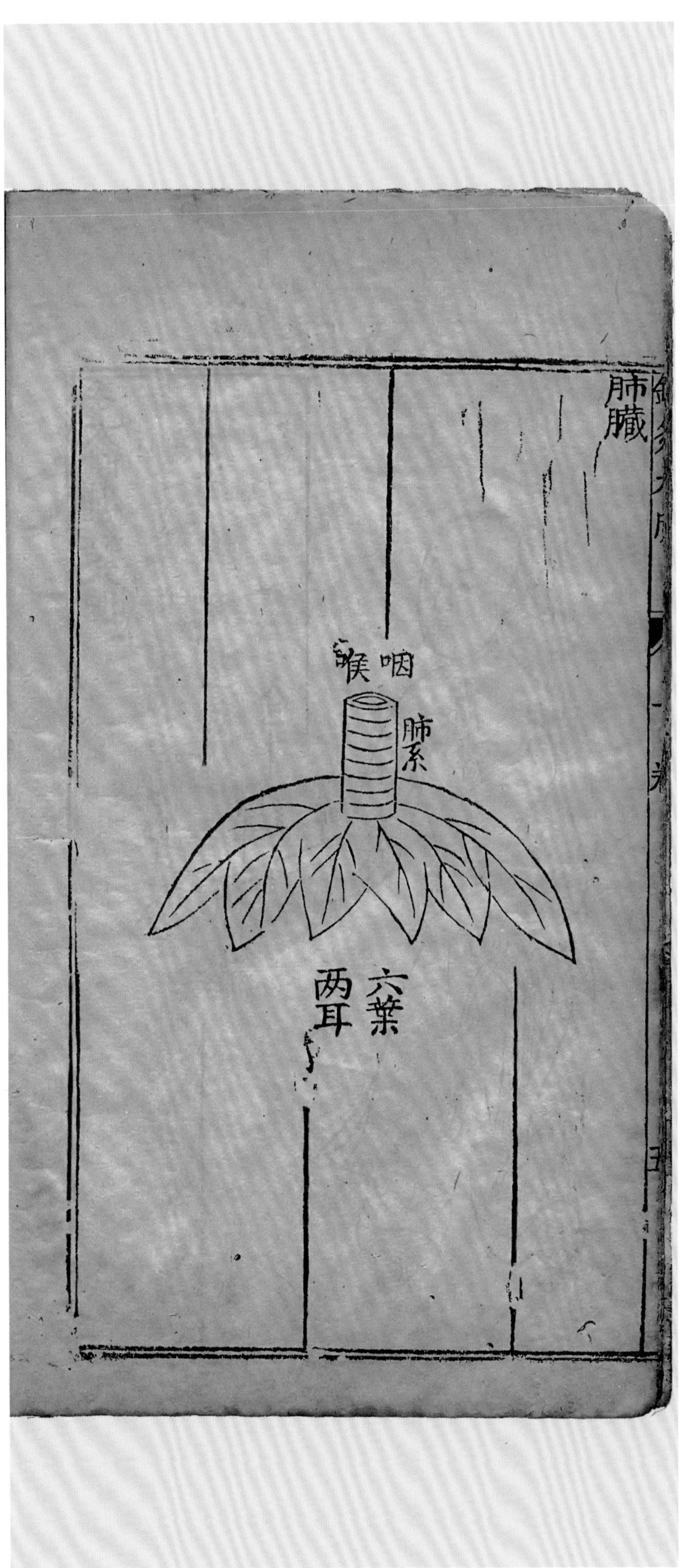

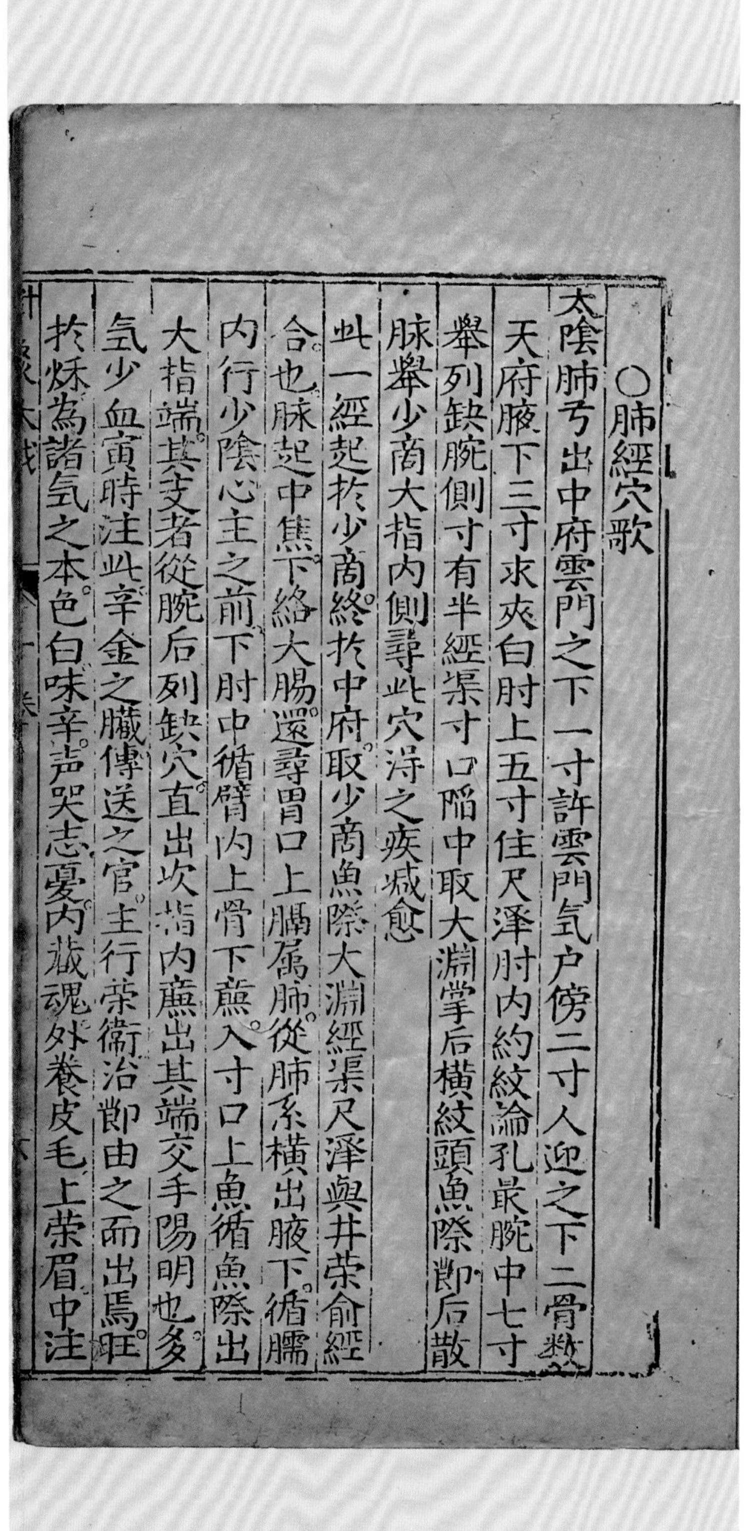
○肺經穴歌
太陰肺兮出中府雲門之下一寸許雲門氣户傍二寸人迎之下二骨数
天府腋下三寸求夾白肘上五寸住尺澤肘内約紋論孔㝡腕中七寸
舉列缺腕側寸有半經渠寸口陷中取大淵掌后横紋頭魚際節后散
脉舉少商大指内側尋此穴淂之疾减愈
此一經起於少商終於中府取少商魚際大淵經渠尺澤與井榮俞經
合也脉起中焦下絡大腸還尋胃口上膈屬肺從肺系横出腋下循臑
内行少陰心主之前下肘中循臂内上骨下廉入寸口上魚循魚際出
大指端其支者從腕后列缺穴直出次指内廉出其端交手陽明也多
氣少血寅時注此辛金之臟傳送之官主行榮衛治節由之而出焉旺
於秋為諸氣之本色白味辛声哭志憂内藏魂外養皮毛上榮眉中注

肺经穴歌

太阴肺兮出中府，云门之下一寸许。云门气户旁二寸，人迎之下二骨数。天府腋下三寸求，侠白肘上五寸住。尺泽肘内约纹论，孔最腕中七寸举。列缺腕侧寸有半，经渠寸口陷中取。太渊掌后横纹头，鱼际节后散脉举。少商大指内侧寻，此穴得之疾减愈。

此一经起于少商，终于中府。取少商、鱼际、太渊、经渠、尺泽与井荥俞经合也。脉起中焦，下络大肠，还寻胃口。上膈属肺，从肺系横出腋下，循臑内行少阴心主之前，下肘中，循臂内上骨下廉，入寸口，上鱼，循鱼际出大指端。其支者，从腕后列缺穴，直出次指内廉出其端，交手阳明也。多气少血，寅时注此。辛金之脏，传送之官。主行荣卫，治节由之而出焉。旺于秋，为诸气之本。色白味辛，声哭志忧。内藏魄[1]，外养皮毛，上荣眉，中注

①魄：原作“魂”，据《素问·宣明五气》改。

液涕，开窍于鼻。是肺之脉居右寸，实则脉实，上热气粗兼鼻壅，泻必辛凉。虚则脉虚，少气不足息低微，补须酸热，橘甘下痰气之神方，姜陈去气嗽之圣药。七情郁结因而喘，沉香乌药参槟；胸痞喘急彻而痛，半夏瓜蒌桔梗。鼻塞不通，丸荆芥澄茄薄荷；鼻渊不止，末龙脑苍芷辛夷。百花却去红痰，二母偏除热嗽。黄连赤茯阿胶，抑心火而清肺脏，诃子杏仁通草，利久嗽以出喉音，流注疼痛因痰饮，半夏倍于朴硝；疹瘾痒痛为[1]风热，苦参少于皂荚。哮嗽齁齁，兜铃蝉蜕杏（除尖）砒霜（少入），热壅咽喉，鸡苏荆芥桔防风，参牛甘草消酒查[2]，轻粉硫黄去鼻痔。白矾甘遂白砒霜性情实重，入豆豉偏治呴喘；百草霜气味虽轻，和海盐却消舌肿。甜葶苈良治肺痈，苦熊胆寒涂肠痔。琼玉膏理嗽调元，流金丹清痰降火。人参非大剂不补，少则凝滞，大则流通；黄芩非枯薄不泻，细则凉肠，

①为：底本漫漶，据杨氏《针灸大成》卷六补。

②查：杨氏《针灸大成》卷六作“疸”。

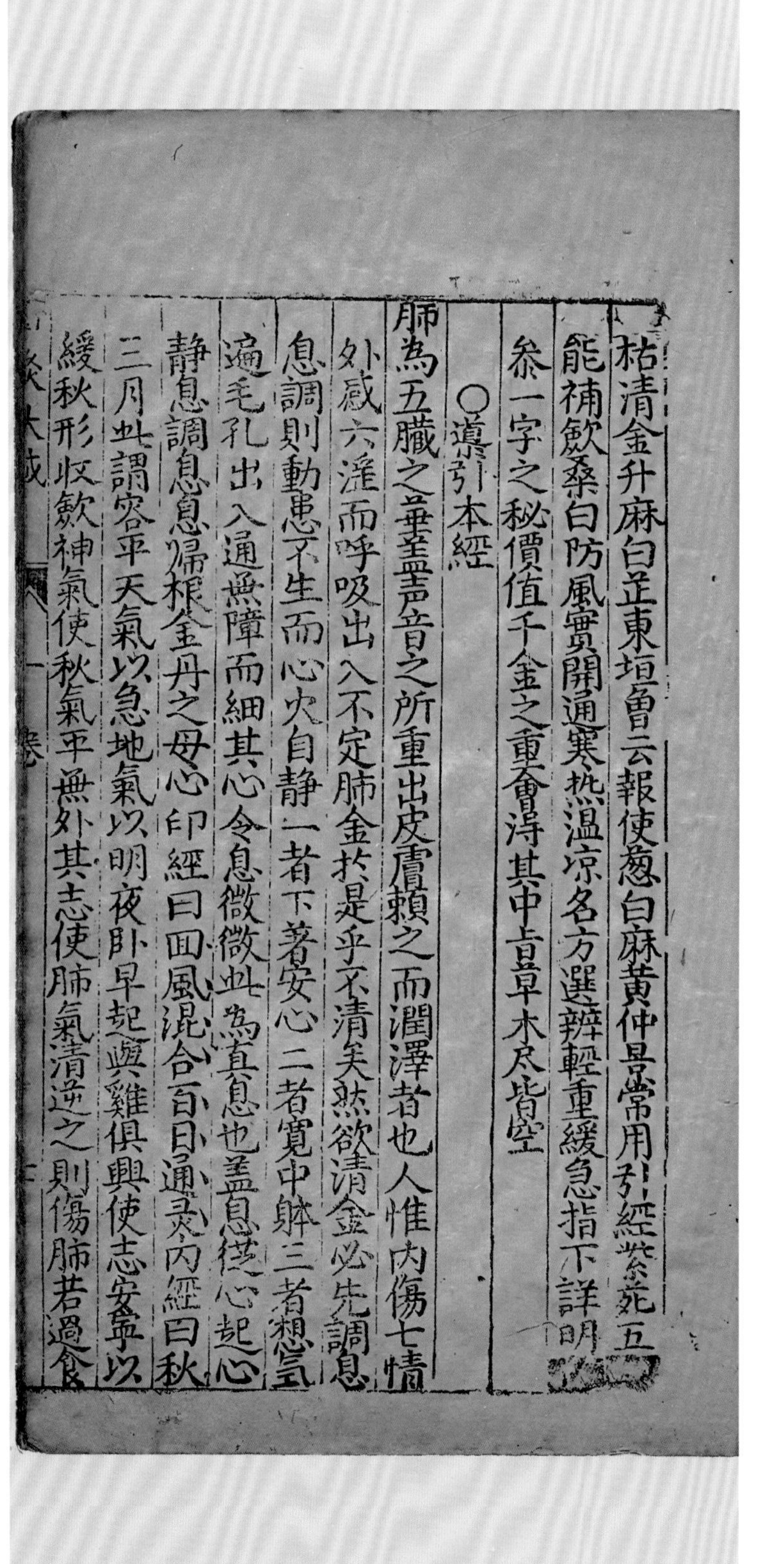

枯清金，升麻白芷，东垣曾云报使；葱白麻黄，仲景常用引经。紫菀五味[①]能补敛，桑白防风实开通。寒热温凉，名方选辨，轻重缓急，指下详明，更[②]参一字之秘，价值千金之重，会得其中旨，草木尽皆空。

导引本经

肺为五脏之华盖，声音之所重出，皮肤赖之而润泽者也。人惟内伤七情，外感六淫，而呼吸出入不定，肺金于是乎不清矣。然欲清金，必先调息，息调则动患不生，而心火自静，一者下着安心，二者宽中体，三者想气遍毛孔出入，通无障而细其心，令息微微，此为真息也。盖息从心起，心静息调，息息归根，金丹之母。《心印经》曰：回风混合，百日通灵。《内经》曰：秋三月，此谓容平，天气以急，地气以明，早[③]卧早起，与鸡俱兴，使志安宁，以缓秋刑，收敛神气，使秋气平。无外其志，使肺气清。逆之则伤肺。若过食

①味：原脱，据杨氏《针灸大成》卷六补。

②更：原脱，据杨氏《针灸大成》卷六补。

③早：原作“夜”，据《素问·四气调神大论》改。

瓜果宜微利一行静息二日以薤白粥加羊腎空心補之如無羊腎以
猪腰代之勝服補剤秋當温足凉頭其時清肅之氣與躰収斂也自夏
至以來陰氣漸旺當薄衽席以培壽基其或夏傷於暑至秋發為痎瘧
陽上陰下交爭為寒陰上陽下交爭為熱寒熱交爭皆肺之所發如二
少陽脉微弦即是夏食生冷積滯畱中至秋變為痢疾以足陽明太陰
微弦濡而緊乃反時之脉病恐危急然秋脉當如毫毛治法詳后與前
也素問云秋傷於濕冬生咳嗽純陽帰空秘法云行住坐卧常禁口呼
吸調息定音声甘津玉液潄潄嚥無非潤肺使邪火下降而清肺金也
素問云西方生燥燥生金金生辛辛生肺肺生皮毛皮毛生腎肺主鼻
其在天為燥在地為金在躰為皮毛在臟為肺在色為白在音為商在
声為哭在変動為咳在竅為鼻在味為辛在志為憂憂傷肺喜勝憂熱

瓜果，宜微利一行，静息二日，以薤白粥加羊肾空心补之；如无羊肾，以猪腰代之，胜服补剂。秋当温足凉头，其时清肃之气，与体收敛也。自夏至以来，阴气渐旺，当薄衽席，以培寿基。其或夏伤于暑，至秋发为痎疟，阳上阴下，交争为寒；阴上阳下，交争为热。寒热交争，皆肺之所发，如二少阳脉微弦，即是夏食生冷，积滞留中，至秋变为痢疾。以足阳明、太阴微弦濡而紧，乃反时之脉，病恐危急。然秋脉当如毫毛，治法详后与前也。《素问》云：秋伤于湿，冬生咳嗽，纯阳归空。《秘法》云：行住坐卧常噤口，呼吸调息定音声，甘津玉液漱漱咽。无非润肺，使邪火下降，而清肺金也。《素问》云：西方生燥，燥生金，金生辛，辛生肺，肺生皮毛，皮毛生肾，肺主鼻。其在天为燥，在地为金，在体为皮毛，在脏为肺，在色为白，在音为商，在声为哭，在变动为咳，在窍为鼻，在味为辛，在志为忧。忧伤肺，喜胜忧；热

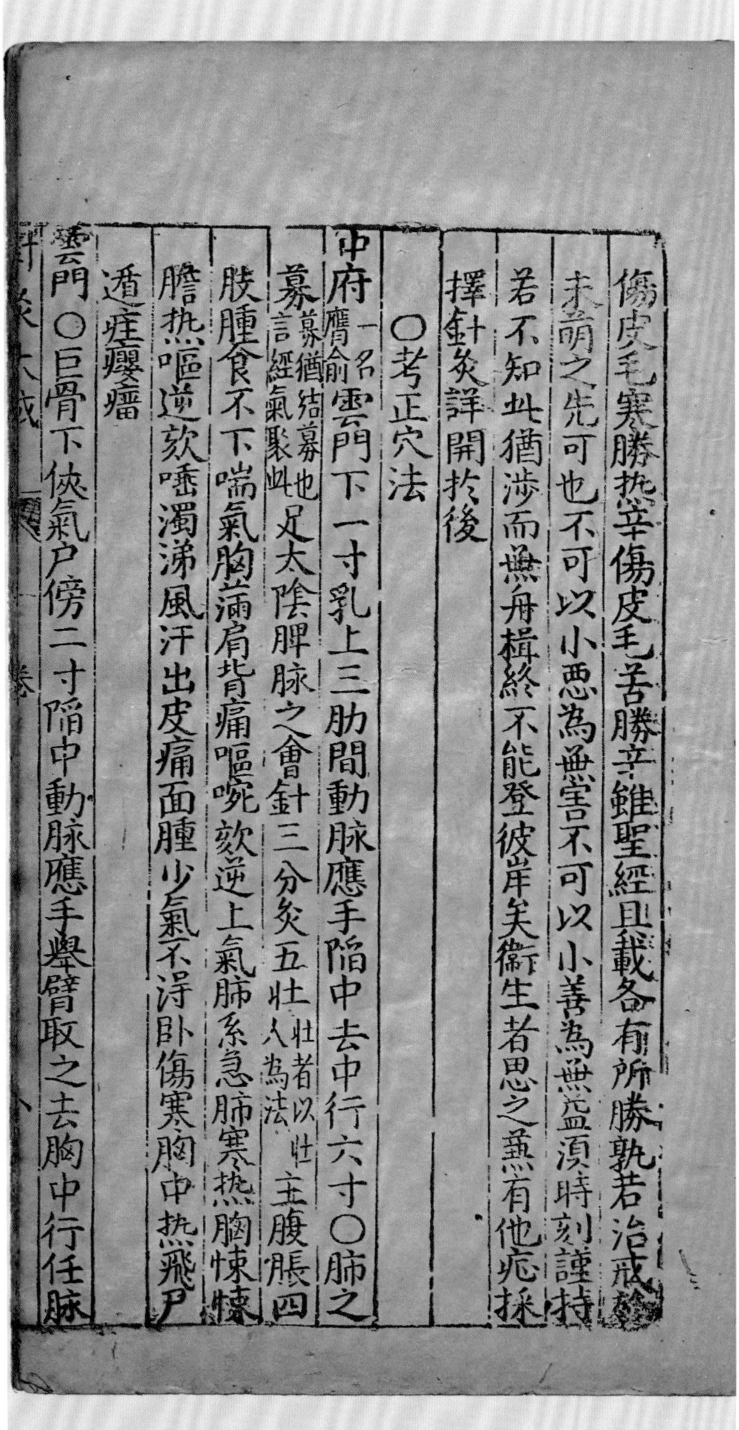

伤皮毛，寒胜热；辛伤皮毛，苦胜辛。虽圣经具载，各有所胜，孰若治？戒于未萌之先可也，不可以小恶为无害，不可以小善为无益，须时刻谨持。若不知此，犹涉而无舟楫，终不能登彼岸矣。卫生者思之，兼有他症，采择针灸，详开于后。

考正穴法

中府一名膺俞：云门下一寸，乳上三肋间，动脉应手陷中，去中行六寸。

肺之募募犹结募也，言经气聚此，手足太阴[1]脉之会。针三分，灸五壮壮者以壮人为法。主腹胀，四肢肿，食不下，喘气胸满，肩背痛，呕哕，咳逆上气，肺系急，肺寒热，胸悚悚，胆热呕逆，咳唾浊涕，风汗出，皮痛面肿，少气不得卧，伤寒胸中热，飞尸遁疰，瘿瘤。

云门：巨骨下，侠气户旁二寸陷中，动脉应手，举臂取之，去胸中行，任脉

① 手足太阴：原作“足太阴脾”，据《素问·刺热篇》改。

兩傍相去各六寸素註針七分銅人針三分灸五壯○主傷寒四肢熱
不已欬逆短氣氣冲心胸脇徹背痛喉痺肩痛臂不舉癭氣
天府○腋下三寸肘腕上五寸用鼻尖點墨到處是穴灸七壯針四分留
七呼○主暴痺口鼻衄血中風邪泣出喜忘飛尸惡疰鬼語喘息寒熱
瘧目眩遠視䀮䀮癭氣
俠白○天府下去肘五寸動脈中針三分灸五壯○主心痛短氣乾嘔逆
煩滿
尺澤○肘后約紋上動脈中屈肘横紋筋骨罅陷中手太陰肺脈所入為
合水肺實瀉之針三分留三呼禁灸○主肩臂痛汗出中風小便數善
嚏悲哭寒熱風痺臑肘攣手臂不舉喉痺上氣嘔吐口乾欬嗽唾濁痎
瘧四肢腹腫心疼臂寒短氣肺膨脹缺盆中心煩悶少氣勞熱汗出中

两旁相去各六寸。《素注》针七分，《铜人》针三分，灸五壮。

主伤寒四肢热不已，咳逆，短气，气冲心胸，胁彻背痛，喉痹，肩痛臂不举，瘿气。

天府：腋下三寸，肘腕上五寸，用鼻尖点墨，到处是穴。灸七壮，针四分，留七呼。

主暴痹，口鼻衄血，中风邪，泣出，喜忘，飞尸恶疰，鬼语，喘息，寒热疟，目眩，远视䀮䀮，瘿气。

侠白：天府下，去肘五寸动脉中。针三分，灸五壮。主心痛，短气，干呕逆，烦满。

尺泽：肘后约纹上，动脉中，屈肘横纹，筋骨罅陷中。手太阴肺脉所入为合水，肺实泻之。针三分，留三呼，禁灸。

主肩臂痛，汗出中风，小便数，善嚏，悲哭，寒热风痹，臑肘挛，手臂不举，喉痹，上气呕吐，口干，咳嗽唾浊，痎疟，四肢腹肿，心疼臂寒，短气，肺膨胀，缺盆中心烦闷，少气，劳热汗出，中

風小便数喘滿腰脊強痛肺積奔息小兒慢驚風
孔最○去腕上七寸側取之灸五壯針三分主热病汗不出欬逆肘臂厥
痛屈伸難手不及頭指不握吐血失音咽腫頭痛
列缺○手太陰絡別走陽明去腕側上一寸五分以兩手交叉頭食指末
筋罅中針三分留三呼瀉五吸灸五壯主偏風口面喎斜手肘無力半
身不遂掌中热口禁不開寒热瘧嘔沫咳嗽善笑縱唇口健忘溺血精
出陰莖痛小便热癇驚妄見面目四肢癰腫肩痹胸背寒慄少氣不足
以息尸厥寒热交两手而瞀實則胸背热汗出四肢暴腫虛則胸背寒
慄少氣不足以息○素問云實則手銳掌热瀉之虛則足寒小便遺補
之直行者謂之經旁出者為之絡手太陰之支從腕后直出次指内廉
出其端是列缺為太陰別走陽明之絡人或有寸關尺三部脉不見自

风，小便数，喘满，腰脊强痛，肺积奔息，小儿慢惊风。

孔最：去腕上七寸，侧取之。灸五壮，针三分。主热病汗不出，咳逆，肘臂厥痛屈伸难，手不及头，指不握，吐血，失音，咽肿头痛。

列缺：手太阴络，别走阳明。去腕侧上一寸五分，以两手交叉，头食指筋罅中。针三分，留三呼，泻五吸，灸五壮。主偏风口面㖞斜，手肘无力，半身不遂，掌中热，口噤不开，寒热疟，呕沫，咳嗽，善笑，纵唇口，健忘，溺血精出，阴茎痛，小便热，痫惊妄见，面目四肢臃肿，肩痹，胸背寒栗，少气不足以息，尸厥寒热，交两手而瞀。实则胸背热，汗出，四肢暴肿；虚则胸背寒栗，少气不足以息。

《素问》云：实则手锐掌热，泻之。虚则足寒，小便遗，补之。直行者谓之经，旁出者谓之络。手太阴之支，从腕后直出次指内廉出其端，是列缺为太阴别走阳明之络。人或有寸、关、尺三部脉不见，自

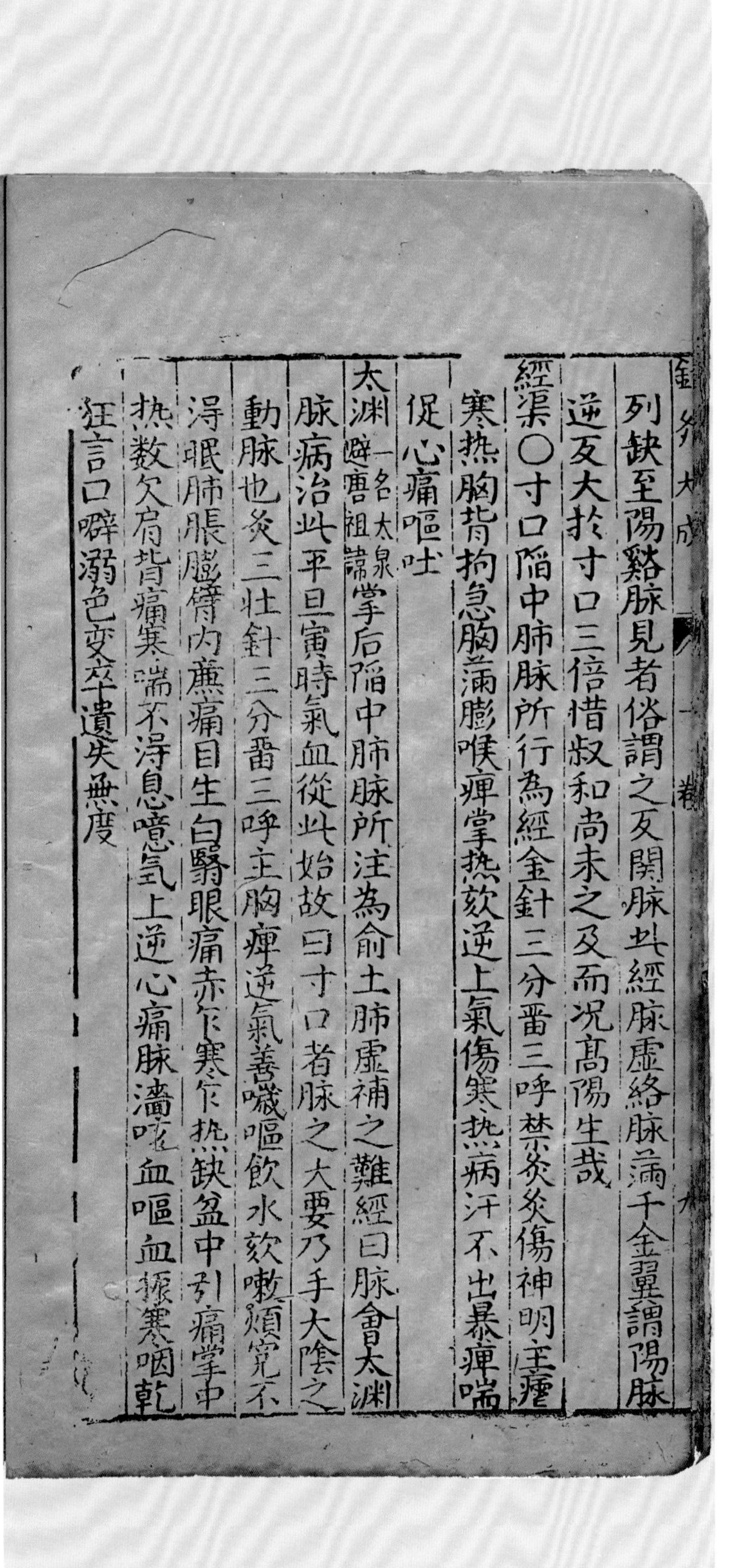

列缺至阳溪脉见者，俗谓之反关脉。此经脉虚，络脉满。《千金翼》谓阳脉逆，反大于寸口三倍。惜叔和尚未之及，而况高阳生哉！

经渠：寸口陷中。肺脉所行为经金。针三分，留三呼，禁灸，灸伤神明。主疟寒热，胸背拘急，胸满膨，喉痹，掌热，咳逆上气，伤寒，热病汗不出，暴痹喘促，心痛呕吐。

太渊一名太泉，避唐祖讳**：**掌后陷中。肺脉所注为俞土。肺虚补之。《难经》曰：脉会太渊。脉病治此。平旦寅时，气血从此始，故曰寸口者，脉之大要，手太阴之动脉也。灸三壮，针三分，留三呼。主胸痹逆气，善哕，呕饮水，咳嗽，烦闷不得眠，肺胀膨，臂内廉痛，目生白翳，眼痛赤，乍寒乍热，缺盆中引痛，掌中热，数欠，肩背痛寒，喘不得息，噫气上逆，心痛，脉涩，咳血呕血，振寒，咽干，狂言，口噼，溺色变，卒遗矢无度。

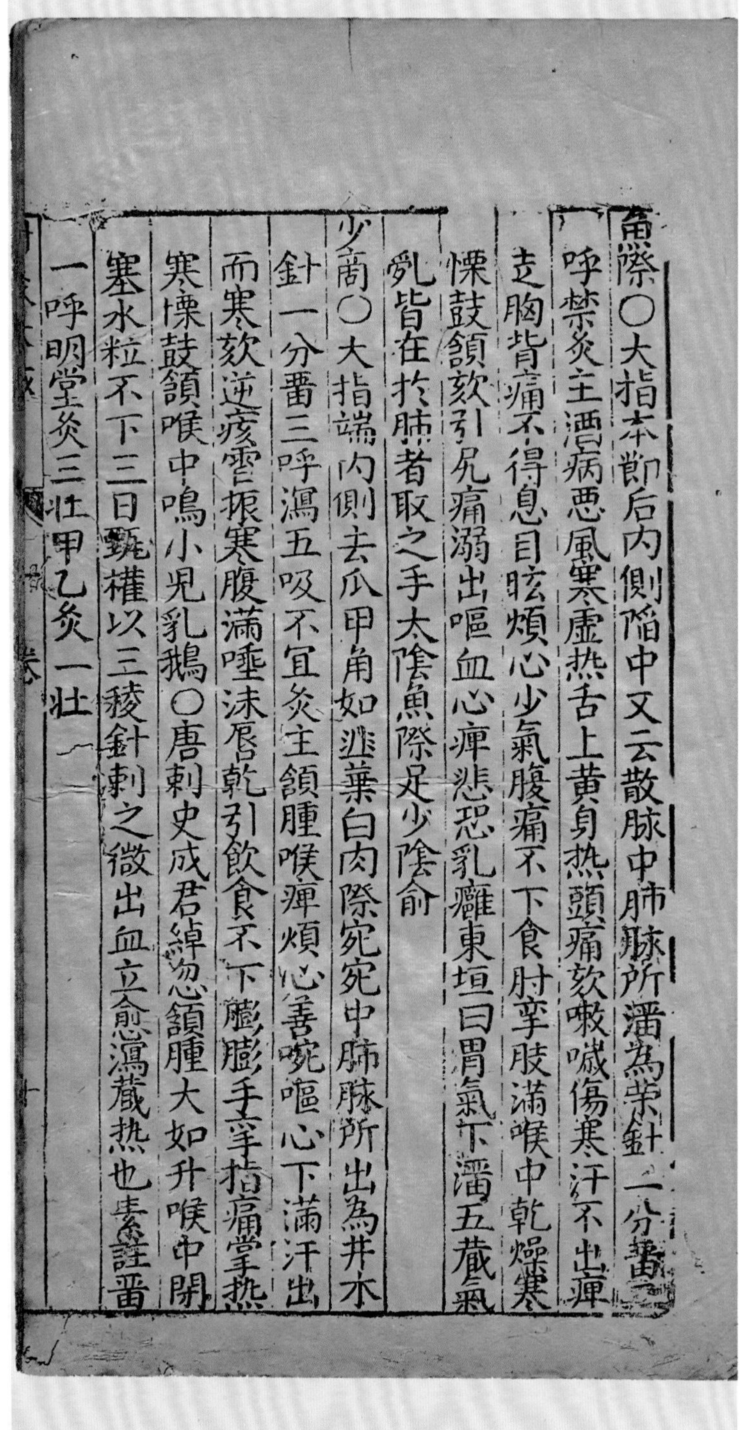
魚際〇大指本節后内側陷中又云散脉中肺脉所溜為荥針一分留二呼禁灸主酒病悪風寒虚热舌上黄身热頭痛欬嗽咳傷寒汗不出痺走胸背痛不得息目眩煩心少氣腹痛不下食肘攣肢滿喉中乾燥寒慄鼓頷欬引尻痛溺出嘔血心痺悲恐乳癰東垣曰胃氣下溜五藏氣亂皆在於肺者取之手太陰魚際足少陰俞

少商〇大指端内側去爪甲角如韭葉白肉際宛宛中肺脉所出為井木針一分留三呼瀉五吸不宜灸主頷腫喉痺煩心善噦嘔心下滿汗出而寒欬逆痎瘧振寒腹滿唾沫唇乾引飲食不下膨膨手攣指痛掌热寒慄鼓頷喉中鳴小兒乳鵝〇唐刺史成君綽忽頷腫大如升喉中閉塞水粒不下三日甄權以三稜針刺之微出血立愈瀉藏热也素註留一呼明堂灸三壯甲乙灸一壯

鱼际：大指本节后，内侧陷中。又云：散脉中。肺脉所溜为荥。针二分，留二呼，禁灸。主酒病，恶风寒，虚热，舌上黄，身热头痛，咳嗽，哕，伤寒汗不出，痹走胸背痛不得息，目眩，烦心少气，腹痛不下食，肘挛肢满，喉中干燥，寒栗鼓颔，咳引尻痛，溺血[①]呕血，心痹悲恐，乳痈。东垣曰：胃气下溜，五脏气乱，皆在于肺者，取之手太阴鱼际，足少阴俞。

少商：大指端内侧，去爪甲角如韭叶，白肉际宛宛中，肺脉所出为井木。针一分，留三呼，泻五吸，不宜灸。主颔肿喉痹，烦心善哕，呕心下满，汗出而寒，咳逆，痎疟振寒，腹满，唾沫，唇干引饮食不下，膨膨，手挛指痛，掌热，寒栗鼓颔，喉中鸣，小儿乳蛾。唐刺史成君绰，忽颔肿，大如升，喉中闭塞，水粒不下三日。甄权以三棱针刺之，微出血，立愈，泻脏热也。《素注》留一呼。《明堂》灸三壮。《甲乙》灸一壮。

①血：原作“出”，据《针灸聚英》卷一改。

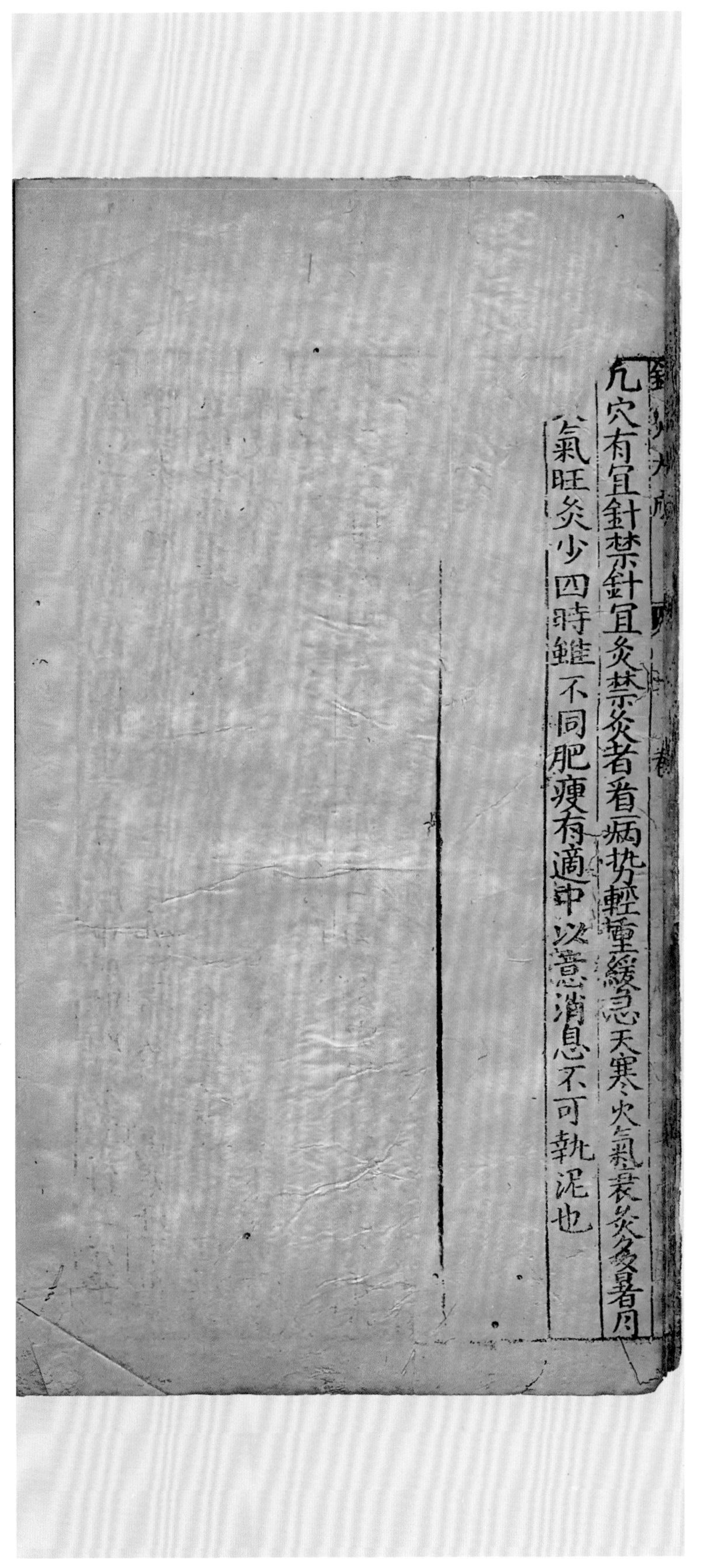
凡穴有宜針禁針宜灸禁灸者看病勢輕重緩急天寒火氣衰灸多暑月
氣旺灸少四時雖不同肥瘦有適中以意消息不可執泥也

凡穴有宜针禁针，宜灸禁灸者，看病势轻重缓急。天寒火气衰，灸多，暑月火[①]气旺，灸少。四时虽不同，肥瘦有适，中以意消息，不可执泥也。

①火：底本版蚀，承上文“天寒火气衰”句补。

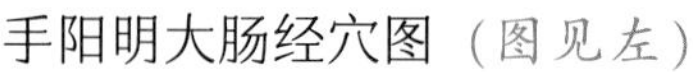
手阳明大肠经穴图（图见左）

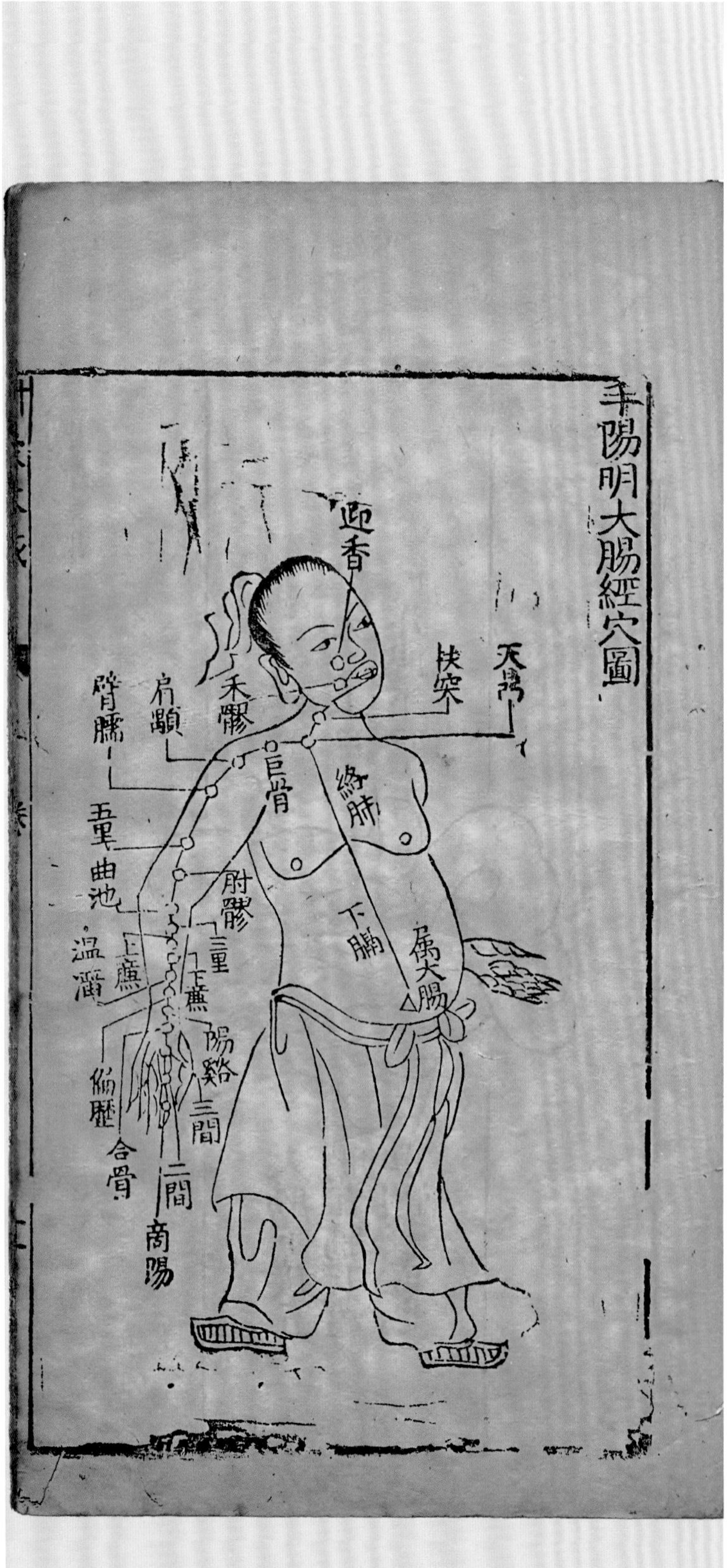

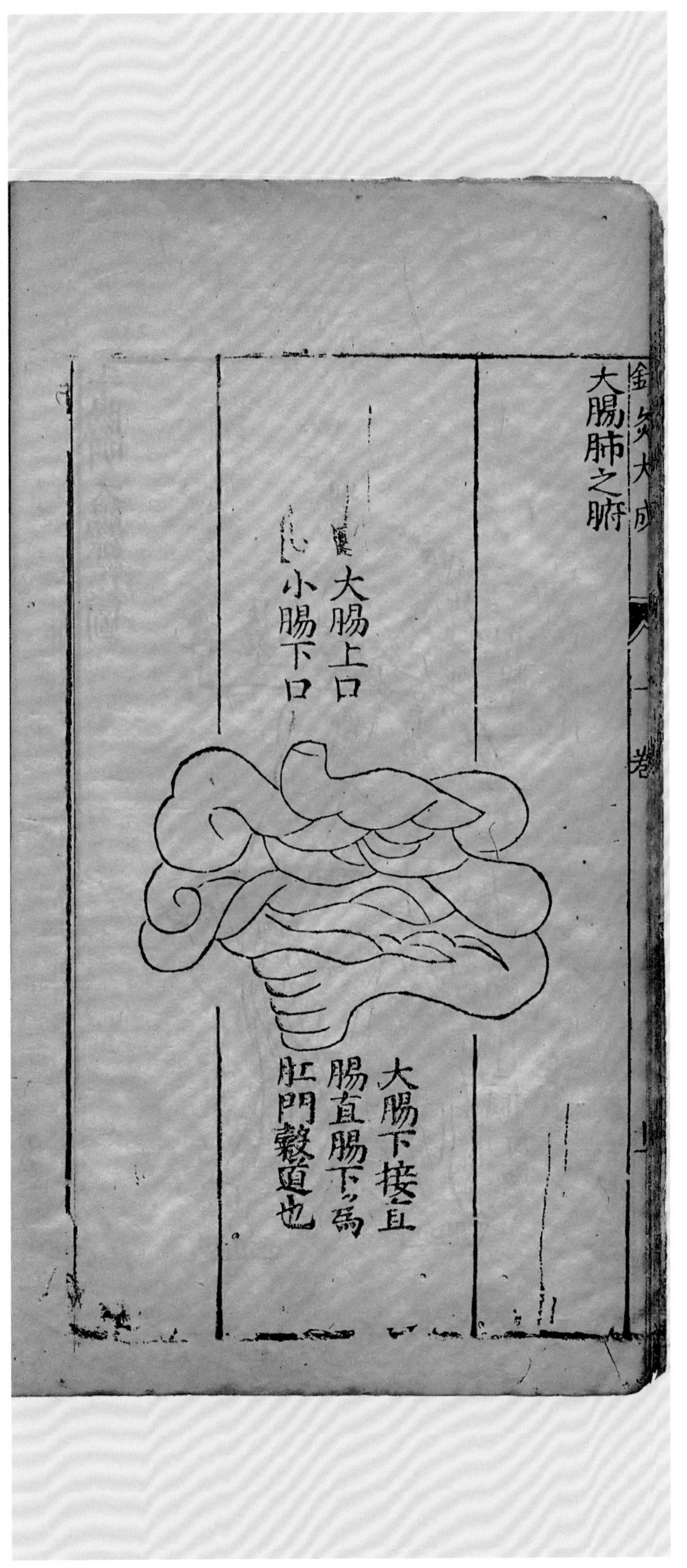

大肠肺之腑（图见左）

大肠上口，小肠下口。

大肠下接直肠，直肠下为肛门，谷道也。

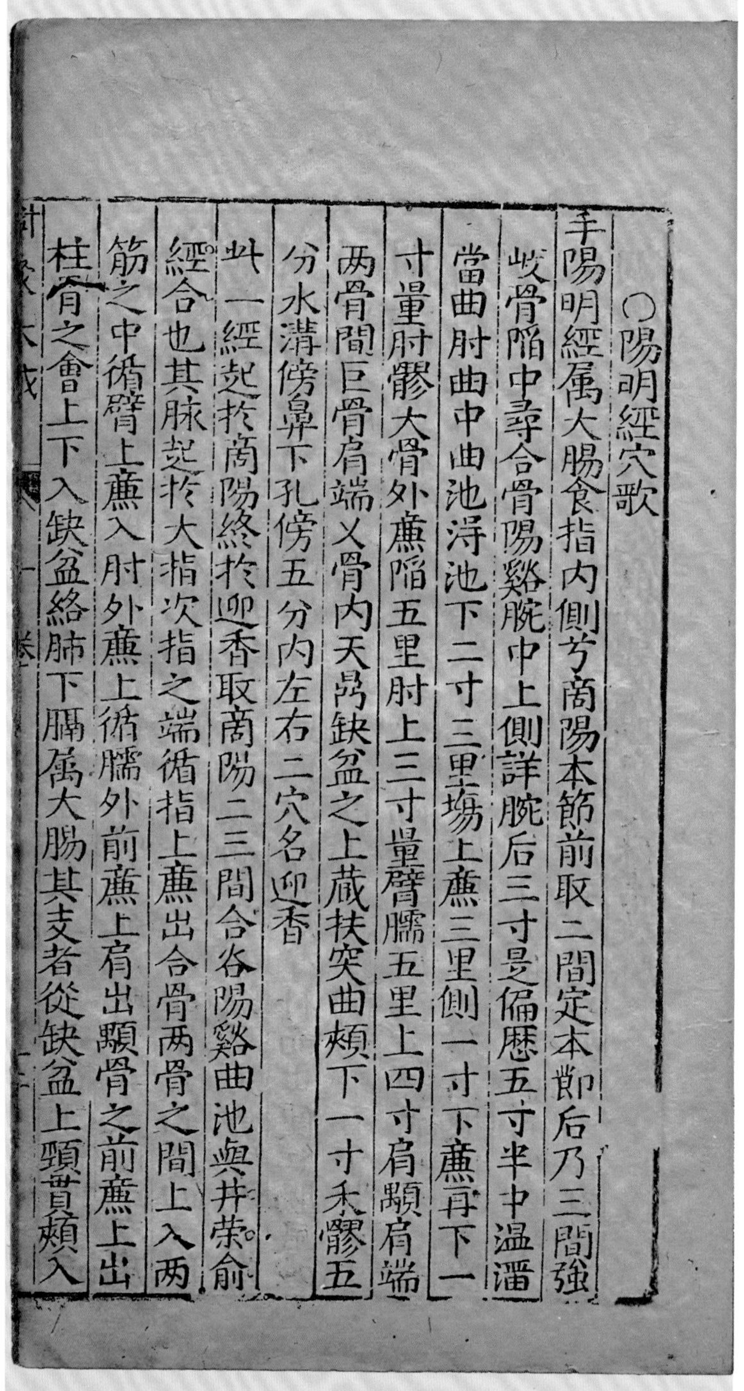

○陽明經穴歌

手陽明經屬大腸食指內側兮商陽本節前取二間定本節后乃三間強岐骨陷中尋合谷陽谿腕中上側詳腕后三寸是偏歷五寸半中溫溜當曲肘曲中曲池得池下二寸三里場上廉三里側一寸下廉再下一寸量肘髎大骨外廉陷五里肘上三寸量臂臑五里上四寸肩髃肩端兩骨間巨骨肩端叉骨內天鼎缺盆之上藏扶突曲頰下一寸禾髎五分水溝傍鼻下孔傍五分內左右二穴名迎香

此一經起於商陽終於迎香取商陽二三間合谷陽谿曲池與井滎俞經合也其脉起於大指次指之端循指上廉出合谷兩骨之間上入兩筋之中循臂上廉入肘外廉上循臑外前廉上肩出髃骨之前廉上出柱骨之會上下入缺盆絡肺下膈屬大腸其支者從缺盆上頸貫頰入

阳明经穴歌

手阳明经属大肠，食指内侧兮商阳。
本节前取二间定，本节后乃三间强。
歧骨陷中寻合谷，阳溪腕中上侧详。
腕后三寸是偏历，五寸半中温溜当。
曲肘曲中曲池得，池下二寸三里场。
上廉三里侧一寸，下廉再下一寸量。
肘髎大骨外廉陷，五里肘上三寸量。
臂臑五里上四寸，肩髃肩端两骨间。
巨骨肩端叉骨内，天鼎缺盆之上藏。
扶突曲颊下一寸，禾髎五分水沟旁。
鼻下孔旁五分内，左右二穴名迎香。

此一经起于商阳，终于迎香，取商阳、二三间、合谷、阳溪、曲池，与井荥俞经合也。其脉起于大指次指之端，循指上廉出合谷两骨之间，上入两筋之中，循臂上廉，入肘外廉，上循臑外前廉，上肩，出髃骨之前廉，上出柱骨之会上，下入缺盆，络肺，下膈，属大肠；其支者，从缺盆上颈贯颊，入下齒縫中還出挾口交人中左之右右之左上挾鼻孔循禾髎迎香而終以交於足陽明也是經氣血俱多卯時氣血注此受手太陰之交庚金之腑傳道之官变化出焉合臟而長二丈之一曲十六而廣四寸候在鼻頭脉詳右寸實則脉实傷熱而腸滿不通辛温可瀉虚則脉虚傷寒而腸鳴泄痛補必酸凉蒸黄連而觧酒毒炒厚朴而止便紅腸風妙川烏荆芥臟毒奇卷栢黄芪痢中六神丸宜調則調滞下百中散可止則止潤腸通秘麻仁丸果有神效行滞推堅六磨湯豈無奇功痔瘡熱痛腦射研入蝸牛膽氷磨敷井水痢疾腹疼姜茶煎治出坡仙梅蜜飲方書登父腸内生癰返魂湯而加减随宜十宣散去增適可嘗聞食石飲水可作充腸之饌餌松食栢亦成清腑之方是以療飢者不在珍羞調腸者何煩異術能窮針理陰陽自獲殊常效驗

下齿缝中，还出挟口，交人中，左之右，右之左，上挟鼻孔，循禾髎，迎香而终，以交于足阳明也。是经气血俱多，卯时气血注此，受手太阴之交。庚金之腑，传道之官，变化出焉。合脏而长二丈之一，曲十六而广四寸，候在鼻头，脉详右寸。实则脉实，伤热而肠满不通，辛温可泻。虚则脉虚，伤寒而肠鸣泄痛，补必酸凉。蒸黄连而解酒毒，炒厚朴而止便红。肠风妙川乌荆芥，脏毒奇卷柏黄芪。痢中六神丸，宜调则调；滞下百中散，可止则止。润肠通秘，麻仁丸果有神效，行滞推坚，六磨汤岂无奇功。痔疮热痛，脑麝研入蜗牛，胆冰磨敷井水；痢疾腹疼，姜茶煎治出坡仙，梅蜜饮方书登父，肠内生痈，返魂汤而加减随宜，十宣散去增适可。尝闻食石饮水，可作充肠之馔；饵松食柏，亦成清腑之方。是以疗饥者不在珍馐，调肠者何烦异术，能穷针理阴阳，自获殊常效验。

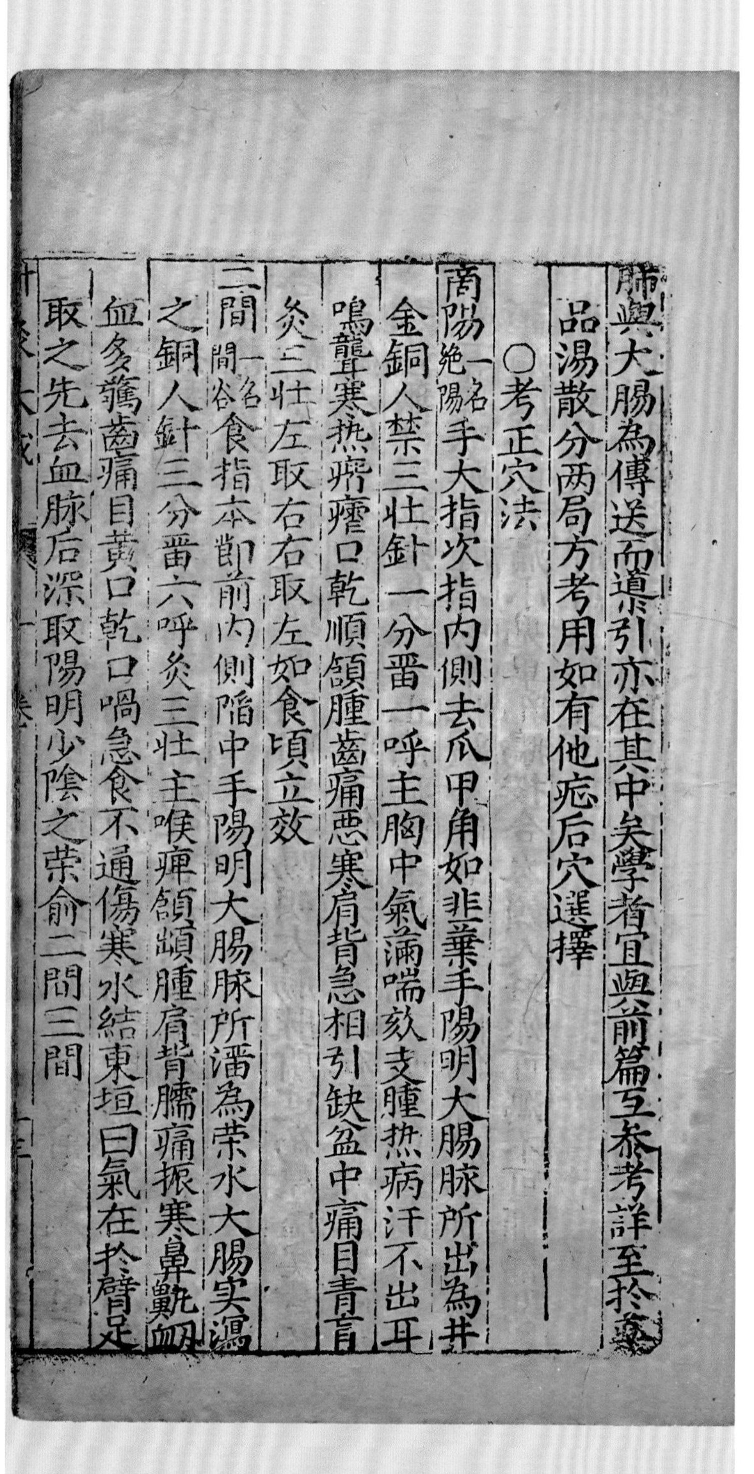

肺与大肠为传送，而导引亦在其中矣。学者宜与前篇互参考详，至于药品汤散，分两局方考用，如有他症，后穴选择。

考正穴法

商阳一名绝阳：手大指次指内侧，去爪甲角如韭叶。手阳明大肠脉所出为井金。《铜人》：灸[①]三壮，针一分，留一呼。主胸中气满，喘咳支肿，热病汗不出，耳鸣聋，寒热痎疟，口干，颐[②]颔肿，齿痛，恶寒，肩背急相引缺盆中痛，目青盲。灸三壮，左取右，右取左，如食顷立效。

二间一名间谷：食指本节前内侧陷中。手阳明大肠脉所溜为荥水。大肠实泻之。《铜人》：针三分，留六呼，灸三壮。主喉痹，颔頔肿，肩背臑痛，振寒，鼻鼽衄血，多惊，齿痛，目黄，口干，口㖞，急食不通，伤寒水结。东垣曰：气在于臂足取之，先去血脉，后深取阳明少阴之荥俞二间、三间。

---

①灸：原作“禁”，据《素问·刺热篇》改。

②颐：原作“顺”，据《铜人腧穴针灸图经》卷下改。

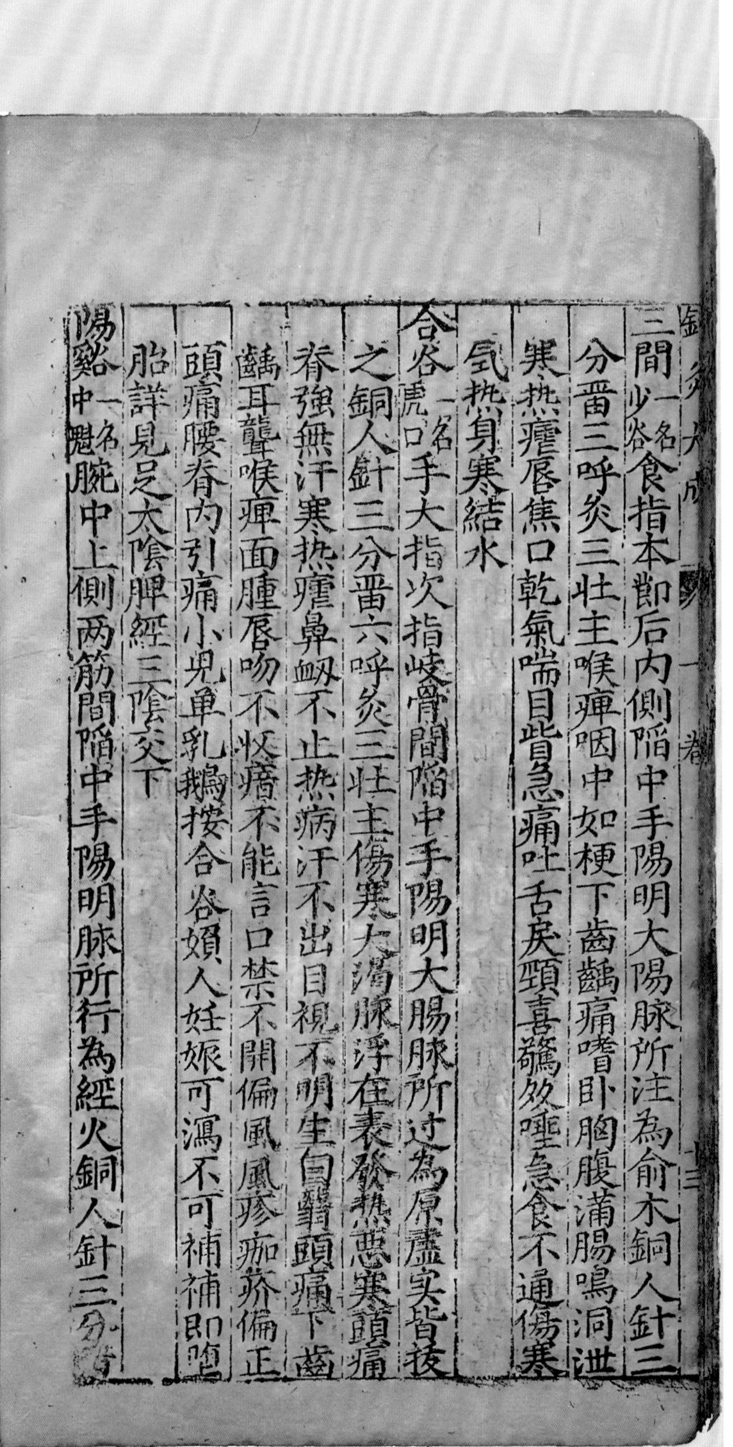

三间一名少谷：食指本节后内侧陷中。手阳明大肠脉所注为俞木。《铜人》：针三分，留三呼，灸三壮。主喉痹，咽中如梗，下齿龋痛，嗜卧，胸腹满，肠鸣洞泄，寒热疟，唇焦口干，气喘，目眦急痛，吐舌，戾颈，喜惊多唾，急食不通，伤寒气热，身寒结水。

合谷一名虎口：手大指次指歧骨间陷中。手阳明大肠脉所过为原。虚实皆拔之。《铜人》：针三分，留六呼，灸三壮。主伤寒大渴，脉浮在表，发热恶寒，头痛脊强，无汗，寒热疟，鼻衄不止，热病汗不出，目视不明，生白翳，头痛，下齿龋，耳聋，喉痹，面肿，唇吻不收，喑不能言，口噤不开，偏风，风疹，痂疥，偏正头痛，腰脊内引痛，小儿单乳蛾。按：合谷，妇人妊娠可泻不可补，补即堕胎，详见足太阴脾经三阴交下。

阳溪一名中魁：腕中上侧两筋间陷中。手阳明脉所行为经火。《铜人》：针三分，留

七呼灸三壯主狂言喜笑見鬼熱病煩心目風赤爛有翳厥逆頭痛胸
滿不得息寒熱瘧疾寒欬嘔沫喉痺耳鳴耳聾驚掣肘臂不舉痂疥
偏歷○腕中后三寸手陽明絡脉別走太陰銅人針三分留七呼灸三壯
明下灸五壯主肩髆肘腕酸疼睫目䀮䀮齒痛鼻衄寒熱瘧癲疾多言
咽喉乾喉痺耳鳴風汗不出利小便實則齲聾瀉之虛則齒寒痺膈補
之
溫溜一名逆注一名池頭腕后大士五寸小士六寸明堂在腕后五寸六寸間銅人
針三分灸三壯主腸鳴而痛傷寒噦逆噫膈中氣閉寒熱頭痛喜笑狂
言見鬼吐涎沫風逆四肢腫吐舌口舌痛喉痺
下廉○輔骨下去上廉一寸輔銳肉分外銅人斜針五分留二呼灸三壯
主飧泄勞瘵小腹滿小便黃便血狂言偏風熱風冷痺不遂風濕痺小

七呼，灸三壮。主狂言喜笑见鬼，热病烦心，目风赤烂有翳，厥逆头痛，胸满不得息，寒热疟疾，寒咳呕沫，喉痹，耳鸣，耳聋，惊掣，肘臂不举，痂疥。

偏历：腕中后三寸。手阳明络脉，别走太阴。《铜人》：针三分，留七呼，灸三壮。《明下》：灸五壮。主肩膊肘腕酸疼，睫目䀮䀮，齿痛，鼻衄，寒热疟，癫疾多言，咽喉干，喉痹，耳鸣，风汗不出，利小便。实则龋聋，泻之，虚则齿寒痹膈，补之。

温溜一名逆注，一名池头**：**腕后大士五寸，小士六寸。《明堂》：在腕后五寸、六寸间。《铜人》：针三分，灸三壮。主肠鸣而痛，伤寒哕逆噫，膈中气闭，寒热，头痛，喜笑，狂言，见鬼，吐涎沫，风逆四肢肿，吐舌，口舌痛，喉痹。

下廉：辅骨下，去上廉一寸，辅锐肉分外。《铜人》：斜针五分，留二呼，灸三壮。主飧泄，劳瘵，小腹满，小便黄，便血，狂言，偏风，热风，冷痹不遂，风湿痹，小

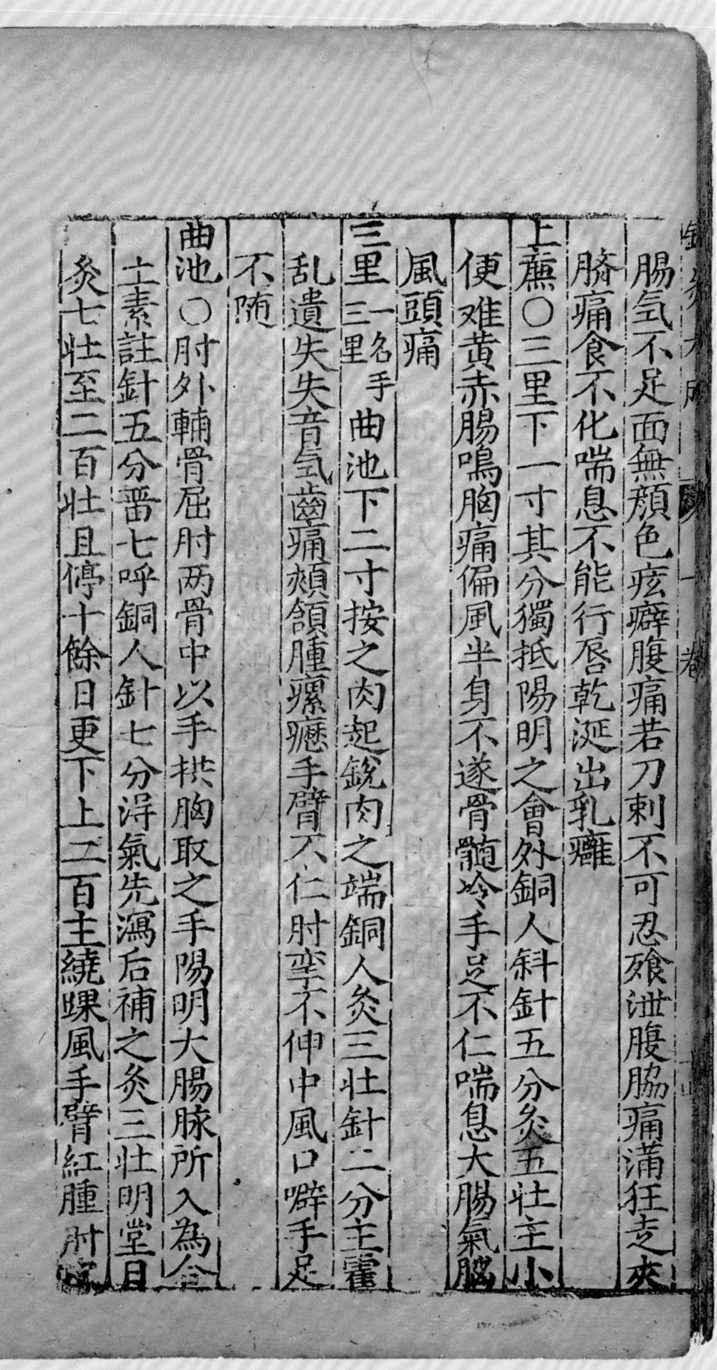

肠气不足，面无颜色，痃癖，腹痛若刀刺不可忍，飧泄，腹胁痛满，狂走，夹脐痛，食不化，喘息不能行，唇干涎出，乳痈。

上廉：三里下一寸，其分独抵阳明之会外。《铜人》：斜针五分，灸五壮。主小便难黄赤，肠鸣，胸痛，偏风，半身不遂，骨髓冷，手足不仁，喘息，大肠气，脑风头痛。

三里一名手三里**：**曲池下二寸，按之肉起，锐肉之端。《铜人》：灸三壮，针二分。主霍乱遗矢，失音气，齿痛，颊颔肿，瘰疬，手臂不仁，肘挛不伸，中风口僻，手足不随。

曲池：肘外辅骨，屈肘两骨中，以手拱胸取之。手阳明大肠脉所入为合土。《素注》：针五分，留七呼。《铜人》：针七分，得气先泻后补之，灸三壮。《明堂》：日灸七壮，至二百壮，且停十余日，更下上二百。主绕踝风，手臂红肿，肘中

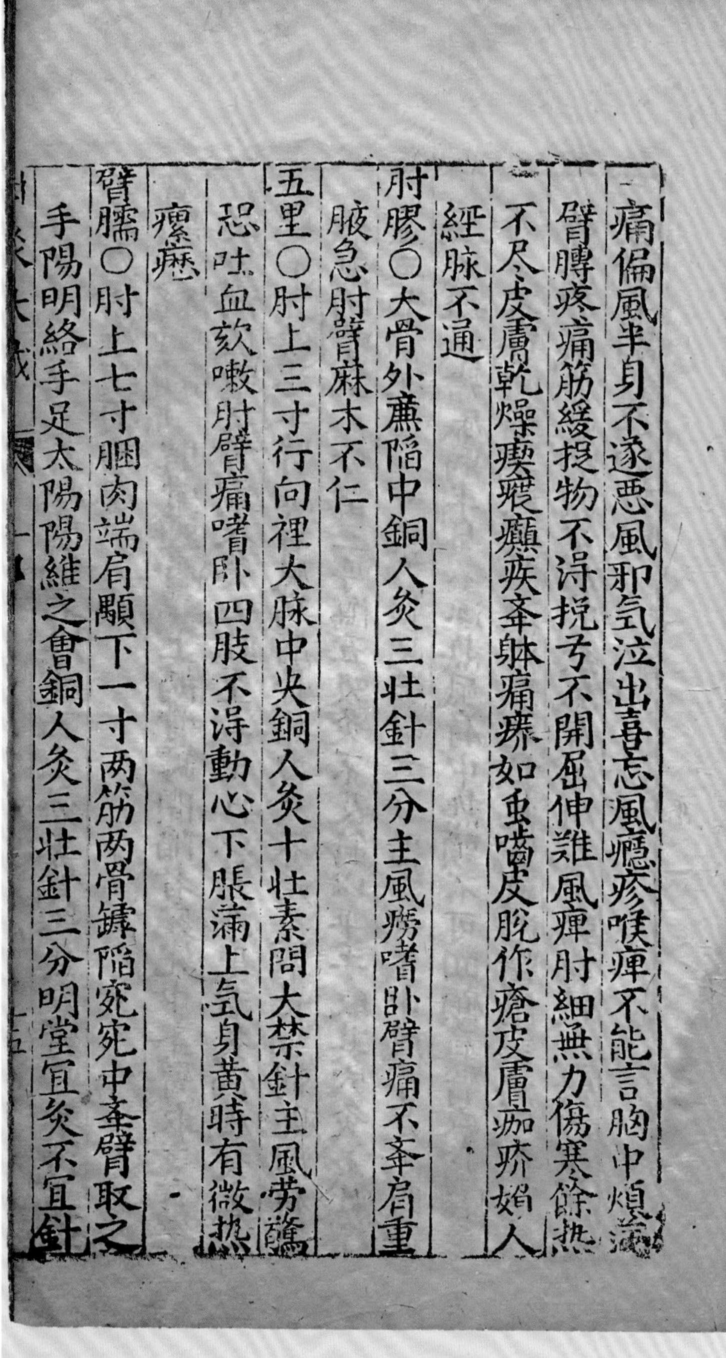
痛偏風半身不遂惡風邪氣泣出喜忘風癮疹喉痹不能言胸中煩滿
臂膊疼痛筋緩捉物不得挽弓不開屈伸難風痹肘細無力傷寒餘熱
不盡皮膚乾燥瘈瘲癲疾舉體痛痒如虫嚙皮脫作瘡皮膚痂疥婦人
經脉不通
肘髎○大骨外廉陷中銅人灸三壯針三分主風勞嗜卧臂痛不舉肩重
腋急肘臂麻木不仁
五里○肘上三寸行向裡大脉中央銅人灸十壯素問大禁針主風勞驚
恐吐血欬嗽肘臂痛嗜卧四肢不得動心下脹滿上氣身黃時有微熱
瘰癧
臂臑○肘上七寸䐃肉端肩髃下一寸兩筋兩骨罅陷宛宛中舉臂取之
手陽明絡手足太陽陽維之會銅人灸三壯針三分明堂宜灸不宜針

痛，偏风，半身不遂，恶风邪气，泣出喜忘，风瘾疹，喉痹不能言，胸中烦满，臂膊疼痛，筋缓捉物不得，挽弓不开，屈伸难，风痹，肘细无力，伤寒余热不尽，皮肤干燥，瘈疭癫疾，举体痛痒如虫啮，皮脱作疮，皮肤痂疥，妇人经脉不通。

肘髎：肘[1]大骨外廉陷中。《铜人》：灸三壮，针三分。主风劳嗜卧，臂痛不举，肩重腋急，肘臂麻木不仁。

五里：肘上三寸，行向里大脉中央。《铜人》：灸十壮。《素问》：大禁针。主风劳惊恐，吐血咳嗽，肘臂痛，嗜卧，四肢不得动，心下胀满，上气，身黄，时有微热，瘰疬。

臂臑：肘上七寸，䐃肉端，肩髃下一寸，两筋两骨罅陷宛宛中，举臂取之。手阳明络，手足太阳、阳维之会。《铜人》：灸三壮，针三分。《明堂》：宜灸不宜针，

①肘：原无，据《铜人腧穴针灸图经》卷下补。

日灸七壯至二百壯若針不得过三五分主臂細無力臂痛不得上頭
無力瘰癧頸項拘急
肩髃一名中肩井 一名偏肩 膊骨頭肩端上兩骨罅間陷者宛宛中舉臂取之有空
足少陽陽蹻之會銅人灸七壯至二七壯以差為度若灸偏風灸七七
壯不宜多恐手臂細若風病筋骨無力久不差灸不畏細刺即泄肩臂
熱氣明堂針八分留三呼瀉五吸灸不及針以平手取其穴灸七壯增
至二七素註針一寸灸五壯又云針六分留六呼主中風手足不隨偏
風風癱風瘻風病半身不遂熱風肩中熱頭不可回顧肩臂疼痛臂無
力手不可向頭攣急風熱癮疹顏色枯焦勞氣泄精傷寒熱不已四肢
熱諸癭氣唐魯州刺史庫狄嶔風痹不得挽弓甄權使嶔彀弓矢向堋
立針肩髃針進即可射

日灸七壮，至二百壮；若针，不得过三、五分。主臂细无力，臂痛不得上头，无力，瘰疬，颈项拘急。

肩髃一名中肩井，一名偏肩：膊骨头肩端上，两骨罅间陷者宛宛中，举臂取之有空。足少阳、阳跷之会。《铜人》：灸七壮，至二七壮，以瘥为度。若灸偏风，灸七七壮，不宜多，恐手臂细。若风病，筋骨无力，久不瘥，灸不畏细。刺即泄肩臂热气。《明堂》：针八分，留三呼，泻五吸；灸不及针，以平手取其穴，灸七壮，增至二七。《素注》：针一寸，灸五壮。又云：针六分，留六呼。主中风手足不随，偏风，风瘫，风瘻，风病，半身不遂，热风，肩中热，头不可回顾，肩臂疼痛臂无力，手不可向头，挛急，风热瘾疹，颜色枯焦，劳气泄精，伤寒热不已，四肢热，诸瘿气。唐鲁州刺史库狄嵚风痹，不得挽弓，甄权使嵚彀弓矢向堋[1]立，针肩髃，针进即可射。

①堋（péng）：射击瞄准用的土墙。

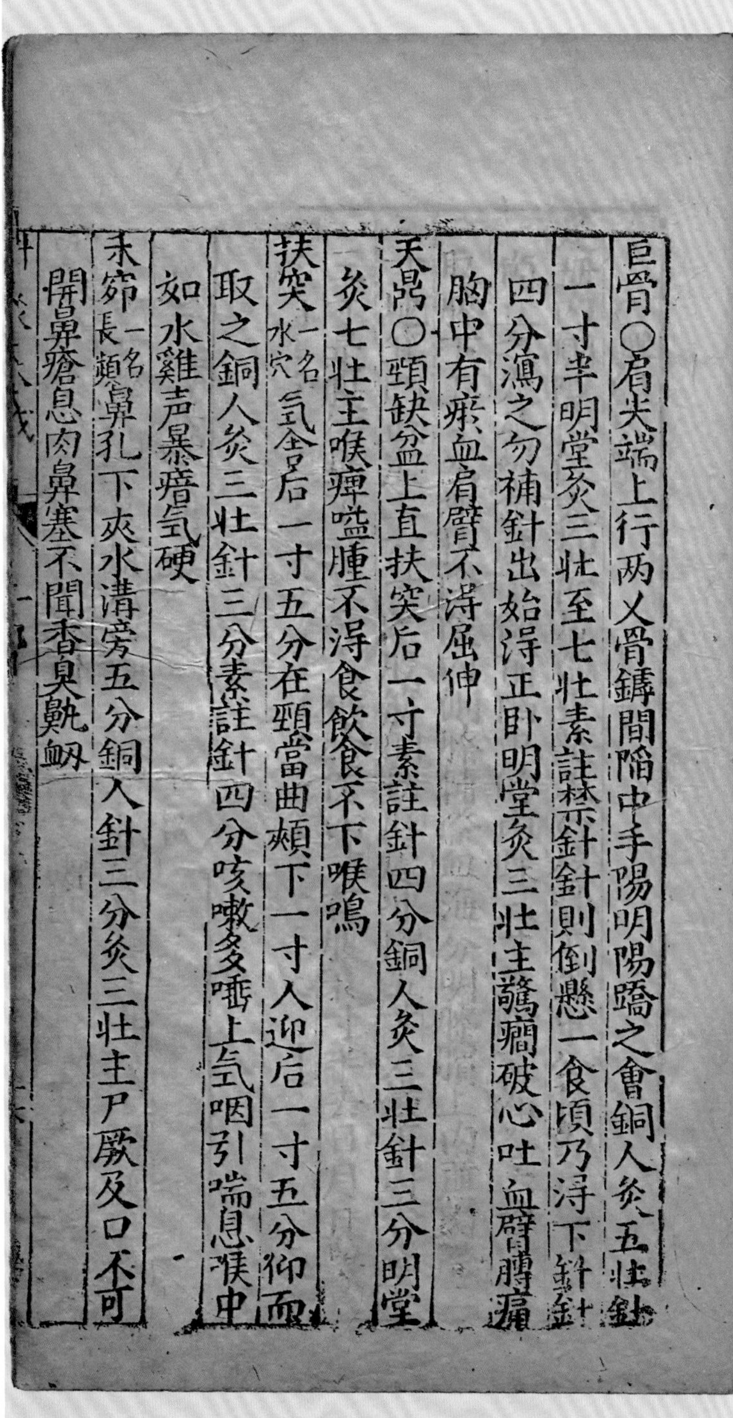
巨骨○肩尖端上行两叉骨罅間陷中手陽明陽蹻之會銅人灸五壯針一寸半明堂灸三壯至七壯素註禁針針則倒懸一食頃乃得下針針四分瀉之勿補針出始得正卧明堂灸三壯主驚癎破心吐血臂臑痛胸中有瘀血肩臂不得屈伸

天鼎○頸缺盆上直扶突后一寸素註針四分銅人灸三壯針三分明堂灸七壯主喉痺嗌腫不得食飲食不下喉鳴

扶突一名水穴○気舍后一寸五分在頸當曲頰下一寸人迎后一寸五分仰而取之銅人灸三壯針三分素註針四分咳嗽多唾上気咽引喘息喉中如水雞声暴瘖気硬

禾窌一名長頻○鼻孔下夾水溝旁五分銅人針三分灸三壯主尸厥及口不可開鼻瘡息肉鼻塞不聞香臭鼽衄

巨骨：肩尖端上行，两叉骨罅间陷中。手阳明、阳跷之会。《铜人》：灸五壮，针一寸半。《明堂》：灸三壮至七壮。《素注》：禁针。针则倒悬，一食顷，乃得下针，针四分，泻之勿补，针出始得正卧。《明堂》：灸三壮。主惊痫，破心吐血，臂臑痛，胸中有瘀血，肩臂不得屈伸。

天鼎：颈缺盆上，直扶突后一寸。《素注》：针四分。《铜人》：灸三壮，针三分。《明堂》：灸七壮。主喉痹嗌肿，不得息[①]，饮食不下，喉鸣。

扶突一名水穴**：**气舍后一寸五分，在颈当曲颊下一寸，人迎后一寸五分，仰而取之。《铜人》：灸三壮，针三分。《素注》：针四分。咳嗽多唾，上气，咽引喘息，喉中如水鸡声，暴喑气硬。

禾髎一名长频**：**鼻孔下，夹水沟旁五分。《铜人》：针三分，灸三壮。主尸厥及口不可开，鼻疮息肉，鼻塞不闻香臭，鼽衄。

①息：原作“食”，据《针灸聚英》卷一改。

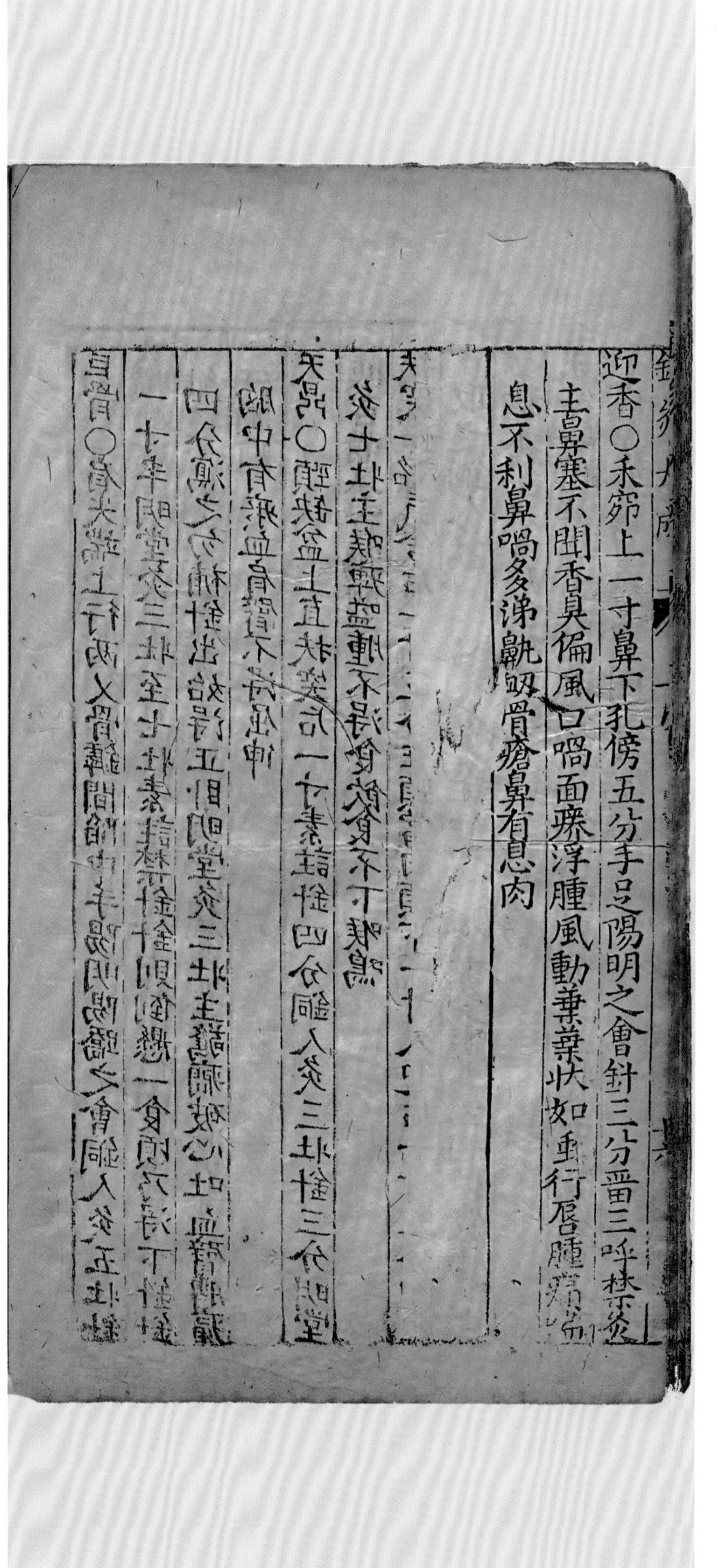

迎香：禾髎上一寸，鼻下孔旁五分。手足阳明之会。针三分，留三呼，禁灸。主鼻塞不闻香臭，偏风口㖞，面痒浮肿，风动叶叶，状如虫行，唇肿痛，喘息不利，鼻㖞多涕，鼽衄骨疮，鼻有息肉[①]。

①息肉：底本此后脱页。

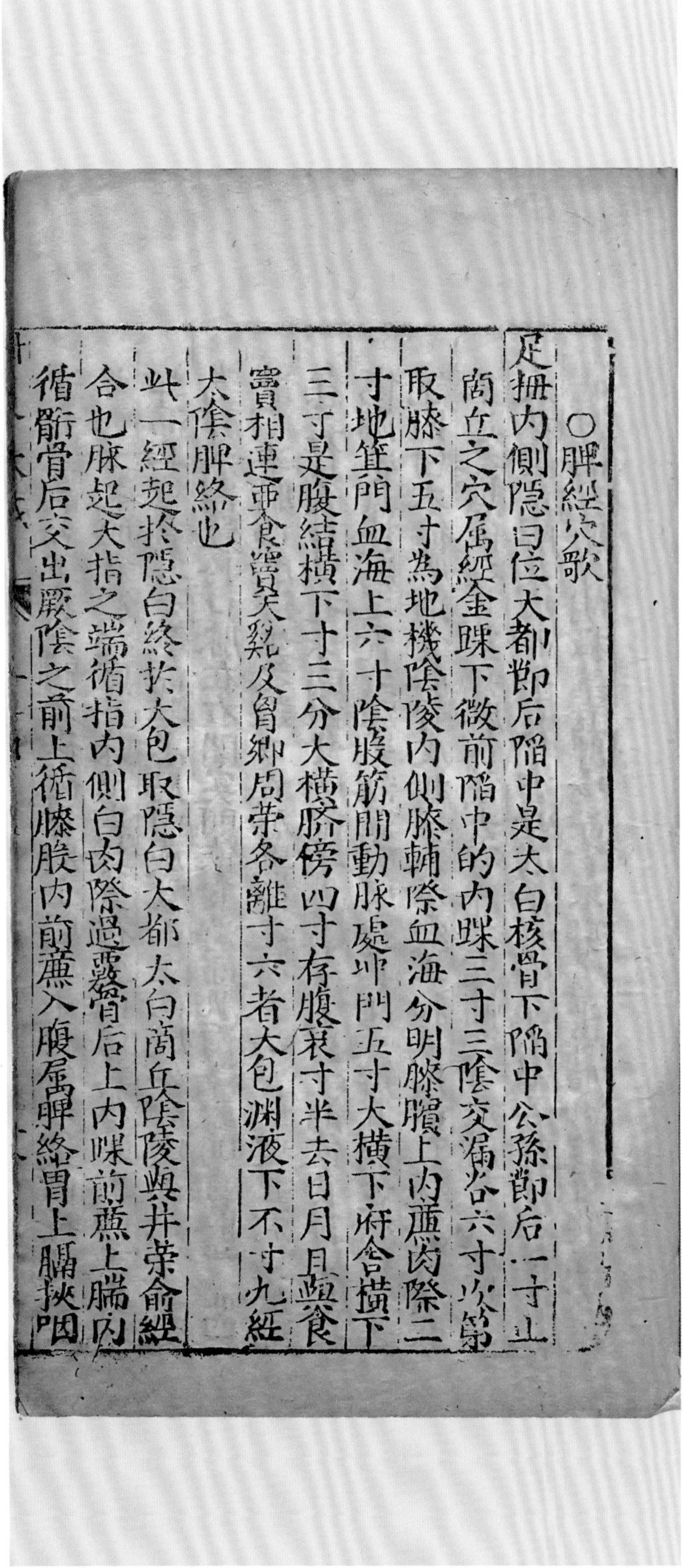
○脾經穴歌
足拇內側隱白位大都節后陷中是太白核骨下陷中公孫節后一寸止
商丘之穴屬經金踝下微前陷中的內踝三寸三陰交漏谷六寸次第
取膝下五寸為地機陰陵內側膝輔際血海分明膝臏上內廉肉際二
寸地箕門血海上六寸陰股筋間動脈處坤門五寸大橫下府舍橫下
三寸是腹結橫下寸三分大橫臍傍四寸存腹哀寸半去日月且與食
竇相連亞食竇天谿及胸鄉周榮各離寸六者大包淵液下不寸九經
太陰脾絡也
此一經起於隱白終於大包取隱白大都太白商丘陰陵與井榮俞經
合也脈起大指之端循指內側白肉際過覈骨后上內踝前廉上腨內
循䯒骨后交出厥陰之前上循膝股內前廉入腹屬脾絡胃上膈挾咽

脾经穴歌

足拇内侧隐白位，大都节后陷中是。
太白核骨下陷中，公孙节后一寸止。
商丘之穴属经金，踝下微前陷中的。
内踝三寸三阴交，漏谷六寸次第取。
膝下五寸为地机，阴陵内侧膝辅际。
血海分明膝膑上，内廉肉际二寸地。
箕门血海上六寸，阴股筋间动脉处。
坤门五寸大横下，府舍横下三寸是。
腹结横下寸三分，大横脐旁四寸存。
腹哀寸半去日月，且与食窦相连亚。
食窦天溪及胸乡，周荣各离寸六者。
大包渊液下不寸，九经太阴脾络也。

此一经起于隐白，终于大包，取隐白、大都、太白、商丘、阴陵泉，与井荥俞经合也。脉起大指之端，循指内侧白肉际，过覈[1]骨后，上内踝前廉，上腨内，循胻骨后，交出厥阴之前，上循膝股内前廉，入腹，属脾络胃，上膈，挟咽，

①覈：通“核”。

连舌本，散舌下；其支别者，复从胃别上膈，注[①]心中。少血多气，巳时气血注此。巳土之脏，仓廪之官，五味出焉。其华在唇四白，其气通土四季，其味甘而其色黄，其声歌而其志思。内藏意而主四肢，外合肉而统五脏。哕为脾病，开窍于口。脉在右关。实则饮食消而肌滑泽，虚则身体瘦而四肢不举。脐凸肢浮生之难，口青唇黑死之易。去病安生，理宜调摄，戒满意之食，省爽口之味，因饮食劳倦之灾，温多辛少之剂，饮食审寒热之伤，汤药兼补泻之置。气别寒热温凉，用适其宜；味辨甘补苦泻，行当熟记。如白术健脾消食，必青皮枳实；人参缓土和气，须半夏橘红。柴胡除不足之热，佐之甘草升麻；黄芪去有汗之火，辅之芍药川芎。气虚呕而人参茱萸，脾寒吐而半夏丁香。泄泻手足冷而不渴兮，附子生姜[②]，霍乱吐泻而不药兮，胡椒绿豆。脾冷而食不磨兮，平胃加砂蔻；胃寒而饮不

①注：原缺，据《灵枢·经脉》补。
②生姜：杨氏《针灸大成》作“干姜”。

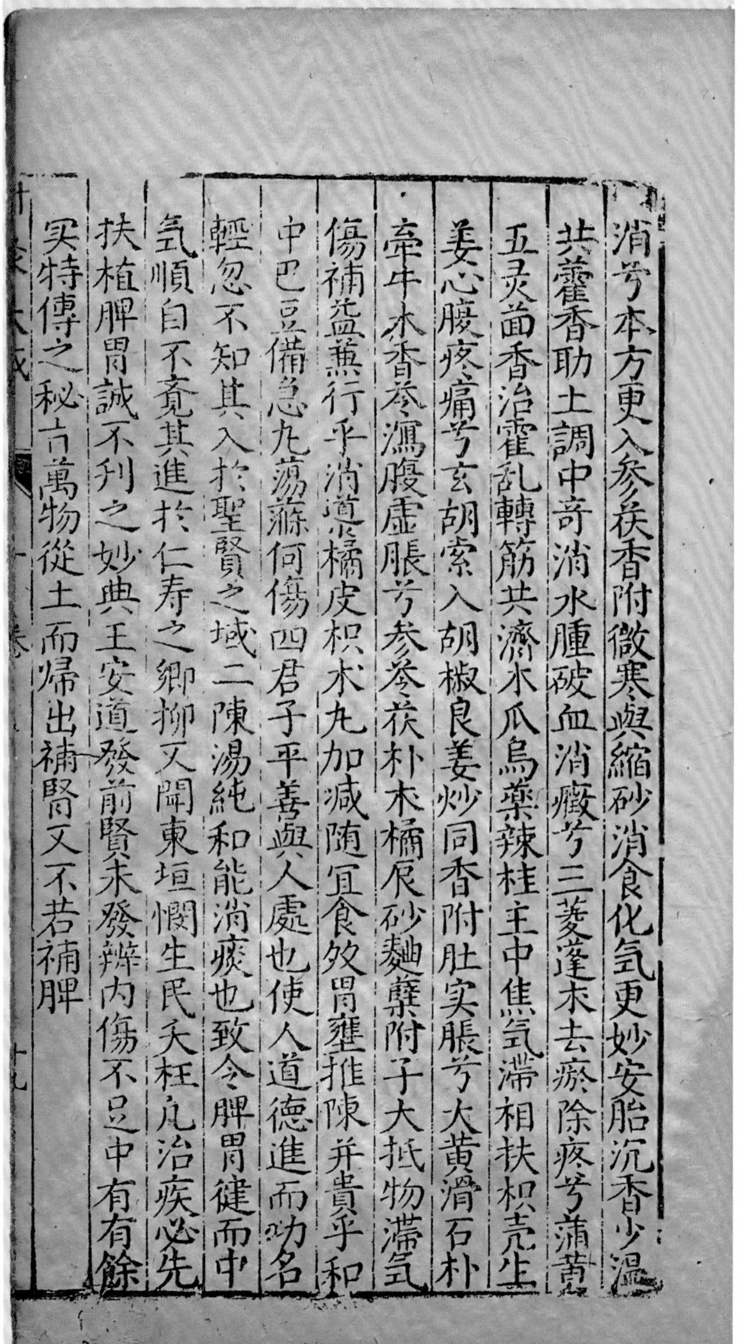
消兮本方更入參茯香附微寒與縮砂消食化氣更妙安胎沉香少溫
共藿香助土調中奇消水腫破血消癥兮三稜蓬朮去瘀除疼兮蒲黄
五靈茴香治霍亂轉筋共濟木瓜烏藥辣桂主中焦氣滯相扶枳殼生
姜心腹疼痛兮玄胡索入胡椒良姜炒同香附肚實脹兮大黄滑石朴
牽牛木香苓瀉腹虛脹兮參苓茯朴木橘辰砂麯蘗附子大抵物滯氣
傷補益兼行乎消導橘皮枳朮丸加減隨宜食多胃壅推陳并貴乎和
中巴豆備急丸蕩滌何傷四君子平善與人處也使人道德進而功名
輕忽不知其入於聖賢之域二陳湯純和能消痰也致令脾胃健而中
氣順自不覺其進於仁壽之鄉抑又聞東垣憫生民夭枉凡治疾必先
扶植脾胃誠不刊之妙典王安道發前賢未發辨內傷不足中有有餘
實特傳之秘旨萬物從土而歸出補腎又不若補脾

消兮，本方更入参茯。香附微寒，与缩砂消食化气，更妙安胎；沉香少温，共藿香助土调中，奇消水肿，破血消癥兮，三棱蓬术；去瘀除疼兮，蒲黄五灵。茴香治霍乱转筋，共济木瓜乌药；辣桂主中焦气滞，相扶枳壳生姜。心腹疼痛兮，玄胡索入胡椒；胸满咳逆兮[1]，良姜炒同香附。肚实胀兮，大黄滑石朴牵牛，木香苓泻；腹虚胀兮，参苓茯朴木橘辰砂，曲蘖附子。大抵物滞气伤，补益兼行乎消导，橘皮枳术丸，加减随宜；食多胃壅，推陈并贵乎和中，巴豆备急丸，荡涤何伤。四君子平善，与人处也，使人道德进而功名轻，忽不知其入于圣贤之域；二陈汤纯和，能消痰也，致令脾胃健而中气顺，自不觉其进于仁寿之乡。抑又闻东垣悯生民夭枉，凡治疾必先扶植脾胃，诚不刊之妙典；王安道发前贤未发，辨内伤不足中有有余，实得传之秘旨，万物从土而归出，补肾又不若补脾。

①胸满咳逆兮：原缺，据杨氏《针灸大成》卷六补。

〇導引本經

脾居五臟之中寄旺四時之内五味藏之而滋長五神因之而彰著四肢百骸賴之而運動也人惟飲食不節劳倦过甚則脾気受傷矣脾胃一傷則飲食不化口不知味四肢困倦心腹痞滿為吐泄為腸澼此其見之内經諸書蓋班班具載可考而知者然不飢強食則脾劳不渴強飲則胃脹食若过飽則気脉不通令心塞閉食若过少則身羸心懸意慮不固食穢濁之物則心識昏迷坐念不安若食不宜之物則四大違反而動宿疾皆非衛生之道也举要言之食必以時飲必以節不飽不飢是也人能飲食如是不惟脾胃清純而五臟六腑亦調和矣盖人之飲食入口由胃脘入于胃中其滋味滲入五臟其質入于小腸乃化之則入于大腸始合清濁濁者為渣滓結于大腸清者為津液入于膀胱乃

导引本经

脾居五脏之中，寄旺四时之内，五味藏之而滋长，五神因之而彰着，四肢百骸，赖之而运动也。人惟饮食不节，劳倦过甚，则脾气受伤矣。脾胃一伤，则饮食不化，口不知味，四肢困倦，心腹痞满，为吐泄，为肠癖，此其见之《内经》诸书，盖班班具载，可考而知者。然不饥强食则脾劳，不渴强饮则胃胀。食若过饱，则气脉不通，令心塞闭；食若过少，则身羸心悬，意虑不固。食秽浊之物，则心识昏迷，坐念不安；若食不宜之物，则四大违反，而动宿疾，皆非卫生之道也。举要言之，食必以时，饮必以节，不饱不饥是也。人能饮食如是，不惟脾胃清纯，而五脏六腑，亦调和矣。盖人之饮食入口，由胃脘入于胃中，其滋味渗入五脏，其质入于小肠乃化之。则入于大肠始合清浊，浊者为渣滓，结于大肠；清者为津液，入于膀胱，乃津液之府也。至膀胱又分清浊，浊者入于溺中，清者入于胆，胆引入于脾，散于五脏，为涎，为唾，为涕，为泪，为汗，其滋味渗入五脏，乃成五汗，同归于脾，脾和乃化血，复归于脏腑也。经曰：脾土旺能生万物，衰生百病。昔东坡调脾土，饮食不过一爵一肉，有召饮者，预以此告乃止：一曰安分以养福，二宽胃以养气，三省费以养财。善卫生养内，不善卫生养外。养内者安恬脏腑，调顺血脉，养外者极滋味之美，穷饮食之乐，虽肌体充腴，容色悦泽而酷烈之气，内蚀脏腑矣。

考正穴法

隐白：足大指端内侧，去爪甲角如韭叶。脾脉所出为井木。《素注》：针一分，留三呼。《铜人》：针三分，留三呼，灸三壮。主腹胀，喘满不得安卧，呕吐食不下，胸中热，暴泄，衄血，卒尸厥不识人，足寒不能温，妇人月事过时不止，

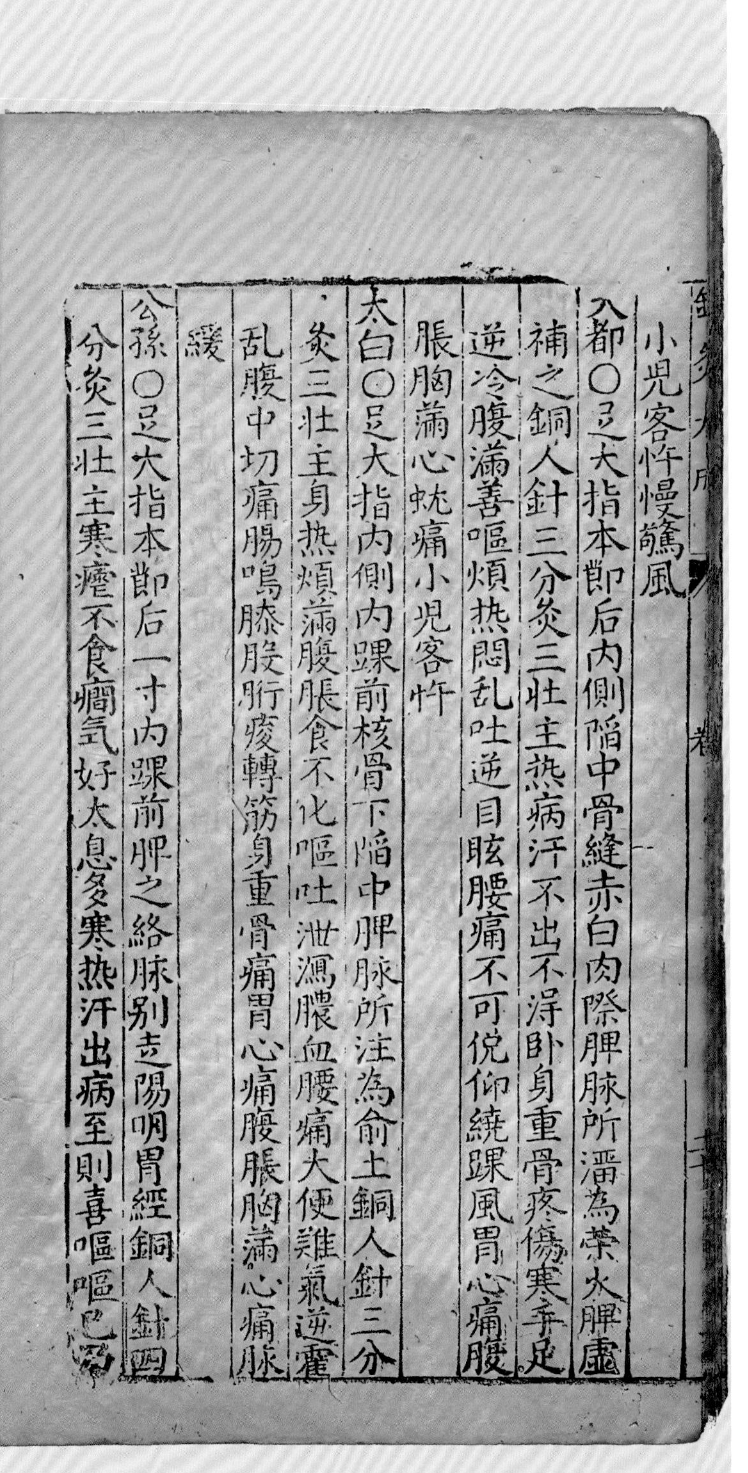
小兒客忤慢驚風
大都〇足大指本節后內側陷中骨縫赤白肉際脾脉所溜為滎火脾虛補之銅人針三分灸三壯主熱病汗不出不得卧身重骨疼傷寒手足逆冷腹滿善嘔煩熱悶乱吐逆目眩腰痛不可俛仰繞踝風胃心痛腹脹胸滿心蚘痛小兒客忤
太白〇足大指內側內踝前核骨下陷中脾脉所注為俞土銅人針三分灸三壯主身熱煩滿腹脹食不化嘔吐泄瀉膿血腰痛大便難氣逆霍乱腹中切痛腸鳴膝股胻痠轉筋身重骨痛胃心痛腹脹胸滿心痛脉緩
公孫〇足大指本節后一寸內踝前脾之絡脉別走陽明胃經銅人針四分灸三壯主寒瘧不食癇氣好太息多寒熱汗出病至則喜嘔嘔已乃

小儿客忤，慢惊风。

大都：足大指本节后，内侧陷中，骨缝赤白肉际。脾脉所溜为荥火。脾虚补之。《铜人》：针三分，灸三壮。主热病汗不出，不得卧，身重骨疼，伤寒手足逆冷，腹满善呕，烦热闷乱，吐逆目眩，腰痛不可俯仰，绕踝风，胃心痛，腹胀胸满，心蛔痛，小儿客忤。

太白：足大指内侧，内踝前核骨下陷中。脾脉所注为俞土。《铜人》：针三分，灸三壮。主身热烦满，腹胀食不化，呕吐，泄泻脓血，腰痛大便难，气逆，霍乱，腹中切痛，肠鸣，膝股胻酸转筋，身重骨痛，胃心痛，腹胀胸满，心痛脉缓。

公孙：足大指本节后一寸，内踝前。脾之络脉，别走阳明胃经。《铜人》：针四分，灸三壮。主寒疟，不食，痫气，好太息，多寒热汗出，病至则喜呕，呕已乃

衰頭面腫起煩心狂多飲膽虛厥氣上逆則霍乱实則腸中切痛瀉之
虛則鼓脹補之
商丘〇足內踝骨下微前陷中脾脉所行為經金脾实瀉之銅人灸三壯
針三分主腹脹腹中鳴不便脾虛令人不樂身寒善太息心悲骨痺氣
逆痔疾骨疽蝕魘夢癇瘈寒熱好嘔陰股內痛氣癰狐疝走上下引小
腹痛不可俛仰脾積痞氣黃疸舌本強痛腹脹寒瘧溏瘕泄水面黃善
思善味食不消躰重節痛怠惰嗜卧婦人絕子小兒慢風
三陰交〇內踝上三寸骨下陷中足太陰少陰厥陰之交會銅人針三分
灸三壯水脹胃虛弱心腹脹滿不思飲食脾痛身重四肢不舉腹脹腸
鳴溏泄食不化痃癖腹寒膝內廉痛小便不利陰莖痛足痿不能行疝
氣小便遺失膽虛食后吐水夢遺失精霍乱手足逆冷呵欠頰車蹉開

衰。头面肿起，烦心狂，多饮，胆虚，厥气上逆则霍乱，实则肠中切痛泻之，虚则鼓胀补之。

商丘：足内踝骨下微前陷中。脾脉所行为经金，脾实泻之。《铜人》：灸三壮，针三分。主腹胀，腹中鸣，不便，脾虚令人不乐，身寒善太息，心悲，骨痹，气逆，痔疾，骨疽蚀，魇梦，痫瘈，寒热好呕，阴股内痛。气壅，狐疝走上下，引小腹痛、不可俯仰、脾积痞气，黄疸，舌本强痛，腹胀，寒疟，溏瘕泄水，面黄，善思善味，食不消，体重节痛，怠惰嗜卧，妇人绝子，小儿慢风。

三阴交：内踝上三寸，骨下陷中。足太阴少阴厥阴之交会。《铜人》：针三分，灸三壮。水胀胃虚弱，心腹胀满，不思饮食，脾痛身重，四肢不举，腹胀肠鸣，溏泄食不化，痃癖，腹寒，膝内廉痛，小便不利，阴茎痛，足痿不能行，疝气，小便遗失，胆虚，食后吐水，梦遗失精，霍乱，手足逆冷，呵欠，颊车蹉开，張口不合男子陰莖痛元藏發痛臍下痛不可忍小兒客忤婦人臨經行房羸瘦癥瘕漏血不止月水不止妊娠胎動橫生產后惡露不行去血過多血崩暈不省人事如經脉閉塞不通瀉之立通經行虛耗不行者補之經脉益盛則通按宋太子出苑逢妊婦診曰女徐文伯曰一男一女太子性急欲視文伯瀉三陰交補合谷胎應針而下果如文伯之診后世遂以三陰交合谷為妊娠禁針然文伯瀉三陰交補合谷而墮胎今獨不可補三陰交瀉合谷而安胎乎蓋三陰交腎肝脾三脉之交會主陰血血當補不當瀉合谷為大腸之原大腸為肺之腑主氣當瀉不當補文伯瀉三陰交以補合谷是血衰氣旺也今補三陰交瀉合谷是血旺氣衰矣故劉元賓亦曰血衰氣旺定無孕血旺氣衰應有體其斯之謂歟

张口不合，男子阴茎痛，元脏发痛，脐下痛不可忍，小儿客忤，妇人临经行房，羸瘦，癥瘕，漏血不止，月水不止，妊娠胎动横生，产后恶露不行，去血过多，血崩晕，不省人事。如经脉塞闭不通，泻之立通。经行虚耗不行者，补之，经脉益盛则通。按：宋太子出苑，逢妊妇，诊曰：女。徐文伯曰：一男一女。太子性急欲视。文伯泻三阴交，补合谷，胎应针而下，果如文伯之诊。后世遂以三阴交、合谷为妊妇禁针。然文伯泻三阴交，补合谷而堕胎，今独不可补三阴交，泻合谷，而安胎乎？盖三阴交、肾肝脾三脉之交会，主阴血，血当补不当泻；合谷为大肠之原，大肠为肺之腑，主气，当泻不当补。文伯泻三阴交，以补合谷，是血衰气旺也。今补三阴交，泻合谷，是血旺气衰矣。故刘元宾亦曰：血衰气旺定无孕，血旺气衰应有体。其斯之谓与？

漏谷一名太阴络**：**内踝上六寸，䯒骨下陷中。《铜人》：针三分，灸三壮。主肠鸣，强欠，心悲逆气，腹胀满急，痃癖冷气，饮食不为肌肤，膝痹足不能行。

地机一名脾舍**：**膝下五寸，膝内侧辅骨下陷中，伸足取之。足太阴郄，别走上一寸有空。《铜人》：灸三壮，针五分。主腰痛不可俯仰，溏泄，腹胁胀，水肿胀[①]坚，不嗜食，小便不利，精不足，女子癥瘕，按之如汤沃股内至膝。

阴陵泉：膝下内侧辅骨下陷中，伸足取之；或屈膝取之。与阳陵泉穴相对。足太阴脾脉所入为合水。《铜人》：针五分。主腹中寒不嗜食，胁下满，水胀腹坚，喘逆不得卧，腰痛不可俯仰，霍乱，疝瘕，遗精，尿失禁不自知，小便不利，气淋，寒热不节，阴痛，胸中热，暴泄飧泄。

血海：膝膑上内廉，白肉际二寸半。《铜人》：针五分，灸三壮。主气逆腹胀，女子漏下恶血，月事不调。东垣曰：女子漏下恶血，月事不调，暴崩不止，多

①水肿胀：原缺，据《针灸聚英》卷一补。

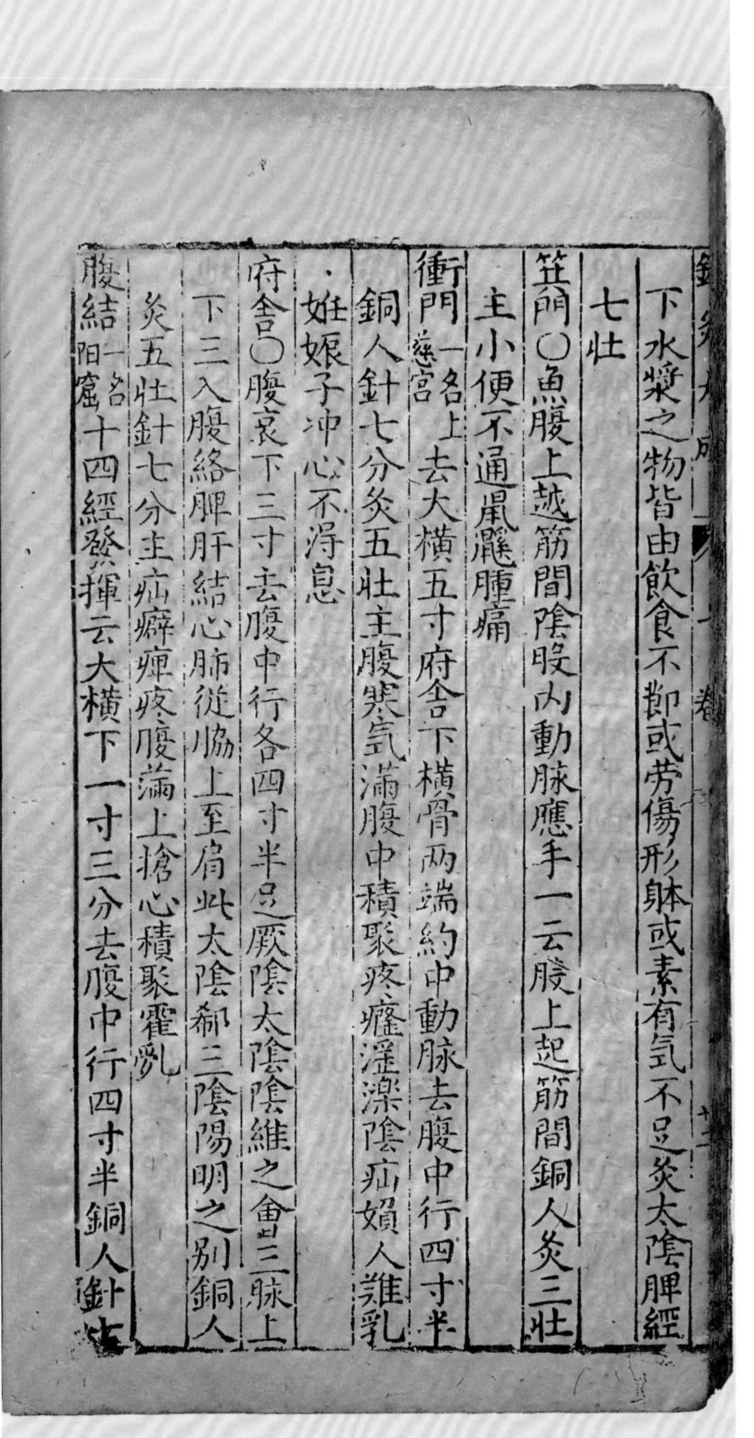
下水漿之物皆由飲食不節或勞傷形躰或素有氣不足灸太陰脾經
七壯
箕門○魚腹上越筋間陰股內動脉應手一云股上起筋間銅人灸三壯
主小便不通鼠鼷腫痛
衝門一名上慈宮去大橫五寸府舍下橫骨兩端約中動脉去腹中行四寸半
銅人針七分灸五壯主腹寒氣滿腹中積聚疼癃淫濼陰疝婦人難乳
妊娠子冲心不得息
府舍○腹哀下三寸去腹中行各四寸半足厥陰太陰陰維之會三脉上
下三入腹絡脾肝結心肺從脇上至肩此太陰郄三陰陽明之別銅人
灸五壯針七分主疝癖痺疼腹滿上搶心積聚霍亂
腹結一名陽窟十四經發揮云大橫下一寸三分去腹中行四寸半銅人針七

下水浆之物，皆由饮食不节，或劳伤形体，或素有气不足，灸太阴脾经七壮。

箕门：鱼腹上越筋间，阴股内动脉应手。一云股上起筋间。《铜人》：灸三壮。主小便不通，鼠鼷肿痛。

冲门一名上慈宫**：**去大横五寸，府舍下横骨两端约中动脉，去腹中行各四寸半。《铜人》：针七分，灸五壮。主腹寒气满，腹中积聚疼，癃，淫泺，阴疝，妇人难乳，妊娠子冲心，不得息。

府舍：腹结[1]下三寸，去腹中行各四寸半。足厥阴、太阴、阴维之会。三脉上下三入腹，络脾肝，结心肺，从胁上至肩，此太阴郄，三阴阳明之别。《铜人》：灸五壮，针七分。主疝癖，痹疼，腹满上抢心，积聚，霍乱。

腹结一名阳窟**：**《十四经发挥》云：大横下一寸三分，去腹中行各四寸半。《铜人》：针七

①腹结：原作“腹哀”，据《铜人腧穴针灸图经》卷中改。

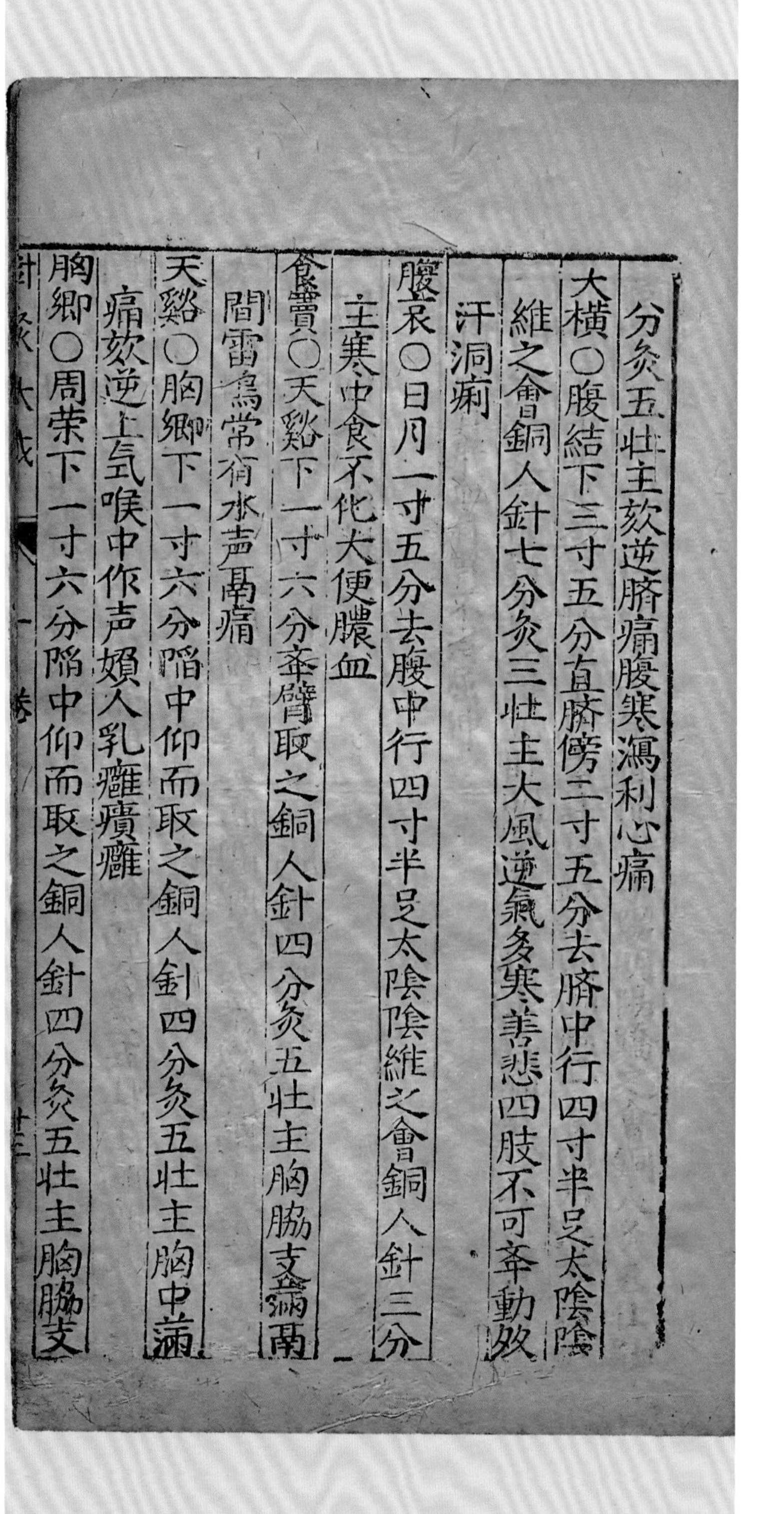

分，灸五壮。主咳逆，脐痛，腹寒泄利，心痛。

大横：腹哀[①]下三寸五分，直脐旁二寸五分，去脐中行四寸半。足太阴、阴维之会。《铜人》：针七分，灸三壮。主大风逆气，多寒善悲，四肢不可举动，多汗洞痢。

腹哀：日月下[②]一寸五分，去腹中行四寸半。足太阴、阴维之会。《铜人》：针三分。主寒中食不化，大便脓血。

食窦：天溪下一寸六分，举臂取之。《铜人》：针四分，灸五壮。主胸胁支满，膈间雷鸣，常有水声，膈痛。

天溪：胸乡下一寸六分陷中，仰而取之。《铜人》：针四分，灸五壮。主胸中满痛，咳逆上气，喉中作声，妇人乳痈㿉痈。

胸乡：周荣下一寸六分陷中，仰而取之。《铜人》：针四分，灸五壮。主胸胁支

①腹哀：原作“腹结”，据《铜人腧穴针灸图经》卷下改。

②下：原缺，据《铜人腧穴针灸图经》卷下补。

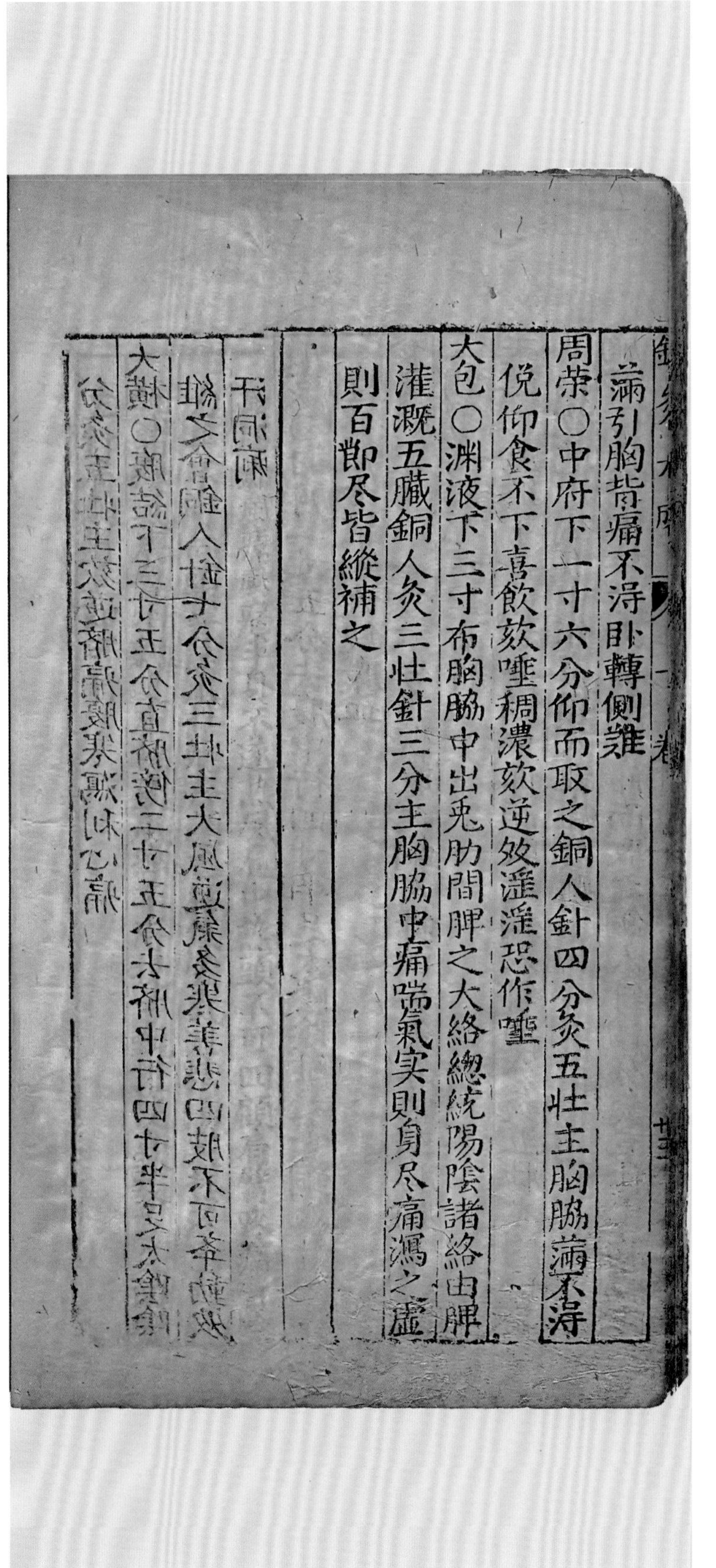

满，引胸背痛不得卧，转侧难。

周荣：中府下一寸六分，仰而取之。《铜人》：针四分，灸五壮。主胸胁满不得俯仰，食不下，喜饮。咳唾稠脓，咳逆，多淫淫，恐作唾。

大包：渊液下三寸，布胸胁中出九[①]肋间。脾之大络，总统阳阴诸络，由脾灌溉五脏。《铜人》：灸三壮，针三分。主胸胁中痛，喘气，实则身尽痛，泻之；虚则百节尽皆纵，补之。

①九：原作“兔”，据《针灸聚英》卷一补。

足阳明胃经穴图（图见左）

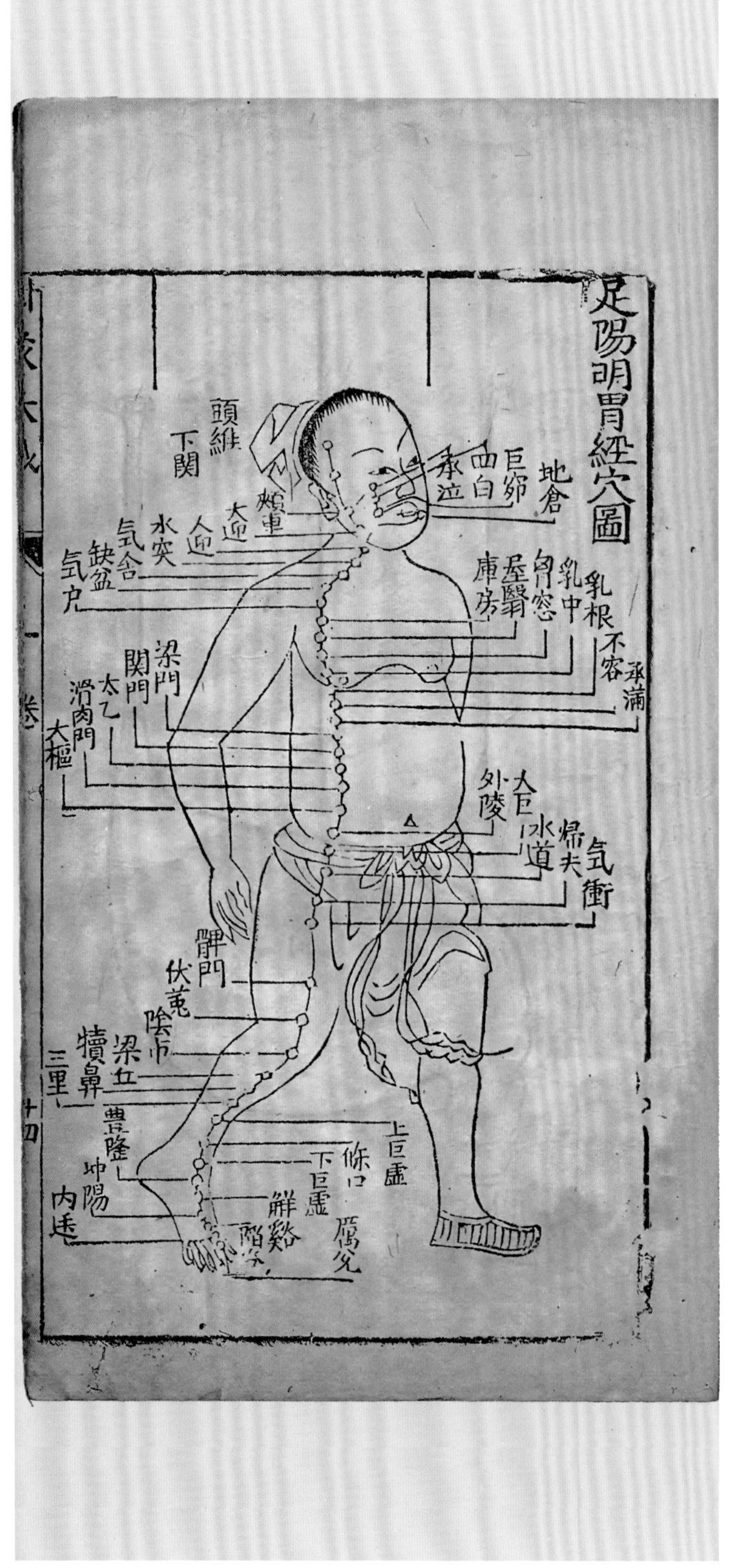

足陽明胃經穴圖
頭維
下關
頰車
大迎
人迎
水突
氣舍
缺盆
氣户
承泣
四白
巨窌
地倉
庫房
屋翳
膺窗
乳中
乳根
不容
承滿
梁門
關門
太乙
滑肉門
天樞
外陵
大巨
水道
歸來
氣衝
髀關
伏兔
陰市
梁丘
犢鼻
三里
豐隆
上巨虛
條口
下巨虛
解谿
衝陽
陷谷
內庭
厲兌

胃之腑（图见左）

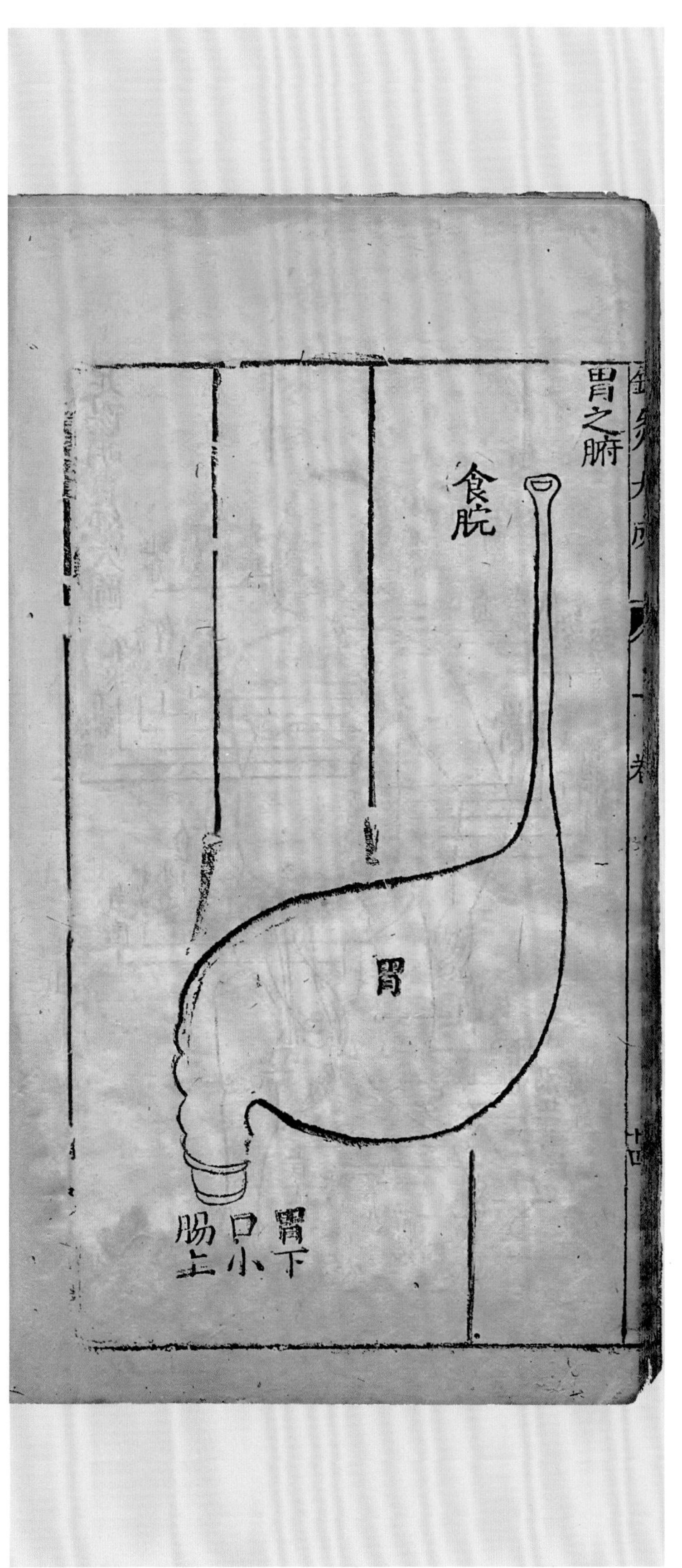

〇胃髀穴歌

胃之經兮足陽明頭維本神寸半尋下關耳前動脉看頰車耳下開有空承泣目下七分取四白一寸不可深巨髎孔傍八分是地倉口傍四分尋大迎曲頷前分二人迎肩傍寸五分水突在頸大筋下更循氣舍上人迎氣舍迎下俠天突缺盆横骨陷中真氣戶乳上六寸四庫房乳上四寸入屋翳乳上二寸二膺窗乳上一寸入乳中正在乳中心次有乳根出乳下各一寸六不相侵穴俠幽門一寸五是穴不容依法數其下承滿至梁門關門太乙從頭舉節次挨至滑肉門各各一寸為君數天樞二寸俠臍傍外陵樞下一寸當二寸大巨五水道歸來七寸細尋將氣衝曲骨傍三寸來下鼠上經中央脉關兔后交分中伏兔市上三寸強陰市膝上三寸許梁丘二寸后其場膝臏之下尋犢鼻膝眼四穴兩

胃髀穴歌

胃之经兮足阳明，头维本神寸半寻。下关耳前动脉看，颊车耳下开有空。承泣目下七分取，四白一寸不可深。巨髎孔旁八分是，地仓口旁四分寻。大迎曲颊前分二，人迎肩旁寸五分。水突在颈大筋下，更循气舍上人迎。气舍迎下侠天突，缺盆横骨陷中真。气户乳上六寸四，库房乳上四寸入。屋翳乳上二寸二，膺窗乳上一寸入。乳中正在乳中心，次有乳根出乳下。各一寸六不相侵，穴侠幽门一寸五。是穴不容依法数，其下承满至梁门。关门太乙从头举，即次挨至滑肉门。各各一寸为君数，天枢二寸侠脐旁。外陵枢下一寸当，二寸大巨五水道。归来七寸细寻将，气冲曲骨旁三寸。来下窜上经中央，脉关兔后交分中。伏兔市上三寸强，阴市膝上三寸许。梁丘二寸后其场，膝膑之下寻犊鼻。膝眼四穴两旁当，膝下三寸求三里。
里下三寸上廉地。条口上廉下一寸，下廉条下二寸系。丰隆下廉外一寸，踝上八寸分明记。解溪冲阳后寸半，冲阳陷上三寸是。陷谷内庭后寸半，内庭次指外间置。厉兑大指次指端，去爪如韭胃所起。

此一经起于厉兑，终于头维，取厉兑、内庭、陷谷、冲阳、解溪、三里，与井荥俞经合也。脉起于鼻交頞中，旁约太阳之脉，下循鼻外，上入齿中，还唇，下交承浆，却循颐[①]后下廉，出大迎，循颊车，上耳前，过客主人，循发际至额颅。其支别者，从大迎前下人迎，循喉咙入缺盆，下膈，属胃，络脾；其直行者，从缺盆下乳内廉，挟脐入气冲中；其支者，起胃下口，循腹里，下至气冲而合，以下髀关，抵伏兔，下入膝膑中，下循骱外廉，下足跗，入中指外间；其支者，下膝三寸而别，以下入中指外间；其支者，别跗上，入大指

①颐：原作“额”，据《灵枢·经脉》改。

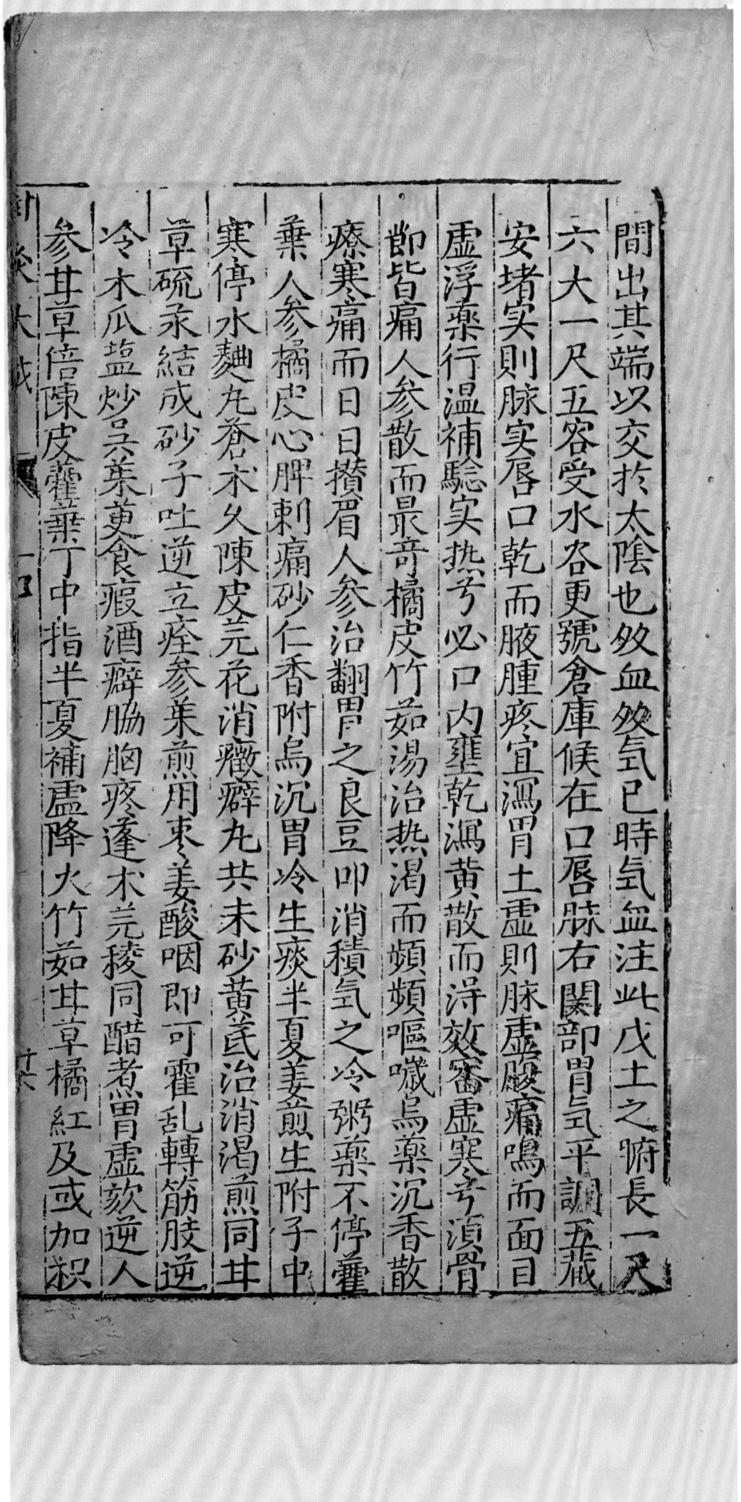
間出其端以交於太陰也多血多氣巳時氣血注此戊土之腑長一尺六大一尺五容受水谷更號倉庫候在口唇脉右關部胃氣平調五臟安堵實則脉實唇口乾而腋腫疼宜瀉胃土虛則脉虛腹痛鳴而面目虛浮藥行溫補驗實熱兮必口內壅乾瀉黃散而得效審虛寒兮須骨節皆痛人參散而最奇橘皮竹茹湯治熱渴而頻頻嘔噦烏藥沉香散療寒痛而日日攢眉人參治翻胃之良豆叩消積氣之冷粥藥不停藿葉人參橘皮心脾刺痛砂仁香附烏沉胃冷生痰半夏姜煎生附子中寒停水麴丸蒼朮久陳皮芫花消癥癖丸共朱砂黃芪治消渴煎同甘草硫汞結成砂子吐逆立痊參茱煎用棗姜酸咽即可霍乱轉筋肢逆冷木瓜鹽炒吳茱萸食瘕酒癖脇胸疼蓬朮芫稜同醋煮胃虛欬逆人參甘草倍陳皮藿葉丁中指半夏補虛降火竹茹甘草橘紅及或加枳

间，出其端，以交于太阴也。多血多气，辰[①]时气血注此。戊土之腑，长一尺六，大一尺五，容受水谷，更号仓库，候在口唇，脉右关部。胃气平调，五脏安堵。实则脉实，唇口干而腋肿疼，宜泻胃土；虚则脉虚，腹痛鸣而面目虚浮，药行温补。验实热兮，必口内壅干，泻黄散而得效；审虚寒兮，须骨节皆痛，人参散而最奇。橘皮竹茹汤，治热渴而频频呕哕；乌药沉香散，疗寒痛而日日攒眉。人参治翻胃之良，豆蔻消积气之冷。粥药不停，藿叶人参橘皮；心脾刺痛，砂仁香附乌沉。胃冷生痰，半夏姜煎生附子；中寒停水，曲丸苍术久陈皮。芫花消癥癖，丸共朱砂；黄芪治消渴，煎同甘草。硫汞结成砂子，吐逆立痊；参茱煎用枣姜，酸咽即可。霍乱转筋肢逆冷，木瓜盐炒吴茱萸；食瘕酒癖胁胸疼，蓬术芫棱同醋煮。胃虚咳逆，人参甘草倍陈皮；胃实痰喘[②]，藿叶丁中指[③]半夏。补虚降火，竹茹甘草橘红，及或加枳

①辰：原作“巳”，据《针灸聚英》卷一改。

②胃实痰喘：原缺，据杨氏《针灸大成》卷六补。

③中指：杨氏《针灸大成》卷六作“皮增”。

术；扶弱驱寒，橘良姜丁半夏，参草姜苓。抑闻上部有脉，下部无脉者为食塞[1]，点盐汤探吐宽舒；倘或三部俱急，人迎带数者号内壅，服灵丸泻利便宜。调脾助胃之药最难，热则消于肌肉，须用中和饮子；变通加减之法不易，寒则减于饮食，要施仁义丹头。如心不在焉，食而不知其味，正心为剂，口不谨兮，饮而不中其节，缄口良方。须知病后能服药，孰若病前能自防。

脾胃相通五谷消，而导引亦在其中矣。学者宜与前篇互参考详，至于品味汤散分两，各方考用，如有他症，后穴选择焉。

考正穴法

承泣：目下七分，直瞳子陷中。阳跷脉、任脉、胃脉之会。《铜人》：灸三壮；禁针，针之令人目乌色。《明堂》：针四分半；不宜灸，灸后令人目下大如拳，息肉

①塞：杨氏《针灸大成》卷六作“寒”。

日加如桃至三十日定不見物資生云當不灸不針東垣曰魏邦彥夫人目翳自下侵上者自陽明來也主目冷淚出上觀瞳子痒遠視䀮䀮昏夜無見目瞤動與項口相引口眼喎斜口不能言面葉葉牽動眼赤開痛耳鳴耳聾

四白〇目下一寸直瞳子令病人正視取之素註針四分甲乙銅人灸七壯針三分凡用針穩當方得下針刺太深令人目烏色主頭痛目眩目赤痛僻淚不明目膚翳口眼喎僻不能言

巨窌〇挾鼻孔傍八分直瞳子平水溝蹻脉足陽明之會銅人針三分得氣即瀉灸七壯明堂灸七七壯主瘈瘲唇頰腫痛口喎僻目障無見青盲無見遠視䀮䀮淫膚白膜翳覆瞳子面風鼻頔腫癰痛招揺視瞻脚氣膝腫

日加如桃，至三十日定不见物。《资生》云：当不灸不针。东垣曰：魏邦彦夫人目翳，自下侵上者，自阳明来也。主目冷泪出，上观，瞳子痒，远视䀮䀮，昏夜无见，目瞤动与项口相引，口眼㖞斜，口不能言，面叶叶牵动，眼赤开痛，耳鸣耳聋。

四白：目下一寸，直瞳子，令病人正视取之。《素注》：针四分。《甲乙》《铜人》：灸七壮，针三分。凡用针，稳当方得下针；刺太深，令人目乌色。主头痛，目眩，目赤痛，僻泪不明，目肤翳，口眼㖞僻不能言。

巨窌：挟鼻孔旁八分，直瞳子，平水沟。跷脉、足阳明之会。《铜人》：针三分，得气即泻；灸七壮。《明堂》：灸七七壮。主瘈疭，唇颊肿痛，口㖞僻，目障无见，青盲无见，远视䀮䀮，淫肤白膜，翳覆瞳子，面风鼻頔肿痈痛，招摇视瞻，脚气膝肿。

地仓：夹口吻旁四分外如近，下有脉微动。手足阳明、任、跷脉之会。《铜人》：针三分。《明堂》：三分半，留五呼，得气即泻；日可灸二七壮，重者七七壮，炷如粗钗[1]股脚大，炷若大，口转㖞，灸承浆七七壮，即愈。主偏风口㖞，目不得闭，脚肿，失音不语，饮水不收，水浆漏落，眼瞤动不止，瞳子痒，远视𥌒𥌒，昏夜无见，病左治右，病右治左，宜频针灸，以取尽风气；口眼㖞斜者，以正为度。

大迎：曲颔前一寸三分，骨陷中动脉，又以口下当两肩是穴。《素注》：针三分，留七呼，灸三壮。主风痉，口喑哑，口噤不开，唇吻瞤动，颊肿牙疼，寒热颈痛瘰疬，舌强舌缓不收，不能言，目闭不得痛不禁。

颊车一名机关，一名曲牙**：**耳下曲颊端近前陷中，开口有空。《铜人》：针四分，得气即泻；日灸七壮，止七七壮。《明堂》：灸三壮。《素注》：针三分。主中风牙关不开，口噤

---

①钗：原作“差”，据《针灸聚英》卷一改。

不语，失音，牙关痛，颔颊肿，牙不可嚼物，颈强不得回顾，口眼㖞。

下关：客主人下，耳前动脉下廉，合口有空，开口则闭，闭口有穴。足阳明、少阳之会。《素注》：针三分，留七呼，灸三壮。《铜人》：针四分，得气即泻，禁灸，不得久留针。《针经》云：刺之则欠不能故[①]，耳前有干盯摘之，不得灸。主失欠，牙车脱臼，目眩齿痛，偏风口眼㖞斜，耳鸣耳聋，耳痛脓汁出。

头维：额角入发际，本神旁一寸五分，神庭旁四寸五分。足少阳、阳明二脉之会。《铜人》针三分。《素注》针五分，禁灸。主头痛如破，目痛如脱，目瞤，目风泪出，偏风，视物不明。

人迎一名五会：颈大动脉应手，夹结喉两旁一寸五分，仰而取之，以候五[②]脏气。足阳明、少阳之会。滑氏曰：古以夹喉两旁为气口、人迎。至晋王叔和直以左右手为人迎、气口。《铜人》：禁针。《明堂》：针四分。《素注》：刺过深杀人。主吐

①故：原作“坎”，据《针灸聚英》卷一改。

②候五：原作“喉口”，据《针灸聚英》卷一改。

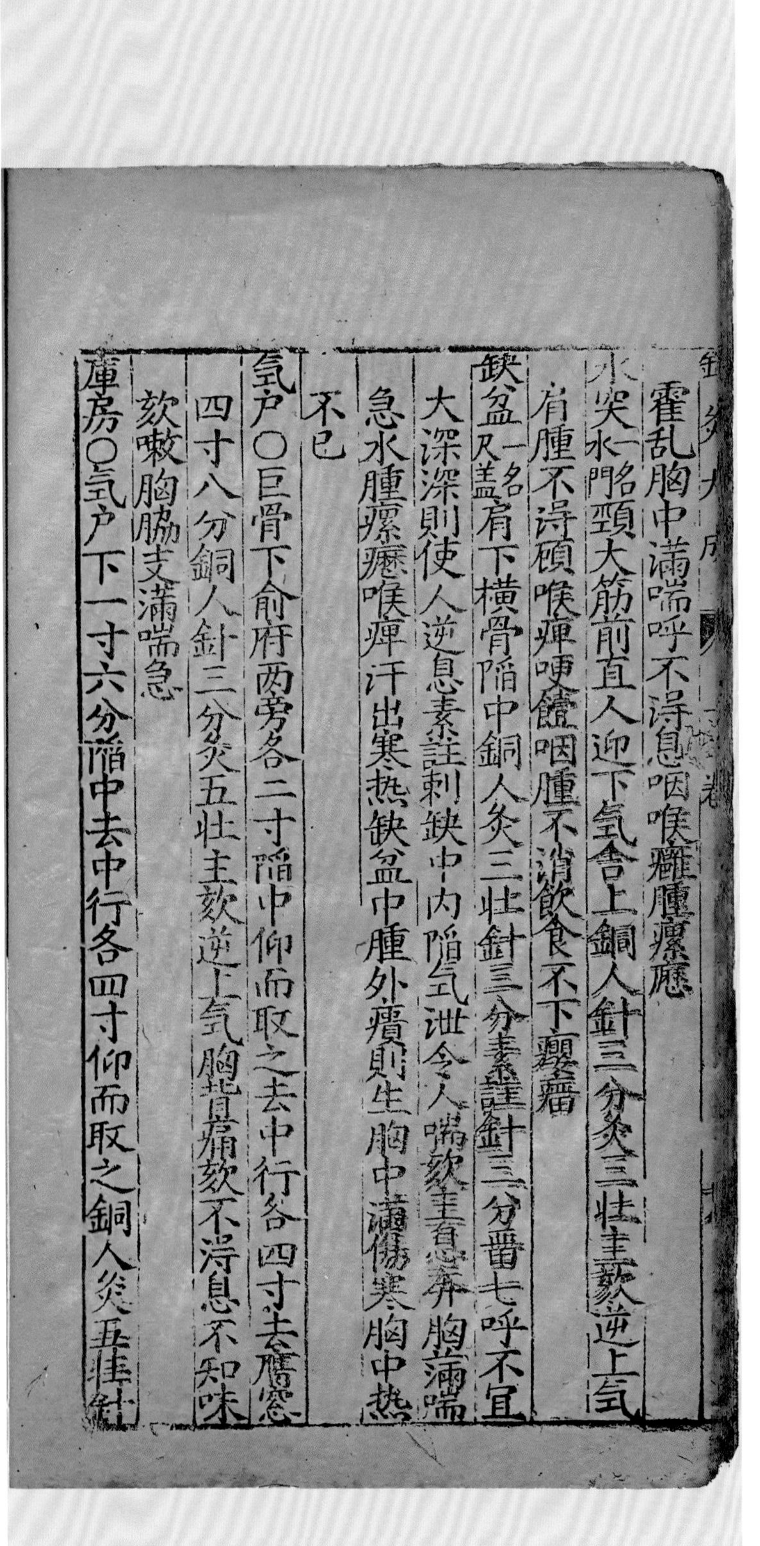

逆[1]霍乱，胸中满，喘呼不得息，咽喉痈肿，瘰疬。

水突一名水门：颈大筋前，直人迎下，气舍上。《铜人》：针三分，灸三壮。主咳逆上气，肩肿不得顾，喉痹哽噎，咽肿不消，饮食不下，瘿瘤[2]。

缺盆一名尺盖：肩下横骨陷中。《铜人》：灸三壮，针三分。《素注》：针三分，留七呼，不宜太深，深则使人逆息。《素问[3]》：刺缺盆中内陷，气泄令人喘咳。主息奔，胸满，喘急，水肿，瘰疬，喉痹，汗出寒热，缺盆中肿，外溃则生，胸中满，伤寒胸中热不已。

气户：巨骨下，俞府两旁各二寸陷中，仰而取之，去中行各四寸，去膺窗四寸八分。《铜人》：针三分，灸五壮。主咳逆上气，胸背痛，咳不得息，不知味，咳嗽，胸胁支满，喘急。

库房：气户下一寸六分陷中，去中行各四寸，仰而取之。《铜人》：灸五壮，针

①逆：原缺，据《针灸聚英》卷一补。

②肩肿……瘿瘤：《针灸聚英》卷一为“气舍”下主治，此处疑有错漏。

③问：原作“注”，据《素问·禁刺论》及《针灸聚英》卷一改。

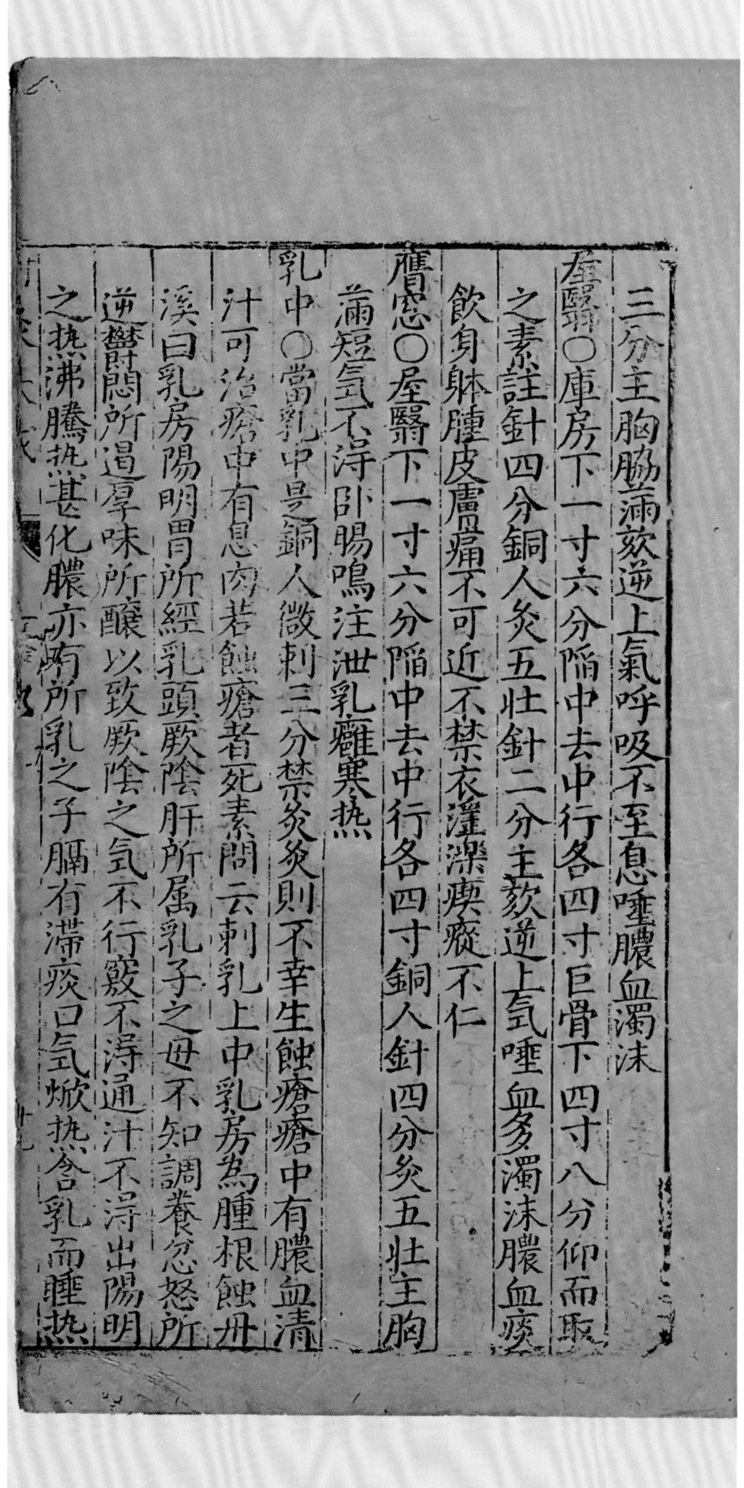

三分。主胸胁满，咳逆上气，呼吸不至息，唾脓血浊沫。

屋翳： 库房下一寸六分陷中，去中行各四寸，巨骨下四寸八分，仰而取之。《素注》：针四分。《铜人》：灸五壮，针二分。主咳逆上气，唾血多浊沫脓血，痰饮，身体肿，皮肤痛不可近，不禁衣，淫泺，瘈疭不仁。

膺窗： 屋翳下一寸六分陷中，去中行各四寸。《铜人》：针四分，灸五壮。主胸满短气不得卧，肠鸣注泄，乳痈寒热。

乳中： 当乳中是。《铜人》：微刺三分；禁灸，灸则不幸生蚀疮，疮中有脓血清汁可治，疮中有息肉，若蚀疮者死。《素问》云：刺乳上，中乳房为肿根蚀。丹溪曰：乳房，阳明胃所经；乳头，厥阴肝所属。乳子之母，不知调养，忿怒所逆，郁闷所遏，厚味所酿，以致厥阴之气不行，窍不得通，汁不得出，阳明之热沸腾，热甚化脓。亦有所乳之子，膈有滞痰，口气焮热，含乳而睡，热

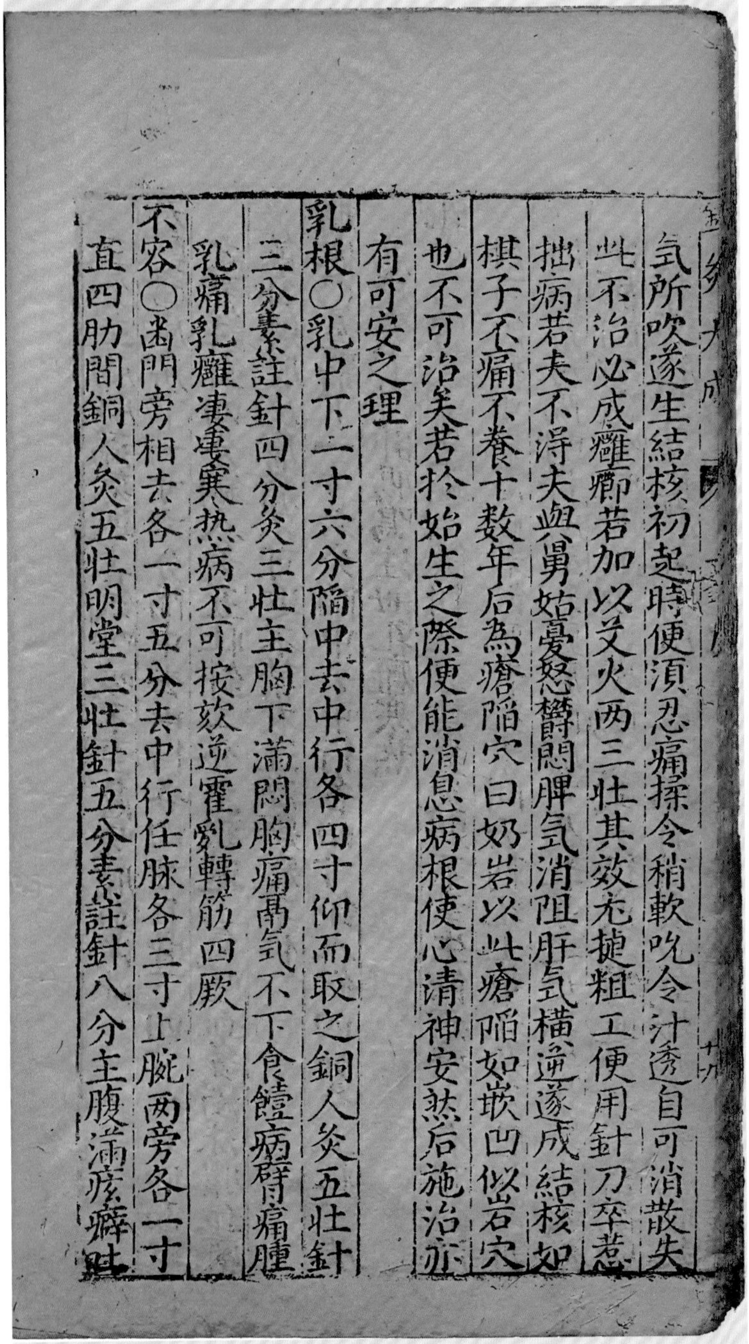
氣所吹遂生結核初起時便須忍痛揉令稍軟吮令汁透自可消散失
此不治必成癰癤若加以艾火两三壯其效尤捷粗工便用針刀卒惹
拙病若夫不得夫與舅姑憂怒鬱悶脾氣消阻肝氣横逆遂成結核如
棋子不痛不痒十数年后為瘡陷穴曰奶岩以此瘡陷如嵌凹似岩穴
也不可治矣若於始生之際便能消息病根使心清神安然后施治亦
有可安之理
乳根○乳中下一寸六分陷中去中行各四寸仰而取之銅人灸五壯針
三分素註針四分灸三壯主胸下滿悶胸痛鬲氣不下食饐病臂痛腫
乳痛乳癰淒淒寒熱病不可按欬逆霍乱轉筋四厥
不容○幽門旁相去各一寸五分去中行任脉各三寸上脘两旁各一寸
直四肋間銅人灸五壯明堂三壯針五分素註針八分主腹滿痃癖吐

气所吹，遂生结核。初起时，便须忍痛，揉令稍软，吮令汁透，自可消散。失此不治，必成痈疖。若加以艾火两三壮，其效尤捷。粗工便用针刀，卒惹拙病。若夫不得夫与舅姑，忧怒郁闷，脾气消阻，肝气横逆，遂成结核如棋子，不痛不痒，十数年后为疮陷穴，曰奶岩。以此疮陷如嵌凹，似岩穴也，不可治矣。若于始生之际，便能消息病根，使心清神安，然后施治，亦有可安之理。

乳根：乳中下一寸六分陷中，去中行各四寸，仰而取之。《铜人》：灸五壮，针三分。《素注》：针四分，灸三壮。主胸下满闷，胸痛膈气，不下食，噎病，臂痛肿，乳痛，乳痈，凄凄寒热，病不可按，咳逆，霍乱转筋，四厥。

不容：幽门旁相去各一寸五分，去中行任脉各三寸，上脘两旁各一寸，直四肋间。《铜人》：灸五壮。《明堂》：三壮，针五分。《素注》：针八分。主腹满痃癖，吐

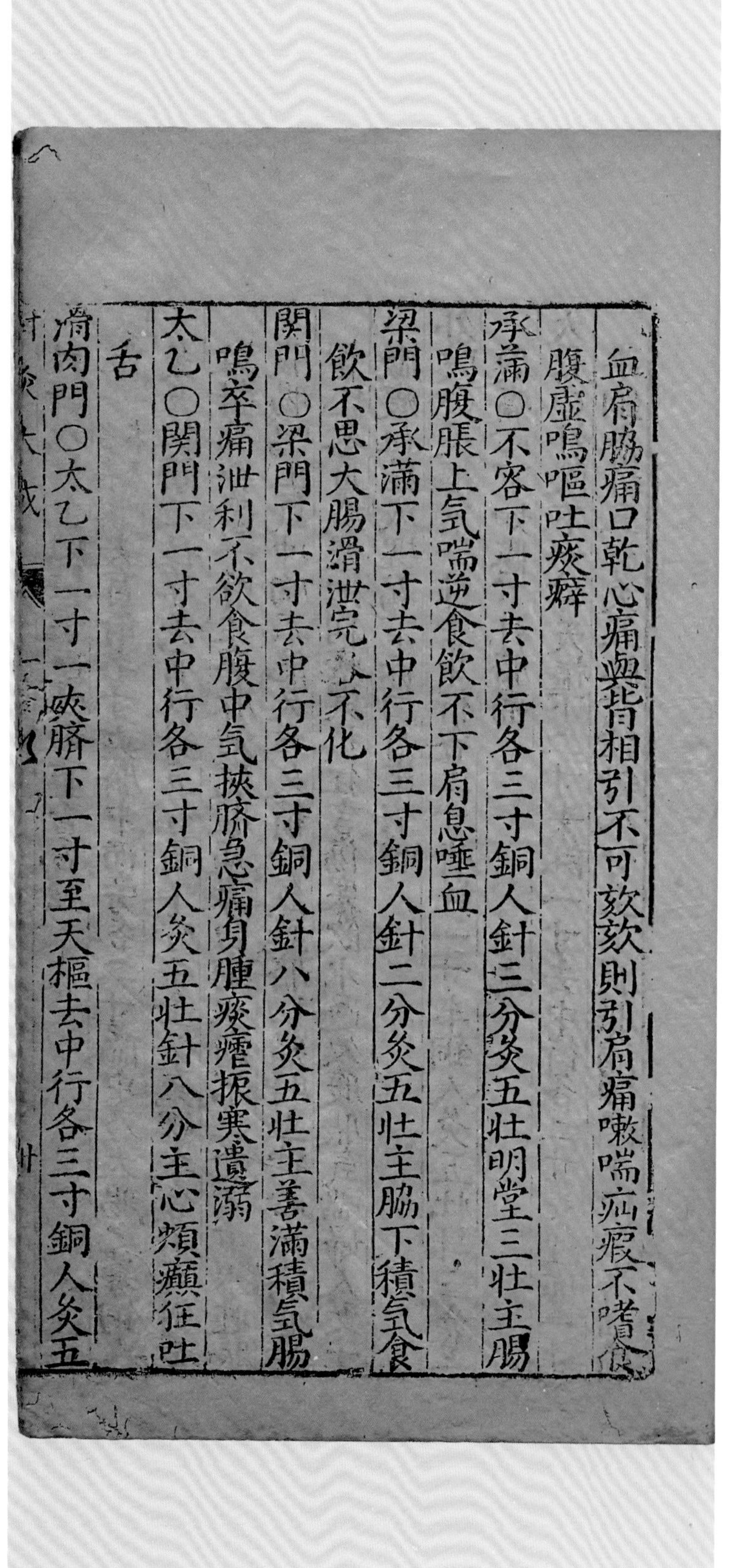

血，肩胁痛，口干，心痛与背相引，不可咳，咳则引肩痛，嗽喘，疝瘕，不嗜食，腹虚鸣，呕吐，痰癖。

承满：不容下一寸，去中行各三寸。《铜人》：针三分，灸五壮。《明堂》：三壮。主肠鸣腹胀，上气喘逆，食饮不下，肩息唾血。

梁门：承满下一寸，去中行各三寸。《铜人》：针二分，灸五壮。主胁下积气，食饮不思，大肠滑泄，完谷不化。

关门：梁门下一寸，去中行各三寸。《铜人》：针八分，灸五壮。主善满积气，肠鸣卒痛，泄利，不欲食，腹中气走[①]，挟脐急痛，身肿，痰疟振寒，遗溺。

太乙：关门下一寸，去中行各三寸。《铜人》：灸五壮，针八分。主心烦癫狂，吐舌。

滑肉门：太乙下一寸，一夹脐下一寸至天枢，去中行各三寸。《铜人》：灸五

①走：原缺，据《针灸聚英》卷一补。

壮，针八分。主癫狂，呕逆，吐血，重舌舌强。

天枢一名长溪，一名谷门：去肓俞半寸，夹脐中两旁各二寸陷中。乃大肠之募。《铜人》：灸五壮。《济生[①]拔萃》：灸百壮，针五分，留十呼。《千金》云：魂魄之舍，不可针。《素注》：针五分，留一呼。主奔豚，泄泻，胀疝，赤白痢、水痢不止，食不下，水肿腹胀[②]肠鸣，上气冲胸，不能久立，久积冷气，绕脐切痛，时上冲心，烦满呕吐，霍乱，冬月感寒泄利，疟寒热狂言，伤寒饮水过多，腹胀气喘，妇人女子癥瘕，血结成块，漏下赤白，月事不时。

外陵：天枢下一寸，去中行各二寸。《素[③]注》：一寸半。《铜人》：灸五壮，针三分。主腹痛，心下如悬，下引脐痛。

大巨：外陵下一寸，天枢下二寸。《素注》：一寸，去中行各二寸。《素注》作一寸半。《铜人》：针五分，灸五壮。《素注》：针八分。主小腹胀满，烦渴，小便难，㿗疝，偏

①济生：原作“脐王”，据《针灸聚英》卷一改。
②腹胀：原作“胀腹”，据理乙正。
③素：原作“青”，据《针灸聚英》卷一改。

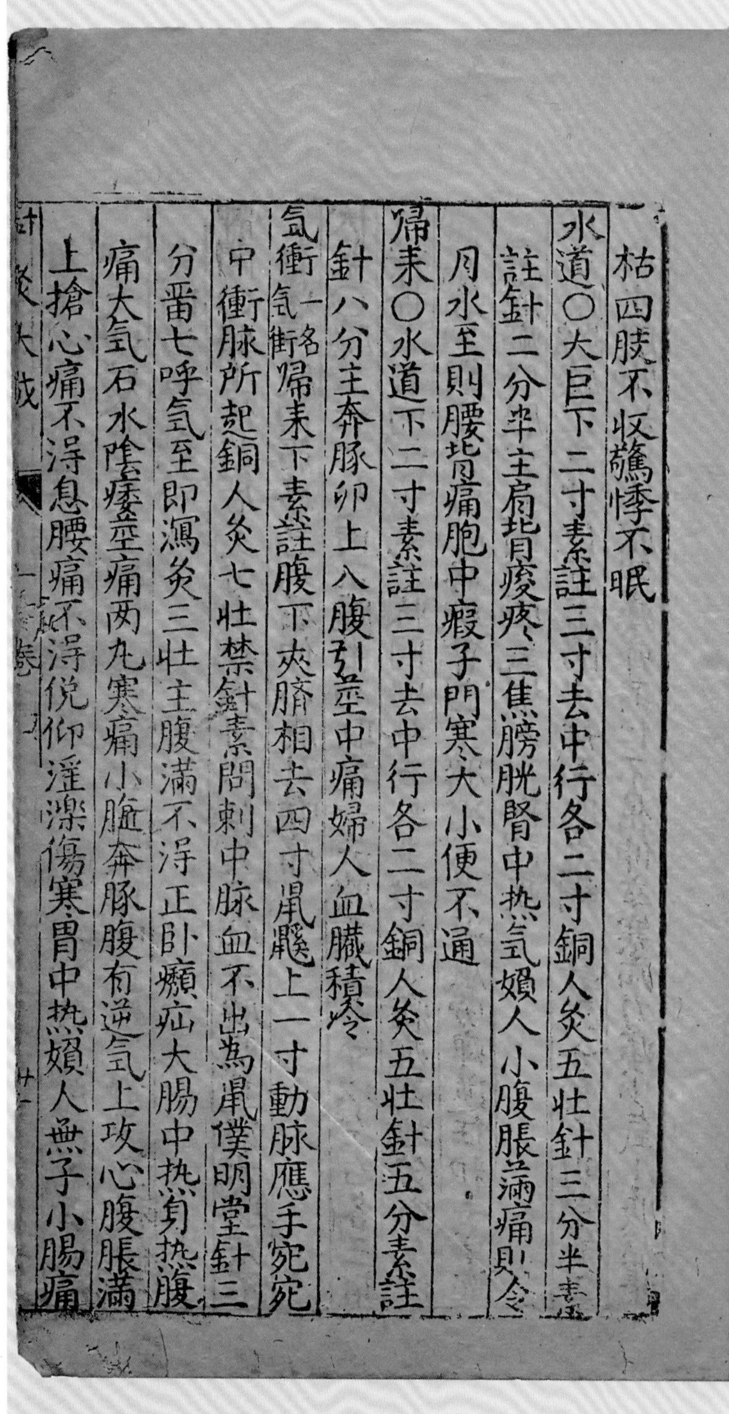
枯四肢不收驚悸不眠
水道〇大巨下二寸素註三寸去中行各二寸銅人灸五壯針三分半素
註針二分半主肩背痠疼三焦膀胱腎中热気婦人小腹脹滿痛則令
月水至則腰背痛胞中瘕子門寒大小便不通
歸來〇水道下二寸素註三寸去中行各二寸銅人灸五壯針五分素註
針八分主奔豚卯上入腹引莖中痛婦人血臟積冷
氣衝一名氣街歸來下素註腹下夾臍相去四寸鼠鼷上一寸動脉應手宛宛
中衝脉所起銅人灸七壯禁針素問刺中脉血不出為鼠僕明堂針三
分留七呼気至即瀉灸三壯主腹滿不得正卧㿗疝大腸中热身热腹
痛大気石水陰痿莖痛两丸寒痛小腹奔豚腹有逆気上攻心腹脹滿
上搶心痛不得息腰痛不得俛仰淫濼傷寒胃中热婦人無子小腸痛

枯，四肢不收，惊悸不眠。

水道：大巨下二寸。《素注》：三寸，去中行各二寸。《铜人》：灸五壮，针三分半。《素注》：针二分半。主肩背酸疼，三焦、膀胱、肾中热气，妇人小腹胀满，痛则令月水至则腰背痛，胞中瘕，子门寒，大小便不通。

归来：水道下二寸。《素注》：三寸，去中行各二寸。《铜人》：灸五壮，针五分。《素注》：针八分。主奔豚，卵[1]上入腹，引茎中痛，妇人血脏积冷。

气冲一名气街**：**归来下。《素注》：腹下夹脐相去四寸，鼠鼷上一寸，动脉应手宛宛中。冲脉所起。《铜人》：灸七壮，禁针。《素问》：刺中脉，血不出，为肿[2]鼠仆。《明堂》：针三分，留七呼，气至即泻，灸三壮。主腹满不得正卧，㿗疝，大肠中热，身热腹痛，大气石水，阴痿茎痛，两丸寒痛，小腹奔豚，腹有逆气上攻心，腹胀满上抢心，痛不得息，腰痛不得俯仰，淫泺，伤寒胃中热，妇人无子，小肠痛，

①卵：原作"卯"，据《针灸聚英》卷一改。
②肿：原缺，据《素问·刺禁论》补。

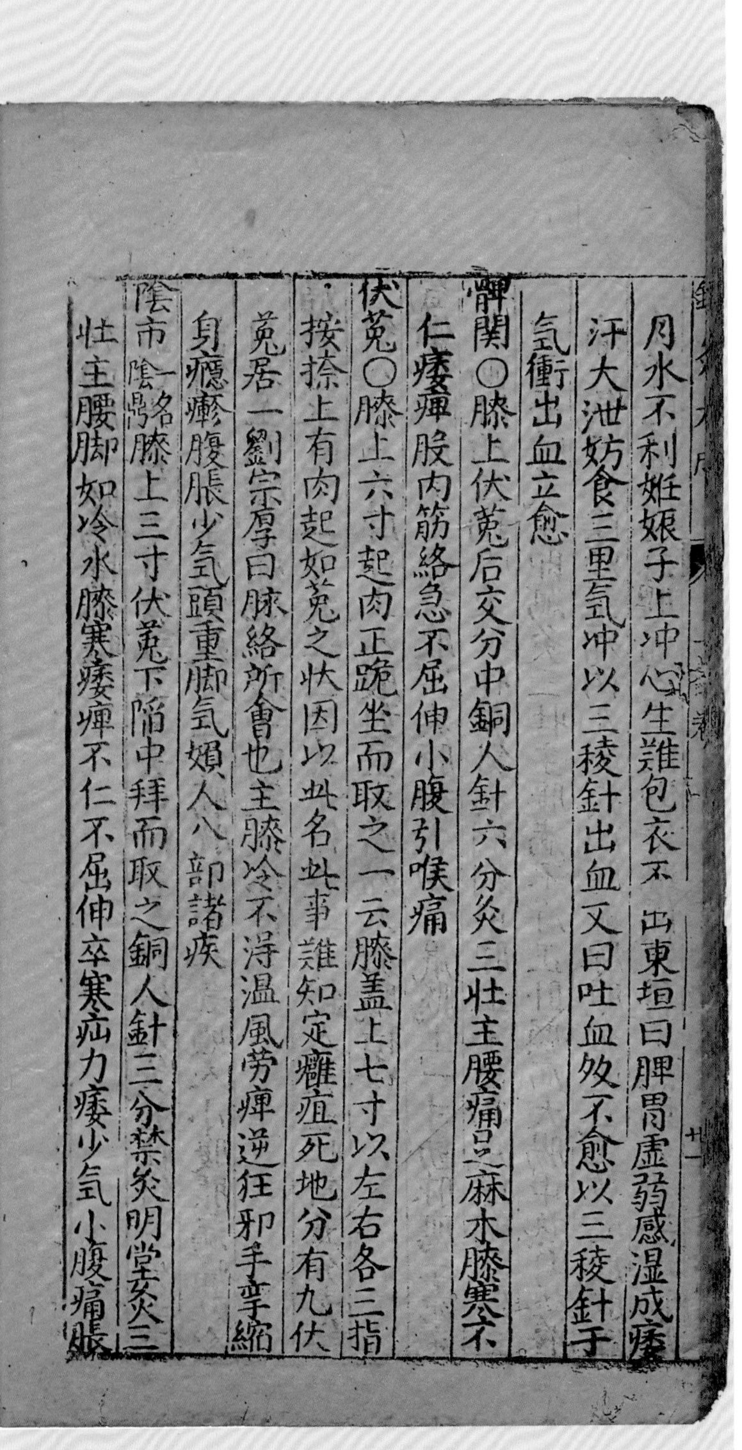
月水不利姙娠子上冲心生難包衣不出東垣曰脾胃虛弱感濕成痿
汗大泄妨食三里氣冲以三稜針出血又曰吐血多不愈以三稜針于
氣衝出血立愈
髀關○膝上伏菟后交分中銅人針六分灸三壯主腰痛足麻木膝寒不
仁痿痺股內筋絡急不屈伸小腹引喉痛
伏菟○膝上六寸起肉正跪坐而取之一云膝蓋上七寸以左右各三指
按捺上有肉起如菟之狀因以此名此事難知定癰疽死地分有九伏
菟居一劉宗厚曰脉絡所會也主膝冷不得溫風勞痺逆狂邪手攣縮
身癮瘮腹脹少氣頭重脚氣婦人八部諸疾
陰市一名陰鼎膝上三寸伏菟下陷中拜而取之銅人針三分禁灸明堂灸三
壯主腰脚如冷水膝寒痿痺不仁不屈伸卒寒疝力痿少氣小腹痛脹

月水不利，妊娠子上冲心，生难胞衣不出。东垣曰：脾胃虚弱，感湿成痿，汗大泄，妨食，三里、气冲以三棱针出血。又曰：吐血多不愈，以三棱针于气冲出血，立愈。

髀关：膝上伏兔后交分中。《铜人》：针六分，灸三壮。主腰痛，足麻木，膝寒不仁，痿痹，股内筋络急，不屈伸，小腹引喉痛。

伏兔：膝上六寸起肉，正跪坐而取之。一云：膝盖上七寸，以左右各三指按捺，上有肉起如兔之状，因以此名。《此事难知》：定痈疽死地分有九，伏兔居一。刘宗厚曰：脉络所会也。主膝冷不得温，风劳痹逆，狂邪，手挛缩，身瘾疹，腹胀少气，头重脚气，妇人八部诸疾。

阴市一名阴鼎**：**膝上三寸，伏兔下陷中，拜而取之。《铜人》：针三分，禁灸。《明堂》：灸三壮。主腰脚如冷水，膝寒，痿痹不仁，不屈伸，卒寒疝，力痿少气，小腹痛，胀

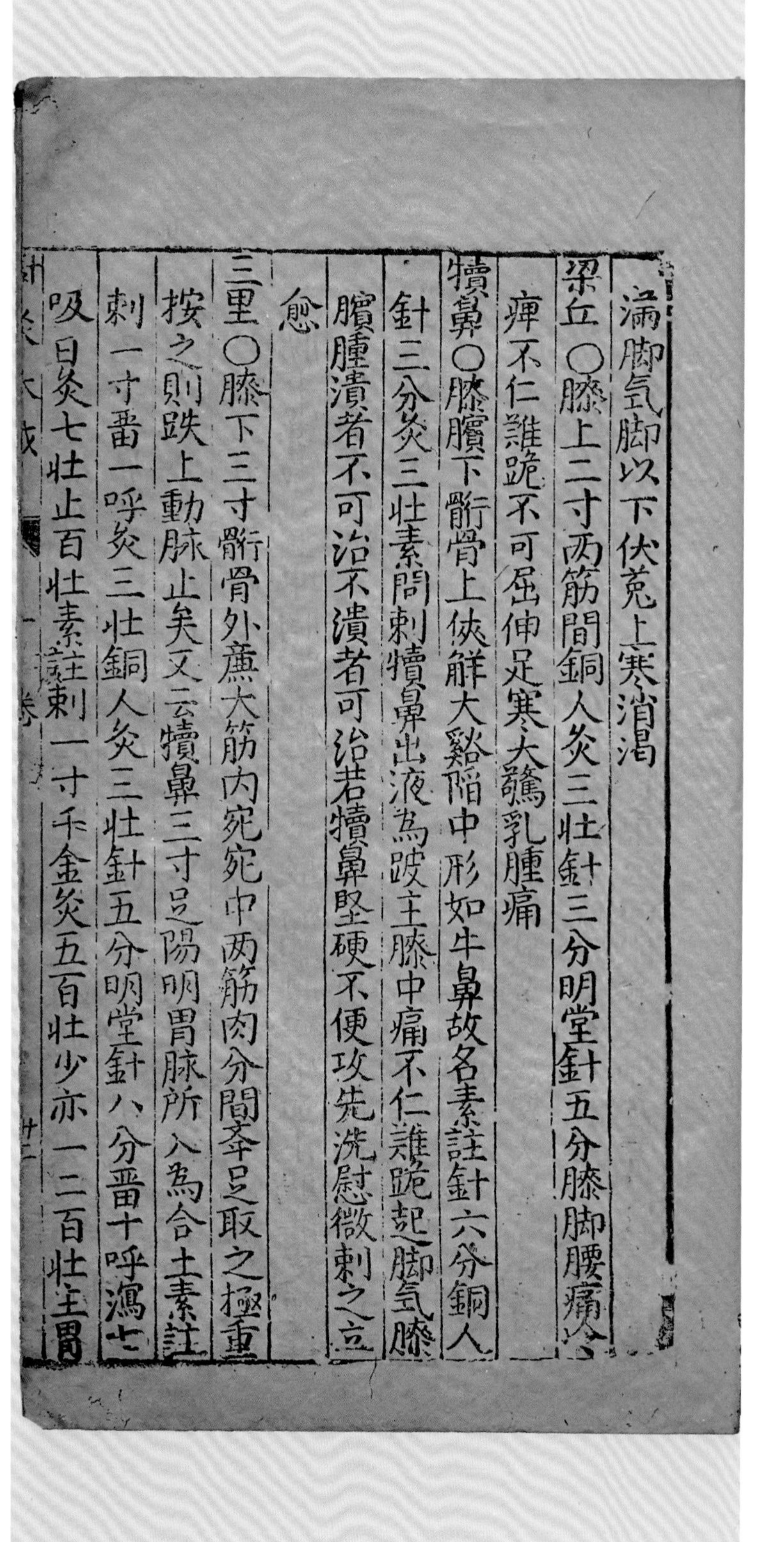

满，脚气，脚以下伏兔上寒，消渴。

梁丘： 膝上二寸两筋间。《铜人》：灸三壮，针三分。《明堂》：针五分。膝脚腰痛，冷痹不仁，难跪，不可屈伸，足寒，大惊，乳肿痛。

犊鼻： 膝膑下，骱骨上，侠解大筋[①]陷中，形如牛鼻，故名。《素注》：针六分。《铜人》：针三分，灸三壮。《素问》：刺犊鼻出液为跛。主膝中痛不仁，难跪起，脚气，膝膑肿溃者不可治，不溃者可治。若犊鼻坚硬，不便攻，先洗熨[②]，微刺之立愈。

三里： 膝下三寸，骱骨外廉大筋内宛宛中，两筋肉分间，举足取之。极重按之，则趺上动脉止矣。又云：犊鼻三寸。足阳明胃脉所入为合土。《素注》：刺一寸，留一呼，灸三壮。《铜人》：灸三壮，针五分。《明堂》：针八分，留十呼，泻七吸；日灸七壮，止百壮。《素注》：刺一寸。《千金》：灸五百壮，少亦一二百壮。主胃

①筋：原作"溪"，据《针灸聚英》卷一改。

②熨：原作"慰"，据《针灸聚英》卷一改。

中寒，心腹胀满，肠鸣，脏气虚惫，真气不足，腹痛食不下，大便不通，心闷不已，卒心痛，腹有逆气上攻，腰痛不得俯仰，小肠气，水气蛊毒，鬼击，痃癖，四肢满，膝骱酸痛，目不明，产妇血晕，不省人事。秦承祖云：诸病皆治。华佗云：主五劳羸瘦，七伤虚乏，胸中瘀血，乳痈。《千金翼》云：主腹中寒胀满，肠中雷鸣，气上冲胸，喘不能久立，腹痛，胸腹中瘀血，小肠胀皮肿，阴气不足，小腹坚，伤寒热不已，热病汗不出，喜呕口苦，壮热，身反折，口噤鼓颔，肿痛不可回顾，顾而有所见，喜悲上下求之，口噼，乳肿，喉痹不能言，胃气不足，久泄利，食不化，胁下支满，不能久立，膝痿寒热，中消谷苦饥，腹热身烦，狂言，乳痈，喜噫，恶闻食臭，狂歌妄笑，恐怒大骂，霍乱，遗尿失气，阳厥，凄凄恶寒，头眩，小便不利，喜哕，脚气。《外台秘要》云：人年三十已上，若不灸三里，令人气上冲目。东垣曰：饮食失节及劳役形质，阴火乘于坤土之中致谷氣榮氣清氣胃氣元氣不得上升滋于六腑之陽氣是五陽之氣先絶於外外者天也下流入於坤土陰火之中皆由喜怒悲憂恐爲五賊所傷而后胃氣不行勞役飲食不節繼之則元氣乃傷當于胃合三里穴中推而揚之以伸元氣又曰氣在于腸胃者取之足太陰陽明不下者取之三里又曰氣逆霍亂者取三里氣下乃止不下復始又曰胃病者胃脘當心而痛上支兩脇膈噎不通飲食不下取三里以補之脾胃虚弱感濕成痿汗大泄妨食三里氣街以三稜針出血若汗不減不止者於三里穴下三寸上廉出血禁酒濕麵又曰六淫客邪及上熱下寒筋骨皮肉血脉之病錯取于胃之合三里大危又曰有人年少氣弱常于三里氣海灸之節次約五七十壯至年老熱厥頭痛雖大寒猶喜風寒痛愈惡煖處見烟火皆灸之過也

乘于坤土之中，致谷气、荣气、清气、胃气、元气不得上升，滋于六腑之阳气。是五阳之气，先绝于外，外者天也，下流入于坤土阴火之中，皆由喜怒悲忧恐为五贼所伤，而后胃气不行，劳役、饮食不节，继之则元气乃伤，当于胃合三里穴中，推而扬之，以伸元气。又曰：气在于肠胃者，取之足太阴、阳明，不下者取之三里。又曰：气逆霍乱者取三里，气下乃止，不下复始。又曰：胃病者，胃脘当心而痛，上支两胁，膈噎不通，饮食不下，取三里以补之。脾胃虚弱，感湿成痿，汗大泄，妨食，三里、气街以三棱针出血。若汗不减不止者，于三里穴下三寸上廉出血，禁酒湿面。又曰：六淫客邪及上热下寒、筋骨皮肉血脉之病，错取于胃之合三里，大危。又曰：有人年少气弱，常于三里、气海灸之，节次约五七十壮，至年老热厥头痛，虽大寒犹喜风寒、痛愈恶暖处见烟火，皆灸之过也。

巨虚上廉一名上巨虚：三里下三寸，举足取之。足阳明胃合手阳明大肠。《铜人》：灸三壮，针三分。甄权随年为壮。《明堂》：针八分，得气即泻；日灸一壮止，三壮。主脏气不足，偏风脚气，腰腿手足不仁，脚胫酸痛屈伸难，不久立，风水膝肿，骨髓冷疼，大肠冷，食不化，飧泄，劳瘵，夹脐腹两胁痛，肠中切痛雷鸣，气上冲胸，喘息不能行，不能久立，伤寒胃中热。东垣曰：脾胃虚弱，湿痿，汗泄，妨食，三里、气街出血；不效，于上廉出血。

条口：下廉上一寸，举足取之。《铜人》：针五分。《明堂》：针八分，灸三壮。主足麻木，风气，足下热，不能久立，足寒膝痛，胫寒湿痹，脚痛胻肿，转筋，足缓不收。

巨虚下廉一名下巨虚：上廉下三寸，蹲地举足取之。足阳明胃与手太阳小肠合。《铜人》：针八分，灸三壮。《素注》：针三分。《明堂》：针六分，得气即泻。《甲乙》：灸日七七壯主小腸氣不足面無顏色偏風腿痿足不履地熱風冷痺不遂風溼痺喉痺脚氣不足沉重唇乾涎出不覺不得汗出毛髮焦肉脫傷寒胃中熱不嗜食泄膿血胸脇小腹控睾而痛時窘之后當耳前熱若寒甚若獨肩上熱甚及小指次之間熱痛暴驚狂言語非常女子乳癰足跗不收跟痛

豐隆〇外踝上八寸下骱外廉陷中足陽明絡別走太陰銅人針三分灸三壯明堂七壯主厥逆大小便難怠惰腿膝痠屈伸難胸痛如刺腹若刀切痛風痰頭痛風逆四肢腫足清身寒溼喉痺不能言登高而歌棄衣而走見鬼好笑氣逆則喉痺卒瘖實則顛狂瀉之虛則足不收脛枯補之

解谿〇衝陽后一寸五分腕上陷中足大指次指直上跗上陷者宛宛中

七七壮。主小肠气不足，面无颜色，偏风腿痿，足不履地，热风冷痹不遂，风湿痹，喉痹，脚气不足、沉重，唇干，涎出不觉，不得汗出，毛发焦肉脱，伤寒胃中热，不嗜食，泄脓血，胸胁小腹控睾而痛，时窘之后，当耳前热。若寒甚，若独肩上热甚及小指次之间热痛，暴惊狂，言语非常，女子乳痈，足跗不收，跟痛。

丰隆：外踝上八寸，下骱外廉陷中，足阳明络别走太阴。《铜人》：针三分，灸三壮。《明堂》：七壮。主厥逆，大小便难，怠惰，腿膝酸，屈伸难，胸痛如刺，腹若刀切痛，风痰头痛，风逆四肢肿，足清身寒湿，喉痹不能言，登高而歌，弃衣而走，见鬼好笑。气逆则喉痹卒喑，实则癫狂，泻之。虚则足不收，胫枯，补之。

解溪：冲阳后一寸五分，腕上陷中，足大趾次趾直上，跗上陷者宛宛中。

足阳明胃脉所行为经火。胃虚补之。《铜人》：灸三壮，针五分，留三呼。主风面浮肿，颜黑，厥气上冲，腹胀，大便下重，瘈惊，膝股胻肿，转筋，目眩，头痛，癫疾，烦心悲泣，霍乱，头风面赤、目赤，眉攒疼不可忍。

冲阳：足跗上五寸，去陷谷三寸，骨间动脉。足阳明胃脉所过为原，胃虚实皆拔之。《素注》：针三分，留十呼。《素问》：刺足跗上动脉，血出不止死。《铜人》：针五分，灸三壮。主偏风口眼㖞，跗肿，齿龋，发寒热，腹坚大，不嗜食，伤寒病振寒而欠，久狂，登高而歌，弃衣而走，足缓履不收，身前痛。

陷谷：足大趾次趾外间，本节后陷中，去内庭二寸。足阳明胃脉所注为俞木。《素注》：针五分，留七呼，灸三壮。主面目浮肿及水病善噫，肠鸣腹痛，热病无度，汗不出，振寒疟疾。东垣曰：气在于臂，足取之，先去血脉，后取其阳明、少阴之荥俞内庭、陷谷，深取之。

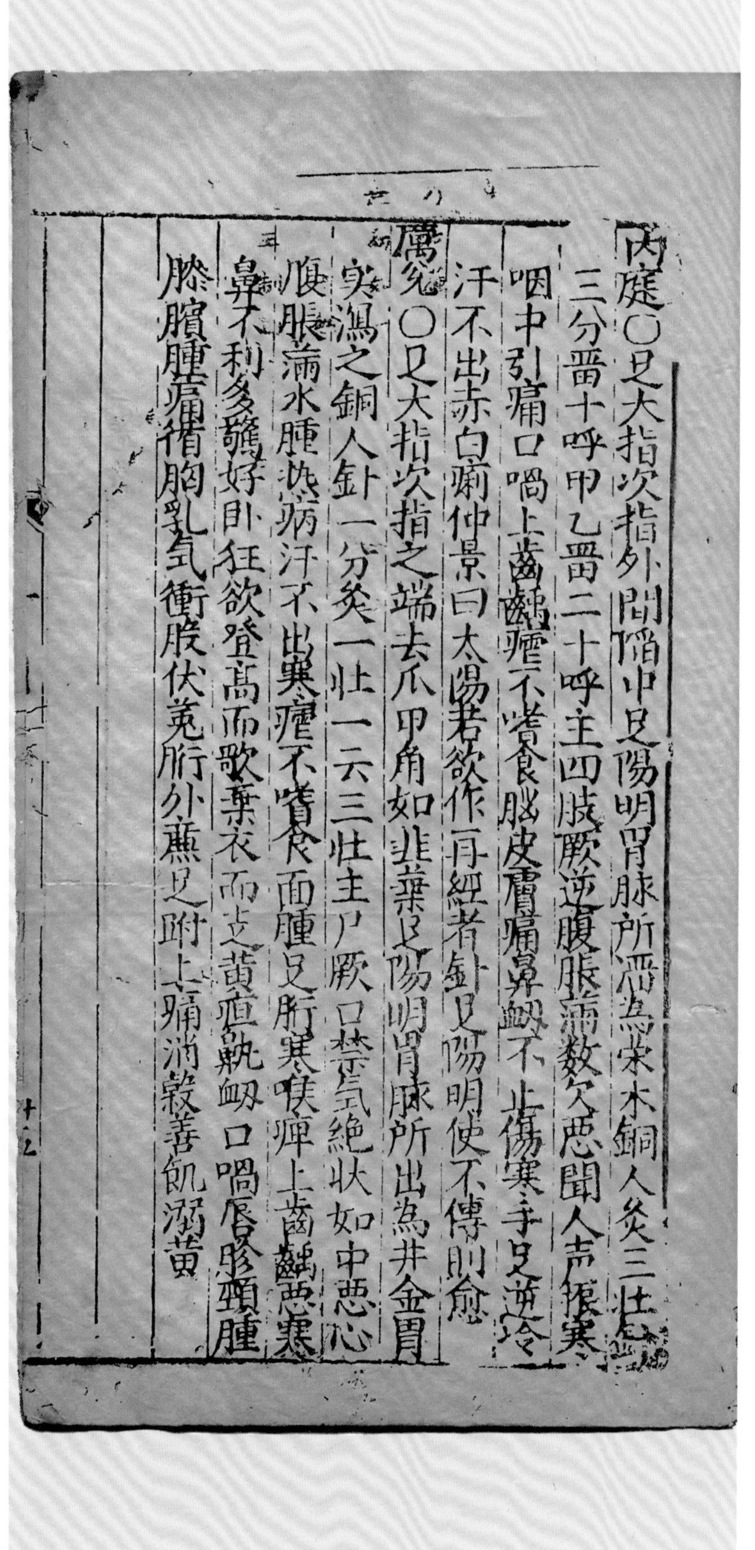
内庭〇足大指次指外間陷中足陽明胃脉所溜為荥水銅人灸三壯針三分留十呼甲乙留二十呼主四肢厥逆腹脹滿數欠惡聞人声振寒咽中引痛口喎上齒齲瘧不嗜食腦皮膚痛鼻衄不止傷寒手足逆冷汗不出赤白痢仲景曰太陽若欲作再經者針足陽明使不傳則愈

厲兌〇足大指次指之端去爪甲角如韭葉足陽明胃脉所出為井金胃实瀉之銅人針一分灸一壯一云三壯主尸厥口禁氣絶狀如中惡心腹脹滿水腫熱病汗不出寒瘧不嗜食面腫足胻寒喉痹上齒齲惡寒鼻不利多驚好卧狂欲登高而歌棄衣而走黄疸鼽衄口喎唇胗頸腫膝臏腫痛循胸乳氣衝股伏兔胻外廉足跗上痛消穀善飢溺黄

内庭：足大趾次趾外间陷中。足阳明胃脉所溜为荥水。《铜人》：灸三壮，针三分，留十呼。《甲乙》：留二十呼。主四肢厥逆，腹胀满，数欠，恶闻人声，振寒，咽中引痛，口㖞，上齿龋，疟不嗜食，脑皮肤痛，鼻衄不止，伤寒手足逆冷，汗不出，赤白痢。仲景曰：太阳若欲作再经者，针足阳明，使不传则愈。

厉兑：足大趾次趾之端，去爪甲角如韭叶。足阳明胃脉所出为井金。胃实泻之。《铜人》：针一分，灸一壮。一云：三壮。主尸厥，口噤气绝，状如中恶，心腹胀满，水肿，热病汗不出，寒疟不嗜食，面肿，足胻寒，喉痹，上齿龋，恶寒鼻不利，多惊好卧，狂欲登高而歌，弃衣而走，黄疸，鼽衄，口㖞唇胗，颈肿，膝膑肿痛，循胸、乳、气冲、股、伏兔、胻外廉、足跗上痛，消谷善饥，溺黄。

一卷终

新刊吴氏家传神医秘诀遵经奥旨针灸大成　卷之二　义集

手少阴心经穴图（图见左）

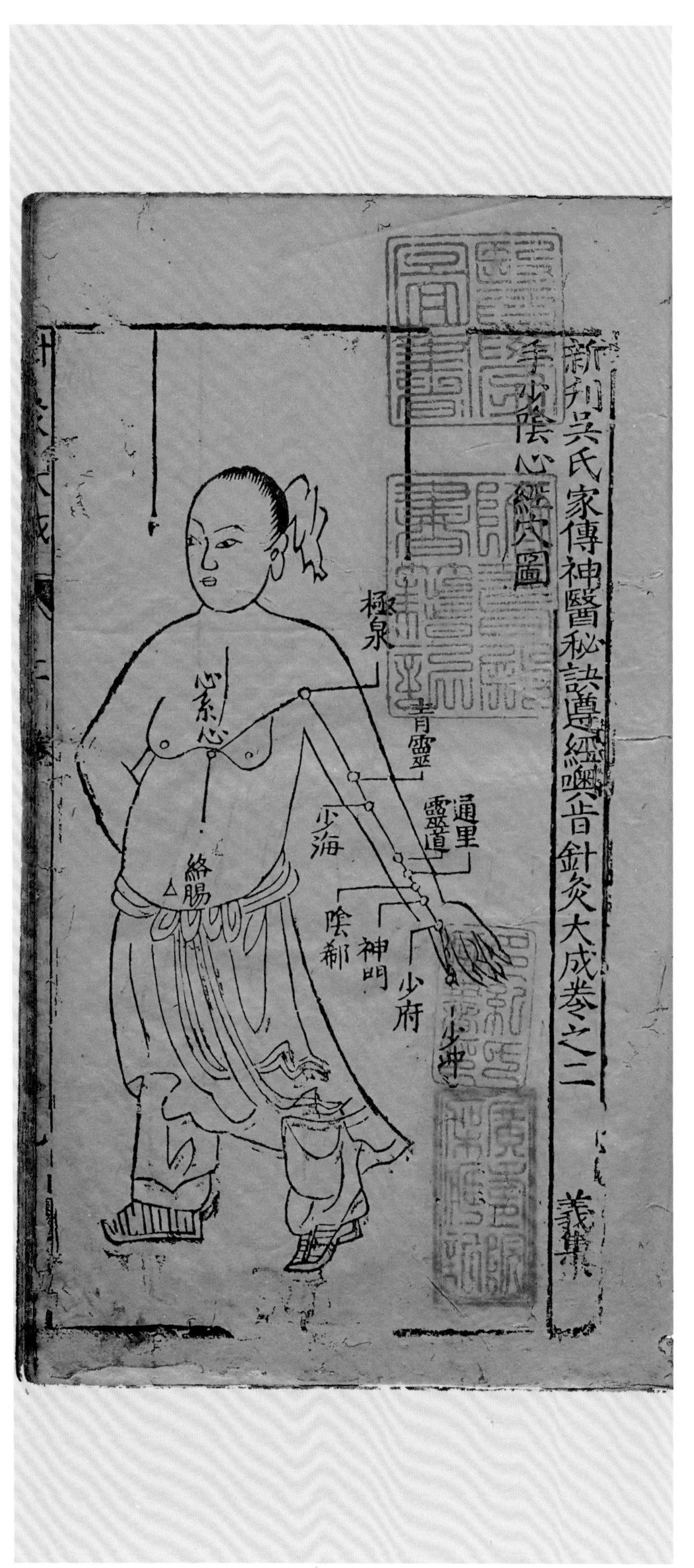

心脏（图见左）

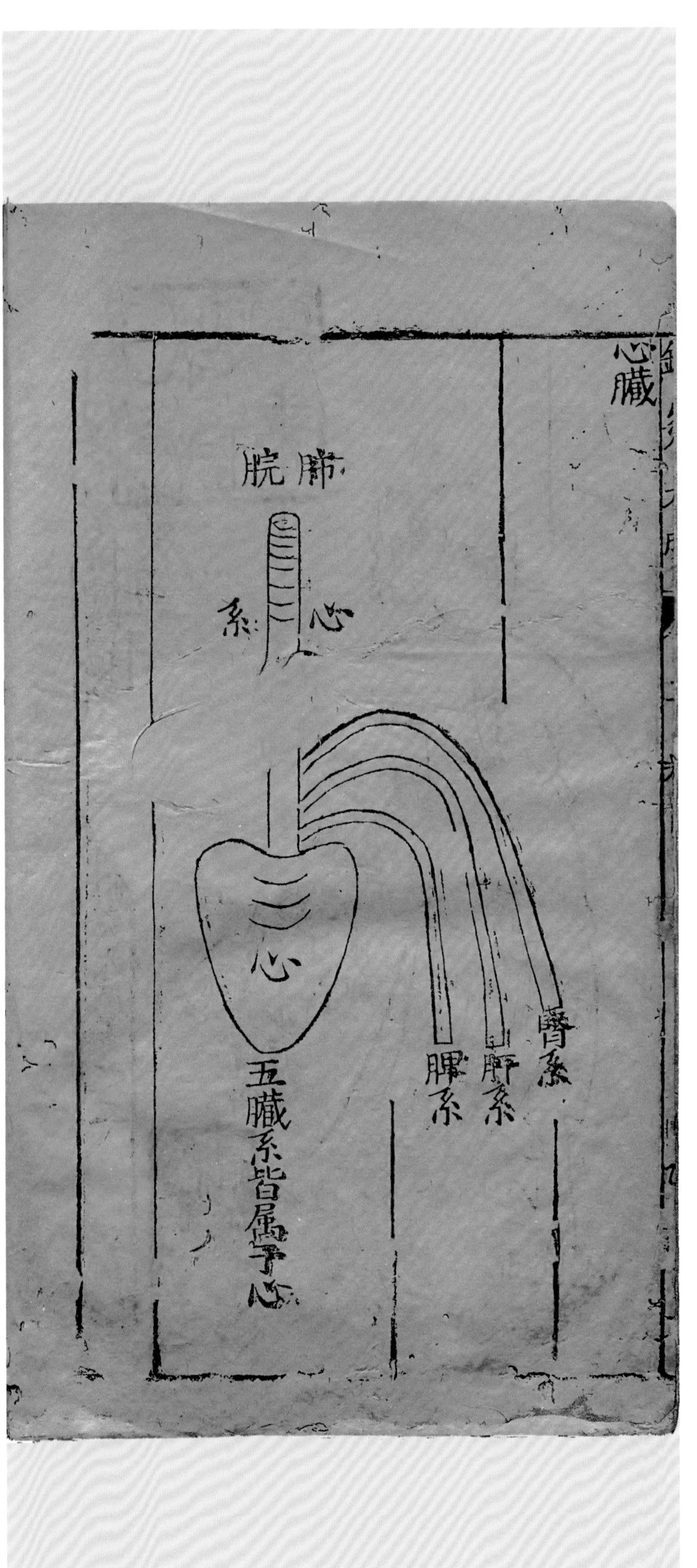

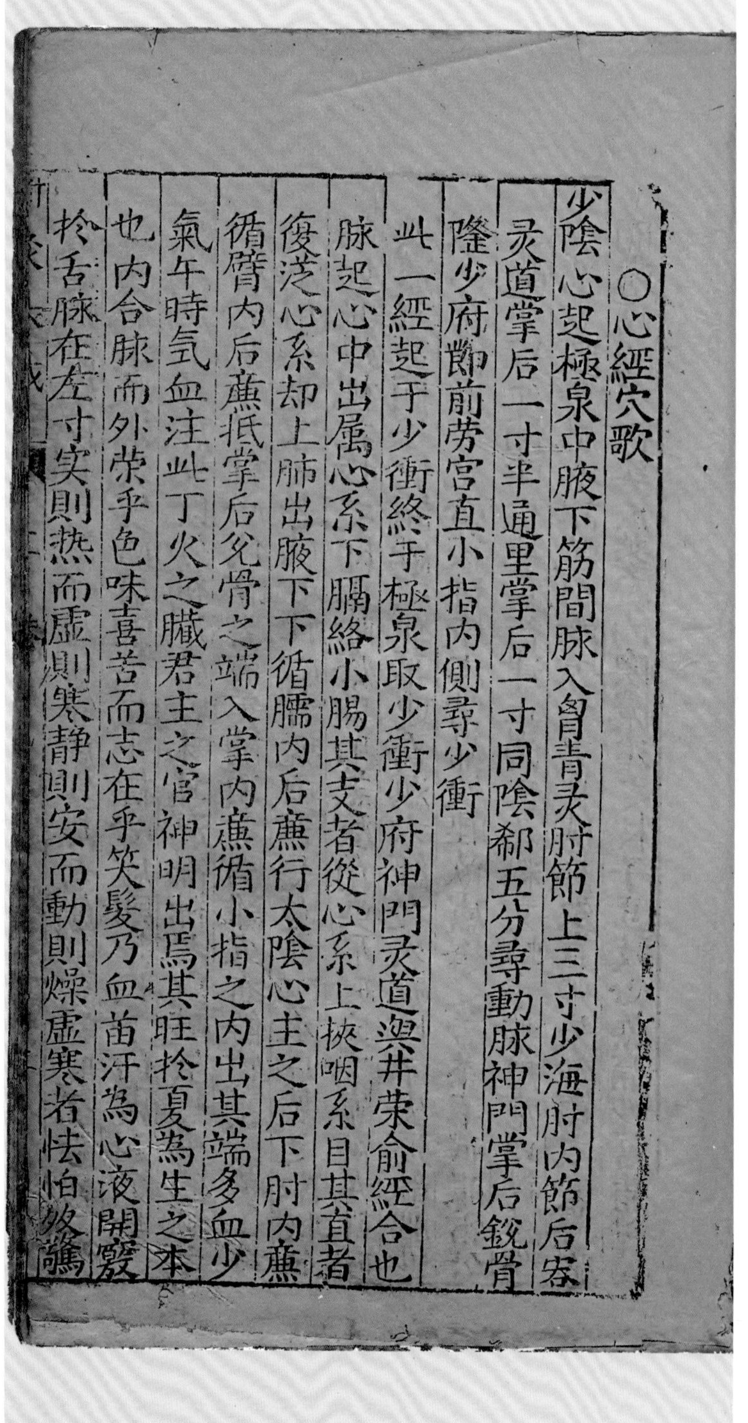

○心經穴歌

少陰心起極泉中腋下筋間脉入胷青灵肘節上三寸少海肘内節后容灵道掌后一寸半通里掌后一寸同陰郄五分尋動脉神門掌后鋭骨隆少府節前劳宫直小指内側尋少衝

此一經起于少衝終于極泉取少衝少府神門灵道與井榮俞經合也脉起心中出屬心系下膈絡小腸其支者從心系上挾咽系目其直者復從心系却上肺出腋下下循臑内后亷行太陰心主之后下肘内亷循臂内后亷抵掌后兊骨之端入掌内亷循小指之内出其端多血少氣午時氣血注此丁火之臓君主之官神明出焉其旺于夏為生之本也内合脉而外荣乎色味喜苦而志在乎笑髮乃血苗汗為心液開竅于舌脉在左寸实則熱而虚則寒静則安而動則燥虚寒者怯怕多驚

心经穴歌

少阴心起极泉中，腋下筋间脉入胸。青灵肘节上三寸，少海肘内节后容。灵道掌后一寸半，通里掌后一寸同。阴郄五分寻动脉，神门掌后锐骨隆。少府节前劳宫直，小指内侧寻少冲。

此一经起于少冲，终于极泉。取少冲、少府、神门、灵道，与井荥俞经合也。脉起心中，出属心系，下膈络小肠；其支者，从心系，上挟咽，系目；其直者，复从心系却上肺，出腋下，下循臑内后廉，行太阴心主之后，下肘内廉，循臂内后廉，抵掌后兑骨之端，入掌内廉，循小指之内，出其端。多血少气，午时气血注此。丁火之脏，君主之官，神明出焉。其旺于夏，为生之本也。内合脉而外荣乎色，味喜苦而志在乎笑，发乃血留，汗为心液，开窍于舌。脉在左寸。实则热而虚则寒，静则安而动则燥。虚寒者怯怕多惊，健忘恍惚，清便自可，诊必濡细迟虚；实热者癫狂谵语，腮赤舌干，二腑涩黄，脉须数洪沉实。心盛则热见乎标，心虚则热收于内。虚则补其母，实则泻其子。虚实既知，补泻必当。味甘泻而补之以咸，气热补而泻之以冷。心阳不足，桂心代赭紫石英，补须参附；离火有余，竹叶大黄山栀子，泻用芩连。凉心者朱砂，壮心者琥珀。舌长过寸，研冰片敷之即收；血衄如泉，炒槐花掺之即止。除疮琥珀膏，犀角与辰砂；定志宁神丸，朱砂共莲草。蔓荆子凉诸经之血，草连翘泻六经之火，惊悸不安，须龙脑沙参小草；健忘失记，必茯神远志当归。多睡饮卢仝之苦茶，不眠服雷公之酸枣。凉血补阴生地黄，行津止渴天花粉。文蛤末敷愈疮口[1]，铁锈粉噙消舌肿。中风不语，烧竹沥凉之更良；感热多言，飞朱砂镇之又善。胸间痞痛，开之枳实瓜蒌；心内懊侬，治之栀子豆豉。热心[2]痛，炒菖蒲川楝，

①疮口：杨氏《针灸大成》卷六作“口疮”。

②热心：原作“心热”，据上下文义乙正。

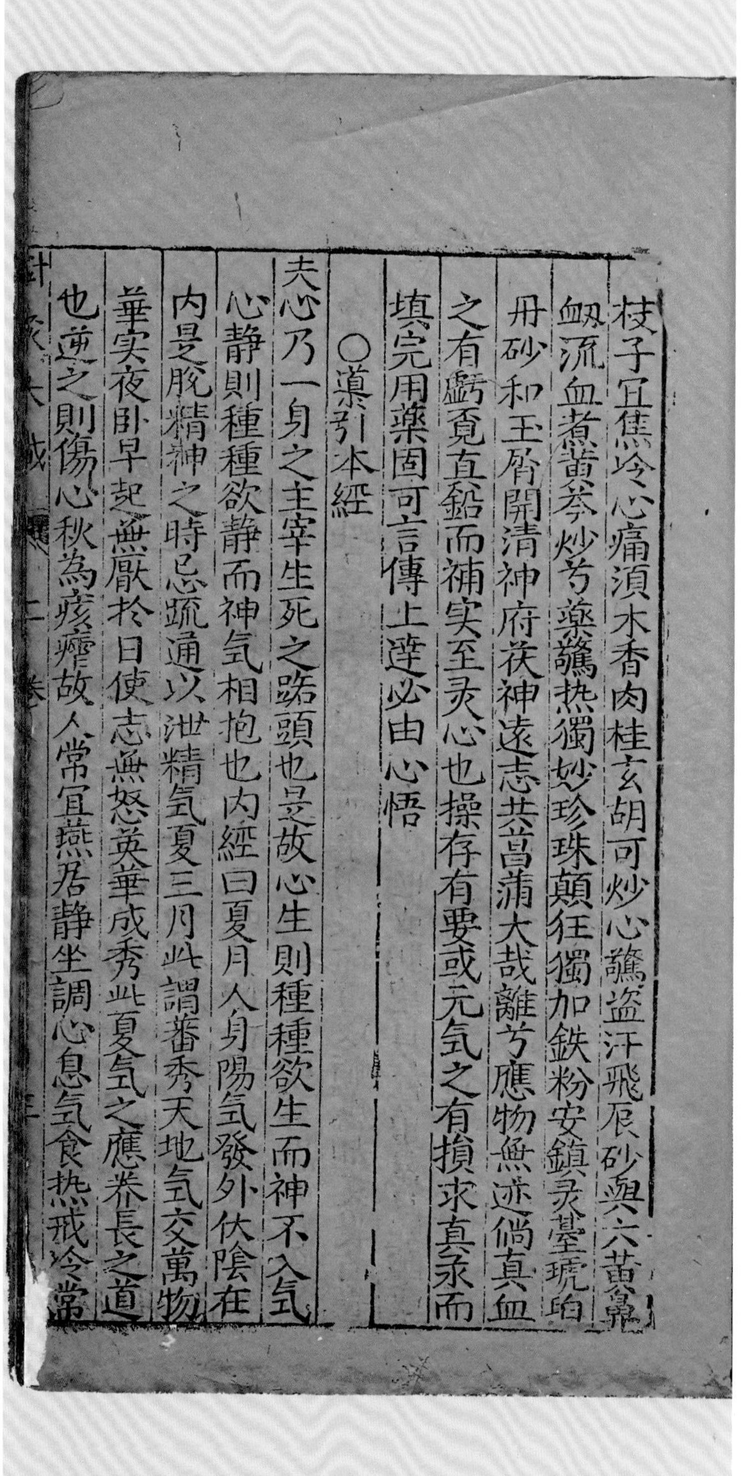

梔子宜焦冷心痛須木香肉桂玄胡可炒心驚盜汗飛辰砂與六黄鼻衄流血煮黄芩炒芍藥驚熱獨妙珍珠顛狂獨加鐵粉安鎮灵臺琥珀丹砂和玉屑開清神府茯神遠志共菖蒲大哉離兮應物無迹倘真血之有虧覓真鉛而補實至灵心也操存有要或元氣之有損求真汞而填完用藥固可言傳上達必由心悟

○導引本經

夫心乃一身之主宰生死之路頭也是故心生則種種欲生而神不入氣心静則種種欲静而神氣相抱也內經曰夏月人身陽氣發外伏陰在內是脱精神之時忌疏通以泄精氣夏三月此謂蕃秀天地氣交萬物華實夜卧早起無厭於日使志無怒英華成秀此夏氣之應養長之道也逆之則傷心秋為痎瘧故人常宜燕居静坐調心息氣食熱戒冷常

栀子宜焦；冷心痛，须木香肉桂，玄胡可炒。心惊盗汗，飞辰砂与六黄；鼻衄流血，煮黄芩炒芍药。惊热独妙珍珠，癫狂独加铁粉。安镇灵台，琥珀丹砂和玉屑；开清神府，茯神远志共菖蒲。大哉离兮，应物无迹。倘真血之有亏，觅真铅而补实；至灵心也，操存有要，或元气之有损，求真汞而填完。用药固可言传，上达必由心悟。

导引本经

夫心乃一身之主宰，生死之路头也。是故心生则种种欲生，而神不入气；心静则种种欲静，而神气相抱也。《内经》曰：夏月人身，阳气发外，伏阴在内，是脱精神之时，忌疏通以泄精气。夏三月，此谓蕃秀，天地气交，万物华实，夜卧早起，无厌于日，使志无怒，英华成秀，此夏气之应，养长之道也。逆之则伤心，秋为痎疟。故人常宜燕居静坐，调心息气，食热戒冷，常要两目垂帘，迈光内照，降心火于丹田，使神气相抱。故太玄养初曰：藏心于渊，美厥灵根，神不外也。心牵于事，则火动于中矣。心火夏令正旺，脉本洪大，若缓是伤暑，至晚少餐饮食，睡勿挥扇，风邪易入。昔邝子元有心疾，或曰：有僧不用符药，能治心疾。元叩其僧，曰：贵恙起于烦恼，烦恼生于妄想，夫妄想之来，其机有三：或追忆数十年荣辱恩仇，悲欢离合，及种种闲情，此是过去妄想也。或事到眼前，可以顺应，却又畏首畏尾，三番四复，犹豫不决，此是现在妄想也。或期望日后富贵皆如愿，或期望功成名遂，告老归田；或期望子孙登庸，以继书香，与夫一切不可必成，不可必得之事，此是未来妄想也。三者妄想，忽然而生，忽然而灭，禅家谓之幻心。能照见其妄，而斩断念头，禅家谓之觉心。故曰：不患念起，惟患觉迟，此心若同太虚，烦恼何处安脚？又曰：贵恙亦原于水火不

要兩目垂簾迈光内照降心火於丹田使神氣相抱故太玄養初曰藏
心于淵美厥灵根神不外也心牽于事則火動于中矣心火夏令正旺
脉本洪大若緩是傷暑至晚少飡飲食睡勿揮扇風邪易入昔鄺子元
有心疾或曰有僧不用符藥能治心疾元叩其僧曰貴恙起於煩惱煩
惱生於妄想夫妄想之来其幾有三或追憶數十年榮辱恩仇悲歡離
合及種種閑情此是過去妄想也或事到眼前可以順應却又畏首畏
尾三番四復猶豫不决此是見在妄想也或期望日后富貴皆如願或
期望功成名遂告老帰田或期望子孫登庸以繼書香與夫一切不可
必成不可必得之事此是未来妄想也三者妄想忽肰而生忽肰而滅
禅家謂之幻心能照見其妄而斬断念頭禅家謂之覺心故曰不患念
起惟患覺遲此心若同太虛煩惱何處安脚又曰貴恙亦原於水火不

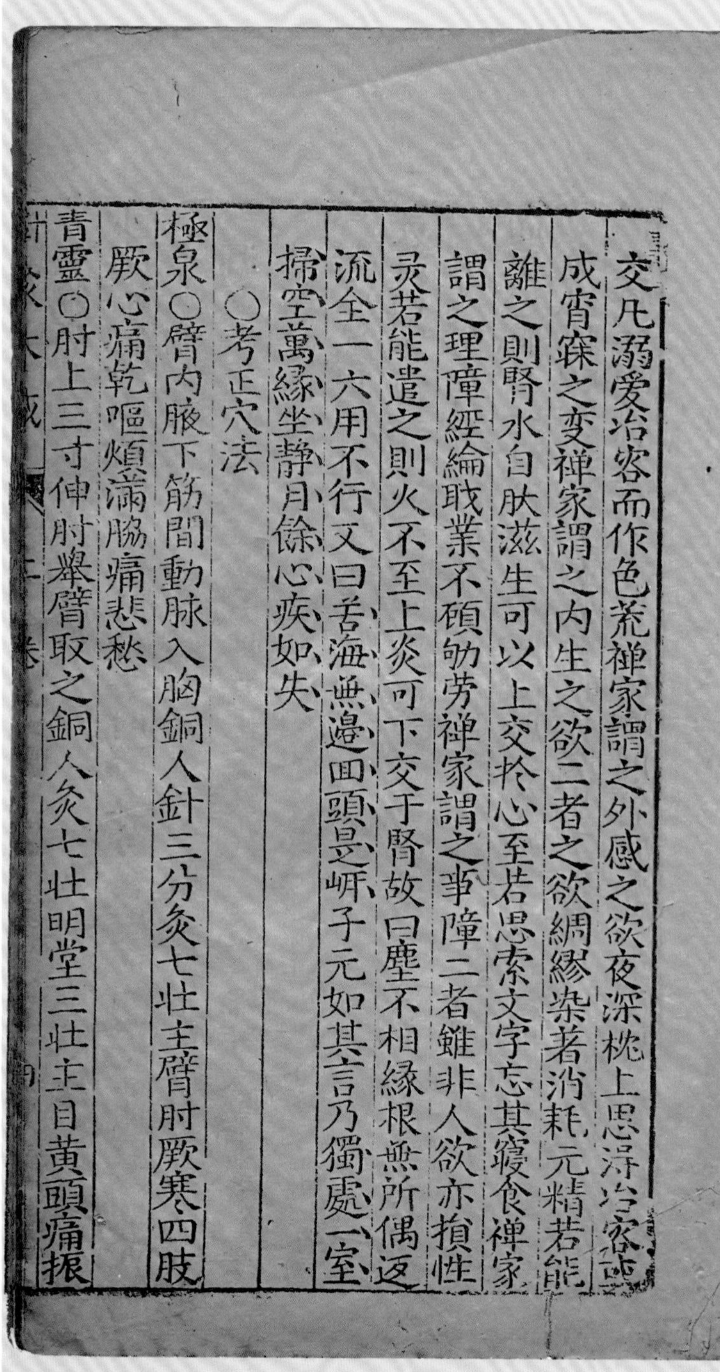
交凡溺愛冶容而作色荒禪家謂之外感之欲夜深枕上思得冶容或成宵寐之变禪家謂之內生之欲二者之欲綢繆染著消耗元精若能離之則腎水自然滋生可以上交於心至若思索文字忘其寢食禪家謂之理障經綸職業不顧劬勞禪家謂之事障二者雖非人欲亦損性灵若能遣之則火不至上炎可下交于腎故曰塵不相緣根無所偶返流全一六用不行又曰苦海無邊回頭是岸子元如其言乃獨處一室掃空萬緣坐靜月餘心疾如失

○考正穴法

極泉○臂內腋下筋間動脉入胸銅人針三分灸七壯主臂肘厥寒四肢厥心痛乾嘔煩滿脇痛悲愁

青靈○肘上三寸伸肘舉臂取之銅人灸七壯明堂三壯主目黃頭痛振

交，凡溺爱冶容，而作色荒，禅家谓之外感之欲。夜深枕上，思得冶容，或成宵寐之变，禅家谓之内生之欲。二者之欲，绸缪染着，消耗元精。若能离之，则肾水自然滋生，可以上交于心。至若思索文字，忘其寝食，禅家谓之理障。经纶职业，不顾劬劳[1]，禅家谓之事障。二者虽非人欲，亦损性灵，若能遣之，则火不至上炎，可下交于肾。故曰：尘不相缘，根无所偶，返流全一，六用不行。又曰：苦海无边，回头是岸。子元如其言，乃独处一室，扫空万缘，坐静月余，心疾如失。

考正穴法

极泉：臂内腋下筋间，动脉入胸。《铜人》：针三分，灸七壮。主臂肘厥寒，四肢厥，心痛干呕，烦满，胁痛，悲愁。

青灵：肘上三寸，伸肘举臂取之。《铜人》：灸七壮。《明堂》：三壮。主目黄头痛，振

①劬（qú）劳：劳累；劳苦。

寒胁痛，肩臂不举，不能带衣。

少海一名曲节：肘内廉节后，大骨外，去肘端五分，屈肘向头得之。心脉所入，为合水。《铜人》：针三分，灸三壮。甄权云：不宜灸，针五分。《甲乙》：针二分，留三呼，泻五吸；不宜灸。《素注》：灸五壮。《资生》云：数说不同，要之非大急不灸。主寒热齿龋痛，目眩发狂，呕吐涎沫，项不得回顾，肘挛腋胁下痛，四肢不得举，脑风头痛，气逆噫哕，瘰疬，心疼，手颤健忘。

灵道：掌后一寸五分。心脉所行，为经金。《铜人》：针三分，灸三壮。主心痛，干呕，悲恐，相引瘈疭，肘挛，暴喑不能言。

通里：腕后一寸陷中。手少阴心脉之络，别走太阳小肠经。《铜人》：针三分，灸三壮。《明堂》：七壮。主头痛目眩，热病先不药[1]，数日懊侬，数欠频伸悲，面热无汗，头风，暴喑不言，目痛心悸，肘臂臑痛，苦呕喉痹，少气遗溺，妇人

①药：《针灸聚英》卷一作“乐”。

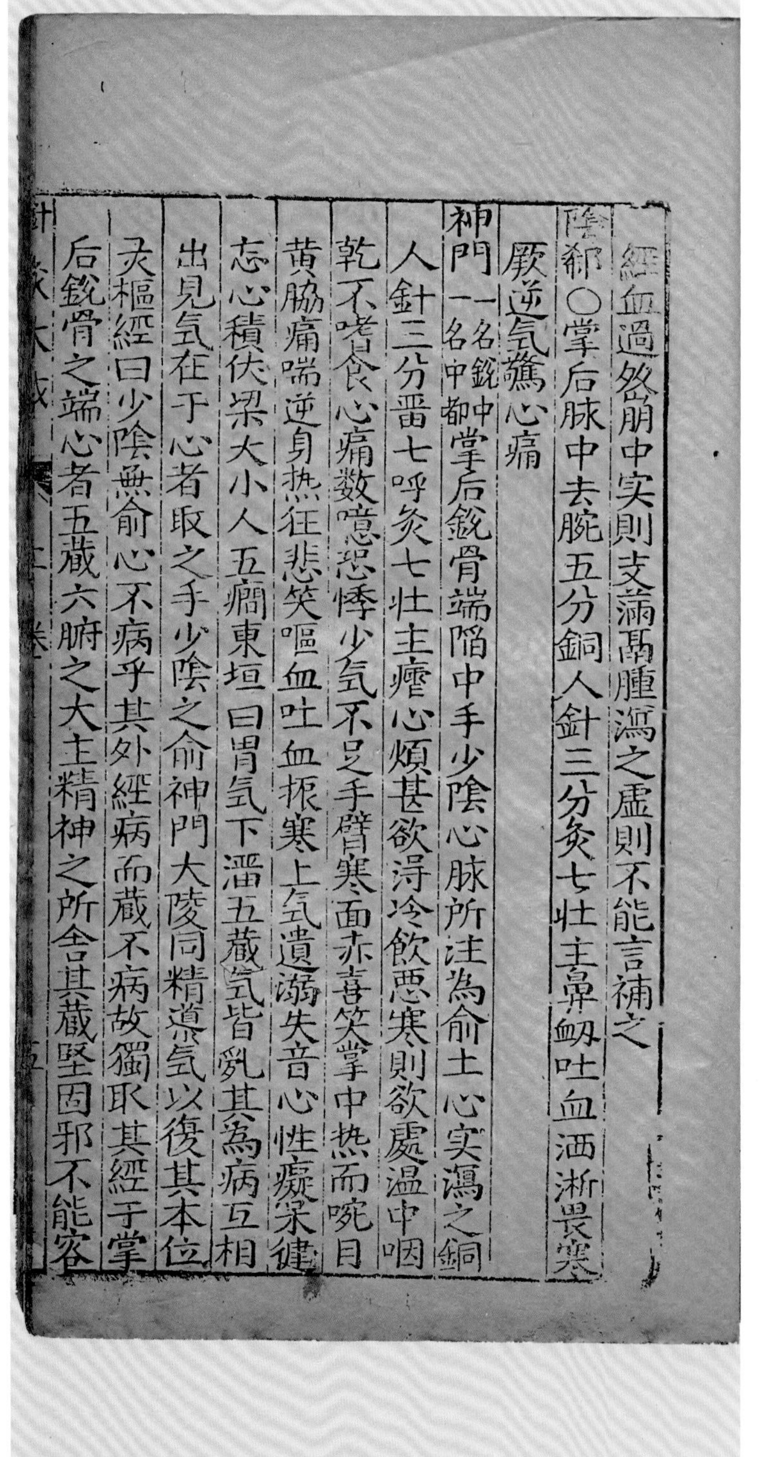

經血過多崩中実則支滿鬲腫瀉之虛則不能言補之
陰郄○掌后脉中去腕五分銅人針三分灸七壯主鼻衄吐血洒淅畏寒
厥逆氣驚心痛
神門一名銳中 一名中都掌后銳骨端陷中手少陰心脉所注為俞土心実瀉之銅
人針三分留七呼灸七壯主瘧心煩甚欲得冷飲惡寒則欲處溫中咽
乾不嗜食心痛數噫恐悸少氣不足手臂寒面赤喜笑掌中熱而啘目
黃脅痛喘逆身熱狂悲笑嘔血吐血振寒上氣遺溺失音心性痴呆健
忘心積伏梁大小人五癇東垣曰胃氣下溜五藏氣皆亂其為病互相
出見氣在于心者取之手少陰之俞神門大陵同精導氣以復其本位
灵樞經曰少陰無俞心不病乎其外經病而藏不病故獨取其經于掌
后銳骨之端心者五藏六腑之大主精神之所舍其藏堅固邪不能容

经血过多崩中。实则支满膈肿，泻之。虚则不能言，补之。

阴郄：掌后脉中，去腕五分。《铜人》：针三分，灸七壮。主鼻衄吐血，洒淅畏寒，厥逆气惊，心痛。

神门一名锐中，一名中都**：**掌后锐骨端陷中。手少阴心脉所注，为俞土。心实泻之。《铜人》：针三分，留七呼，灸七壮。主疟，心烦甚，欲得冷饮，恶寒则欲处温中。咽干不嗜食，心痛数噫．恐悸，少气不足，手臂寒，面赤喜笑，掌中热而啘，目黄胁痛，喘逆身热，狂悲笑，呕血吐血，振寒上气，遗溺失音，心性痴呆，健忘，心积伏梁，大小人五痫。东垣曰：胃气下溜，五脏气皆乱，其为病互相出见。气在于心者，取之手少阴之俞神门，大陵同精导气以复其本位。《灵枢经》曰：少阴无俞，心不病乎？其外经病而脏不病，故独取其经于掌后锐骨之端。心者，五脏六腑之大主，精神之所舍。其脏坚固，邪不能容，

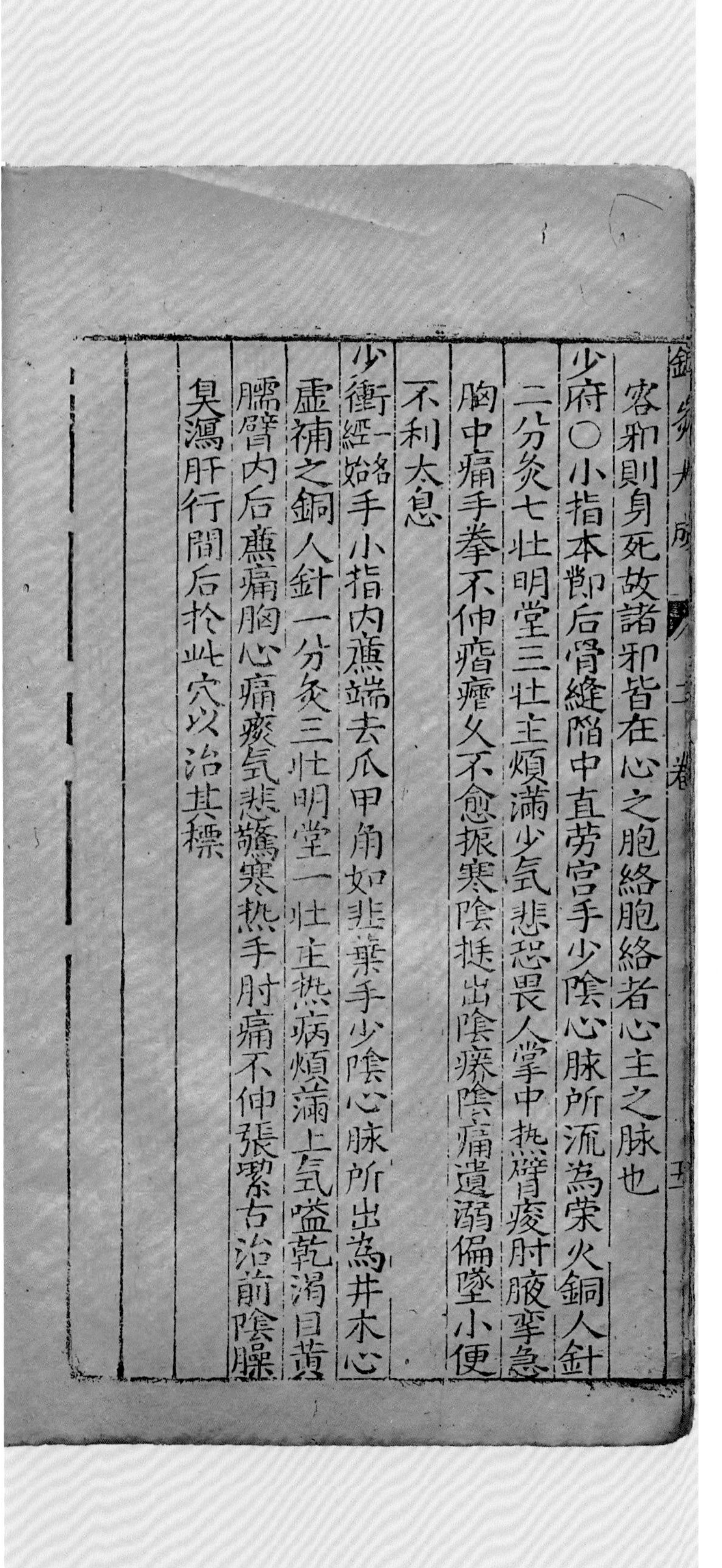

容邪則身死故諸邪皆在心之胞絡胞絡者心主之脉也

少府○小指本節后骨縫陷中直勞宮手少陰心脉所流為滎火銅人針二分灸七壯明堂三壯主煩滿少氣悲恐畏人掌中熱臂痠肘腋攣急胸中痛手拳不伸痎瘧久不愈振寒陰挺出陰痒陰痛遺溺偏墜小便不利太息

少衝一名經始手小指內廉端去爪甲角如韭葉手少陰心脉所出為井木心虛補之銅人針一分灸三壯明堂一壯主熱病煩滿上氣嗌乾渴目黃臑臂內后廉痛胸心痛痰氣悲驚寒熱手肘痛不伸張潔古治前陰臊臭瀉肝行間后於此穴以治其標

容邪则身死，故诸邪皆在心之胞络。胞络者，心主之脉也。

少府：小指本节后，骨缝陷中，直劳宫。手少阴心脉所流，为荥火。《铜人》：针二分，灸七壮。《明堂》：三壮。主烦满少气，悲恐畏人，掌中热，臂酸，肘腋挛急，胸中痛，手拳不伸，痎疟久不愈，振寒，阴挺出，阴痒阴痛，遗溺偏坠，小便不利，太息。

少冲一名经始**：**手小指内廉端，去爪甲角如韭叶。手少阴心脉所出，为井木。心虚补之。《铜人》：针一分，灸三壮。《明堂》：一壮。主热病烦满，上气嗌干渴，目黄，臑臂内后廉痛，胸心痛，痰气，悲惊寒热，手肘痛不伸。张洁古治前阴臊臭，泻肝行间，后于此穴，以治其标。

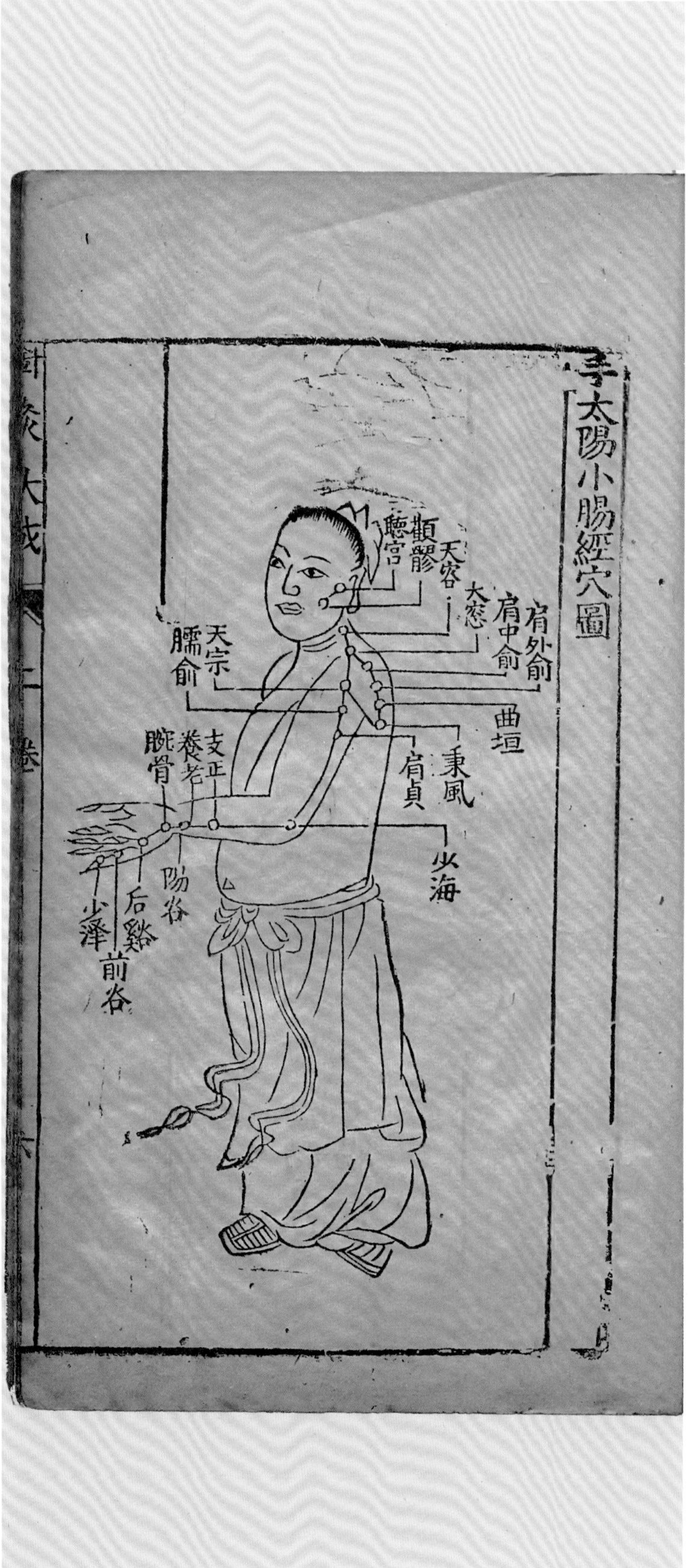

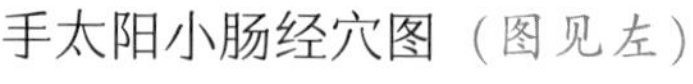

手太阳小肠经穴图（图见左）

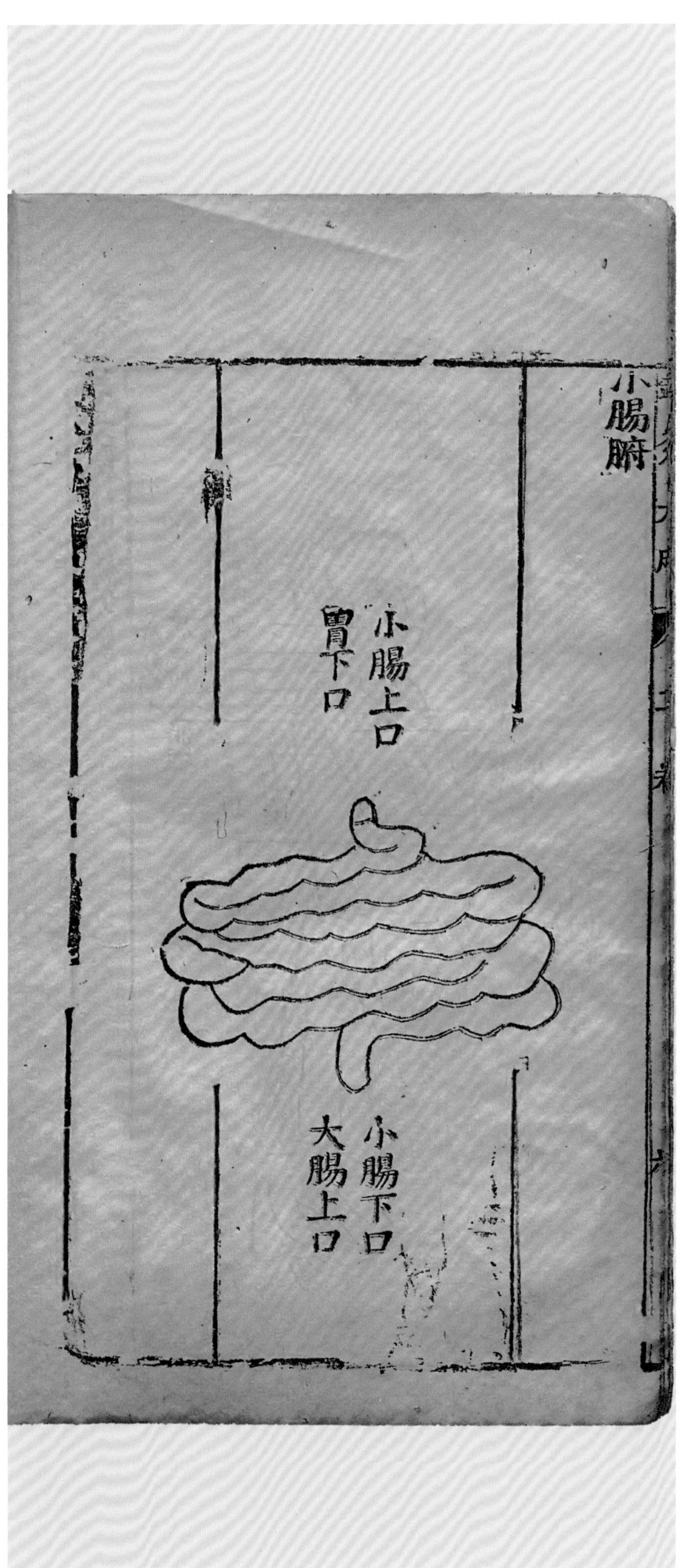

小肠腑（图见左）

○小腸經穴歌

手小指端爲少澤前谷外側節前索節后陥中尋后谿鋭前陥中名腕骨腕中骨下陽谷討腕下一寸名養老支正腕后量五寸少海肘端五分好肩貞骨下两骨觧臑俞大骨之下討天宗骨下有陥中秉風髎后舉有空曲垣肩中曲胛陥外俞大杼一寸從中俞二寸大杼傍天牕頰下大脉詳天容耳下曲頷后顴髎面頰兊端量聽宫耳珠大如菽此爲小腸手太陽

此一經起於少澤終於聽宫取少澤前谷后谿腕骨陽谷少海與井滎俞經合也脉起小指之端循手大側上腕出踝中直上循臂骨下廉出肘内側两骨之間上循臑外后廉出肩觧繞肩甲交肩上入缺盆絡心循咽下膈抵胃屬小腸其支者從缺盆頸上頰至目鋭眥却入耳中其

小肠经穴歌

手小指端为少泽，前谷外侧节前索。
节后陷中寻后溪，锐前陷中名腕骨。
腕中骨下阳谷讨，腕下一寸名养老。
支正腕后量五寸，小海肘端五分好。
肩贞骨下两骨解，臑俞大骨之下讨。
天宗骨下有陷中，秉风髎后举有空。
曲垣肩中曲胛陷，外俞大杼一寸从。
中俞二寸大杼旁，天窗颊下大脉详。
天容耳下曲颔后，颧髎面颊兑端量。
听宫耳珠大如菽，此为小肠手太阳。

此一经起于少泽，终于听宫。取少泽、前谷、后溪、腕骨、阳谷、小海，与井荥俞经合也。脉起小指之端，循手外[①]侧上腕，出踝中，直上循臂骨下廉，出肘内侧两骨之间，上循臑外后廉，出肩解，绕肩胛，交肩上，入缺盆，络心，循咽下膈抵胃，属小肠；其支者，从缺盆循[②]颈上颊，至目锐眦，却入耳中；其

①外：原作“大”，据《灵枢·经脉》改。
②循：原缺，据《灵枢·经脉》补。

支别者，别循颊上䪼抵鼻，至目内眦也。多血少气，未时气血注此。丙火之腑，盛受之官，化物出焉。合心脏而长三丈二尺，曲十六而广二寸有半。能泌别清[1]浊，水液入于膀胱，滓泽入大肠，候在唇中。脉详左寸。是经之为病也，面白耳前热，苦寒，肩臂廉内外肿痛。沉诊为心，实则脉实，烦满而口舌生疮；浮取小肠，虚则脉虚，懊侬而唇青下白。颔肿不可转，清痰降火；腰折难动履，渗湿利热。倘小便数频，乌药益智丸，用酒煮山药；精气不固，白茯猪苓和，须蜡化津液吞。小肠疝气，茴香姜浸入青盐；肾宫精冷[2]，川楝炒成加木破。滑石寒而能治诸淋，沉香温而善行诸气。尿实[3]煮苦荬菜根，血淋煎车前子叶。清泉旋汲饮发灰，薄荷时煎调琥珀。热入小肠为赤带，茴香苦楝当归；邪归大腑变膏淋，滑[4]石金砂甘草。尝考牡蛎石斛补，续随金砂泻。巴戟乌药茴香温，黄芩通草花粉凉。羌活藁本引

①泌别清：原作"沁清别"，据《针灸聚英》卷一改。

②肾宫精冷：原缺，据杨氏《针灸大成》卷六补。

③实：杨氏《针灸大成》作"血"。

④滑：原作"活"，据杨氏《针灸大成》卷六改。

于上，黄柏二苓行于下，细阅本草之旨，略为理治之楷，毋执己见，妙在言传。

心与小肠为受盛，而导引在其中矣。卫生之士，互参考详，至于汤散药品分两，局方验用，倘有他症，临期后穴选择。

考正穴法

少泽一名小吉：手小指端外侧，去爪甲角下一分陷中。手太阳小肠脉所出，为井金。《素注》：灸三壮。《铜人》：灸一壮，针一分，留二呼。主疟寒热，汗不出，喉痹舌强，口干心烦，臂痛瘈疭，咳嗽，口中涎唾，颈项急不可顾，目生肤翳瞳子掩，头痛。

前谷：手小指外侧本节前陷中。手太阳小肠脉所溜，为荥水。《铜人》：针一分，留三呼，灸一壮。《明堂》：灸三壮。主热病汗不出，痎疟癫疾，耳鸣，颈项肿，

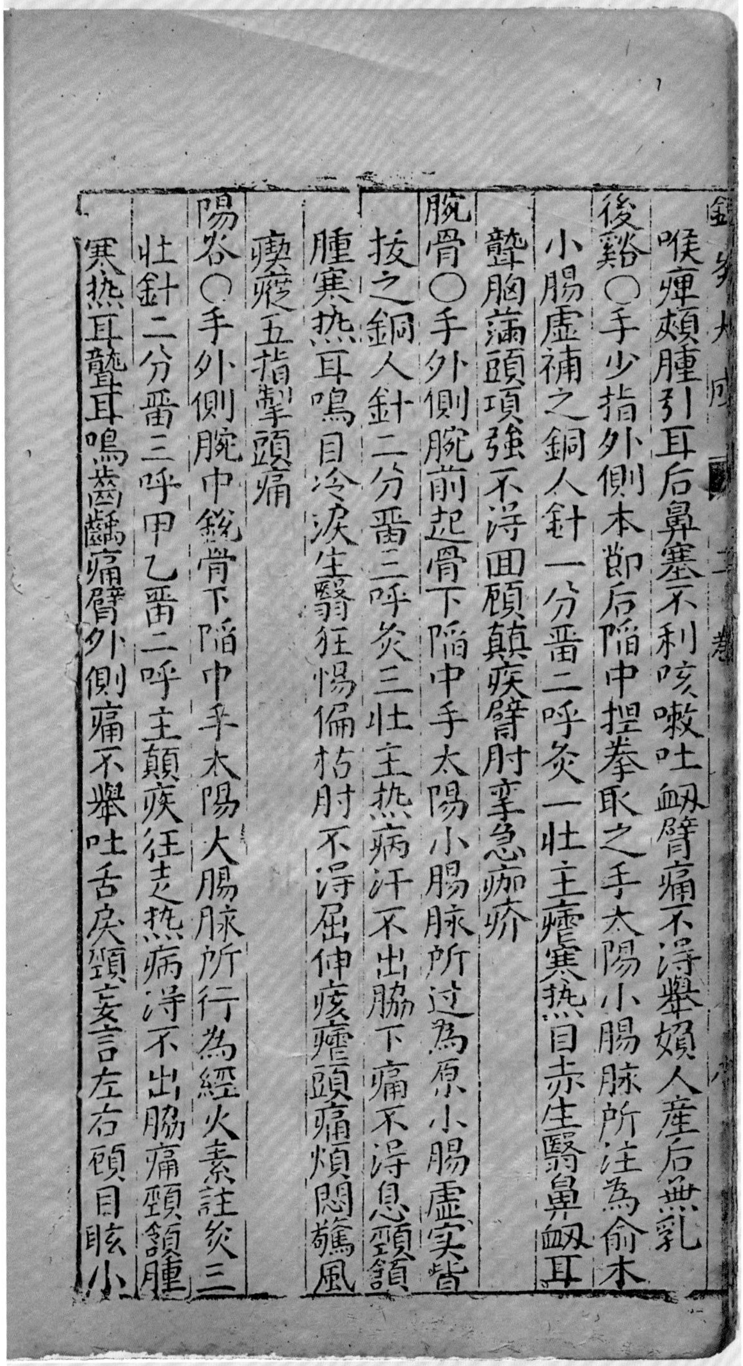
喉痺頰腫引耳后鼻塞不利咳嗽吐衂臂痛不得舉婦人產后無乳
後谿○手少指外側本節后陷中捏拳取之手太陽小腸脈所注為俞木
小腸虛補之銅人針一分留二呼灸一壯主瘧寒熱目赤生翳鼻衂耳
聾胸滿頭項強不得回顧癲疾臂肘攣急痂疥
腕骨○手外側腕前起骨下陷中手太陽小腸脈所過為原小腸虛實皆
拔之銅人針二分留三呼灸三壯主熱病汗不出脇下痛不得息頸頷
腫寒熱耳鳴目冷淚生翳狂惕偏枯肘不得屈伸痎瘧頭痛煩悶驚風
瘈瘲五指掣頭痛
陽谷○手外側腕中銳骨下陷中手太陽大腸脈所行為經火素註灸三
壯針二分留三呼甲乙留二呼主癲疾狂走熱病得不出脇痛頸頷腫
寒熱耳聾耳鳴齒齲痛臂外側痛不舉吐舌戾頸妄言左右顧目眩小

喉痹，颊肿引耳后，鼻塞不利，咳嗽吐衄，臂痛不得举，妇人产后无乳。

后溪：手少指外侧本节后陷中，捏拳取之。手太阳小肠脉所注，为俞木。小肠虚补之。《铜人》：针一分，留二呼，灸一壮。主疟寒热，目赤生翳，鼻衄，耳聋，胸满，头项强，不得回顾，癫疾，臂肘挛急，痂疥。

腕骨：手外侧腕前起骨下陷中。手太阳小肠脉所过，为原。小肠虚实皆拔之。《铜人》：针二分，留三呼，灸三壮。主热病汗不出，胁下痛不得息，颈颔肿，寒热，耳鸣，目冷泪生翳，狂惕，偏枯，肘不得屈伸，痎疟头痛，烦闷，惊风，瘈疭，五指掣，头痛。

阳谷：手外侧腕中，锐骨下陷中。手太阳小[1]肠脉所行，为经火。《素注》：灸三壮，针二分，留三呼。《甲乙》：留二呼。主癫疾狂走，热病汗[2]不出，胁痛，颈颔肿，寒热，耳聋耳鸣，齿龋痛，臂外侧痛不举，吐舌，戾颈，妄言，左右顾，目眩，小

①小：原作"大"，据上下文义改。
②汗：原作"得"，据《针灸聚英》卷一改。

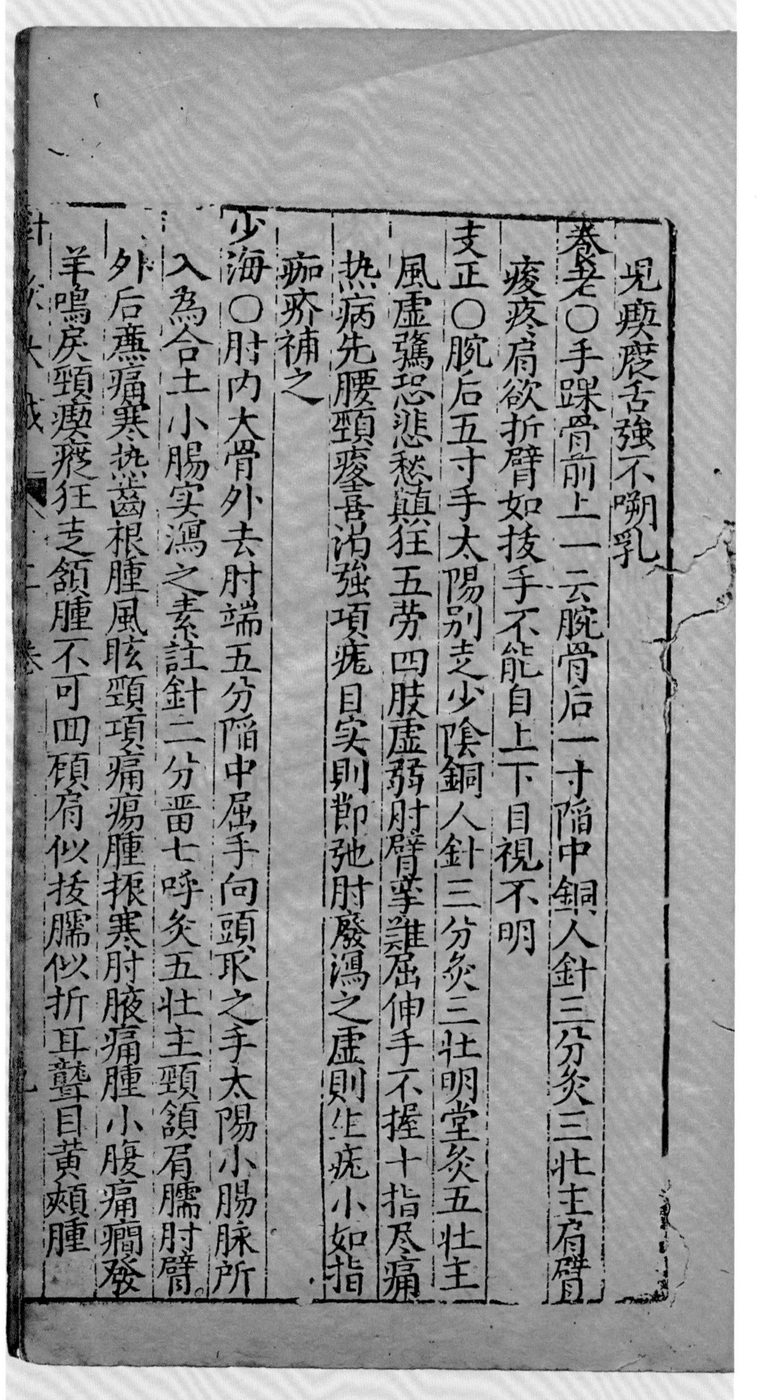
兒瘈瘲舌強不嗍乳
養老○手踝骨前上一云腕骨後一寸陷中銅人針三分灸三壯主肩臂痠疼肩欲折臂如拔手不能自上下目視不明
支正○腕後五寸手太陽別走少陰銅人針三分灸三壯明堂灸五壯主風虛驚恐悲愁顛狂五勞四肢虛弱肘臂攣難屈伸手不握十指盡痛熱病先腰頸痠喜渴強項疣目實則節弛肘廢瀉之虛則生疣小如指痂疥補之
少海○肘內大骨外去肘端五分陷中屈手向頭取之手太陽小腸脈所入為合土小腸實瀉之素註針二分留七呼灸五壯主頸頷肩臑肘臂外後廉痛寒熱齒根腫風眩頸項痛瘍腫振寒肘腋痛腫小腹痛癇發羊鳴戾頸瘈瘲狂走頷腫不可回顧肩似拔臑似折耳聾目黃頰腫

儿瘈疭，舌强不嗍乳。

养老：手踝骨前上，一云腕骨后一寸陷中。《铜人》：针三分，灸三壮。主肩臂酸疼，肩欲折，臂如拔，手不能自上下，目视不明。

支正：腕后五寸。手太阳，别走少阴。《铜人》：针三分，灸三壮。《明堂》：灸五壮。主风虚，惊恐悲愁，癫狂，五劳，四肢虚弱，肘臂挛难屈伸，手不握，十指尽痛，热痛先腰颈酸，喜渴，强项，疣目。实则节弛肘废，泻之；虚则生疣小如指，痂疥，补之。

小海：肘内大骨外，去肘端五分陷中，屈手向头取之。手太阳小肠脉所入，为合土。小肠实泻之。《素注》：针二分，留七呼；灸五壮。主颈、颔、肩、臑、肘、臂外后廉痛，寒热齿根肿，风眩颈项痛，疡肿振寒，肘腋痛肿，小腹痛，痫发羊鸣，戾颈，瘈疭狂走，颔肿不可回顾，肩似拔，臑似折，耳聋，目黄，颊肿。

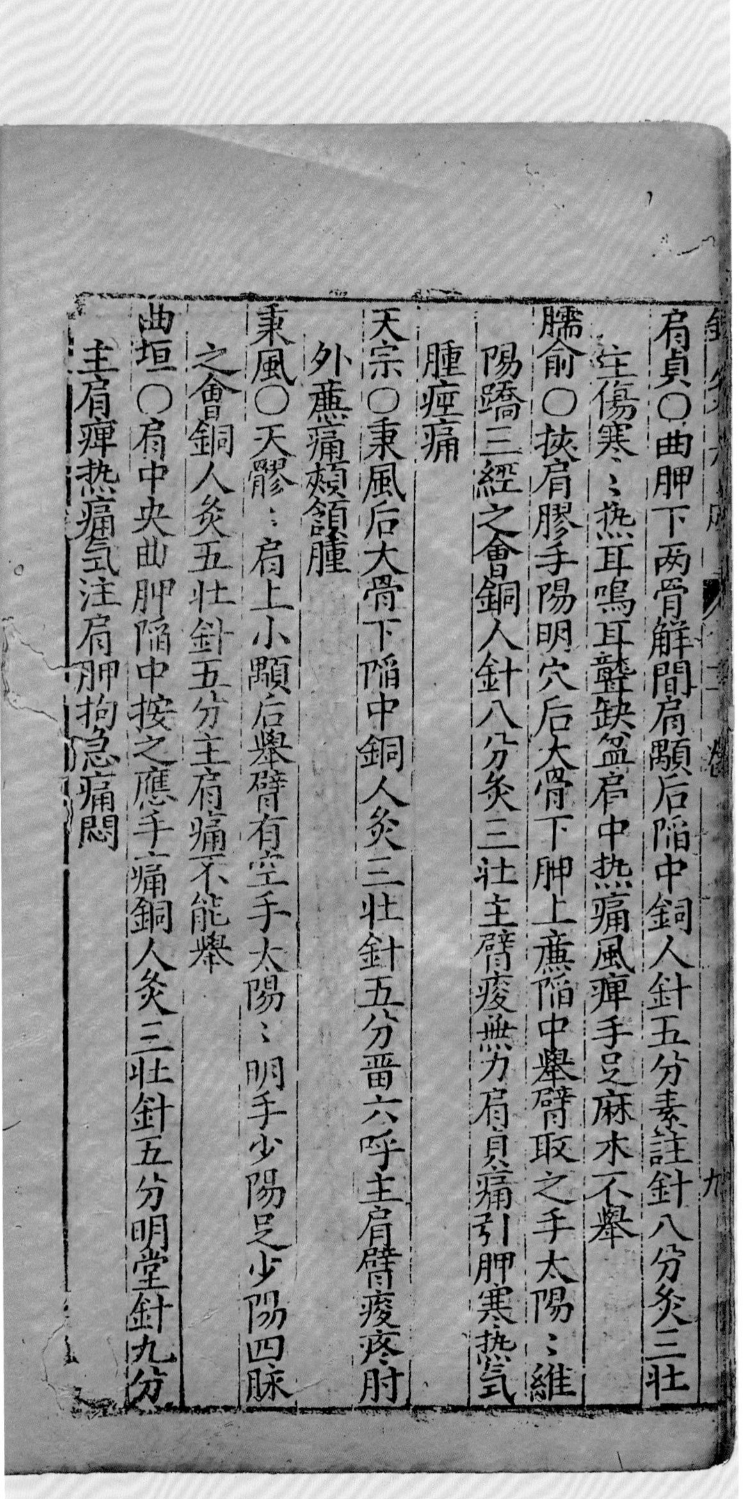

肩贞：曲胛下两骨解间，肩髎后陷中。《铜人》：针五分。《素注》：针八分，灸三壮。主伤寒寒热，耳鸣耳聋，缺盆肩中热痛，风痹，手足麻木不举。

臑俞：挟肩髎（手阳明穴）后大骨下，胛上廉陷中，举臂取之。手太阳、阳维、阳跷三经之会。《铜人》：针八分，灸三壮。主臂酸无力，肩[①]痛引胛，寒热气肿痓痛。

天宗：秉风后大骨下陷中。《铜人》：灸三壮，针五分，留六呼。主肩臂酸疼，肘外廉痛，颊颔肿。

秉风：天髎外[②]，肩上小髃后，举臂有空。手太阳、阳明、手少阳、足少阳四脉之会。《铜人》：灸五壮，针五分。主肩痛不能举。

曲垣：肩中央曲胛陷中，按之应手痛。《铜人》：灸三壮，针五分。《明堂》：针九分。主肩痹热痛，气注肩胛，拘急痛闷。

①肩：此后原有衍文“贞”，据杨氏《针灸大成》卷六删。

②外：原作“髎”，据《针灸聚英》卷一改。

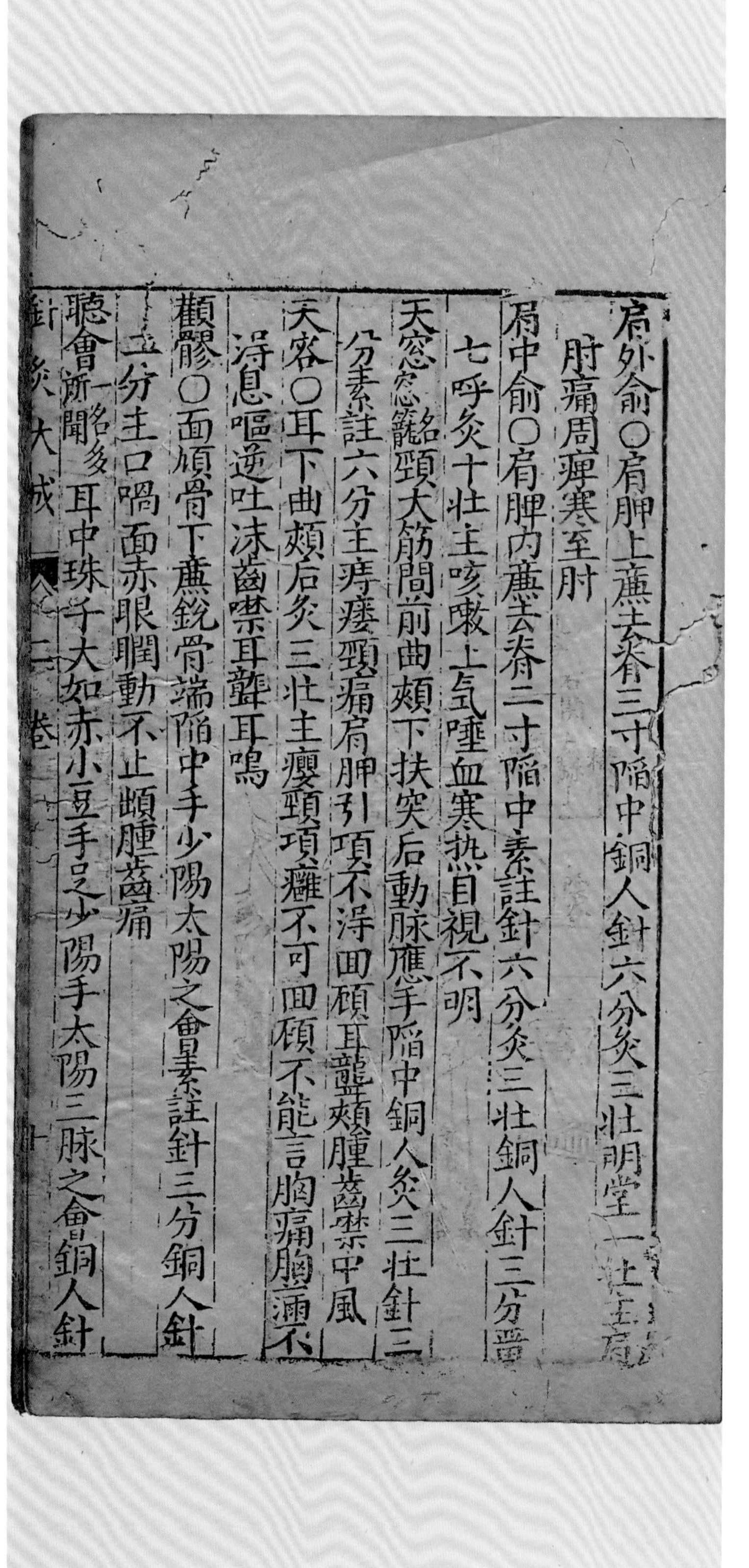

肩外俞○肩胛上廉去脊三寸陷中銅人針六分灸三壯明堂一壯主肩肘痛周痹寒至肘

肩中俞○肩胛內廉去脊二寸陷中素註針六分灸三壯銅人針三分留七呼灸十壯主咳嗽上氣唾血寒熱目視不明

天窗一名窗籠○頸大筋間前曲頰下扶突后動脈應手陷中銅人灸三壯針三分素註六分主痔瘻頸痛肩胛引項不得回顧耳聾頰腫齒噤中風

天容○耳下曲頰后灸三壯主癭頸項癰不可回顧不能言胸痛胸滿不得息嘔逆吐沫齒噤耳聾耳鳴

顴髎○面頄骨下廉銳骨端陷中手少陽太陽之會素註針三分銅人針二分主口喎面赤眼瞤動不止䪼腫齒痛

聽會一名多所聞○耳中珠子大如赤小豆手足少陽手太陽三脈之會銅人針

肩外俞：肩胛上廉，去脊三寸陷中。《铜人》：针六分，灸三壮。《明堂》：一壮。主肩肘[1]痛，周痹寒至肘。

肩中俞：肩胛内廉，去脊二寸陷中。《素注》：针六分，灸三壮。《铜人》：针三分，留七呼，灸十壮。主咳嗽，上气唾血，寒热，目视不明。

天窗一名窗笼**：**颈大筋间前曲颊下，扶突后动脉应手陷中。《铜人》：灸三壮，针三分。《素注》：六分。主痔瘘，颈痛，肩胛引项不得回顾，耳聋颊肿，齿噤中风。

天容：耳下曲颊后。灸三壮。主瘿颈项痈不可回顾、不能言，胸痛，胸满不得息，呕逆吐沫，齿噤，耳聋耳鸣。

颧髎：面頄骨下廉锐骨端陷中。手少阳、太阳之会。《素注》：针三分。《铜人》：针二分。主口㖞，面赤，眼瞤动不止，䪼肿齿痛。

听会一名多所闻**：**耳中珠子，大如赤小豆。手足少阳、手太阳三脉之会。《铜人》：针

①肘：《针灸聚英》卷一作“胛”。

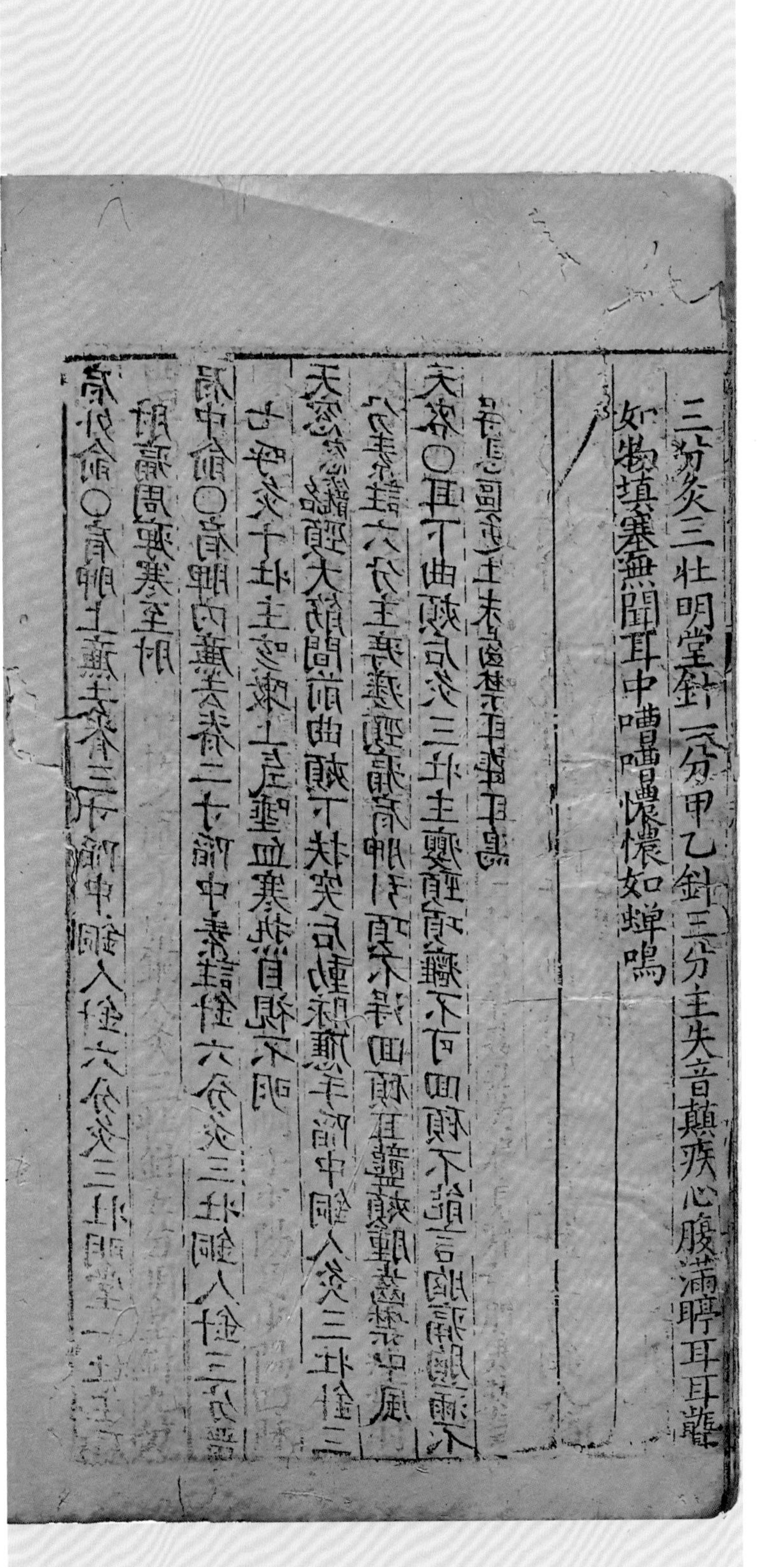

三分，灸三壮。《明堂》：针一分。《甲乙》：针三分。主失音，癫疾，心腹满，聤耳，耳聋如物填塞无闻，耳中嘈嘈侬侬蝉鸣。

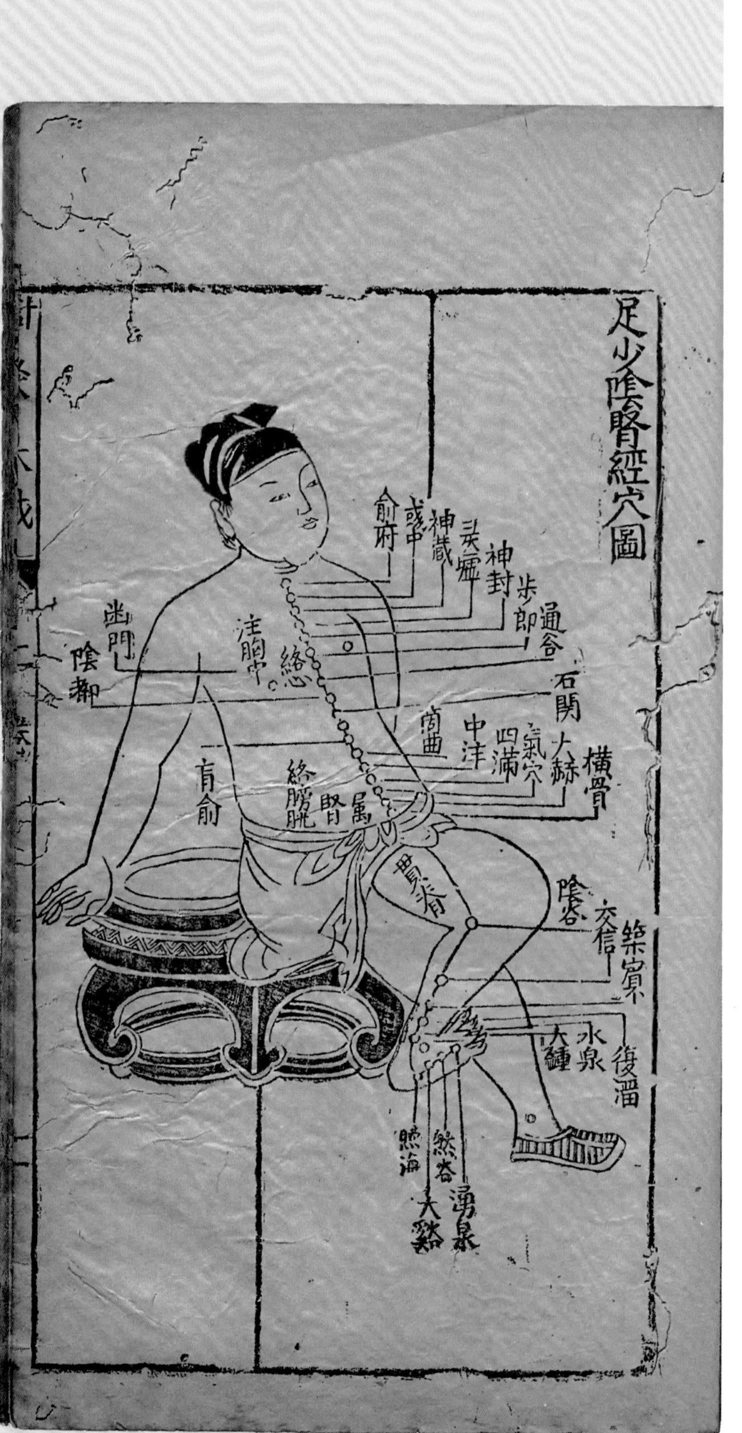
足少陰腎經穴圖
俞府
彧中
神藏
靈墟
神封
步郎
通谷
幽門
陰都
注胸中
絡心
石關
商曲
中注
四滿
氣穴
大赫
橫骨
肓俞
絡膀胱
屬腎
貫脊
陰谷
交信
築賓
水泉
大鍾
復溜
照海
然谷
大谿
湧泉

足少阴肾经穴图（图见左）

腎脏（图见左）

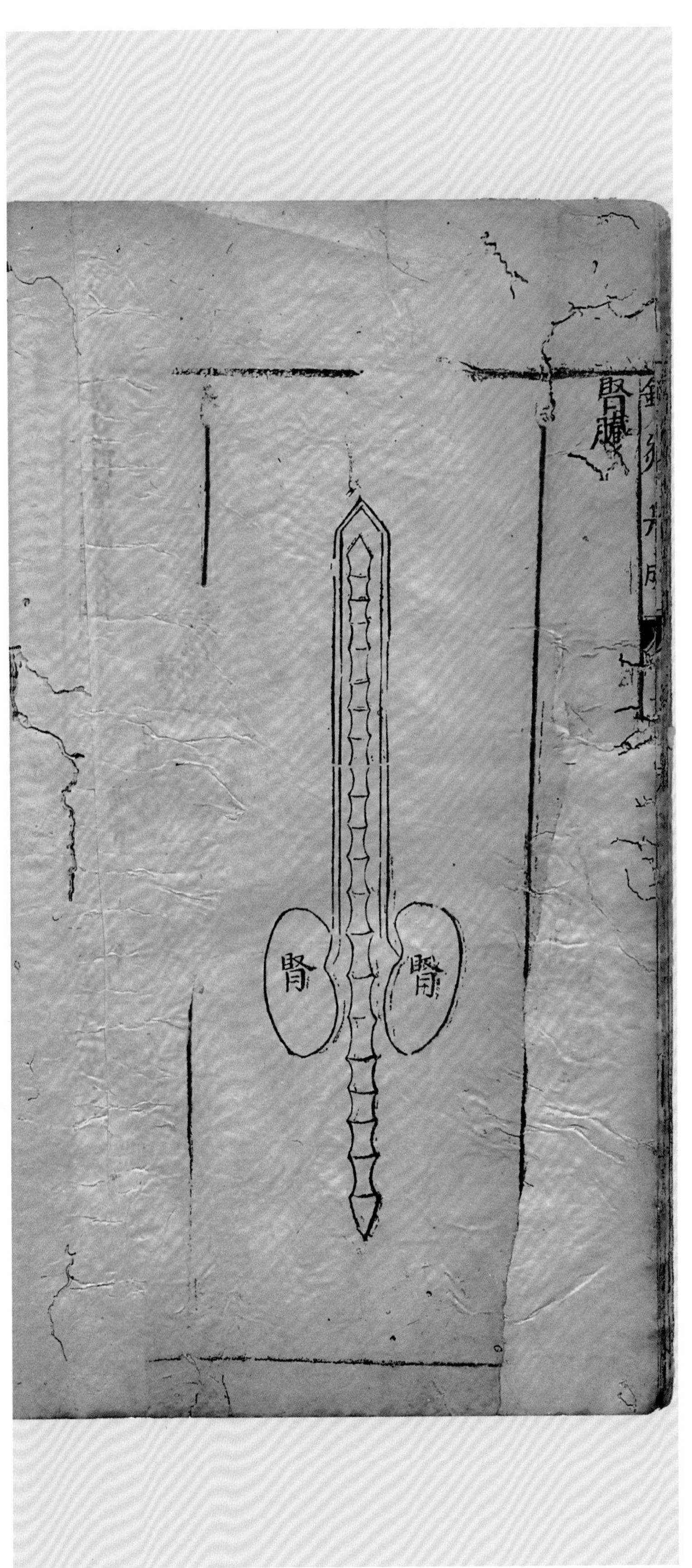

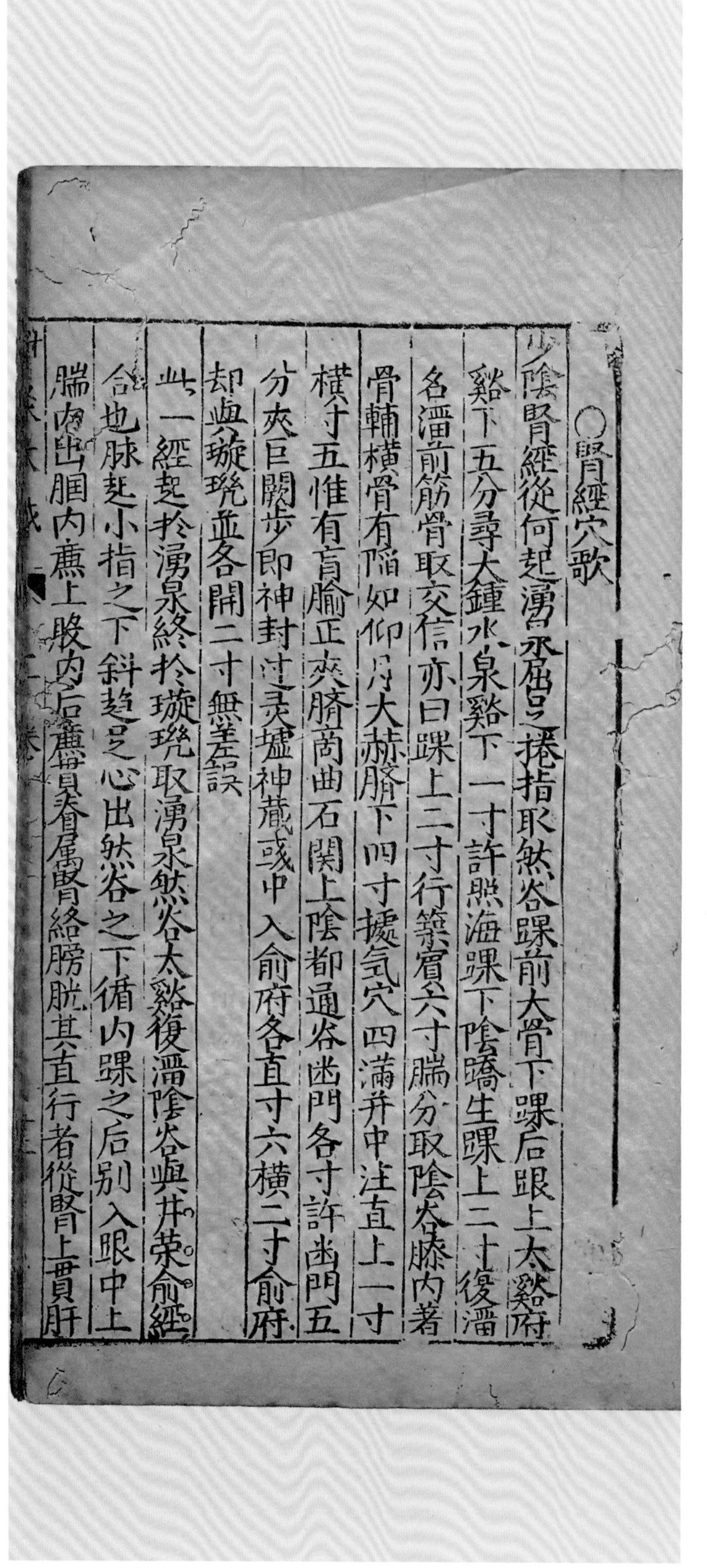

肾经穴歌

少阴肾经从何起，涌泉屈足卷指取。然谷踝前大骨下，踝后跟上太溪府。溪下五分寻大钟，水泉溪下一寸许。照海踝下阴跷生，踝上二寸复溜名。溜前筋骨取交信，亦曰踝上二寸行。筑宾六寸腨分取，阴谷膝内着骨辅。横骨有陷如仰月。大赫脐下四寸据，气穴四满并中注。直上一寸横寸五，惟有肓俞正夹脐。商曲石关上阴都，通谷幽门各寸许。幽门五分夹巨阙，步廊[1]神封过灵墟。神藏彧中入俞府，各直寸六横二寸。俞府却与璇玑并，各开二寸无差误。

此一经起于涌泉，终于璇玑。取涌泉、然谷、太溪、复溜、阴谷，与井荥俞经合也。脉起小指之下，斜趋足心，出然谷之下，循内踝之后，别入跟中，上腨内，出腘内廉，上股内后廉，贯脊，属肾，络膀胱；其直行者，从肾上贯肝

①廊：原作“即”，据《十四经发挥》卷中改。

膈，入肺中，循喉咙挟舌本；其支者，从肺出络心，注胸中。多气少血，酉时气血注此。此癸水之脏，作强之官，伎巧出焉。其旺于冬，封藏之本也。其味咸而色黑，其声伸而其志恐。内藏精而藏志，外荣骨而荣须。其后在腰，其液为唾，开窍于耳都，脉在左尺。对命门一而为二，左名肾，男子以藏精；右命门，女子以系胞。元气之根，精神之舍。受病同归于膀胱，诊候两分[①]于水火。实则脉实，小腹胀满而腰背急强，便黄实舌燥者，泻肾汤一以广推；虚则脉虚，气寒阳痿而言音混浊，足胫弱脉代者，苁蓉散宜加寻讨。肾气不和腰胁痛，散号异香；阳经郁滞背肩疼，汤名通气。腰痛散八角茴香，精泄末一升韭子。气滞腰间堪顺气，血凝臂痛，可舒经。五味能交心肾，须茯神远志川归，山药苁蓉枸杞；龙骨安养精神，与益智茴香故纸，鹿茸牛膝黄芪。地黄补肾益阴，加当归而补髓；附子驱寒去湿，

①分：原作“寸”，据杨氏《针灸大成》卷六改。

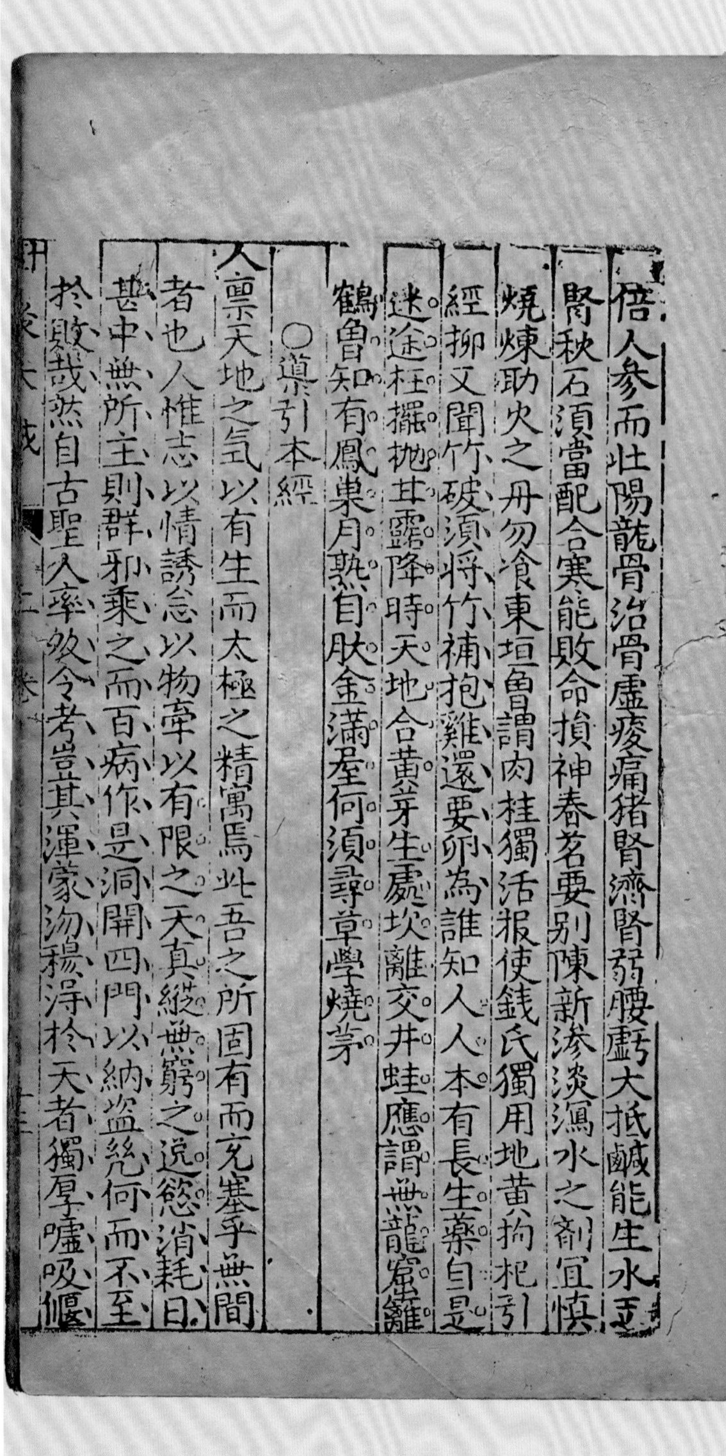

倍人参而壮阳。龙骨治骨虚酸痛，猪肾济肾弱腰亏。大抵咸能生水走肾，秋石须明当配合；寒能败命损神，春茗要别陈新，渗淡泻水之剂宜慎，烧炼助火之丹勿飡。东垣曾谓肉桂独活报使，钱氏独用地黄枸杞引经。抑又闻竹破须将竹补，胞鸡还要卵为。谁知人人本有长生药，自是迷途枉摆抛。甘露降时天地合，黄芽生处坎离交。井蛙应谓无龙窟，篱鹤曾知有凤巢。丹[①]熟自然金满屋，何须寻草学烧茅。

导引本经

人禀天地之气以有生，而太极之精寓焉，此吾之所固有，而充塞乎两[②]间者也。人惟志以情诱，念以物牵，以有限之天真，纵无穷之逸欲，消耗日甚，中无所主，则群邪乘之，而百病作。是洞开四门以纳盗，几何不至于败哉！然自古圣人率多令考，岂其浑蒙沕穆[③]，得于天者独厚，嘘吸偃

①丹：原作“月”，据杨氏《针灸大成》卷六改。

②两：原作“无”，据杨氏《针灸大成》卷六改。

③沕（mì）穆：深微貌。

仰[①]，成于人者有异术耶。亦以志宁道一，神爽不漓，俾吾固有之真，常为一身之主命，则荣卫周流，邪无自入。彼风寒暑湿，譬之坚城，外盗虽踵至迭窥，其何以得其隙而肆其虐哉？呜医者家，辨症循方，按脉施剂，倏忽收功，固所不废。然盗至而遏之，孰若无盗之可遏也；病至而疗之，孰若无病之可疗也。与其求金石之饵，而常患其不足，孰若求吾身之精，而恒自有余也。故黄帝、岐伯问答曰，百体从令，惟于保太和而泰天君者得之。盖此意也。先贤云：天地之大宝金银，人身之大宝精神[②]。《内经》曰：男女人之大欲存焉。诚能以理制欲，以义驭情，虽美色在前，不过悦目畅志而已，奚可恣情丧精，所谓油尽灯灭，髓竭人亡；添油灯壮，补髓人强也。《内经》又曰：冬月天地闭，血藏气藏，伏阳在内，心膈多热，切忌发汗，以泄阳气，此谓之闭藏。水冰地坼，无扰乎阳，早卧晚起，必待日光，使志

①偃仰：俯仰。

②神：原作“肾”，据杨氏《针灸大成》卷六改。

若伏若匿，若有若私意，若已有得，去寒就温，勿泄皮肤，使气亟夺，此冬气之应，养藏之道也。逆之则伤肾，春为痿厥。人宜服固本益肾酒，以迎阳气耳。不可过暖致伤目，而亦不可太醉冒寒。如冬伤于寒，春必病温，故先王于是月闭关，俾寒热适中可也。尝闻之曰：湛然诚一守精玄，得象忘言辨道看，好把牝门凭理顾，子前午后用神占。是则以元精炼交感之精，三物混合，与道合真，自然元精固，而交感之精不漏，卫生之道，先此而已。前贤所谓精全不思欲，气全不思食，神全不思睡，斯言尽矣。

考正穴法

涌泉一名地冲：足心陷中，屈足卷指宛宛中，跪取之。足少阴脉所出，为井木。实则泻之。《铜人》：针五分，无令出血，灸三壮。《明堂》：灸不及针。《素注》：刺三分，留三呼。主尸厥，面黑如炭色，咳吐有血，喝而喘，坐欲起，目睆睆无所见，善

恐惕惕如人將捕之狀舌乾咽腫上氣嗌乾煩心心痛黃疸腸澼股內
后廉痛痿厥嗜卧善悲欠小腹急痛泄而下重足脛寒而逆腰痛大便
難心中結熱風㾓風癎心病飢不嗜食咳嗽身热喉閉舌急失音卒心
痛喉痺胸脇痛悶頸痛目眩五指端盡痛足不践地足下热男子如蹷
女子如娠婦人無子轉胞不得尿千金翼云主喜喘脊脇相引忽忽喜
忘陰痺腹脹腰痛不欲食喘逆足下清至膝咽中痛不可細食瘖不能
言小便不利小腹痛風入腸中癲病夾臍痛鼻衄不止五疝热病先腰
痠喜渴數引飲身項痛而寒且痠足热不欲言頭痛癲癲然少氣寒厥
霍亂轉筋腎積奔豚漢濟北王阿母病患热厥足热淳于意刺足心
立愈
然谷一名龍淵足內踝前起大骨下陷中一云內踝前在下一寸別於太陰蹻

恐，惕惕如人将捕之状，舌干咽肿，上气嗌干，烦心，心痛，黄疸，肠澼，股内后廉痛，痿厥，嗜卧，善悲欠，小腹急痛，泄而下重，足胫寒而逆，腰痛，大便难，心中结热，风疹，风痫，心病饥不嗜食，咳嗽身热，喉闭舌急失音，卒心痛，喉痹，胸胁痛闷，颈痛目眩，五指端尽痛，足不践地，足下热，男子如蹶，女子如娠，妇人无子，转胞不得尿。《千金翼》云：主喜喘，脊胁相引，忽忽喜忘，阴痹，腹胀，腰痛不欲食，喘逆，足下清至膝，咽中痛，不可细食，喑不能言，小便不利，小腹痛，风入肠中，癫病，夹脐痛，鼻衄不止，五疝，热病先腰酸，喜渴数引饮，身项痛而寒且酸，足热不欲言，头痛癫癫然，少气寒厥，霍乱转筋，肾积奔豚。汉济北王阿母病患热厥，足热，淳于意刺足心，立愈。

然谷一名龙渊：足内踝前起大骨下陷中。一云内踝前在下一寸，别于太阴跷，脉之郄。足少阴脉所流，为荥火。《铜人》：灸三壮，针三分，留五呼，不宜见血，令人立饥欲食。刺足下布络，中脉，血不出为肿。主咽内肿，不能内唾，时不能出唾，心恐惧如人将捕，涎出喘呼少气，足跗肿不得履地，寒疝，小腹胀，上抢胸胁，咳唾血，喉痹，淋沥白浊，骱酸不能久立，足一寒一热，舌纵，烦满，消渴，自汗，盗汗出，痿厥，洞泄，心痛如锥刺，坠堕恶血留内腹中，男子精泄，妇人无子，阴挺出，月事不调，阴痒，初生小儿脐风口噤。

太溪一名吕细：足内踝后，跟骨上动脉陷中。男子、妇人病，有此脉则生，无则死。足少阴肾脉所注，为俞土。《素注》：针三分，留七呼，灸三壮。主久疟咳逆，心痛如锥刺，心脉沉，手足寒至节，喘息，呕吐，痰实，口中如胶，善噫，寒疝，热病汗不出，默默嗜卧，溺黄，消瘅，大便难，咽肿唾血，痃癖寒热，咳嗽不嗜食，腹胁痛，瘦脊，伤寒手足厥冷。东垣曰：成痿癖，以导[1]湿热，引胃气出行

①导：原作“道”，据杨氏《针灸大成》卷六改。

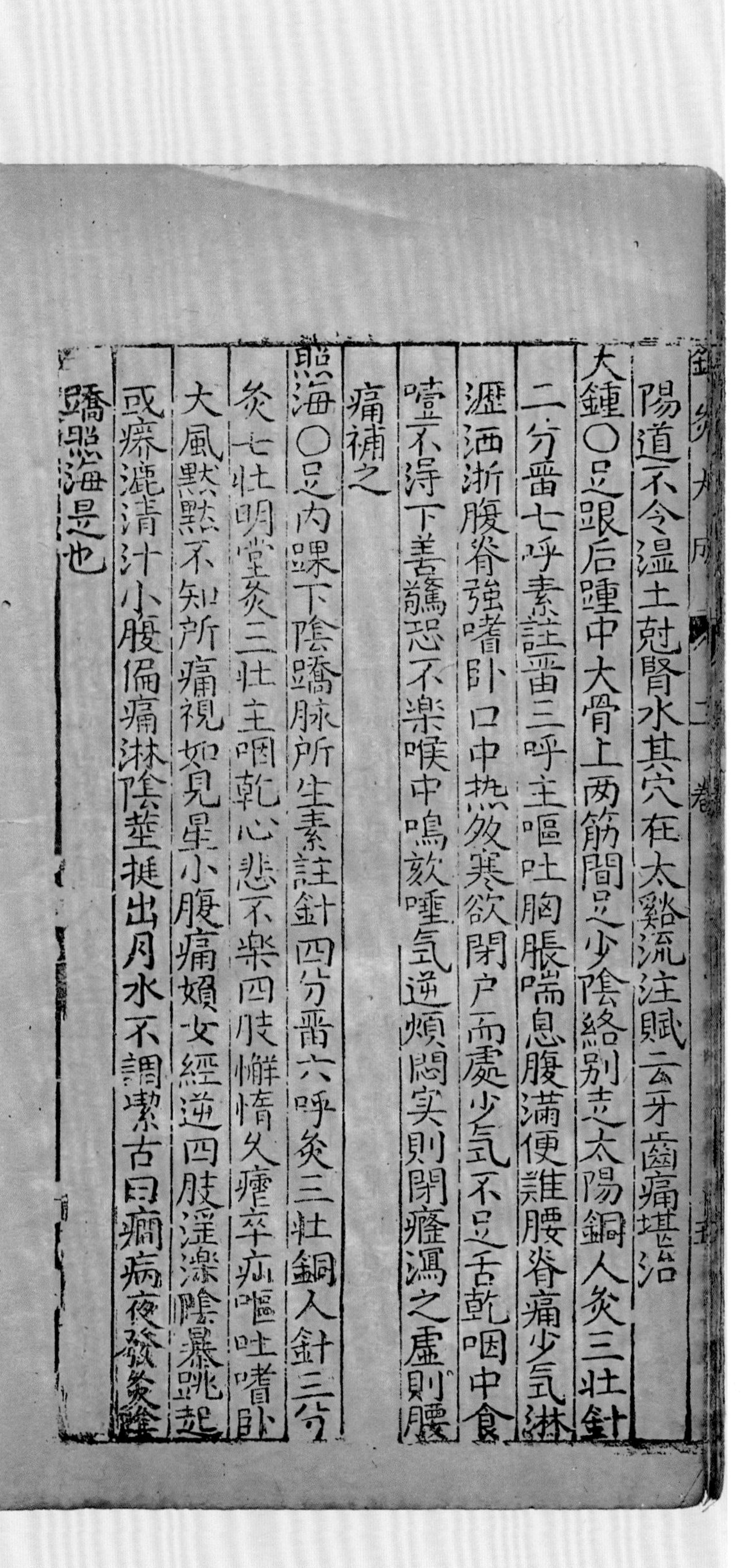

阳道，不令湿土克肾水，其穴在太溪。《流注赋》云：牙齿痛堪治。

大钟：足跟后踵中，大骨上两筋间。足少阴络，别走太阳。《铜人》：灸三壮，针二分，留七呼。《素注》：留三呼。主呕吐，胸胀喘息，腹满便难，腰脊痛，少气，淋沥洒淅，腹脊强，嗜卧，口中热，多寒，欲闭户而处，少气不足，舌干，咽中食噎不得下，善惊恐不乐，喉中鸣，咳唾气逆，烦闷。实则闭癃泻之，虚则腰痛补之。

照海：足内踝下。阴跷脉所生。《素注》：针四分，留六呼，灸三壮。《铜人》：针三分，灸七壮。《明堂》：灸三壮。主咽干，心悲不乐，四肢懈惰，久疟，卒疝，呕吐嗜卧，大风默默不知所痛，视如见星，小腹痛，妇女经逆，四肢淫泺，阴暴跳起或痒，漉清汁，小腹偏痛，淋，阴茎挺出，月水不调。洁古曰：痫病夜发灸阴跷，照海是也。

水泉：太溪下一寸，内踝下。少阴郄。《铜人》：灸五壮，针四分。主目䀮䀮不能远视，女子月事不来，来即心下多闷痛，阴挺出，小便淋沥，腹中痛。

复溜一名昌阳，一名伏白**：**足内踝上二寸，筋骨陷中，前旁骨是复溜，后旁筋是交信，二穴止隔一条筋。足少阴脉所行为经金。肾虚补之。《素注》：针三分，留七呼，灸五壮。《明堂》：七壮。主肠澼，腰脊内引痛，不得俯仰起坐，目视䀮䀮，善怒多言，舌干，胃热，虫动涎出，足痿不收履，胻寒不自温，腹中雷鸣，腹胀如鼓，四肢肿，十肿水病[1]（青、黄、赤、白、黑，青取井，赤取荥，黄取俞，白取经，黑取合），血痔，泄后肿，五淋，血淋，小便如散火，骨寒热，盗汗，汗注不止，齿龋，脉微细不见，或时无脉。

交信：足内踝骨上二寸，少阴前，太阴后廉筋骨间。阴跷脉之郄。《铜人》：针四分，留十呼，灸三壮。《素注》：留五呼。主气淋，㿉疝，阴急，阴汗，泻痢赤白，气热

①十肿水病：《黄帝明堂灸经》卷上、《太平圣惠方》卷一〇〇、《铜人腧穴针灸图经》卷下均作“四肢肿”，十水病。

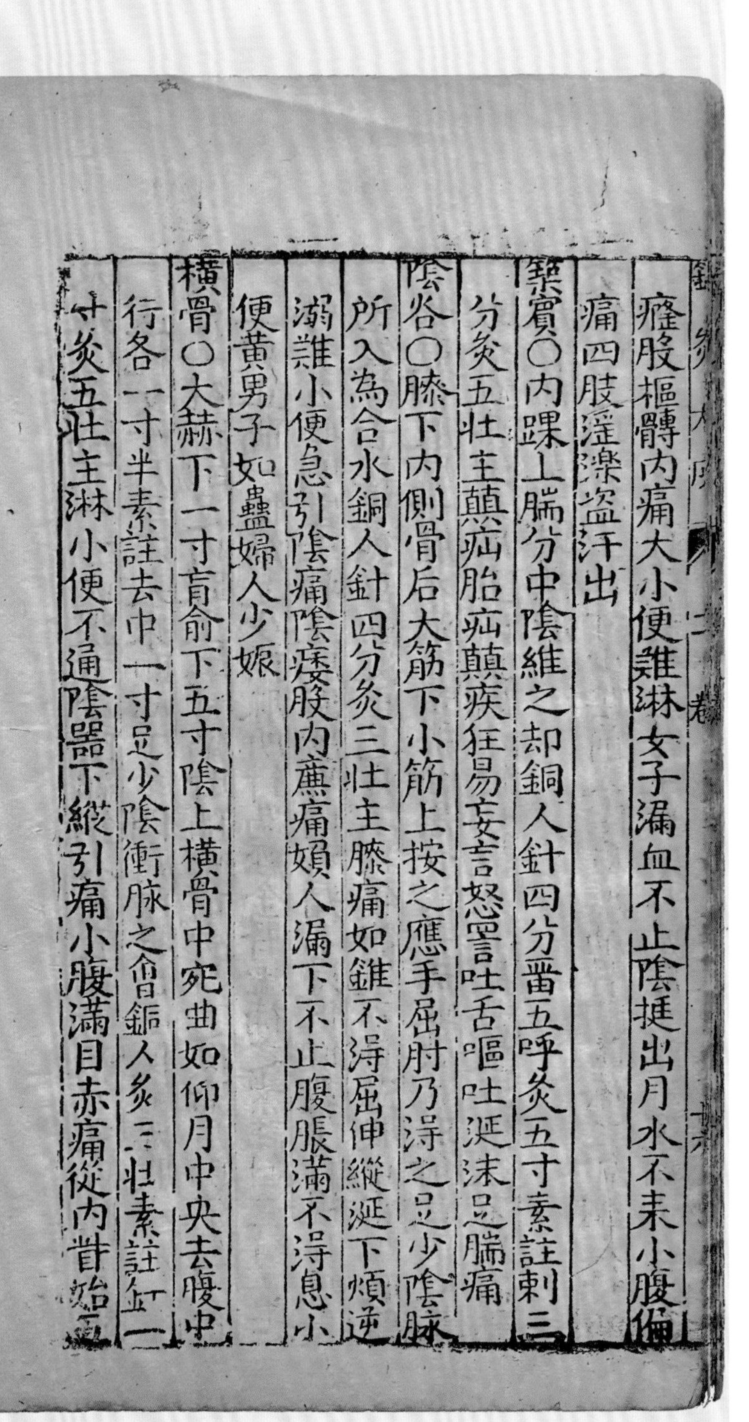

瘙，股枢髀内痛，大小便难，淋，女子漏血不止，阴挺出，月水不来，小腹偏痛，四肢淫泺，盗汗出。

筑宾：内踝上，腨分中，阴维之郄。《铜人》：针四分，留五呼，灸五壮[①]。《素注》：刺三分，灸五壮。主癫疝，胎疝，癫疾，妄言怒詈，吐舌，呕吐涎沫，足腨痛。

阴谷：膝下内侧骨后，大筋下，小筋上，按之应手，屈膝乃得之。足少阴脉所入为合水。《铜人》：针四分，灸三壮。主膝痛如锥，不得屈伸。舌[②]纵涎下，烦逆，溺难，小便急引阴痛，阴痿，股内廉痛，妇人漏下不止，腹胀满不得息，小便黄，男子如蛊，女子少娠。

横骨：大赫下一寸，肓俞下五寸，阴上横骨中，宛曲如仰月中央，去腹中行各一寸半。《素注》：去中一寸。足少阴、冲脉之会。《铜人》：灸三壮。《素注》：针一寸，灸五壮。主淋，小便不通，阴器下纵引痛，小腹满，目赤痛从内眦始，五

①壮：原作“寸”，据《素问·刺腰痛篇》改。

②舌：原缺，据杨氏《针灸大成》卷六补。

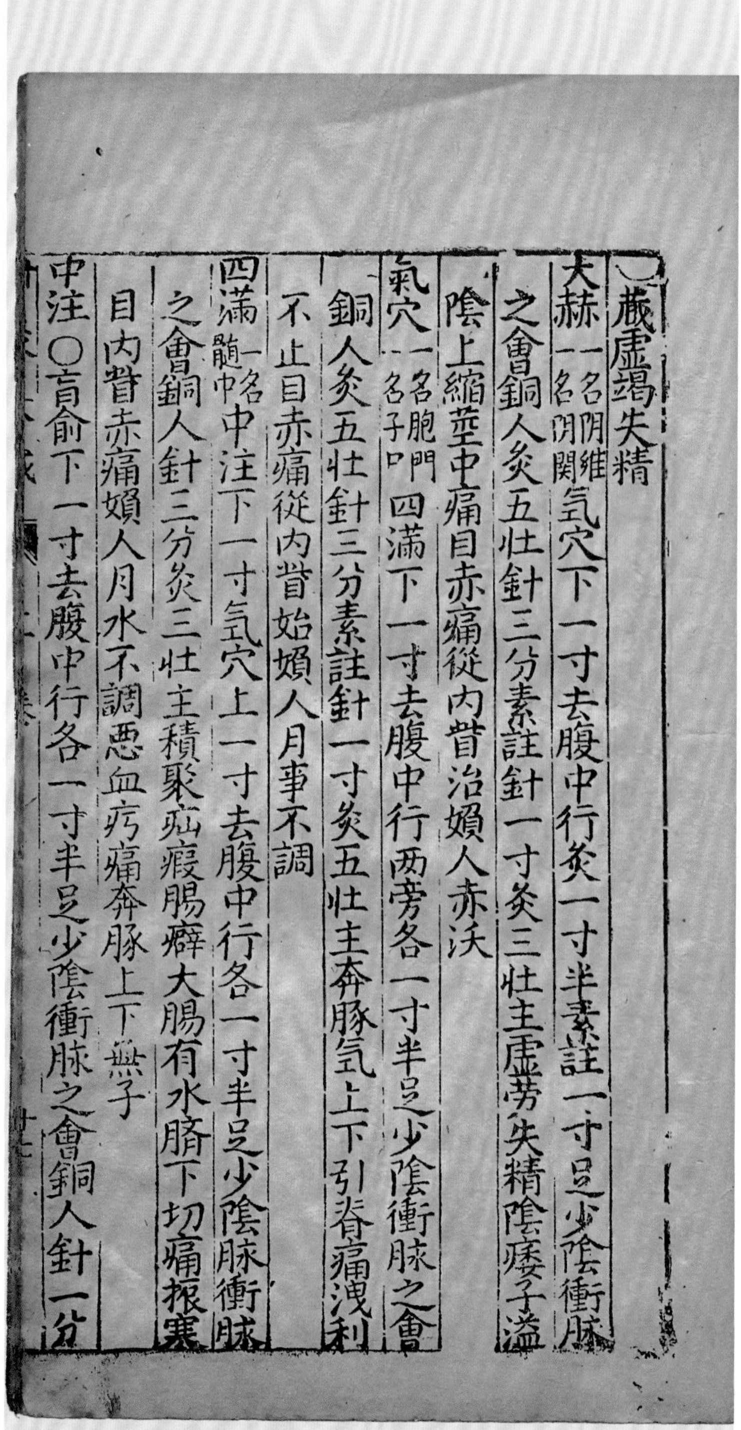
臟虛竭失精
大赫一名陰維一名陰關氣穴下一寸去腹中行灸一寸半素註一寸足少陰衝脉
之會銅人灸五壯針三分素註針一寸灸三壯主虛勞失精陰痿子溢
陰上縮莖中痛目赤痛從内眥治婦人赤沃
氣穴一名胞門一名子戶四滿下一寸去腹中行兩旁各一寸半足少陰衝脉之會
銅人灸五壯針三分素註針一寸灸五壯主奔豚氣上下引脊痛洩利
不止目赤痛從内眥始婦人月事不調
四滿一名髓中中注下一寸氣穴上一寸去腹中行各一寸半足少陰脉衝脉
之會銅人針三分灸三壯主積聚疝瘕腸澼大腸有水臍下切痛振寒
目内眥赤痛婦人月水不調惡血疞痛奔豚上下無子
中注○肓俞下一寸去腹中行各一寸半足少陰衝脉之會銅人針一分

脏虚竭，失精。

大赫一名阴维，一名阴关：气穴下一寸，去腹中行。灸一寸半。《素注》：一寸。足少阴、冲脉之会。《铜人》：灸五壮，针三分。《素注》：针一寸，灸三壮。主虚劳失精，阴痿子溢，阴上缩，茎中痛，目赤痛从内眦始，妇人赤沃。

气穴一名胞门，一名子户：四满下一寸，去腹中行两旁各一寸半。足少阴、冲脉之会。《铜人》：灸五壮，针三分。《素注》：针一寸，灸五壮。主奔豚气上下引脊痛，泄利不止，目赤痛从内眦始，妇人月事不调。

四满一名髓中：中注下一寸，气穴上一寸，去腹中行各一寸半。足少阴脉、冲脉之会。《铜人》：针三分，灸三壮。主积聚疝瘕，肠澼，大肠有水，脐下切痛，振寒，目内眦赤痛，妇人月水不调，恶血疞痛，奔豚上下，无子。

中注：肓俞下一寸，去腹中行各一寸半。足少阴、冲脉之会。《铜人》：针一分，

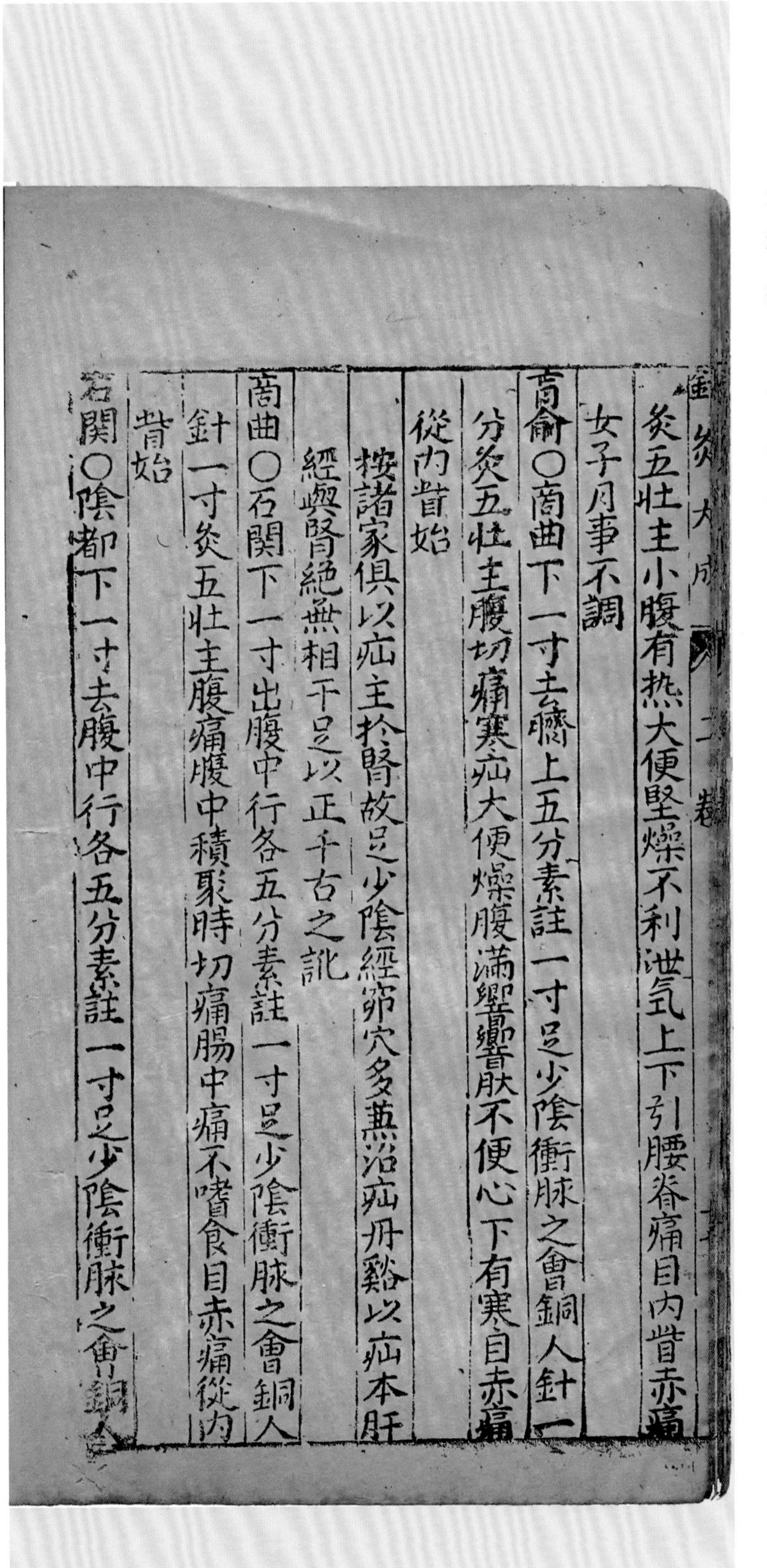

灸五壮。主小腹有热，大便坚燥不利，泄气上下引腰脊痛，目内眦赤痛，女子月事不调。

肓俞：商曲下一寸，去脐上五分。《素注》：一寸。足少阴、冲脉之会。《铜人》：针一分，灸五壮。主腹切痛，寒疝，大便燥，腹满响响然不便，心下有寒，目赤痛从内眦始。

按：诸家俱以疝主于肾，故足少阴经髎穴多兼治疝，丹溪以疝本肝经，与肾绝无相干。足以正千古之讹。

商曲：石关下一寸，去[1]腹中行各五分。《素注》：一寸。足少阴、冲脉之会。《铜人》：针一寸，灸五壮。主腹痛，腹中积聚，时切痛，肠中痛不嗜食，目赤痛从内眦始。

石关：阴都下一寸，去腹中行各五分。《素注》：一寸。足少阴、冲脉之会。《铜人》：

①去：原作"出"，据《针灸聚英》卷一改。

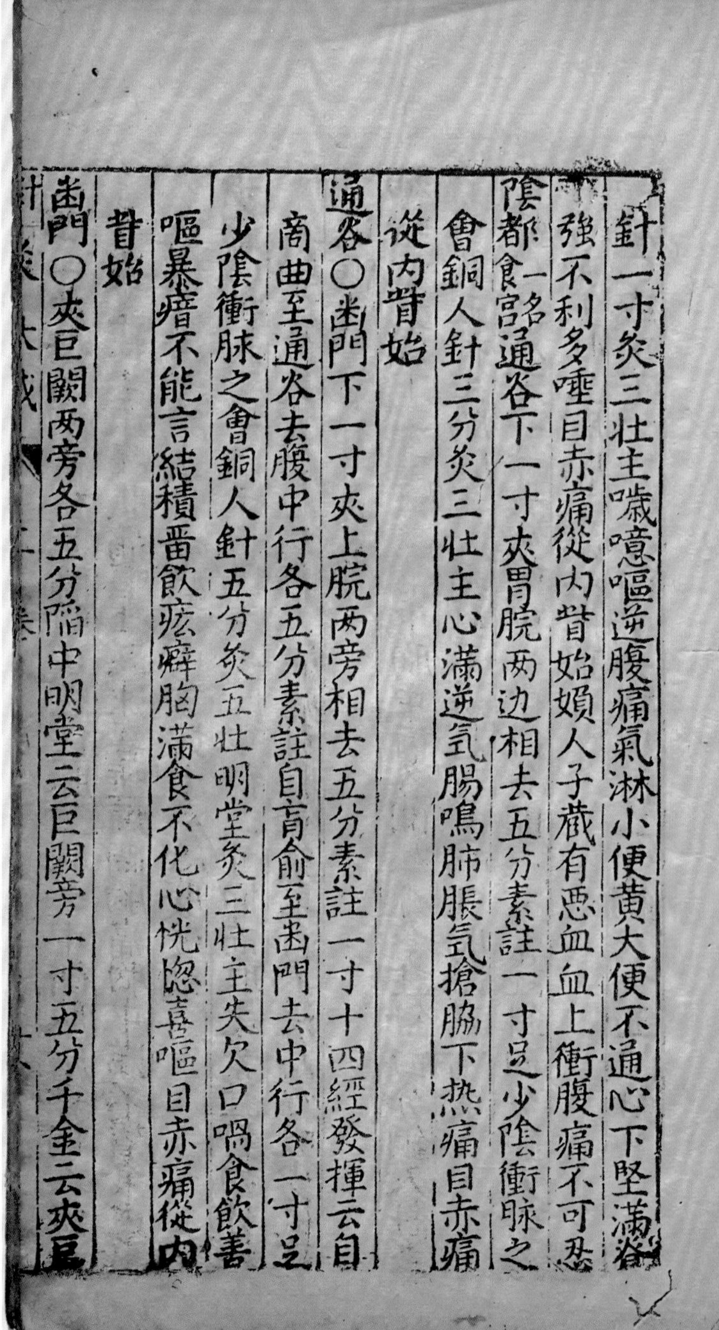

针一寸，灸三壮。主哕噫呕逆，腹痛气淋，小便黄，大便不通，心下坚满，脊强不利，多唾，目赤痛从内眦始，妇人子藏有恶血，血上冲腹，痛不可忍。

阴都一名食宫**：**通谷下一寸，夹胃脘两边相去五分。《素注》：一寸。足少阴、冲脉之会。《铜人》：针三分，灸三壮。主心满，逆气，肠鸣，肺胀气抢，胁下热痛，目赤痛从内眦始。

通谷：幽门下一寸，夹上脘两旁相去五分。《素注》：一寸。《十四经发挥》云：自商曲至通谷，去腹中行各五分。《素注》：自肓俞至幽门，去中行各一寸。足少阴、冲脉之会。《铜人》：针五分，灸五壮。《明堂》：灸三壮。主失欠口㖞，食饮善呕，暴喑不能言，结积留饮，痃癖胸满，食不化，心恍惚，喜呕，目赤痛从内眦始。

幽门：夹巨阙两旁各五分陷中。《明堂》云：巨阙旁一寸五分。《千金》云：夹巨阙一寸。按：幽门，当在足阳明胃经、任脉二脉之中。冲脉所会。《铜人》：针一寸，灸五壮。主小腹胀满，呕吐涎沫，喜唾，烦闷，胸痛，胸中满，不嗜食，逆气咳，健忘，泄利脓血，目赤痛从内眦始，女子心腹逆气。

步廊：神封下一寸六分陷中，去胸中行各二寸，仰而取之。《素注》：针四分。《铜人》：针三分，灸五壮。主胸胁支满，痛引胸，鼻塞不通不得息，呼吸少气，咳逆呕吐，不嗜食，不得举臂。

神封：灵墟下一寸六分陷中，胸中行各开二寸。《素注》：针四分。《铜人》：针三分，灸五壮。主胸胁支满，痛引不得息，咳逆，呕吐，胸满不嗜食。

灵墟：神藏下一寸六分陷中，去中行各开一寸。《素注》：针四分。《铜人》：针三分，灸五壮。主胸胁支满，症同前。

神藏：或中下一寸六分陷中，去胸中行各二寸。《铜人》：灸五壮，针三分。《素注》：

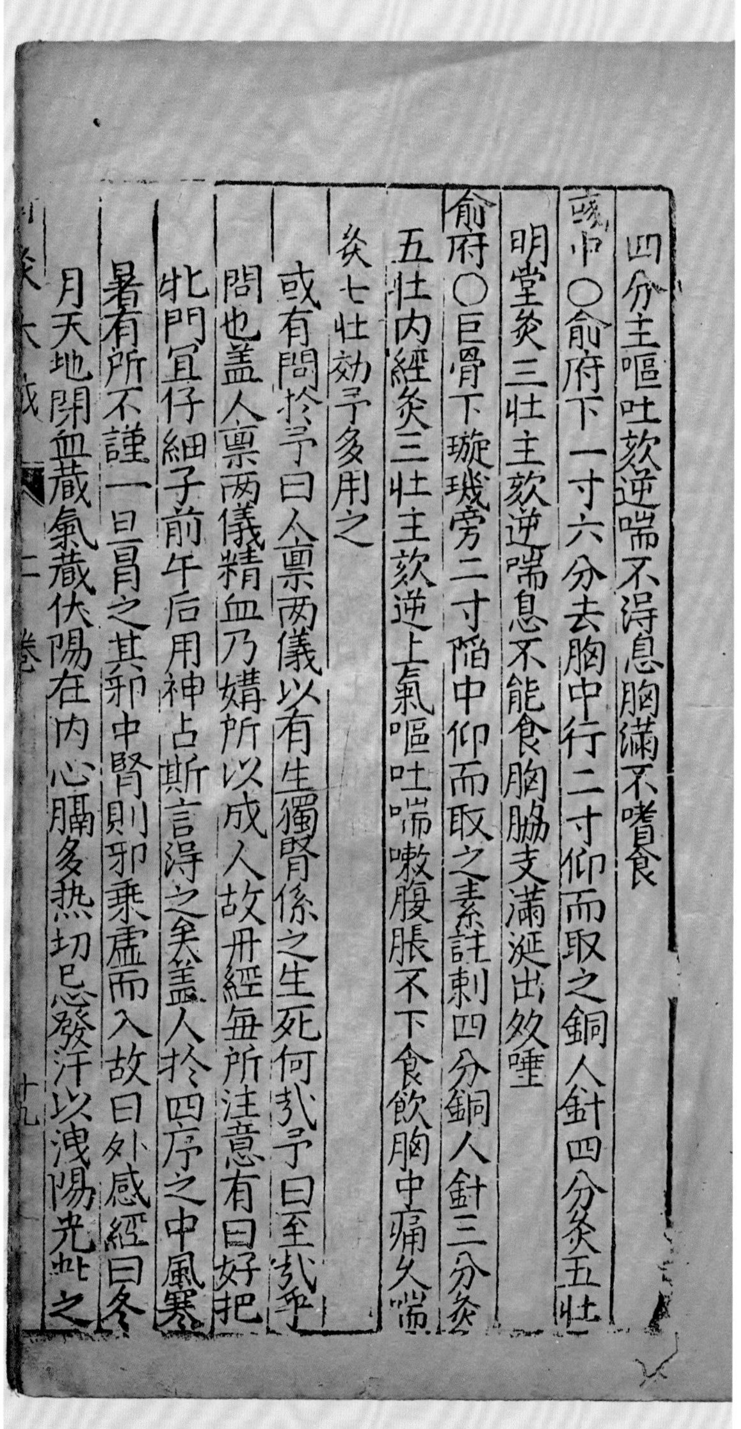

四分。主呕吐，咳逆，喘不得息，胸满，不嗜食。

彧中：俞府下一寸六分，去胸中行二寸，仰而取之。《铜人》：针四分，灸五壮。《明堂》：灸三壮。主咳逆喘息不能食，胸胁支满，涎出多唾。

俞府：巨骨下璇玑旁二寸陷中，仰而取之。《素注》：刺四分。《铜人》：针三分，灸五壮。《内经》：灸三壮。主咳逆上气，呕吐，喘嗽，腹胀不下食饮，胸中痛久喘。灸七壮效，予多用之。

或有问于予曰：人禀两仪以有生，独肾系之生死，何哉？予曰：至哉乎问也！盖人禀两仪，精血乃媾，所以成人。故丹经每所注意有曰：好把牝门宜仔细，子前午后用神占。斯言得之矣。盖人于四序之中，风寒暑有所不谨，一旦冒之，其邪中肾，则邪乘虚而入，故曰外感。经曰：冬月天地闭，血藏气藏，伏阳在内，心膈多热，切忌发汗，以泄阳气[1]，此之

①气：原作“光”，据杨氏《针灸大成》卷六改。

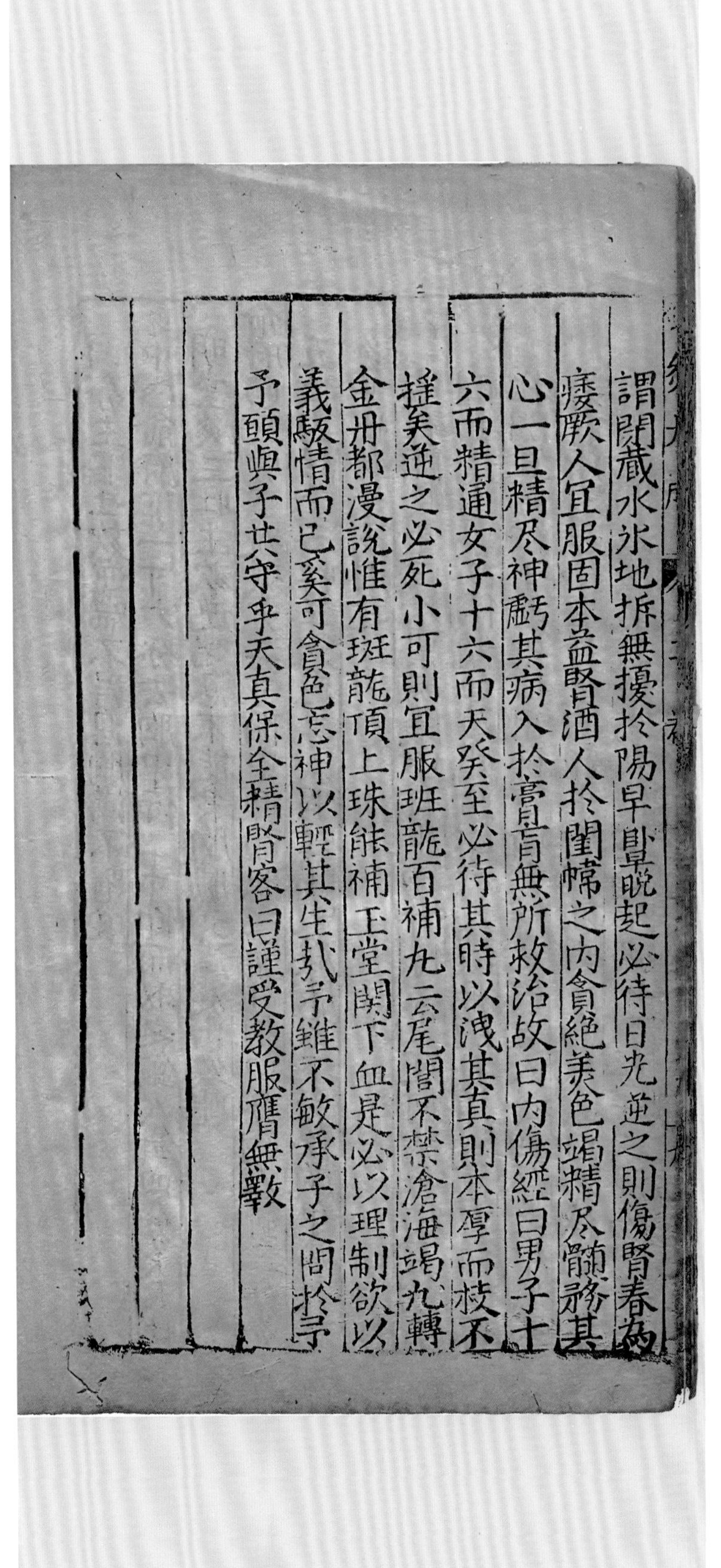

谓闭藏。水冰地坼，无扰于阳，早卧晚[1]起，必待日光，逆之则伤肾，春为痿厥。人宜服固本益肾酒，人于闺帏之内，贪绝美色，竭精尽髓，务其心。一旦精尽神亏，其病入于膏肓，无所救治，故曰内伤。经曰：男子十六而精通，女子十六而天癸至，必待其时以泄其真，则本厚而枝不摇矣。逆之必死，小可则宜服斑龙百补丸。云：尾闾不禁沧海竭，九转金丹都漫说。惟有斑龙顶上珠，能补玉堂关下血。是必以理制欲，以义驭情而已。奚可贪色忘神，以轻其生哉！予虽不敏，承子之问于予，予愿与子共守乎！天真保全精肾，客曰谨受教，服膺无斁[2]。

①晚：此前有衍文“早”，据杨氏《针灸大成》卷六删。

②斁（yì）：厌倦；懈怠；厌弃。

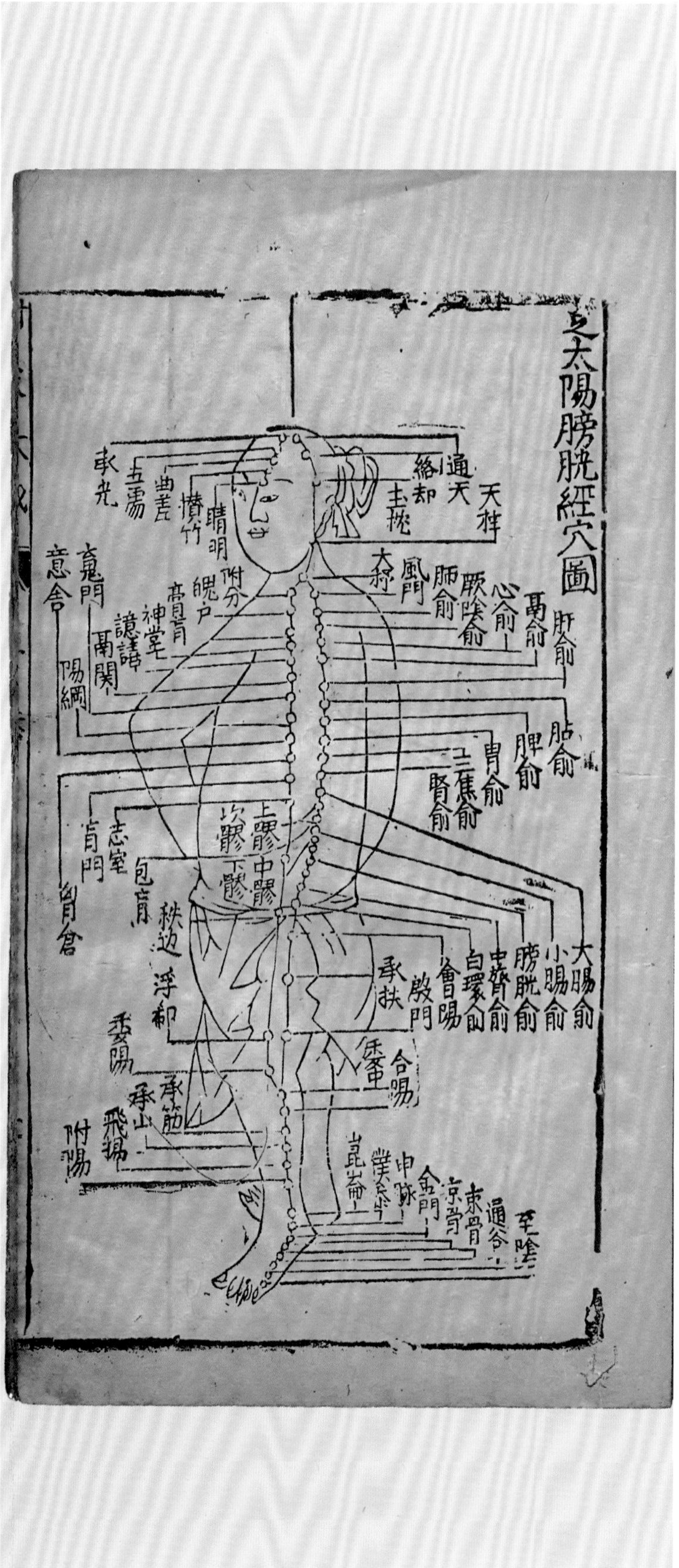

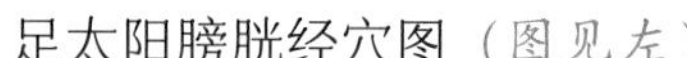
足太阳膀胱经穴图（图见左）

膀胱腑（图见左）

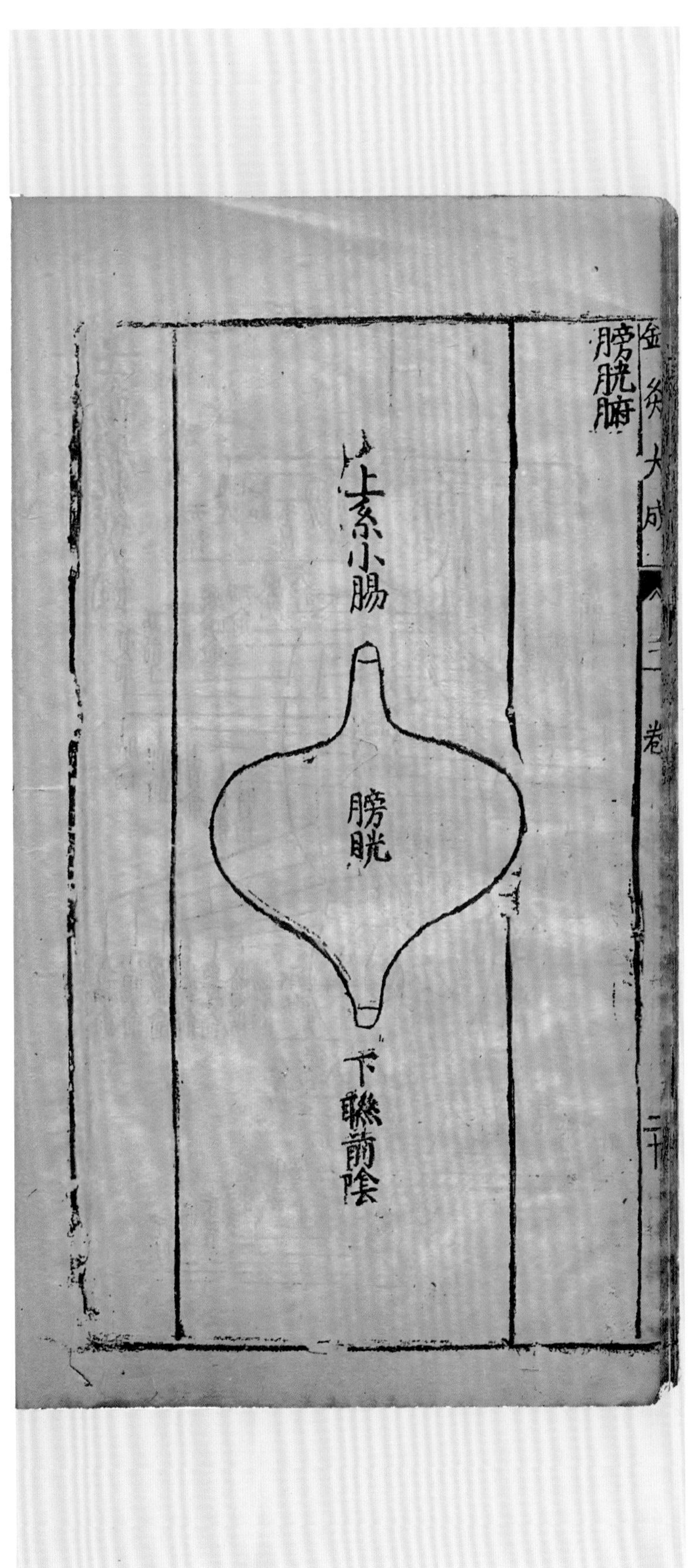

膀胱经穴歌

足太阳兮膀胱经，目眦内角始睛明。眉头陷中名攒竹，曲差二穴伴神庭。五处夹星一寸五，承光处后寸五分。通天络却亦均停，玉枕横夹于脑户。顶后发际大筋处，外廉陷中是天柱。脊骨相去寸五分，第一大杼二风门。肺俞三椎厥阴四，心俞五椎之下论。督俞六椎膈俞七，肝俞九椎之下觅。胆俞十椎十一脾，十二椎下取胃俞。三焦肾俞气血俞，十三十四十五居。大肠关元俞怎量，十六十七椎两旁。十八椎下小肠俞，十九椎下取膀胱。中膂内俞椎二十，白环二十一椎当。上髎次髎中与下，一空二空夹腰胯。三四夹脊陷中取，会阳尻尾骨旁分。承扶臂下阴纹中，殷门承下六寸量。脊骨相去各三寸，第二椎下名附分。魄户三椎膏肓四，神堂五椎之下论。譩譆六椎膈关七，魂门九椎阳纲十。意舍胃仓及盲门，十一十二十三椎。
志室十四胞肓九，二十椎下秩边收。
浮郄一寸委阳上，委阳外廉两筋间。
委中膝腘约纹里，此下三寸寻合阳。
承筋腨肠中央是，承山腨下肉分旁。
飞阳外踝上七寸，跗阳踝上三寸量。
昆仑外踝跟骨上，仆参跟下陷中详。
申脉踝下肉分际，金门申下一寸间。
京骨外侧大骨下，束骨本节陷中藏。
通谷本节前陷索，至阴小指外侧详。

此一经之脉起于目内眦，上额，交巅上；其支者，从巅至耳上角；其直行者，从巅入络脑，还出别下项，循肩膊内挟脊抵腰中，入循膂，络肾，属膀胱；其支别者，从腰中下贯臀，入腘中；其支别者，从膊内左右别下贯胛，挟脊内，过髀枢，循髀外后廉，下合腘中，以下贯腨内，出外踝之后，循京骨至小指外侧端。多血少气，申脉气血注此，名玉海。而津液藏，号都官，而气化出。重九两二铢，而广九寸，量九升九合，而其器堪容候在耳中。

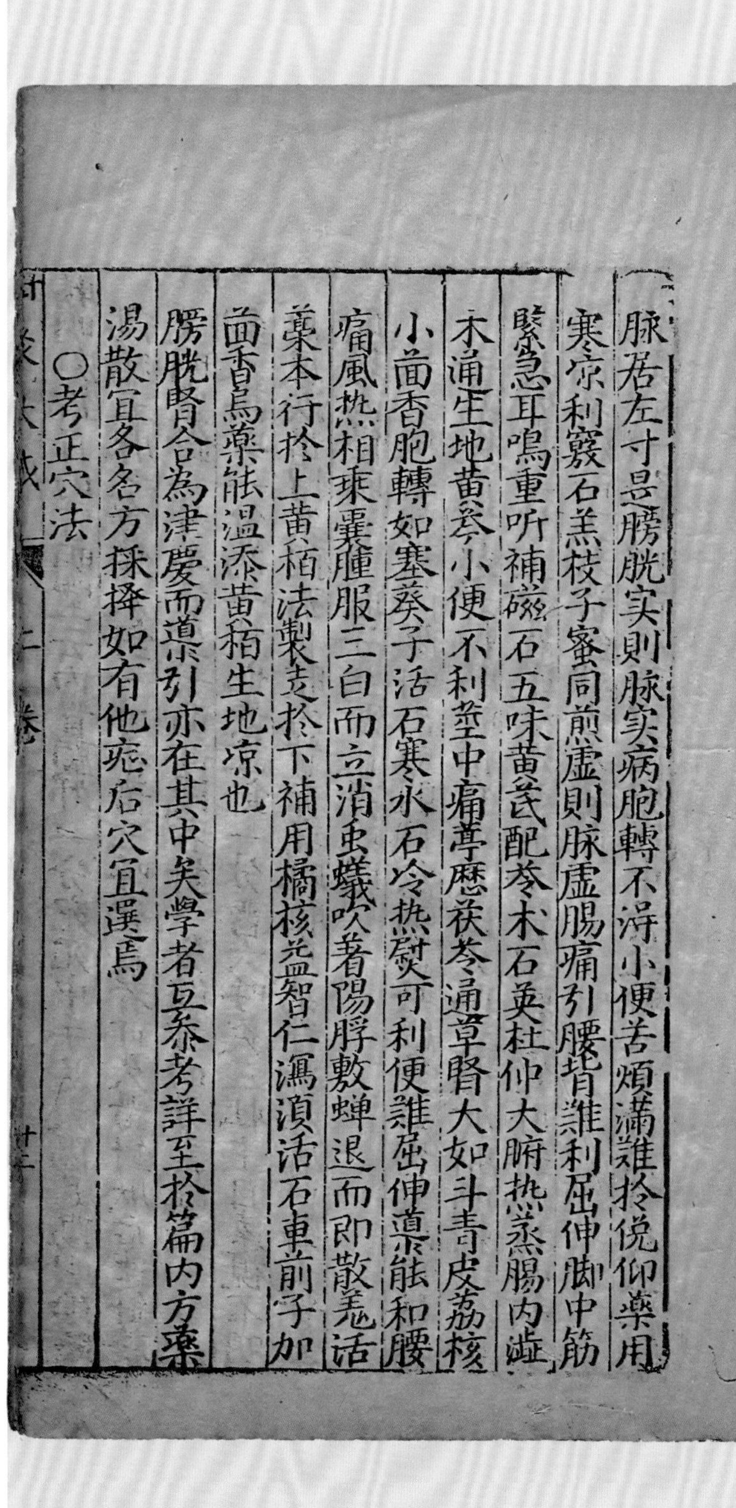

脉居左寸是。膀胱实则脉实，病胞转不得小便，苦烦满难于俯仰，药用寒凉利窍，石膏栀子蜜同煎；虚则脉虚，肠痛引腰背难[1]屈伸，脚中筋紧急耳鸣重听，补磁石五味黄芪，配苓术石英杜仲。大腑热蒸肠内涩，木通生地黄芩；小便不利茎中痛，葶苈茯苓通草。肾大如斗，青皮荔核小茴香；胞转如塞，葵子活石寒水石。冷热熨可利便难，屈伸导能和腰痛。风热相乘，囊肿服三白而立消；虫蚁吹着，阳脬敷蝉蜕而即散。羌活藁本行于上，黄柏法制走于下。补用橘核益智仁，泻须活石车前子。加茴香乌药能温，添黄柏生地凉也。

膀胱肾合为津庆，而导引亦在其中矣。学者互参考详，至于篇内方药汤散，宜各名方采择，如有他症，后穴宜选焉。

考正穴法

①难：此后原有衍文"利"，据杨氏《针灸大成》卷六删。

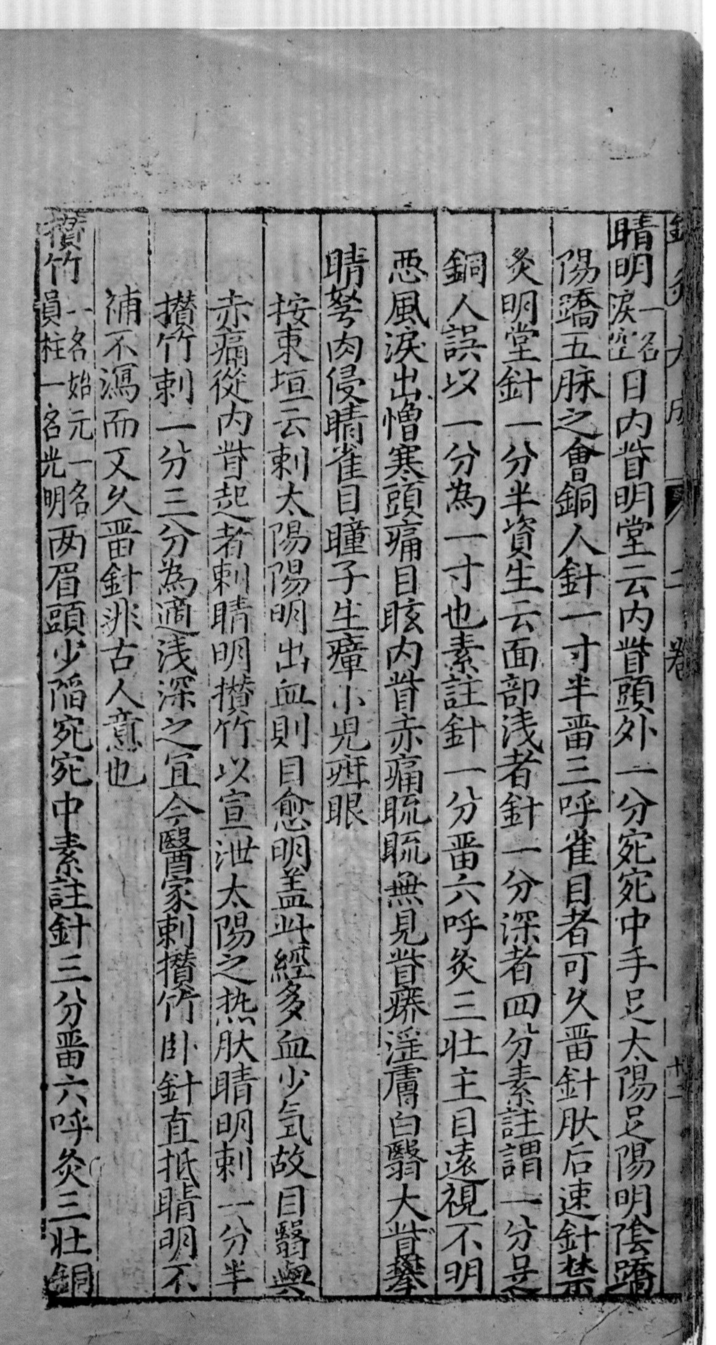

睛明一名泪空：目内眦。《明堂》云：内眦头外一分，宛宛中。手足太阳、足阳明、阴跷、阳跷五脉之会。《铜人》：针一寸半，留三呼。雀目者，可久留针，然后速出[1]针。禁灸。《明堂》：针一分半。《资生》云：面部浅者针一分，深者四分。《素注》谓一分，是《铜人》误以一分为一寸也。《素注》：针一分，留六呼，灸三壮。主目远视不明，恶风泪出，憎寒头痛，目眩内眦赤痛，䀮䀮无见，眦痒，淫肤白翳，大眦攀睛胬肉，侵睛雀目，瞳子生瘴，小儿疳眼。

按：东垣云：刺太阳、阳明出血，则目愈明。盖此经多血少气，故目翳与赤痛从内眦起者，刺睛明、攒竹，以宣泄太阳之热。然睛明刺一分半，攒竹刺一分三分，为适浅深之宜。今医家刺攒竹，卧针直抵睛明，不补不泻，而又久留针，非古人意也。

攒竹一名始光[2]，一名员柱，一名光明：两眉头少陷宛宛中。《素注》：针三分，留六呼，灸三壮。《铜

---

①出：原缺，据杨氏《针灸大成》卷六补。

②光：原作“元”，据杨氏《针灸大成》卷六改。

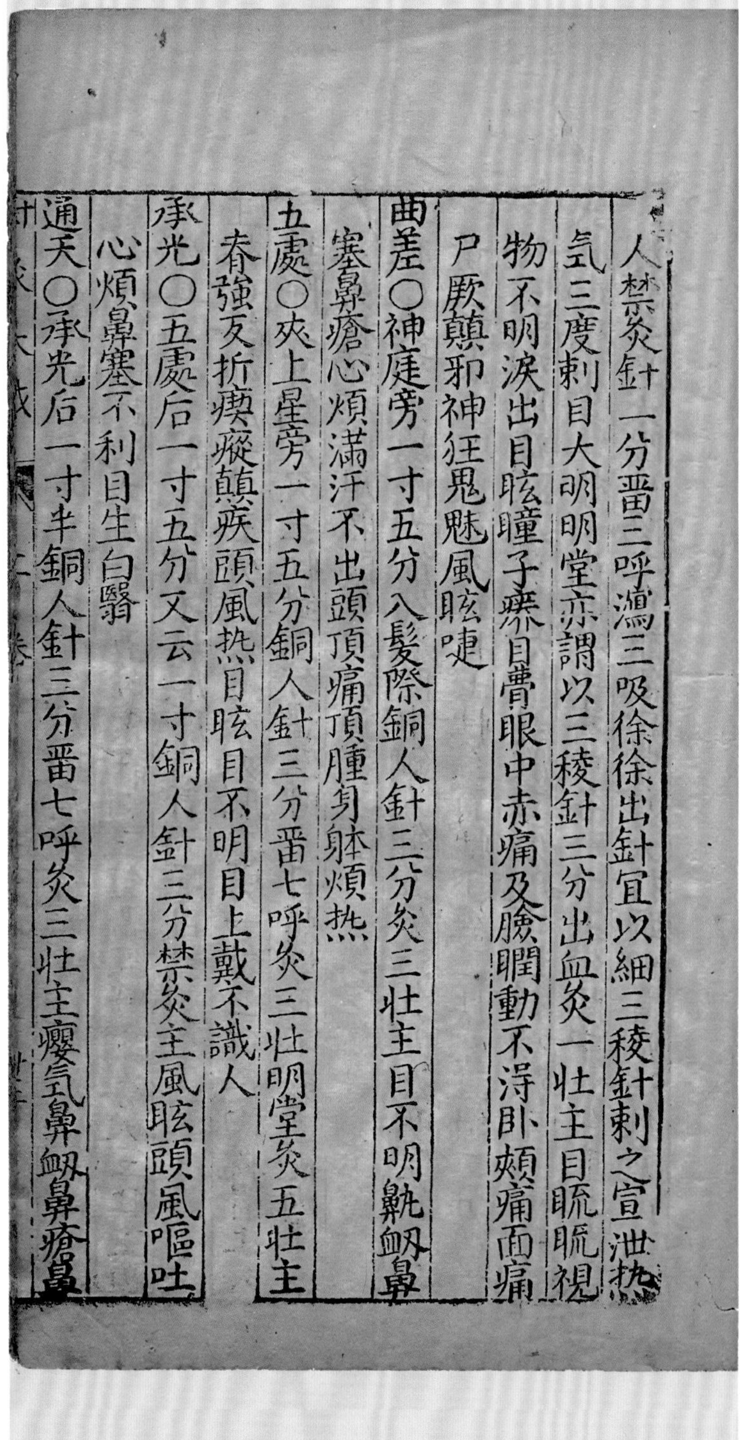
人禁灸針一分留三呼瀉三吸徐徐出針宜以細三稜針刺之宣泄熱
氣三度刺目大明明堂亦謂以三稜針三分出血灸一壯主目䀮䀮視
物不明淚出目眩瞳子痒目瞢眼中赤痛及臉瞤動不得卧頰痛面痛
尸厥癲邪神狂鬼魅風眩噫
曲差○神庭旁一寸五分入髮際銅人針三分灸三壯主目不明鼽衄鼻
塞鼻瘡心煩滿汗不出頭頂痛項腫身體煩熱
五處○夾上星旁一寸五分銅人針三分留七呼灸三壯明堂灸五壯主
脊強反折瘈瘲癲疾頭風熱目眩目不明目上戴不識人
承光○五處后一寸五分又云一寸銅人針三分禁灸主風眩頭風嘔吐
心煩鼻塞不利目生白翳
通天○承光后一寸半銅人針三分留七呼灸三壯主癭氣鼻衄鼻瘡鼻

人》：禁灸，针一分，留三呼，泻三吸，徐徐出针。宜以细三棱针刺之，宣泄热气，三度刺，目大明。《明堂》亦谓以三棱针三分，出血，灸一壮。主目䀮䀮，视物不明，泪出目眩，瞳子痒，目瞢[①]，眼中赤痛及脸瞤动不得卧，颊痛，面痛，尸厥癫邪，神狂鬼魅，风眩，噫。

曲差：神庭旁一寸五分，入发际。《铜人》：针三分，灸三壮。主目不明，鼽衄，鼻塞，鼻疮，心烦满，汗不出，头顶痛，项肿，身体烦热。

五处：夹上星旁一寸五分。《铜人》：针三分，留七呼，灸三壮。《明堂》：灸五壮。主脊强反折，瘈疭癫疾，头风热，目眩，目不明，目上戴不识人。

承光：五处后一寸五分。又云一寸。《铜人》：针三分，禁灸。主风眩头风，呕吐心烦，鼻塞不利，目生白翳。

通天：承光后一寸半。《铜人》：针三分，留七呼，灸三壮。主瘿气，鼻衄，鼻疮，鼻

①瞢（méng）：目不明。

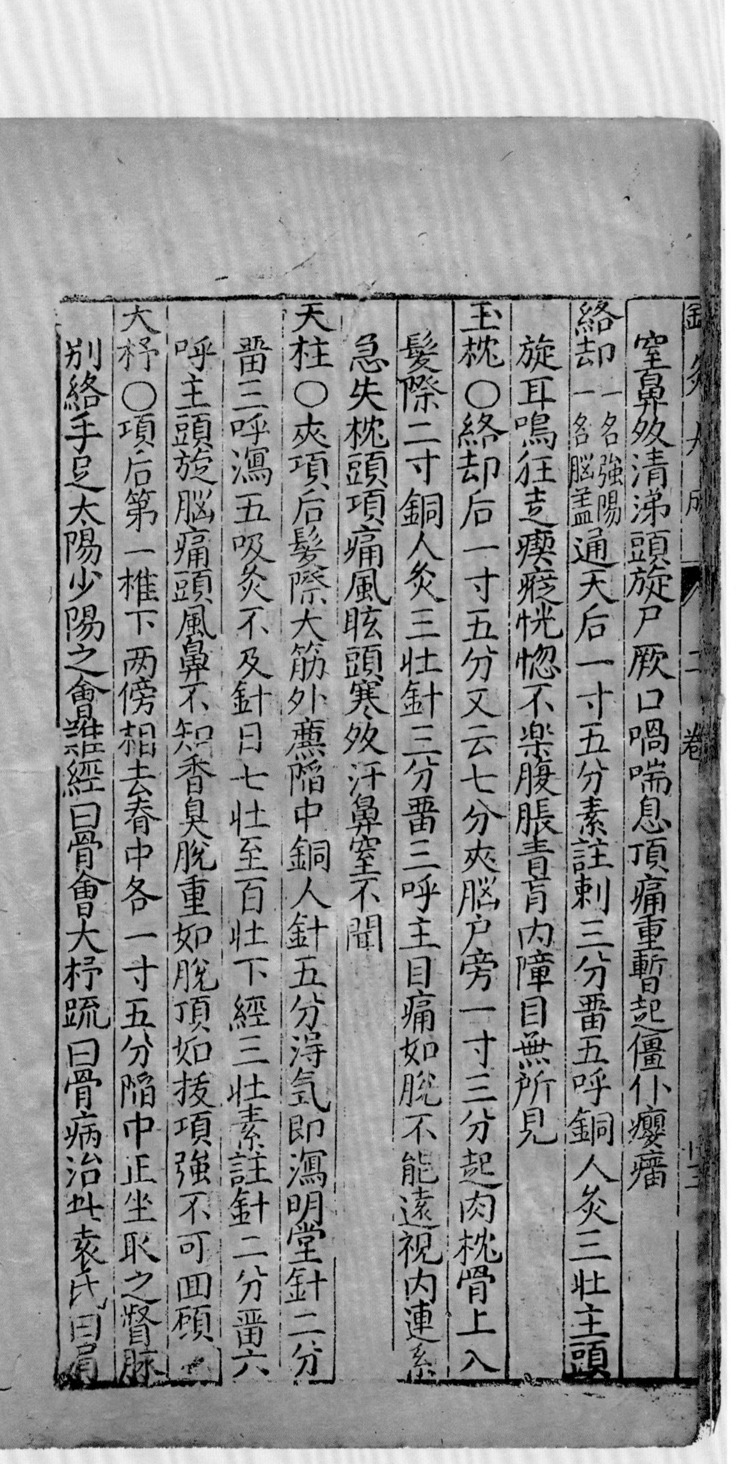

窒，鼻多清涕，头旋，尸厥，口㖞，喘息，项重，暂起僵仆，瘿瘤。

络却一名强阳，一名脑盖**：**通天后一寸五分。《素注》：刺三分，留五呼。《铜人》：灸三壮。主头旋耳鸣，狂走瘛疭，恍惚不乐，腹胀，青盲内障，目无所见。

玉枕：络却后一寸五分，又云七分，夹脑户旁一寸三分，起肉枕骨上，入发际二寸。《铜人》：灸三壮，针三分，留三呼。主目痛如脱，不能远视，内连系急，失枕，头项痛，风眩，头寒多汗，鼻窒不闻。

天柱：夹项后发际，大筋外廉陷中。《铜人》：针五分，得气即泻。《明堂》：针二分，留三呼，泻五吸。灸不及针。日七壮至百壮。《下经》：三壮。《素注》：针二分，留六呼。主头旋脑痛，头风，鼻不知香臭，脑[①]重如脱，顶如拔，项强不可回顾。

大杼：项后第一椎下，两旁相去脊中各一寸五分陷中，正坐取之，督脉别络，手足太阳、少阳之会。《难经》曰：骨会大杼。疏曰：骨病治此。袁氏曰：肩

①脑：原作“脱”，据《针灸聚英》卷一改。

能负重，以骨会大杼也。《铜人》：针五分，灸七壮。《明堂》：禁灸。《下经》《素注》：针三分，留七呼，灸七壮。《资生》云：非大急不灸。主膝痛不可屈伸，伤寒汗不出，腰脊痛，胸中郁郁，热甚不已，头风振寒，项强不可俯仰，痎疟，头旋，劳气咳嗽，身热目眩，腹痛，僵仆不能久立，烦满里急，身不安，筋挛癫疾，身蜷急大。东垣曰：五脏气乱，在于头，取之天柱、大杼，不补不泻，以导气而已。

风门一名热府：二椎下两旁相去脊各一寸五分，正坐取之。《铜人》：针五分。《素注》：三分，留七呼。《明堂》：灸五壮。若频刺，泄诸阳热气，背永不发痈疽，身热，上气短气，咳逆胸背痛，风劳[1]呕吐，伤寒头项强，目瞑，胸中热。

肺俞：第三椎下两旁相去各一寸五分。《千金》：对乳引绳度之。甄权以搭手，左取右，右取左，当中指末是，正坐取之。《难经》曰：阴病行阳，故五脏俞皆在阳。滑氏曰：背为阳俞。《史记·扁鹊传》作“输”，犹委输经气，由此而输彼

①劳：原缺，据《铜人腧穴针灸图经》卷中补。

也甲乙針三分畱七呼得氣即瀉甄權針五分畱七呼灸百壯明堂三壯素問刺中肺三日死其動爲欬又曰五日死主癭氣黄疸癆瘵口舌乾勞熱上氣腰脊強痛寒熱喘滿虛煩傳尸骨蒸肺痿欬嗽肉痛皮痒嘔吐支滿不嗜食狂走欲自殺背僂肺中風偃卧胸滿短氣瞀悶汗出百毒病食后吐水小兒龜背仲景曰太陽與少陽併病頭項強痛或眩冒時如結胸心下痞硬者當刺太陽肺俞肝俞

按素問云刺胸腹者必避五臟中肺者三日死云云銅人乃於背部各俞穴言之則固

厥陰俞一名厥俞四椎下兩旁各一寸五分正坐取之銅人針三分灸七壯主欬逆牙痛心痛胸滿嘔吐畱結煩悶

或曰藏府皆有俞在背獨心包絡無俞何也曰厥陰俞即心包絡俞

也。《甲乙》：针三分，留七呼，得气即泻。甄权：针五分，留七呼，灸百壮。《明堂》：三壮。《素问》：刺中肺，三日死，其动为咳。又曰五日死。主瘿气，黄疸，劳瘵，口舌干，劳热上气，腰脊强痛，寒热喘满，虚烦，传尸骨蒸，肺痿咳嗽，肉痛皮痒，呕吐，支满不嗜食，狂走，欲自杀，背偻，肺中风，偃卧，胸满短气，瞀闷汗出，百毒病，食后吐水，小儿龟背。仲景曰：太阳与少阳并病，头项强痛或眩冒，时如结胸，心下痞硬者，当刺太阳肺俞、肝俞。

按：《素问》云：刺胸腹者，必避五脏，中肺者，三日死云云。《铜人》乃于背部各俞穴言之，则固。

厥阴俞一名厥俞：四椎下两旁各一寸五分，正坐取之。《铜人》：针三分，灸七壮。主咳逆牙痛，心痛，胸满呕吐，留结烦闷。或曰：脏腑皆有俞在背，独心包络无俞，何也？曰：厥阴俞即心包络俞

也

心俞〇五椎下兩傍相去脊各一寸五分正坐取之銅人針三分留七呼
得氣即瀉不可灸明堂灸三壯資生云刺中心一日死其動為噫又曰
還死豈可妄針千金言中風心急灸心俞百壯當權其緩急可也主偏
風半身不遂心氣亂恍惚心中風偃卧不得傾側悶亂冒絕汗出唇赤
狂走發癇語悲泣胸悶亂欬吐血黃疸鼻衄目瞤目昏嘔吐不下食丹
毒白狸小兒心氣不足數歲不語〇督脈明堂不註家傳在六椎下
鬲俞〇七椎下兩傍相去脊中一寸五分正坐取之難經曰血會鬲俞疏
曰血病治此蓋上則心俞心主血下則肝俞肝藏血故鬲俞為血會又
足太陽多血血乃水之象也銅人針三分留七呼灸三壯素問刺中鬲
皆為傷中其病雖愈不過一歲必死主心痛周痺吐食翻胃骨蒸四肢

也。

心俞：五椎下两旁相去脊各一寸五分，正坐取之。《铜人》：针三分，留七呼，得气即泻，不可灸。《明堂》：灸三壮。《资生》云：刺中心一日死，其动为噫。又曰：还死，岂可妄针！《千金》言：中风心急，灸心俞百壮，当权其缓急可也。主偏风半身不遂，心气乱恍惚，心中风，偃卧不得倾侧，闷乱冒绝，汗出唇赤，狂走发痫，语悲泣，胸闷乱，咳吐血，黄疸，鼻衄，目瞤目昏，呕吐不下食，丹毒，白狸，小儿心气不足，数岁不语。

督脉《明堂》不注，家传在六椎下。

膈俞：七椎下两旁相去脊中一寸五分，正坐取之。《难经》曰：血会膈俞。疏曰：血病治此。盖上则心俞，心生血，下则肝俞，肝藏血，故膈俞为血会。又足太阳多血，血乃水之象也。《铜人》：针三分，留七呼，灸三壮。《素问》：刺中膈，皆为伤中，其病难愈，不过一岁必死。主心痛，周痹，吐食，翻胃，骨蒸，四肢

怠惰嗜卧痃癖欬逆嘔吐鬲胃寒痰食飲不下熱病汗不出身重常溫
不能食食則心痛身痛腫脹脇腹滿自汗盜汗
肝俞○九椎下兩旁相去脊中各一寸五分正坐取之經曰東風生於春
病在肝俞銅人針三分留六呼灸三壯明堂灸七壯素問刺中肝五日
死其動為欬主多怒黄疸鼻酸熱病后目暗淚出目眩氣短欬血目上
視欬逆口乾寒疝筋寒熱痓筋急相引轉筋入腹將死千金云欬引兩
脇急痛不得息轉側難擫肋下與脊相引而反折目上視目眩循眉頭
驚狂衄衂起則目䀮䀮生白翳欬引胸中痛寒疝小腹痛唾血短氣熱
病差后食五辛目暗肝中風踞坐不得低頭繞兩目連額上色微青積
聚痞痛
膽俞○十椎下兩旁相去脊中各一寸五分正坐取之銅人針五分留七

怠惰，嗜卧，痃癖，咳逆，呕吐，膈胃寒痰，食饮不下，热病汗不出，身重常温。不能食，食则心痛，身痛肿胀，胁腹满，自汗盗汗。

肝俞：九椎下两旁相去脊中各一寸五分，正坐取之。经曰：东风生于春，病在肝[1]。《铜人》：针三分，留六呼，灸三壮。《明堂》：灸七壮。《素问》：刺中肝，五日死，其动为语[2]。主多怒，黄疸，鼻酸，热病后目暗泪出，目眩，气短咳血，目上视，咳逆，口干，寒疝，筋寒，热痉，筋急相引，转筋入腹将死。《千金》云：咳引两胁急痛不得息，转侧难，擫肋下与脊相引而反折，目上视，目眩循眉头，惊狂，衄衂，起则目䀮䀮，生白翳，咳引胸中痛，寒疝小腹痛，唾血短气，热病瘥后，食五辛目暗，肝中风，踞坐不得低头，绕两目连额上色微青，积聚痞痛。

胆俞：十椎下两旁相去脊中各一寸五分，正坐取之。《铜人》：针五分，留七

①肝：此后原有“俞”，据《素问·金匮真言论》删。

②语：原作“咳”，据《素问·刺禁论》改。

呼灸三壯明堂針三分下經灸五壯素問刺中膽一日半死主頭痛振寒汗不出腋下腫脹口苦舌乾咽痛乾嘔吐骨蒸勞热食不下目黄

按資生經所載崔知悌平取四花六穴上二穴是鬲俞下二穴是胆俞四穴主血故取此以治癆瘵后世誤以四花為斜取非也

脾俞○十一推下兩旁相去脊中各一寸五分正坐取之銅人針三分留七呼灸三壯明堂灸五壯素問刺中脾十日死其動為吞又曰五日死玄多食身疲瘦吐醎汗痃癖積聚脇下滿洩利痰瘧寒热水腫氣脹引脊痛黄疸喜欠不嗜食

胃俞○十二推下兩旁相去脊中各一寸五分正坐取之銅人針三分留七呼灸随年為壯明堂灸三壯下經七壯主霍乱胃寒腹脹而鳴翻胃嘔吐不嗜食多食羸瘦目不明腹痛胸脇支滿脊痛筋攣小兒羸瘦不

呼，灸三壮。《明堂》：针三分。《下经》：灸五壮。《素问》：刺中胆，一日半死。主头痛，振寒汗不出，腋下肿胀，口苦舌干，咽痛干呕吐，骨蒸劳热食不下，目黄。

按：《资生经》所载崔知悌平取四花六穴，上二穴是膈俞，下二穴是胆俞，四穴主血，故取此以治劳瘵。后世误以四花为斜取，非也。

脾俞： 十一椎下两旁相去脊中各一寸五分，正坐取之。《铜人》：针三分，留七呼，灸三壮。《明堂》：灸五壮。《素问》：刺中脾，十日死，其动为吞。又曰：五日死。主[1]多食身疲瘦，吐咸汁，痃癖积聚，胁下满，泄利，痰疟寒热，水肿气胀引脊痛，黄疸，善欠，不嗜食。

胃俞： 十二椎下两旁相去脊中各一寸五分，正坐取之。《铜人》：针三分，留七呼，灸随年为壮。《明堂》：灸三壮。《下经》：七壮。主霍乱，胃寒，腹胀而鸣，翻胃呕吐，不嗜食，多食羸瘦，目不明，腹痛，胸胁支满，脊痛筋挛，小儿羸瘦，不

①主：原作“玄”，据《针灸聚英》卷一改。

生肌膚東垣曰中湿者治在胃俞

三焦俞〇十三椎下兩旁相去脊中各一寸五分正坐取之銅人針五分留七呼灸三壯明堂針三分灸五壯主藏府積聚脹滿羸瘦不能飲食傷寒頭痛飲食吐逆肩背急腰脊強不得俛仰水谷不化泄注下利腹脹腸鳴目眩頭痛

腎俞〇十四椎下兩旁相去脊中各一寸五分與臍平正坐取之欲知背俞先度其兩乳間中折之更以他草度去半已即以兩隅相拄也乃舉以度其背令其一隅居上齊脊大椎兩隅在下當其下隅者肺之俞也復下一度心之俞也復下一度肝之俞也脾之俞也復下一度腎之俞也銅人針三分留七呼灸以年為壯明堂灸三壯素問刺中腎六日死其動為嚏又五日死主虛勞羸瘦耳聾腎虛水藏久冷心腹填滿脹急

生肌肤。东垣曰：中湿者，治在胃俞。

三焦俞：十三椎下两旁相去脊中各一寸五分，正坐取之。《铜人》：针五分，留七呼，灸三壮。《明堂》：针三分，灸五壮。主脏腑积聚，胀满羸瘦，不能饮食，伤寒头痛，饮食吐逆，肩背急，腰脊强不得俯仰，水谷不化，泄注下利，腹胀肠鸣，目眩头痛。

肾俞：十四椎下两旁相去脊中各一寸五分，与脐平，正坐取之。欲知背俞，先度其两乳间，中折之，更以他草度去半已，即以两隅相拄也。乃举以度其背，令其一隅居上，齐脊大椎，两隅在下，当其下隅者，肺之俞也；复下一度，心之俞也；复下一度，肝之俞也、脾之俞也；复下一度，肾之俞也。《铜人》：针三分，留七呼，灸以年为壮。《明堂》：灸三壮。《素问》：刺中肾，六日死，其动为嚏。又五日死。主虚劳羸瘦，耳聋肾虚，水脏久冷，心腹填满胀急，

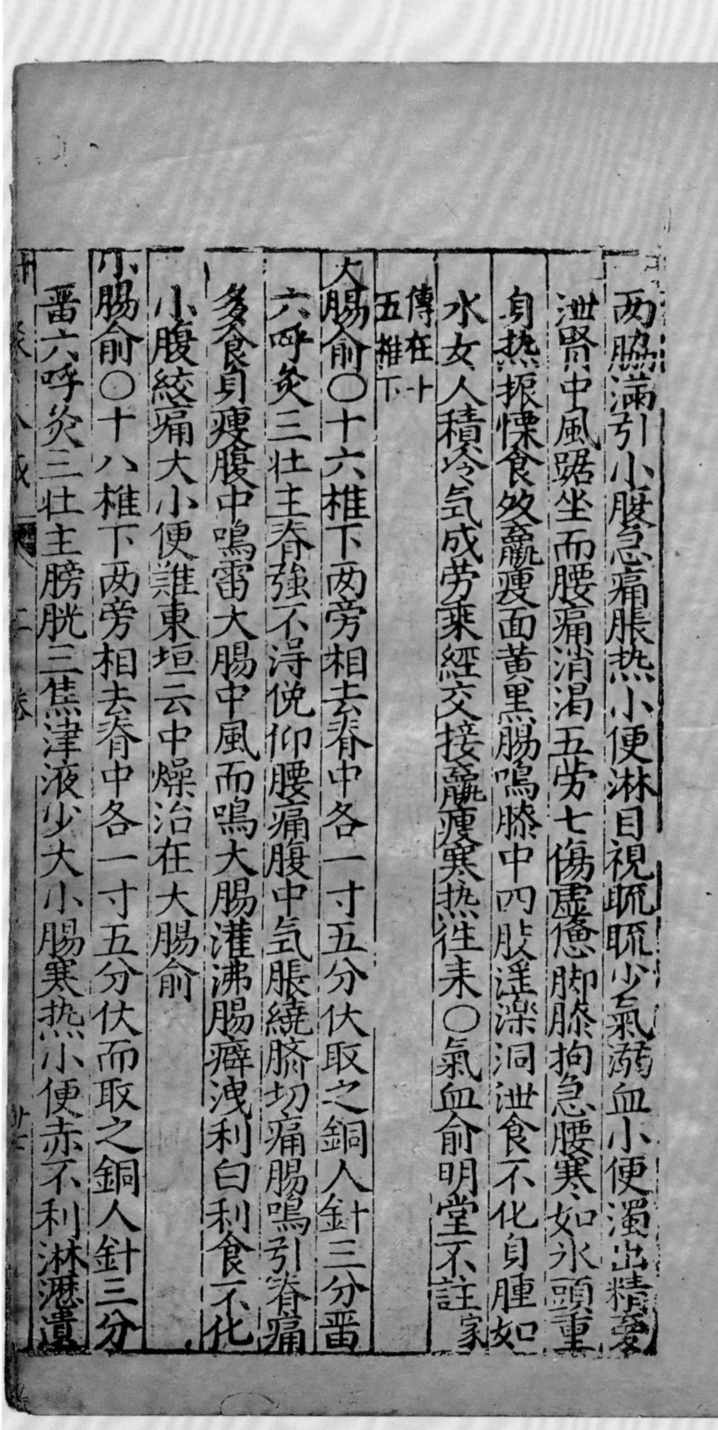
兩脇滿引小腹急痛脹熱小便淋目視䀮䀮少氣溺血小便濁出精夢泄腎中風踞坐而腰痛消渴五勞七傷虛憊脚膝拘急腰寒如冰頭重身熱振慄食多羸瘦面黃黑腸鳴膝中四肢淫濼洞泄食不化身腫如水女人積冷氣成勞乘經交接羸瘦寒熱往來○氣血俞明堂不註家傳在十五椎下

大腸俞○十六椎下兩旁相去脊中各一寸五分伏取之銅人針三分留六呼灸三壯主脊強不得俛仰腰痛腹中氣脹繞臍切痛腸鳴引脊痛多食身瘦腹中鳴雷大腸中風而鳴大腸灌沸腸澼泄利白利食不化小腹絞痛大小便難東垣云中燥治在大腸俞

小腸俞○十八椎下兩旁相去脊中各一寸五分伏而取之銅人針三分留六呼灸三壯主膀胱三焦津液少大小腸寒熱小便赤不利淋瀝遺

两胁满引小腹急痛，胀热，小便淋，目视䀮䀮，少气，溺血，小便浊，出精梦泄，肾中风，踞坐而腰痛，消渴，五劳七伤，虚惫，脚膝拘急，腰寒如冰，头重身热，振栗，食多羸瘦，面黄黑，肠鸣，膝中、四肢淫泺，洞泄食不化，身肿如水，女人积冷气成劳，乘经交接羸瘦，寒热往来。

气血俞《明堂》不注，家传在十五椎下。

大肠俞：十六椎下两旁相去脊中各一寸五分，伏取之。《铜人》：针三分，留六呼，灸三壮。主脊强不得俯仰，腰痛，腹中气胀，绕脐切痛，肠鸣引脊痛，多食身瘦，腹中雷鸣[①]，大肠中风而鸣，大肠灌沸，肠澼，泄利，白痢，食不化，小腹绞痛，大小便难。东垣云：中燥治在大肠俞。

小肠俞：十八椎下两旁相去脊中各一寸五分，伏而取之。《铜人》：针三分，留六呼，灸三壮。主膀胱、三焦津液少，大、小肠寒热，小便赤不利，淋沥遗

①雷鸣：原作“鸣雷”，据理乙正。

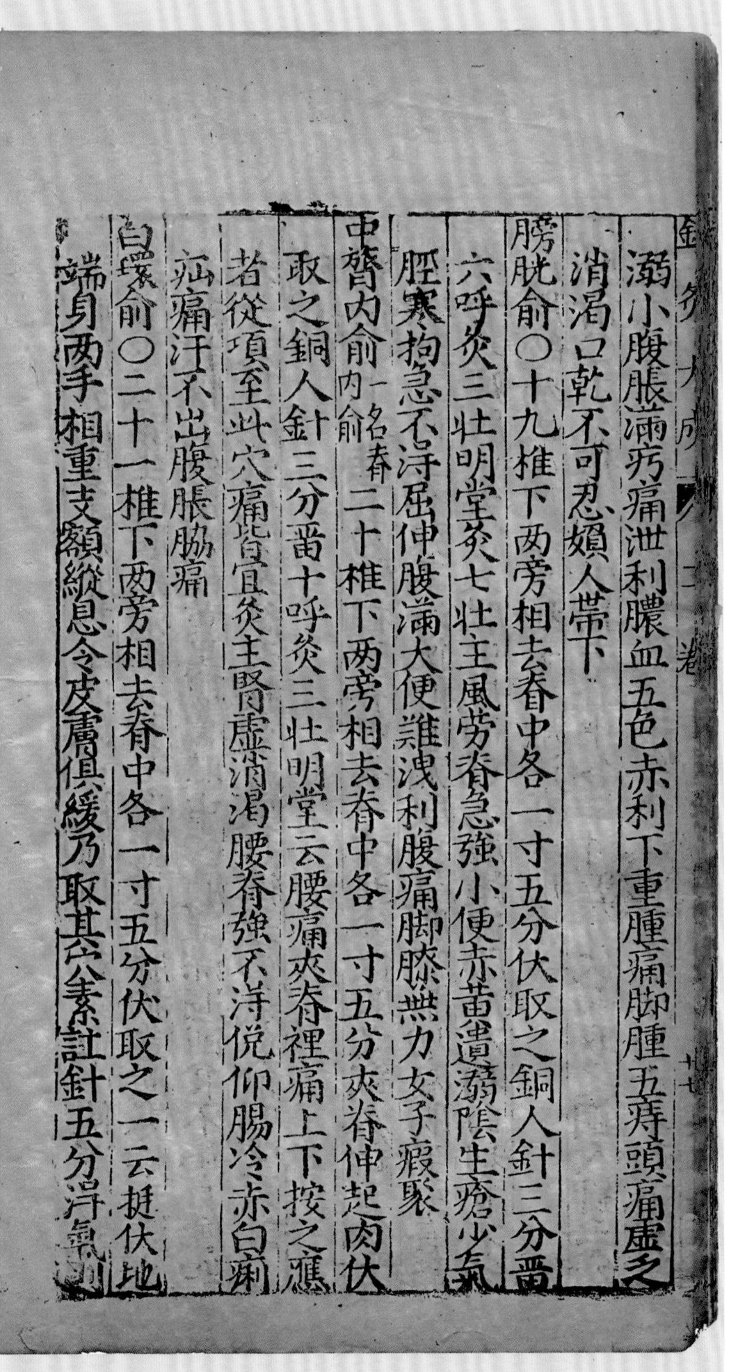

溺，小腹胀满，疠痛，泄利脓血，五色赤痢下重，肿痛，脚肿，五痔，头痛，虚乏消渴，口干不可忍，妇人带下。

膀胱俞：十九椎下两旁相去脊中各一寸五分，伏取之。《铜人》：针三分，留六呼，灸三壮。《明堂》：灸七壮。主风劳脊急强，小便赤黄，遗溺，阴生疮，少气，胫寒拘急，不得屈伸，腹满，大便难，泄利腹痛，脚膝无力，女子瘕聚。

中膂内俞一名脊内俞**：**二十椎下两旁相去脊中各一寸五分，夹脊伸起肉，伏取之。《铜人》：针三分，留十呼，灸三壮。《明堂》云：腰痛夹脊里痛，上下按之应者，从项至此穴痛，皆宜灸。主肾虚消渴，腰脊强不得俯仰，肠冷赤白痢，疝痛，汗不出，腹胀胁痛。

白环俞：二十一椎下两旁相去脊中各一寸五分，伏取之。一云：挺伏地，端身，两手相重支额，纵息令皮肤俱缓，乃取其穴。《素注》：针五分，得气则先泻，泻讫多补之，不宜灸。《明堂》云：灸三壮。主手足不仁，腰脊痛，疝痛，大小便不利，腰髋痛，脚膝不遂，温疟，腰脊冷疼，不得久卧，劳损虚风，腰背不便，筋挛痹缩，虚热闭塞。

上髎：第一空腰髁下一寸，夹脊陷中。足太阳、少阳之络。《铜人》：针三分，灸七壮。主大小便不利，呕逆，膝冷痛，鼻衄，寒热疟，阴挺出，妇人白沥，绝嗣。大理赵卿患偏风，不能起跪，甄权针上髎、环跳、阳陵泉、巨虚下廉，即能跪。四髎总治腰痛。

次髎：第二空夹脊陷中。《铜人》：针三分，灸七壮。主大小便不便，腰痛不得转摇，背腠寒，小便赤，心下坚胀，疝气下坠，足清气痛，肠鸣注泄，偏风，妇人赤白淋。

中髎：第三空夹脊陷中。足厥阴、少阳所结之会。《铜人》：针二分，留十呼，灸

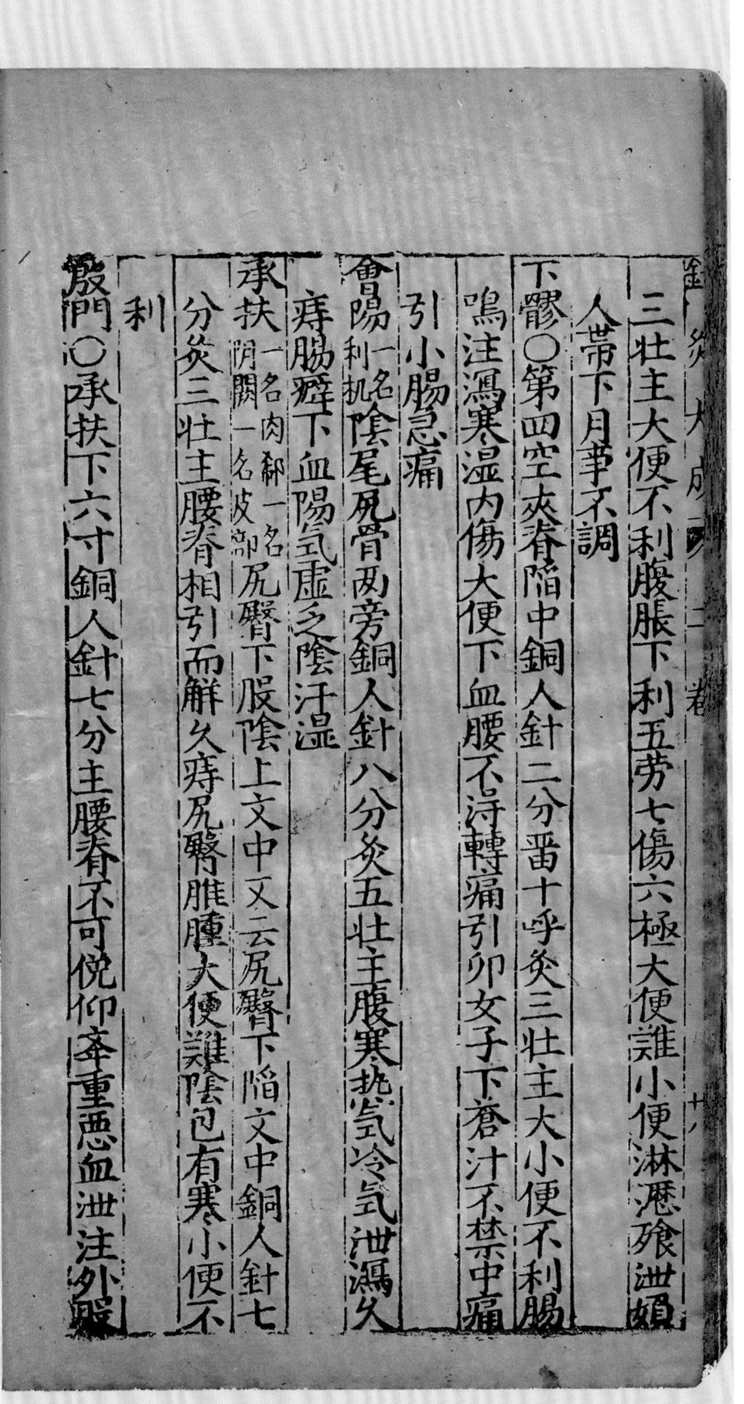

鍼灸大成 卷

三壯主大便不利腹脹下利五勞七傷六極大便難小便淋瀝飧泄婦人帶下月事不調

下髎〇第四空夾脊陷中銅人針二分畱十呼灸三壯主大小便不利腸鳴注瀉寒濕內傷大便下血腰不得轉痛引卵女子下蒼汁不禁中痛引小腸急痛

會陽一名利机陰尾尻骨兩旁銅人針八分灸五壯主腹寒熱氣冷氣泄瀉久痔腸澼下血陽氣虛乏陰汗濕

承扶一名肉郄一名陰關一名皮部尻臀下股陰上文中又云尻臀下陷文中銅人針七分灸三壯主腰脊相引而解久痔尻臀腫大便難陰包有寒小便不利

殷門〇承扶下六寸銅人針七分主腰脊不可俛仰舉重惡血泄注外股

三壮。主大便不利，腹胀下利，五劳七伤六极，大便难，小便淋沥，飧泄，妇人带下，月事不调。

下髎：第四空夹脊陷中。《铜人》：针二分，留十呼，灸三壮。主大小便不利，肠鸣注泻，寒湿内伤，大便下血，腰不得转，痛引卵。女子下苍汁不禁，中痛引小肠急痛。

会阳一名利机**：**阴尾尻骨两旁。《铜人》：针八分，灸五壮。主腹寒，热气冷气，泄泻，久痔，肠癖下血，阳气虚乏，阴汗湿。

承扶一名肉郄，一名阴关，一名皮部**：**尻臀下阴股上纹中。又云：尻臀下陷纹中。《铜人》：针七分，灸三壮。主腰脊相引而解，久痔尻臀脽肿，大便难，阴胞有寒，小便不利。

殷门：承扶下六寸。《铜人》：针七分。主腰脊不可俯仰，举重，恶血，泄注，外股

腫

浮郄○委陽上一寸展膝得之銅人針五分灸三壯主霍亂轉筋小腸熱大腸結脛外經筋急髀樞不仁小便熱大便堅

委陽○承扶下一寸六分屈伸取之足太陽之前少陽之后出於膕中外廉兩筋間三焦下輔俞足太陽之别絡素註針七分留五呼灸三壯主腰脊痛不可俛仰引陰中不得小便瘈瘲癲疾小腹堅傷寒熱甚

委中一名血郄膕中央約文陷中動脉内令人面挺伏地卧取之足太陽膀胱脉所入為合土素註針五分留七呼銅人針八分留三呼瀉七吸甲乙針五分灸三壯素問刺委中大脉令人仆脱色主膝痛及拇指腰夾脊沉沉然遺溺腰重不能舉小腹堅滿體風痹髀樞痛可出血痼疹皆愈傷寒四肢熱熱病汗不出取其經血立愈大風髮眉脱落宜刺之血出

肿。

浮郄：委阳上一寸，展膝得之。《铜人》：针五分，灸三壮。主霍乱转筋，小肠热，大肠结，胫外经筋急，髀枢不仁，小便热，大便坚。

委阳：承扶下六寸[1]，屈伸取之。足太阳之前，少阳之后，出于腘中外廉两筋间，三焦下辅俞，足太阳之别络。《素注》：针七分，留五呼，灸三壮。主腰脊痛不可俯仰，引阴中不得小便，瘈疭，癫疾，小腹坚，伤寒热甚。

委中一名血郄**：**腘中央约纹陷中，动脉内，令人面挺伏地，卧取之。足太阳膀胱脉所入，为合土。《素注》：针五分，留七呼。《铜人》：针八分，留三呼，泻七吸。《甲乙》：针五分，灸三壮。《素问》：刺委中大脉，令人仆脱色。主膝痛及拇指，腰夹脊沉沉然，遗溺，腰重不能举，小腹坚满，体风痹，髀枢痛，可出血，痼疹皆愈。伤寒四肢热，热病汗不出，取其经血立愈。大风发眉脱落，宜刺之血出，

①六寸：原作“一寸六分”，据《针灸甲乙经》卷三、杨氏《针灸大成》卷六改。

亦好。

附分：二椎下，附项内廉，两旁相去脊各三寸，正坐取之。手足太阳之会。《铜人》：针三分。《素注》：刺八分，灸五壮。主肘不仁，肩背拘急，风冷客于腠理，颈痛不得回顾。

魄户：直附分下，三椎下两旁相去脊中行各三寸，正坐取之。《铜人》：针五分，得气即泻，又宜久留针，日灸七壮至百壮。《素注》：五壮。主背膊痛，虚劳肺痿，三尸走疰，项强急不得回顾，喘息咳逆，呕吐烦满。

膏肓俞：四椎下，近五椎上，两旁相去脊中各三寸，正坐曲脊，伸两手，以臂着膝前令端直，手大指与膝头齐，以物支肘，毋令摇动取之。《铜人》：灸百壮，多至五百壮。当觉砻砻然似水流之状，亦当有所下，若无停痰宿饮，则无所下也。如病人已困，不能正坐，当令侧卧，挽上臂，令取穴灸之。

又當灸臍下氣海丹田關元中極四穴中取一穴又灸足三里以引火
氣實下主無所不療羸瘦虛損傳尸骨蒸夢中失精上氣欬逆發狂健
忘瘵病左傳成公十年晉侯疾求醫於秦秦使醫緩為之治未至公夢
二竪子從鼻出曰彼良醫也懼傷我焉逃之其一曰居肓之上膏之下
若我何醫至曰疾不可為也在肓之上膏之下攻之不可達之不及藥
不至焉公曰良醫也厚礼而帰之孫真人曰特人拙不能得此穴所以
宿痾難遣若能用心求得此穴灸之何疾不治哉
按此二穴世皆以為起死回生之妙穴殊不知病有淺深而醫有難
易淺者針灸可保十全深者亦未易為力否則何扁鵲云病有六不
治經云色脉不順而莫針也肓鬲也心下為膏又曰凝者為脂釋者
為膏又曰膏連心脂膏也人年二十后方可灸此二穴仍灸三里二

又当灸脐下气海、丹田、关元、中极，四穴中取一穴。又灸足三里，以引火气实下。主无所不疗，羸瘦，虚损，传尸骨蒸，梦中失精，上气咳逆，发狂，健忘，瘵病。《左传》：成公十年，晋侯疾，求医于秦，秦使医缓为之治。未至，公梦二竖子从鼻出，曰：彼良医也，惧伤我，焉逃之？其一曰：居肓之上，膏之下，若我何？医至曰：疾不可为也，在肓之上，膏之下，攻之不可，达之不及，药不至焉。公曰：良医也，厚礼而归之。孙真人曰：特人拙，不能得此穴，所以宿痾难遣。若能用心求得此穴灸之，何疾不治哉！

按：此二穴，世皆以为起死回生之妙穴，殊不知病有浅深，而医有难易，浅者针灸，可保十全，深者亦未易为力。否则何扁鹊云：病有六不治。经云：色脉不顺而莫针也。肓，膈也，心下为膏。又曰：凝者为脂，释者为膏。又曰：膏，连心脂膏也。人年二十后，方可灸此二穴，仍灸三里二

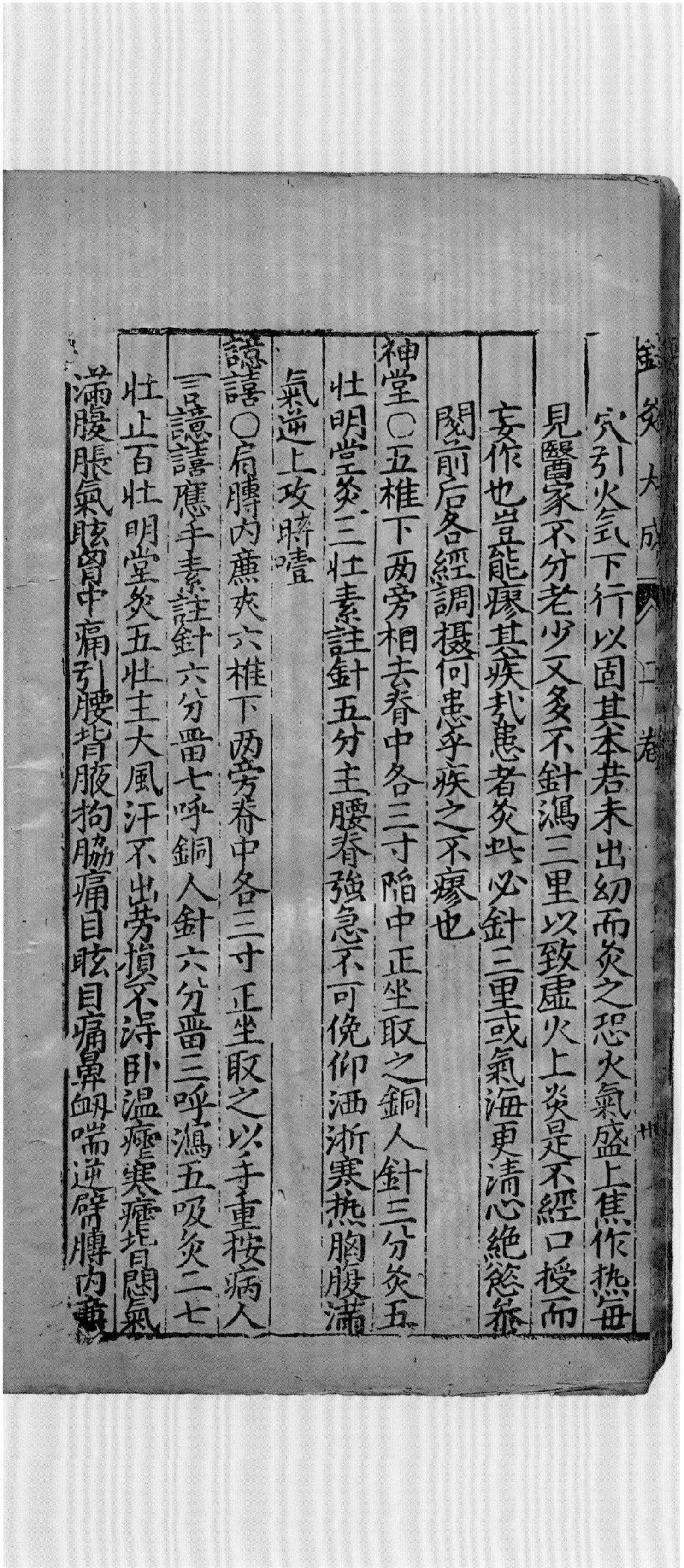
鍼灸大成 卷
穴引火氣下行以固其本若未出幼而灸之恐火氣盛上焦作熱每
見醫家不分老少又多不針瀉三里以致虛火上炎是不經口授而
妄作也豈能瘳其疾哉患者灸此必針三里或氣海更清心絕慾參
閱前后各經調攝何患乎疾之不瘳也
神堂○五椎下兩旁相去脊中各三寸陷中正坐取之銅人針三分灸五
壯明堂灸三壯素註針五分主腰脊強急不可俛仰洒淅寒熱胸腹滿
氣逆上攻時噎
譩譆○肩髆內廉夾六椎下兩旁脊中各三寸正坐取之以手重按病人
言譩譆應手素註針六分留七呼銅人針六分留三呼瀉五吸灸二七
壯止百壯明堂灸五壯主大風汗不出勞損不得臥溫瘧寒瘧背悶氣
滿腹脹氣眩胸中痛引腰背腋拘脇痛目眩目痛鼻衄喘逆臂髆內廉

穴，引火气下行，以固其本。若未出幼而灸之，恐火气盛，上焦作热。每见医家不分老少，又多不针泻三里，以致虚火上炎，是不经口授而妄作也。岂能瘳其疾哉！患者灸此，必针三里或气海，更清心绝欲，参阅前后各经调摄，何患乎疾之不瘳也！

神堂：五椎下两旁相去脊中各三寸陷中，正坐取之。《铜人》：针三分，灸五壮。《明堂》：灸三壮。《素注》：针五分。主腰脊强急不可俯仰，洒淅寒热，胸腹满气逆上攻，时噎。

噫嘻：肩膊内廉，夹六椎下两旁脊中各三寸，正坐取之。以手重按，病人言“噫嘻”，应手。《素注》：针六分，留七呼。《铜人》：针六分，留三呼，泻五吸。灸二七壮，止百壮。《明堂》：灸五壮。主大风汗不出，劳损不得卧，温疟寒疟，背闷气满，腹胀气眩，胸中痛引腰背，腋拘胁痛，目眩，目痛，鼻衄，喘逆，臂膊内廉

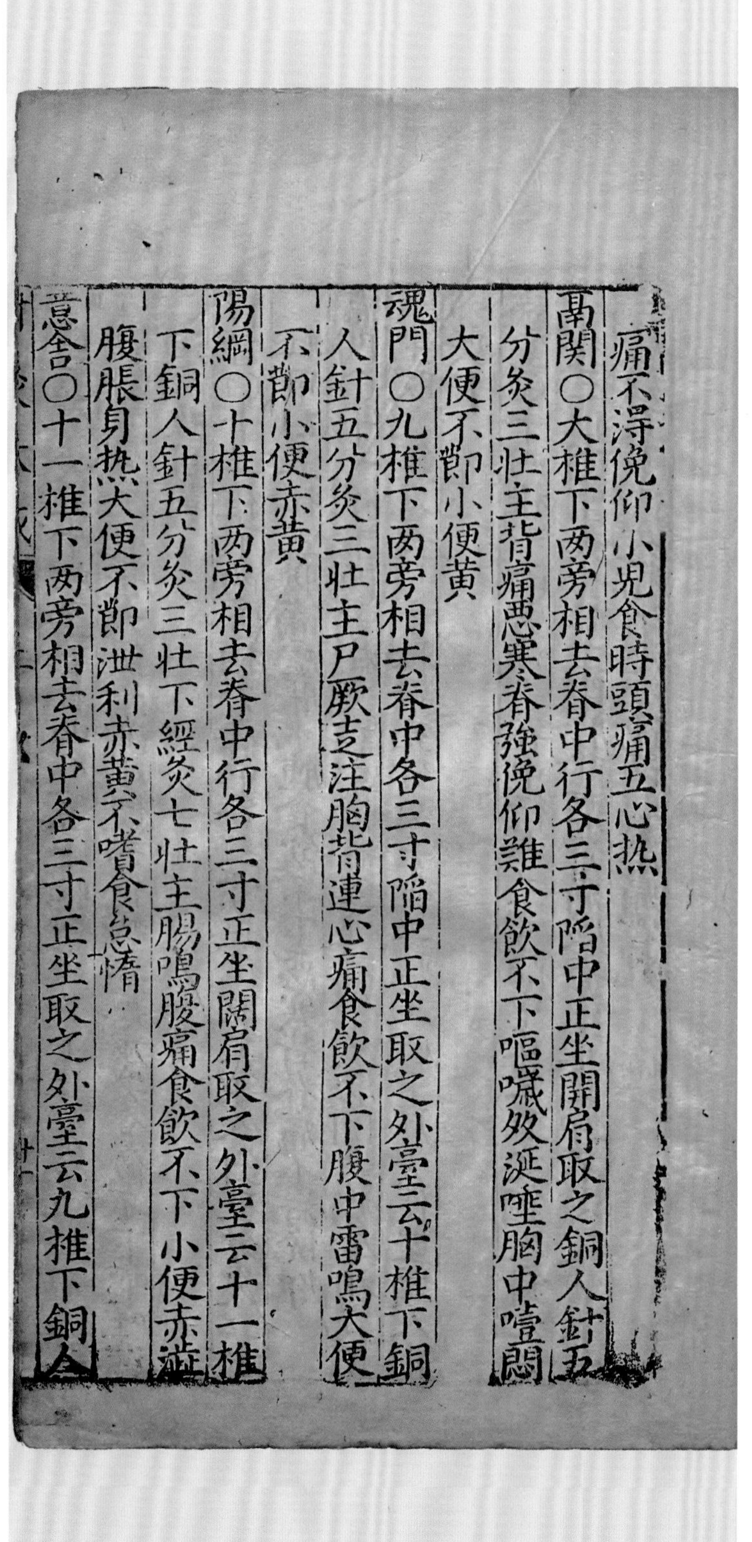
痛不得俛仰小兒食時頭痛五心热
鬲関○大椎下两旁相去脊中行各三寸陷中正坐開肩取之銅人針五分灸三壯主背痛恶寒脊強俛仰難食飲不下嘔噦多涎唾胸中噎悶大便不節小便黄
魂門○九椎下两旁相去脊中各三寸陷中正坐取之外臺云十椎下銅人針五分灸三壯主尸厥走注胸背連心痛食飲不下腹中雷鳴大便不節小便赤黄
陽綱○十椎下两旁相去脊中行各三寸正坐闊肩取之外臺云十一椎下銅人針五分灸三壯下經灸七壯主腸鳴腹痛食飲不下小便赤澁腹脹身热大便不節泄利赤黄不嗜食怠惰
意舍○十一椎下两旁相去脊中各三寸正坐取之外臺云九椎下銅人

痛，不得俯仰，小儿食时头痛，五心热。

膈关：七[1]椎下两旁相去脊中行各三寸陷中，正坐开肩取之。《铜人》：针五分，灸三壮。主背痛恶寒，脊强俯仰难，食饮不下，呕哕多涎唾，胸中噎闷，大便不节，小便黄。

魂门：九椎下两旁相去脊中各三寸陷中，正坐取之。《外台》云：十椎下。《铜人》：针五分，灸三壮。主尸厥走疰，胸背连心痛，食饮不下，腹中雷鸣，大便不节，小便赤黄。

阳纲：十椎下两旁相去脊中行各三寸，正坐阔肩取之。《外台》云：十一椎下。《铜人》：针五分，灸三壮。《下经》：灸七壮。主肠鸣腹痛，食饮不下，小便赤涩，腹胀身热，大便不节，泄利赤黄，不嗜食，怠惰。

意舍：十一椎下两旁相去脊中各三寸，正坐取之。《外台》云：九椎下。《铜人》：

①七：原作“大”，据理改。

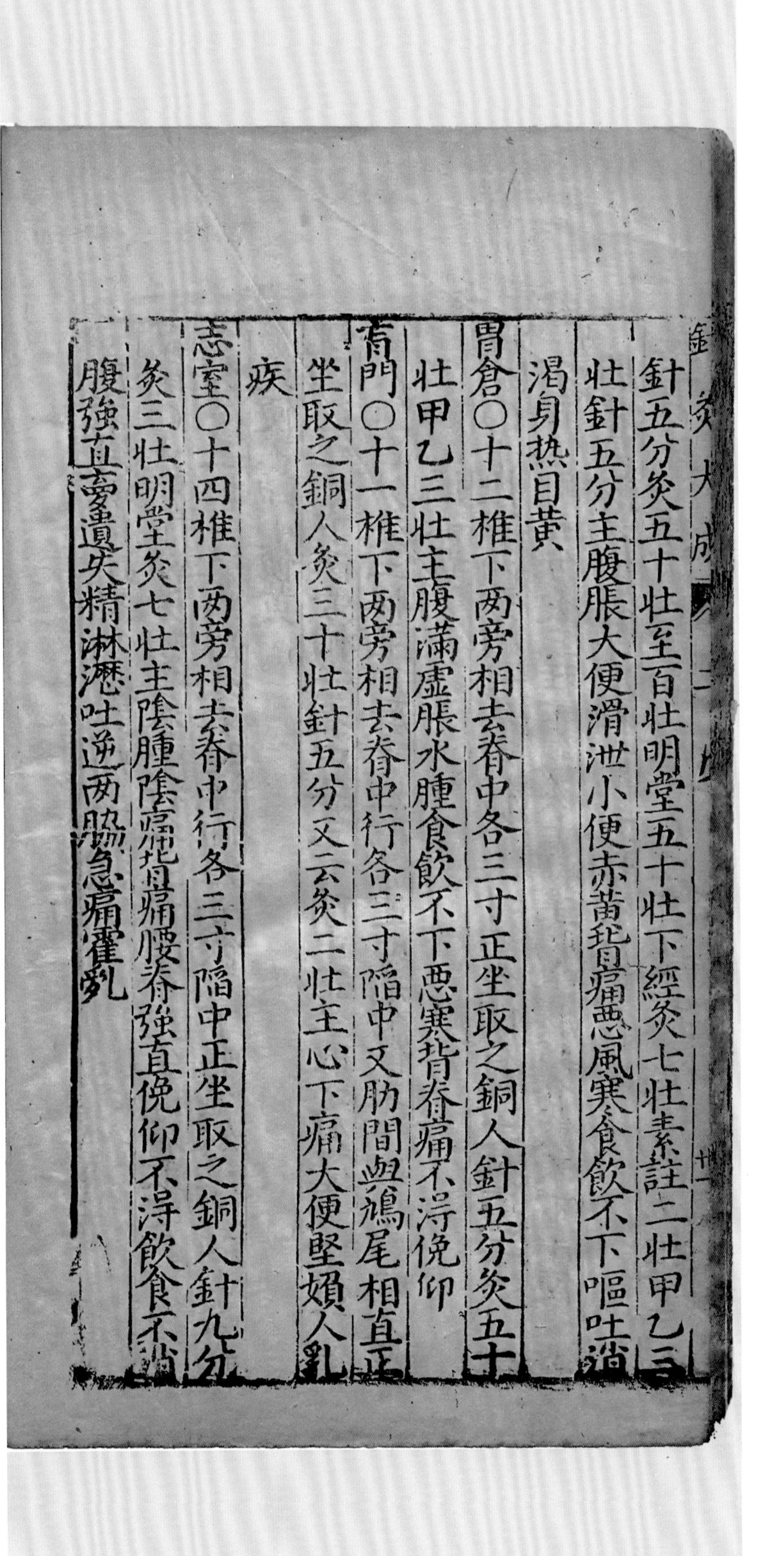

针五分，灸五十壮至百壮。《明堂》：五十壮。《下经》：灸七壮。《素注》：二壮。《甲乙》：三壮，针五分。主腹胀，大便滑泄，小便赤黄，背痛，恶风寒，食饮不下，呕吐消渴，身热目黄。

胃仓：十二椎下两旁相去脊中各三寸，正坐取之。《铜人》：针五分，灸五十壮。《甲乙》：三壮。主腹满虚胀，水肿，食饮不下，恶寒，背脊痛不得俯仰。

肓门：十三[①]椎下两旁相去脊中行各三寸陷中，又肋间与鸠尾相直，正坐取之。《铜人》：灸三十壮，针五分。又云灸二壮。主心下痛，大便坚，妇人乳疾。

志室：十四椎下两旁相去脊中行各三寸陷中，正坐取之。《铜人》：针九分，灸三壮。《明堂》：灸七壮。主阴肿，阴痛，背痛，腰脊强直，俯仰不得，饮食不消，腹强直，梦遗失精，淋沥，吐逆，两胁急痛，霍乱。

①三：原作“一”，据《素问·气府论》改。

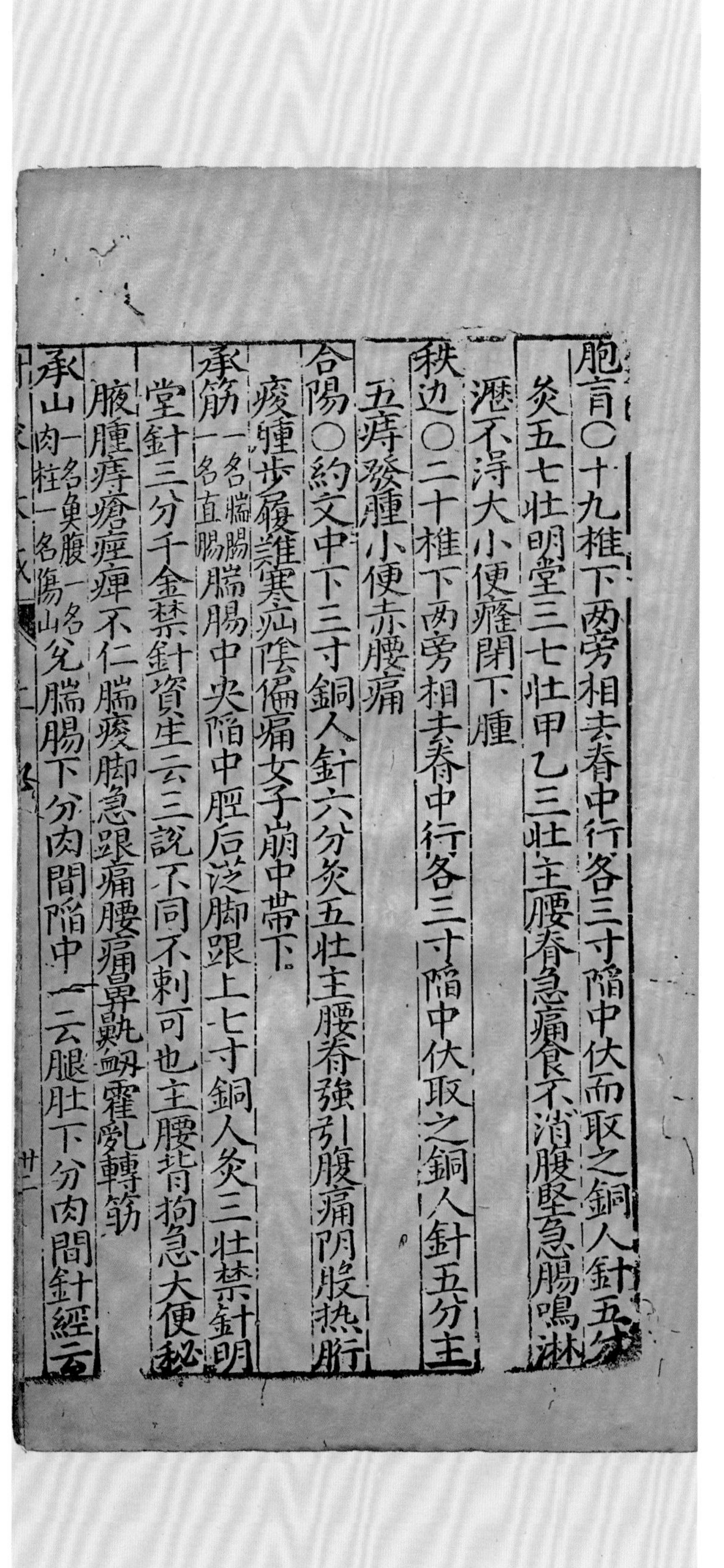
胞肓〇十九椎下兩旁相去脊中行各三寸陷中伏而取之銅人針五分灸五七壯明堂三七壯甲乙三壯主腰脊急痛食不消腹堅急腸鳴淋瀝不得大小便癃閉下腫

秩边〇二十椎下兩旁相去脊中行各三寸陷中伏取之銅人針五分主五痔發腫小便赤腰痛

合陽〇約文中下三寸銅人針六分灸五壯主腰脊強引腹痛陰股熱胻痠腫步履難寒疝陰偏痛女子崩中帶下

承筋一名腨腸一名直腸腨腸中央陷中脛後從脚跟上七寸銅人灸三壯禁針明堂針三分千金禁針資生云三說不同不刺可也主腰背拘急大便秘腋腫痔瘡痙痺不仁腨痠脚急跟痛腰痛鼻衄霍亂轉筋

承山一名魚腹一名肉柱一名傷山兌腨腸下分肉間陷中一云腨肚下分肉間針經云

胞肓：十九椎下两旁相去脊中行各三寸陷中，伏而取之。《铜人》：针五分，灸五七壮。《明堂》：三七壮。《甲乙》：三壮。主腰脊急痛，食不消，腹坚急，肠鸣，淋沥，不得大小便，癃闭下肿。

秩边：二十椎下两旁相去脊中行各三寸陷中，伏取之。《铜人》：针五分。主五痔发肿，小便赤，腰痛。

合阳：约纹中下三寸。《铜人》：针六分，灸五壮。主腰脊强引腹痛，阴股热，胻酸肿，步履难，寒疝阴偏痛，女子崩中带下。

承筋一名腨肠，一名直肠**：**腨肠中央陷中，胫后从脚跟上七寸。《铜人》：灸三壮，禁针。《明堂》：针三分。《千金》：禁针。《资生》云：三说不同，不刺可也。主腰背拘急，大便秘，腋肿，痔疮，痉痹不仁，腨酸，脚急跟痛，腰痛，鼻衄，霍乱转筋。

承山一名鱼腹，一名肉柱，一名伤山**：**兑腨肠下分肉间陷中，一云腿肚下分肉间。《针经》云：

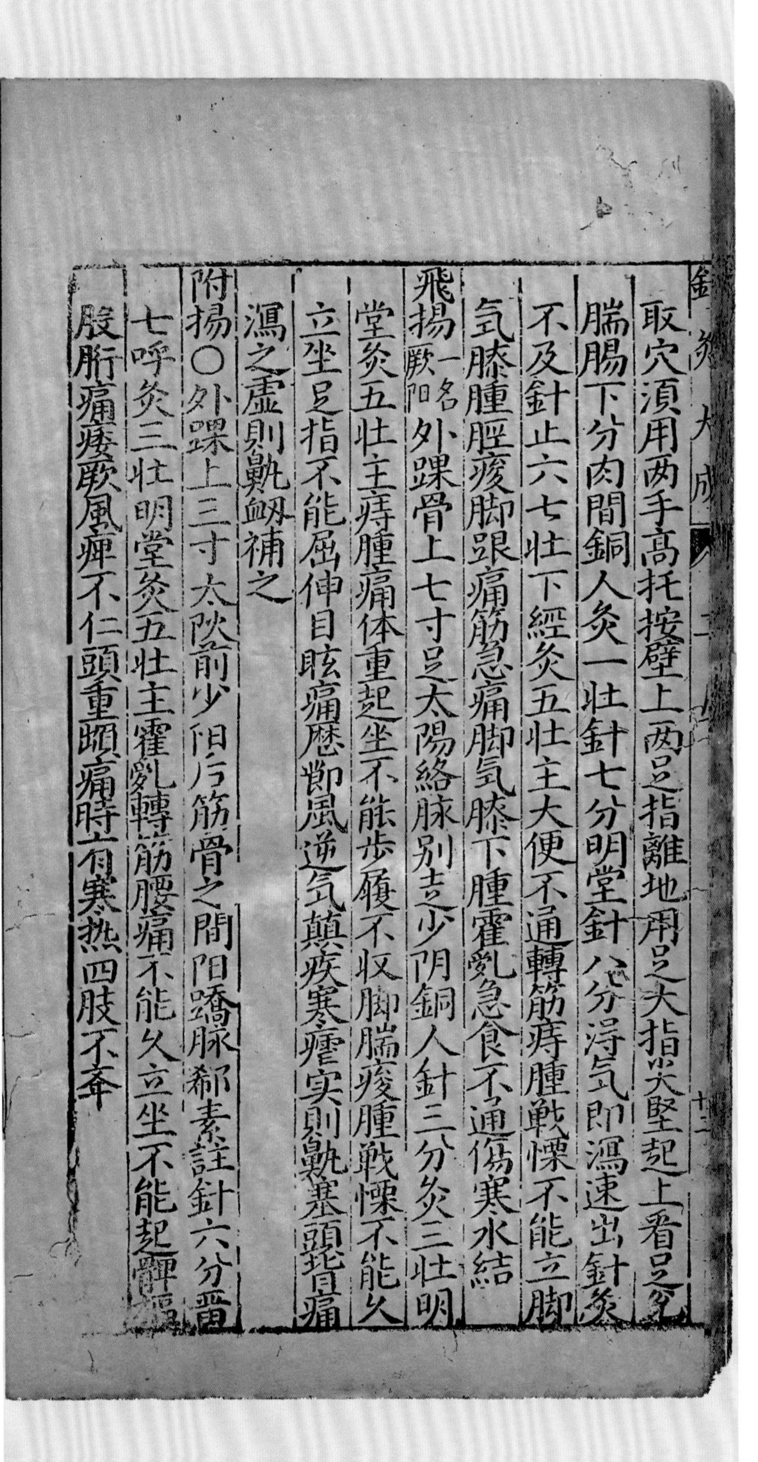

取穴須用兩手高托按壁上兩足指離地用足大指尖堅起上看足兊腨腸下分肉間銅人灸一壯針七分明堂針八分得氣即瀉速出針灸不及針止六七壯下經灸五壯主大便不通轉筋痔腫戰慄不能立脚氣膝腫脛痠脚跟痛筋急痛脚氣膝下腫霍亂急食不通傷寒水結

飛揚一名厥阳外踝骨上七寸足太陽絡脈別走少陰銅人針三分灸三壯明堂灸五壯主痔腫痛體重起坐不能步履不收脚腨痠腫戰慄不能久立坐足指不能屈伸目眩痛歷節風逆氣癲疾寒瘧實則鼽窒頭背痛瀉之虛則鼽衄補之

跗陽○外踝上三寸太陽前少陽後筋骨之間陽蹻脈郄素註針六分留七呼灸三壯明堂灸五壯主霍亂轉筋腰痛不能久立坐不能起髀樞股胻痛痿厥風痺不仁頭重頞痛時有寒熱四肢不舉

取穴须用两手高托，按壁上，两足趾离地，用足大趾尖竖起，上看足兑腨肠下分肉间。《铜人》：灸一壮，针七分。《明堂》：针八分，得气即泻，速出针，灸不及针，止六七壮。《下经》：灸五壮。主大便不通，转筋，痔肿，战栗不能立，脚气，膝肿，胫酸脚跟痛，筋急痛[1]，霍乱，急食不通，伤寒水结。

飞扬一名厥阳**：**外踝骨上七寸。足太阳络脉，别走少阴。《铜人》：针三分，灸三壮。《明堂》：灸五壮。主痔肿痛，体重起坐不能，步履不收，脚腨酸肿，战栗不能久立坐，足指不能屈伸，目眩痛，历节风，逆气，癫疾，寒疟。实则鼽窒，头背痛，泻之；虚则鼽衄，补之。

跗阳：外踝上三寸，太阳前，少阳后，筋骨之间。阳跷脉郄。《素注》：针六分，留七呼，灸三壮。《明堂》：灸五壮。主霍乱转筋，腰痛不能久立，坐不能起，髀枢股胻痛，痿厥，风痹不仁，头重頞痛，时有寒热，四肢不举。

①筋急痛：此下原衍"脚气膝下肿"，与上文重复，据文义删。

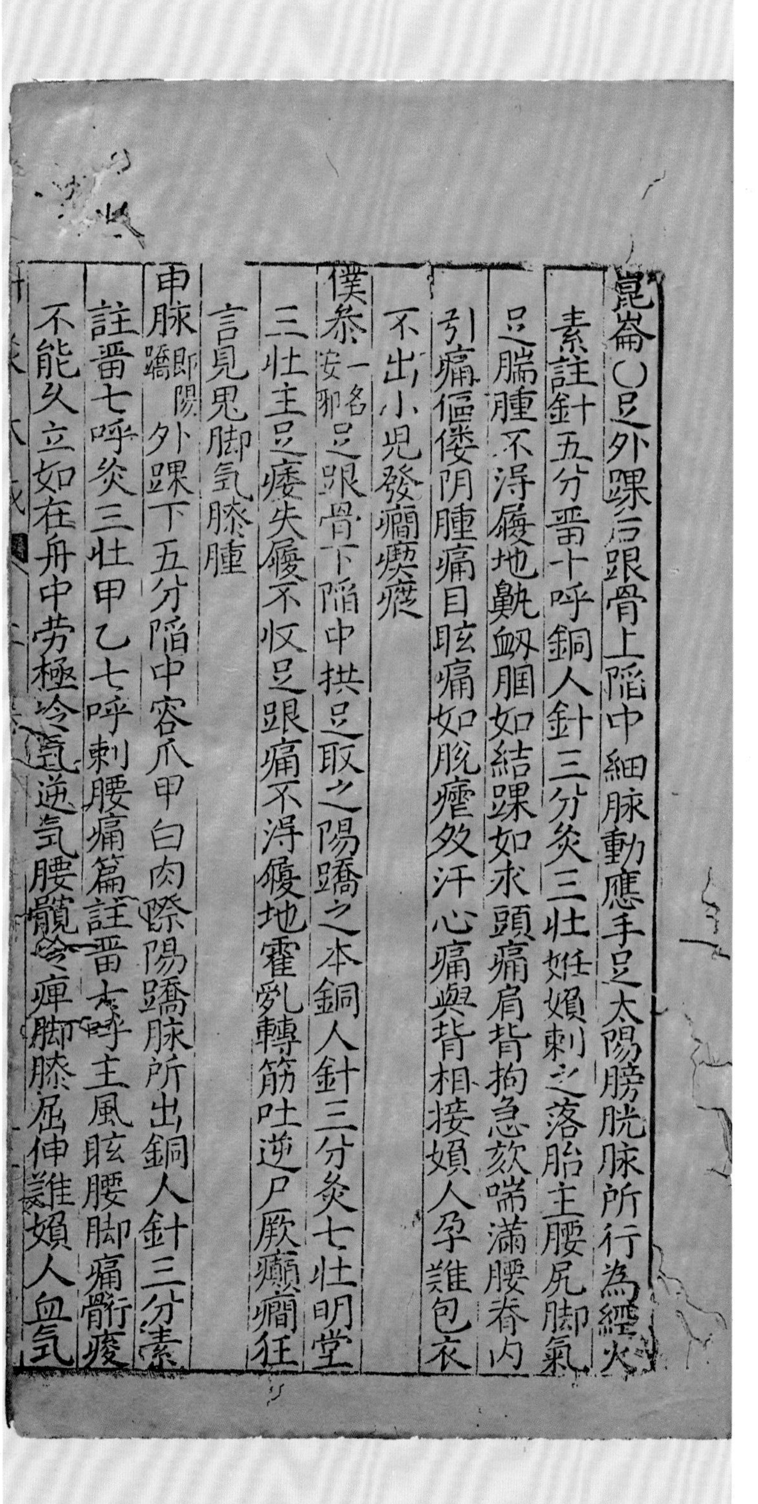

崑崙○足外踝后跟骨上陷中細脉動應手足太陽膀胱脉所行為經火
素註針五分留十呼銅人針三分灸三壯妊娠刺之落胎主腰尻脚氣
足腨腫不得履地鼽衄膕如結踝如求頭痛肩背拘急欬喘滿腰脊内
引痛傴僂陰腫痛目眩痛如脫瘧多汗心痛與背相接婦人孕難包衣
不出小兒發癇瘈瘲
僕參一名安邪足跟骨下陷中拱足取之陽蹻之本銅人針三分灸七壯明堂
三壯主足痿失履不收足跟痛不得履地霍亂轉筋吐逆尸厥癲癇狂
言見鬼脚氣膝腫
申脉即陽蹻外踝下五分陷中容爪甲白肉際陽蹻脉所出銅人針三分素
註留七呼灸三壯甲乙七呼刺腰痛篇註留七呼主風眩腰脚痛䯒痠
不能久立如在舟中劳極冷氣逆氣腰髖冷痺脚膝屈伸難婦人血氣

昆仑：足外踝后，跟骨上陷中，细脉动应手。足太阳膀胱脉所行，为经火。《素注》：针五分，留十呼。《铜人》：针三分，灸三壮。妊妇刺之落胎。主腰尻脚气，足腨肿不得履地，鼽衄，腘如结，踝如裂①，头痛，肩背拘急，咳喘满，腰脊内引痛，伛偻，阴肿痛，目眩痛如脱，疟多汗，心痛与背相接，妇人孕难，包衣不出，小儿发痫瘈疭。

仆参一名安邪**：**足跟骨下陷中，拱足取之。阳跷之本。《铜人》：针三分，灸七壮。《明堂》：三壮。主足痿，失履不收，足跟痛不得履地，霍乱转筋，吐逆，尸厥癫痫，狂言见鬼，脚气，膝肿。

申脉即阳跷**：**外踝下五分陷中，容爪甲白肉际。阳跷脉所出。《铜人》：针三分。《素注》：留七呼，灸三壮。《甲乙》：七呼。《刺腰痛篇》注：留七呼。主风眩，腰脚痛，䯒酸不能久立，如在舟中，劳极，冷气逆气，腰髋冷痹，脚膝屈伸难，妇人血气

①踝如裂："裂"，原作"求"，据《素问·经脉》《针灸大成》卷六改。"踝"，《素问·经脉》《针灸甲乙经》卷二作"腨"。

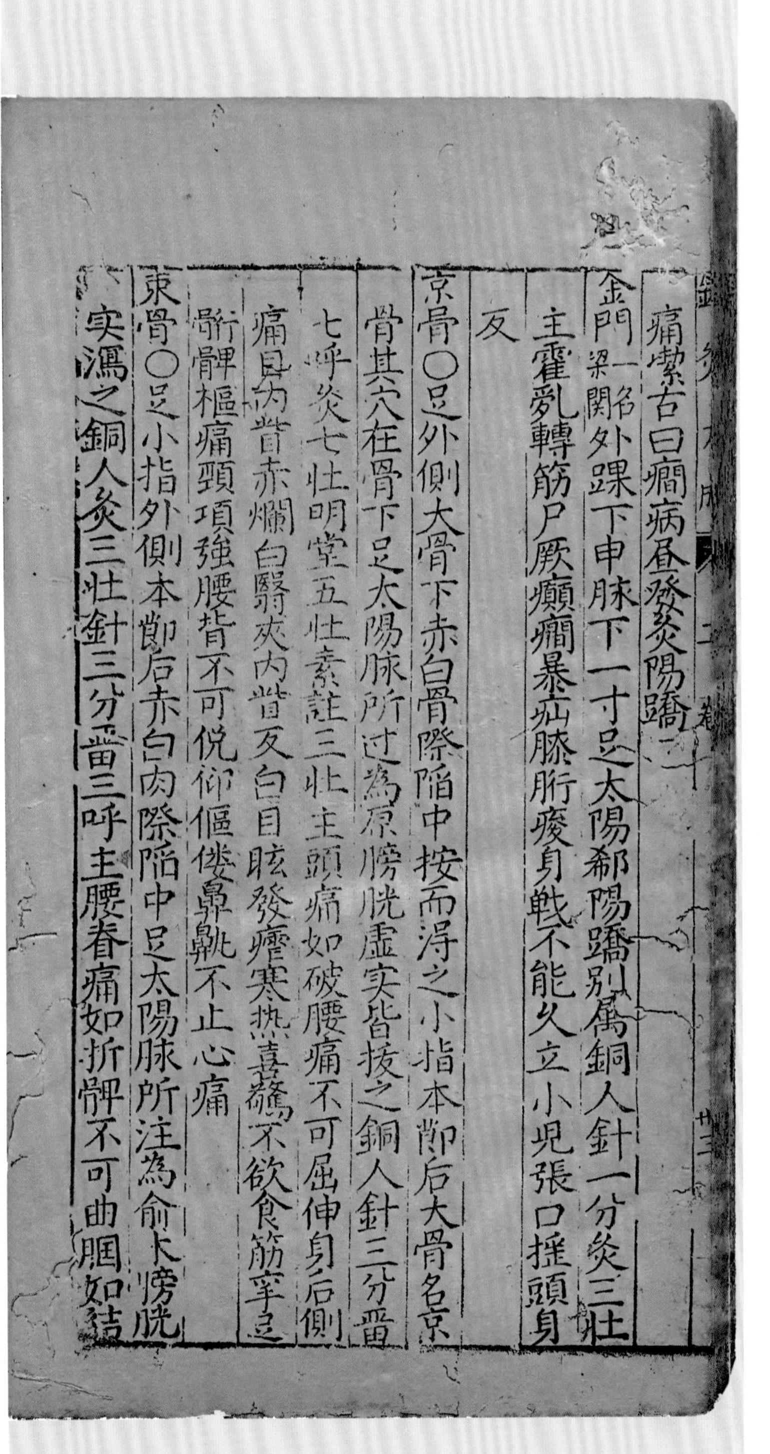

痛。洁古曰：痫病昼发，灸阳跷。

金门一名梁关：外踝下，申脉下一寸。足太阳郄，阳维[①]别属。《铜人》：针一分，灸三壮。主霍乱转筋，尸厥癫痫，暴疝，膝胻酸，身战不能久立，小儿张口摇头，身反折[②]。

京骨：足外侧大骨下，赤白肉[③]际陷中，按而得之，小指本节后大骨名京骨，其穴在骨下。足太阳脉所过为原，膀胱虚实皆拔之。《铜人》：针三分，留七呼，灸七壮。《明堂》：五壮。《素注》：三壮。主头痛如破，腰痛不可屈伸，身后侧痛，目内眦赤烂，白翳夹内眦，目[④]反白，目眩，发疟寒热，喜惊，不欲食，筋挛，足骱，髀枢痛，颈项强，腰背不可俯仰，伛偻，鼻衄不止，心痛。

束骨：足小指外侧本节后，赤白肉际陷中。足太阳脉所注，为俞木。膀胱实泻之。《铜人》：灸三壮，针三分，留三呼。主腰脊痛如折，髀不可曲，腘如结，

①维：原作"跷"，据《针灸聚英》卷一改。

②折：原缺，据上文文义补。

③肉：原作"骨"，据理改。

④目：原缺，据《针灸聚英》卷一补。

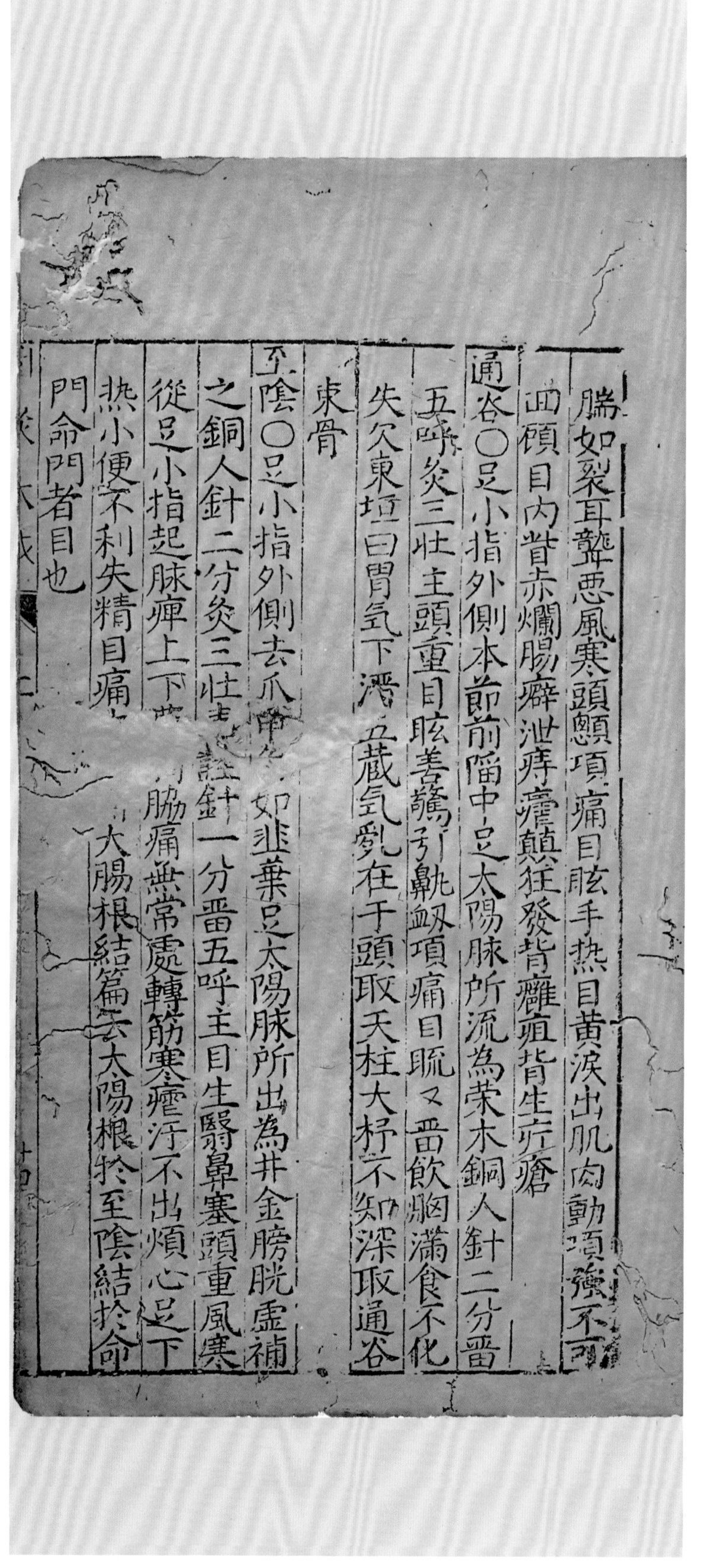

腨如裂耳聾惡風寒頭顖項痛目眩手熱目黄淚出肌肉動項強不可回顧目内眥赤爛腸澼泄痔瘧癲狂發背癰疽背生疔瘡

通谷○足小指外側本節前陷中足太陽脉所流為榮水銅人針二分留五呼灸三壯主頭重目眩善驚引鼽衄項痛目䀮䀮留飲胸滿食不化失欠東垣曰胃氣下溜五藏氣亂在于頭取天柱大杼不知深取通谷束骨

至陰○足小指外側去爪甲角如韭葉足太陽脉所出為井金膀胱虚補之銅人針二分灸三壯素註針一分留五呼主目生翳鼻塞頭重風寒從足小指起脉痺上下帶胸脇痛無常處轉筋寒瘧汗不出煩心足下熱小便不利失精目痛大腸根結篇云太陽根於至陰結於命門命門者目也

腨如裂，耳聋，恶风寒，头囟项痛，目眩身[1]热，目黄泪出，肌肉动，项强不可回顾，目内眦赤烂，肠澼，泄，痔，疟，癫狂，发背，痈疽，背生疔疮。

通谷：足小趾外侧本节前陷中。足太阳脉所流，为荥水。《铜人》：针二分，留五呼，灸三壮。主头重目眩，善惊，引鼽衄，项痛，目䀮䀮，留饮胸满，食不化，失欠。东垣曰：胃气下溜，五脏气乱，在于头，取天柱、大杼；不知，深取通谷、束骨。

至阴：足小趾外侧，去爪甲角如韭叶。足太阳脉所出，为井金。膀胱虚补之。《铜人》：针二分，灸三壮。《素注》：针一分，留五呼。主目生翳，鼻塞头重，风寒从足小指起，脉痹上下带，胸[2]胁痛无常处，转筋，寒疟，汗不出，烦心，足下热，小便不利，失精，目痛，大眦痛[3]。《根结篇》云：太阳根于至阴，结于命门。命门者，目也。

①身：原作“手”，据《针灸聚英》卷一改。

②带，胸：底本版蚀缺字，据《针灸聚英》卷一补。

③大眦痛：底本版蚀缺字，据《针灸大成》卷六补。又，此下原有“大肠”二字，文义不属，据《针灸大成》删。

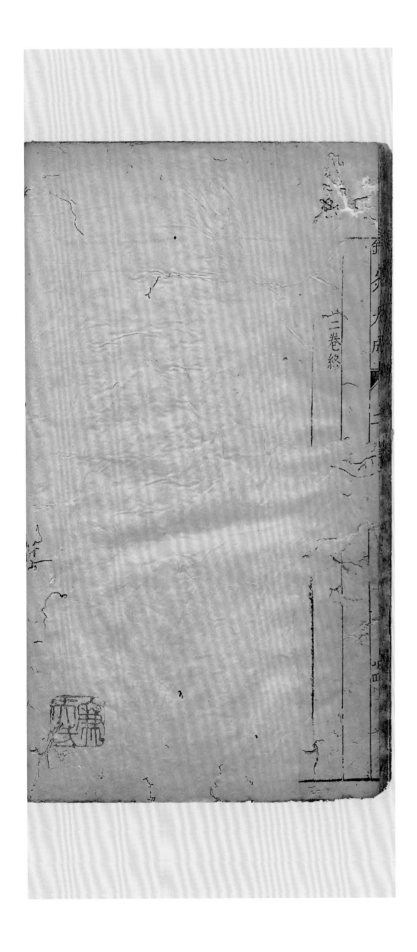

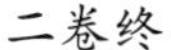

二卷终

新刊吴氏家传神医秘诀遵经奥旨针灸大成　卷之三　礼集

足厥阴肝经穴图（图见左）

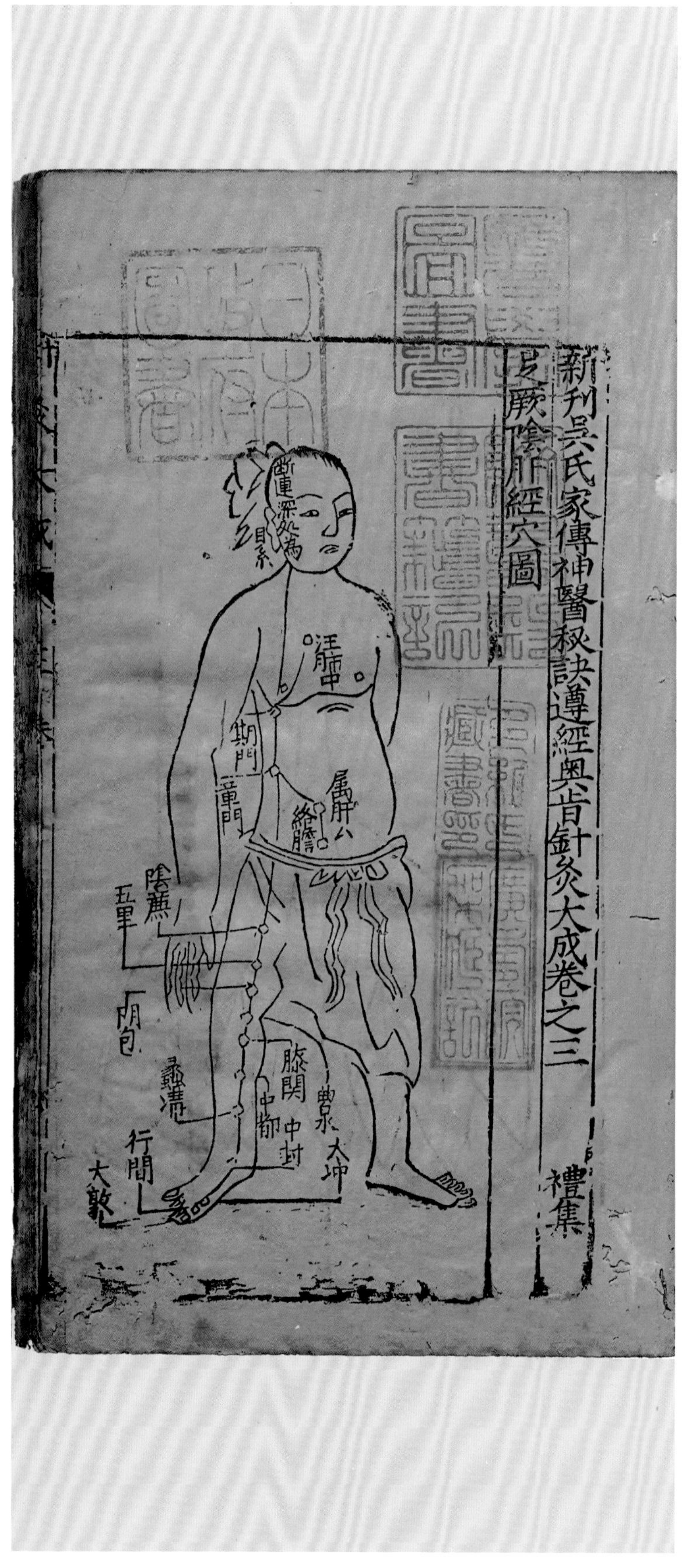

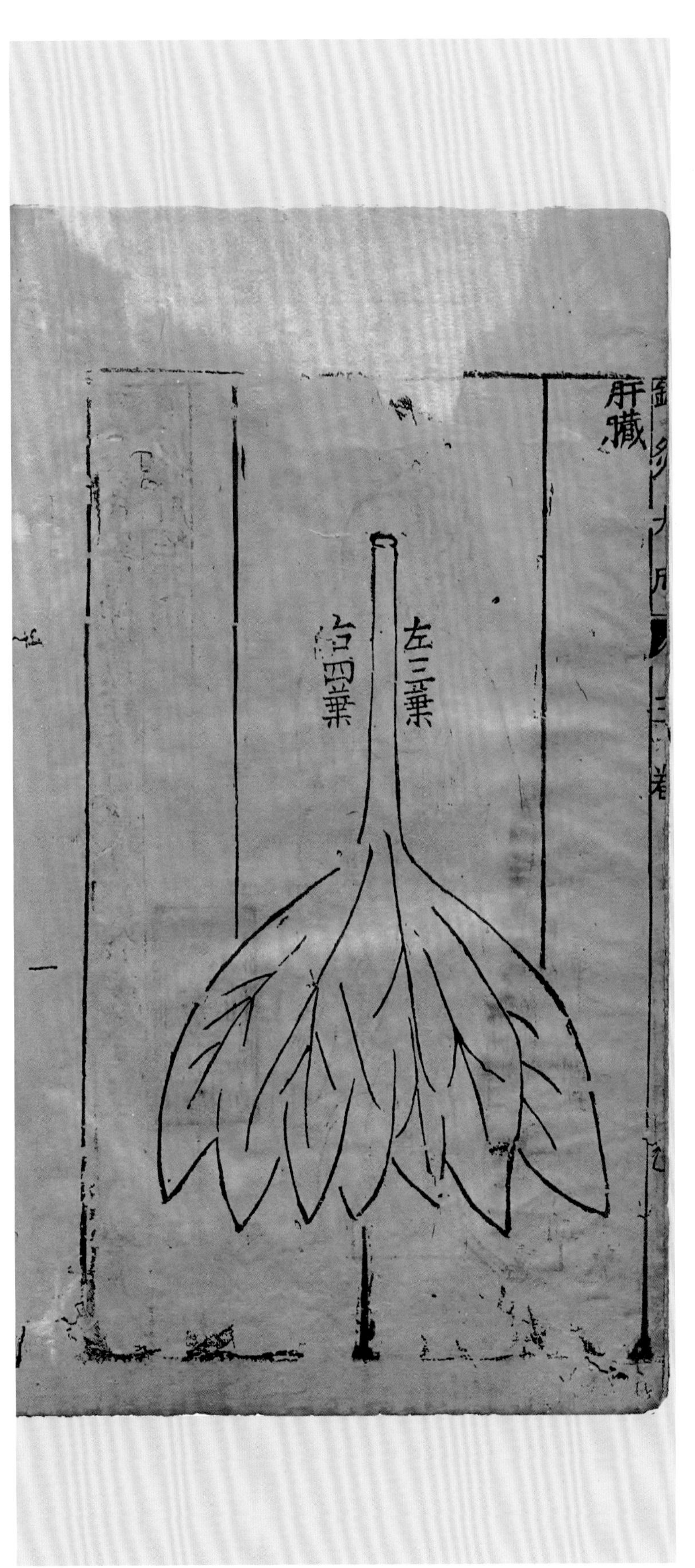

肝脏（图见左）

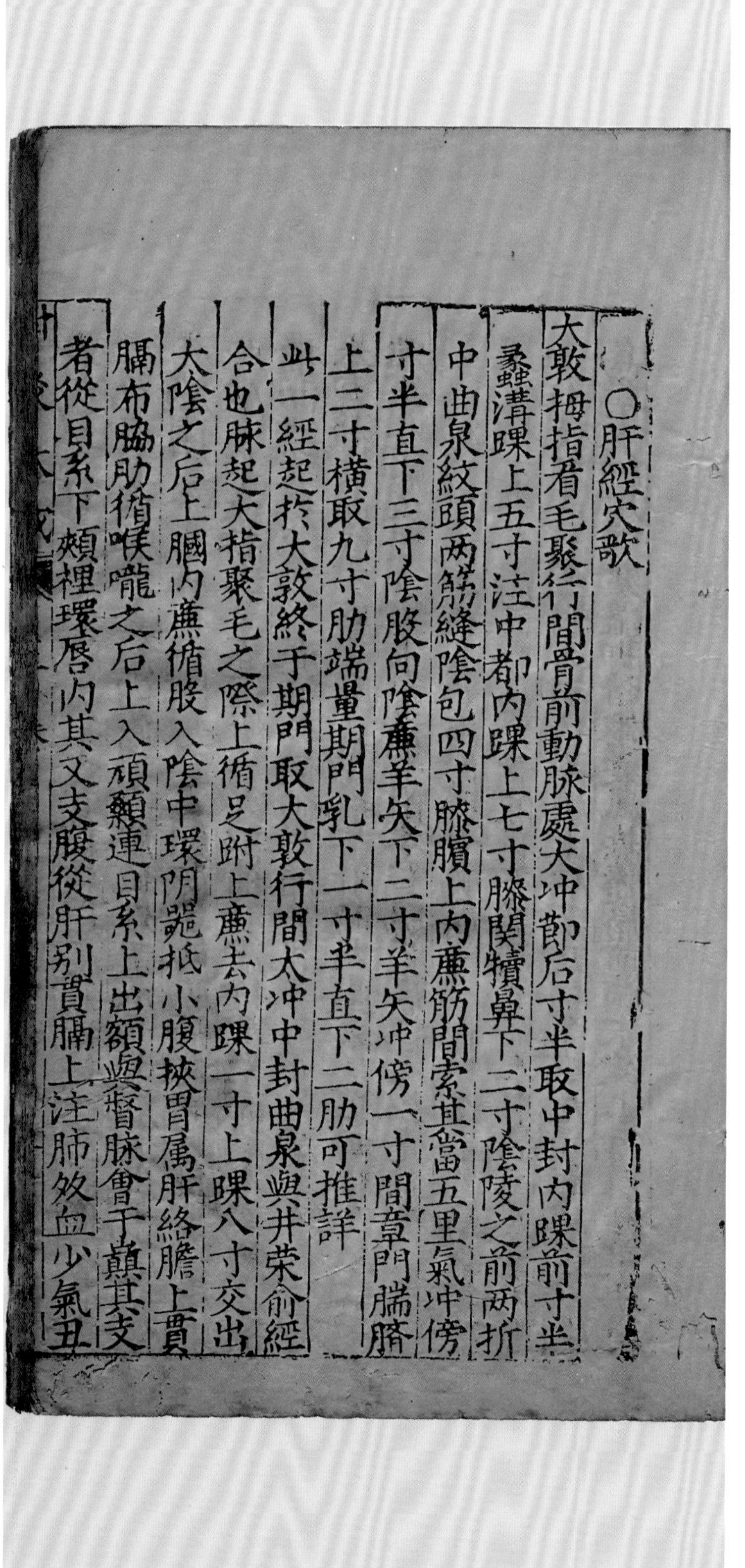

肝经穴歌

大敦拇指看毛聚，行间骨前动脉处。太冲节后寸半取，中封内踝前寸半。蠡沟踝上五寸注，中都内踝上七寸。膝关犊鼻下二寸，阴陵之前两折中。曲泉纹头两筋缝，阴包四寸膝膑上。内廉筋间索其当，五里气冲旁寸半。直下三寸阴股向，阴廉羊矢下二寸。羊矢冲旁一寸间，章门腨脐上二寸。横取九寸肋端量，期门乳下一寸半。直下二肋可推详。

此一经起于大敦，终于期门。取大敦、行间、太冲、中封、曲泉，与井荥俞经合也。脉起大指聚毛之际，上循足跗上廉，去内踝一寸，上踝八寸，交出太阴之后，上腘内廉，循股，入阴中，环阴器，抵小腹，挟胃，属肝，络胆，上贯膈，布胁肋，循喉咙之后，上入颃颡，连目系，上出额，与督脉会于巅；其支者，从目系下颊里，环唇内；其又支，复从肝，别贯膈，上注肺。多血少气，丑

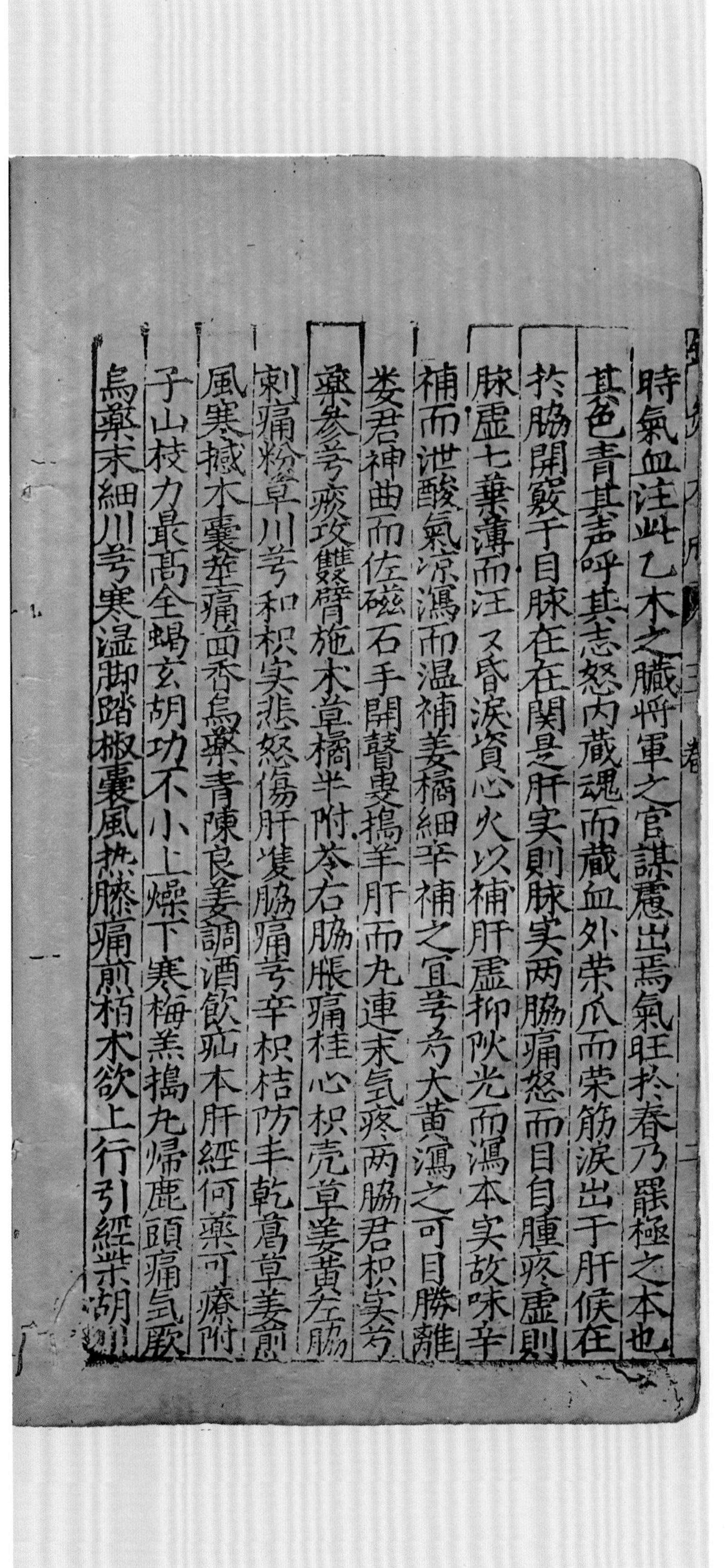

时气血注此。乙木之脏，将军之官，谋虑出焉。气旺于春，乃罢极之本也。其色青，其声呼，其志怒，内藏魂而藏血，外荣爪而荣筋，泪出于肝，候在于胁，开窍于目。脉在左[①]关。是肝实则脉实，两胁痛怒而目眦[②]肿疼；虚则脉虚，七叶薄而汪汪昏泪。资心火以补肝虚，抑阳光而泻本实。故味辛补而泄酸，气凉泻而温补。姜橘细辛补之宜，芎芍大黄泻之可。目胜离娄，君神曲而佐磁石；手开瞽盲[③]，捣羊肝而丸连末。气疼两胁，君枳实芍药参芎；痰攻双臂，施术草橘半附苓。右胁胀痛，桂心枳壳草姜黄；左胁刺痛，粉草川芎和枳实。悲怒伤肝双胁痛，芎辛枳桔[④]，防风干葛草姜煎；风寒撼木囊茎痛，茴香乌药，青陈[⑤]良姜调酒饮。疝本肝经，何药可疗？附子山栀力最高，全蝎玄胡功不小。上燥下寒，梅膏捣丸归鹿；头痛气厥，乌药末细川芎。寒湿脚痹[⑥]踏椒囊，风热膝痛煎柏术。欲上行引经柴胡川

①左：原作“在”，据理改。

②眦：原作“自”，据杨氏《针灸大成》卷之七改。

③盲：原作“叟”，据杨氏《针灸大成》卷之七改。

④桔：杨氏《针灸大成》卷之七作“梗”。

⑤陈：杨氏《针灸大成》卷之七作“橘”。

⑤痹：原缺，据杨氏《针灸大成》卷之七补。

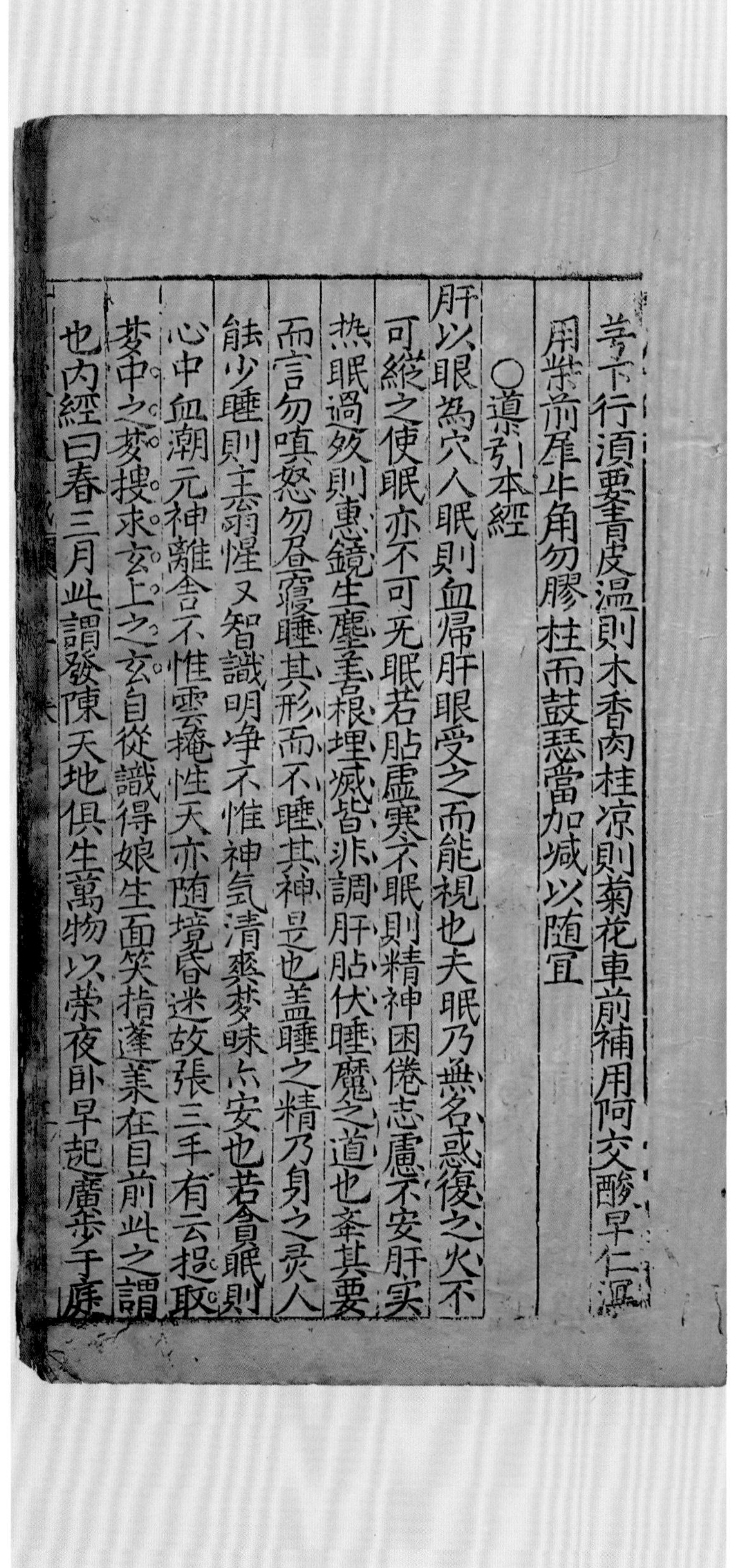

芎；下行须要去瓤[①]。青皮。温则木香肉桂，凉则菊花车前。补用阿胶酸枣仁，泻用柴前犀牛角。勿胶柱而鼓瑟，当加减以随宜。

导引本经

肝以眼为穴，人眠则血归肝，眼受之而能视也。夫眠乃无名惑复之火，不可纵之使眠，亦不可无眠。若胆虚寒不眠，则精神困倦，志虑不安；肝实热眠过多，则慧[②]镜生尘，善根埋灭，皆非调肝胆，伏睡魔之道也。举其要而言，勿嗔怒，勿昼寝，睡其形而不睡其神是也。盖睡之精，乃身之灵，人能少睡，则主翁惺惺，智识明净，不惟神气清爽，梦寐亦安也，若贪眠则心中血潮，元神离舍，不惟云掩性天，亦随境昏迷。故张三丰有云：捉取梦中之梦，搜求玄上之玄，自从识得娘生面，笑指蓬莱在目前。此之谓也。《内经》曰：春三月，此谓发陈，天地俱生，万物以荣，夜卧早起，广步于庭，

①去瓤：原缺，据杨氏《针灸大成》卷之七补。

②慧：原作“恵”，据杨氏《针灸大成》卷之七改。

披髮緩形以使志生此春氣之應养生之道也逆之則傷肝此又不可
不知
○考正穴法
大敦○足大指端去爪甲如韭葉及三毛中一云内側為隱白外側為大
敦足厥陰肝脉所出為井木銅人針三分留十呼灸三壯主五淋卒疝
七疝小便数遺不禁陰頭中痛汗出陰上入小腹陰偏大腹臍中痛悒
悒不樂病左取右病右取左腹脹腫病小腹痛中热喜寐尸厥狀如死
人婦人血崩不止陰挺出陰中痛
行間○足大指縫間動脉應手陷中足厥陰肝脉所流為荥火肝实則瀉
之素註針三分銅人灸三壯針六分留十呼主嘔逆洞泄遺溺癃閉消
渴嗜飲善怒四肢滿轉筋胸脇痛小腹腫欬逆嘔血莖中痛腰疼不可

披发缓形，以使志生，此春气之应，养生之道也。逆之则伤肝，此又不可不知。

考正穴法

大敦：足大趾端，去爪甲如韭叶，及三毛中。一云内侧为隐白，外侧为大敦。足厥阴肝脉所出，为井木。《铜人》：针三分，留十呼，灸三壮。主五淋，卒疝七疝，小便数遗不禁，阴头中痛，汗出，阴上入小腹，阴偏大，腹脐中痛，悒悒不乐，病左取右，病右取左。腹胀肿病，小腹痛，中热喜寐，尸厥状如死人，妇人血崩不止，阴挺出，阴中痛。

行间：足大趾缝间，动脉应手陷中。足厥阴肝脉所流，为荥火。肝实则泻之。《素注》：针三分。《铜人》：灸三壮，针六分，留十呼。主呕逆，洞泄，遗溺癃闭，消渴嗜饮，善怒，四肢满，转筋，胸胁痛，小腹肿，咳逆呕血，茎中痛，腰疼不可

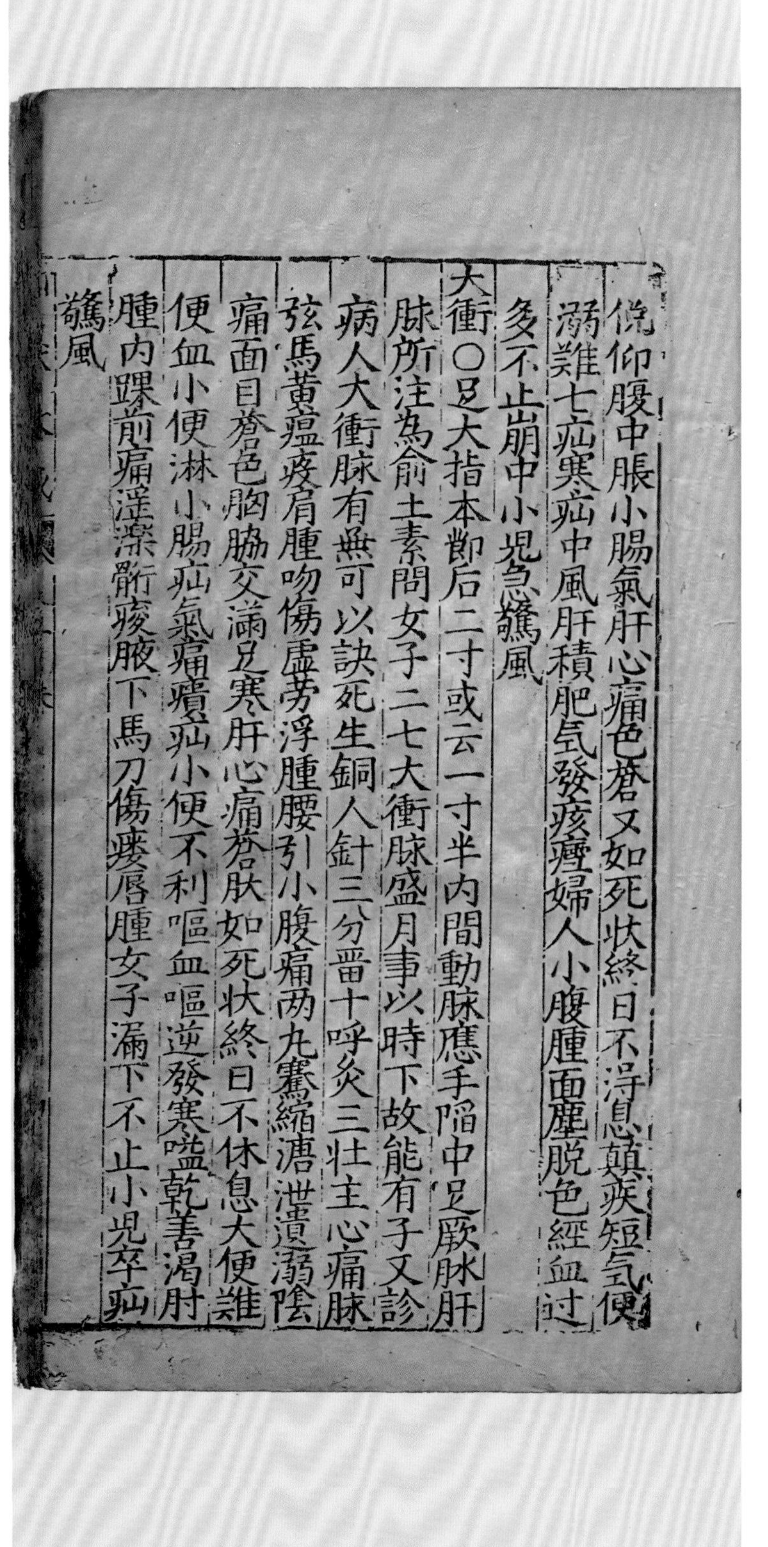
俛仰腹中脹小腸氣肝心痛色蒼又如死狀終日不得息癲疾短氣便溺難七疝寒疝中風肝積肥氣發痎瘧婦人小腹腫面塵脫色經血过多不止崩中小兒急驚風

大衝○足大指本節后二寸或云一寸半內間動脉應手陷中足厥脉肝脉所注為俞土素問女子二七大衝脉盛月事以時下故能有子又診病人大衝脉有無可以訣死生銅人針三分留十呼灸三壯主心痛脉弦馬黃瘟疫肩腫吻傷虛勞浮腫腰引小腹痛兩丸騫縮溏泄遺溺陰痛面目蒼色胸脇支滿足寒肝心痛蒼然如死狀終日不休息大便難便血小便淋小腸疝氣痛𤸇疝小便不利嘔血嘔逆發寒嗌乾善渴肘腫內踝前痛淫濼䯒痠腋下馬刀傷瘻唇腫女子漏下不止小兒卒疝驚風

俯仰，腹中胀，小肠气，肝心痛，色苍苍如死状，终日不得息，癫疾，短气，便溺难，七疝寒疝，中风，肝积肥气，发痎疟，妇人小腹肿，面尘脱色，经血过多不止，崩中，小儿急惊风。

太冲：足大趾本节后二寸，或云一寸半内间动脉应手陷中。足厥阴肝脉所注，为俞土。《素问》：女子二七，太冲脉盛，月事以时下，故能有子。又诊病人太冲脉有无可以决死生。《铜人》：针三分，留十呼，灸三壮。主心痛脉弦，马黄，瘟疫，肩肿吻伤，虚劳浮肿，腰引小腹痛，两丸骞缩，溏泄，遗溺，阴痛，面目苍色，胸胁支满，足寒、肝心痛，苍然如死状，终日不休息，大便难，便血，小便淋，小肠疝气痛，㿉疝，小便不利，呕血呕逆，发寒，嗌干善渴，肘肿，内踝前痛，淫泺，䯒酸，腋下马刀疡[1]瘘，唇肿，女子漏下不止，小儿卒疝，惊风。

①疡：原作“伤”，据《针灸聚英》卷一改。

中封一名悬泉：足内踝骨前一寸，筋里宛宛中。《素注》：一寸半，仰足取陷中，伸足乃得之。足厥阴肝脉所行，为经金。《铜人》：针四分，留七呼，灸三壮。主瘖疟，色苍苍，发振寒，小腹肿痛，食快快绕脐痛，五淋不得小便，足厥冷，身黄有微热，不嗜食，身体不仁，寒疝，腰中痛，或身微热，痿厥失精，筋挛，阴缩入腹相引痛。

蠡沟一名交仪：内踝上五寸。足厥阴络，别走少阳[①]。《铜人》：针二分，留三呼，灸三壮。《下经》：灸七壮。主疝痛，小腹胀满，暴痛如癃闭，数噫，恐悸，少气不足，悒悒不乐，咽中闷如有息肉，背拘急不可俯仰，小便不利，脐下积气如石，足胫寒酸，屈伸难，女子赤白淫下，月水不调。气逆则睾丸卒痛，实则挺长，泻之；虚则暴痒，补之。

中都一名中郄：内踝上七寸，骱骨中，与少阴相直。《铜人》：针三分，灸五壮。主肠癖，

①阳：原作“阴”，据《针灸聚英》卷一改。

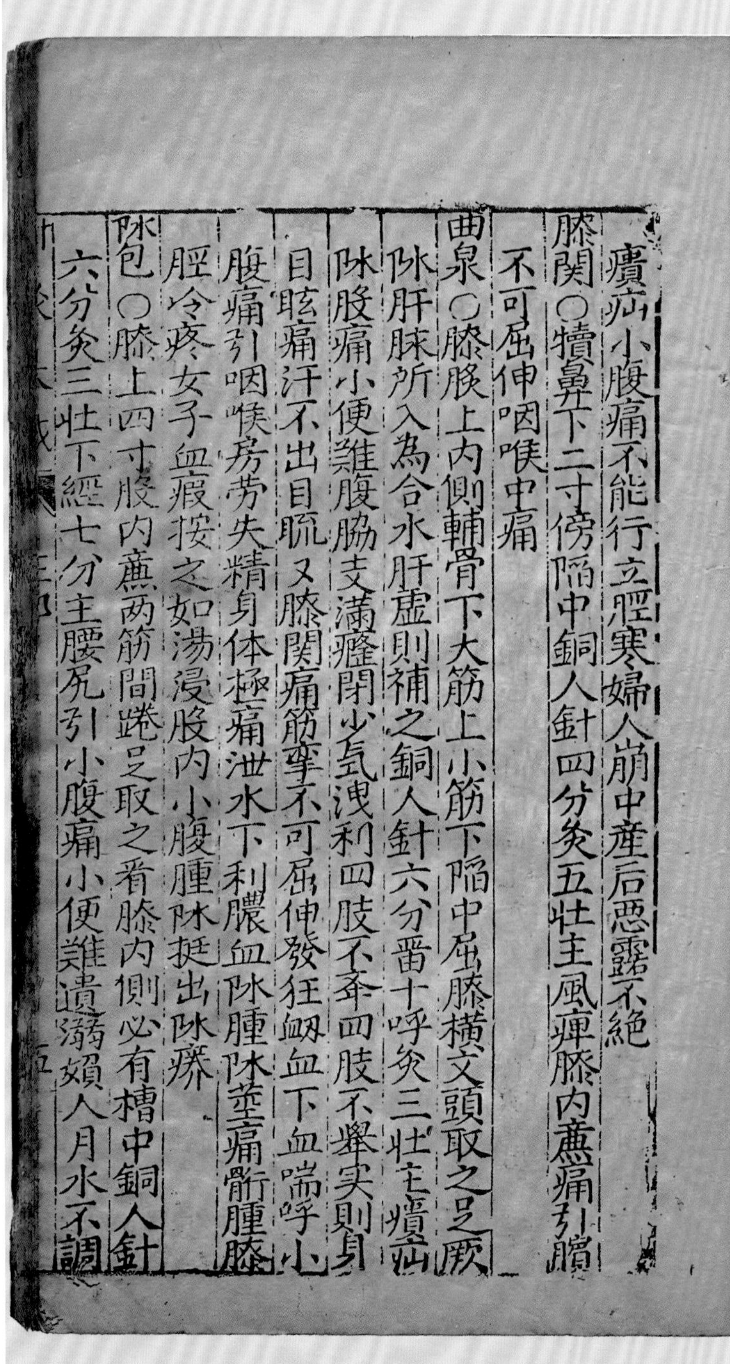
癀疝小腹痛不能行立脛寒婦人崩中產后惡露不絕
膝關○犢鼻下二寸傍陷中銅人針四分灸五壯主風痺膝內廉痛引髕
不可屈伸咽喉中痛
曲泉○膝股上內側輔骨下大筋上小筋下陷中屈膝橫文頭取之足厥
陰肝脉所入為合水肝虛則補之銅人針六分留十呼灸三壯主㿗疝
陰股痛小便難腹脇支滿癃閉少氣洩利四肢不舉實則身
目眩痛汗不出目䀮䀮膝關痛筋攣不可屈伸發狂衄血下血喘呼小
腹痛引咽喉房劳失精身体極痛泄水下利膿血陰腫陰莖痛胻腫膝
脛冷疼女子血瘕按之如湯浸股內小腹腫陰挺出陰痒
陰包○膝上四寸股內廉兩筋間蜷足取之看膝內側必有槽中銅人針
六分灸三壯下經七分主腰尻引小腹痛小便難遺溺婦人月水不調

㿉疝，小腹痛不能行立，胫寒，妇人崩中，产后恶露不绝。

膝关： 犊鼻下二寸旁陷中。《铜人》：针四分，灸五壮。主风痹，膝内廉痛引膑，不可屈伸，咽喉中痛。

曲泉： 膝股上内侧，辅骨下，大筋上，小筋下陷中，屈膝横纹头取之。足厥阴肝脉所入，为合水。肝虚则补之。《铜人》：针六分，留十呼，灸三壮。主㿉疝，阴股痛，小便难，腹胁支满，癃闭，少气，泄利，四肢不举，实则身目眩痛，汗不出，目䀮䀮，膝关痛，筋挛不可屈伸，发狂，衄血下血，喘呼，小腹痛引咽喉，房劳失精，身体极痛，泄水下利脓血，阴肿，阴茎痛，骱肿，膝胫冷疼，女子血瘕，按之如汤浸股内，小腹肿，阴挺出，阴痒。

阴包： 膝上四寸，股内廉两筋间，蜷足取之。看膝内侧，必有槽中。《铜人》：针六分，灸三壮。《下经》：七分。主腰尻引小腹痛，小便难，遗溺，妇人月水不调。

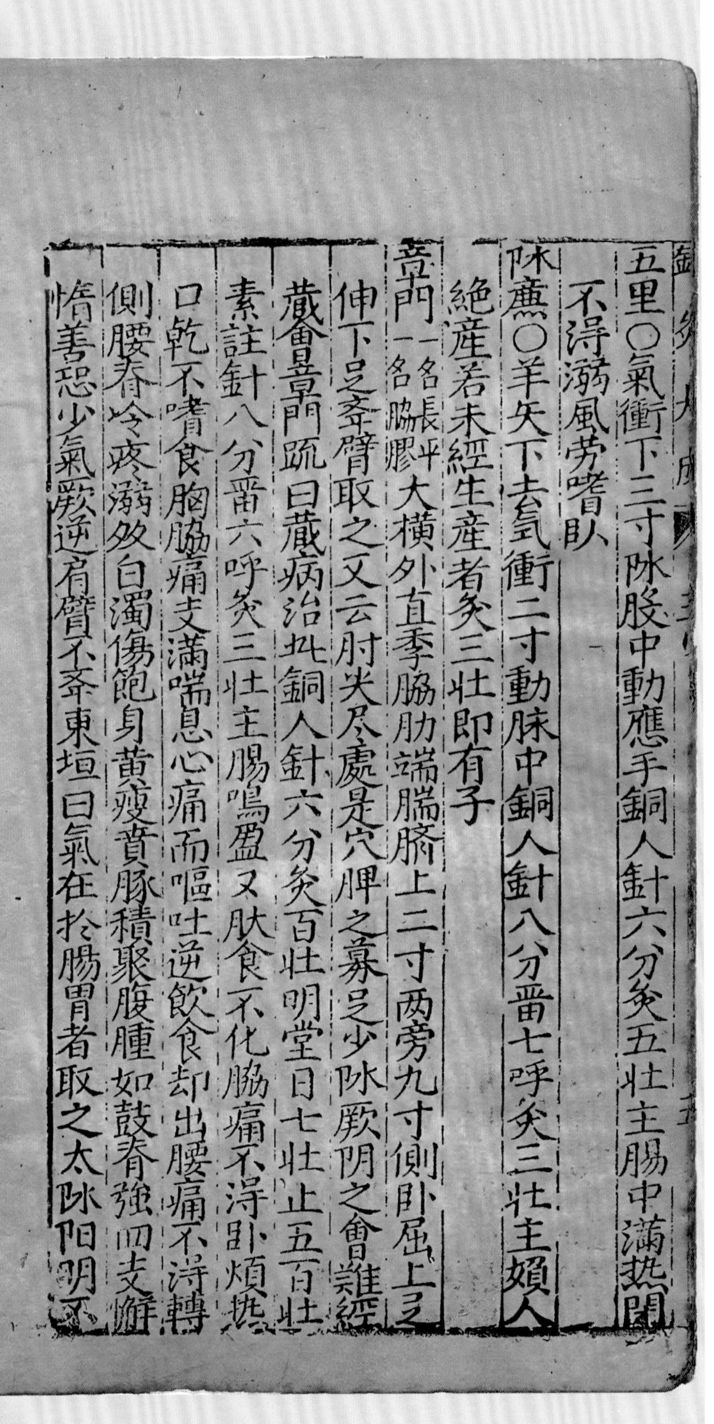

五里：气冲下三寸，阴股中动应手。《铜人》：针六分，灸五壮。主腹[①]中满，热闭不得溺，风劳嗜卧。

阴廉：羊矢下，去气冲二寸动脉中。《铜人》：针八分，留七呼，灸三壮。主妇人绝产，若未经生产者，灸三壮，即有子。

章门一名长平，一名胁髎：大横外，直季胁肋端，当[②]脐上二寸，两旁九寸，侧卧，屈上足，伸下足，举臂取之。又云肘尖尽处是穴。脾之募。足少阳[③]、厥阴之会。《难经》：脏会章门。疏曰：脏病治此。《铜人》：针六分，灸百壮。《明堂》：日七壮，止五百壮。《素注》：针八分，留六呼，灸三壮。主肠鸣盈盈然，食不化，胁痛不得卧，烦热口干，不嗜食，胸胁痛支满，喘息，心痛而呕，吐逆，饮食却出，腰痛不得转侧，腰脊冷疼，溺多白浊，伤饱身黄瘦，贲豚积聚，腹肿如鼓，脊强，四肢懈惰，善恐，少气厥逆，肩臂不举。东垣曰：气在于肠胃者，取之太阴、阳明。不

①腹：原作"肠"，据《针灸聚英》卷一改。

②当：原作"腨"，据《铜人明堂之图》改。

③阳：原作"阴"，据《针灸聚英》卷一改。

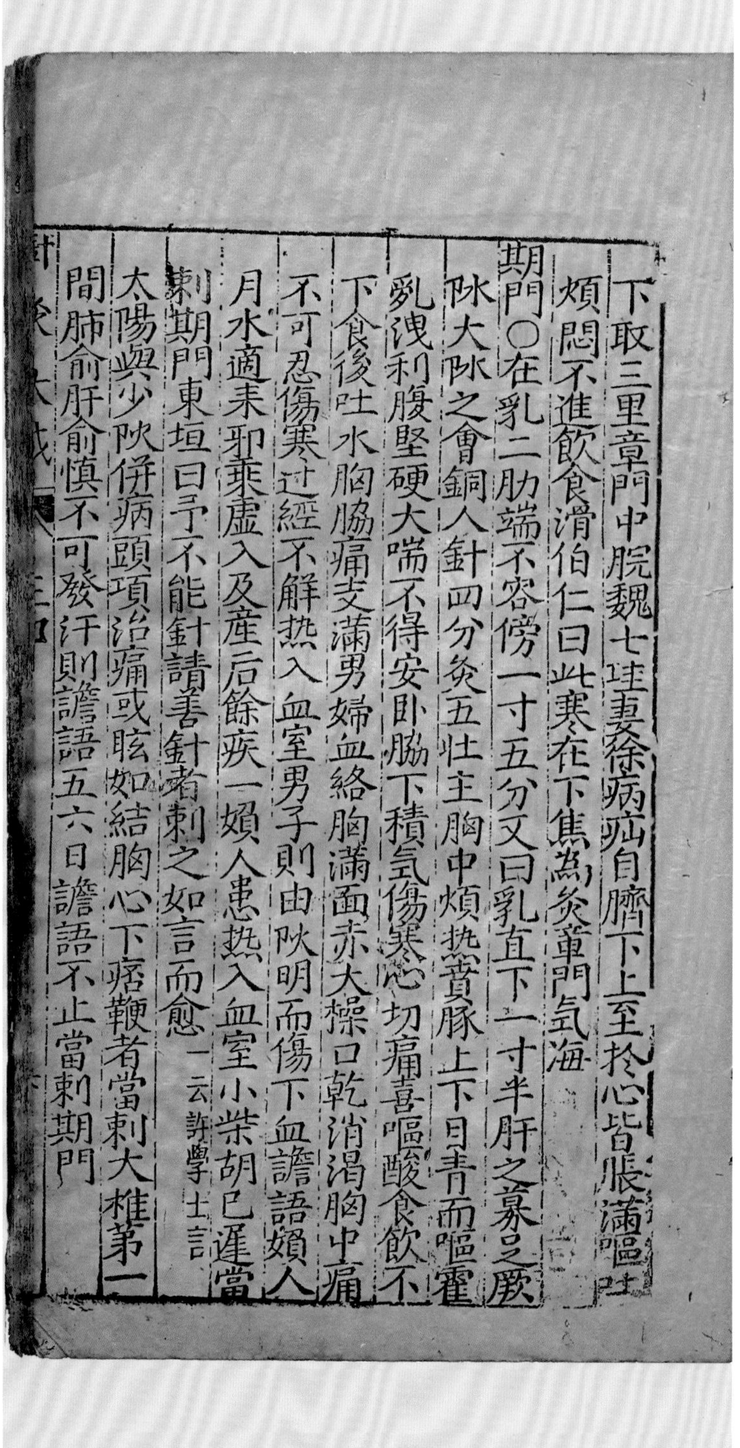
下取三里章門中脘魏士珪妻徐病疝自臍下上至於心皆脹滿嘔吐煩悶不進飲食滑伯仁曰此寒在下焦爲灸章門氣海
期門〇在乳二肋端不容傍一寸五分又曰乳直下一寸半肝之募足厥陰太陰之會銅人針四分灸五壯主胸中煩熱賁豚上下目青而嘔霍亂泄利腹堅硬大喘不得安臥脇下積氣傷寒心切痛喜嘔酸食飲不下食後吐水胸脇痛支滿男婦血絡胸滿面赤火燥口乾消渴胸中痛不可忍傷寒過經不解熱入血室男子則由陽明而傷下血譫語婦人月水適來邪乘虛入及產后餘疾一婦人患熱入血室小柴胡已遲當刺期門東垣曰予不能針請善針者刺之如言而愈一云許學士言太陽與少陽併病頭項治痛或眩如結胸心下痞鞕者當刺大椎第一間肺俞肝俞慎不可發汗則譫語五六日譫語不止當刺期門

下，取三里、章门、中脘。魏士珪妻徐病疝，自脐下上至于心皆胀满，呕吐烦闷，不进饮食。滑伯仁曰：此寒在下焦，为灸章门、气海。

期门：在乳二肋端，不容旁一寸五分。又曰乳直下一寸半。肝之募。足厥阴、太阴之会。《铜人》：针四分，灸五壮。主胸中烦热，贲豚上下，目青而呕，霍乱泄利，腹坚硬，大喘不得安卧，胁下积气，伤寒心切痛，喜呕酸，食饮不下，食后吐水，胸胁痛支满，男妇血络胸满，面赤火燥，口干消渴，胸中痛不可忍。伤寒过经不解，热入血室，男子则由阳明而伤，下血谵语，妇人月水适来，邪乘虚入，及产后余疾。一妇人患热入血室，小柴胡已迟，当刺期门。东垣曰：予不能针，请善针者刺之，如言而愈。一云许学士言。太阳与少阳并病，头项强[1]痛，或眩，如结胸，心下痞硬者，当刺大椎第一间肺俞、肝俞，慎不可发汗，则谵语，五六日谵语不止，当刺期门。

①强：原作“治”，据《针灸聚英》卷一改。

足少阳胆经（图见左）

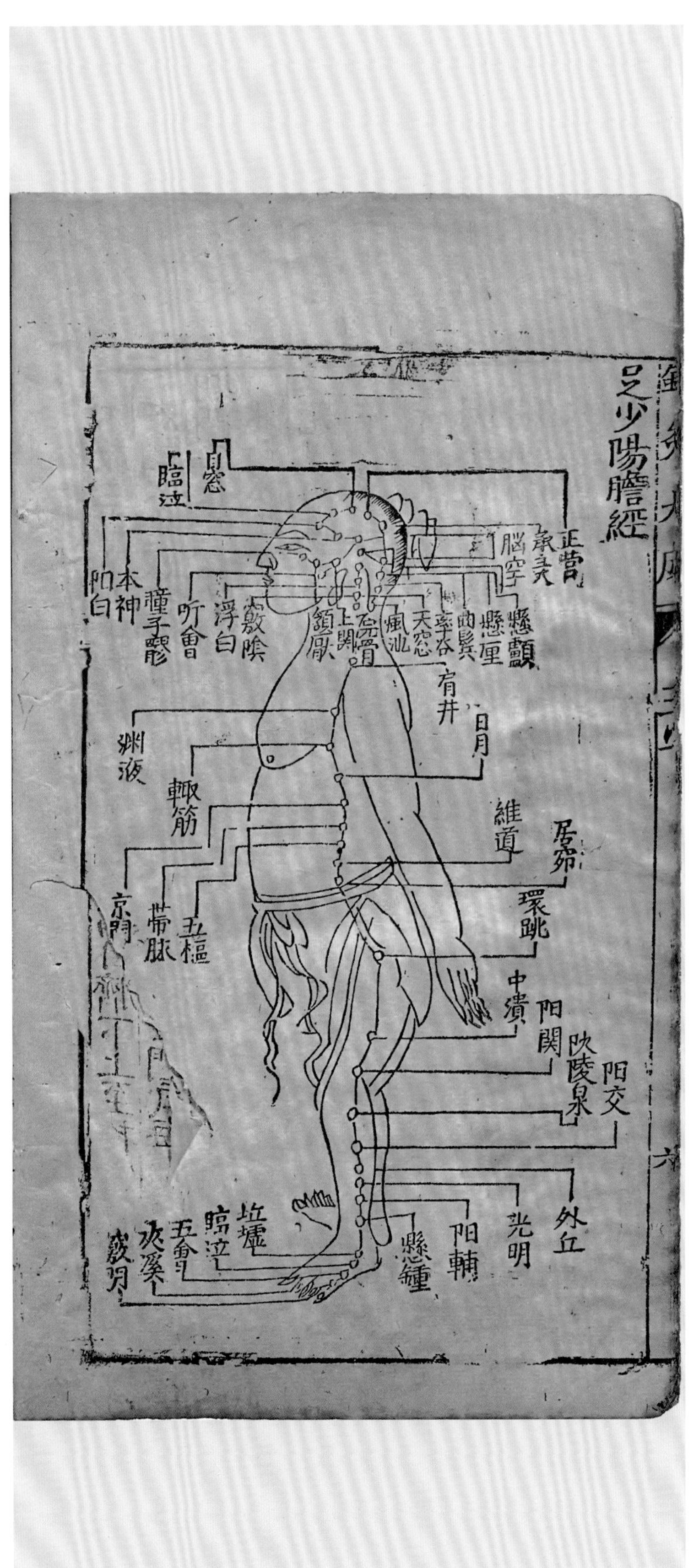

胆之腑（图见左）

胆经穴歌

足少阳兮胆之经，目尖尽处瞳子名。耳前陷中寻听会，上关耳前开有空。颔厌脑空上廉看，悬颅脑空上廉内。悬厘正在额角端，曲鬓曲耳正尖上。率谷耳鬓寸半安，天冲耳上三寸居。浮白发际一寸取，窍阴枕下动有空。完骨耳后四分通，本神耳上入发际。曲差之旁寸五分，阳白之上一寸量。临泣发际五分详，目窗正营各一寸。承灵营后寸五录，脑空正夹玉枕骨。风池后发际陷中，肩井骨前看寸半。渊腋腋下二寸按，辄筋

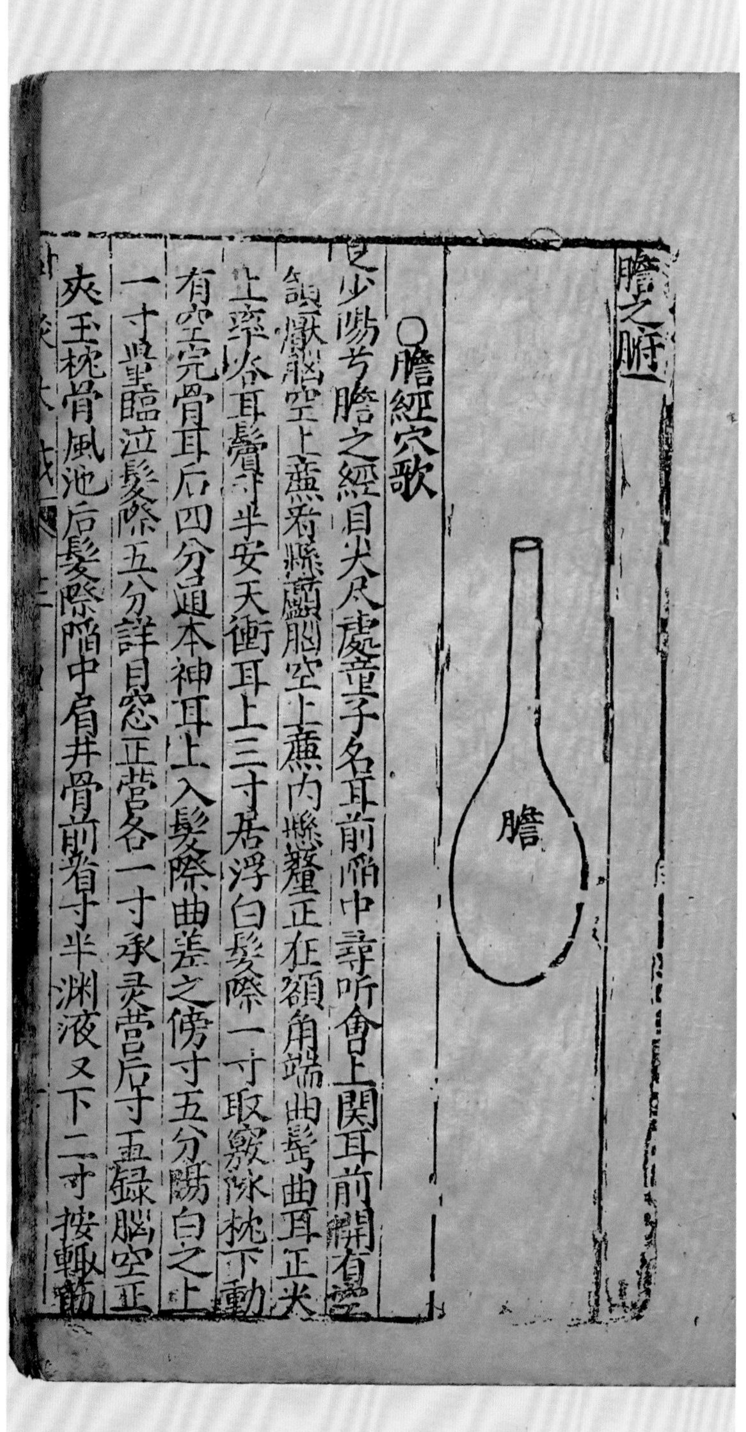

膽之腑

○膽經穴歌

足少陽兮膽之經目尖尽處瞳子名耳前陷中尋听會上関耳前開有空
頷厭腦空上廉看懸顱腦空上廉内懸釐正在額角端曲鬢曲耳正尖
上率谷耳鬢寸半安天衝耳上三寸居浮白髮際一寸取竅陰枕下動
有空完骨耳后四分通本神耳上入髮際曲差之傍寸五分陽白之上
一寸量臨泣髮際五分詳目窓正營各一寸承灵營后寸五録腦空正
夾玉枕骨風池后髮際陷中肩井骨前看寸半淵液又下二寸按輒筋

直乳平蔽骨。
日月期门二寸半，直下五分细求之。
京门监骨腰间看，带脉季胁寸六分。
五枢直下三寸间，维道五寸三分得。
居髎八寸三分索，髀骨枢下宛宛间。
环跳之穴可审详，两手着腿风市谋。
膝上五寸中渎搜，阳关阳陵上三寸。
阳陵膝下一寸求，阳交外踝斜七寸。
正上七寸寻外丘，光明外踝上五寸。
阳辅踝上四寸收，悬钟三寸看绝骨。
丘墟踝前陷中取，临泣寸半后侠溪。
五会一寸灸早卒，侠溪小指歧骨间。
窍阴正在次指端。

此一经起于窍阴，终于瞳子髎，取窍阴、侠溪、临泣、丘墟、阳辅、阳陵，与井荥俞经合也。脉起目锐眦，上抵角，下耳后，循颈，行手少阳之前，至肩上，却交出手少阳之后，入缺盆。其支者，从耳后入耳中，走耳前，至目锐眦后。多气少血，子时气血注此。甲木之腑，中正之官，决断出焉。附肝叶而藏汁三合，喉咽门而着象多青，开窍随肝，在关脉候。是胆病则眉颦口苦，而呕宿汁，善太息，恐如人捕。实则脉实，而精神不守，半夏汤泻之最良；虚则脉虚，温胆汤补之却善。火不下降心胆跳，茯神沉香蜜和丸，送入人参汤；中风癫狂心恐怖，铅汞朱砂共结成，吞下井花水。咽痛膈壅，硝蚕黛勃蒲脑子，加麝以收功；胆虚卧惊，参柏枸神枳熟地，用酒而有力。清热宽咽，薄荷宿砂[1]芎片脑；惊心怖胆，人参酸枣乳辰砂。惊神昏乱，记学士之良方；风引痫生，修真人之秘散。胆虚寒而不眠，炒酸枣调煎竹叶；胆实热而多睡，生枣仁末和姜茶。补用薏苡炒枣仁，泻须青连柴前胡。温则姜夏橘红，凉加竹茹甘菊。柴胡川芎，报使上行而不悖；青皮车前，引经下走以无疑。药有生熟，贵按脉而取用；剂宜多寡，当随症以权衡。或厥疾之未瘳，仗针灸以收功。

①砂：原缺，据杨氏《针灸大成》卷之七补。

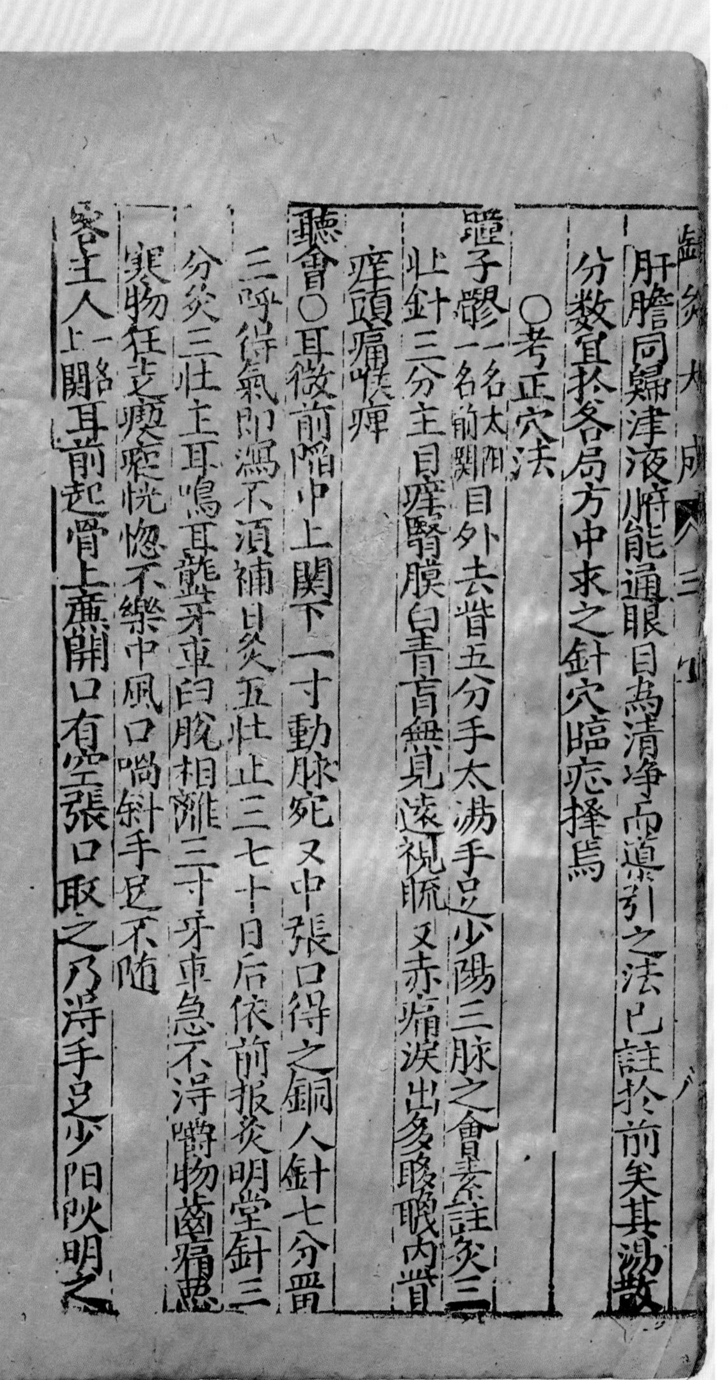
肝膽同歸津液腑能通眼目為清淨而導引之法已註於前矣其湯散
分數宜於各局方中求之針穴臨症擇焉
○考正穴法
瞳子髎一名太陽一名前關目外去眥五分手太陽手足少陽三脉之會素註灸三
壯針三分主目癢翳膜白青盲無見遠視䀮䀮赤痛淚出多眵䁾內眥
癢頭痛喉痺
聽會○耳微前陷中上關下一寸動脉宛宛中張口得之銅人針七分留
三呼得氣即瀉不須補日灸五壯止三七壯十日後依前報灸明堂針三
分灸三壯主耳鳴耳聾牙車臼脫相離三寸牙車急不得嚼物齒痛惡
寒物狂走瘈瘲恍惚不樂中風口喎斜手足不隨
客主人一名上關耳前起骨上廉開口有空張口取之乃得手足少陽陽明之

肝胆同归津液腑，能通眼目为清净。而导引之法已注于前矣，其汤散分数，宜于各局方中求之，针穴临症择焉。

考正穴法

瞳子髎一名太阳，一名前关：目外去眦五分，手太阳、手足少阳三脉之会。《素注》：灸三壮，针三分。主目痒，翳膜白，青盲无见，远视䀮䀮，赤痛泪出多眵䁾，内眦痒，头痛，喉痹。

听会：耳微前陷中，上关下一寸，动脉宛宛中，张口得之。《铜人》：针七分，留三呼，得气即泻，不须补。日灸五壮，止三七壮，十日后依前报灸。《明堂》：针三分，灸三壮。主耳鸣耳聋，牙车臼脱，相离三寸，牙车急不得嚼物，齿痛恶寒物，狂走瘈疭，恍惚不乐，中风口㖞斜，手足不随。

客主人一名上关：耳前起骨上廉，开口有空，张口取之。乃得手足少阳、阳明之

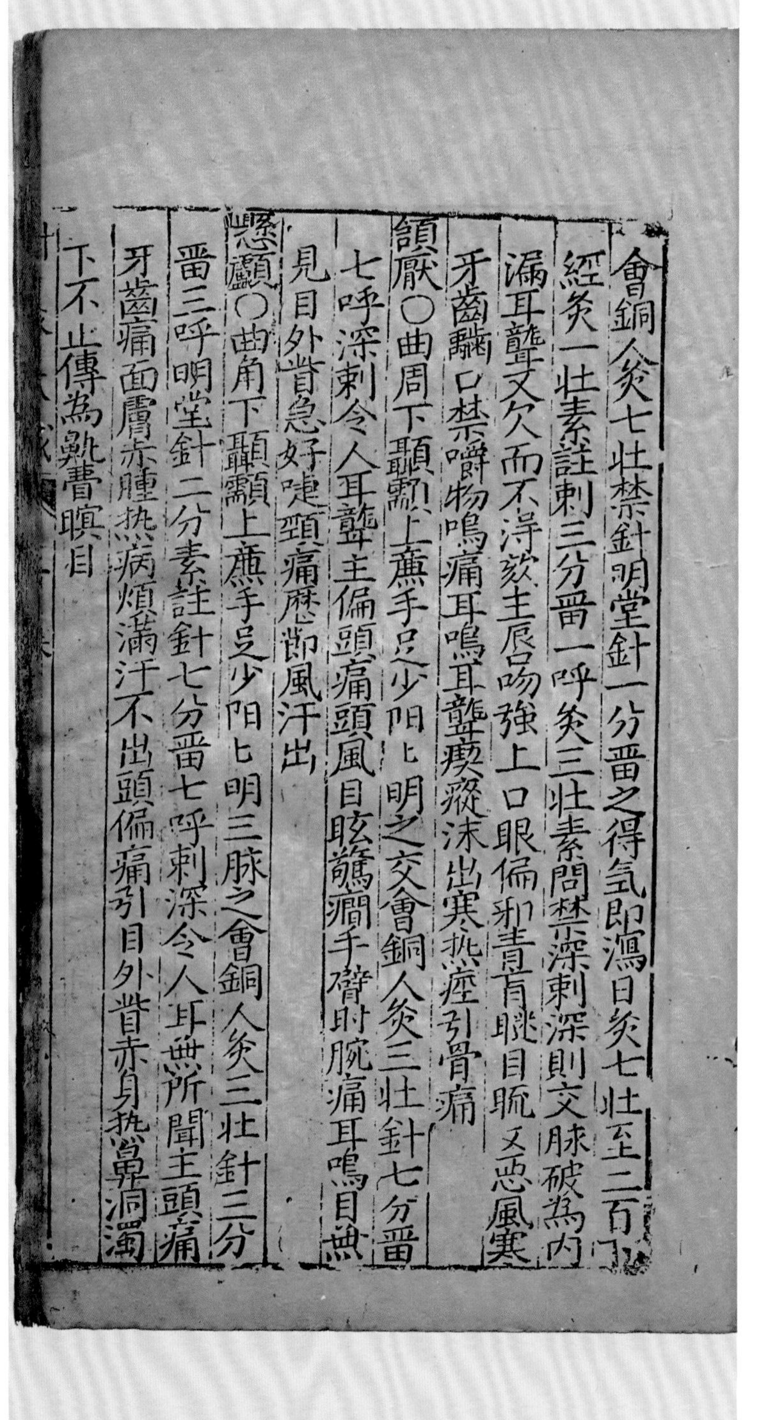
會銅人灸七壯禁針明堂針一分留之得氣即瀉日灸七壯至二百下
經灸一壯素註刺三分留一呼灸三壯素問禁深刺深則交脉破為内
漏耳聾欠而不得欬主唇吻強上口眼偏邪青盲𥆧目䀮䀮惡風寒
牙齒齲口噤嚼物鳴痛耳鳴耳聾瘈瘲沫出寒熱痓引骨痛
頷厭〇曲周下顳顬上廉手足少陽陽明之交會銅人灸三壯針七分留
七呼深刺令人耳聾主偏頭痛頭風目眩驚癇手臂肘腕痛耳鳴目無
見目外眥急好嚏頸痛歷節風汗出
懸顱〇曲角下顳顬上廉手足少陽陽明三脉之會銅人灸三壯針三分
留三呼明堂針二分素註針七分留七呼刺深令人耳無所聞主頭痛
牙齒痛面膚赤腫熱病煩滿汗不出頭偏痛引目外眥赤身熱鼻洞濁
下不止傳為鼽瞢瞑目

会。《铜人》：灸七壮，禁针。《明堂》：针一分留之，得气即泻，日灸七壮，至二百。《下经》：灸十[①]壮。《素注》：刺三分，留一呼，灸三壮。《素问》：禁深刺，深则交脉破，为内漏耳聋，欠而不得咳。主唇吻强，上口眼偏邪，青盲，眯目䀮䀮，恶风寒，牙齿龋，口噤，嚼物鸣痛，耳鸣耳聋，瘈疭沫出，寒热，痓引骨痛。

颔厌：曲周下，颞颥上廉。手足少阳、阳明之交会。《铜人》：灸三壮，针七分，留七呼，深刺令人耳聋。主偏头痛，头风目眩，惊痫，手臂肘腕痛，耳鸣，目无见，目外眦急，好嚏，颈痛，历节风汗出。

悬颅：曲角上[②]，颞颥上廉。手足少阳、阳明三脉之会。《铜人》：灸三壮，针三分，留三呼。《明堂》：针二分。《素注》：针七分，留七呼，刺深令人耳无所闻。主头痛，牙齿痛，面肤赤肿，热病烦满，汗不出，头偏痛引目外眦赤，身热，鼻洞浊下不止，传为鼽，瞢瞑目。

①十：原作“一”，据《针灸聚英》卷一改。

②上：原作“下”，据《素问·气府论》改。

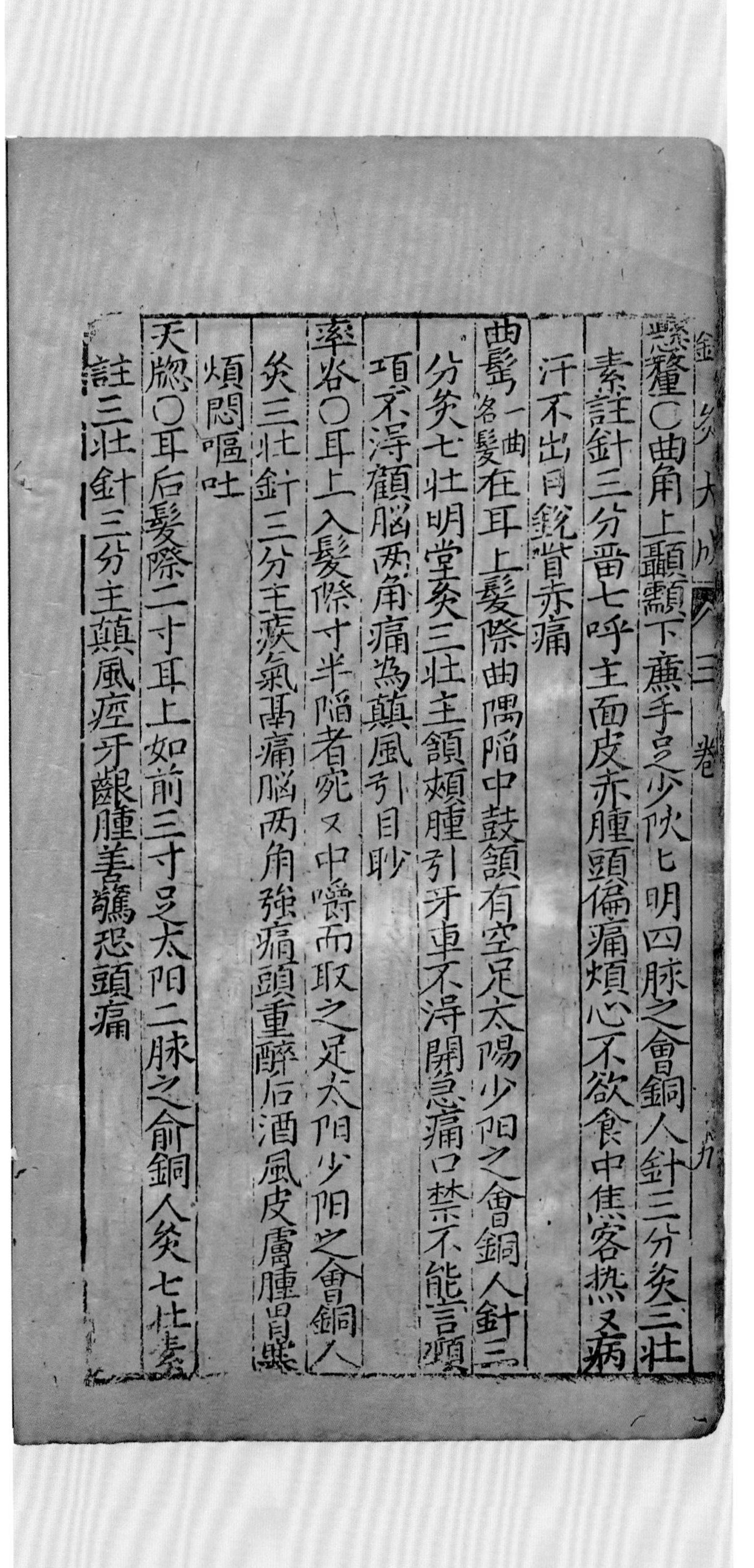

悬厘：曲角上，颞颥下廉。手足少阳、阳明四脉之会。《铜人》：针三分，灸三壮。《素注》：针三分，留七呼。主面皮赤肿，头偏痛，烦心不欲食，中焦客热，热病汗不出，目锐眦赤痛。

曲鬓一名曲发**：**在耳上发际曲隅陷中，鼓颔有空。足太阳、少阳之会。《铜人》：针三分，灸七壮。《明堂》：灸三壮。主颔颊肿，引牙车不得开，急痛，口噤不能言，颈项不得顾，脑两角痛为癫风，引目眇。

率谷：耳上入发际寸半陷者宛宛中，嚼而取之。足太阳、少阳之会。《铜人》：灸三壮，针三分。主痰[①]气膈痛，脑两角强痛，头重，醉后酒风，皮肤肿，胃寒，烦满，呕吐。

天冲[②]：耳后发际二寸，耳上如前三分[③]。足太阳二脉之会[④]。《铜人》：灸七壮。《素注》：三壮，针三分。主癫风痉，牙龈肿，善惊恐，头痛。

①痰：原作"疾"，据《针灸聚英》卷一改。

②冲：原作"窗"，据《针灸聚英》卷一改。

③分：原作"寸"，据杨氏《针灸大成》卷之七改。

④会：原作"俞"，据杨氏《针灸大成》卷之七改。

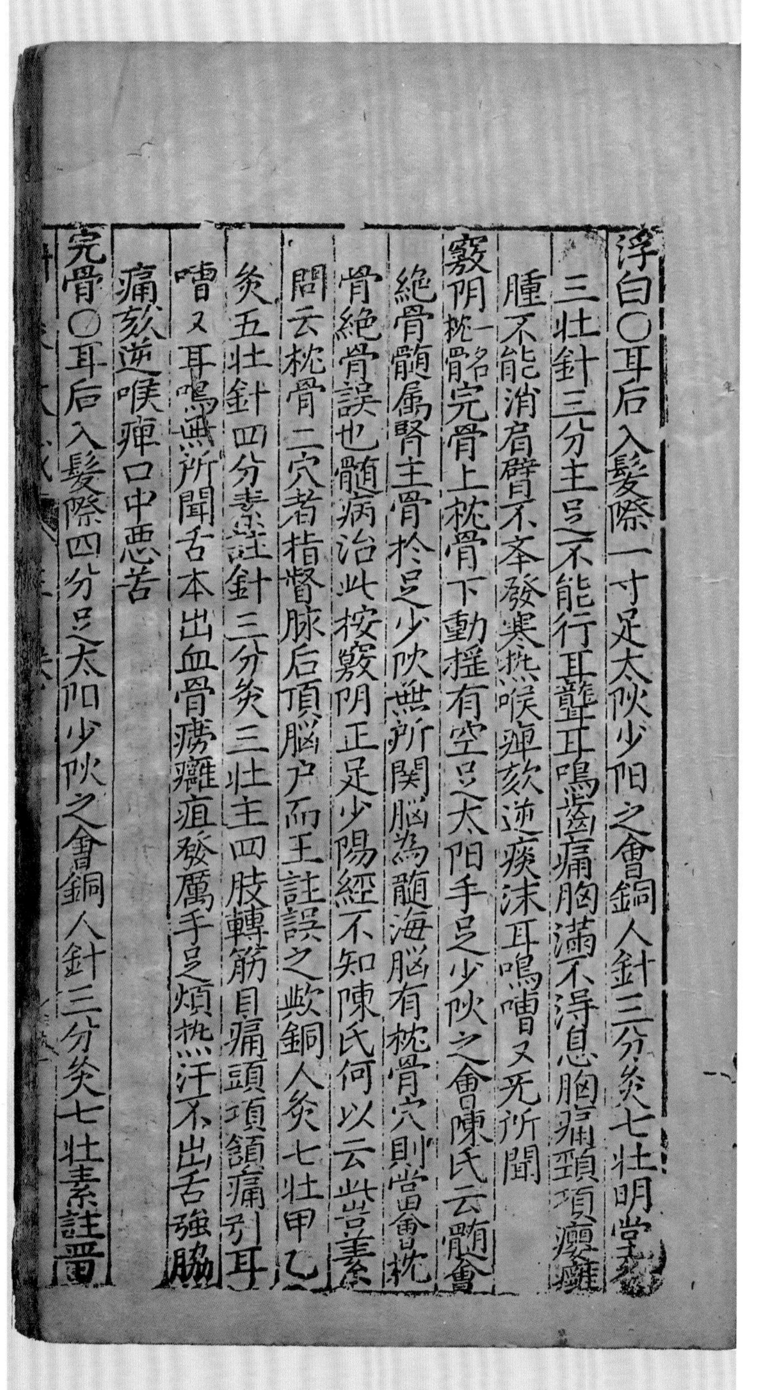

浮白：耳后入发际一寸。足太阳、少阳之会。《铜人》：针三分，灸七壮。《明堂》：灸三壮，针三分。主足不能行，耳聋耳鸣，齿痛，胸满不得息，胸痛，颈项瘿，痈肿不能消，肩臂不举，发寒热，喉痹，咳逆痰沫，耳鸣嘈嘈无所闻。

窍阴一名枕骨**：**完骨上，枕骨下，动摇有空。足太阳、手足少阳之会。陈氏云：髓会绝骨。髓属肾，主骨，于足少阳无所关，脑为髓海，脑有枕骨穴，则当会枕骨，绝骨误也。髓病治此。按：窍阴，正足少阳经，不知陈氏何以云此，岂《素问》云枕骨二穴者指督脉后顶、脑户而王注误之欤？《铜人》：灸七壮。《甲乙》：灸五壮，针四分。《素注》：针三分，灸三壮。主四肢转筋，目痛，头项颔痛引耳嘈嘈，耳鸣无所闻，舌本出血，骨劳，痈疽发历，手足烦热，汗不出，舌强胁痛，咳逆喉痹，口中恶苦。

完骨：耳后入发际四分。足太阳、少阳之会。《铜人》：针三分，灸七壮。《素注》：留

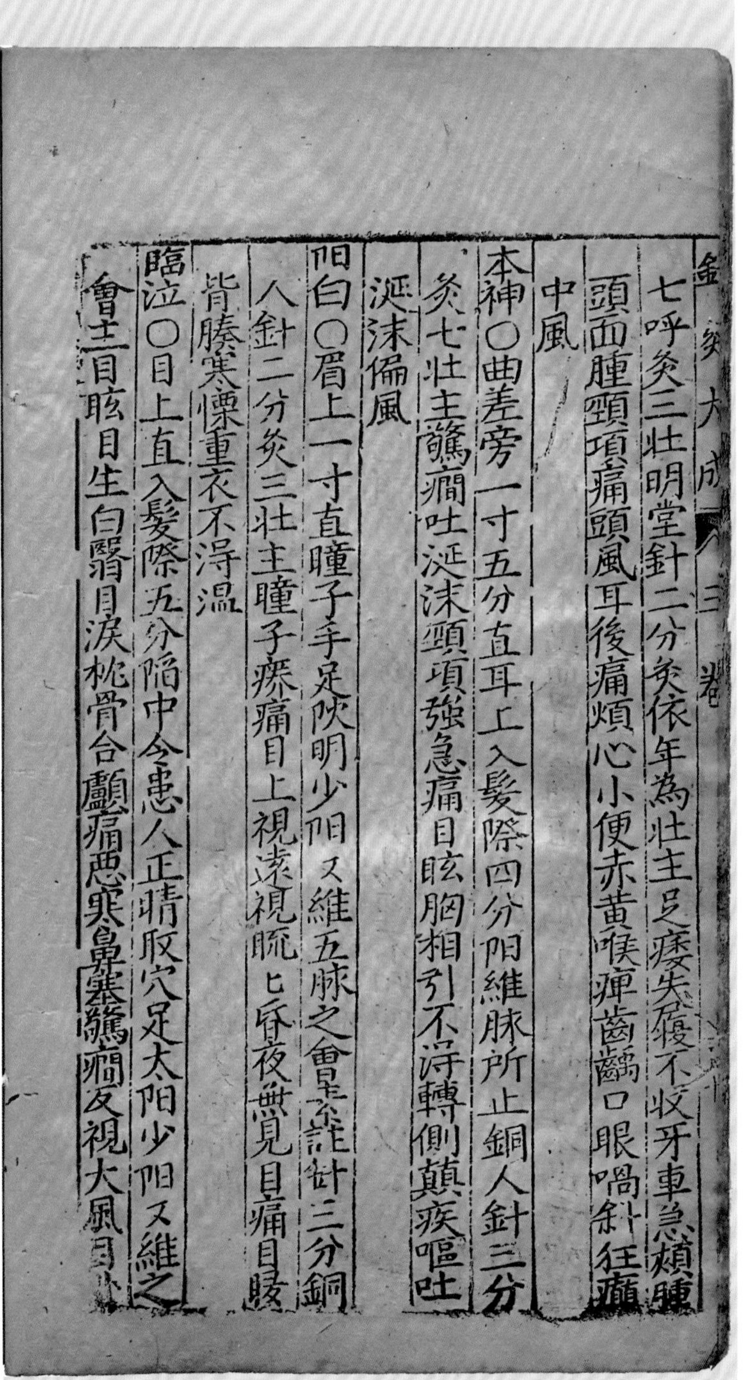

七呼，灸三壮。《明堂》：针二分，灸依年为壮。主足痿失履不收，牙车急，颊肿，头面肿，颈项痛，头风耳后痛，烦心，小便赤黄，喉痹齿龋，口眼㖞斜，癫，中风。

本神：曲差旁一寸五分，直耳上入发际四分。阳维脉所止。《铜人》：针三分，灸七壮。主惊痫吐涎沫，颈项强急痛，目眩，胸相引不得转侧，癫疾，呕吐涎沫，偏风。

阳白：眉上一寸，直瞳子。手足阳明、少阳、阳维五脉之会。《素注》：针三分。《铜人》：针二分，灸三壮。主瞳子痒痛，目上视，远视䀮䀮，昏夜无见，目痛目眵，背膝寒栗，重衣不得温。

临泣：目上，直入发际五分陷中，令患人正睛取穴。足太阳、少阳、阳维之会。主目眩，目生白翳，目泪，枕骨合颅痛，恶寒鼻塞，惊痫反视，大风，目外

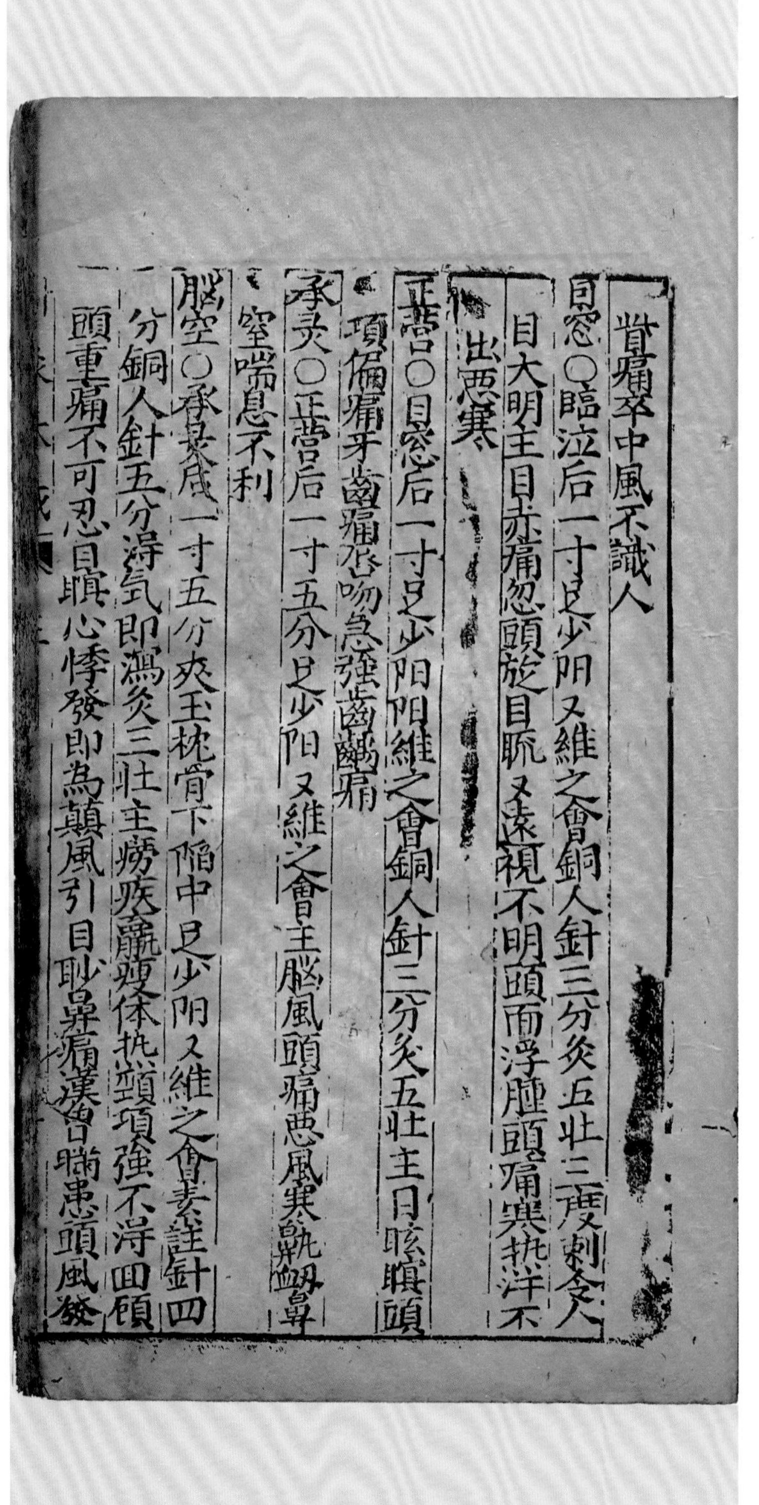
眥痛卒中風不識人
目窓○臨泣後一寸足少陽陽維之會銅人針三分灸五壯三度刺令人目大明主目赤痛忽頭旋目䀮䀮遠視不明頭面浮腫頭痛寒熱汗不出惡寒
正營○目窓後一寸足少陽陽維之會銅人針三分灸五壯主目眩瞑頭項偏痛牙齒痛脣吻急強齒齲痛
承灵○正營後一寸五分足少陽陽維之會主腦風頭痛惡風寒鼽衄鼻窒喘息不利
腦空○承靈後一寸五分夾玉枕骨下陷中足少陽陽維之會素註針四分銅人針五分得氣即瀉灸三壯主勞疾羸瘦体热頸項強不得回顧頭重痛不可忍目瞑心悸發即為癲風引目眇鼻痛漢曾瞞患頭風發

眦痛，卒中风不识人。

目窗：临泣后一寸。足少阳、阳维之会。《铜人》：针三分，灸五壮，三度刺，令人目大明。主目赤痛，忽头旋，目䀮䀮远视不明，头面浮肿，寒热汗不出，恶寒。

正营：目窗后一寸，足少阳、阳维之会。《铜人》：针三分，灸五壮。主目眩瞑，头项偏痛，牙齿痛，唇吻急强，齿龋痛。

承灵：正营后一寸五分。足少阳、阳维之会。主脑风头痛，恶风寒，鼽衄鼻窒，喘息不利。

脑空：承灵后一寸五分，夹玉枕骨下陷中。足少阳、阳维之会。《素注》：针四分。《铜人》：针五分，得气即泻，灸三壮。主劳疾羸瘦，体热，颈项强不得回顾，头重痛不可忍，目瞑心悸，发即为癫风，引目眇，鼻痛。汉曾瞒患头风，发

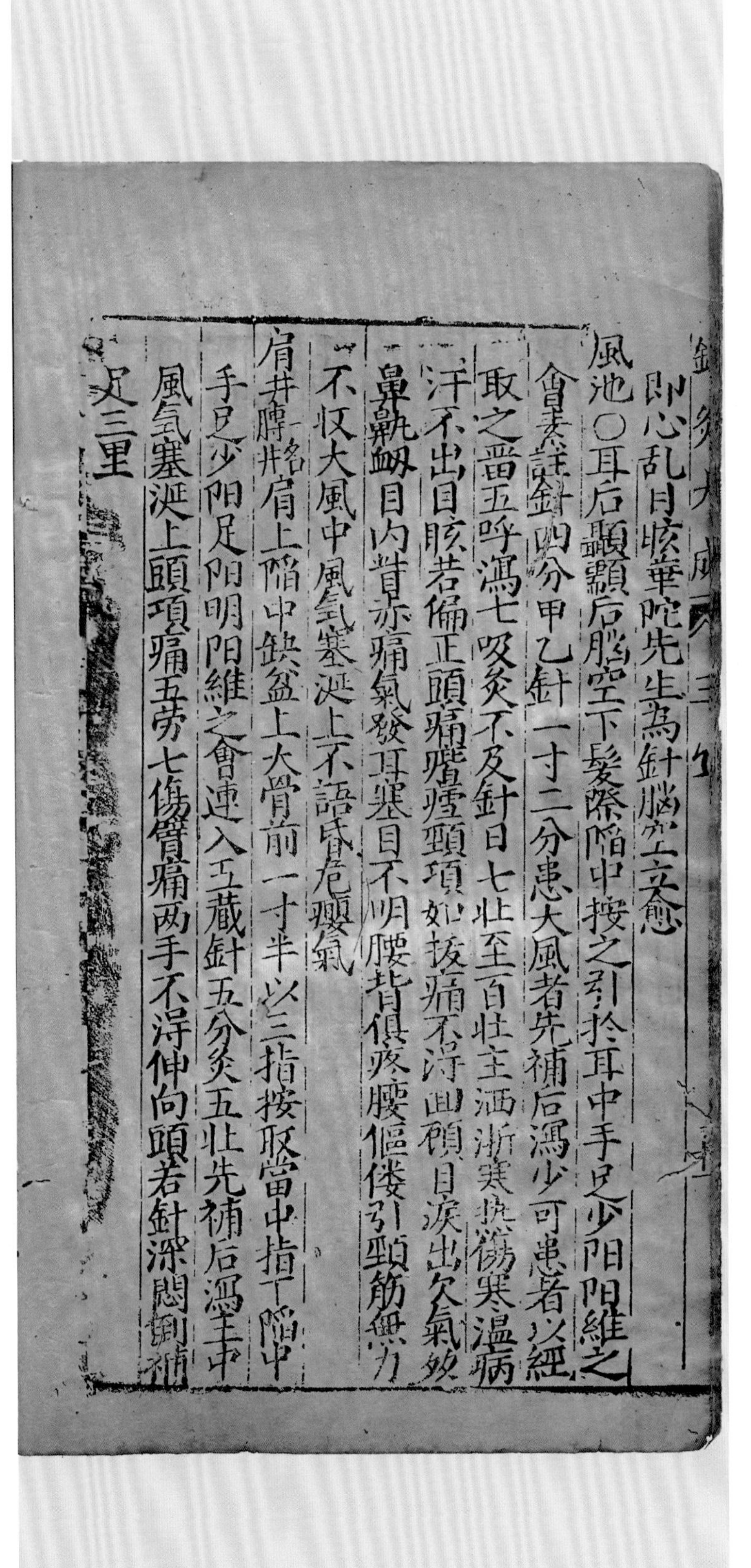

即心乱目眩，华佗先生为针脑空，立愈。

风池： 耳后颞颥后，脑空下，发际陷中，按之引于耳中。手足少阳、阳维之会。《素注》：针四分。《甲乙》：针一寸二分。患大风者，先补后泻。少可患者，以经取之，留五呼，泻七吸。灸不及针，日七壮至百壮。主洒淅寒热，伤寒温病汗不出，目眩苦，偏正头痛，痎疟，颈项如拔，痛不得回顾，目泪出，欠气多，鼻鼽衄，目内眦赤痛，气发耳塞，目不明，腰背俱疼，腰伛偻引颈筋无力不收，大风中风，气塞涎上不语，昏危，瘿气。

肩井一名膊井：肩上陷中，缺盆上，大骨前一寸半，以三指按取，当中指下陷中。手足少阳、足阳明、阳维之会，连入五脏。针五分，灸五壮，先补后泻。主中风，气塞涎上，头项痛，五劳七伤，臂痛，两手不得伸向头。若针深闷倒，补足三里。

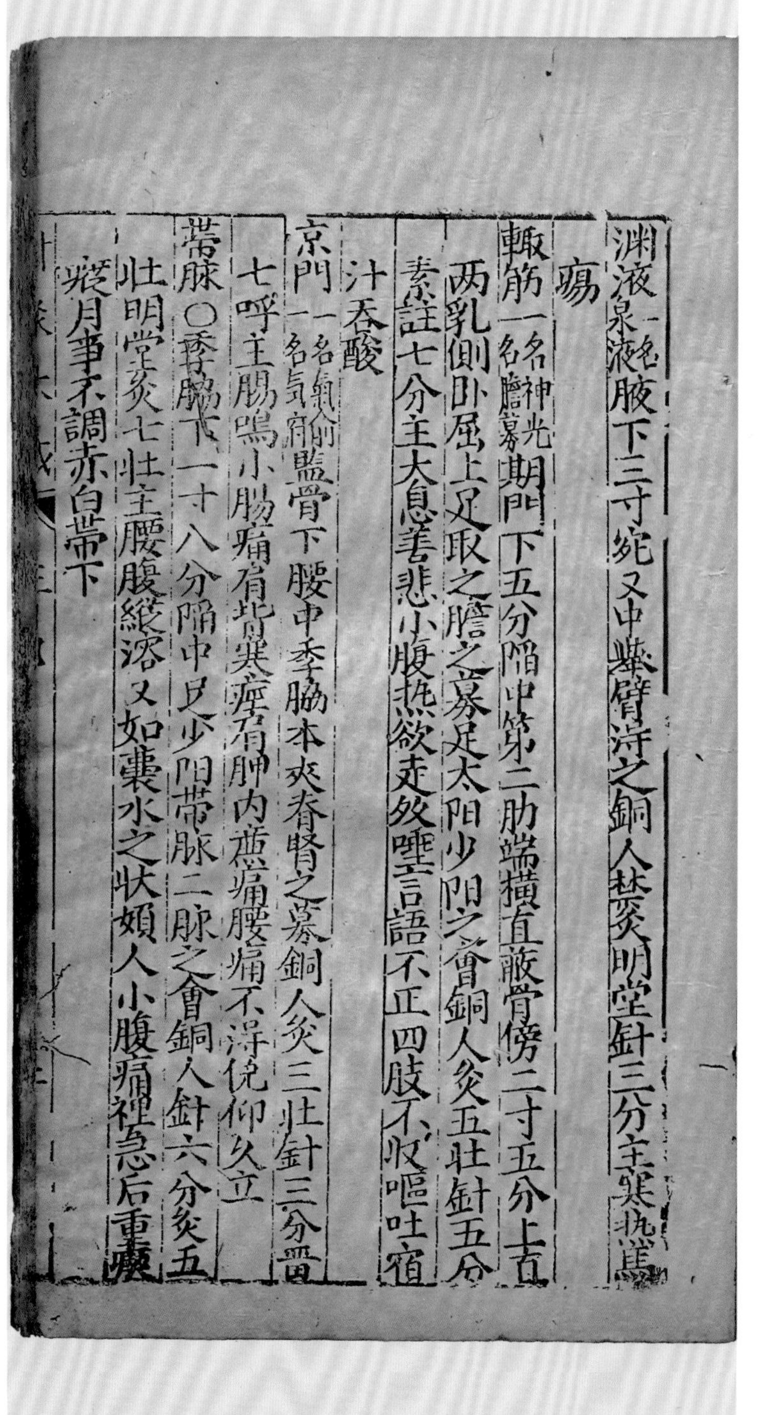

淵液一名泉液腋下三寸宛宛中舉臂得之銅人禁灸明堂針三分主寒熱馬瘍

輒筋一名神光一名膽募期門下五分陷中第二肋端橫直蔽骨傍二寸五分上直兩乳側卧屈上足取之膽之募足太陽少陽之會銅人灸五壯針五分素註七分主太息善悲小腹熱欲走多唾言語不正四肢不收嘔吐宿汁吞酸

京門一名氣俞一名氣府監骨下腰中季脇本夾脊腎之募銅人灸三壯針三分留七呼主腸鳴小腸痛肩背寒痓肩胛內廉痛腰痛不得俛仰久立

帶脉○季脇下一寸八分陷中足少陽帶脉二脉之會銅人針六分灸五壯明堂灸七壯主腰腹縱溶溶如囊水之狀婦人小腹痛裡急后重瘈瘲月事不調赤白帶下

渊液一名泉液：腋下三寸宛宛中，举臂得之。《铜人》：禁灸。《明堂》：针三分。主寒热，马疡。

辄筋一名神光，一名胆募：期门下五分陷中，第二[1]肋端，横直蔽骨旁二寸五分，上直两乳，侧卧，屈上足取之。胆之募，足太阳、少阳之会。《铜人》：灸五壮，针五分。《素注》：七分。主太息善悲，小腹热，欲走，多唾，言语不正，四肢不收，呕吐宿汁，吞酸。

京门一名气俞，一名气府：监骨下，腰中季胁本夹脊，肾之募。《铜人》：灸三壮，针三分，留七呼。主肠鸣，小肠痛，肩背寒，痓，肩胛内廉痛，腰痛不得俯仰久立。

带脉：季胁下一寸八分陷中。足少阳、带脉二脉之会。《铜人》：针六分，灸五壮。《明堂》：灸七壮。主腰腹纵，溶溶如囊水之状，妇人小腹痛，里急后重，瘈疭，月事不调，赤白带下。

---

①二：《针灸聚英》卷一作“三”。

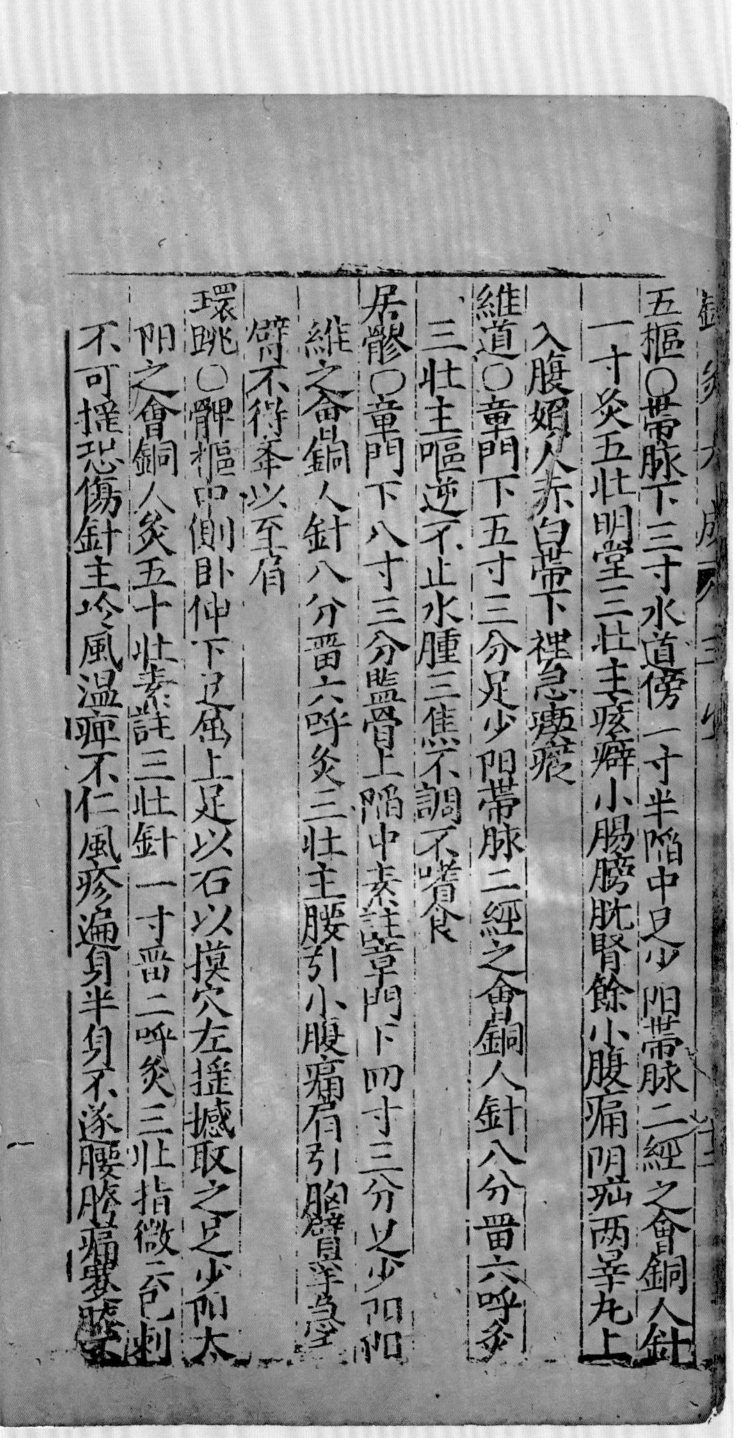

五枢：带脉下三寸，水道旁一寸半陷中。足少阳、带脉二经之会。《铜人》：针一寸，灸五壮。《明堂》：三壮。主痃癖，小肠膀胱肾余，小腹痛，阴疝，两睾丸上入腹，妇人赤白带下，里急瘈疭。

维道：章门下五寸三分。足少阳、带脉二经之会。《铜人》：针八分，留六呼，灸三壮。主呕逆不止，水肿，三焦不调，不嗜食。

居髎：章门下八寸三分，监骨上陷中。《素注》：章门下四寸三分。足少阳、阳维之会。《铜人》：针八分，留六呼，灸三壮。主腰引小腹痛，肩引胸臂挛急，手臂不得举以至肩。

环跳：髀枢中，侧卧伸下足，屈上足，以右手[1]摸穴，左摇撼取之。足少阳、太阳之会。《铜人》：灸五十壮。《素注》：三壮，针一寸，留二呼，灸三壮。《指微》云：已刺不可摇，恐伤针。主冷风湿痹不仁，风疹遍身，半身不遂，腰胯痛蹇，膝不

①右手：原作"石以"，据《针灸聚英》卷一改。

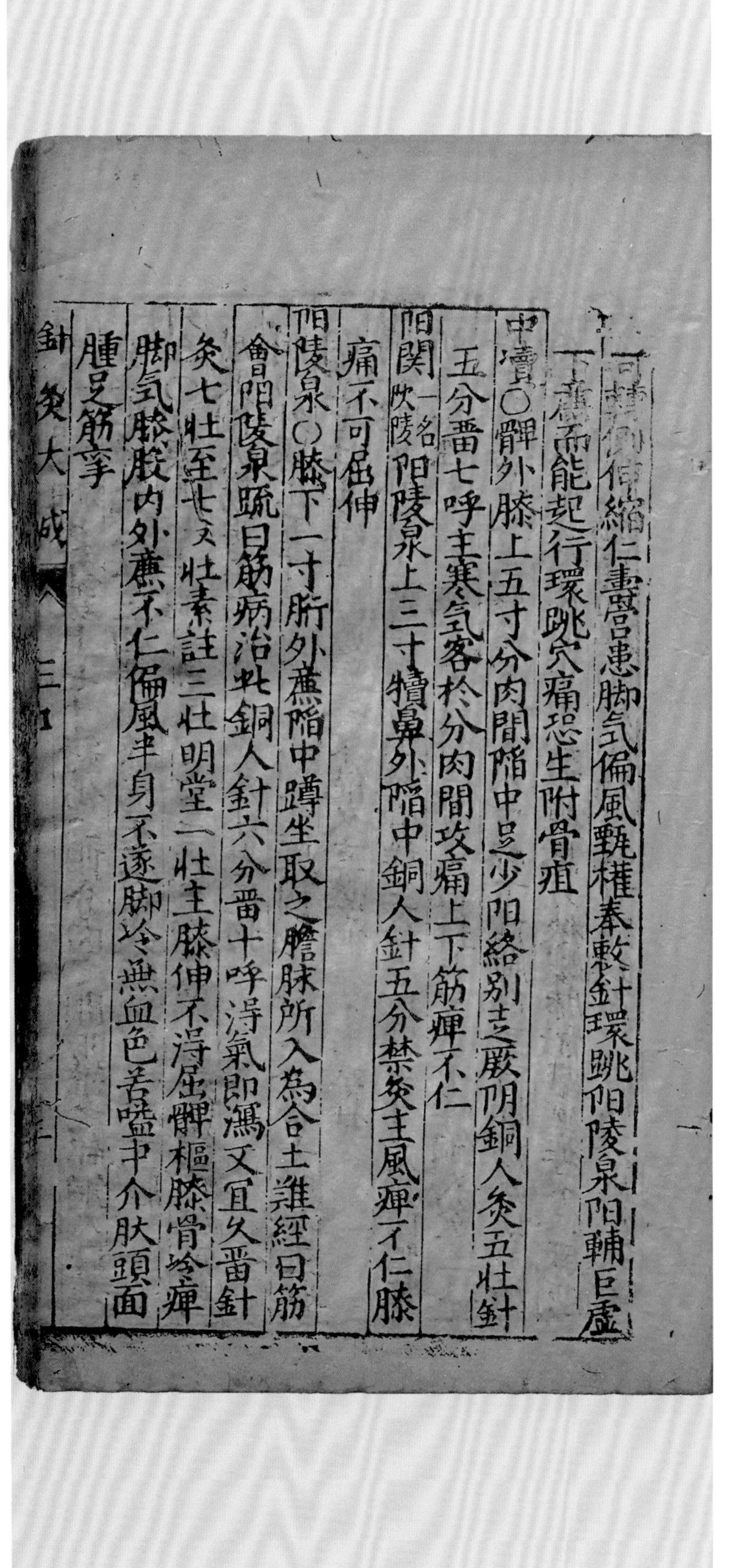
可轉側伸縮仁壽宮患脚氣偏風甄權奉敕針環跳陽陵泉陽輔巨虛
下廉而能起行環跳穴痛恐生附骨疽
中瀆○髀外膝上五寸分肉間陷中足少陽絡别走厥陰銅人灸五壯針
五分留七呼主寒氣客於分肉間攻痛上下筋痹不仁
陽關一名陽陵陽陵泉上三寸犢鼻外陷中銅人針五分禁灸主風痹不仁膝
痛不可屈伸
陽陵泉○膝下一寸胻外廉陷中蹲坐取之膽脉所入為合土難經曰筋
會陽陵泉疏曰筋病治此銅人針六分留十呼得氣即瀉又宜久留針
灸七壯至七七壯素註三壯明堂一壯主膝伸不得屈髀樞膝骨冷痹
脚氣膝股内外廉不仁偏風半身不遂脚冷無血色苦嗌中介然頭面
腫足筋攣
針灸大成

可转侧伸缩。仁寿宫患脚气偏风，甄权奉敕针环跳、阳陵泉、阳辅、巨虚下廉，而能起行。环跳穴痛，恐生附骨疽。

中渎：髀外膝上五寸分肉间陷中。足少阳络，别走厥阴。《铜人》：灸五壮，针五分，留七呼。主寒气客于分肉间，攻痛上下，筋痹不仁。

阳关一名阳陵**：**阳陵泉上三寸，犊鼻外陷中。《铜人》：针五分，禁灸。主风痹不仁，膝痛不可屈伸。

阳陵泉：膝下一寸，胻外廉陷中，蹲坐取之。胆脉所入，为合土。《难经》曰：筋会阳陵泉。疏曰：筋病治此。《铜人》：针六分，留十呼，得气即泻。又宜久留针，灸七壮，至七七壮。《素注》：三壮。《明堂》：一壮。主膝伸不得屈，髀枢膝骨冷痹，脚气，膝股内外廉不仁，偏风半身不遂，脚冷无血色，苦嗌中介然，头面肿，足筋挛。

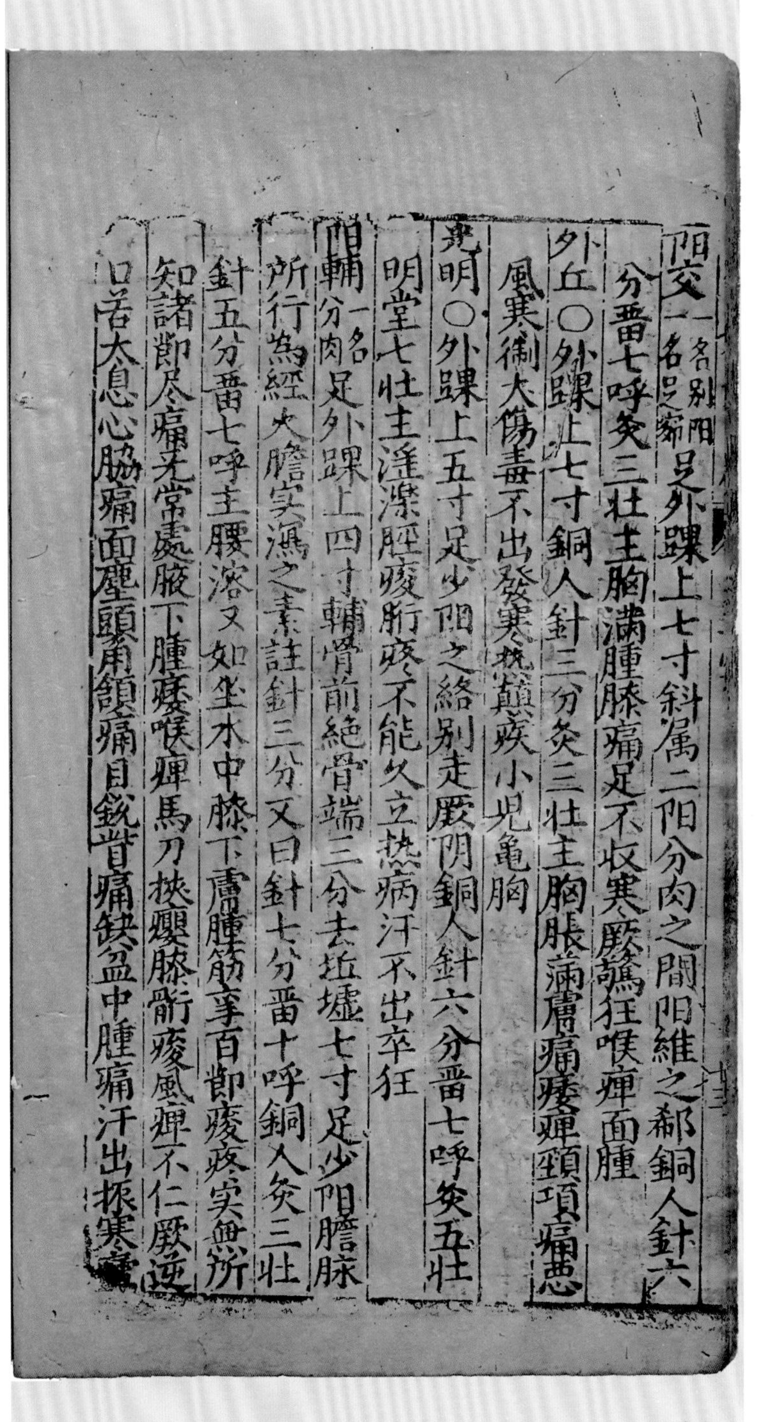

阳交一名别阳，一名足髎**：**足外踝上七寸，斜属三[①]阳分肉之间，阳维之郄。《铜人》：针六分，留七呼，灸三壮。主胸满肿，膝痛足不收，寒厥惊狂，喉痹，面肿。

外丘：外踝上七寸。《铜人》：针三分，灸三壮。主胸胀满，肤痛痿痹，颈项痛，恶风寒，猘犬伤毒不出，发寒热，癫疾，小儿龟胸。

光明：外踝上五寸。足少阳之络，别走厥阴。《铜人》：针六分，留七呼，灸五壮。《明堂》：七壮。主淫泺，胫酸胻疼，不能久立，热病汗不出，卒狂。

阳辅一名分肉**：**足外踝上四寸，辅骨前，绝骨端三分，去丘墟七寸。足少阳胆脉所行，为经火。胆实泻之。《素注》：针三分。又曰：针七分，留十呼。《铜人》：灸三壮，针五分，留七呼。主腰溶溶如坐水中，膝下肤肿，筋挛，百节酸疼，实无所知，诸节尽痛，痛[②]无常处，腋下肿痿，喉痹，马刀挟瘿，膝胻酸，风痹不仁，厥逆，口苦太息，心胁痛，面尘，头角颔痛，目锐眦痛，缺盆中肿痛，汗出振寒，疟，

---

①三：原作“二”，据《针灸甲乙经》卷三改。

②痛：原缺，据《针灸聚英》卷之一补。

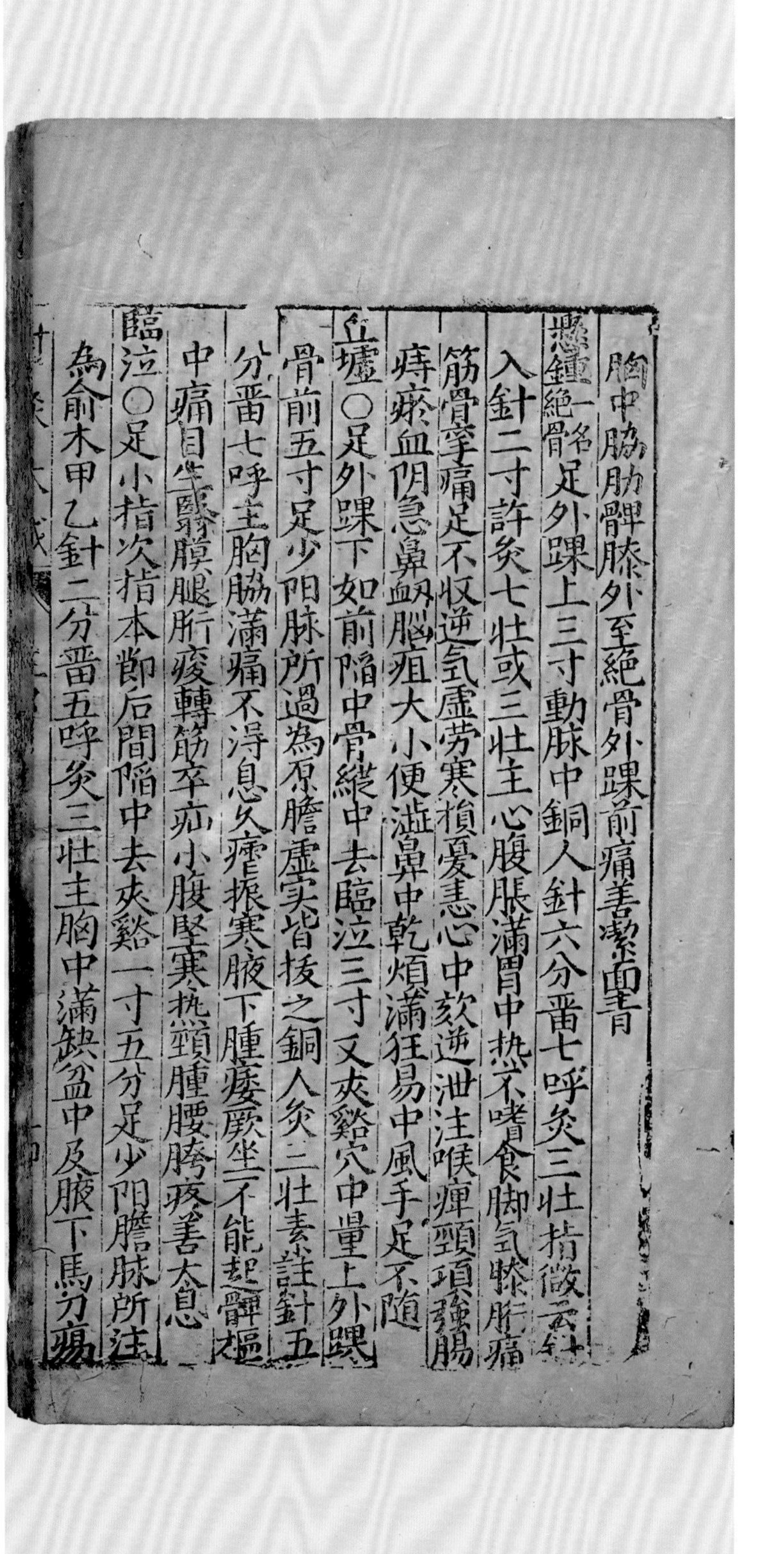

胸中、胁、肋、髀、膝外至绝骨外踝前痛，善洁面青。

悬钟一名绝骨**：**足外踝上三寸动脉中。《铜人》：针六分，留七呼，灸三壮。《指微》云：针入[①]二寸许，灸七壮，或三壮。主心腹胀满，胃中热，不嗜食，脚气，膝胻痛，筋骨挛痛足不收，逆气，虚劳寒损，忧恚，心中咳逆，泄注，喉痹，颈项强，肠痔瘀血，阴急，鼻衄，脑疽，大小便涩，鼻中干，烦满狂易，中风手足不随。

丘墟：足外踝下如前陷中，骨纵中，去临泣三寸。又侠溪穴中量上外踝骨前五寸，足少阳脉所过为原。胆虚实皆拔之。《铜人》：灸三壮。《素注》：针五分，留七呼。主胸胁满痛不得息，久疟振寒，腋下肿，痿厥坐不能起，髀枢中痛，目生翳膜，腿胻酸，转筋，卒疝，小腹坚，寒热颈肿，腰胯疼，善太息。

临泣：足小指次指本节后间陷中，去侠溪一寸五分。足少阳胆脉所注，为俞木。《甲乙》：针二分，留五呼，灸三壮。主胸中满，缺盆中及腋下马刀疡

①入：此后原有衍文“针”，据上下文义删。

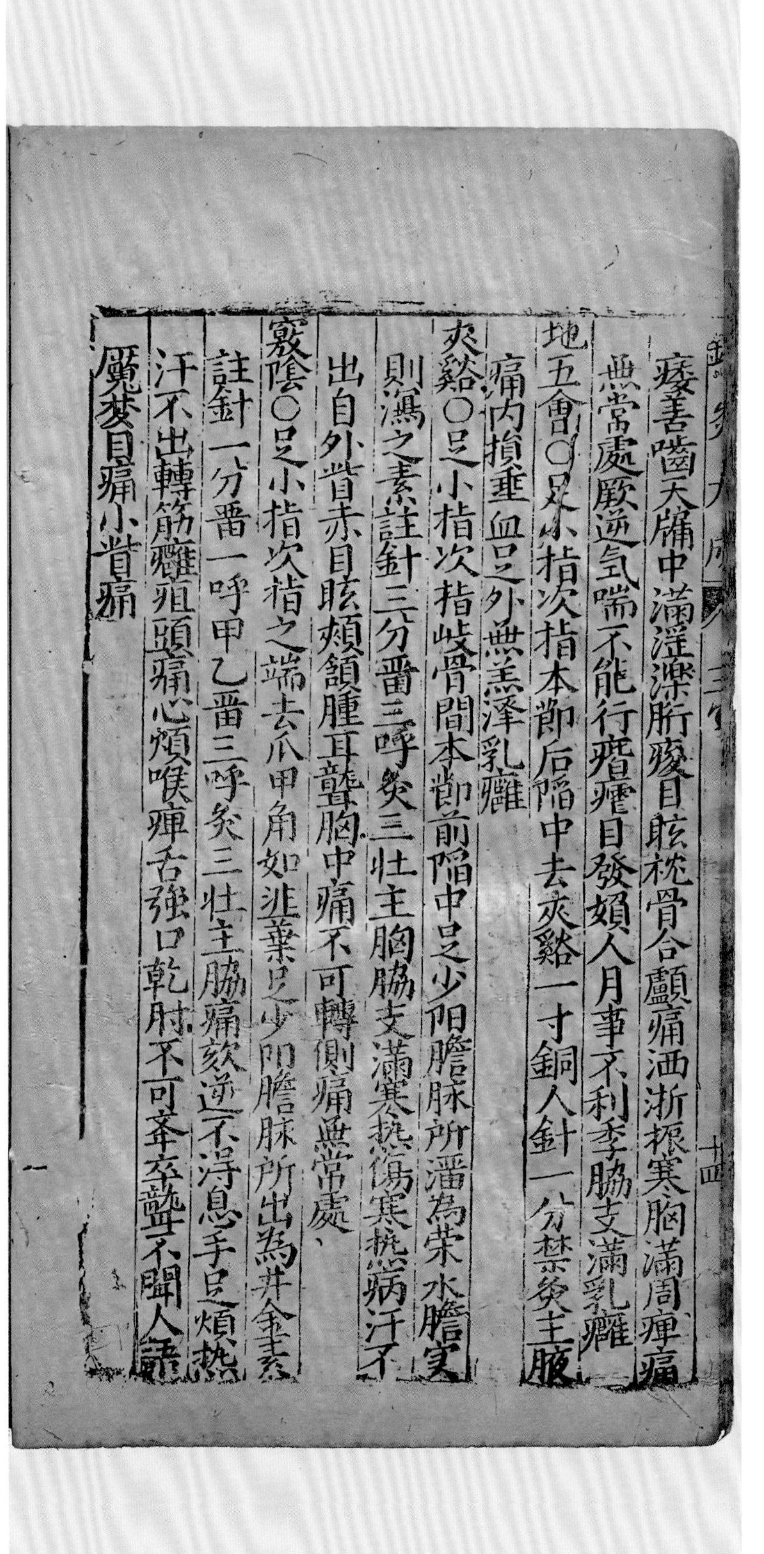

痿，善啮，天牖中满[①]，淫泺，胻酸，目眩，枕骨合颅痛，洒淅振寒，周痹，痛无常处，厥逆气喘不能行，痎疟日发，妇人月事不利，季胁支满，乳痈。

地五会：足小趾次趾本节后陷中，去侠溪一寸。《铜人》：针一分，禁灸。主腋痛，内损唾血，足外无膏泽，乳痈。

侠溪：足小趾次趾岐骨间，本节前陷中。足少阳胆脉所溜，为荥水。胆实则泻之。《素注》：针三分，留三呼，灸三壮。主胸胁支满，寒热伤寒，热病汗不出，目外眦赤，目眩，颊颔肿，耳聋，胸中痛不可转侧，痛无常处。

窍阴：足小趾次趾之端，去爪甲角如韭叶。足少阳胆脉所出，为井金。《素注》：针一分，留一呼。《甲乙》：留三呼，灸三壮。主胁痛，咳逆不得息，手足烦热，汗不出，转筋，痈疽，头痛心烦，喉痹，舌强口干，肘不可举，卒聋，不闻人语，魇梦，目痛，小眦痛。

①满：《针灸聚英》卷一及杨氏《针灸大成》卷七作“肿”。

手厥阴心包络经穴图（图见左）

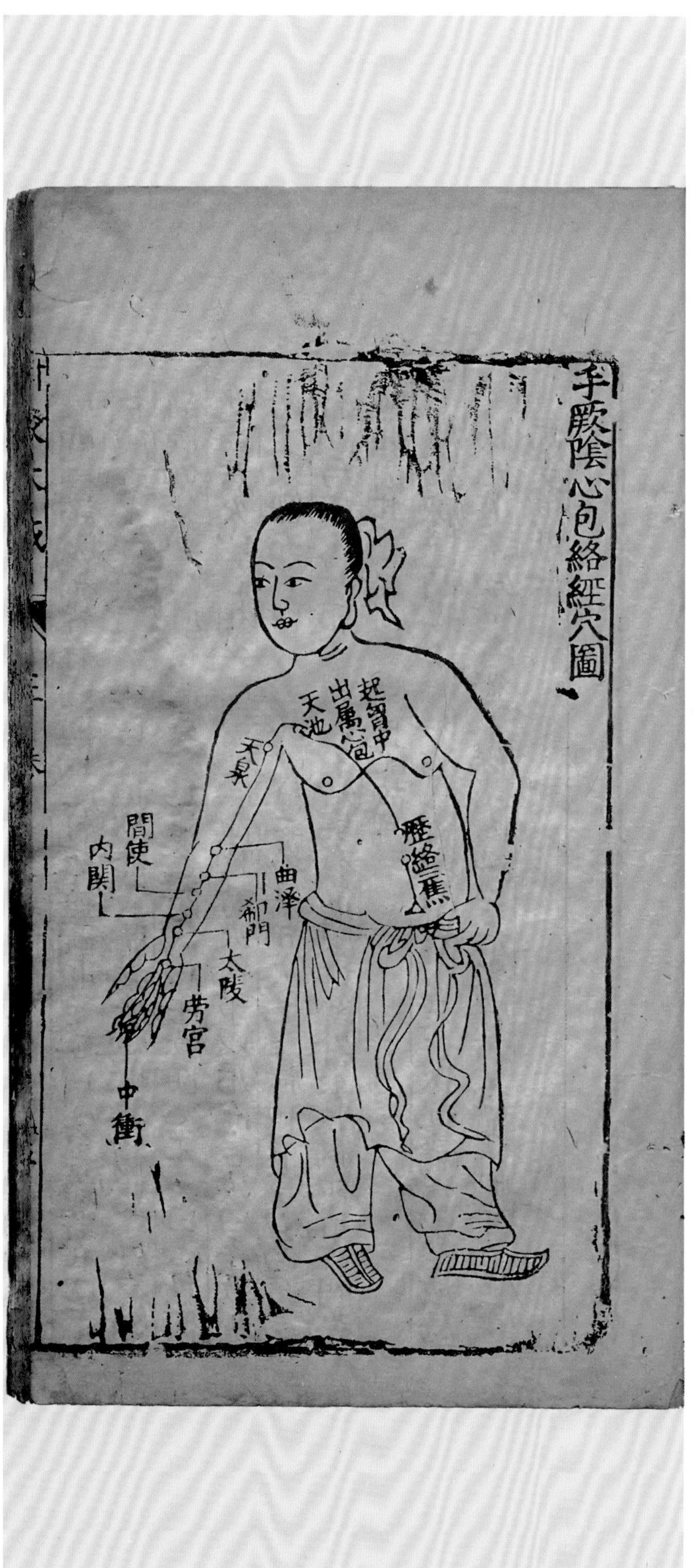

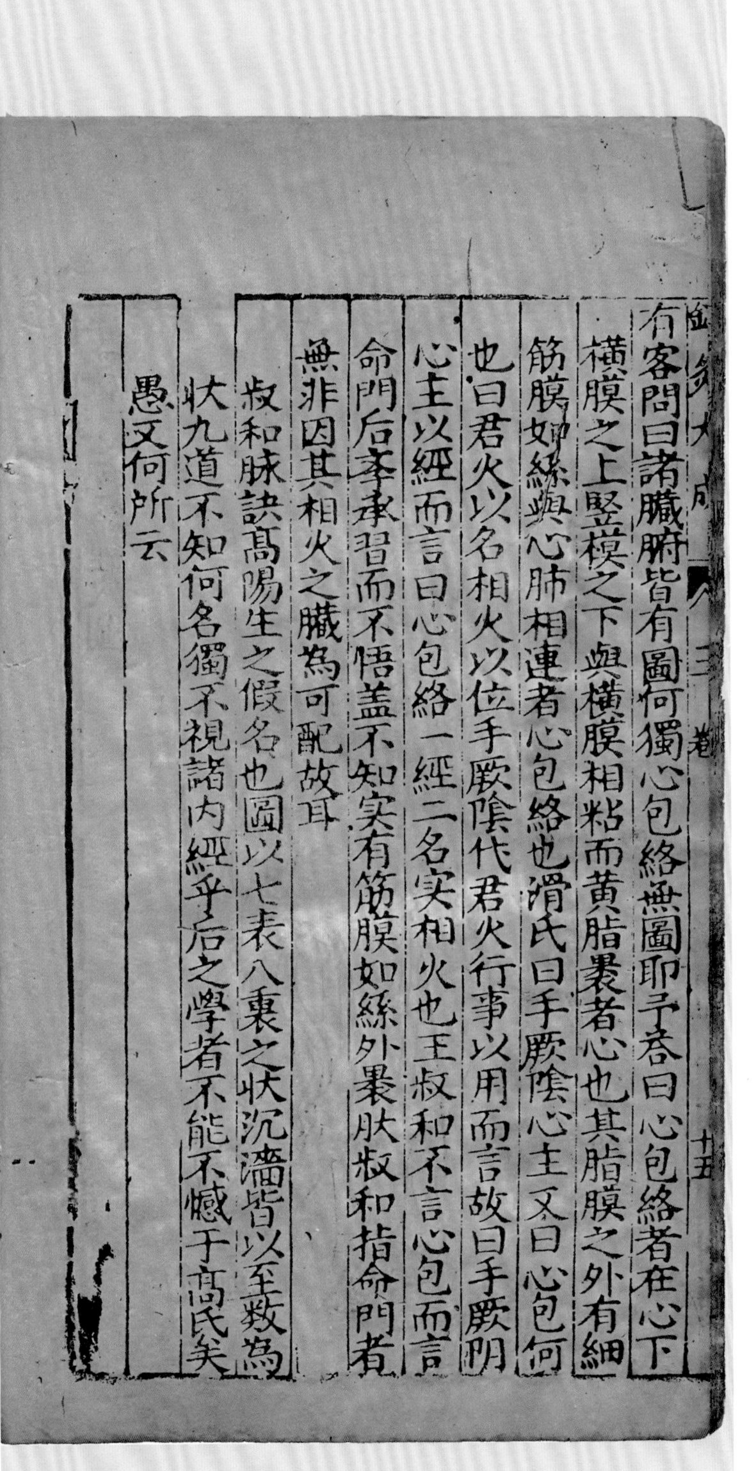

有客问曰：诸脏腑皆有图，何独心包络无图耶？予答曰：心包络者，在心下横膜之上，竖膜之下，与横膜相粘而黄脂裹者，心也。其脂膜之外有细筋膜如丝，与心肺相连者，心包络也。滑氏曰：手厥阴心主又曰心包，何也？曰：君火以名，相火以位。手厥阴代君火行事，以用而言，故曰手厥阴心主；以经而言，曰心包络。一经二名，实相火也。王叔和不言心包而言命门，后举学习而不悟，盖不知实有筋膜如丝外裹，然叔和指命门者，无非因其相火之脏为可配，故耳。

叔和《脉诀》，高阳生之假名也，图以七表、八里之状，沉涩皆以至数为状，九道不知何名，独不视诸内经乎！后之学者，不能不憾于高氏矣！愚又何所云。

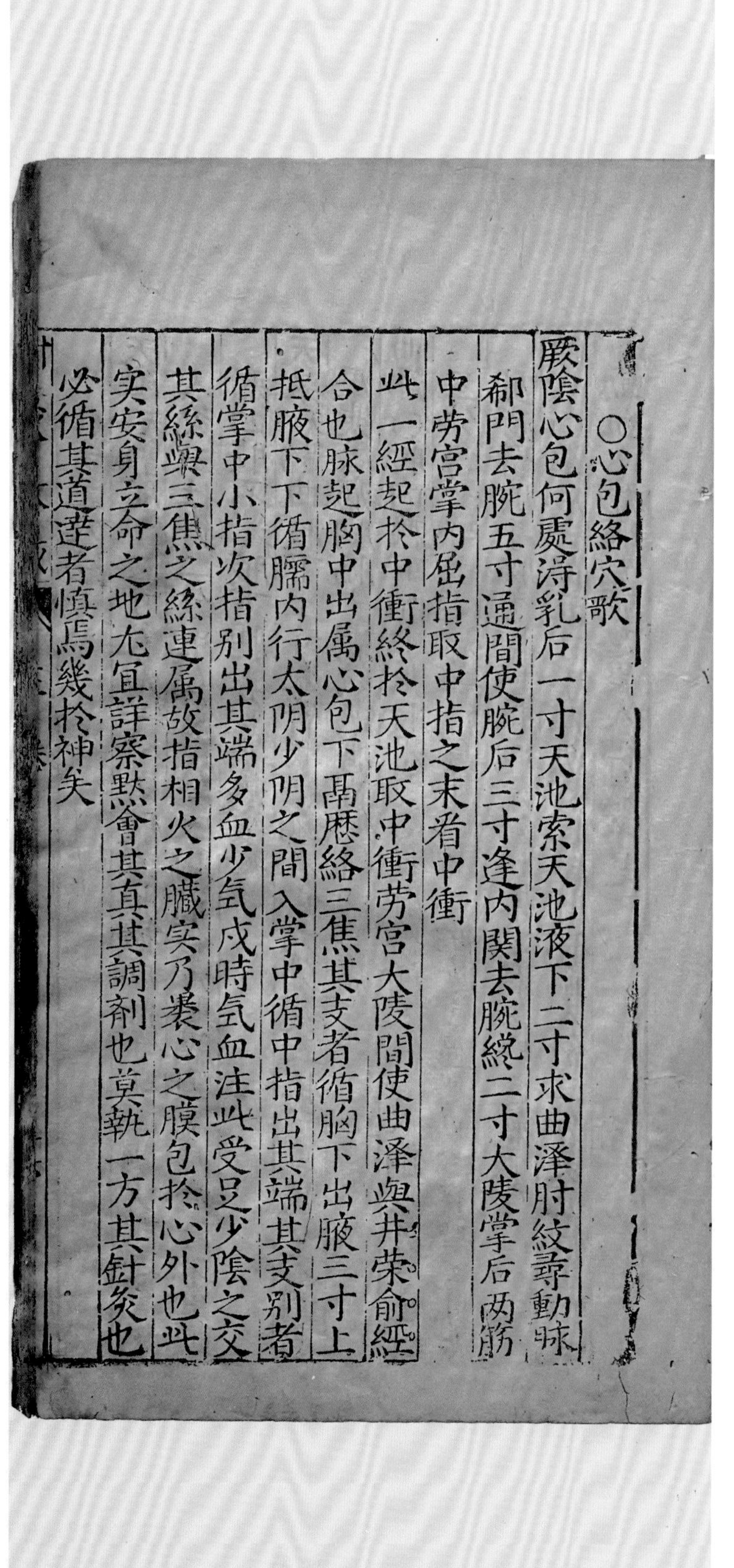
○心包絡穴歌

厥陰心包何處得乳后一寸天池索天池液下二寸求曲澤肘紋尋動脉郄門去腕五寸通間使腕后三寸逢內關去腕纔二寸大陵掌后兩筋中勞宮掌內屈指取中指之末看中衝

此一經起於中衝終於天池取中衝勞宮大陵間使曲澤與井荥俞經合也脉起胸中出屬心包下鬲歷絡三焦其支者循胸下出腋三寸上抵腋下下循臑內行太陰少陰之間入掌中循中指出其端其支別者循掌中小指次指別出其端多血少氣戌時氣血注此受足少陰之交其絲與三焦之絲連屬故指相火之臟實乃裹心之膜包於心外也此實安身立命之地尤宜詳察默會其真其調劑也莫執一方其針灸也必循其道達者慎焉幾於神矣

心包络穴歌

厥阴心包何处得，乳后一寸天池索。天池液下二寸求，曲泽肘纹寻动脉。郄门去腕五寸通，间使腕后三寸逢。内关去腕才二寸，大陵掌后两筋中。劳宫掌内屈指取，中指之末看中冲。

此一经起于中冲，终于天池，取中冲、劳宫、大陵、间使、曲泽，与井荥俞经合也。脉起胸中，出属心包，下膈，历络三焦。其支者，循胸下出腋，三寸，上抵腋下，下循臑内，行太阴、少阴之间，入掌中，循中指出其端。其支别者，循掌中小指次指别出其端。多血少气，戌时气血注此。受足少阴之交，其系与三焦之系连属，故指相火之脏，实乃裹心之膜，包于心外也。此实安身立命之地，尤宜详察，默会其真。其调剂也，莫执一方；其针灸也，必循其道。达者慎焉，几于神矣。

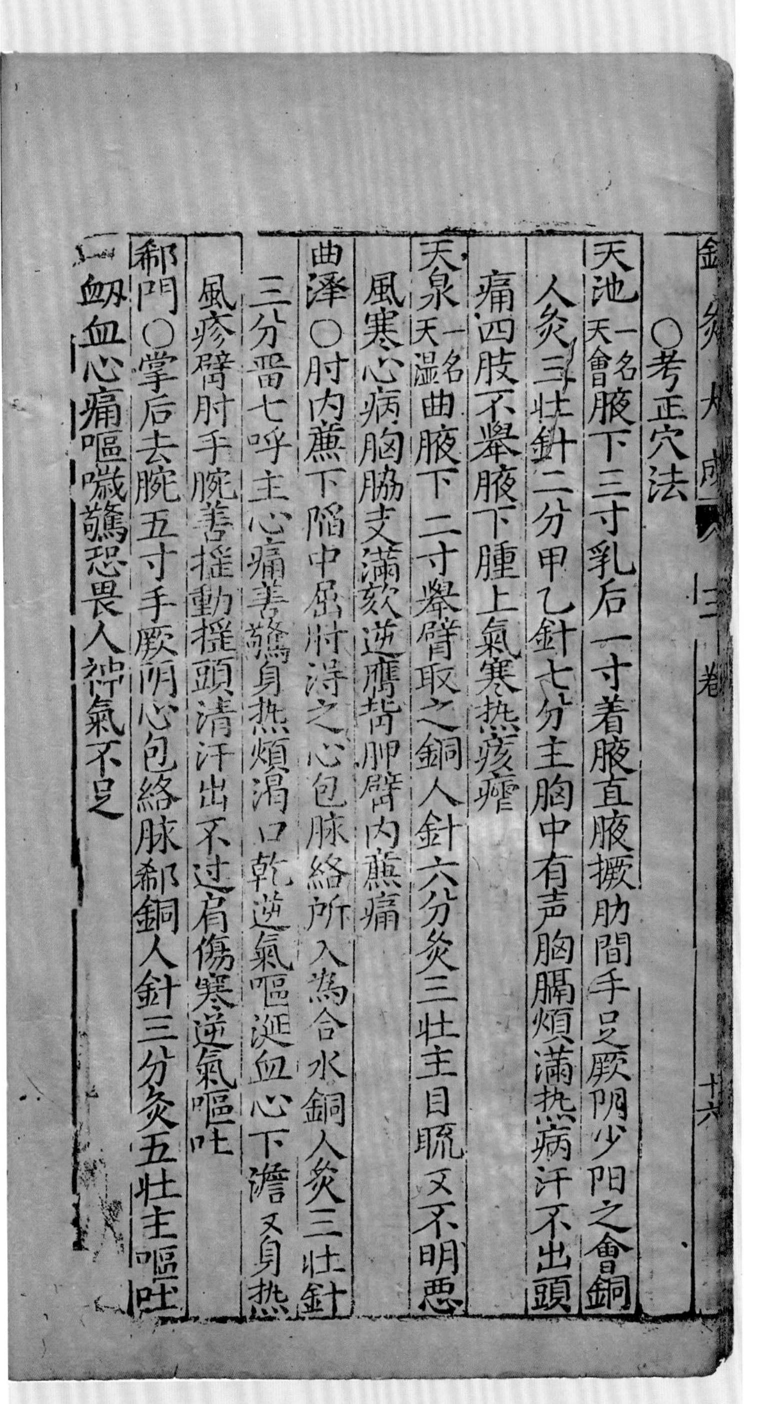

考正穴法

天池一名天会：腋下三寸，乳后一寸，着胁[①]直腋撅肋间。手足厥阴、少阳之会。《铜人》：灸三壮，针二分。《甲乙》：针七分。主胸中有声，胸膈烦满，热病汗不出，头痛，四肢不举，腋下肿，上气，寒热痎疟。

天泉一名天湿：曲腋下二寸，举臂取之。《铜人》：针六分，灸三壮。主目䀮䀮不明，恶风寒，心病，胸胁支满，咳逆，膺背胛、臂内廉痛。

曲泽：肘内廉下陷中，屈肘得之。心包络脉所入，为合水。《铜人》：灸三壮，针三分，留七呼。主心痛，善惊，身热，烦渴口干，逆气呕涎血，心下澹澹，身热，风疹，臂肘手腕善摇动，摇头，清汗出不过肩，伤寒，逆气呕吐。

郄门：掌后去腕五寸。手厥阴心包络脉郄。《铜人》：针三分，灸五壮。主呕吐，衄血，心痛，呕，哕，惊恐畏人，神气不足。

①胁：原作"腋"，据《针灸聚英》卷一改。

間使○掌后三寸兩筋間陷中心包絡脉所行為經金素註針六分留七呼銅人針三分灸五壯明堂七壯甲乙三壯主傷寒結胸心懸如飢卒狂胸中澹澹惡風寒嘔沫怵惕寒中少氣掌中熱腋腫肘攣卒心痛多驚中風氣塞涎上昏危瘖不得語咽中如梗鬼邪霍亂乾嘔婦人月水不調血結成塊小兒客忤

內關○掌后腕二寸兩筋間與外關相抵手心主之絡別走少陽銅人針五分灸三壯主手中風熱失志心痛目赤支滿肘攣此穴乃八法治二十五症實則心暴痛瀉之虛則頭強補之

大陵○掌后骨下兩筋間陷中手厥陰心包絡脉所注為俞土心包絡實瀉之銅人針五分素註針六分留七呼灸三壯主熱病汗不出手心熱肘臂攣痛腋腫善笑不休煩心心懸若飢心痛喜悲泣驚恐目赤目黄

间使：掌后三寸，两筋间陷中。心包络脉所行，为经金。《素注》：针六分，留七呼。《铜人》：针三分，灸五壮。《明堂》：七壮。《甲乙》：三壮。主伤寒结胸，心悬如饥，卒狂，胸中澹澹，恶风寒，呕沫，怵惕，寒中少气，掌中热，腋肿肘挛，卒心痛，多惊，中风气塞，涎上昏危，喑不得语，咽中如梗，鬼邪，霍乱干呕，妇人月水不调，血结成块，小儿客忤。

内关：掌后腕二寸两筋间，与外关相抵。手心主之络，别走少阳。《铜人》：针五分，灸三壮。主手中风热，失志，心痛，目赤，支满肘挛。此穴乃八法治二十五症。实则心暴痛泻之，虚则头强补之。

大陵：掌后骨下，两筋间陷中。手厥阴心包络脉所注，为俞土。心包络实泻之。《铜人》：针五分。《素注》：针六分，留七呼，灸三壮。主热病汗不出，手心热，肘臂挛痛，腋肿，善笑不休，烦心，心悬若饥，心痛，喜悲泣惊恐，目赤目黄，小便如血，呕啘无度，狂言不乐，喉痹，口干，身热头痛，短气，胸胁痛，瘑疮疥癣。

劳宫一名五里，一名掌中**：**掌中央动脉。《铜人》：屈无名指取之。《资生》：屈中指取之。滑氏云：以今观之，屈中指、无名指两者之间取之为的。心包络脉所[1]溜，为荥火。《素注》：针三分，留六呼。《铜人》：灸三壮。《明堂》：针二分，得气即泻，只一度，针过两度，令人虚；禁灸，灸令人息肉日加。主中风，善悲笑不休，手痹，热病数日汗不出，怵惕，胁痛不可转侧，大小便血，衄血不止，气逆呕哕，烦渴食饮不下，大小人口中腥臭，口疮，胸胁支满，黄疸目黄，小儿龈烂。

中冲：手中指端，去爪甲角如韭叶陷中。心包络脉所出，为井木。心包络虚补之。《铜人》：针一分，留三呼。《明堂》：灸一壮。主热病烦闷，汗不出，掌中热，身如火，心痛烦满，舌强。

---

①所：此后原有衍文“注”，据理删。

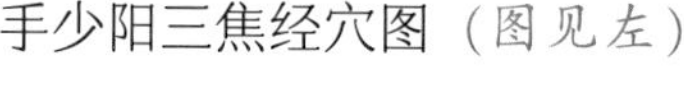
手少阳三焦经穴图（图见左）

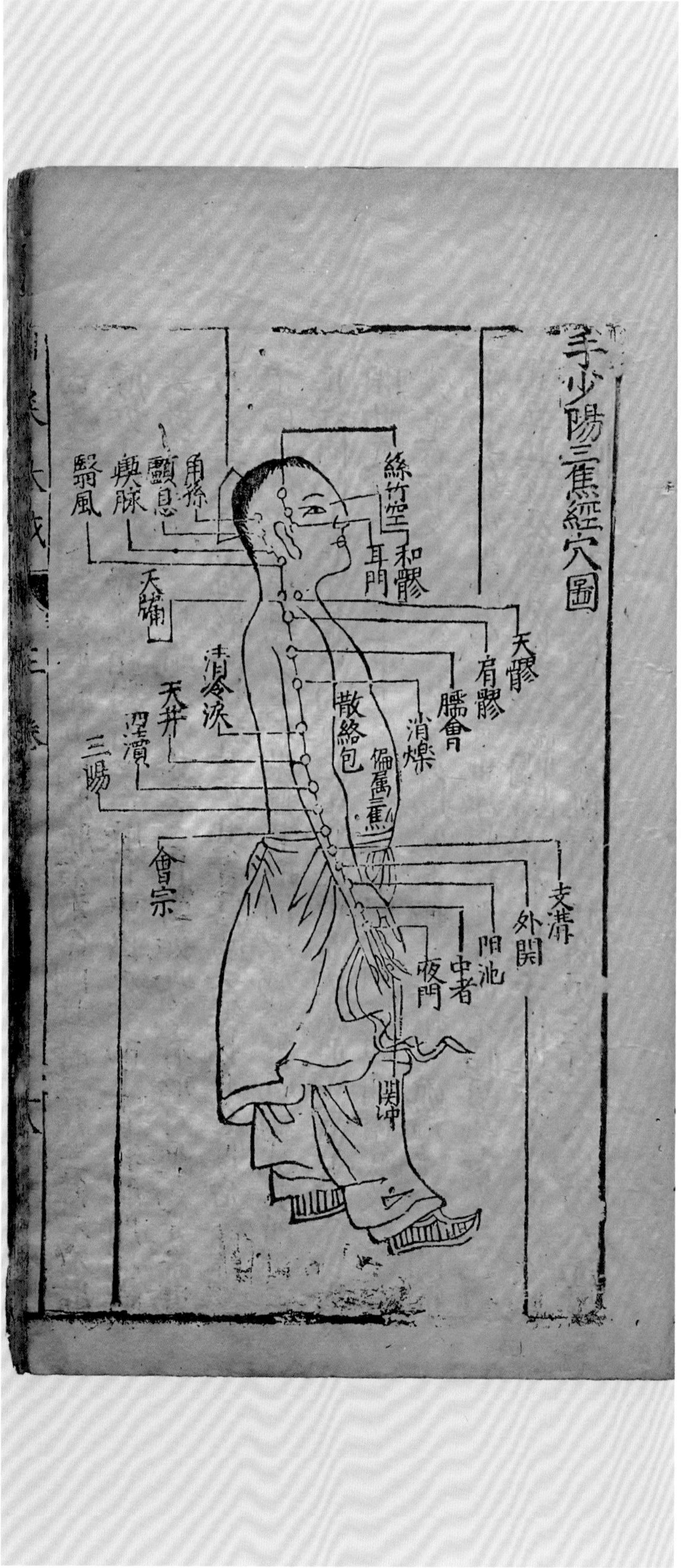

《三因方》云：古人谓左为肾脏，其府膀胱；右为命门，其府三焦。三焦者，有脂膜如手大，正与膀胱相对，有二白脉自中出，夹脊而上贯于脑，所以经云男子藏精，女子系胞。以此推之，三焦当如此说，有形可见为是。扁鹊乃云三焦有位无形，而叔和辈失其旨意，遽云无状有名，俾后学承谬不已。且名以召实，无实奚名？果无其形，何以藏精系胞为哉？其所谓三焦者，何也？上焦在膻中，内应心；中焦在中脘，内应脾；下焦在脐下，即肾间动气。分布人身，上中下之异。方人湛寂，欲想不兴，则精气散在三焦，荣华百脉。及其想念一起，欲火炽然，翕撮三焦，精气流溢，并于命门输泻而去，故号此府为三焦耳。世承叔和之弊而不悟，可为长太息也！初甚异其说，及为齐从事以下医说载之《龙川志》。有一举子徐遁者，石守道之婿也，少尝医疗病，有精思，曰：齐尝大饥，群丐相脔而食。有一人皮肉尽而骨

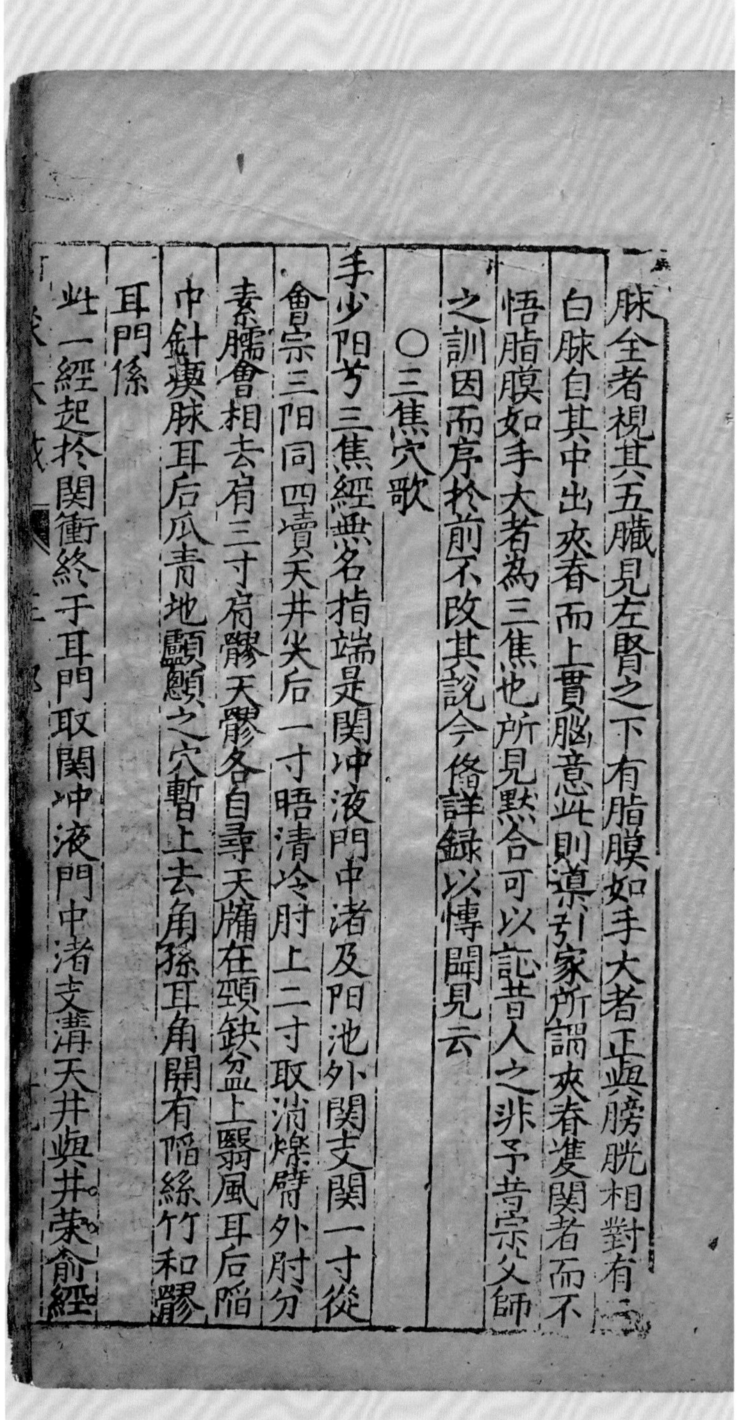
脉全者視其五臟見左腎之下有脂膜如手大者正與膀胱相對有二白脉自其中出夾脊而上貫腦意此則導引家所謂夾脊雙関者而不悟脂膜如手大者為三焦也所見默合可以証昔人之非予昔宗父師之訓因而序於前不改其說今備詳錄以博聞見云

○三焦穴歌

手少阳兮三焦經無名指端是関冲液門中渚及阳池外関支関一寸從會宗三阳同四瀆天井尖后一寸晤清冷肘上二寸取消濼臂外肘分素臑會相去肩三寸肩髎天髎各自尋天牖在頸缺盆上翳風耳后陷中針瘈脉耳后瓜青地顱顖之穴暫上去角孫耳角開有陷絲竹和髎耳門係

此一經起於関衝終于耳門取関冲液門中渚支溝天井與井滎俞經

脉全者，视其五脏，见右肾之下，有脂膜如手大者，正与膀胱相对，有二白脉自其中出，夹脊而上贯脑。意此则导引家所谓夹脊双关者，而不悟脂膜如手大者，为三焦也。所见默合，可以证昔人之非。予昔宗父师之训，因而序于前，不改其说，今备详录，以博闻见云。

三焦穴歌

手少阳兮三焦经，无名指端是关冲。液门中渚及阳池，外关支沟[①]一寸从。会宗三阳同四渎，天井尖后一寸晤。清冷肘上二寸取，消泺臂外肘分素。臑会相去肩三寸，肩髎天髎各自寻。天牖在颈缺盆上，翳风耳后陷中针。瘈脉耳后爪青地，颅囟之穴暂上去。角孙耳角开有陷，丝竹和髎耳门系。

此一经起于关冲，终于耳门，取关冲、液门、中渚、支沟、天井，与井荥俞经

①沟：原作“关”，据上下文义改。

合也。脉起小指次指之端，上出次指之间，循手表腕，出臂外两骨之间，上贯肘，循臑外，上肩，交出足少阳之后[1]，入缺盆，交膻中，散络心包，下膈，循属三焦；其支者，从膻中上出缺盆，上项，系耳[2]后，直上出耳上角，以屈下颊至䪼；其支者，从耳后入耳中，至目锐眦。多气少血，亥时气血注此。受手厥阴之交，中清之府，引道阴阳，开通闭塞，官司决渎，水道出焉。用药动似盘珠，毋使刻舟求剑，聊著述于前篇，俟同志之再辨。

考正穴法

关冲：手小指次指之端，去爪甲角如韭叶。手少阳三焦脉所出，为井金。《铜人》：针一分，留三呼，灸一壮。《素注》：三壮。主喉痹喉闭，舌卷口干[3]，头痛，霍乱，胸中气噎，不嗜食，臂肘痛不可举，目生翳膜，视物不明。

液门：手小指次指间陷中，握拳取之。手少阳三焦脉所溜，为荥水。《素问》

①后：原作“穴”，据《针灸聚英》卷一改。

②耳：原作“下”，据《针灸聚英》卷一改。

③卷口干：原作“干卷”，据《针灸聚英》卷一改。

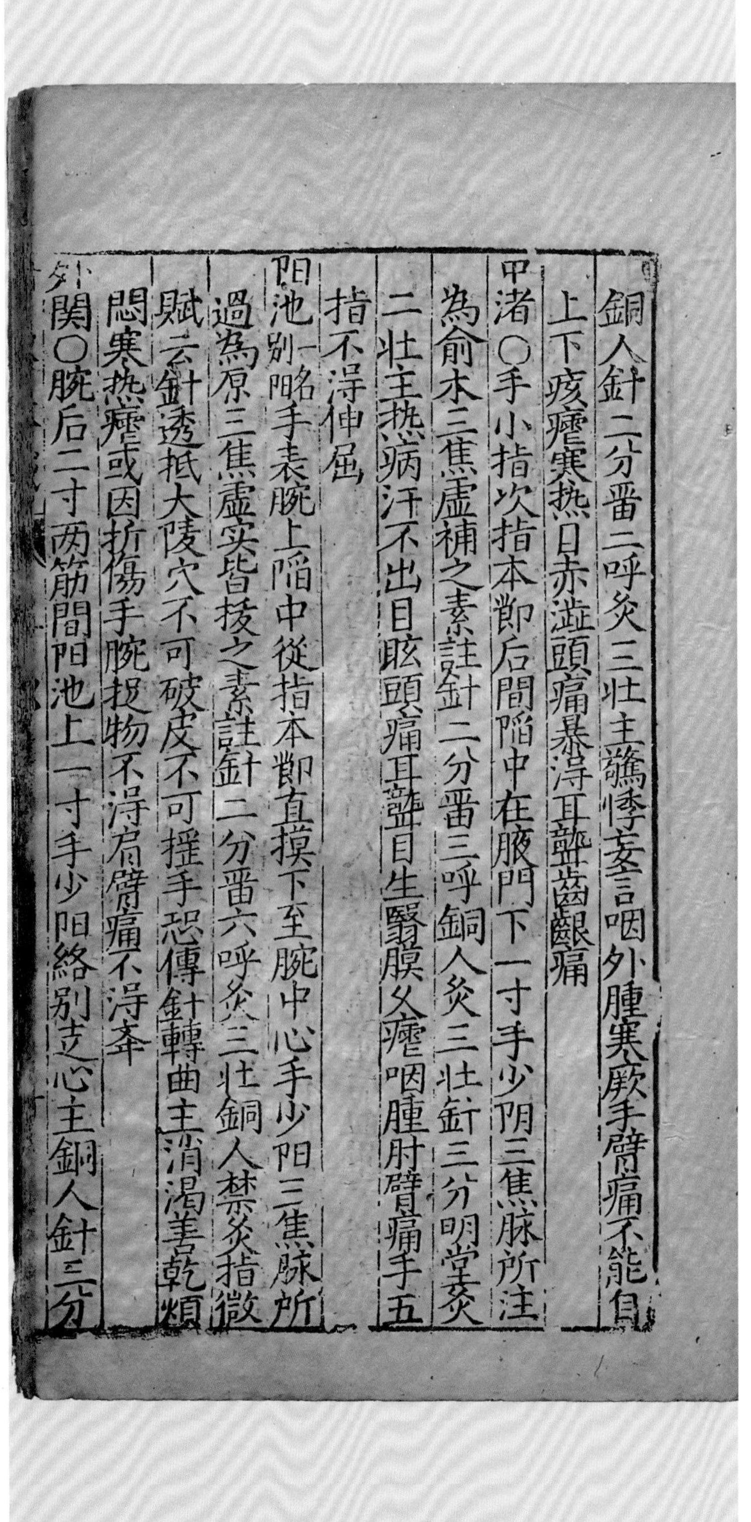
銅人針二分留二呼灸三壯主驚悸妄言咽外腫寒厥手臂痛不能自上下痎瘧寒熱目赤澁頭痛暴得耳聾齒齦痛

中渚○手小指次指本節后間陷中在液門下一寸手少陽三焦脉所注為俞木三焦虛補之素註針二分留三呼銅人灸三壯針三分明堂灸二壯主熱病汗不出目眩頭痛耳聾目生翳膜久瘧咽腫肘臂痛手五指不得伸屈

陽池一名別陽○手表腕上陷中從指本節直摸下至腕中心手少陽三焦脉所過為原三焦虛實皆拔之素註針二分留六呼灸三壯銅人禁灸指微賦云針透抵大陵穴不可破皮不可搖手恐傳針轉曲主消渴善乾煩悶寒熱瘧或因折傷手腕捉物不得肩臂痛不得舉

外關○腕后二寸兩筋間陽池上一寸手少陽絡別走心主銅人針三分

《铜人》：针二分，留二呼，灸三壮。主惊悸妄言，咽外肿，寒厥，手臂痛不能自上下，痎疟寒热，目赤涩，头痛，暴得耳聋，齿龈痛。

中渚：手小指次指本节后陷中。在液门下一寸，手少阳三焦脉所注，为俞木。三焦虚补之。《素注》：针二分，留三呼。《铜人》：灸三壮，针三分。《明堂》：灸二壮。主热病汗不出，目眩头痛，耳聋，目生翳膜，久疟，咽肿，肘臂痛，手五指不得伸屈。

阳池一名别阳**：**手表腕上陷中，从指本节直摸下至腕中心。手少阳三焦脉所过，为原。三焦虚、实皆拔之。《素注》：针二分，留六呼，灸三壮。《铜人》：禁灸。《指微赋》云：针透抵大陵穴，不可破皮，不可摇手，恐伤[1]针转曲。主消渴善干，烦闷，寒热疟，或因折伤手腕，捉物不得，肩臂痛不得举。

外关：腕后二寸两筋间，阳池上一寸。手少阳络，别走心主。《铜人》：针三分，

①伤：原作“传”，据《针灸聚英》卷一改。

留七呼，灸二壮。《明堂》：三壮。主耳聋，浑浑焞焞无闻，五指尽痛，不能握物。实则肘挛，泻之；虚则不收，补之。

支沟一名飞虎：腕后臂外三寸，两骨间陷中。手少阳脉所行，为经火。《铜人》：针三分，灸二七壮。《明堂》：五壮。《素注》：针二分，留七呼，灸三壮。主热病汗不出，肩臂酸重，胁腋痛，四肢不举，霍乱呕吐，口噤不开，暴喑不能言，心闷不已，卒心痛，鬼击，伤寒[1]结胸，瘑疮疥癣，妇人妊脉不通，产后血晕，不省人事。

会宗：腕后三寸，空中一寸。《铜人》：灸七壮。《明堂》：五壮，禁针。主五痫，肌肤痛，耳聋。

三阳络一名通门：臂上大交脉，支沟上一寸。《铜人》：灸七壮。《明堂》：五壮，禁针。主暴喑哑，耳聋，嗜卧，四肢不欲动摇。

四渎：在肘前五寸，外廉陷中。《铜人》：灸三壮，针六分[2]，留七呼。主暴气耳聋，

---

①寒：原作“塞”，据理改。
②分：原作“呼”，据理改。

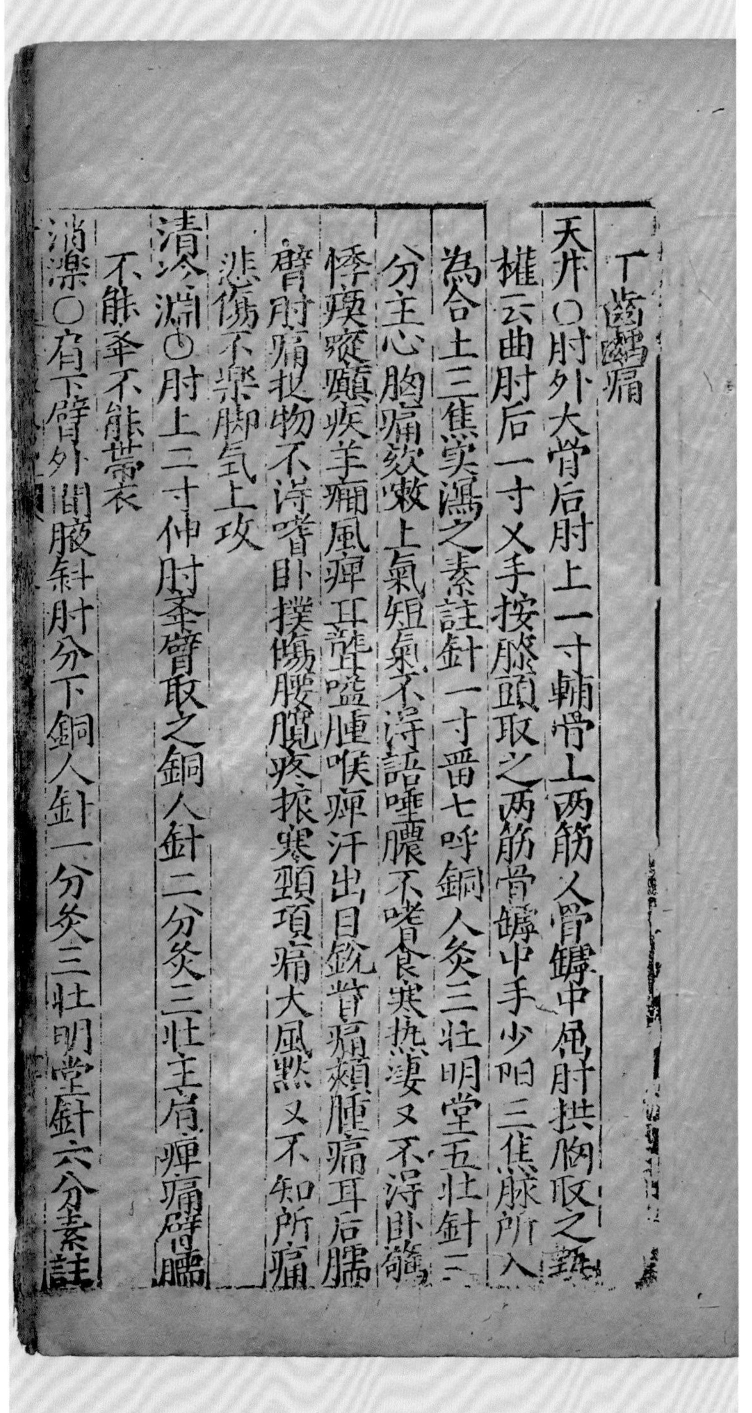

下齒齲痛
天井○肘外大骨后肘上一寸輔骨上兩筋叉骨罅中屈肘拱胸取之甄
權云曲肘后一寸叉手按膝頭取之兩筋骨罅中手少陽三焦脉所入
為合土三焦實瀉之素註針一寸留七呼銅人灸三壯明堂五壯針二
分主心胸痛欬嗽上氣短氣不得語唾膿不嗜食寒熱淒淒不得卧驚
悸瘈瘲癲疾羊癇風痺耳聾嗌腫喉痺汗出目銳眥痛頰腫痛耳后臑
臂肘痛捉物不得嗜卧撲傷腰髖疼振寒頸項痛大風默默不知所痛
悲傷不樂脚氣上攻
清冷淵○肘上二寸伸肘舉臂取之銅人針二分灸三壯主肩痺痛臂臑
不能舉不能帶衣
消濼○肩下臂外間腋斜肘分下銅人針一分灸三壯明堂針六分素註

下齿龋痛。

天井： 肘外大骨后，肘上一寸，辅骨上两筋叉骨罅中，屈肘拱胸取之。甄权云：曲肘后一寸，叉手按膝头取之。两筋骨罅中，手少阳三焦脉所入为合土。三焦实泻之。《素注》：针一寸，留七呼。《铜人》：灸三壮。《明堂》：五壮，针二分。主心胸痛，咳嗽上气，短气不得语，唾脓，不嗜食，寒热凄凄不得卧，惊悸，瘈疭，癫疾，羊痫，风痹，耳聋嗌肿，喉痹汗出，目锐眦痛，颊肿痛，耳后臑臂肘痛，捉物不得，嗜卧，扑伤腰髋疼，振寒颈项痛，大风默默不知所痛，悲伤不乐，脚气上攻。

清冷渊： 肘上二寸，伸肘举臂取之。《铜人》：针二分，灸三壮。主肩痹痛，臂臑不能举，不能带衣。

消泺： 肩下臂外间，腋斜肘分下。《铜人》：针一分，灸三壮。《明堂》：针六分。《素注》：

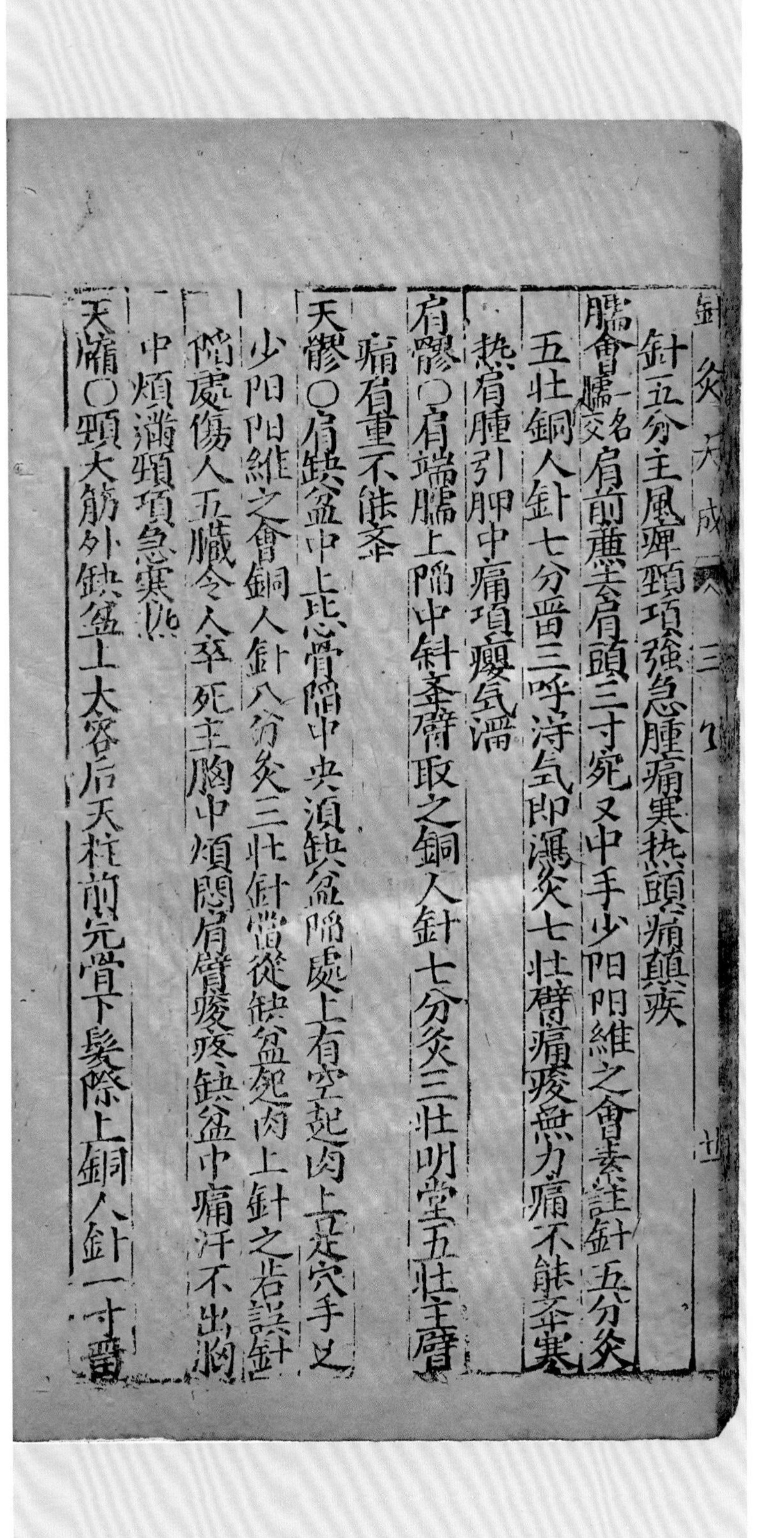

针五分。主风痹，颈项急，肿痛寒热，头痛，癫疾。

臑会一名臑交：肩前廉，去肩头三寸宛宛中。手少阳、阳维之会。《素注》：针五分，灸五壮。《铜人》：针七分，留三呼，得气即泻，灸七壮。臂痛酸无力，痛不能举，寒热，肩肿引胛中痛，项瘿气瘤。

肩髎：肩端臑上陷中，斜举臂取之。《铜人》：针七分，灸三壮。《明堂》：五壮。主臂痛，肩重不能举。

天髎：肩缺盆中，上毖骨陷中央，须缺盆陷处，上有空，起肉上是穴。手足少阳、阳维之会。《铜人》：针八分，灸三壮。针当从缺盆起肉上针之，若误针陷处，伤人五脏，令人卒死。主胸中烦闷，肩臂酸疼，缺盆中痛，汗不出，胸中烦满，颈项急，寒热。

天牖：颈大筋外缺盆上，天①容后，天柱前，完骨下，发际上。《铜人》：针一寸，留

①天：原作“太”，据《素问·气穴论》改。

七呼，不宜补，不宜灸，灸即令人面肿眼合。先取谚谑，后取天容、天池，即瘥；若不针谚谑，即难疗。《明堂》：针五分，得气即泻，泻尽更留三呼，泻三吸，不宜补。《素注》《下经》：灸三壮。《资生》云：灸一壮、三壮。主暴聋气，目不明，耳不聪，夜梦颠倒，面青黄无颜色，头风面肿，项强不得回顾，目中痛。

翳风：耳后[①]尖角陷中，按之引耳中痛。《针经》先以铜钱二十文，令患人咬之，寻取穴中。手足少阳之会。《素注》：针三分。《铜人》：针七分，灸七壮。《明堂》：灸三壮。刺灸俱令人咬钱，令口开。主耳鸣耳聋，口眼㖞斜，脱颔颊肿，口噤不开，不能言，口吃，牙车急，小儿喜欠。

瘈脉一名资脉**：**耳本后鸡足青络脉。《铜人》：刺出血如豆汁，不宜多出。针一分，灸三壮。主头风耳鸣，小儿惊痫瘈疭，呕吐，泄利无时，惊恐，眵䁾目睛不明。

颅息：耳后间青络脉中。《铜人》：灸七壮，禁针。《明堂》：灸三壮，针一分，不得多

①后：原作"穴"，据《针灸聚英》卷一改。

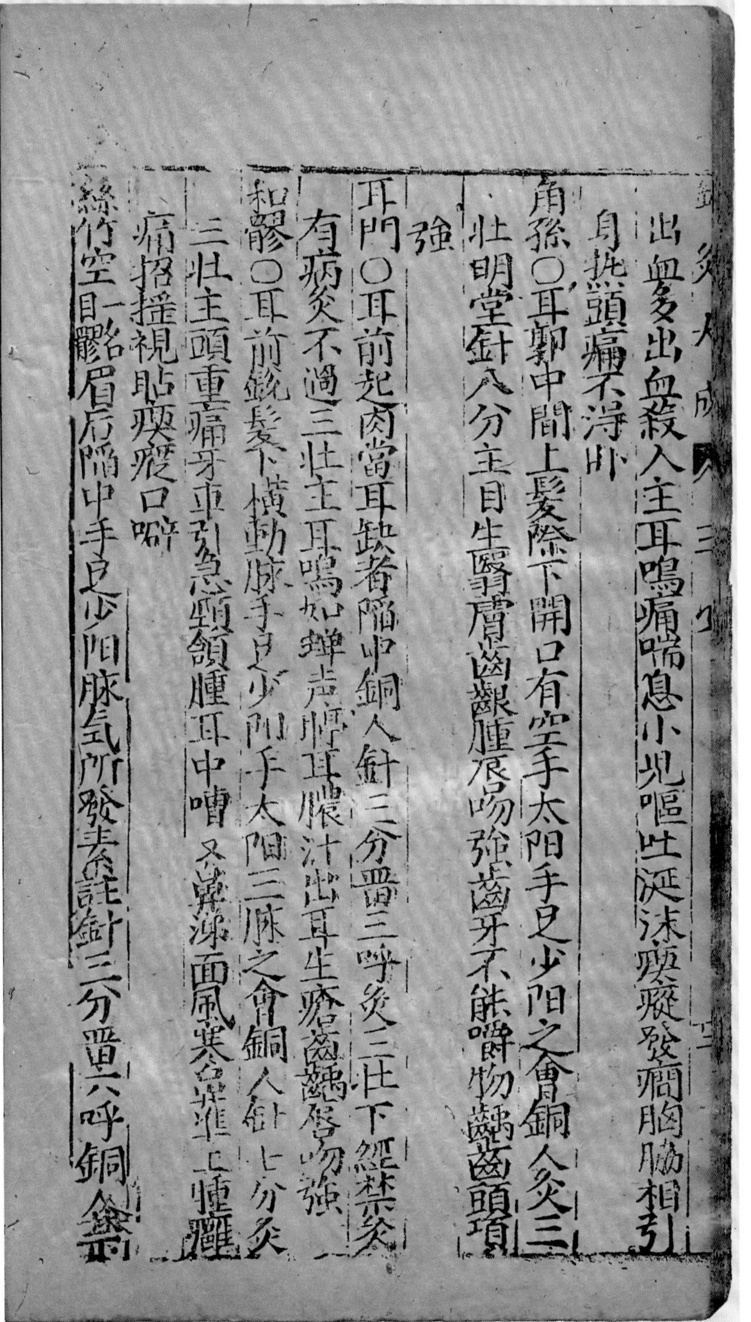

出血，多出血杀人。主耳鸣痛，喘息，小儿呕吐涎沫，瘈疭发痫，胸胁相引，身热头痛，不得卧。

角孙：耳廓中间，上发际，下开口有空。手太阳、手足少阳之会。《铜人》：灸三壮。《明堂》：针八分。主目生翳肤，齿龈肿，唇吻强，齿牙不能嚼物，龋齿，头项强。

耳门：耳前起肉，当耳缺者陷中。《铜人》：针三分，留三呼，灸三壮。《下经》：禁灸，有病灸不过三壮。主耳鸣如蝉声，聤耳脓汁出，耳生疮，齿龋，唇吻强。

和髎：耳前锐发下横动脉。手足少阳、手太阳三脉之会。《铜人》：针七分，灸三壮。主头重痛，牙车引急，颈颔肿，耳中嘈嘈，鼻涕，面风寒，鼻准上肿，痈痛，招摇视瞻，瘈疭，口噼。

丝竹空一名目髎：眉后陷中，手足少阳脉气所发。《素注》：针三分，留六呼。《铜人》：禁灸，

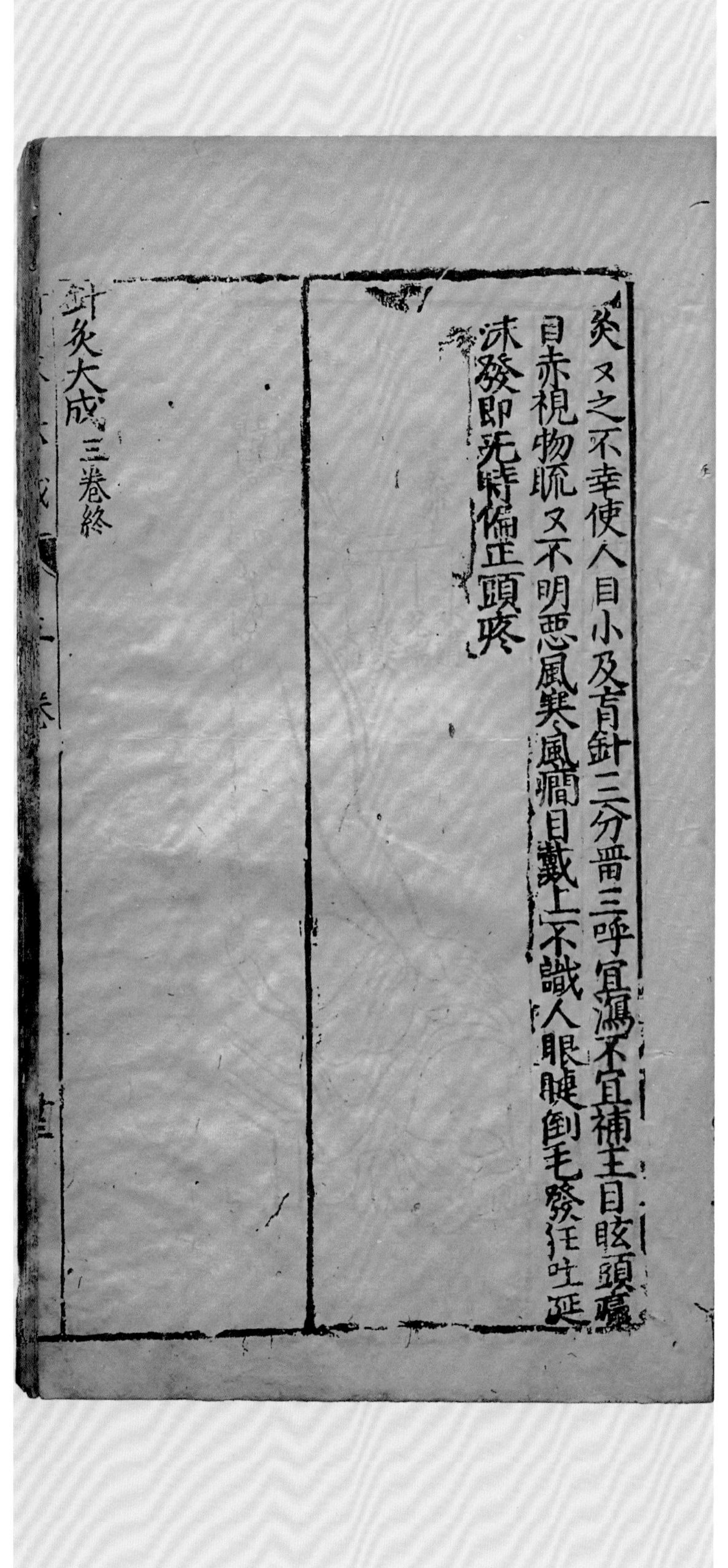
灸々之不幸使人目小及盲針三分留三呼宜瀉不宜補主目眩頭痛目赤視物䀮々不明惡風寒風癇目戴上不識人眼睫倒毛發狂吐涎沫發即无時偏正頭疼

針灸大成三卷終

灸之不幸，使人目小及盲。针三分，留三呼，宜泻不易补。主目眩头痛，目视物䀮䀮不明，恶风寒，风痫，目戴上不识人，眼睫倒毛，发狂吐涎沫，发即无时，偏正头疼。

针灸大成三卷终

新刊吴氏家传神医秘诀遵经奥旨针灸大成　卷之四

督脉穴图（图见左）

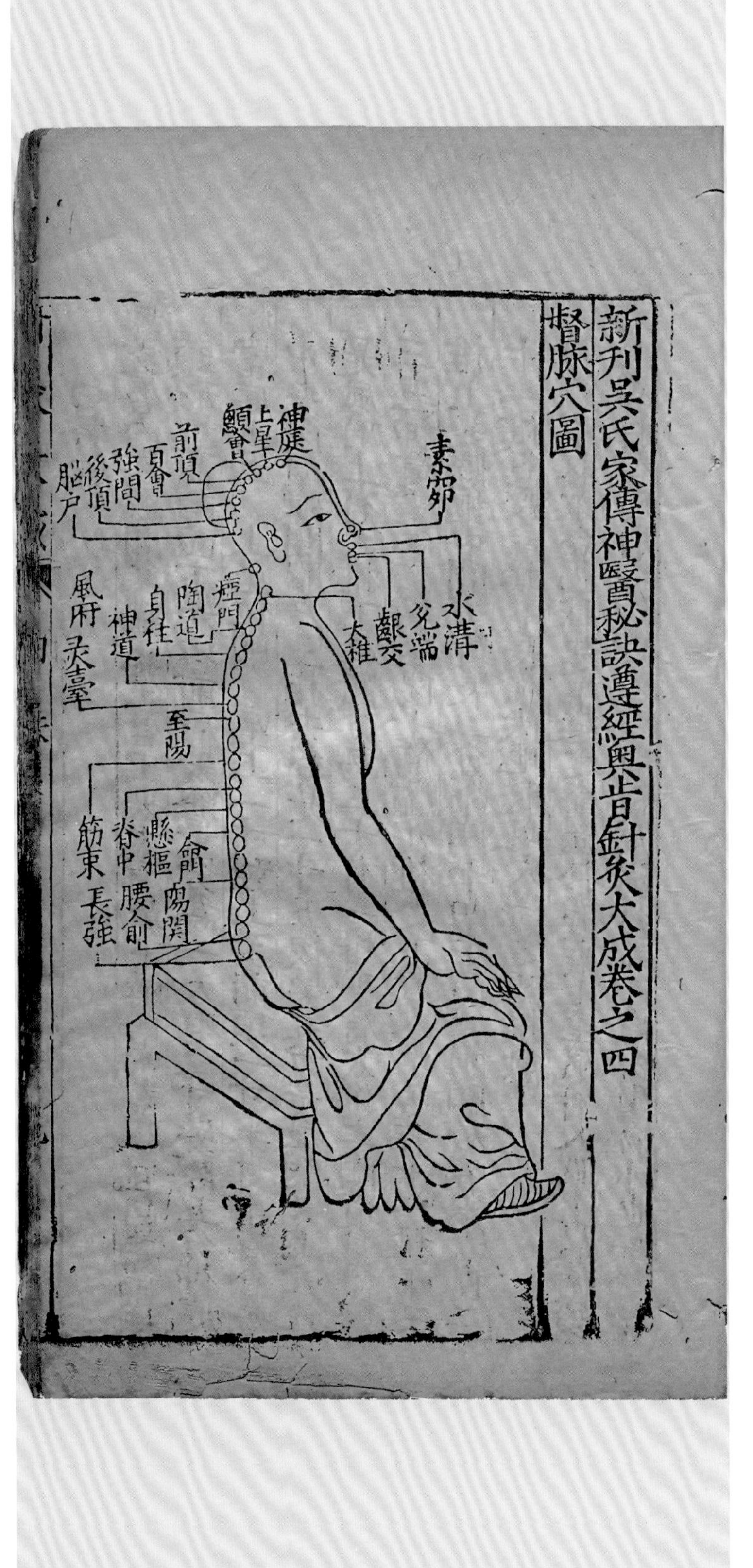

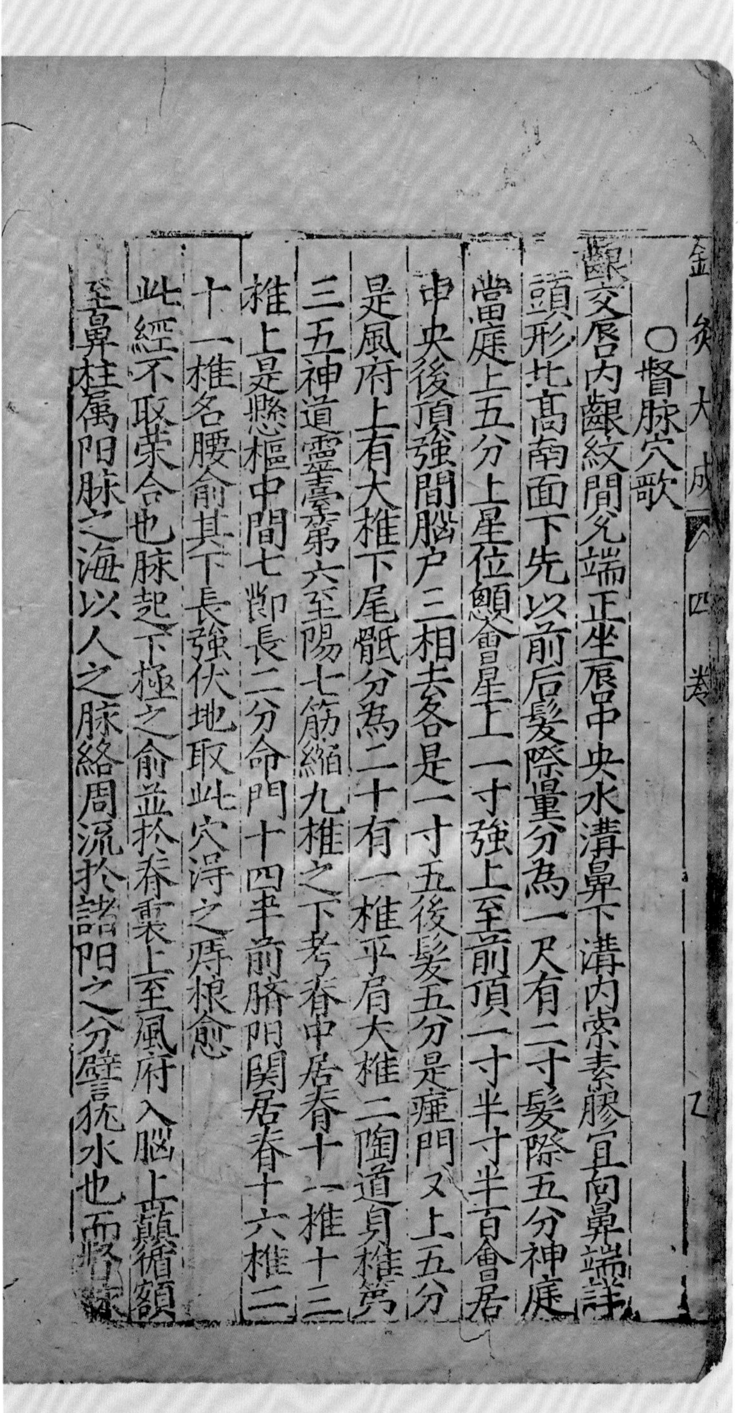
鍼灸大成 四卷

〇督脉穴歌

齦交唇内齦紋間兊端正坐唇中央水溝鼻下溝内索素髎宜向鼻端詳頭形北高南面下先以前后髮際量分為一尺有二寸髮際五分神庭當庭上五分上星位顖會星上一寸強上至前頂一寸半寸半百會居中央後頂強間腦户三相去各是一寸五後髮五分是瘂門又上五分是風府上有大椎下尾骶分為二十有一椎平肩大椎二陶道身柱第三五神道靈臺第六至陽七筋縮九椎之下考脊中居脊十一椎十三椎上是懸樞中間七節長二分命門十四半前臍陽關居脊十六椎二十一椎名腰俞其下長強伏地取此穴得之痔根愈

此經不取榮合也脉起下極之俞並於脊裏上至風府入腦上巔循額至鼻柱屬陽脉之海以人之脉絡周流於諸陽之分譬猶水也而督脉

督脉穴歌

龈交唇内龈纹间，兑端正坐唇中央。
水沟鼻下沟内索，素髎宜向鼻端详。
头形比高南面下，先以前后发际量。
分为一尺有二寸，发际五分神庭当。
庭上五分上星位，囟会星上一寸强。
上至前顶一寸半，寸半百会居中央。
后顶强间脑户三，相去各是一寸五。
后发五分是哑门，又上五分是风府。
上有大椎下尾骶，分为二十有一椎。
平肩大椎二陶道，身椎第三五神道。
灵台第六至阳七，筋缩九椎之下考。
脊中居脊十一椎，十三椎上是悬枢。
中间七节长二分，命门十四半前脐。
阳关居脊十六椎，二十一椎名腰俞。
其下长强伏地取，此穴得之痔根愈。

此经不取荥合也。脉起下极之俞，并于脊里，上至风府，入脑上巅，循额至鼻柱，属阳脉之海。以人之脉络，周流于诸阳之分，譬犹水也，而督脉

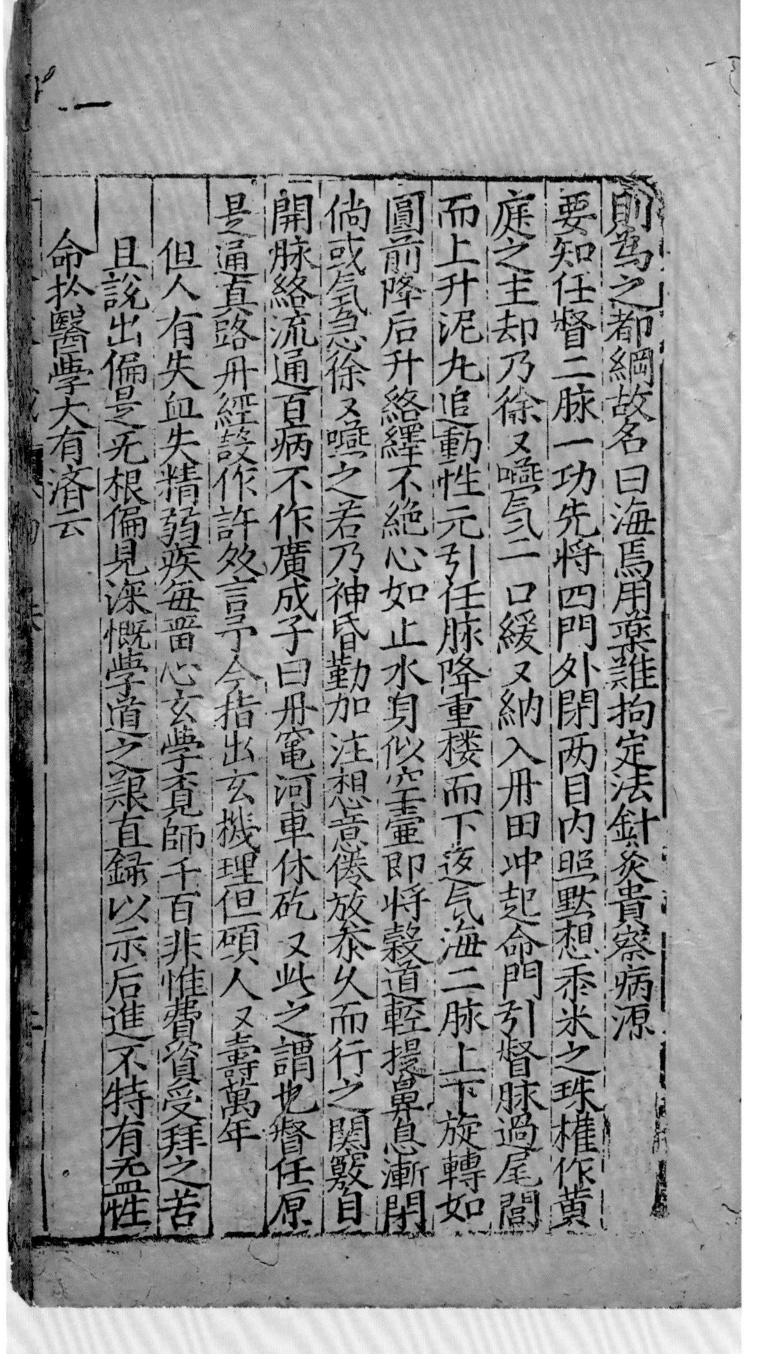

则为之都纲，故名曰海焉。用药难拘定法，针灸贵察病源。

要知任督二脉一功，先将四门外闭，两目内照。默想黍米之珠，权作黄庭之主。却乃徐徐咽气一口，缓缓纳入丹田。冲起命门，引督脉过尾闾，而上升泥丸；追动性元，引任脉降重楼，而下返气海。二脉上下，旋转如圆；前降后升，络绎不绝。心如止水，身似空壶，即将谷道轻提，鼻息渐闭。倘或气急，徐徐咽之；若仍神昏，勤加注想。意倦放参，久而行之，关窍自开，脉络流通，百病不作。广成子曰：丹灶河车休矻矻。此之谓也。督任原是通真路，丹经设作许多言，予今指出玄机理，但愿人人寿万年！

但人有失血失精弱疾，每留心玄学觅师千百，非惟费资受拜之苦，且说出偏是无根偏见，深慨学道之艰，直录以示后进，不特有益性命于医学大有济云。

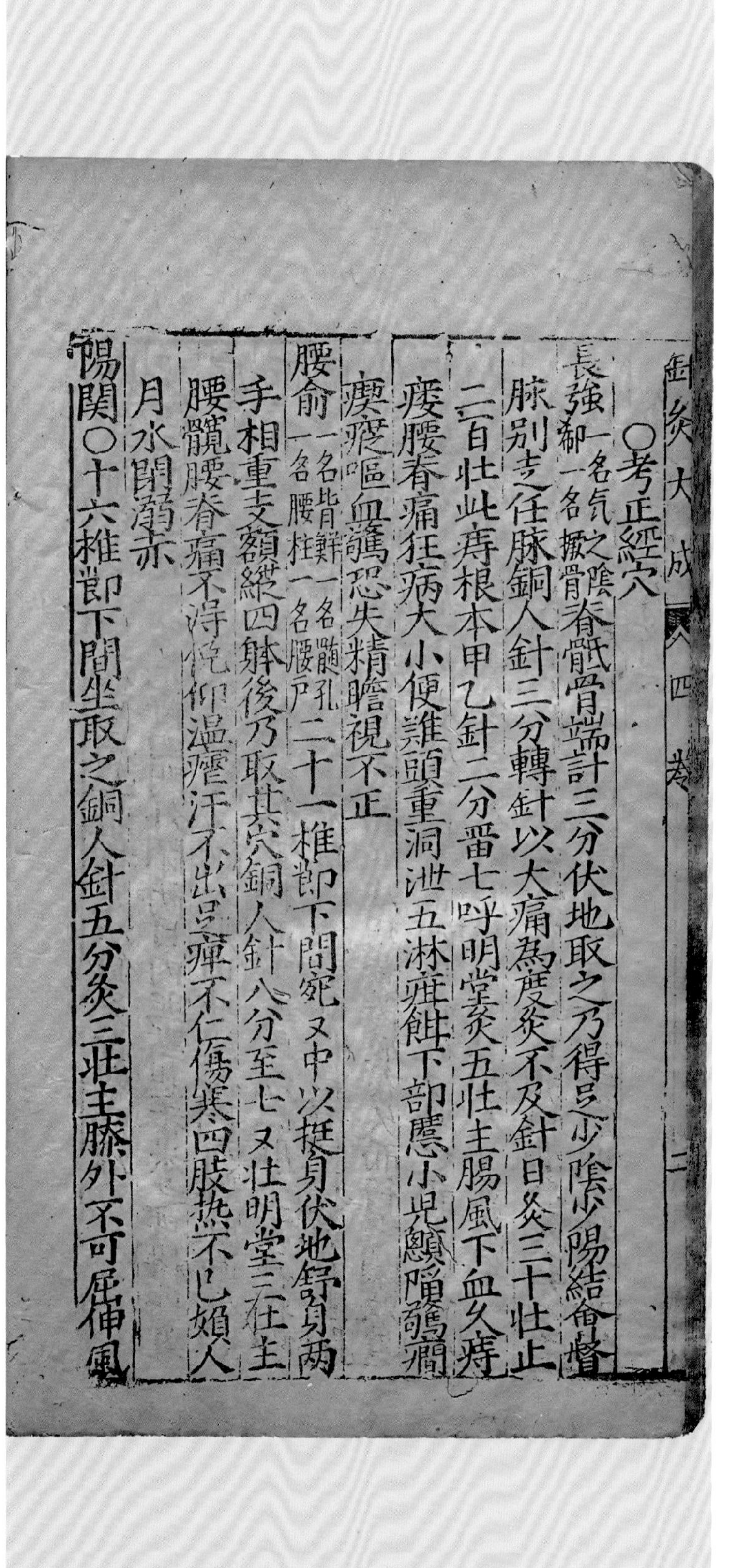

鍼灸大成 卷四 二

○考正經穴

長強一名氣之陰郄一名撅骨脊骶骨端計三分伏地取之乃得足少陰少陽結會督脉別走任脉銅人鍼三分轉鍼以大痛為度灸不及鍼日灸三十壯止二百壯此痔根本甲乙鍼二分留七呼明堂灸五壯主腸風下血久痔瘻腰脊痛狂病大小便難頭重洞泄五淋疳蝕下部慝小兒顖陷驚癎瘈瘲嘔血驚恐失精瞻視不正

腰俞一名背解一名髓孔一名腰柱一名腰戶二十一椎節下間宛宛中以挺身伏地舒身兩手相重支額縱四體後乃取其穴銅人鍼八分至七七壯明堂三在主腰髖腰脊痛不得俛仰溫瘧汗不出足痹不仁傷寒四肢熱不已婦人月水閉溺赤

陽關○十六椎節下間坐取之銅人鍼五分灸三壯主膝外不可屈伸風

考正经穴

长强一名气之阴郄，一名撅骨**：**脊骶骨端计三分，伏地取之。足少阴、少阳结会。督脉，别走任脉。《铜人》：针三分，转针以大痛为度。灸不及针，日灸三十壮，止二百壮，此痔根本。《甲乙》：针二分，留七呼。《明堂》：灸五壮。主肠风下血，久痔瘘，腰脊痛，狂病，大小便难，头重，洞泄，五淋，疳蚀下部慝，小儿囟陷，惊痫瘈疭，呕血，惊恐失精，瞻视不正。

腰俞一名背解，一名髓孔，一名腰柱，一名腰户**：**二十一椎节下间宛宛中，以挺身伏地舒身，两手相重支额，纵四体后，乃取其穴。《铜人》：针八分，至七七壮。《明堂》：三壮[①]。主腰髋腰脊痛，不得俯仰，温疟汗不出，足痹不仁，伤寒四肢热不已，妇人月水闭，溺赤。

阳关：十六椎节下间，坐取之。《铜人》：针五分，灸三壮。主膝外不可屈伸，风

①壮：原作"在"，据《普济方》卷四一四引《明堂经》改。

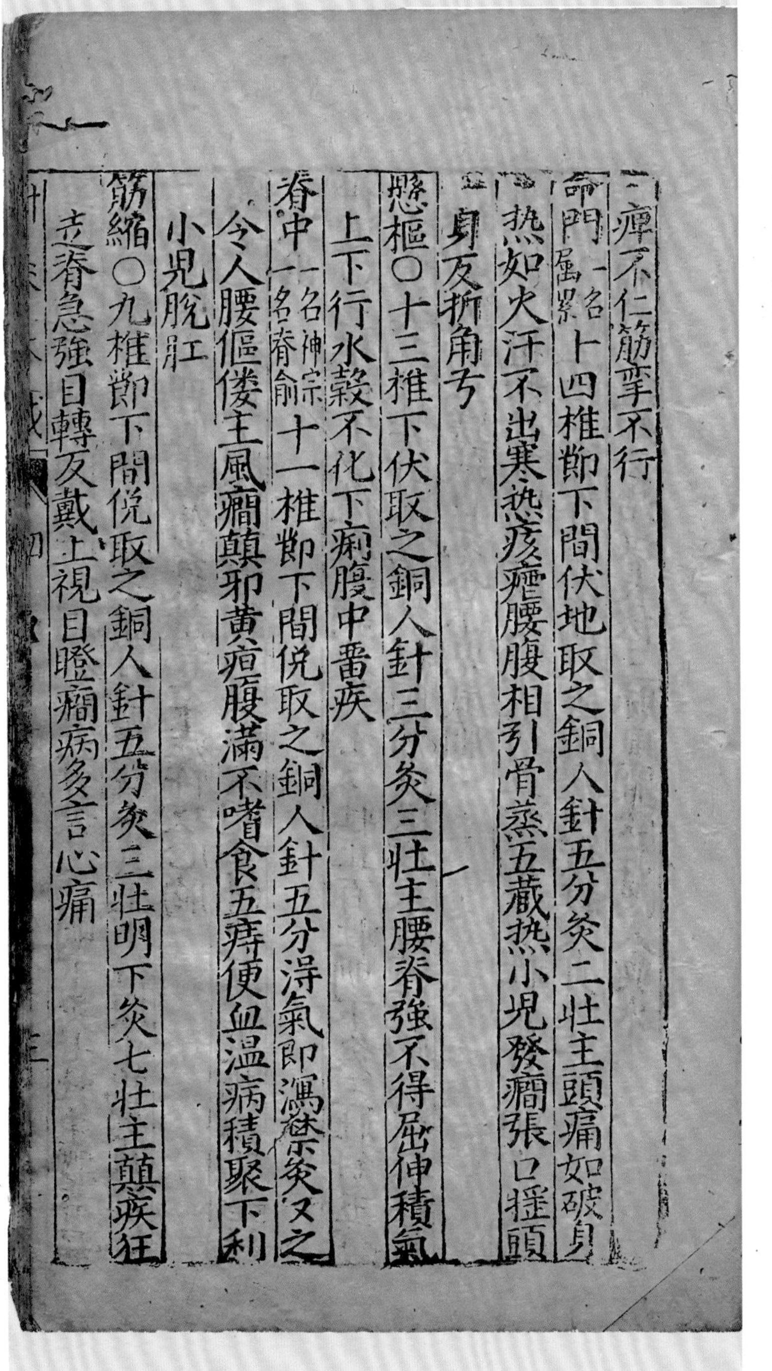

痹不仁，筋挛不行。

命门一名属累：十四椎节下间，伏地取之。《铜人》：针五分，灸二壮。主头痛如破，身热如火，汗不出，寒热痎疟，腰腹相引，骨蒸五脏热，小儿发痫，张口摇头，身反折角弓。

悬枢：十三椎下，伏取之。《铜人》：针三分，灸三壮。主腰脊强不得屈伸，积气上下行，水谷不化，下痢，腹中留积①。

脊中一名神宗，一名脊俞：十一椎节下间，俯取之。《铜人》：针五分，得气即泻。禁灸，灸之令人腰伛偻。主风痫癫邪，黄疸，腹满，不嗜食，五痔便血，温病，积聚，下利，小儿脱肛。

筋缩：九椎节下间，俯取之。《铜人》：针五分，灸三壮。《明下》：灸七壮。主癫疾狂走，脊急强，目转反戴，上视，目瞪，痫病多言，心痛。

①积：原作"疾"，据《针灸聚英》卷一改。

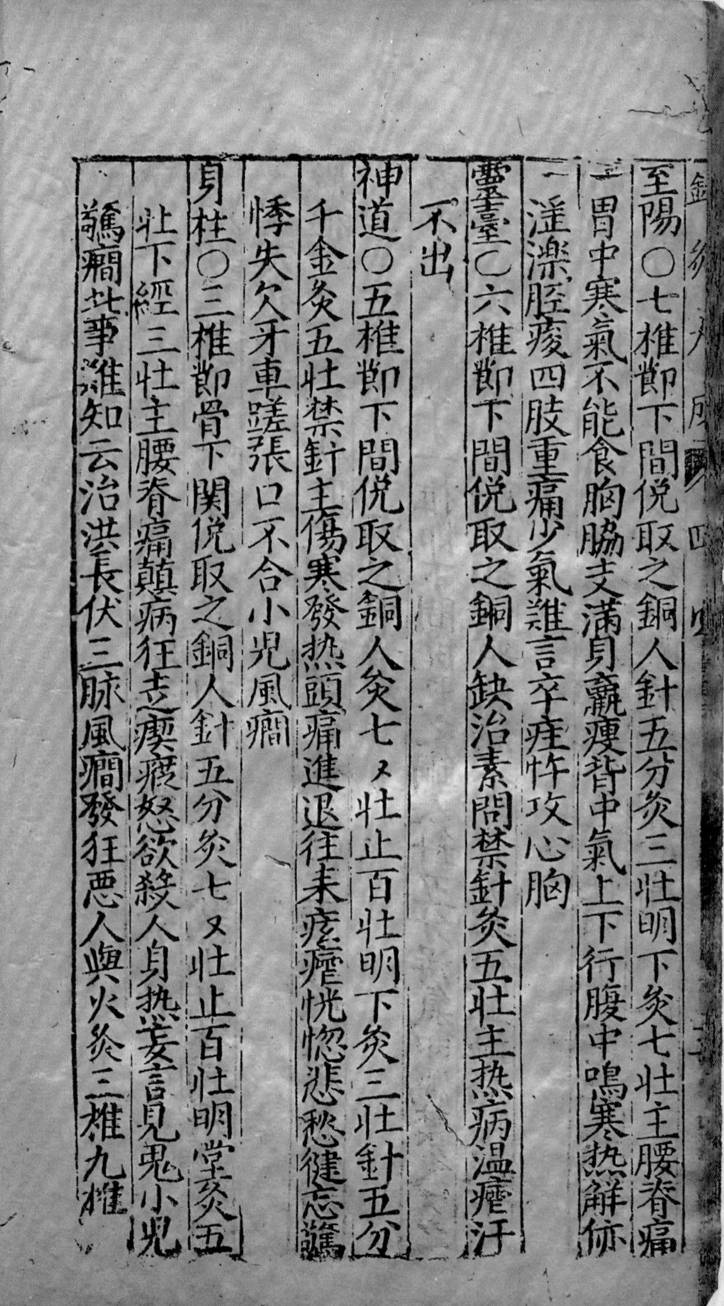

至阳：七椎节下间，俯取之。《铜人》：针五分，灸三壮。《明下》：灸七壮。主腰脊痛，胃中寒气，不能食，胸胁支满，身羸瘦，背中气上下行，腹中鸣，寒热解㑊，淫泺胫酸，四肢重痛，少气难言，卒疰忤，攻心胸。

灵台：六椎节下间，俯取之。《铜人》：缺治。《素问》：禁针，灸五壮。主热病温疟汗不出。

神道：五椎节下间，俯取之。《铜人》：灸七七壮，止百壮。《明下》：灸三壮，针五分。《千金》：灸五壮，禁针。主伤寒发热，头痛，进退往来，痎疟，恍惚，悲愁健忘，惊悸。失欠，牙车蹉，张口不合。小儿风痫。

身柱：三椎节骨下关，俯取之。《铜人》：针五分，灸七七壮，止百壮。《明堂》：灸五壮。《下经》：三壮。主腰脊痛，癫病狂走，瘈疭，怒欲杀人，身热，妄言见鬼，小儿惊痫。《此事难知》云：治洪长伏三脉。风痫发狂，恶人与火，灸三椎、九椎。

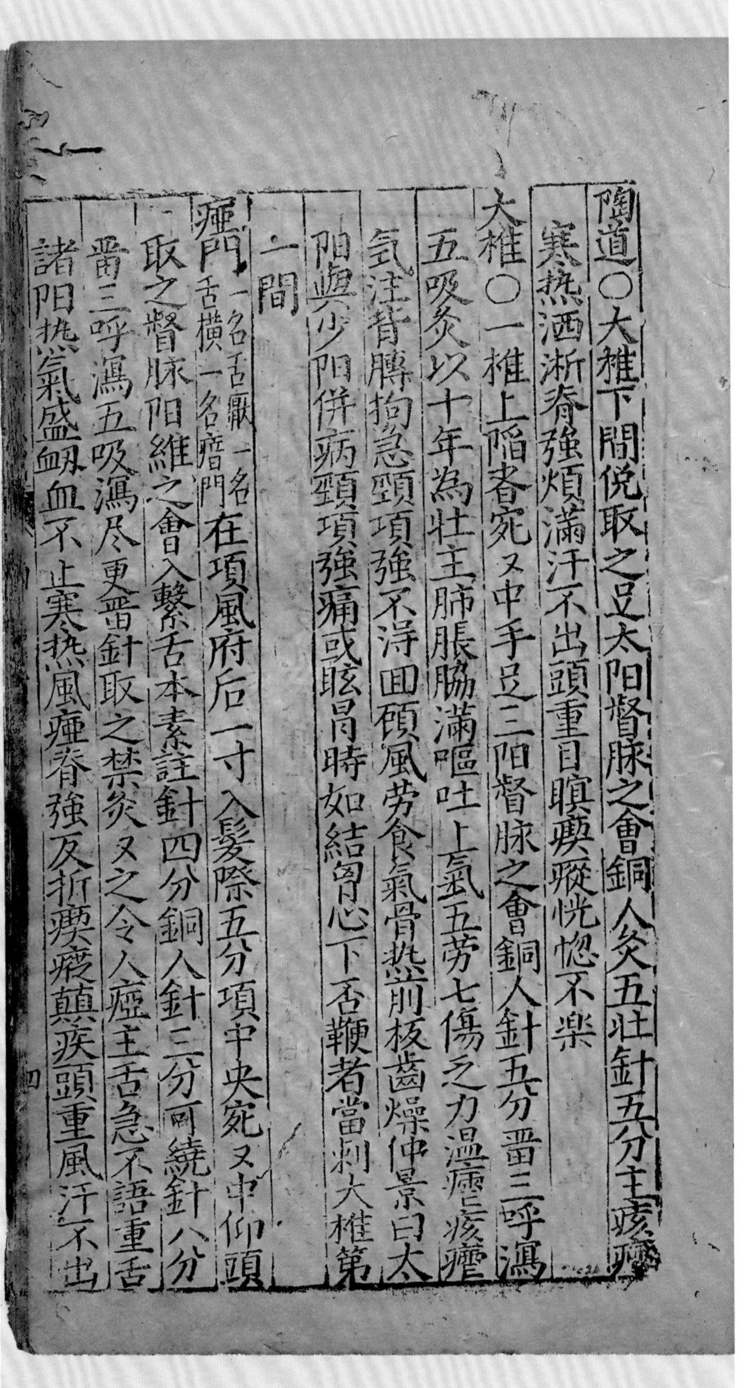

陶道：大椎下间，俯取之。足太阳、督脉之会。《铜人》：灸五壮，针五分。主痎疟寒热，洒淅脊强，烦满，汗不出，头重，目瞑，瘈疭，恍惚不乐。

大椎：一椎上，陷者宛宛中。手足三阳、督脉之会。《铜人》：针五分，留三呼，泻五吸，灸以十年为壮。主肺胀胁满，呕吐上气，五劳七伤，乏力，温疟痎疟，气注背膊拘急，颈项强不得回顾，风劳食气，骨热，前板齿燥。仲景曰：太阳与少阳并病，颈项强痛或眩冒，时如结胸，心下痞硬者，当刺大椎第一间。

哑门一名舌厌，一名舌横，一名喑门：在项风府后一寸入发际五分，项中央宛宛中，仰头取之。督脉、阳维之会。入系舌本。《素注》：针四分。《铜人》：针三分，可绕针八分，留三呼，泻五吸，泻尽更留针取之。禁灸，灸之令人哑。主舌急不语，重舌，诸阳热气盛，衄血不止，寒热风哑，脊强反折，瘈疭癫疾，头重风汗不出。

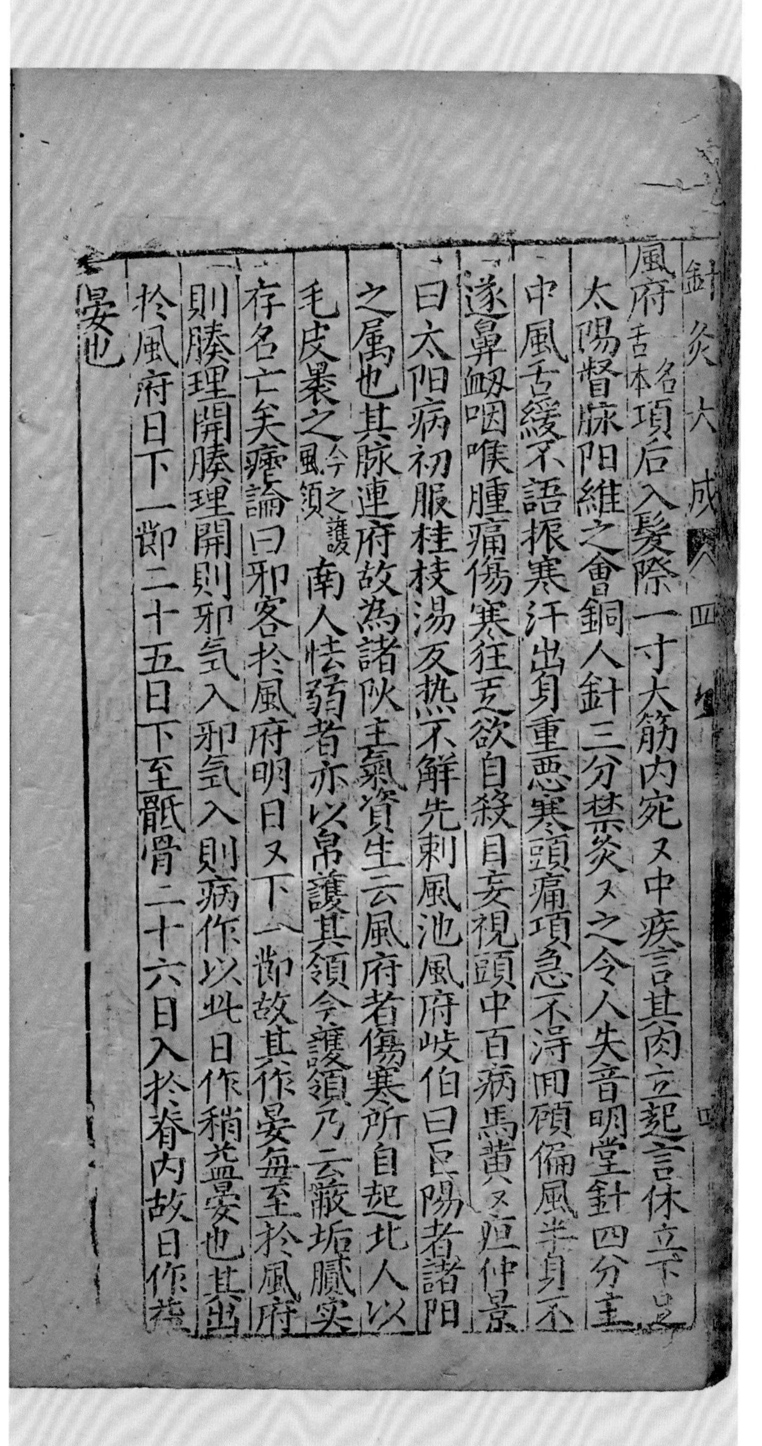

針灸大成 卷四

風府一名舌本項后入髮際一寸大筋内宛宛中疾言其肉立起言休立下足太陽督脉阳維之會銅人針三分禁灸灸之令人失音明堂針四分主中風舌緩不語振寒汗出身重悪寒頭痛項急不得回顧偏風半身不遂鼻衄咽喉腫痛傷寒狂走欲自殺目妄視頭中百病馬黄黄疸仲景曰太阳病初服桂枝湯反熱不解先刺風池風府岐伯曰巨陽者諸阳之屬也其脉連府故為諸阳主氣資生云風府者傷寒所自起北人以毛皮裹之今之護風領南人怯弱者亦以帛護其領今護領乃云蔽垢膩實存名亡矣瘧論曰邪客於風府明日日下一節故其作晏每至於風府則腠理開腠理開則邪氣入邪氣入則病作以此日作稍益晏也其出於風府日下一節二十五日下至骶骨二十六日入於脊内故日作益晏也

风府一名舌本：项后入发际一寸，大筋内宛宛中，疾言其肉立起，言休立下。足太阳、督脉、阳维之会。《铜人》：针三分，禁灸，灸之令人失音。《明堂》：针四分。主中风，舌缓不语，振寒汗出，身重恶寒，头痛，项急不得回顾，偏风半身不遂，鼻衄，咽喉肿痛，伤寒狂走欲自杀，目妄视。头中百病，马黄黄疸。仲景曰：太阳病，初服桂枝汤，反热不解，先刺风池、风府。岐伯曰：巨阳者，诸阳之属也，其脉连府，故为诸阳主气。《资生》云：风府者，伤寒所自起，北人以毛皮裹之今之护风领。南人怯弱者，亦以帛护其领。今护领乃云蔽垢腻，实存名亡矣。《疟论》曰：邪客于风府，明日日下一节，故其作晏。每至于风府，则腠理开；腠理开，则邪气入；邪气入，则病作，以此日作稍益晏也。其出于风府，日下一节，二十五日下至骶骨，二十六日入于脊内，故日作益晏也。

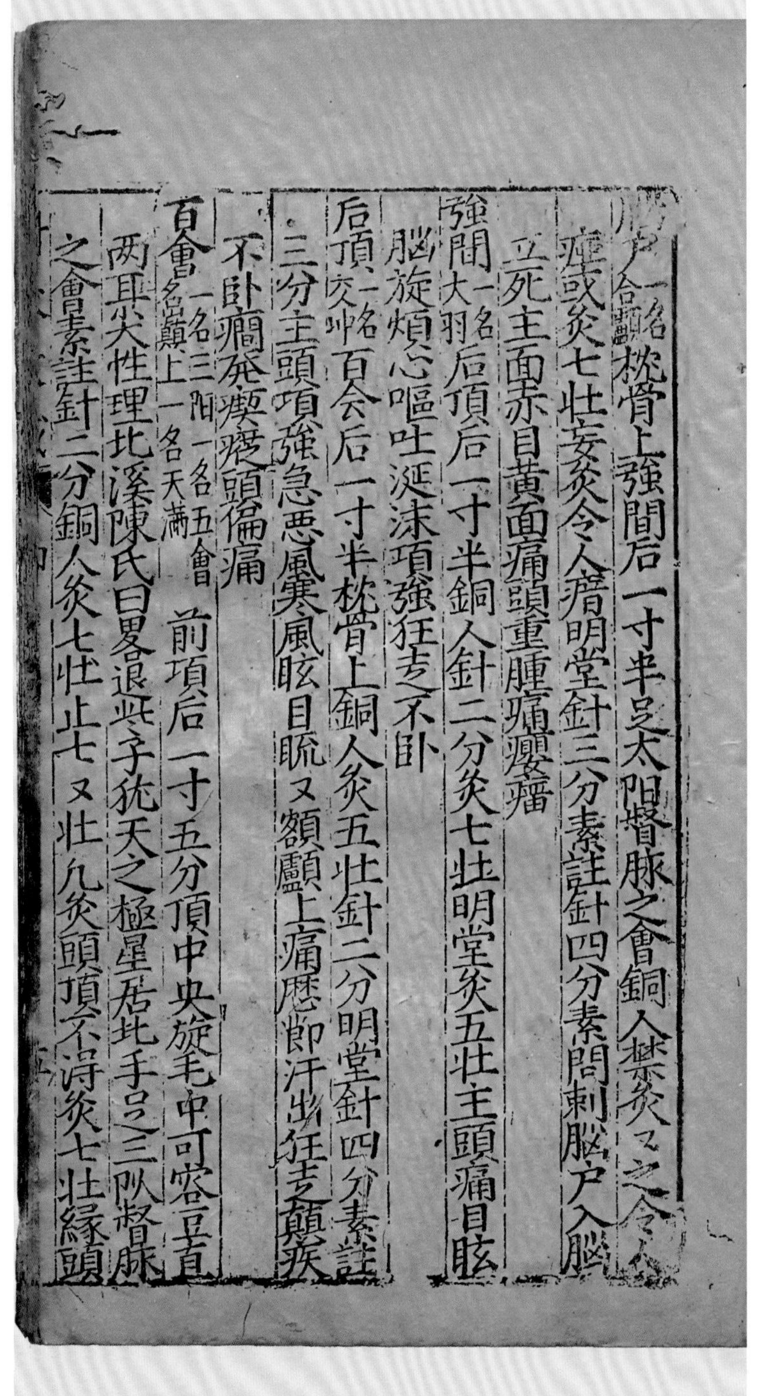

脑户一名合颅：枕骨上，强间后一寸半。足太阳、督脉之会。《铜人》：禁灸，灸之令人哑。或灸七壮，妄灸令人哑。《明堂》：针三分。《素注》：针四分。《素问》：刺脑户，入脑立死。主面赤目黄，面痛，头重肿痛，瘿瘤。

强间一名大羽：后顶后一寸半。《铜人》：针二分，灸七壮。《明堂》：灸五壮。主头痛目眩，脑旋烦心，呕吐涎沫，项强，狂走不卧。

后顶一名交冲：百会后一寸半，枕骨上。《铜人》：灸五壮，针二分。《明堂》：针四分。《素注》：三分。主头项强急，恶风寒，风眩，目䀮䀮，额颅上痛，历节汗出，狂走癫疾不卧，痫发瘈疭，头偏痛。

百会一名三阳，一名五会，一名巅上，一名天满：前顶后一寸五分，顶中央旋毛中，可容豆，直两耳尖。性理北溪陈氏曰：略退些子，犹天之极星居北。手足三阳、督脉之会。《素注》：针二分。《铜人》：灸七壮，止七七壮。凡灸头顶，不得过[1]七壮，缘头

①过：原作“灸”，据《针灸聚英》卷一改。

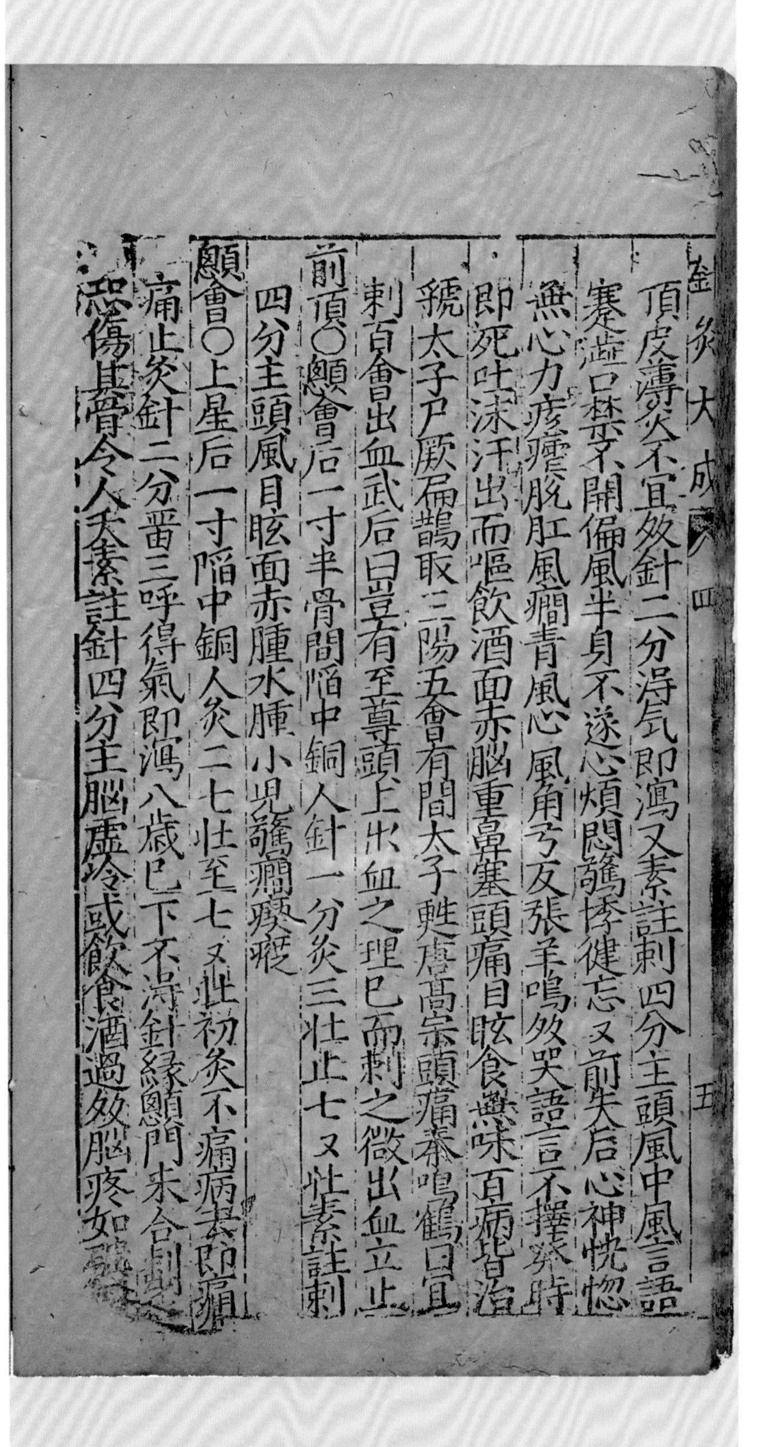
針灸大成　四　五

頂皮薄灸不宜多針二分得氣即瀉又素註刺四分主頭風中風言語謇澀口噤不開偏風半身不遂心煩悶驚悸健忘又前失后心神恍惚無心力痎瘧脫肛風癇青風心風角弓反張羊鳴多哭語言不擇發時即死吐沫汗出而嘔飲酒面赤腦重鼻塞頭痛目眩食無味百病皆治虢太子尸厥扁鵲取三陽五會有間太子甦唐高宗頭痛秦鳴鶴曰宜刺百會出血武后曰豈有至尊頭上出血之理已而刺之微出血立止

前頂○顖會后一寸半骨間陷中銅人針一分灸三壯止七七壯素註刺四分主頭風目眩面赤腫水腫小兒驚癇瘈瘲

顖會○上星后一寸陷中銅人灸二七壯至七七壯初灸不痛病去即痛痛止灸針二分留三呼得氣即瀉八歲已下不得針緣顖門未合刺恐傷其骨令人夭素註針四分主腦虛冷或飲食酒過多腦疼如破

顶皮薄，灸不宜多。针二分，得气即泻。又《素注》：刺四分。主头风中风，言语謇涩，口噤不开，偏风半身不遂，心烦闷，惊悸健忘，忘前失后，心神恍惚，无心力，痎疟，脱肛，风痫，青风，心风，角弓反张，羊鸣多哭，语言不择，发时即死，吐沫，汗出而呕，饮酒面赤，脑重鼻塞，头痛目眩，食无味，百病皆治。虢太子尸厥，扁鹊取三阳五会，有间太子苏。唐高宗头痛，秦鸣鹤曰：宜刺百会出血。武后曰：岂有至尊头上出血之理。已而刺之，微出血，立止。

前顶： 囟会后一寸半，骨间陷中。《铜人》：针一分，灸三壮，止七七壮。《素注》：刺四分。主头风目眩，面赤肿，水肿，小儿惊痫，瘈疭。

囟会： 上星后一寸陷中。《铜人》：灸二七壮，至七七壮。初灸不痛，病去即痛，痛止灸。针二分，留三呼，得气即泻。八岁已下不得针，缘囟门未合，刺之恐伤其骨，令人夭。《素注》：针四分。主脑虚冷，或饮食酒过多，脑疼如破，衄[1]

①衄：底本漫漶，据《针灸聚英》卷一补。

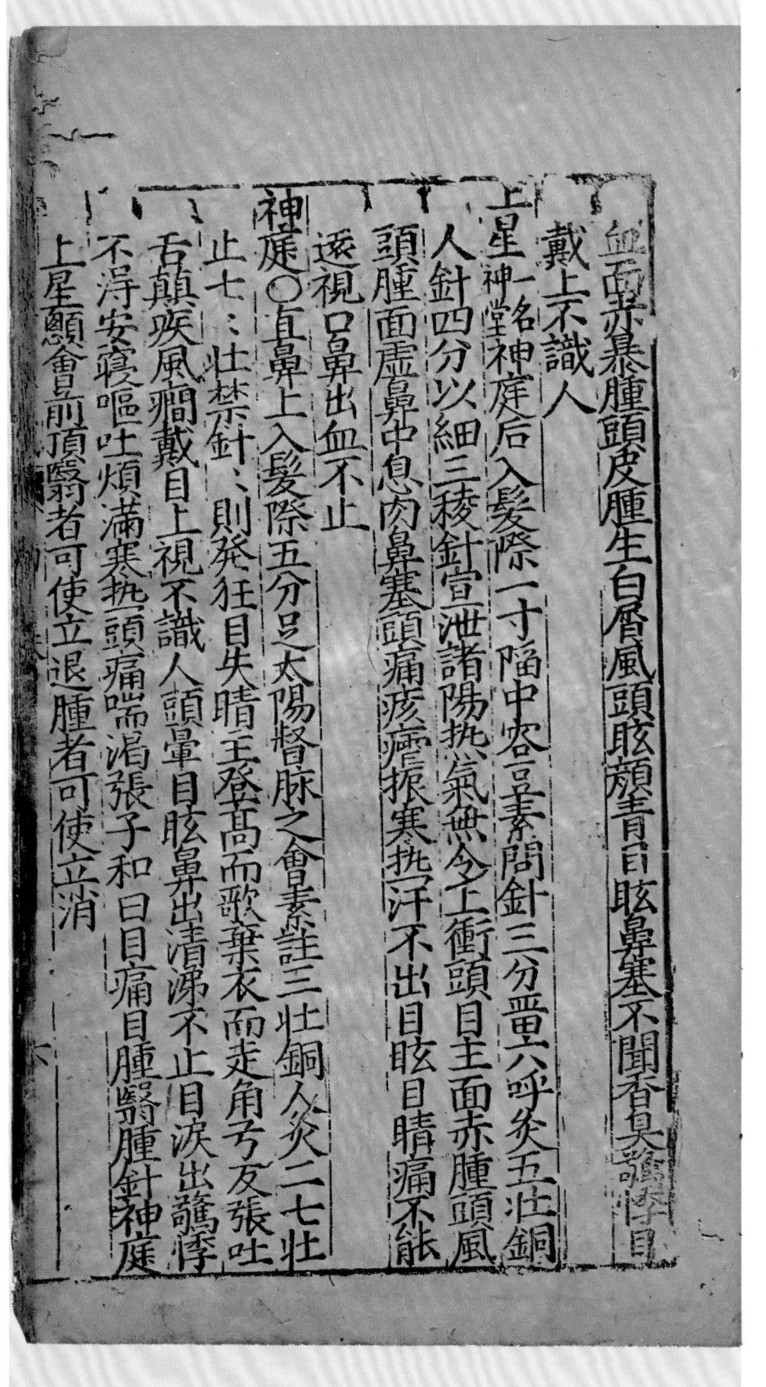

血面赤暴腫頭皮腫生白屑風頭眩顏青目眩鼻塞不聞香臭驚悸目
戴上不識人
上星一名神堂神庭后入髮際一寸陷中容豆素問針三分留六呼灸五壯銅
人針四分以細三稜針宣泄諸陽熱氣無令上衝頭目主面赤腫頭風
頭腫面虛鼻中息肉鼻塞頭痛痎瘧振寒熱汗不出目眩目睛痛不能
遠視口鼻出血不止
神庭○直鼻上入髮際五分足太陽督脉之會素註三壯銅人灸二七壯
止七七壯禁針針則發狂目失睛主登高而歌棄衣而走角弓反張吐
舌癲疾風癇戴目上視不識人頭暈目眩鼻出清涕不止目淚出驚悸
不得安寢嘔吐煩滿寒熱頭痛喘渴張子和曰目痛目腫翳腫針神庭
上星顖會前頂翳者可使立退腫者可使立消

血，面赤暴肿，头皮肿，生白屑风，头眩，鼻塞不闻香臭，惊悸，目戴上不识人。

上星一名神堂：神庭后，入发际一寸陷中，容豆。《素问》：针三分，留六呼，灸五壮。《铜人》：针四分。以细三棱针，宣泄诸阳热气，无令上冲头目。主面赤肿，头风，头肿，面虚，鼻中息肉，鼻塞头痛，痎疟振寒，热汗不出，目眩，目睛痛，不能远视，口鼻出血不止。

神庭：直鼻上入发际五分。足太阳、督脉之会。《素注》：三壮。《铜人》：灸二七壮，止七七壮。禁针，针则发狂，目失睛。主登高而歌，弃衣而走。角弓反张，吐舌，癫疾风痫，戴目上视不识人，头晕目眩，鼻出清涕不止，目泪出。惊悸不得安寝，呕吐烦满。寒热头痛，喘渴。张子和曰：目痛、目肿、翳肿，针神庭、上星、囟会、前顶，翳者可使立退，肿者可使立消。

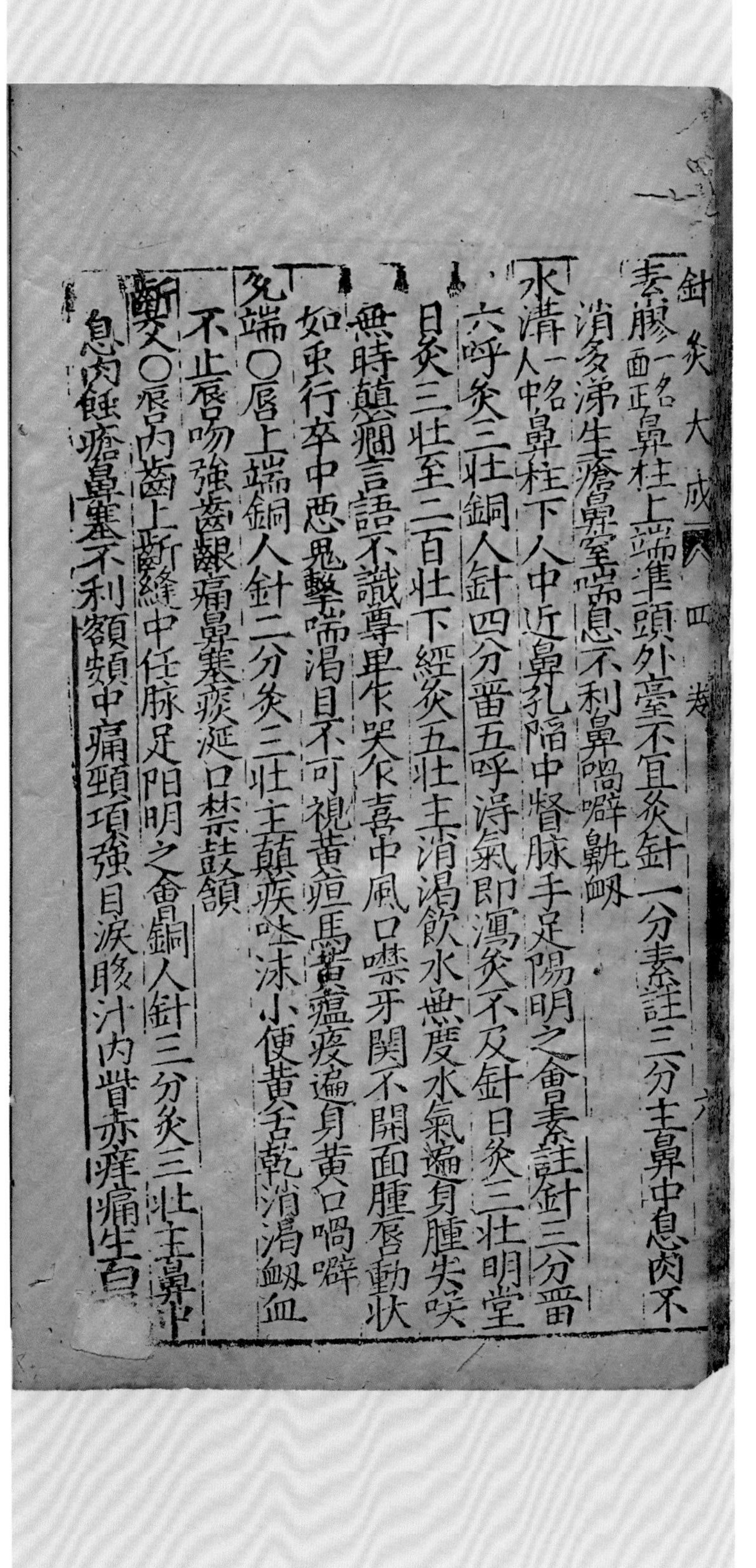

素髎一名面正：鼻柱上端准头。《外台》：不宜灸，针一分。《素注》：针三分。主鼻中息肉不消，多涕，生疮鼻窒，喘息不利，鼻㖞僻，衄衂。

水沟一名人中：鼻柱下人中，近鼻孔陷中。督脉、手足阳明之会。《素注》：针三分，留六呼，灸三壮。《铜人》：针四分，留五呼，得气即泻，灸不及针，日灸三壮。《明堂》：日灸三壮，至二百壮。《下经》：灸五壮。主消渴，饮水无度，水气遍身肿。失笑无时，癫痫，言语不识尊卑，乍哭乍喜，中风口噤，牙关不开。面肿唇动，状如虫行。卒中恶，鬼击，喘渴，目不可视，黄疸马黄，瘟疫，通身黄，口㖞僻。

兑端：唇上端。《铜人》：针二分，灸三壮。主癫疾吐沫，小便黄，舌干消渴，衄血不止，唇吻强，齿龈痛，鼻塞，痰涎，口噤鼓颔。

龂交：唇内齿上龈缝中。任脉、足阳明之会。《铜人》：针三分，灸三壮。主鼻中息肉，蚀疮，鼻塞不利，额颏中痛，颈项强，目泪眵汁，内眦赤痒痛，生白翳[①]，

①翳：底本漫漶，据《针灸聚英》卷一补。

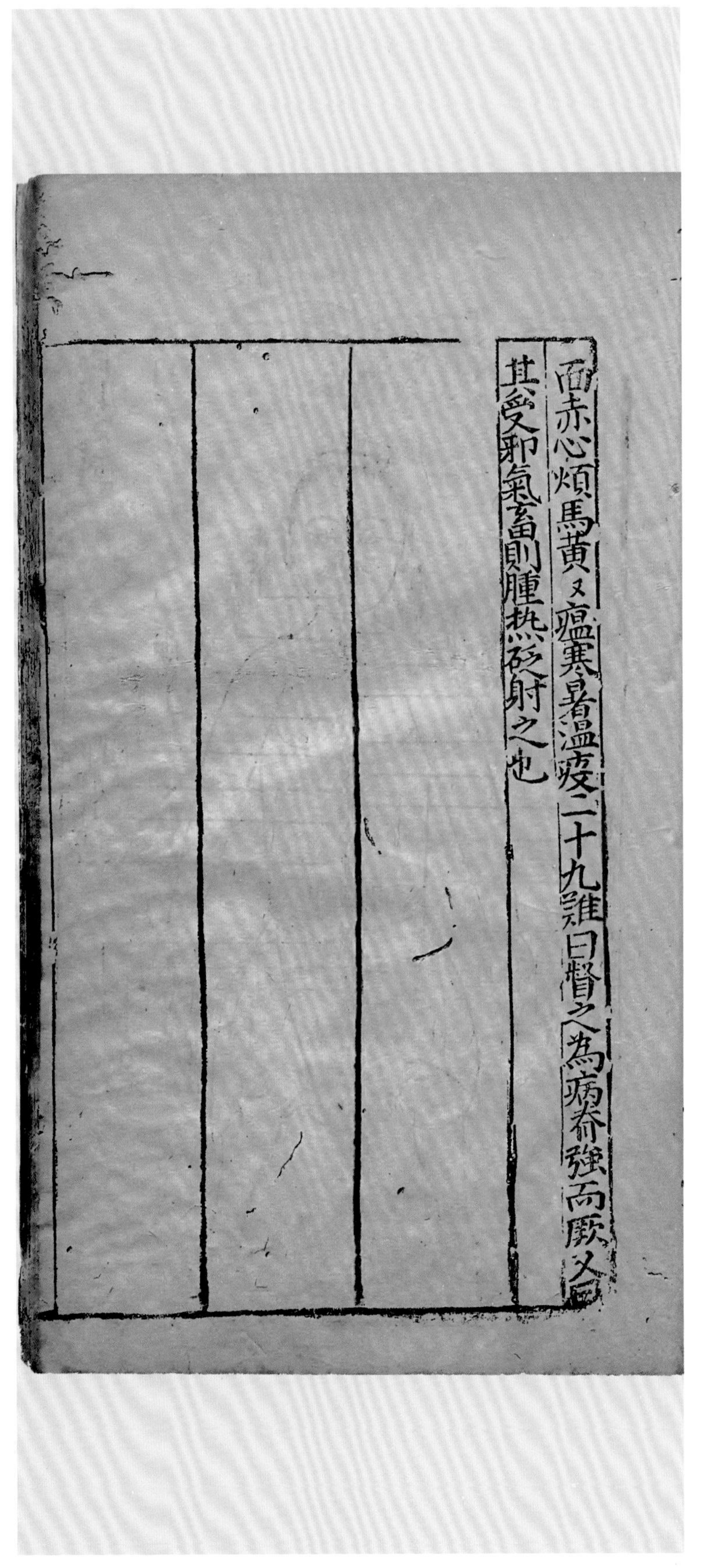

面赤心烦，马黄黄疸[1]，寒暑瘟疫。《二十九难》曰：督之为病，脊强而厥。又曰：其受邪气，畜则肿热，砭射之也。

①疸：原作“瘟”，据《针灸聚英》卷一改。

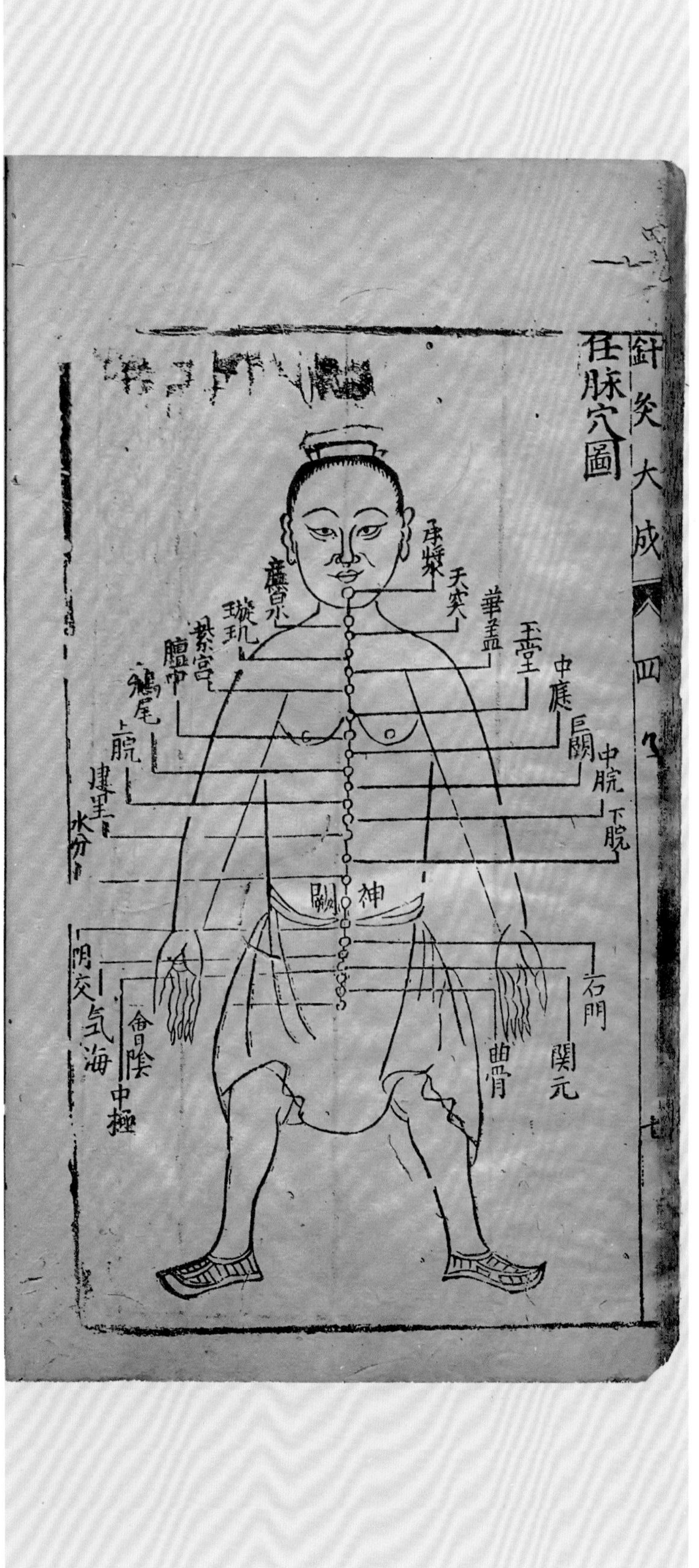
鍼灸大成
任脉穴圖
承漿
廉泉
天突
璇璣
華蓋
紫宮
玉堂
膻中
中庭
鳩尾
巨闕
上脘
中脘
建里
下脘
水分
神闕
陰交
氣海
石門
關元
曲骨
會陰
中極

任脉穴图（图见左）

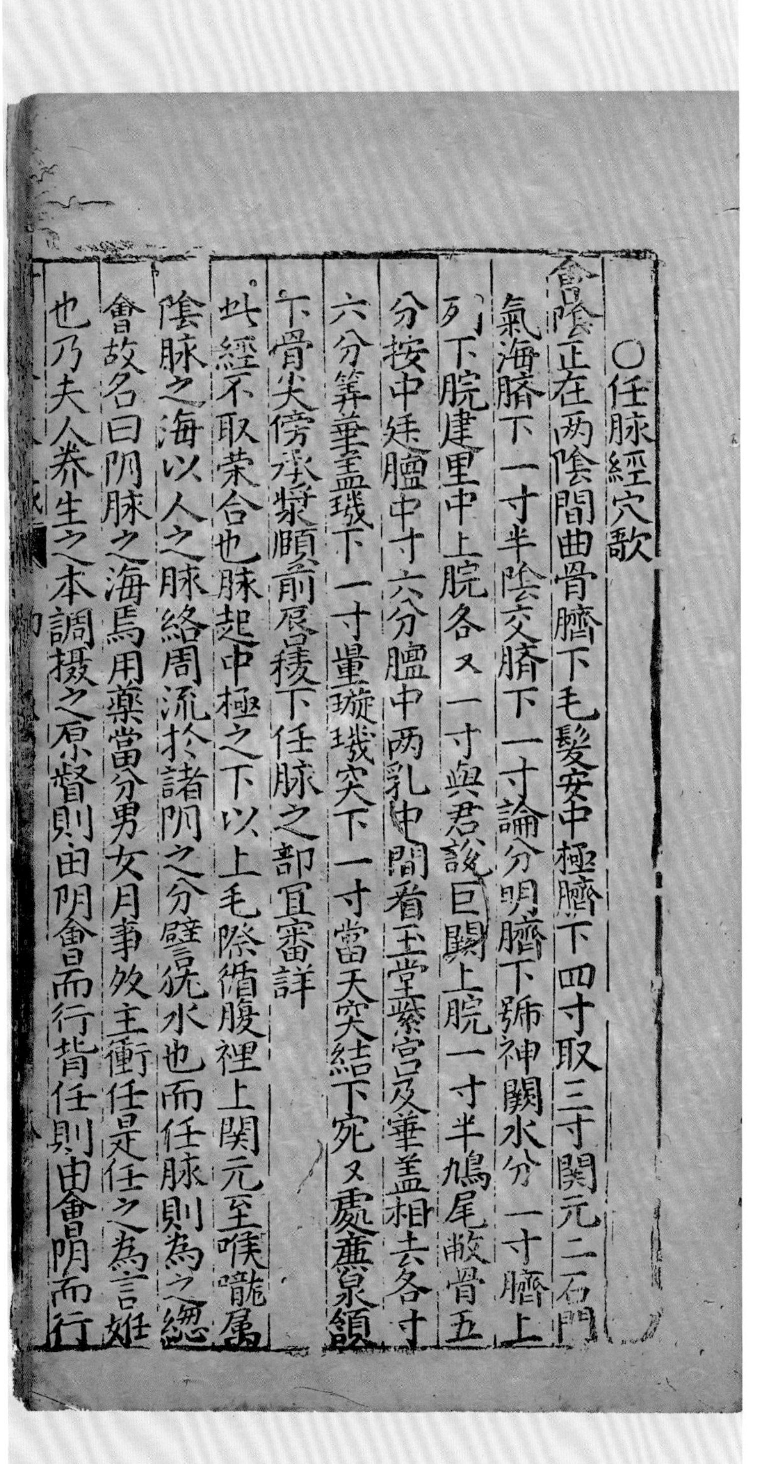
〇任脉經穴歌
會陰正在兩陰間曲骨臍下毛髮安中極臍下四寸取三寸関元二石門
氣海臍下一寸半陰交臍下一寸論分明臍下號神闕水分一寸臍上
列下脘建里中上脘各〻一寸與君說巨闕上脘一寸半鳩尾蔽骨五
分按中庭膻中寸六分膻中兩乳中間看玉堂紫宮及華蓋相去各寸
六分算華蓋璣下一寸量璇璣突下一寸當天突結下宛〻處廉泉頷
下骨尖傍承漿頤前唇稜下任脉之部宜審詳
此經不取滎合也脉起中極之下以上毛際循腹裡上関元至喉嚨屬
陰脉之海以人之脉絡周流於諸陰之分譬猶水也而任脉則為之總
會故名曰陰脉之海焉用藥當分男女月事多主衝任是任之為言姙
也乃夫人養生之本調攝之原督則由陰會而行背任則由會陰而行

任脉经穴歌

会阴正在两阴间，曲骨脐下毛发安。
中极脐下四寸取，三寸关元二石门。
气海脐下一寸半，阴交脐下一寸论。
分明脐下号神阙，水分一寸脐上列。
下脘建里中上脘，各各一寸与君说。
巨阙上脘一寸半，鸠尾蔽骨五分按。
中庭膻中寸六分，膻中两乳中间看。
玉堂紫宫及华盖，相去各寸六分算。
华盖玑下一寸量，璇玑突下一寸当。
天突结下宛宛处，廉泉颔下骨尖旁。
承浆颐前唇棱下，任脉之部宜审详。

此经不取荥合也。脉起中极之下，以上毛际，循腹里上关元，至喉咙，属阴脉之海，以人之脉络，周流于诸阴之分，譬犹水也，而任脉则为之总会，故名曰阴脉之海焉。用药当分男女，月事多主冲任，是任之为言妊也。乃夫人生养之本，调摄之源，督则由会阴[1]而行背，任则由会阴而行

①会阴：原作“阴会”，据理乙正。

腹，人身之有任督，犹天地之有子午也。人身之任督，以腹背言，天地之子午，以南北言，可以分，可以合者也。分之以见阴阳之不离，合之以见浑沦之无间，一而二，二而一也。但在僧道，不明此脉，各执所尚，禁食、禁足、禁语、断臂、燃指、烧身，枯坐而亡，良可悲夫！间有存中黄一事，而待神气凝聚者；有运三华五气之精，而洗骨伐毛者；有搬运周天火候者；有日运脐，夜运泥丸炼体者；有呼九灵，三精神而归灵府者；有倒斗柄而运化机者；有默朝上帝者；有服气吞津者；有闭息存神者；有采炼日精月华者；有吐纳导引者；有单运气行火候者；有投胎夺舍者；有旁门九品渐法三乘者，种种不同，岂离任督。盖明任督以保其身，亦犹明君能爱民以安其国也。民毙国亡，任衰身死，是以上人哲士，先依前注，导引各经，调养纯熟，即仙家之能筑基是也。然后扫除妄念，以静定为基本，而

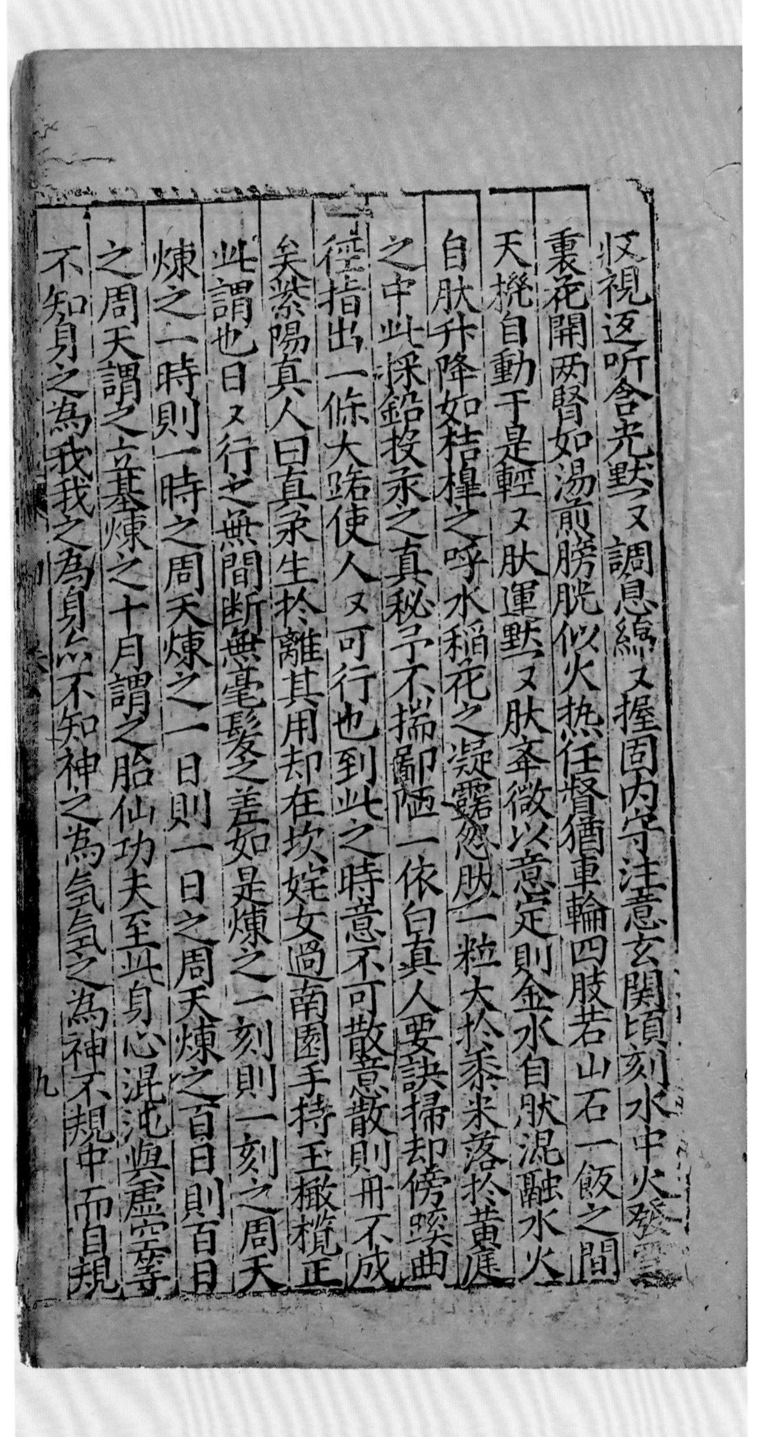
收視返听含光默々調息綿々握固內守注意玄關頃刻水中火發雪
裏花開两腎如湯煎膀胱似火热任督猶車輪四肢若山石一飯之間
天機自動于是輕々然運默々然舉微以意定則金水自然混融水火
自然升降如桔槔之呼水稻花之凝露忽然一粒大於黍米落於黄庭
之中此採鉛投汞之真秘予不揣鄙陋一依白真人要訣掃却傍蹊曲
徑指出一條大路使人々可行也到此之時意不可散意散則丹不成
矣紫陽真人曰真汞生於離其用却在坎姹女過南園手持玉橄欖正
此謂也日々行之無間断無毫髮之差如是煉之一刻則一刻之周天
煉之一時則一時之周天煉之一日則一日之周天煉之百日則百日
之周天謂之立基煉之十月謂之胎仙功夫至此身心混沌與虛空等
不知身之為我々之為身亦不知神之為氣々之為神不規中而自規

收视返听。含光默默，调息绵绵，握固内守，注意玄关，顷刻水中火发，雪里花开，两肾如汤煎，膀胱似火热，任督犹车轮，四肢若山石，一饭[①]之间，天机自动，于是轻轻然运，默默然举，微以意定，则金水自然混融，水火自然升降，如桔槔[②]之呼水，稻花之凝露，忽然一粒大于黍米，落于黄庭之中。此采铅投汞之真秘，予不揣鄙陋，一依白真人要诀，扫却旁蹊曲径，指出一条大路，使人人可行也。到此之时，意不可散，意散则丹不成矣。紫阳真人曰：真汞生于离，其用却在坎，姹女过南园，手持玉橄榄。正此谓也。日日行之无间断，无毫发之差，如是炼之一刻，则一刻之周天；炼之一时，则一时之周天；炼之一日，则一日之周天；炼之百日，则百日之周天，谓之立基。炼之十月，谓之胎仙。功夫至此，身心混沌，与虚空等，不知身之为我，我之为身，亦不知神之为气，气之为神，不规中而自规

①饭：杨氏《针灸大成》卷七作“饮”。
②桔槔：亦作“桔皋”。汲水的工具。

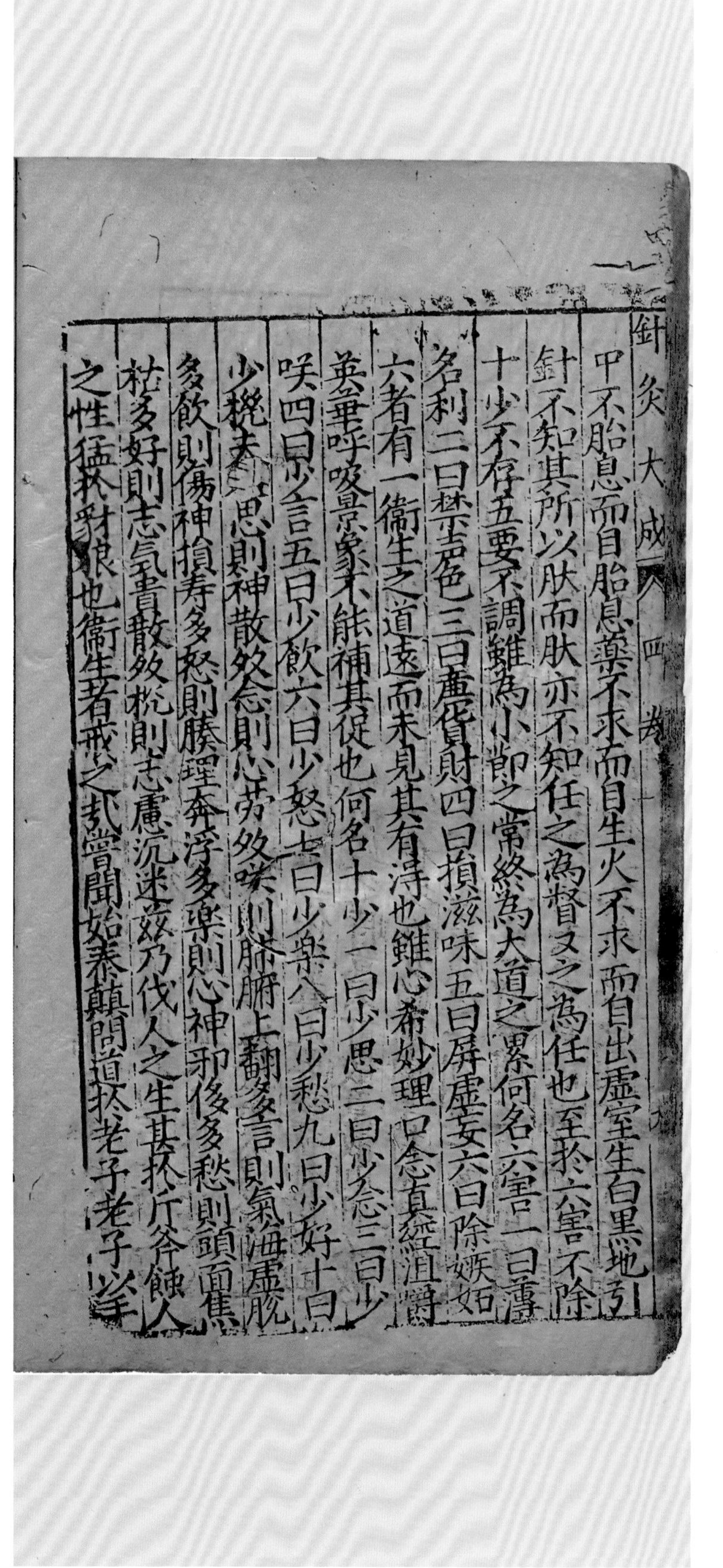

中，不胎息而自胎息，药①不求而自生，火不求而自出，虚室生白，黑地引针，不知其所以然而然，亦不知任之为督，督之为任也。至于六害不除，十少不存，五要不调，虽为小节之常，终为大道之累。何名六害？一曰薄名利，二曰禁声色，三曰廉货财，四曰损滋味，五曰屏虚妄，六曰除嫉妒，六者有一，卫生之道远，而未见其有得也。虽心希妙理，口念真经，咀嚼英华，呼吸景象，不能补其促②也。何名十少？一曰少思，二曰少念，三曰少笑，四曰少言，五曰少饮，六曰少怒，七曰少乐，八曰少愁，九曰少好，十曰少机。夫多③思则神散，多念则心劳，多笑则肺腑上翻，多言则气血虚脱，多饮则伤神损寿，多怒则腠理奔浮，多乐则心神邪佚，多愁则头面焦枯，多好则志气溃散，多机则志虑沉迷。兹乃伐人之生，甚于斤斧；蚀人之性，猛于豺狼也。卫生者，戒之哉！尝闻始泰巅问道于老子，老子以手

①药：杨氏《针灸大成》卷七作“水”。
②促：杨氏《针灸大成》卷七作“失”。
③多：底本漫漶，据杨氏《针灸大成》卷七改。

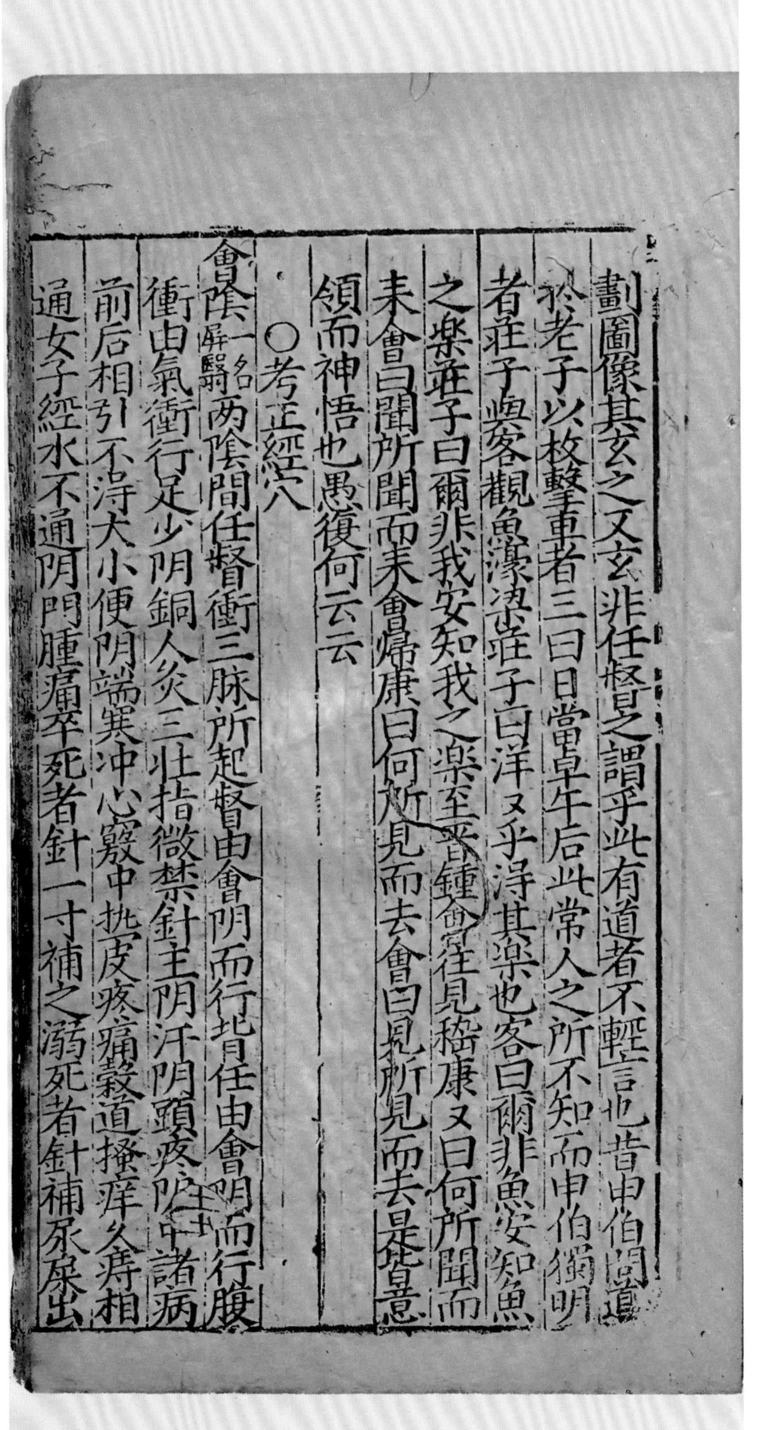

划图像，其玄之又玄，非任督之谓乎！此有道者，不轻言也。昔申伯问道于老子，以枚击车者三曰日当卓午后，此常人之所不知，而申伯独明者。庄子与客观鱼濠梁，庄子曰：洋洋乎得其乐也。客曰：尔非鱼，安知鱼之乐？庄子曰：尔非我，安知我之乐？至晋钟会往见，嵇康又曰：何所闻而来？会曰：闻所闻而来，会归。康曰：何所见而去？会曰：见所见而去。是皆意领而神悟也。愚复何云云。

考正经穴

会阴一名屏翳：两阴间。任、督、冲三脉所起。督由会阴而行背，任由会阴而行腹，冲由气冲行足少阴。《铜人》：灸三壮。《指微》：禁针。主阴汗，阴头疼，阴中诸病，前后相引痛[1]，不得大小便，阴端寒冲心，窍中热，皮疼痛，谷道瘙痒，久痔相通，女子经水不通，阴门肿痛。卒死者，针一寸补之。溺死者，针补，尿屎出

①痛：原缺，据杨氏《针灸大成》卷七补。

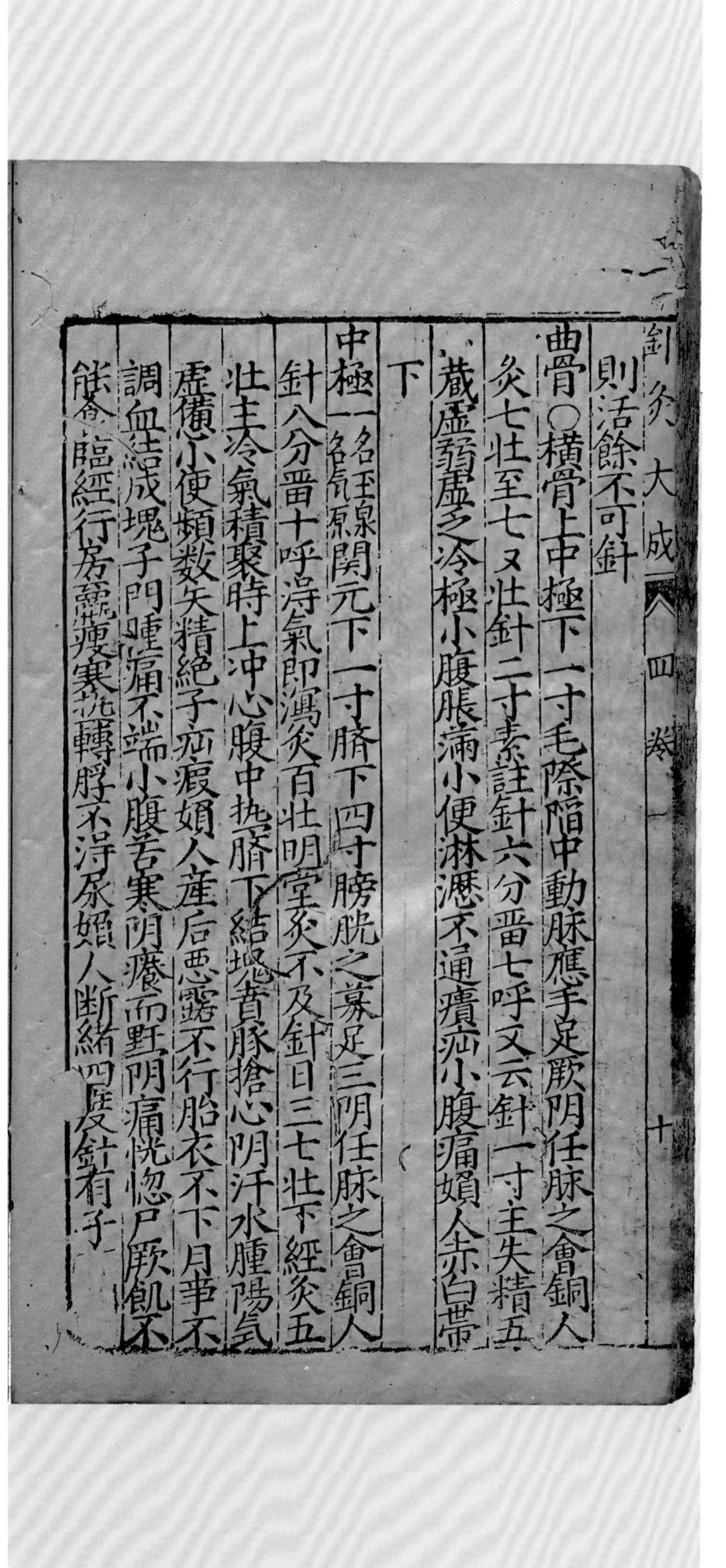
針灸大成　卷四　十

則活餘不可針

曲骨○橫骨上中極下一寸毛際陷中動脉應手足厥陰任脉之會銅人灸七壯至七〻壯針二寸素註針六分留七呼又云針一寸主失精五藏虛弱虛乏冷極小腹脹滿小便淋瀝不通㿉疝小腹痛婦人赤白帶下

中極一名玉泉一名氣原關元下一寸臍下四寸膀胱之募足三陰任脉之會銅人針八分留十呼得氣即瀉灸百壯明堂灸不及針日三七壯下經灸五壯主冷氣積聚時上冲心腹中热臍下結塊賁豚搶心陰汗水腫陽氣虛憊小便頻數失精絕子疝瘕婦人產后惡露不行胎衣不下月事不調血結成塊子門腫痛不端小腹苦寒陰癢而野陰痛恍惚尸厥飢不能食臨經行房羸瘦寒热轉脬不得尿婦人斷緒四度針有子

则活，余不可针。

曲骨：横骨上，中极下一寸，毛际陷中，动脉应手。足厥阴、任脉之会。《铜人》：灸七壮，至七七壮。针二寸。《素注》：针六分，留七呼。又云：针一寸。主失精，五脏虚弱，虚乏冷极，小腹胀满，小便淋沥不通，㿉疝，小腹痛，妇人赤白带下。

中极一名玉泉，一名气原**：**关元下一寸，脐下四寸。膀胱之募。足三阴、任脉之会。《铜人》：针八分，留十呼，得气即泻，灸百壮。《明堂》：灸不及针，日三七壮。《下经》：灸五壮。主冷气积聚，时上冲心，腹中热，脐下结块，贲豚抢心，阴汗水肿，阳气虚惫，小便频数，失精绝子，疝瘕，妇人产后恶露不行，胎衣不下，月事不调，血结成块，子门肿痛不端，小腹苦寒，阴痒而热[1]，阴痛，恍惚尸厥，饥不能食，临经行房羸瘦，寒热，转脬不得尿，妇人断绪，四度针有子。

①热：原作"野"，据《针灸大成》卷六改。

關元○臍下三寸小腸之募足三陰任脉之會下紀者關元也素註刺寸二分留七呼灸七壮又云針二寸銅人針八分留三呼瀉五吸灸百壮止三百壮明堂娠婦禁針若針而落胎胎多不出針外崑崙立出主積冷虛乏臍下絞痛流入陰中發作無時冷氣結塊痛寒氣入腹痛失精白濁溺血暴疝風眩頭痛轉胞閉塞小便不通黃赤勞熱石淋五淋洩利奔豚搶心婦人帶下月經不通絕嗣不生胞門閉塞胎漏下血産后惡露不止

石門一名利机一名精露一名丹田一名命門臍下二寸三焦募也銅人灸二七壮止二百壮甲乙針八分留三呼得氣即瀉千金針五分下經灸七壮素註刺六分留七呼婦人禁針灸犯之終身絕子主傷寒小便不利泄利不禁小絞痛陰囊入小腹賁豚搶心腹痛堅硬卒疝繞臍氣淋血淋小便黃嘔

关元：脐下三寸。小肠之募。足三阴、任脉之会。下纪者，关元也。《素注》：刺一寸二分，留七呼，灸七壮。又云：针二寸。《铜人》：针八分，留三呼，泻五吸，灸百壮，止三百壮。《明堂》：娠妇禁针，若针而落胎，胎多不出，针外昆仑立出。主积冷虚乏，脐下绞痛，流入阴中，发作无时，冷气结块痛；寒气入腹痛，失精白浊，溺血暴疝，风眩头痛，转胞闭塞，小便不通，黄赤，劳热，石淋五淋，泄利，奔豚抢心，妇人带下，月经不通，绝嗣不生，胞门闭塞，胎漏下血，产后恶露不止。

石门一名利机，一名精露，一名丹田，一名命门：脐下二寸。三焦募也。《铜人》：灸二七壮，止二百壮。《甲乙》：针八分，留三呼，得气即泻。《千金》：针五分。《下经》：灸七壮。《素注》：刺六分，留七呼，妇人禁针灸，犯之终身绝子。主伤寒，小便不利，泄利不禁，小腹[1]绞痛，阴囊入小腹，贲豚抢心，腹痛坚硬，卒疝绕脐，气淋血淋，小便黄，呕

①腹：原脱，据《针灸聚英》卷一补。

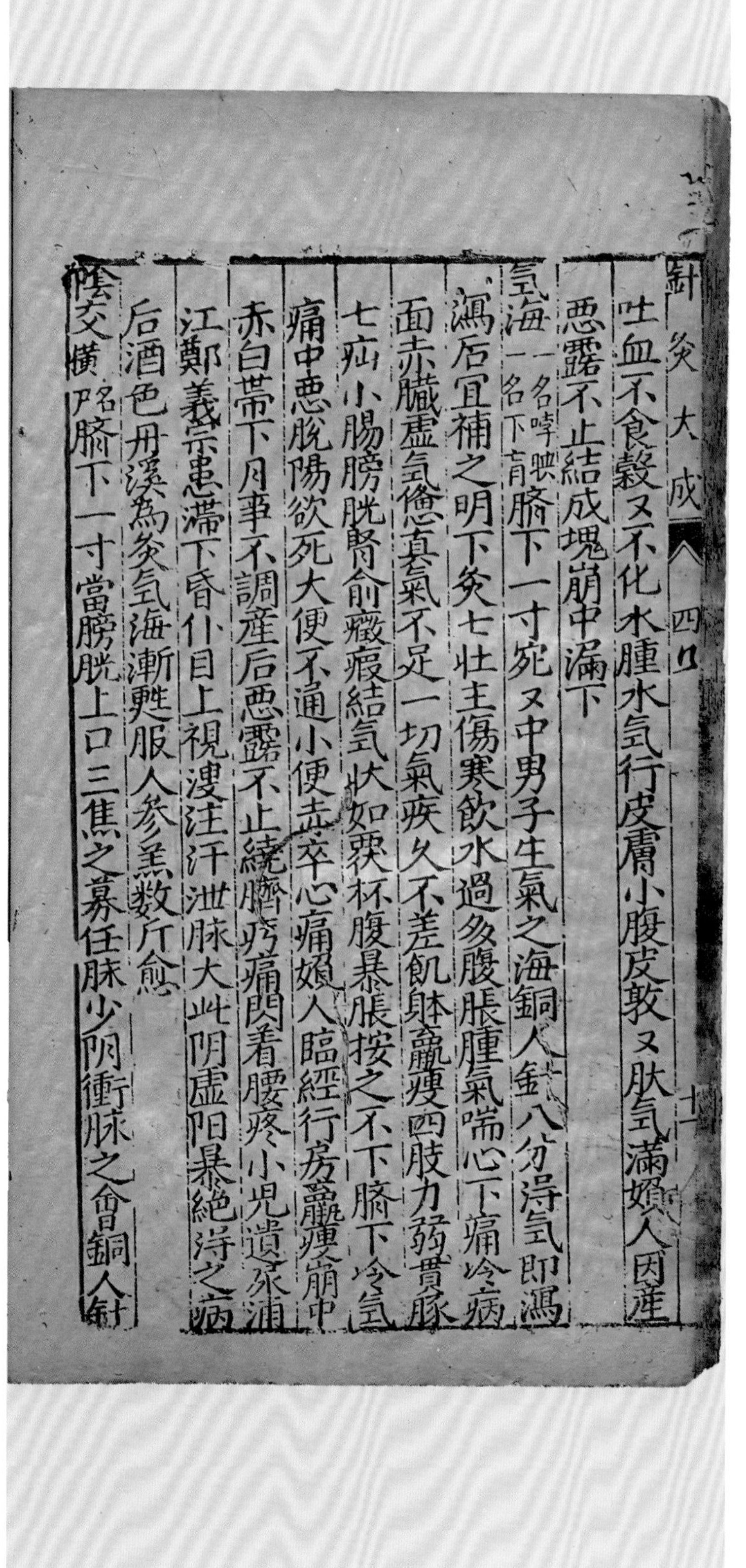

吐血不食谷，谷不化，水肿，水气行皮肤，小腹皮敦敦然，气满，妇人因产恶露不止，结成块，崩中漏下。

气海一名脖胦，一名下肓：脐下一寸半宛宛中。男子生气之海。《铜人》：针八分，得气即泻，泻后宜补之。《明下》：灸七壮。主伤寒，饮水过多，腹胀肿，气喘心下痛，冷病面赤，脏虚气惫，真气不足，一切气疾久不瘥，肌体羸瘦，四肢力弱，贲[①]豚七疝，小肠膀胱肾俞，癥瘕结块[②]，状如覆杯，腹暴胀，按之不下，脐下冷气痛，中恶脱阳欲死，大便不通，小便赤，卒心痛，妇人临经行房羸瘦，崩中，赤白带下，月事不调，产后恶露不止，绕脐疠痛，闪着腰疼，小儿遗尿。浦江郑义宗患滞下昏仆，目上视，溲注汗泄，脉大，此阴虚阳暴绝，得之病后酒色。丹溪为灸气海渐苏，服人参膏数斤愈。

阴交一名横户：脐下一寸，当膀胱上口。三焦之募，任脉、少阴、冲脉之会。《铜人》：针

①贲：原作“贯”，据上下文义改。
②块：原作“气”，据理改。

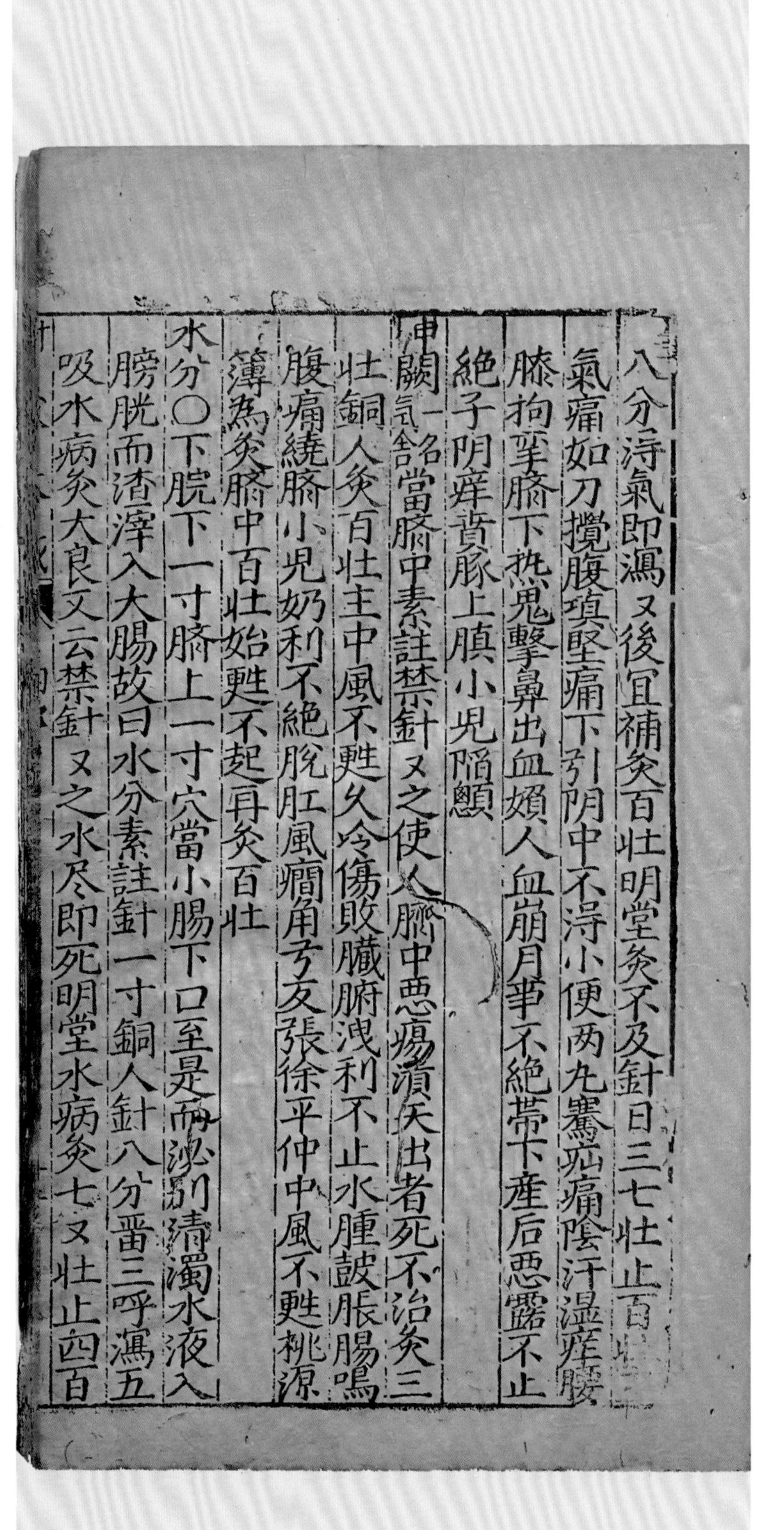
八分得氣即瀉又後宜補灸百壯明堂灸不及針日三七壯止百壯氣痛如刀攪腹䐜堅痛下引陰中不得小便兩丸騫疝痛陰汗濕痒腰膝拘攣臍下熱鬼擊鼻出血婦人血崩月事不絶帶下產后惡露不止絶子陰痒賁豚上䐜小兒陷顖

神闕一名氣舍當臍中素註禁針又之使人臍中惡瘍潰矢出者死不治灸三壯銅人灸百壯主中風不甦久冷傷敗臟腑洩利不止水腫鼓脹腸鳴腹痛繞臍小兒奶利不絶脫肛風癇角弓反張徐平仲中風不甦桃源簿為灸臍中百壯始甦不起再灸百壯

水分〇下脘下一寸臍上一寸穴當小腸下口至是而泌別清濁水液入膀胱而渣滓入大腸故曰水分素註針一寸銅人針八分留三呼瀉五吸水病灸大良又云禁針又之水盡即死明堂水病灸七七壯止四百

八分，得气即泻，泻后宜补，灸百壮。《明堂》：灸不及针，日三七壮，止百壮。主气痛如刀搅，腹䐜坚痛，下引阴中，不得小便，两丸骞，疝痛，阴汗湿痒，腰膝拘挛，脐下热，鬼击，鼻出血，妇人血崩，月事不绝，带下，产后恶露不止，绝子，阴痒，贲豚上䐜，小儿陷囟。

神阙一名气舍**：**当脐中。《素注》：禁针，针之使人脐中恶疡溃，矢出者死。灸三壮。《铜人》：灸百壮。主中风不苏，久冷伤败脏腑，泄利不止，水肿鼓胀，肠鸣腹痛绕脐，小儿奶利不绝，脱肛，风痫，角弓反张。徐平仲中风不苏。桃源簿为灸脐中百壮始苏，不起，再灸百壮。

水分：下脘下一寸，脐上一寸，穴当小肠下口。至是而泌别清浊，水液入膀胱，而渣滓入大肠，故曰水分。《素注》：针一寸。《铜人》：针八分，留三呼，泻五吸。水病灸大良。又云：禁针。针之水尽即死。《明堂》：水病灸七七壮，止四百

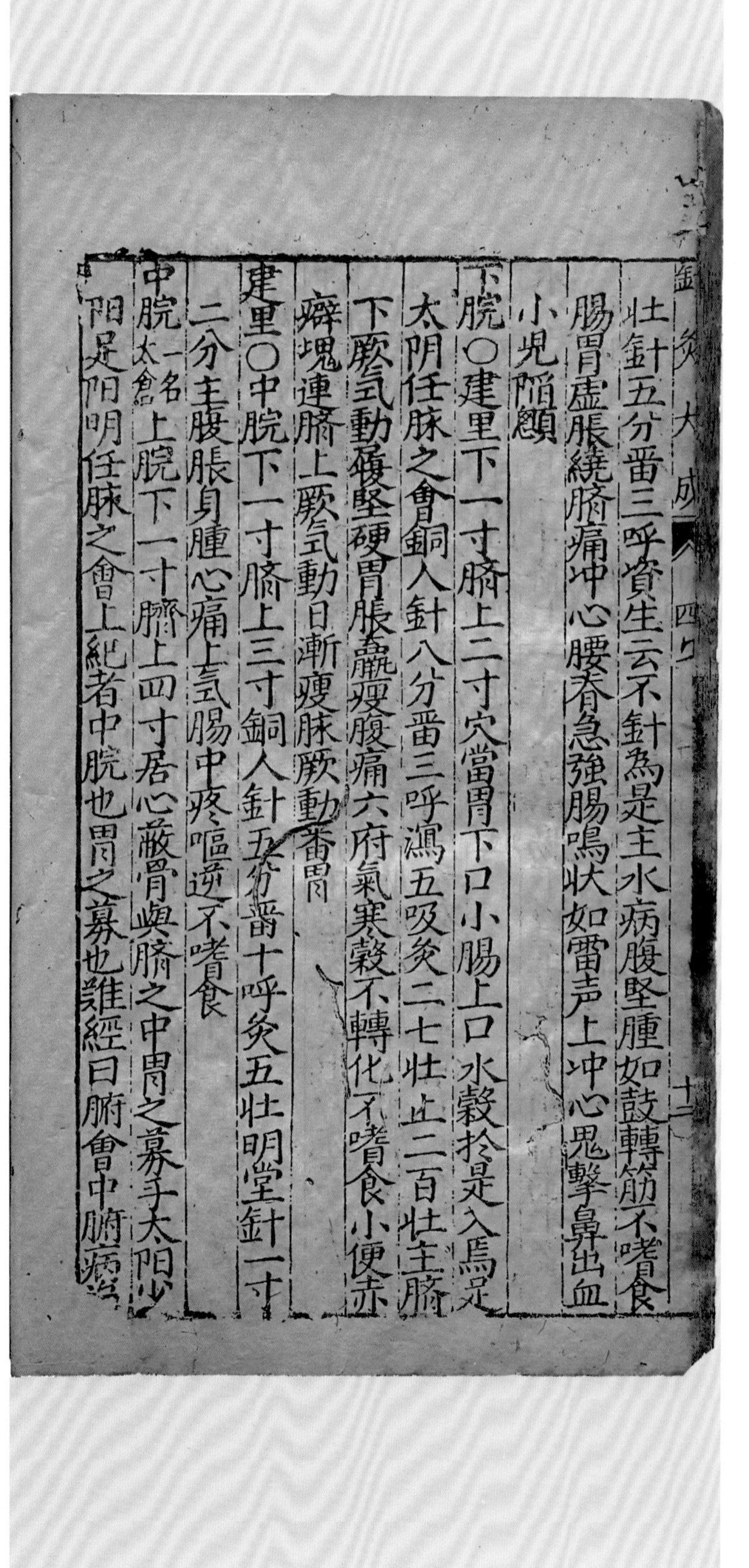
壯針五分留三呼資生云不針為是主水病腹堅腫如鼓轉筋不嗜食
腸胃虛脹繞臍痛冲心腰脊急強腸鳴狀如雷声上冲心鬼擊鼻出血
小兒陷顖
下脘〇建里下一寸臍上二寸穴當胃下口小腸上口水穀於是入焉足
太陰任脉之會銅人針八分留三呼瀉五吸灸二七壯止二百壯主臍
下厥氣動腹堅硬胃脹羸瘦腹痛六府氣寒穀不轉化不嗜食小便赤
癖塊連臍上厥氣動日漸瘦脉厥動番胃
建里〇中脘下一寸臍上三寸銅人針五分留十呼灸五壯明堂針一寸
二分主腹脹身腫心痛上氣腸中疼嘔逆不嗜食
中脘一名太倉上脘下一寸臍上四寸居心蔽骨與臍之中胃之募手太陽少
陽足陽明任脉之會上紀者中脘也胃之募也雖經曰腑會中腑病

壮，针五分，留三呼。《资生》云：不针为是。主水病，腹坚肿如鼓，转筋，不嗜食，肠胃虚胀，绕脐痛冲心，腰脊急强，肠鸣状如雷声，上冲心，鬼击，鼻出血，小儿陷囟。

下脘：建里下一寸，脐上二寸，穴当胃下口，小肠上口，水谷于是入焉。足太阴、任脉之会。《铜人》：针八分，留三呼，泻五吸，灸二七壮，止二百壮。主脐下厥气动，腹坚硬，胃胀，羸瘦，腹痛，六腑气寒，谷不转化，不嗜食，小便赤，痞块连脐上厥气动，日渐瘦，脉厥动，翻胃。

建里：中脘下一寸，脐上三寸。《铜人》：针五分，留十呼，灸五壮。《明堂》：针一寸二分。主腹胀，身肿，心痛，上气，肠中疼，呕逆，不嗜食。

中脘一名太仓：上脘下一寸，脐上四寸，居心蔽骨与脐之中[1]。手太阳、少阳、足阳明、任脉之会。上纪者，中脘也。胃之募也。《难经》曰：腑会中脘[2]，腑病治

①之中：此下原衍“胃之募”，与下文重复，据文义删。
②脘：原缺，据《难经·四十五难》补。

此。《铜人》：针八分，留七呼，泻五吸，疾出针。灸二七壮，止二百壮。《明堂》：日灸二七壮，止四百壮。《素注》：针一寸二分，灸七壮。主五膈，喘息不止，腹暴胀，中恶，脾疼，饮食不进，翻胃，赤白痢，寒癖，气心疝，伏梁，心下如覆杯，心膨胀，面色痿黄，天行伤寒热不已，温疟先腹痛，先泻，霍乱，泄出不知，食饮不化，心痛，身寒，不可俯仰，气发噎。东垣曰：气在于肠胃者，取之足太阴、阳明；不下，取三里、章门、中脘。又曰：胃虚而致太阴无所禀者，于足阳明募穴中道导之。

上脘一名胃脘：巨阙下一寸，当一寸五分，去蔽骨三寸，脐上五寸。上脘、中脘属胃络脾。足阳明、手太阳、任脉之会。《素注》《铜人》：针八分，先补后泻。风痫热病，先泻后补，立愈。日灸二七壮，至百壮，未愈倍之。《明下》：三壮。主腹中雷鸣相逐，食不化，腹疞刺痛，霍乱吐利，腹痛，身热，汗不出，翻胃呕吐食不

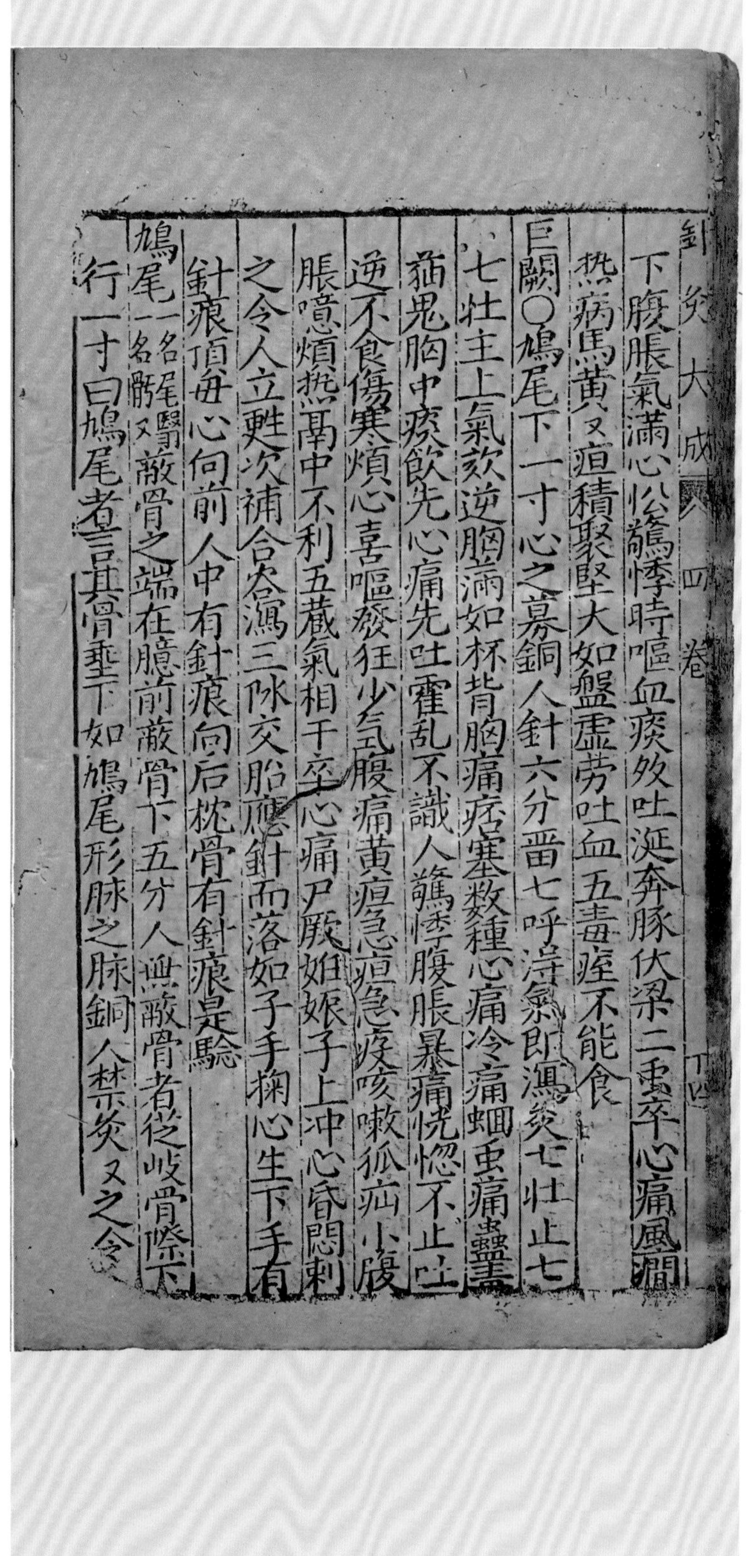

下，腹胀气满，心忪惊悸，时呕血，痰多吐涎，奔豚，伏梁，三[①]虫，卒心痛，风痫，热病，马黄黄疸，积聚坚大如盘，虚劳吐血，五毒疰[②]不能食。

巨阙：鸠尾下一寸，心之募。《铜人》：针六分，留七呼，得气即泻。灸七壮，止七七壮。主上气咳逆，胸满如杯，背胸痛，痞塞，数种心痛，冷痛，蛔虫痛，蛊毒猫鬼，胸中痰饮，先心痛，先吐，霍乱不识人，惊悸，腹胀暴痛，恍惚不止，吐逆不食，伤寒烦心，喜呕发狂，少气腹痛，黄疸，急疸，急疫，咳嗽，狐疝，小腹胀噫，烦热，膈中不利，五脏气相干，卒心痛，尸厥。妊娠子上冲心昏闷，刺之令人立苏，次补合谷，泻三阴交，胎应针而落，如子手掬心，生下手有针痕，顶母心向前，人中有针痕，向后枕骨有针痕，是验。

鸠尾一名尾翳，一名髑骭[③]：蔽骨之端，在臆前蔽骨下五分。人无蔽骨者，从歧骨际下行一寸。曰鸠尾者，言其骨垂下如鸠尾形。任脉之别[④]。《铜人》：禁灸，灸之令人

①三：原作"二"，据《针灸聚英》卷一改。

②疰：原作"痓"，据《针灸聚英》卷一改。

③髑骭：原作"骬骬"，据《针灸甲乙经》卷三改。

④任脉之别：原作"脉之脉"，据《针灸聚英》卷一改。

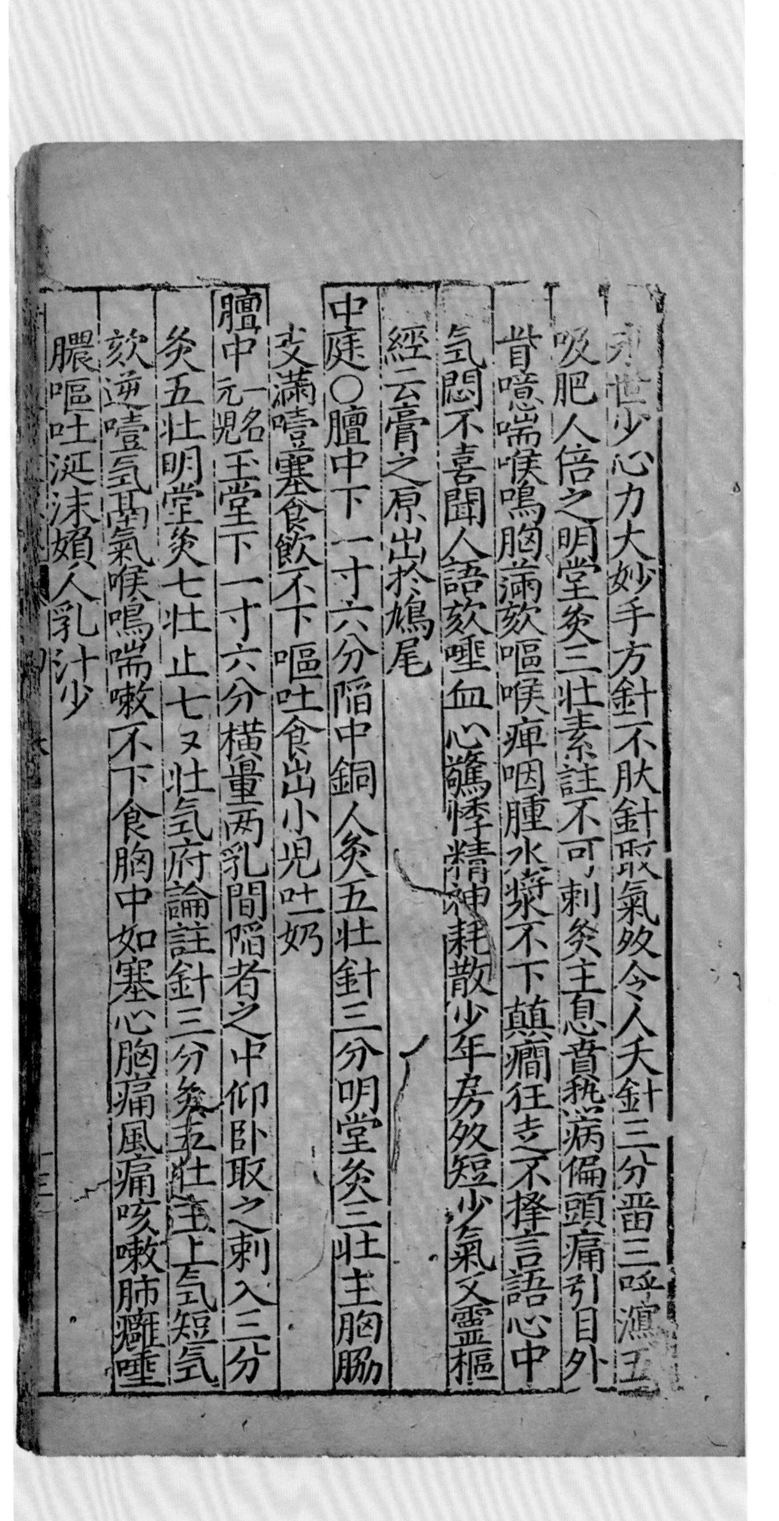

永世少心力，大妙手方针，不然针取气多，令人夭。针三分，留三呼，泻五吸，肥人倍之。《明堂》：灸三壮。《素注》：不可刺灸。主息贲，热病，偏头痛引目外眦，噫喘，喉鸣，胸满咳呕，喉痹咽肿，水浆不下，癫痫狂走，不择言语，心中气闷，不喜闻人语，咳唾血，心惊悸，精神耗散，少年房多，短少气。又《灵枢经》云：膏之原，出于鸠尾。

中庭：膻中下一寸六分陷中。《铜人》：灸五壮，针三分。《明堂》：灸三壮。主胸胁支满，噎塞，食饮不下，呕吐食出，小儿吐奶。

膻中一名元儿：玉堂下一寸六分，横量两乳间陷者之中，仰卧取之。刺入三分，灸五壮。《明堂》：灸七壮，止七七壮。《气府论》注：针三分，灸五壮。主上气短气，咳逆，噎气膈气，喉鸣喘嗽，不下食，胸中如塞，心胸痛，风痛，咳嗽，肺痈唾脓，呕吐涎沫，妇人乳汁少。

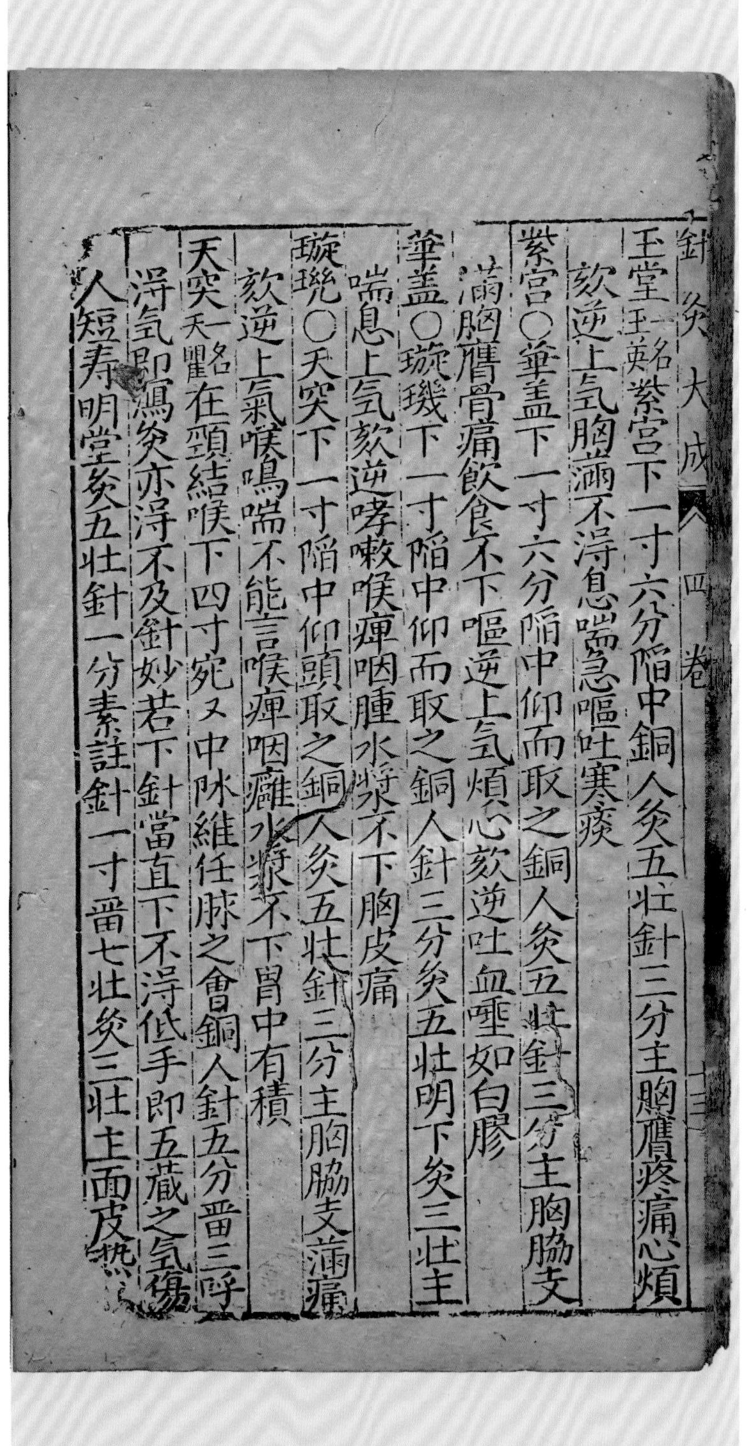

玉堂一名玉英：紫宫下一寸六分陷中。《铜人》：灸五壮，针三分。主胸膺疼痛，心烦咳逆，上气，胸满不得息，喘急，呕吐寒痰。

紫宫：华盖下一寸六分陷中，仰而取之。《铜人》：灸五壮，针三分。主胸胁支满，胸膺骨痛，饮食不下，呕逆上气，烦心，咳逆吐血，唾如白胶。

华盖：璇玑下一寸陷中，仰而取之。《铜人》：针三分，灸五壮。《明下》：灸三壮。主喘急上气，咳逆哮嗽，喉痹咽肿，水浆不下，胸皮痛。

璇玑：天突下一寸陷中，仰头取之。《铜人》：灸五壮，针三分。主胸胁支满痛，咳逆上气，喉鸣喘不能言，喉痹咽痛，水浆不下，胃中有积。

天突一名天瞿：在颈结喉下四寸宛宛中。阴维、任脉之会。《铜人》：针五分，留三呼，得气即泻，灸亦得，不及针妙。若下针当直下，不得低手，即五脏之气伤，人短寿。《明堂》：灸五壮，针一分。《素注》：针一寸，留七呼[①]，灸三壮。主面皮热，上

①呼：原作“壮”，据理改。

气咳逆，气暴喘，咽肿咽疼，声破，喉中生疮，喉猜猜咯脓血，喑不能言，身寒热，颈肿，哮喘，喉中翕翕如水鸡声，胸中气鲠鲠，侠舌缝青脉，舌下急，心与背相控而痛，五[①]噎，黄瘅，醋心，多唾，呕吐，瘿瘤。许氏曰：此穴一针四效。凡下针后良久，先脾磨食，觉针动为一效；次针破病根，腹中作声为二效；次觉流入膀胱为三效；然后觉气流行，入腰后肾堂间为四效矣。

廉泉一名舌本：颈下，结喉下四寸中央，仰面取之。阴维、任脉之会。《素注》：低针取之，针一寸，留七呼。《铜人》：灸三壮，针三分，得气即泻。《明堂》：针二分。主咳嗽上气，喘息，呕沫，舌下肿难言，舌根缩急不食，舌纵涎出，口疮。

承浆一名悬浆：唇棱下陷中，开口取之。大肠脉、胃脉、督脉、任脉之会。《素注》：针二分，留五呼，灸三壮。《铜人》：七壮，止七七壮。《明堂》：针三分，得气即泻，留三呼，徐徐引气而出。日灸七壮，过七七停四五日后，灸七七壮。若一向灸，恐

①痛，五：底本漫漶，据《针灸聚英》卷一补。

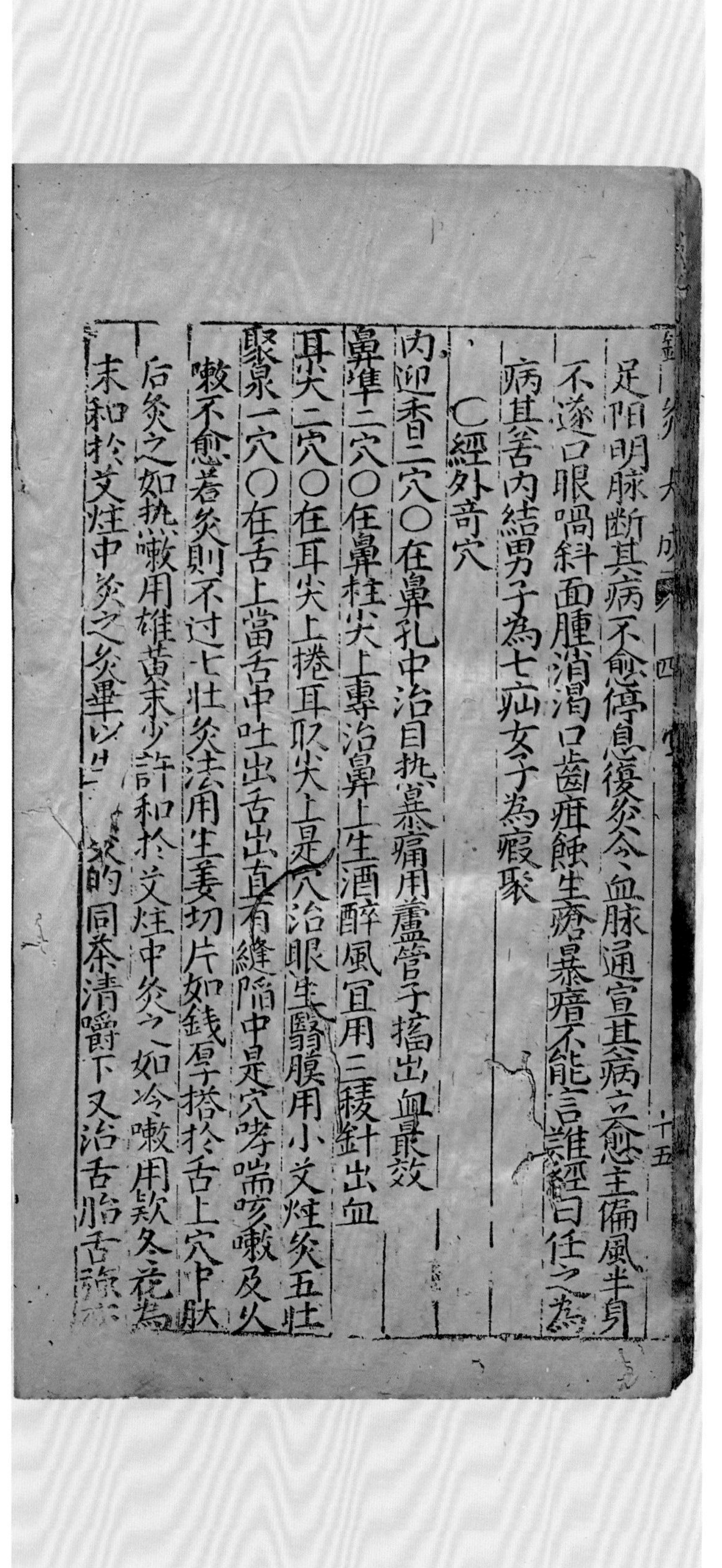

足阳明脉断，其病不愈，停息复灸，令血脉通宣，其病立愈。主偏风，半身不遂，口眼㖞斜，面肿消渴，口齿疳蚀生疮，暴喑不能言。《难经》曰：任之为病，其苦内结，男子为七疝，女子为瘕聚。

经外奇穴

内迎香二穴：在鼻孔中。治目热暴痛，用芦管子搐出血最效。

鼻准二穴：在鼻柱尖上。专治鼻上生酒醉风，宜用三棱针出血。

耳尖二穴：在耳尖上，卷耳取尖上是穴。治眼生翳膜，用小艾炷，灸五壮。

聚泉一穴：在舌上，当舌中，吐出舌，出直有缝陷中是穴。哮喘咳嗽，及久嗽不愈，若灸，则不过七壮。灸法用生姜切片如钱厚，搭于舌上穴中，然后灸之。如热嗽，用雄黄末少许，和于艾炷中灸之；如冷嗽，用款冬花为末，和于艾炷中灸之。灸毕，以生姜灸的，同茶清嚼下。又治舌苔，舌强亦

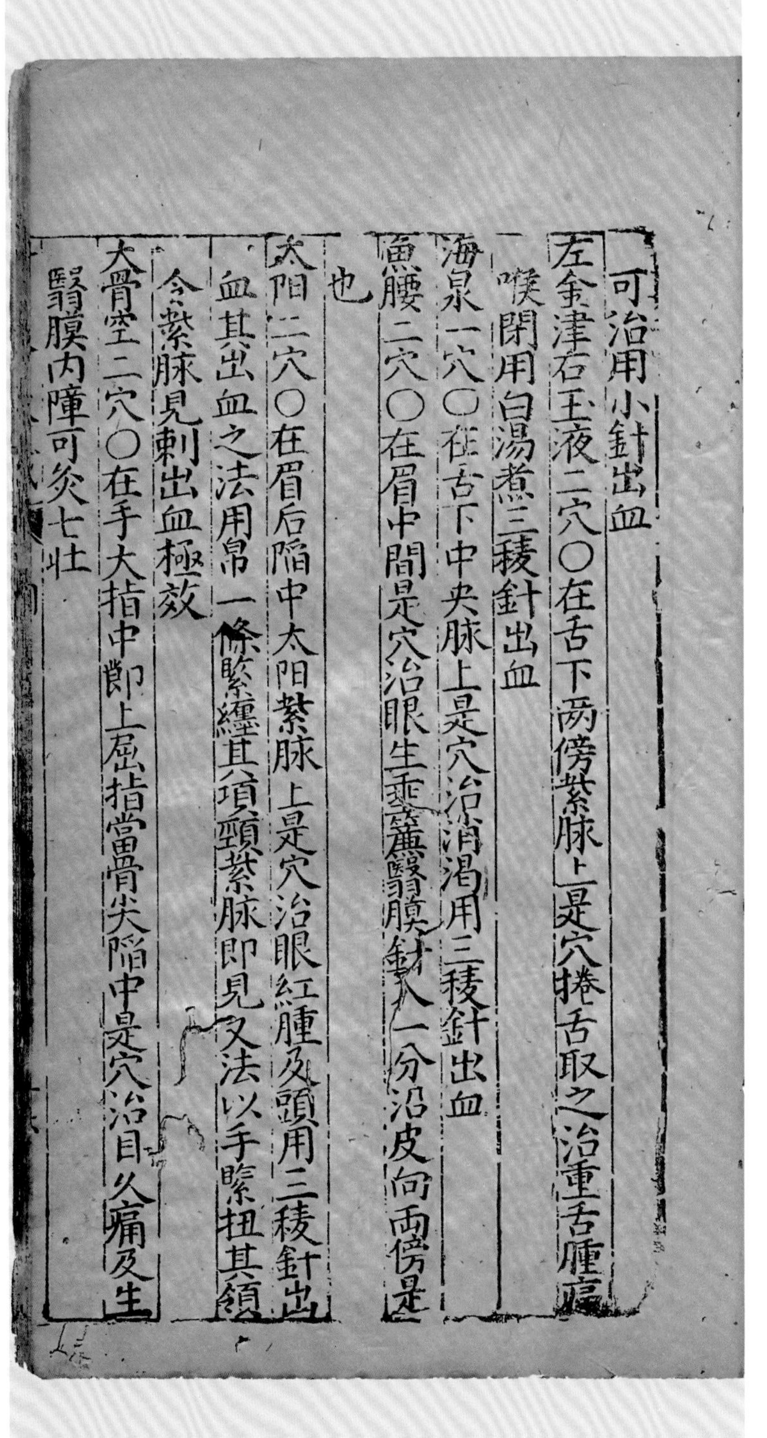

可治，用小针出血。

左金津、右玉液二穴：在舌下两旁，紫脉上是穴，卷舌取之。治重舌肿痛，喉闭，用白汤煮三棱针，出血。

海泉一穴：在舌下中央脉上是穴。治消渴，用三棱针出血。

鱼腰二穴：在眉中间是穴。治眼生垂廉翳膜，针入一分，沿皮向两旁是也。

太阳二穴：在眉后陷中，太阳紫脉上是穴。治眼红肿及头，用三棱针出血。其出血之法，用帛一条，紧缠其项颈，紫脉即见。又法：以手紧扭其领，令紫脉见，刺出血，极效。

大骨空二穴：在手大指中节上，屈指当骨尖陷中是穴。治目久痛，及生翳膜内障，可灸七壮。

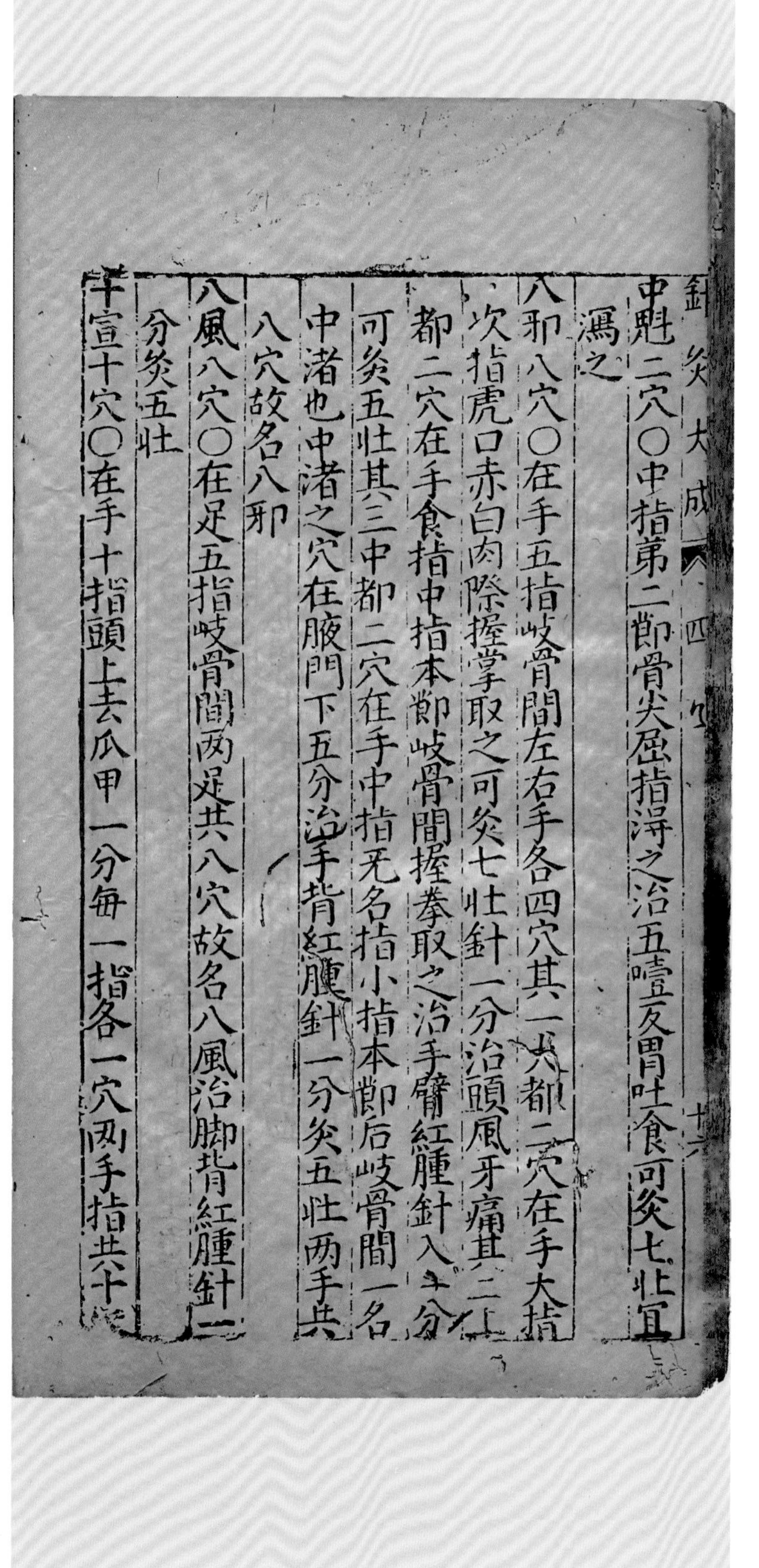
中魁二穴〇中指第二節骨尖屈指得之治五噎反胃吐食可灸七壯宜瀉之

八邪八穴〇在手五指岐骨間左右手各四穴其一大都二穴在手大指次指虎口赤白肉際握掌取之可灸七壯針一分治頭風牙痛其二上都二穴在手食指中指本節岐骨間握拳取之治手臂紅腫針入一分可灸五壯其三中都二穴在手中指无名指小指本節后岐骨間一名中渚也中渚之穴在腋門下五分治手背紅腫針一分灸五壯兩手共八穴故名八邪

八風八穴〇在足五指岐骨間兩足共八穴故名八風治脚背紅腫針一分灸五壯

十宣十穴〇在手十指頭上去爪甲一分每一指各一穴兩手指共十

中魁二穴：中指第二节骨尖，屈指得之。治五噎，反胃吐食，可灸七壮，宜泻之。

八邪八穴：在手五指歧骨间，左右手各四穴。其一：大都二穴，在手大指次指虎口，赤白肉际，握拳取之。可灸七壮，针一分。治头风牙痛。其二：上都二穴，在手食指中指本节歧骨间，握拳取之。治手臂红肿，针入一分，可灸五壮。其三：中都二穴，在手中指无名指本节歧骨，又名腋门也。治手臂红肿，针入一分，可灸五壮。其四：下都二穴[①]，在手中指无名指小指本节后歧骨间，一名中渚也。中渚之穴，在腋门下五分。治手臂红肿，针一分，灸五壮。两手共八穴，故名八邪。

八风八穴：在足五趾歧骨间，两足共八穴，故名八风。治脚背红肿，针一分，灸五壮。

十宣十穴：在手十指头上，去爪甲一分，每一指各一穴，两手指共十穴，

①在手中指……下都二穴：原缺，据杨氏《针灸大成》补。

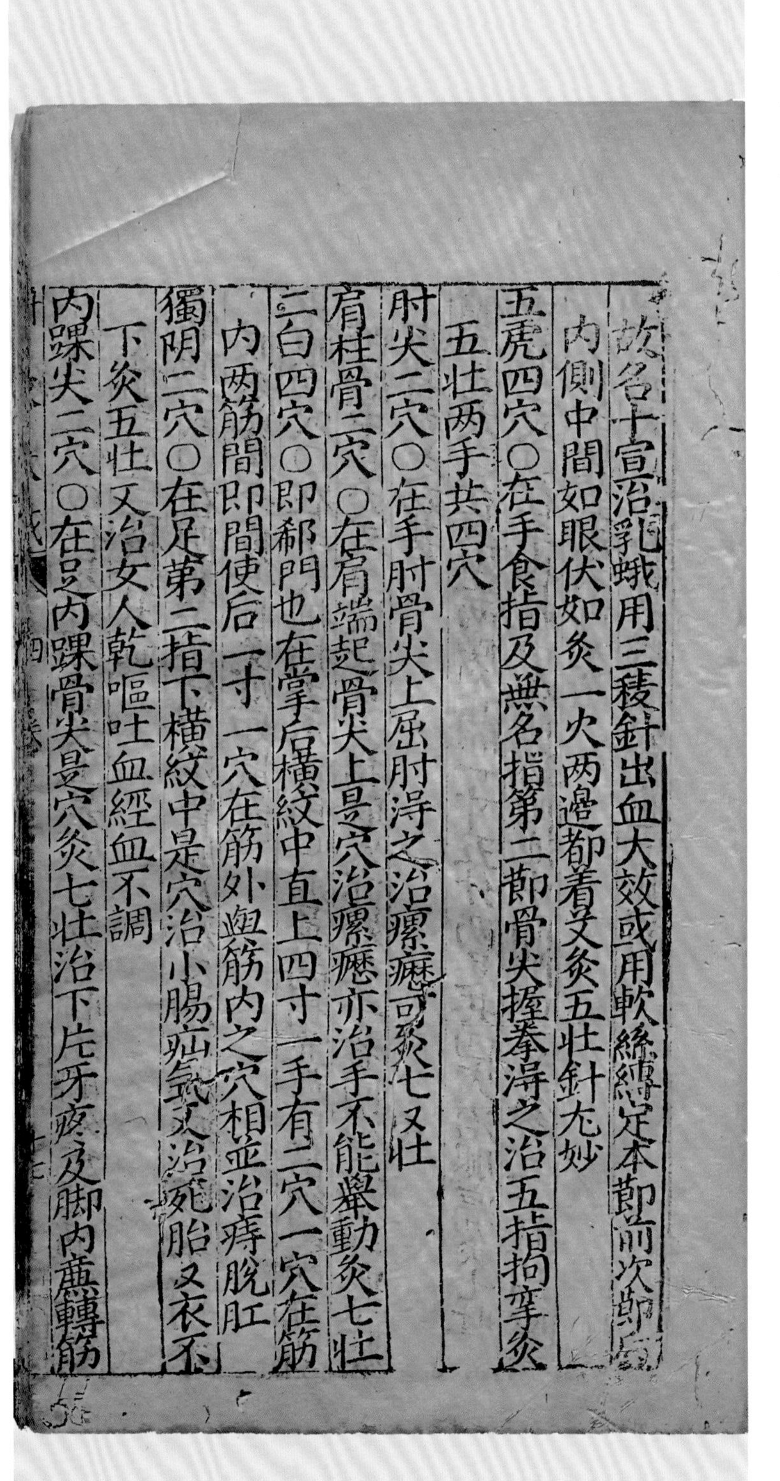
故名十宣治乳蛾用三稜針出血大效或用軟絲縛定本節前次節後
内側中間如眼伏如灸一火兩邊都着艾灸五壯針尤妙
五虎四穴○在手食指及無名指第二節骨尖握拳得之治五指拘挛灸
五壯兩手共四穴
肘尖二穴○在手肘骨尖上屈肘得之治瘰癧可灸七七壯
肩柱骨二穴○在肩端起骨尖上是穴治瘰癧亦治手不能舉動灸七壯
二白四穴○即郄門也在掌后橫紋中直上四寸一手有二穴一穴在筋
内兩筋間即間使后一寸一穴在筋外與筋内之穴相並治痔脱肛
獨陰二穴○在足第二指下橫紋中是穴治小腸疝氣又治死胎胎衣不
下灸五壯又治女人乾嘔吐血經血不調
內踝尖二穴○在足内踝骨尖是穴灸七壯治下片牙疼及脚内廉轉筋

故名十宣。治乳蛾，用三棱针出血，大效。或用软丝缚定本节前次节后，内侧中间，如眼状[1]，加灸一火，两边都着艾，灸五壮，针尤妙。

五虎四穴：在手食指及无名指第二节骨尖，握拳得之。治五指拘挛，灸五壮，两手共四穴。

肘尖二穴：在手肘骨尖上，屈肘得之。治瘰疬，可灸七七壮。

肩柱骨二穴：在肩端起骨尖上是穴。治瘰疬，亦治手不能举动，灸七壮。

二白四穴：即郄门也。在掌后横纹中，直上四寸，一手有二穴，一穴在筋内两筋间，即间使后一寸。一穴在筋外，与筋内之穴相并。治痔，脱肛。

独阴二穴：在足第二趾下，横纹中是穴。治小肠疝气，又治死胎，胎衣不下，灸五壮。又治女人干呕吐血，经血不调。

内踝尖二穴：在足内踝骨尖是穴。灸七壮。治下片牙疼及脚内廉转筋。

①状：原作“伏”，据杨氏《针灸大成》卷七改。

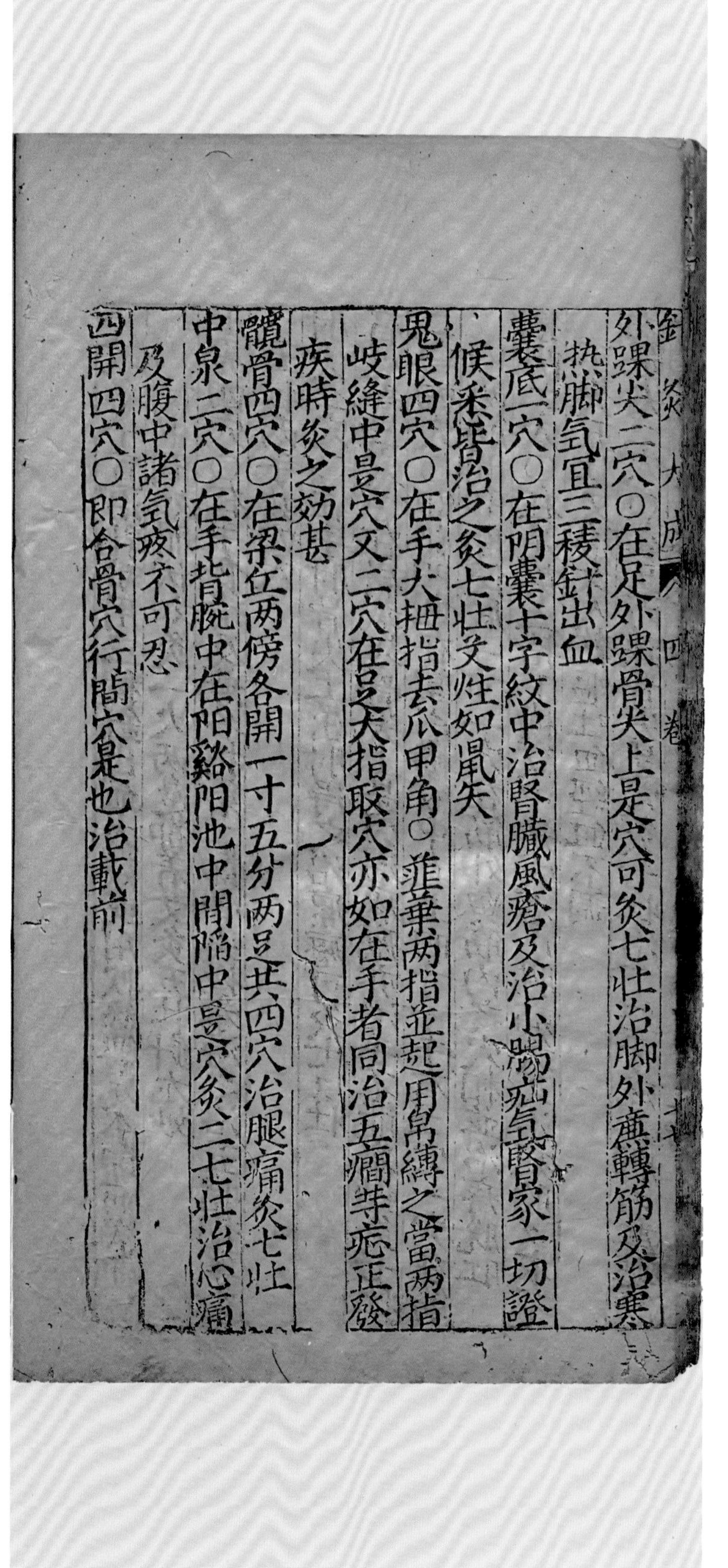
針灸大成　卷四

外踝尖二穴○在足外踝骨尖上是穴可灸七壯治脚外廉轉筋及治寒
热脚氣宜三稜針出血
囊底一穴○在阴囊十字紋中治腎臟風瘡及治小腸疝氣腎家一切證
候悉皆治之灸七壯艾炷如鼠矢
鬼眼四穴○在手大拇指去爪甲角○韭葉两指並起用帛縛之當两指
岐縫中是穴又二穴在足大指取穴亦如在手者同治五癇等症正發
疾時灸之効甚
髖骨四穴○在梁丘两傍各開一寸五分两足共四穴治腿痛灸七壯
中泉二穴○在手背腕中在阳谿阳池中間陷中是穴灸二七壯治心痛
及腹中諸氣疼不可忍
四開四穴○即合骨穴行間穴是也治載前

外踝尖二穴：在足外踝骨尖上是穴。可灸七壮。治脚外廉转筋，及治寒热脚气，宜三棱针出血。

囊底一穴：在阴囊十字纹中。治肾脏风疮，及治小肠疝气，肾家一切证候，悉皆治之。灸七壮，艾炷如鼠矢。

鬼眼四穴：在手大拇指，去爪甲角如[1]韭叶，两指并起，用帛缚之，当两指歧缝中是穴。又二穴在足大趾，取穴亦如在手者同。治五痫等症，正发疾时，灸之效甚。

髋骨四穴：在梁丘两旁，各开一寸五分，两足共四穴。治腿痛，灸七壮。

中泉二穴：在手背腕中，在阳溪、阳池中间陷中是穴。灸二七壮。治心痛及腹中诸气，疼不可忍。

四开四穴：即合谷穴、行间穴是也。治载前。

①如：原脱，据理补。

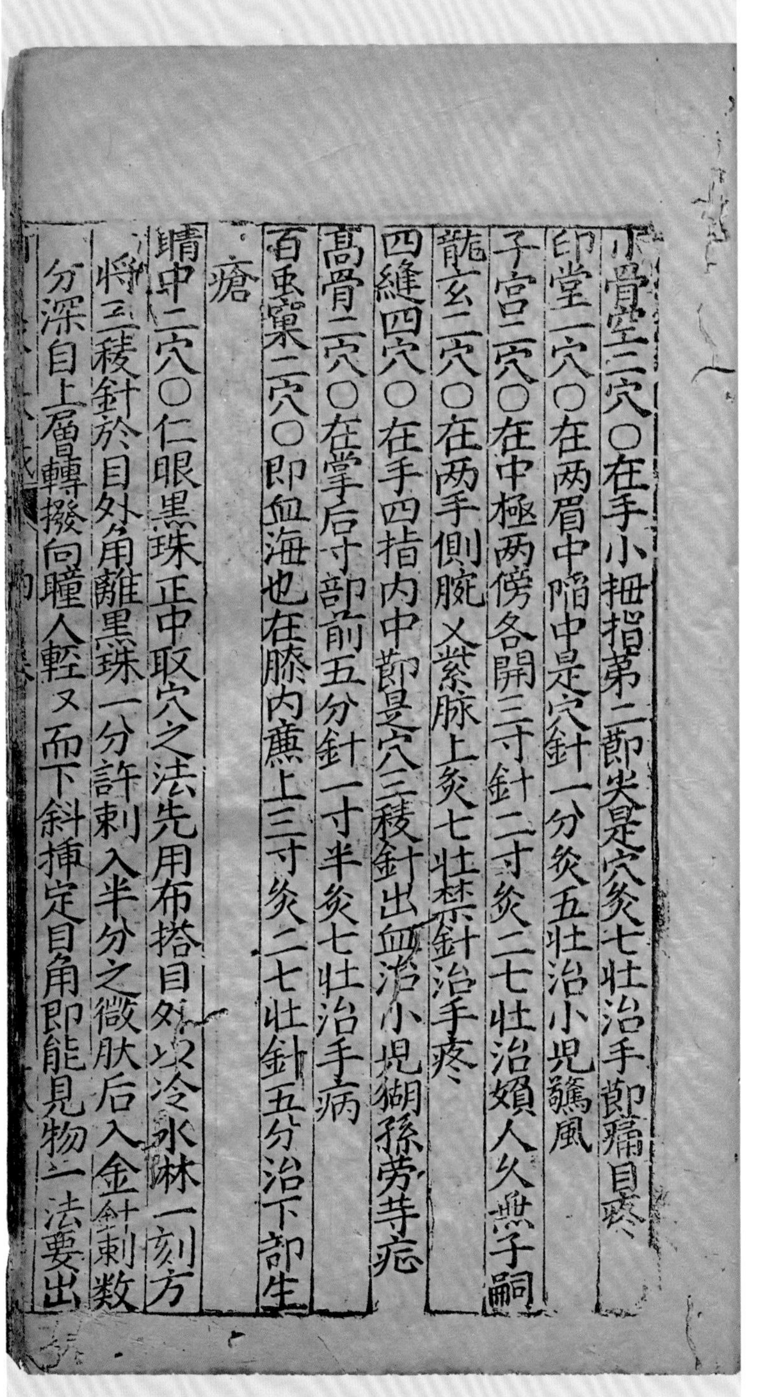

小骨空二穴：在手小拇指第二节尖是穴。灸七壮。治手节痛，目疼。

印堂一穴：在两眉中陷中是穴。针一分，灸五壮。治小儿惊风。

子宫二穴：在中极两旁各开三寸。针二寸，灸二七壮。治妇人久无子嗣。

龙玄二穴：在两手侧腕叉紫脉上。灸七壮，禁针。治手疼。

四缝四穴：在手四指内中节是穴。三棱针出血。治小儿猢狲劳等症。

高骨二穴：在掌后寸部前五分。针一寸半，灸七壮。治手病。

百虫窠二穴：即血海也。在膝内廉上三寸，灸二七壮，针五分。治下部生疮。

睛中二穴：仁眼黑珠正中。取穴之法：先用布搭目外，以冷水淋一刻，方将三棱针于目外角，离黑珠一分许，刺入半分之微，然后入金针，刺数分深，自上层转拨向瞳仁轻轻而下，斜插定目角，即能见物，一法要出

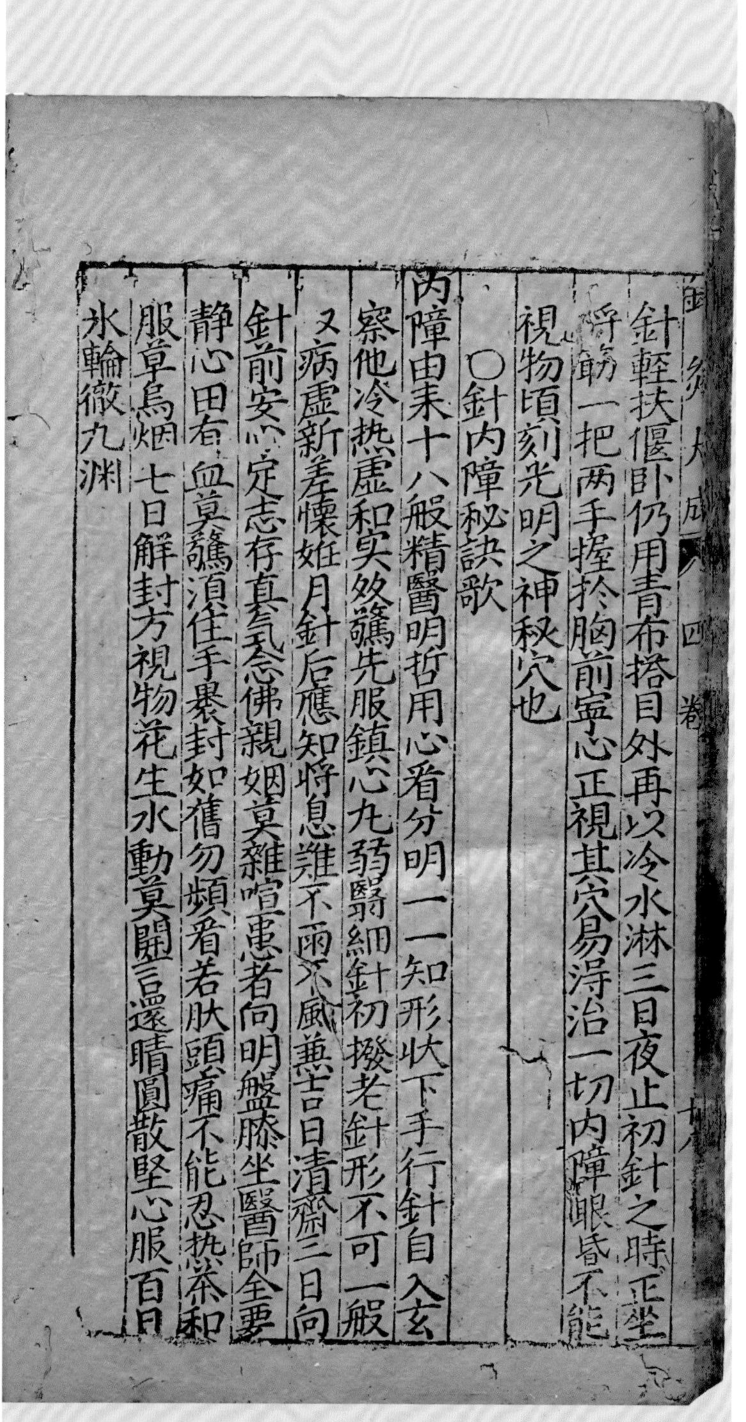

针，轻扶偃卧，仍用青布搭目外，再以冷水淋三日夜止。初针之时，正坐，将筋一把，两手握于胸前，宁心正视，其穴易得。治一切内障，眼昏不能视物，顷刻光明之神秘穴也。

针内障秘诀歌

内障由来十八般，精医明哲用心看，
分明一一知形状，下手行针自入玄。
察他冷热虚和实，多惊先服镇心丸，
弱翳细针初拨老，针形不可一般般。
病虚新瘥怀妊月，针后应知将息难，
不雨不风兼吉日，清斋三日向针前。
安心定志存真气，念佛亲姻莫杂喧，
患者向明盘膝坐，医师全要静心田。
有血莫惊须住手，裹封如旧勿频看，
若然头痛不能忍，热茶和服草乌烟。
七月解封方视物，花生水动莫开言，
还睛圆散坚心服，百日冰轮彻九渊。

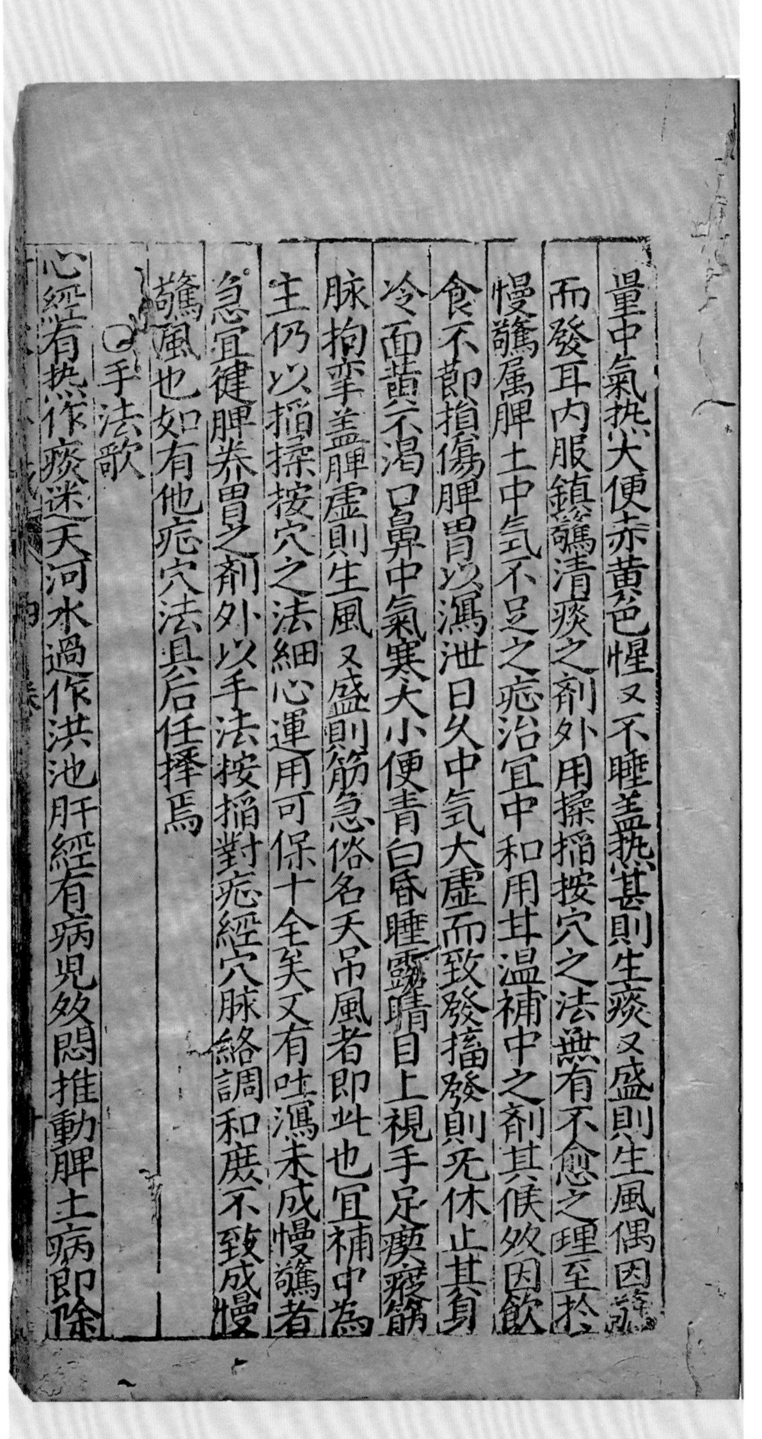
量中氣热大便赤黄色惺〻不睡盖热甚則生痰〻盛則生風偶因驚而發耳内服鎮驚清痰之剤外用揉搯按穴之法無有不愈之理至於慢驚屬脾土中気不足之症治宜中和用甘温補中之剤其候多因飲食不節損傷脾胃以瀉泄日久中気大虚而致發搐發則无休止其身冷面黄不渴口鼻中氣寒大小便青白昏睡露睛目上視手足瘈瘲筋脉拘挛盖脾虚則生風〻盛則筋急俗名天吊風者即此也宜補中為主仍以搯揉按穴之法細心運用可保十全矣又有吐瀉未成慢驚者急宜健脾养胃之剤外以手法按搯對症經穴脉絡調和庶不致成慢驚風也如有他症穴法具后任择焉

○手法歌

心經有热作痰迷天河水過作洪池肝經有病児多悶推動脾土病即除

量中气热，大便赤黄色，惺惺不睡。盖热甚则生痰，痰盛则生风，偶因惊而发耳。内服镇惊清痰之剂，外用揉掐按穴之法，无有不愈之理。至于慢惊，属脾土中气不足之症，治宜中和，用甘温补中之剂。其候多因饮食不节，损伤脾胃，以泻泄日久，中气太虚，而致发搐，发则无休止，其身冷面黄，不渴，口鼻中气寒，大小便青白，昏睡露睛，目上视，手足瘈疭，筋脉拘挛。盖脾虚则生风，风盛则筋急，俗名天吊风者，即此也。宜补中为主，仍以掐揉按穴之法，细心运用，可保十全矣。又有吐泻未成慢惊者，急宜健脾养胃之剂，外以手法按掐对症经穴，脉络调和，庶不致成慢惊风也。如有他症，穴法具后任择焉。

手法歌

心经有热作痰迷，天河水过作洪池，
肝经有病儿多闷，推动脾土病即除。

脾經有病食不進，推到脾土效必應，肺經受風咳嗽多，即在肺經久按摩。腎經有病小便澁，須推腎水可除凶，小腸有病氣來攻，板門橫門推可通。膽經有病口作苦，好將妙法推脾土，大腸有病泄瀉多，脾土大腸久搓摩。膀胱有病作淋疴，腎水八卦運天河，胃經有病嘔逆多，脾土肺經推即和。三焦有病寒熱魔，天河過水莫蹉跎，命門有病元氣虧，脾土大腸八卦推，仙師授我真口訣，願助嬰兒寿命培。

五臟六腑受病源，須憑手法推即痊，俱有下數不可乱，肺經病掐肺經邊。心經病掐天河水，瀉掐大腸脾土全，嘔掐肺經推三關，目昏須掐腎水添。再有橫紋數十次，天河兼之功必完，頭痛推取三關穴，再掐橫紋天河連。又將天星揉数次，其功效在片時間，齒痛須揉腎水穴，頰車推之自然安。鼻塞傷風天星穴，總筋脾土推七百，耳聾多因腎水虧，掐取腎

脾经有病食不进，推动脾土效必应，
肺经受风咳嗽多，即在肺经久按摩。
肾经有病小便涩，须推肾水可除凶，
小肠有病气来攻，板门横门推可通。
胆经有病口作苦，好将妙法推脾土，
大肠有病泄泻多，脾土大肠久搓摩。
膀胱有病作淋疴，肾水八卦运天河，
胃经有病呕逆多，脾土肺经推即和。
三焦有病寒热魔，天河过水莫蹉跎。
命门有病元气亏，脾土大肠八卦推，
仙师授我真口诀，愿助婴儿寿命培。
五脏六腑受病源，须凭手法推即痊，
俱有下数不可乱，肺经病掐肺经边。
心经病掐天河水，泻掐大肠脾土全，
呕掐肺经推三关，目昏须掐肾水添。
再有横纹数十次，天河兼之功必完，
头痛推取三关穴，再掐横纹天河连。
又将天星揉数次，其功效在片时间，
齿痛须揉肾水穴，颊车推之自然安。
鼻塞伤风天星穴，总筋脾土推七百，
耳聋多因肾水亏，掐取肾

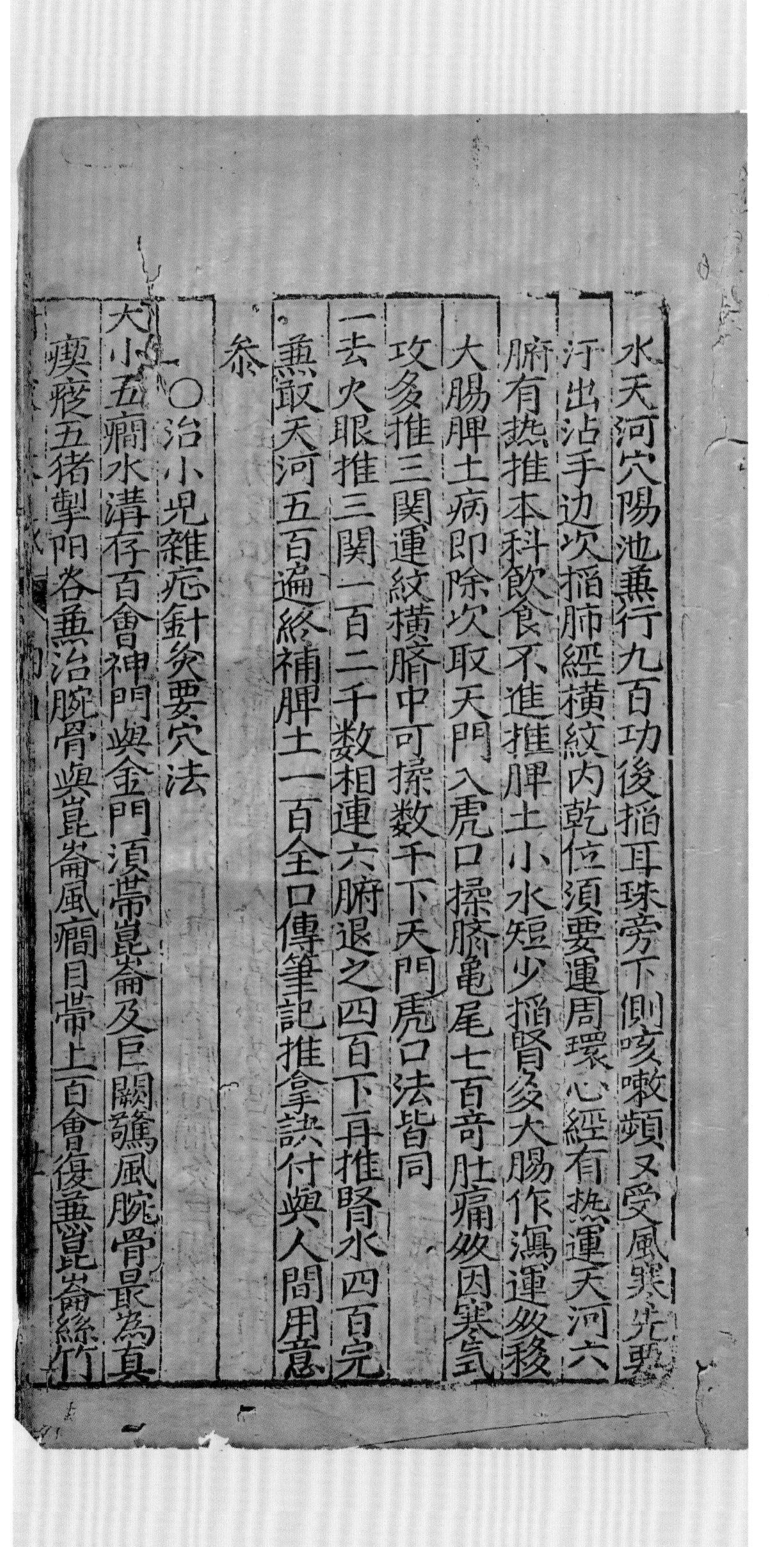

水天河穴。

阳池兼行九百功，后掐耳珠旁下侧。

咳嗽频频受风寒，先要汗出沾手边，

次掐肺经横纹内，干位须要运周环。

心经有热运天河，六腑有热推本科，

饮食不进推脾土，小水短少掐肾多。

大肠作泻运多移，大肠脾土病即除，

次取天门入虎口，揉脐龟尾七百奇。

肚痛多因寒气攻，多推三关运横纹[①]，

脐中可揉数十[②]下，天门虎口法皆同。

一去火眼推三关，一百二十数相连，

六腑退之四百下，再推肾水四百完，

兼取天河五百遍，终补脾土一百全。

口传笔记推摩诀，付与人间用意参。

治小儿杂症针灸要穴法

大小五痫水沟存，百会神门与金门，

须带昆仑及巨阙，惊风腕骨最为真。

瘈疭五指掣阳谷，兼治腕骨与昆仑。

风痫目带上百会，复兼昆仑丝竹

①横纹：原作“纹横”，据理乙正。

②十：原作“千”，据杨氏《针灸大成》卷十改。下同。

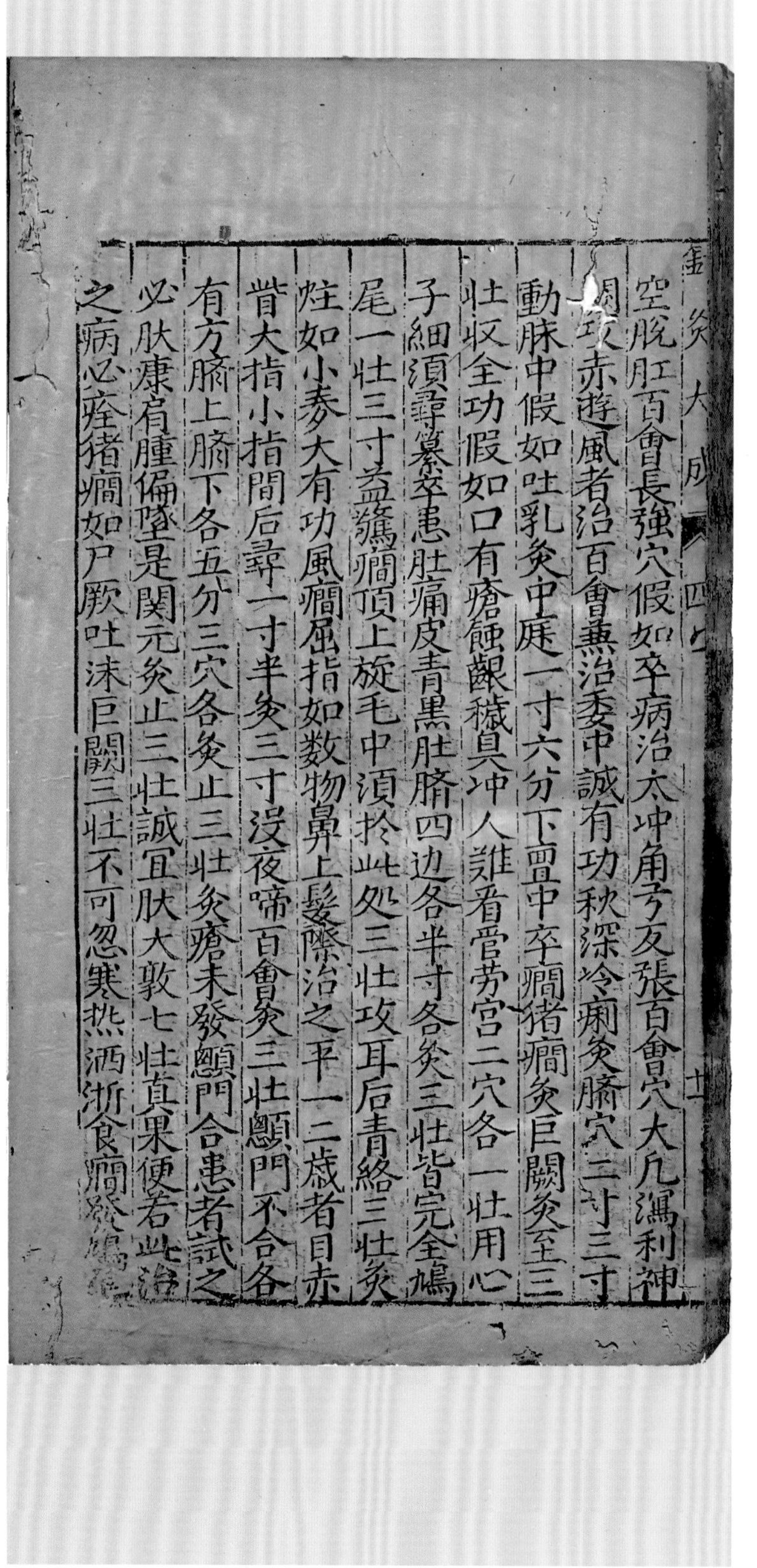

空。

脱肛百会长强穴，假如卒病治太冲。角弓反张百会穴，大凡泻利神阙攻。赤游风者治百会，兼治委中诚有功。秋深冷痫灸脐穴，二寸三寸动脉中。假如吐乳灸中庭，一寸六分下膻中。卒痫猪痫灸巨阙，灸至三壮收全功。假如口有疮蚀龈，秽臭冲人难看管，劳宫二穴各一壮，用心仔细须寻纂。卒患肚痛皮青黑，肚脐四边各半寸，各灸三壮皆完全，鸠尾一寸三壮[①]益。惊痫顶上旋毛中，须于此处三壮攻，耳后青络三壮灸，炷如小麦大有功。风痫屈指如数物，鼻上发际治之不。一二岁者目赤眦，大指小指间后寻，一寸半灸三壮[②]没，夜啼百会灸三壮。囟门不合各有方，脐上脐下各五分，三穴各灸止三壮，灸疮未发囟门合，患者试之必然康。肩肿偏坠是关元，灸止三壮诚宜然，大敦七壮真果便，若此治之病必痊。猪痫如尸厥吐沫，巨阙三壮不可忽。寒热洒淅食痫发，鸠尾

①一寸三壮：原作“一壮三寸”，据理乙正。

②壮：原作“寸”，据理改。

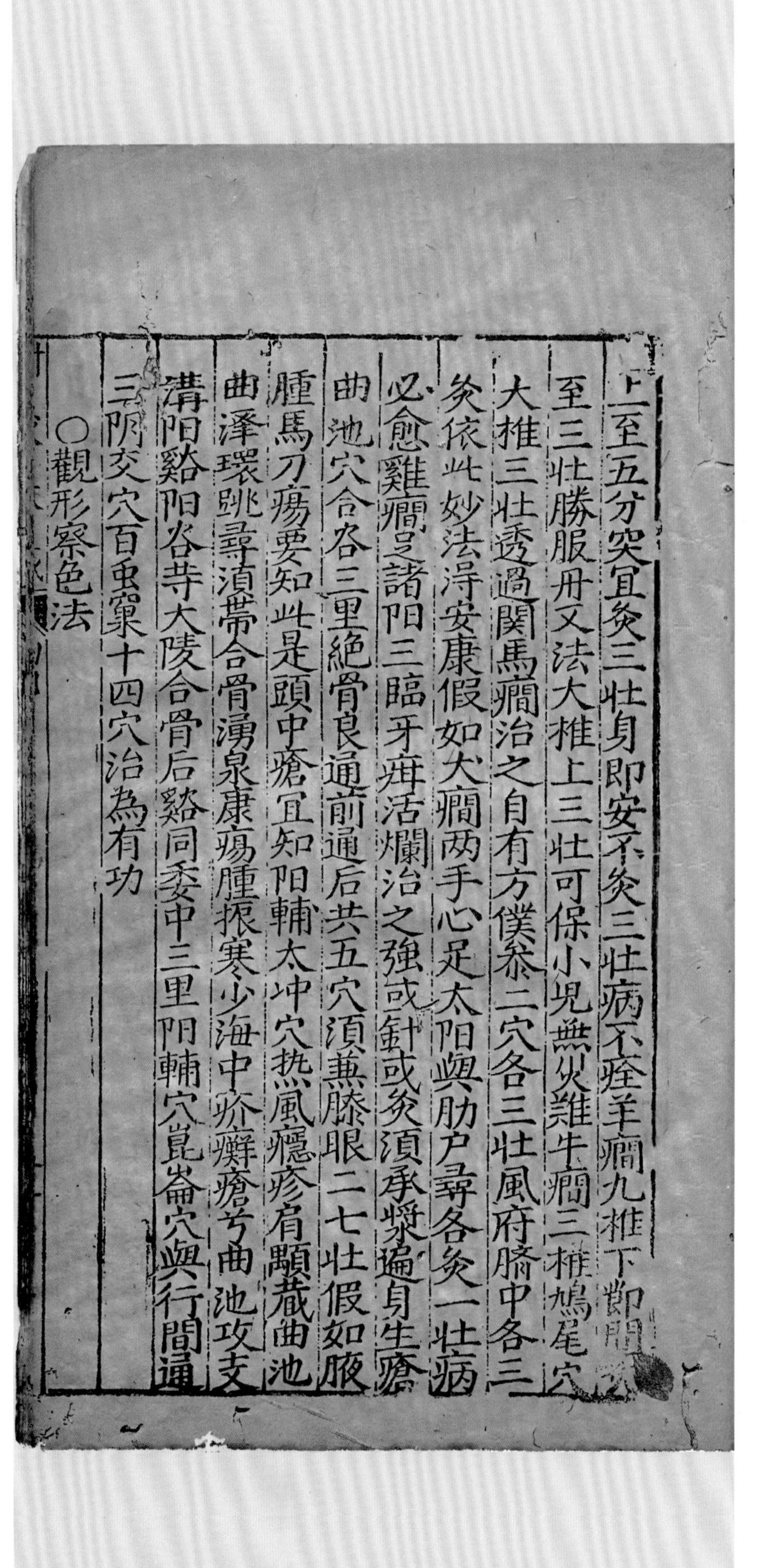

上至五分突，宜灸三壮身即安，不灸三壮病不痊。羊痫九椎下节间，灸至三壮胜服丹。又法大椎上三壮，可保小儿无灾难。牛痫三椎鸠尾穴，大椎三壮通过间。马痫治之自有方，仆参二穴各三壮，风府脐中各三灸，依此妙法得安康。假如犬痫两手心，足太阳与肋户寻，各灸一壮病必愈。鸡痫足诸阳三临，牙疳舌[1]烂治之强，或针或灸须承浆。遍身生疮曲池穴，合谷三里绝骨良，通前通后共五穴，须兼膝眼二七壮。假如腋肿马刀疡，要知此是头中疮，宜治[2]阳辅太冲穴。热风瘾疹肩髃藏，曲池曲泽环跳寻，须带合谷涌泉康。疡肿振寒少海中，疥癣疮兮曲池攻，支沟阳溪阳谷等，大陵合谷后溪同，委中三里阳辅穴，昆仑穴与行间通，三阴交穴百虫窠，十四穴治为有功。

观形察色法

①舌：原作“活”，据《针灸聚英》卷四改。

②治：原作“知”，据《针灸聚英》卷四改。

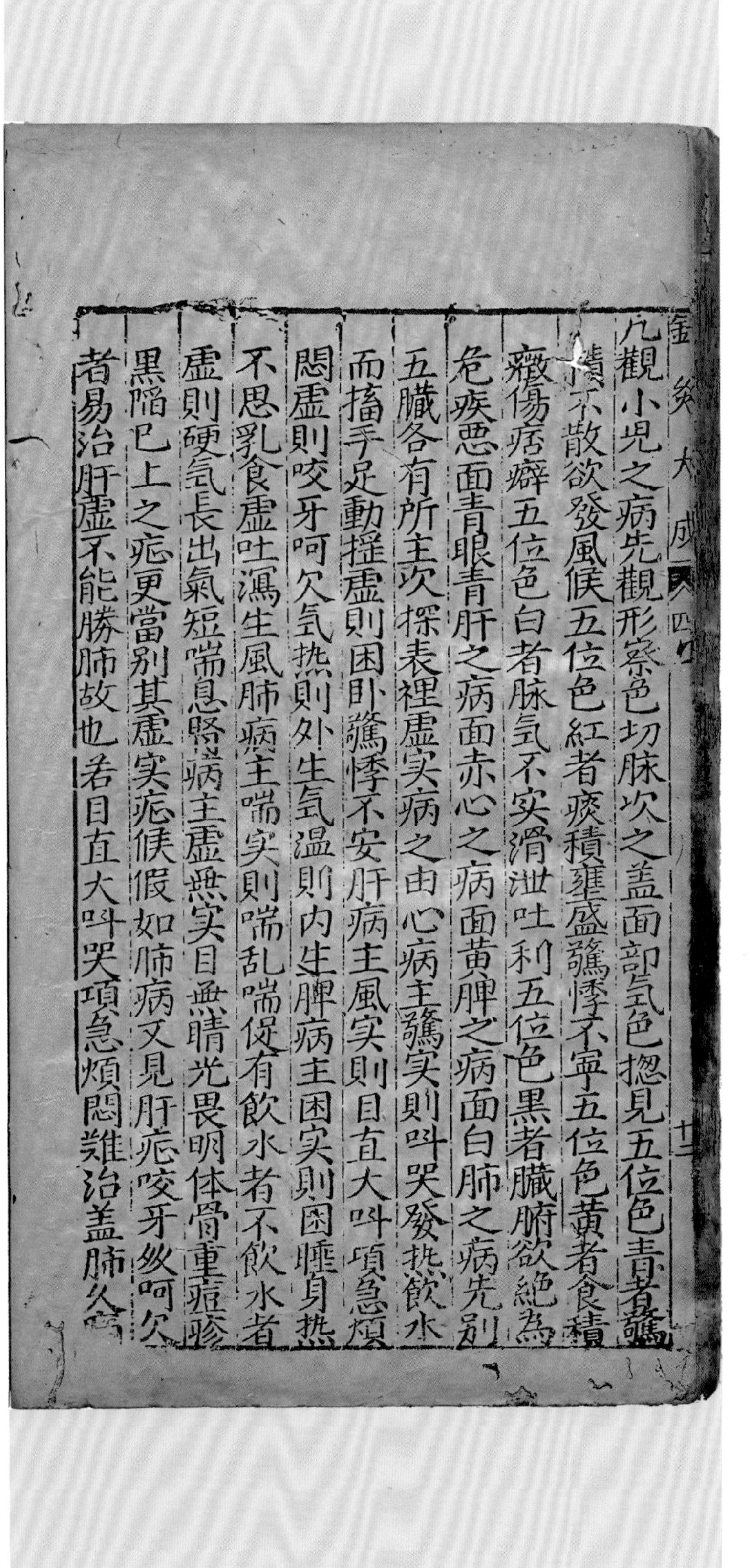

凡觀小兒之病先觀形察色切脉次之盖面部氣色摠見五位色青者驚積不散欲發風候五位色紅者痰積壅盛驚悸不寧五位色黄者食積癥傷痞癖五位色白者脉氣不实滑泄吐利五位色黑者臟腑欲絶為危疾惡面青眼青肝之病面赤心之病面黄脾之病面白肺之病先别五臟各有所主次探表裡虚实病之由心病主驚实則叫哭發热飲水而搐手足動揺虚則困卧驚悸不安肝病主風实則目直大叫項急煩悶虚則咬牙呵欠氣热則外生氣温則内生脾病主困实則困睡身热不思乳食虚吐瀉生風肺病主喘实則喘乱喘促有飲水者不飲水者虚則硬氣長出氣短喘息腎病主虚無实目無睛光畏明体骨重瘡疹黑陷已上之症更當别其虚实症候假如肺病又見肝症咬牙多呵欠者易治肝虚不能勝肺故也若目直大叫哭項急煩悶難治盖肺久病

凡观小儿之病，先观形察色，切脉次之。盖面部气色，总见五位色青者，惊积不散，欲发风候；五位色红者，痰积壅盛，惊悸不宁；五位色黄者，食积癥伤，痞癖；五位色白者，肺[①]气不实，滑泄吐利；五位色黑者，脏腑欲绝，为危疾恶。面青眼青肝之病，面赤心之病，面黄脾之病，面白肺之病。先别五脏，各有所主，次探表里虚实病之由。心病主惊，实则叫哭，发热饮水而搐，手足动摇；虚则困卧，惊悸不安。肝病主风，实则目直大叫，项急烦闷；虚则咬牙呵欠。气热则外生，气温则内生。脾病主困，实则困睡，身热不思乳食；虚则[②]吐泻生风。肺病主喘，实则喘乱喘促，有饮水者，不饮水者；虚则哽[③]气长，出气短，喘息。肾病主虚无实，目无睛光，畏明，体骨重，痘疹黑陷。已上之症，更当别其虚实症候，假如肺病，又见肝症，咬牙多呵欠者易治，治肝虚不能胜肺故也。若目直大叫哭，项急烦闷难治，盖肺久病

①肺：原作“脉”，据杨氏《针灸大成》卷十改。

②则：原缺，据上下文义补。

③哽：原作“硬”，据杨氏《针灸大成》卷十改。

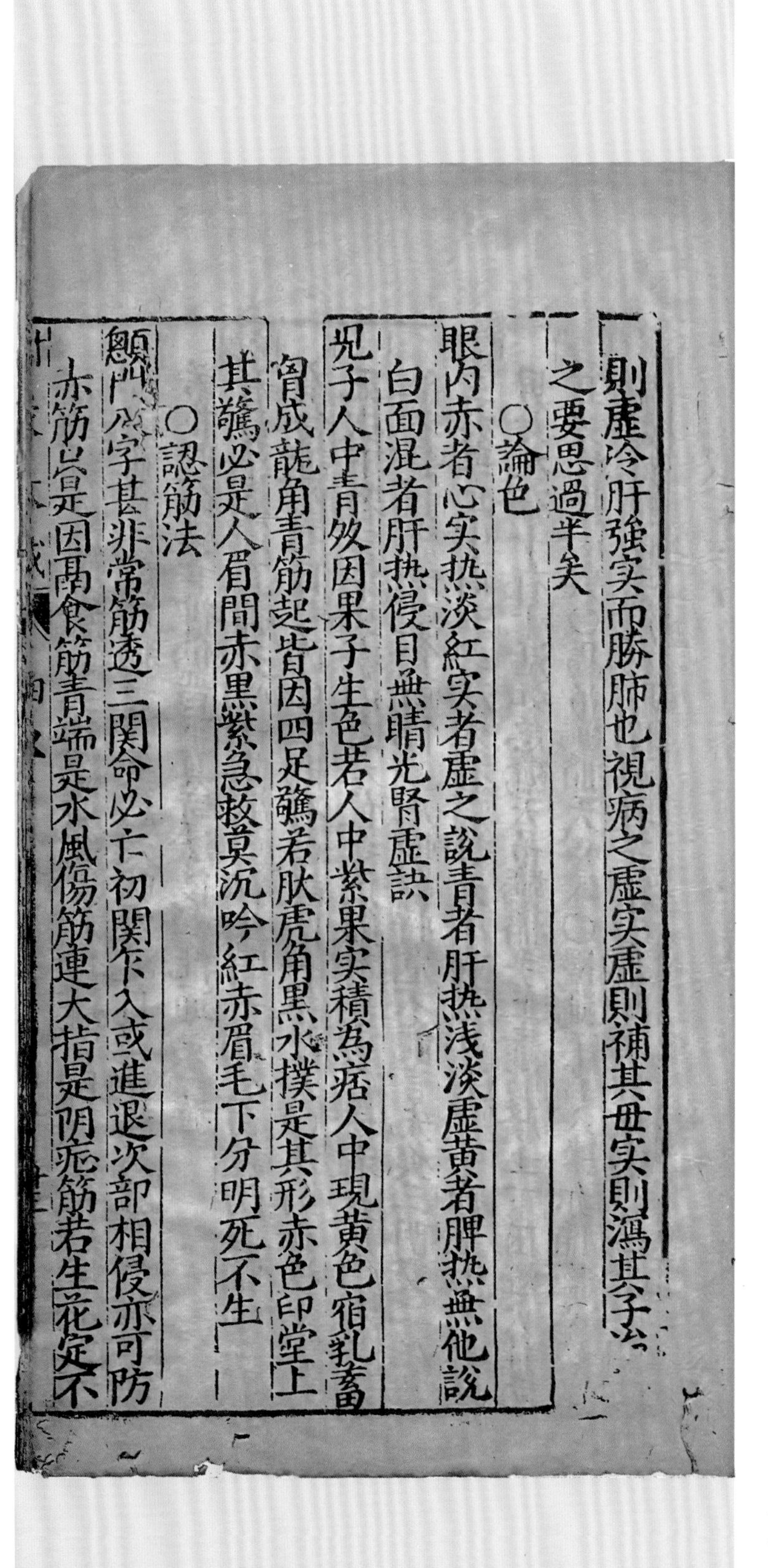
則虛冷肝強实而勝肺也視病之虛实虛則補其母实則瀉其子治
之要思過半矣
○論色
眼内赤者心实热淡紅实者虛之説青者肝热浅淡虛黄者脾热無他説
白面混者肝热侵目無睛光腎虛訣
兒子人中青多因果子生色若人中紫果实積為痞人中現黄色宿乳畜
胃成龍角青筋起皆因四足驚若肰虎角黑水撲是其形赤色印堂上
其驚必是人眉間赤黑紫急救莫沉吟紅赤眉毛下分明死不生
○認筋法
顖門八字甚非常筋透三関命必亡初関乍入或進退次部相侵亦可防
赤筋只是因膈食筋青端是水風傷筋連大指是阴症筋若生花定不

则虚冷，肝强实而胜肺也。视病之虚实，虚则补其母，实则泻其子，治□之要思过半矣。

论色

眼内赤者心实热，淡红色[①]者虚之说，青者肝热浅淡虚，黄者脾热无他说，白面混者肺[②]热侵，目无睛光肾虚诀。

儿子人中青，多因果子生，色若人中紫，果食积为痞。人中现黄色，宿乳蓄胸[③]成。龙角青筋起，皆因四足惊。若然虎角黑，水扑是其形。赤色印堂上，其惊必是人。眉间赤黑紫，急救莫沉吟。红赤眉毛下，分明死不生。

认筋法

囟门八字甚非常，筋透三关命必亡，初关乍入或进退，次部相侵亦可防。赤筋只是因膈食，筋青端是水风伤，筋连大指是阴症，筋若生花定不

①色：原作“实”，据杨氏《针灸大成》卷十改。

②肺：原作“肝”，据上下文义改。

③胸：杨氏《针灸大成》卷十作“胃”。

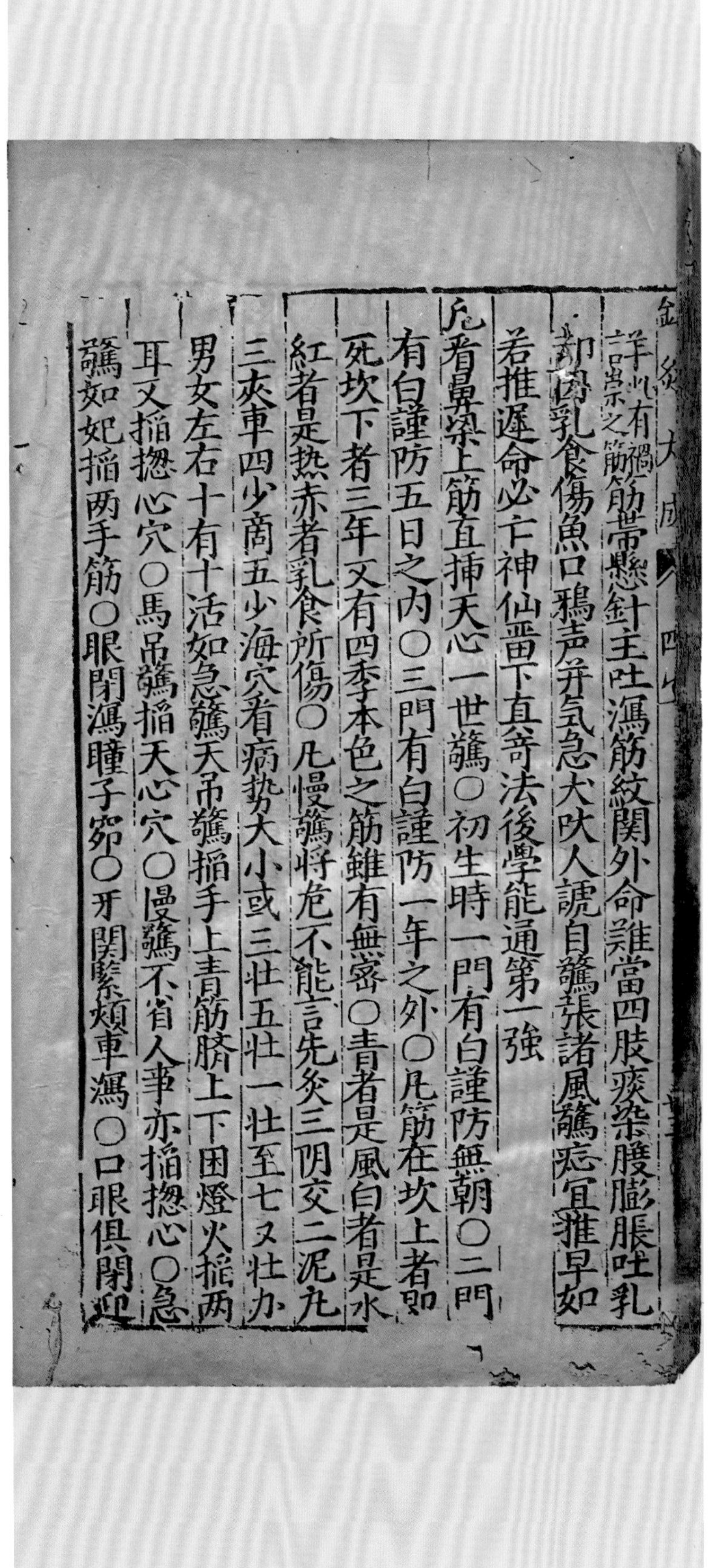

詳此有禍祟之筋筋帶懸針主吐瀉筋紋關外命難當四肢痰染腹膨脹吐乳却因乳食傷魚口鵶聲并氣急犬吠人諕自驚張諸風驚症宜推早如若推遲命必亡神仙留下真奇法後學能通第一強

凡看鼻梁上筋直插天心一世驚○初生時一門有白謹防無朝○二門有白謹防五日之內○三門有白謹防一年之外○凡筋在坎上者即死坎下者三年又有四季本色之筋雖有無𡨧○青者是風白者是水紅者是熱赤者乳食所傷○凡慢驚將危不能言先灸三陰交二泥丸三頰車四少商五少海穴看病勢大小或三壯五壯一壯至七七壯办男女左右十有十活如急驚天吊驚掐手上青筋臍上下困燈火掐兩耳又掐揔心穴○馬吊驚掐天心穴○慢驚不省人事亦掐揔心○急驚如死掐兩手筋○眼閉瀉瞳子窌○牙關緊頰車瀉○口眼俱閉迎

祥此有祸祟之筋。筋带悬针主吐泻，筋纹关外命难当，四肢痰染腹膨胀，吐乳却因乳食伤。鱼口鸦声并气急，犬吠人唬自惊张，诸风惊症宜推早，如若推迟命必亡，神仙留下真奇法，后学能通第一强。

凡看鼻梁上筋，直插天心一世惊。○初生时，一关[①]有白，谨防无[②]朝。○二关有白，谨防五日之内。○三关有白，谨防一年之外。

凡筋在坎上者即死，坎下者三年。又有四季本色之筋，虽有无密[③]。

青者是风，白者是水，红者是热，赤者乳食所伤。

凡慢惊将危，不能言，先灸三阴交，二泥丸，三颊车，四少商，五少海穴，看病势大小，或三壮、五壮、一壮、至七七壮，办男女左右，十有十活。如急惊、天吊惊，掐手上青筋，脐上下，困灯火，掐两耳，又掐总心穴。

内[④]吊惊，掐天心穴。

慢惊不省人事，亦掐总心。

急惊如死，掐两手筋。

眼闭，泻瞳子窌。

牙关紧，颊车泻。

口眼俱闭，迎

①关：原作“门”，据杨氏《针灸大成》卷十改。下同。

②无：杨氏《针灸大成》卷十作“三”。

③密：杨氏《针灸大成》卷十作“害”。

④内：原作“马”，据杨氏《针灸大成》卷十改。

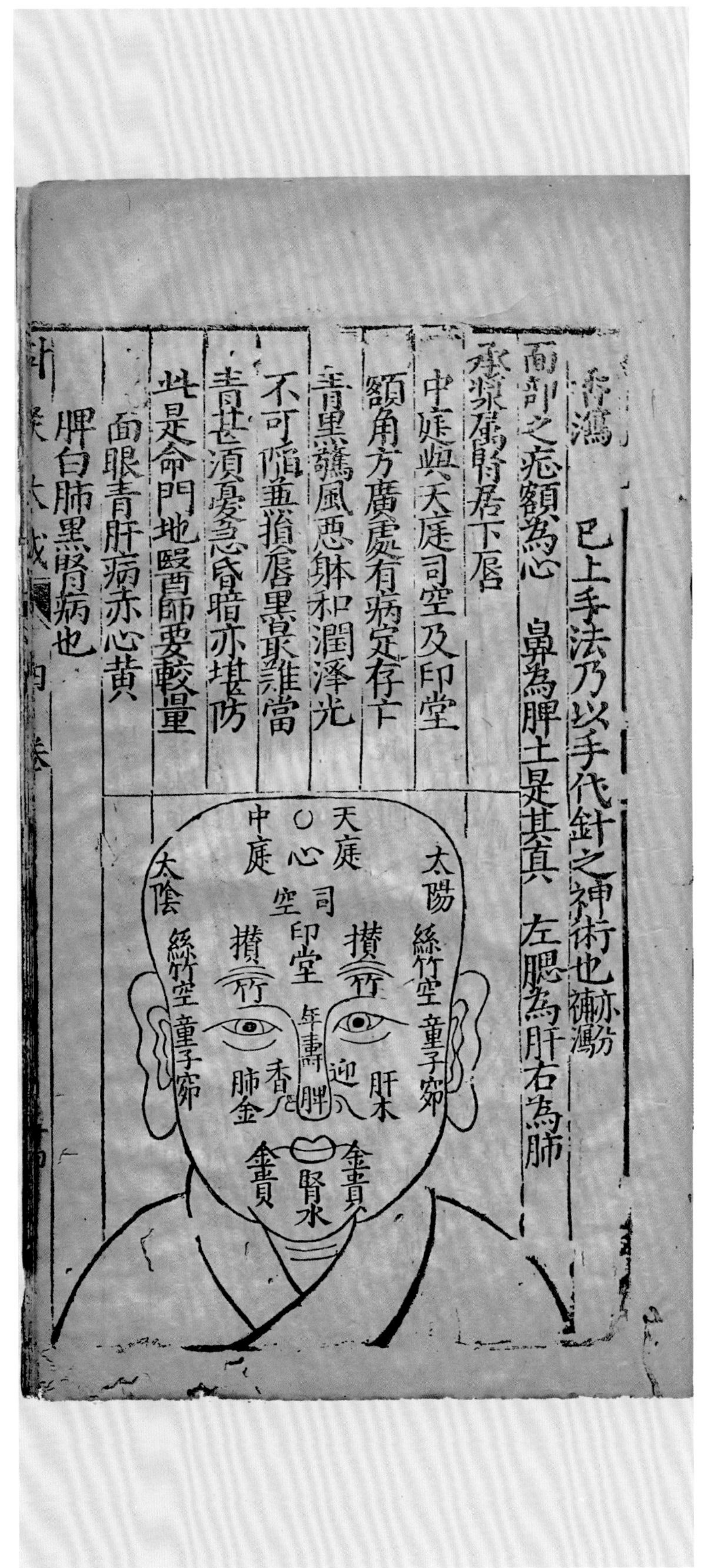

香瀉

已上手法乃以手代針之神術也亦分補瀉

面部之症額為心　鼻為脾土是其真　左腮為肝右為肺

承漿屬腎居下唇

中庭與天庭司空及印堂

額角方廣處有病定存亡

青黑驚風惡體和潤澤光

不可陷兼損唇黑最難當

青甚須憂急昏暗亦堪防

此是命門地醫師要較量

面眼青肝病赤心黄

脾白肺黑腎病也

香泻。

以上手法，乃以手代针之神术也亦分补泻。

面部之症额为心，鼻为脾土是其真，左腮为肝右为肺，承浆属肾居下唇。

中庭与天庭，司空及印堂，额角方广处，有病定存亡。青黑惊风恶，体和润泽光，不可陷兼损，唇黑最难当。青甚须忧急，昏暗亦堪防，此是命门地，医师要较量。

面眼青肝病，赤心，黄脾，白肺，黑肾病也。

（图见左）

男子左手正面之图（图见左）

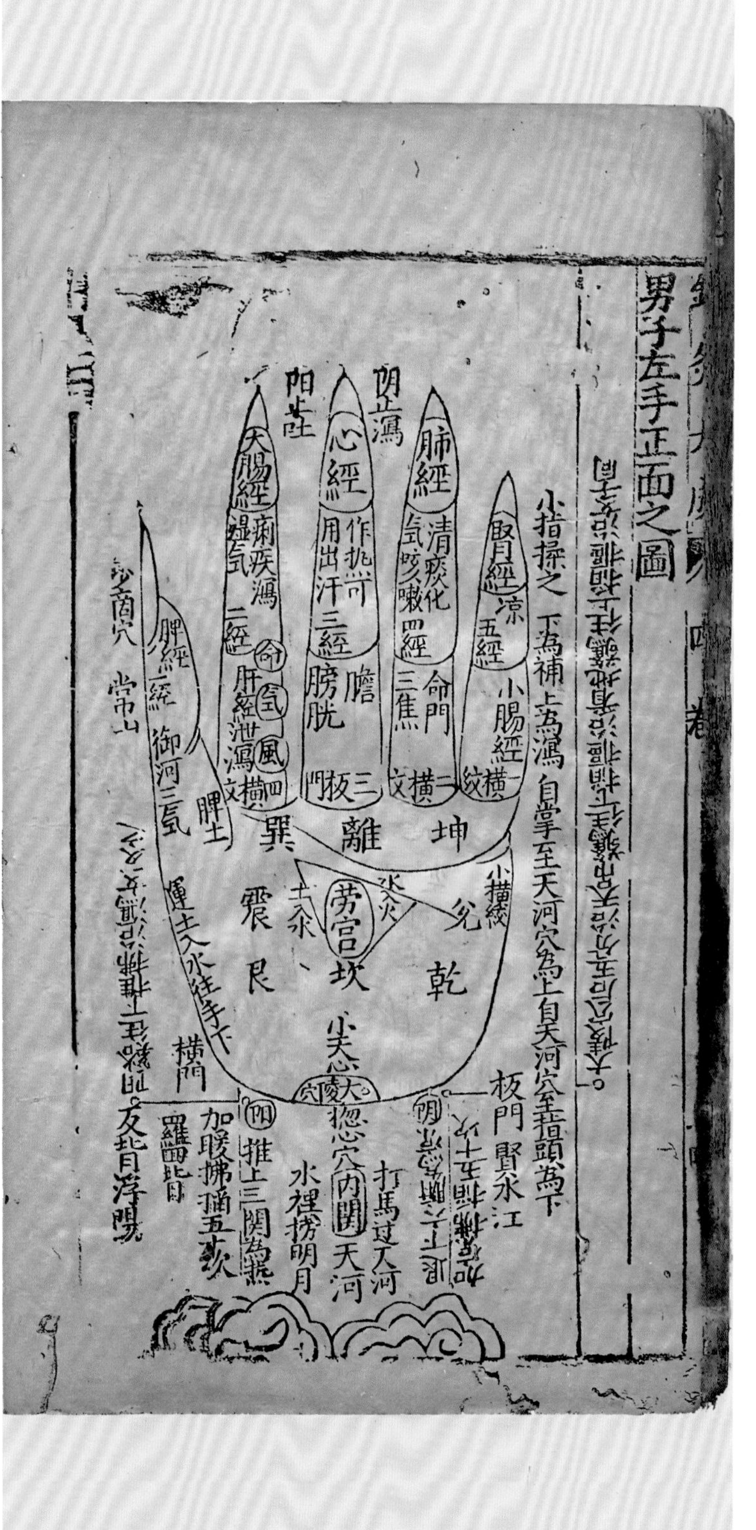

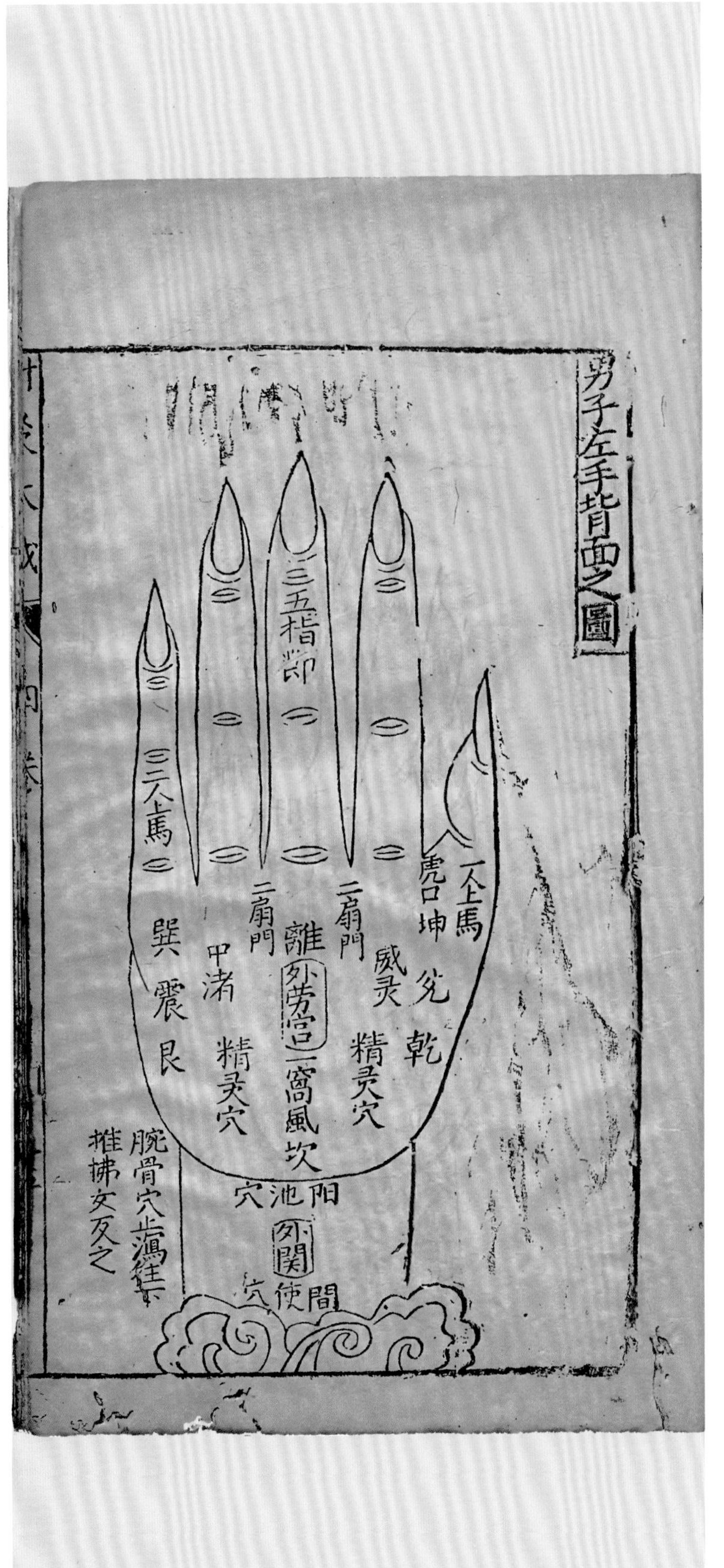

男子左手背面之图（图见左）

女子右手正面之图（图见左）

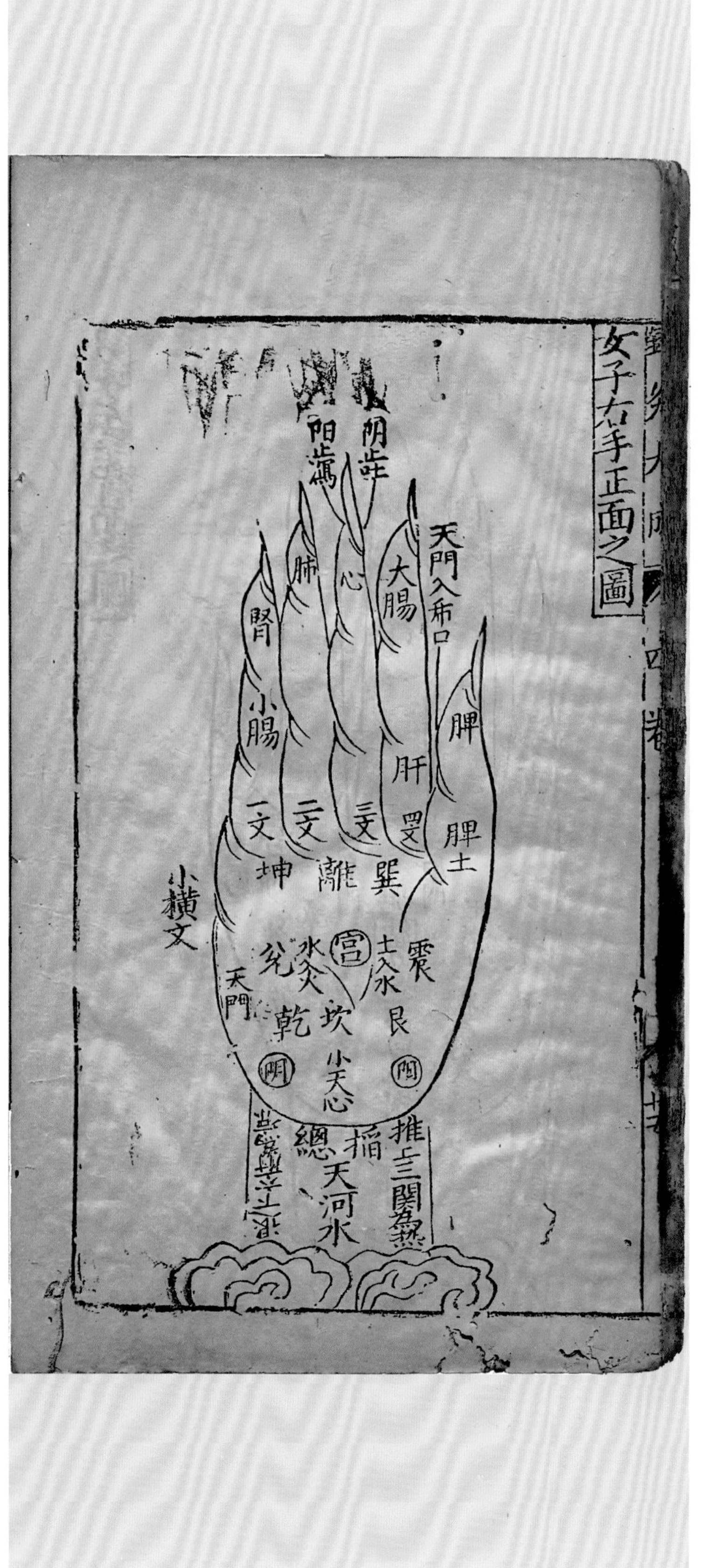

女子右手背面之图（图见左）

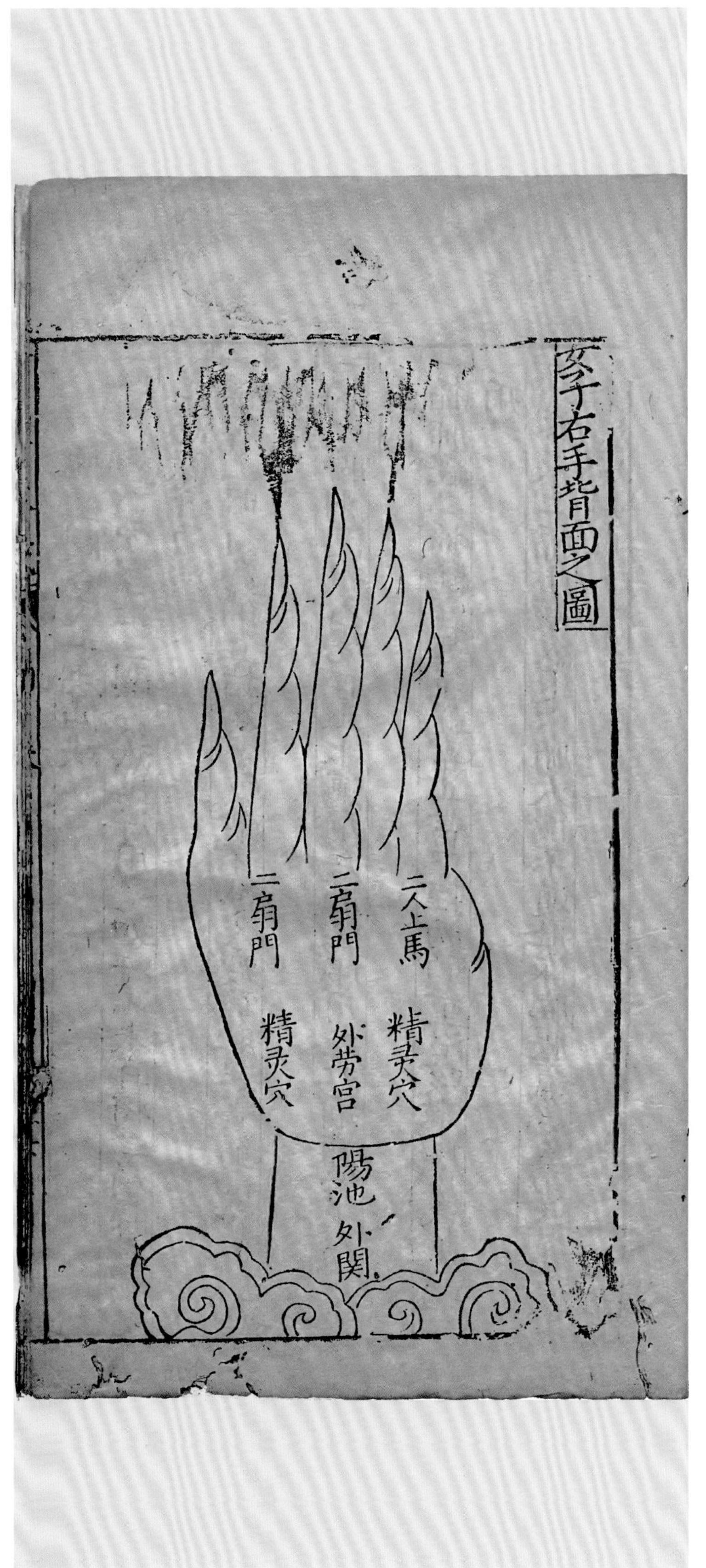

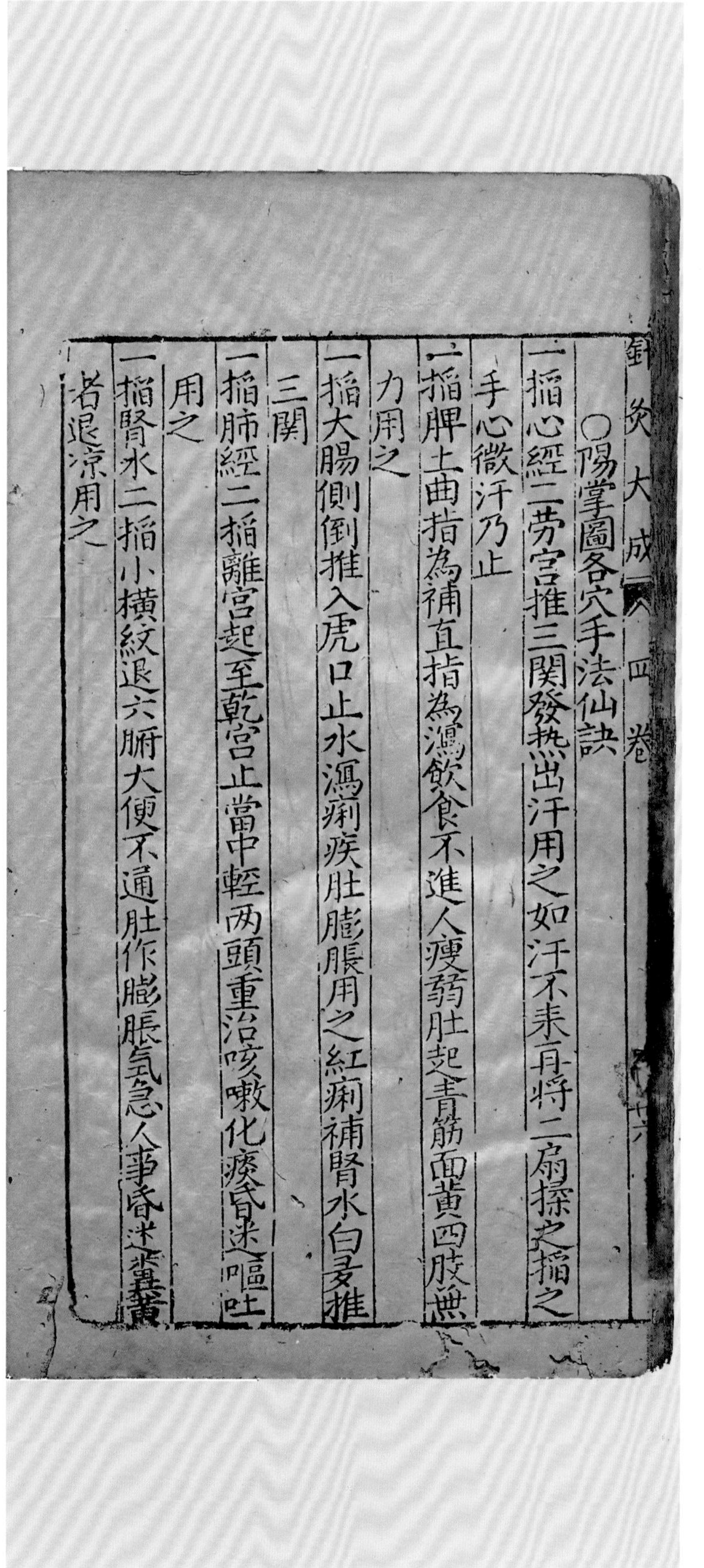
針灸大成 四卷 二十六

○陽掌圖各穴手法仙訣

一掐心經二勞宮推三關發熱出汗用之如汗不來再將二扇揉之掐之手心微汗乃止

一掐脾土曲指為補直指為瀉飲食不進人瘦弱肚起青筋面黄四肢無力用之

一掐大腸側倒推入虎口止水瀉痢疾肚膨脹用之紅痢補腎水白多推三關

一掐肺經二掐離宮起至乾宮止當中輕兩頭重治咳嗽化痰昏迷嘔吐用之

一掐腎水二掐小横紋退六腑大便不通肚作膨脹氣急人事昏迷糞黄者退凉用之

阳掌图各穴手法仙诀

◎掐心经，二劳宫，推三关，发热出汗用之。如汗不来，再将二扇门[1]揉之，掐之，手心微汗，乃止。

◎掐脾土，曲指为补，直指为泻，饮食不进，人瘦弱，肚起青筋，面黄，四肢无力用之。

◎掐大肠，侧倒推入虎口，止水泻痢疾，肚膨胀用之。红痢补肾水，白多推三关。

◎掐肺经，二掐离宫起至干宫止，当中轻，两头重，治咳嗽化痰，昏迷呕吐用之。

◎掐肾经[2]，二掐小横纹，退六腑，大便不通，肚作膨胀，气急，人事昏迷，粪黄者，退凉用之。

①门：原脱，据杨氏《针灸大成》卷十补。

②经：原作“水”，据杨氏《针灸大成》卷十改。

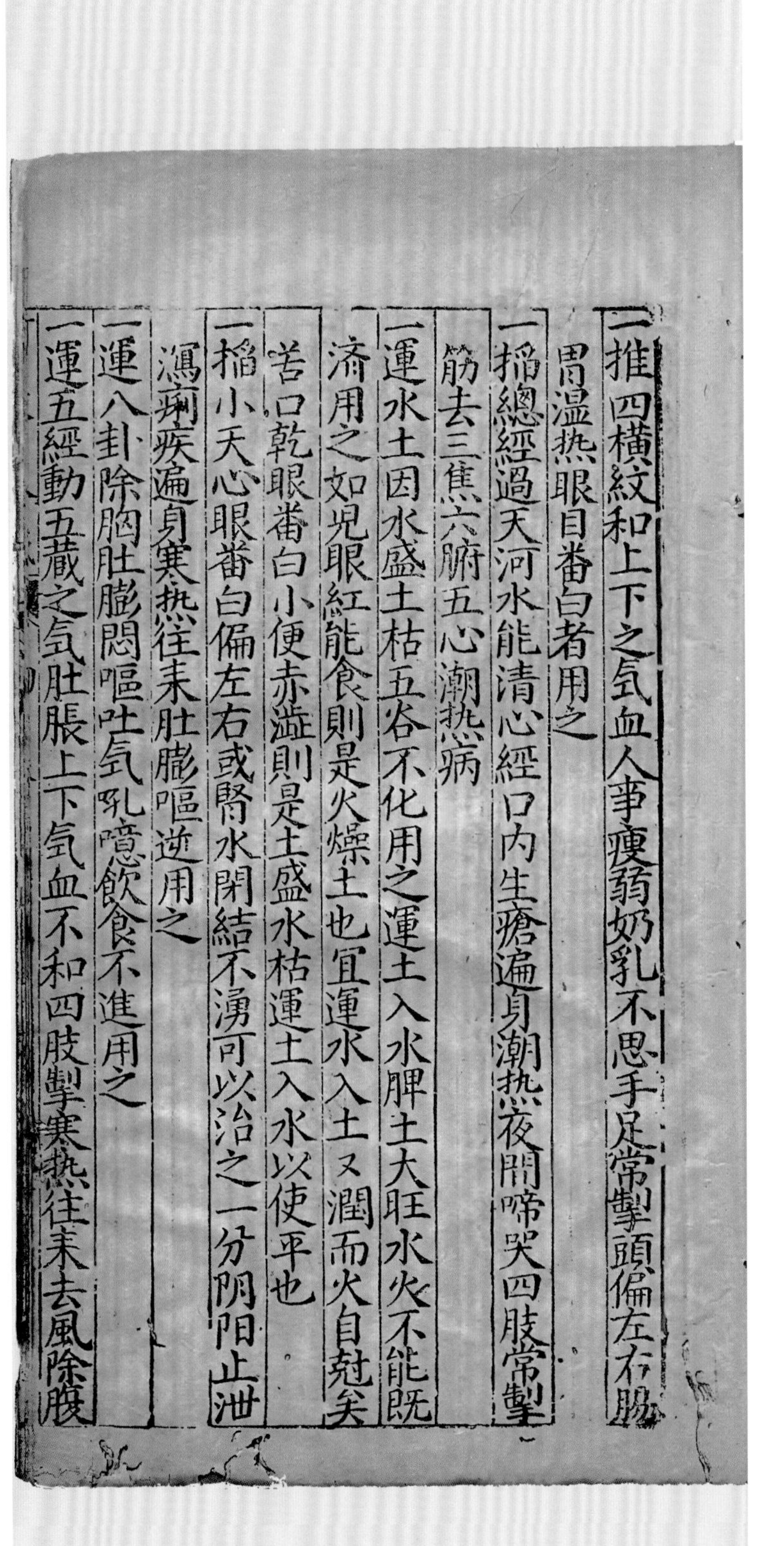

◎推四横纹，和上下之气血，人事瘦弱，奶乳不思，手足常掣，头偏左右，肠胃湿热，眼目翻白者用之。

◎掐总筋[①]，过天河水，能清心经，口内生疮，遍身潮热，夜间啼哭，四肢常掣筋，去三焦六腑五心潮热病。

◎运水入[②]土，因水盛土枯，五谷不化用之。运土入水，脾土太旺，水火不能即济用之。如儿眼红能食，则是火燥土也。宜运水入土，土润而火自克矣。若口干，眼翻白，小便赤涩，则是土盛水枯，运土入水，以使平也。

◎掐小天心，眼翻白偏左右，或肾水闭结不涌，可以治之。

◎分阴阳，止泄泻痢疾，遍身寒热往来，肚膨呕逆用之。

◎运八卦，除胸肚膨闷，呕吐气吼噫，饮食不进用之。

◎运五经，动五脏之气，肚胀，上下气血不和，四肢掣，寒热往来，去风除腹

①筋：原作“经”，据杨氏《针灸大成》卷十改。

②入：原缺，据上下文义补。

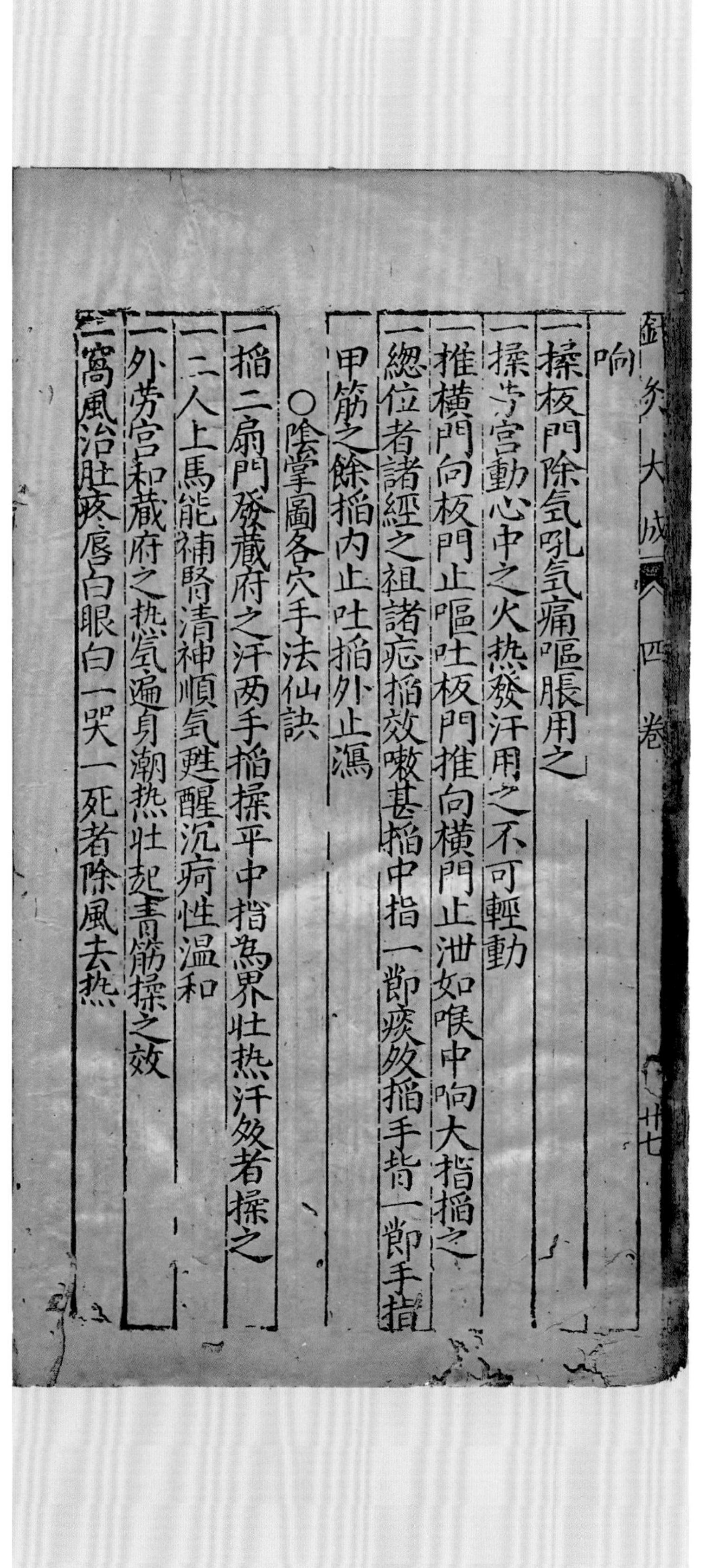

响。

◎揉板门，除气吼气痛，呕胀用之。

◎揉劳宫，动心中之火热，发汗用之，不可轻动。

◎推横门向板门，止呕吐；板门推向横门，止泄。如喉中响，大指掐之。

◎总位者，诸经之祖，诸症掐效。嗽甚，掐中指一节。痰多，掐手背一节。手指甲筋之余，掐内止吐，掐外止泻。

阴掌图各穴手法仙诀

◎掐二扇门，发脏腑之汗，两手掐揉，平中指为界，壮热汗多者，揉之。

◎掐[①]二人上马，能补肾，清神顺气，苏醒沉疴，性温和。

◎掐外劳宫，和脏腑之热气，遍身潮热，肚起青筋揉之效。

◎掐一[②]窝风，治肚疼，唇白眼白一哭一死者，除风去热。

①掐：原缺，据杨氏《针灸大成》卷十补。下同。

②一：原脱，据杨氏《针灸大成》卷十补。

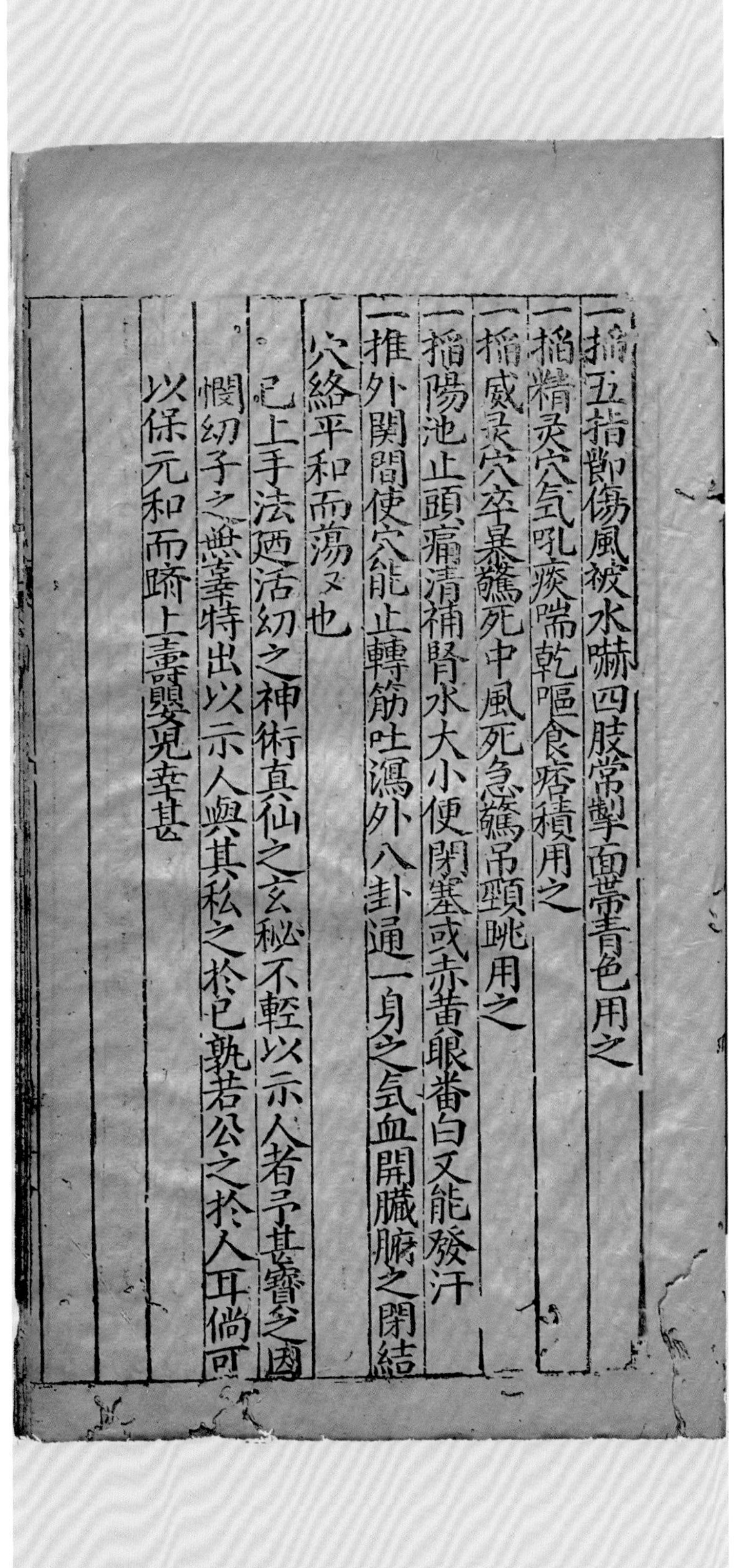

一掐五指節傷風被水嚇四肢常掣面帶青色用之
一掐精灵穴気吼痰喘乾嘔食痞積用之
一掐威灵穴卒暴驚死中風死急驚吊頸眺用之
一掐陽池止頭痛清補腎水大小便閉塞或赤黄眼番白又能發汗
一推外関間使穴能止轉筋吐瀉外八卦通一身之気血開臟腑之閉結
穴絡平和而蕩蕩也
已上手法迺活幼之神術真仙之玄秘不輕以示人者予甚寳之因
憫幼子之無辜特出以示人與其私之於己孰若公之於人耳倘可
以保元和而躋上壽嬰兒幸甚

◎掐五指节，伤风被水吓，四肢常掣，面带青色用之。

◎掐精灵穴，气吼痰喘，干呕食痞积用之。

◎掐威灵穴，卒暴惊死，中风死，急惊吊颈眺用之。

◎掐阳池，止头痛，清补肾水，大小便闭塞，或赤黄，眼翻白，又能发汗。

◎推外关，间使穴，能止转筋吐泻。外八卦，通一身之气血，开脏腑之闭结，穴络平和而荡荡也。

已上手法，乃活幼之神术，真仙之玄秘，不轻以示人者，予甚宝之。因悯幼子之无辜，特出以示人。与其私之于己，孰若公之于人耳，倘可以保元和而跻上寿婴儿，幸甚！

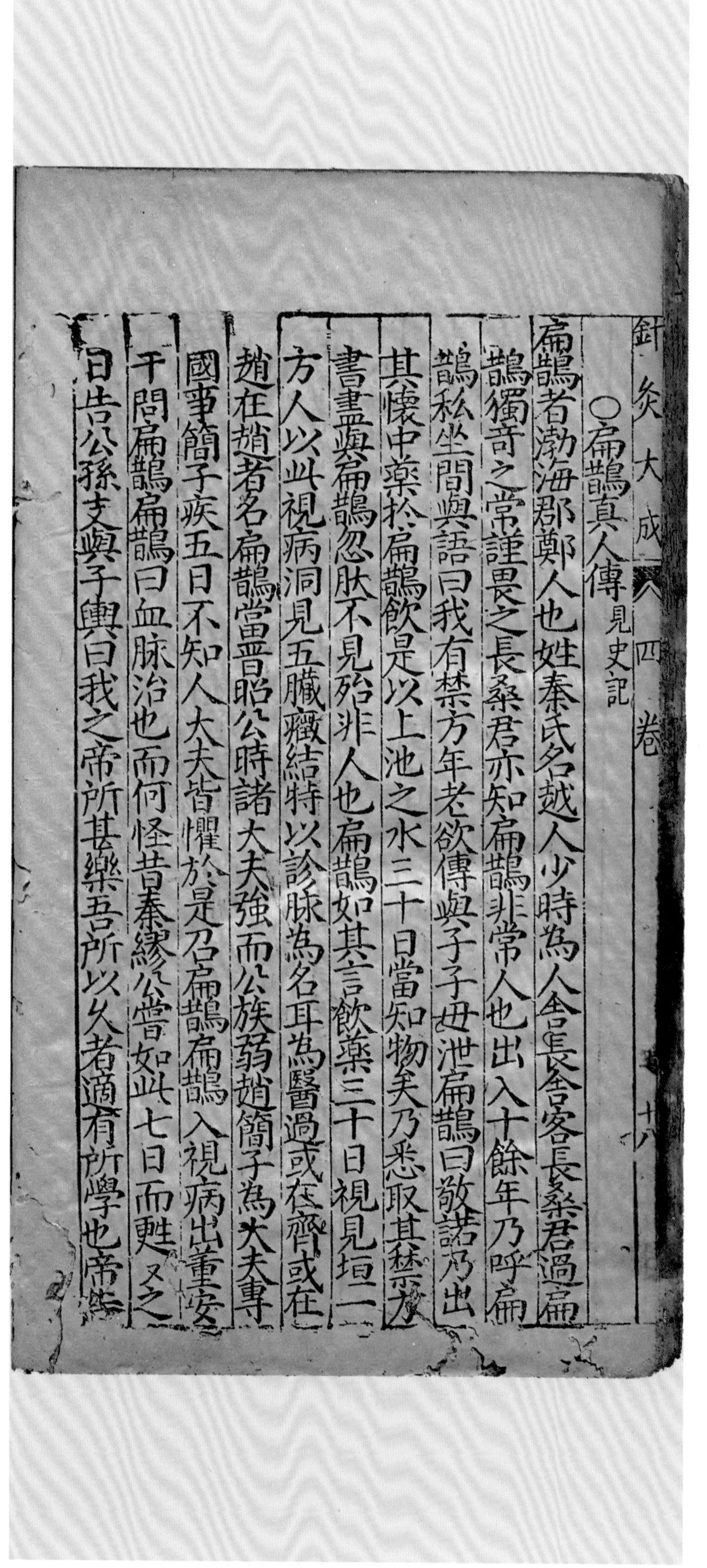

針灸大成　四卷　十六

○扁鵲真人傳 見史記

扁鵲者渤海郡鄭人也姓秦氏名越人少時為人舍長舍客長桑君過扁鵲獨奇之常謹畏之長桑君亦知扁鵲非常人也出入十餘年乃呼扁鵲私坐間與語曰我有禁方年老欲傳與子子毋泄扁鵲曰敬諾乃出其懷中藥於扁鵲飲是以上池之水三十日當知物矣乃悉取其禁方書盡與扁鵲忽然不見殆非人也扁鵲如其言飲藥三十日視見垣一方人以此視病洞見五臟癥結特以診脉為名耳為醫過或在齊或在趙在趙者名扁鵲當晉昭公時諸大夫強而公族弱趙簡子為大夫專國事簡子疾五日不知人大夫皆懼於是召扁鵲扁鵲入視病出董安于問扁鵲扁鵲曰血脉治也而何怪昔秦繆公嘗如此七日而甦又之曰告公孫支與子輿曰我之帝所甚樂吾所以久者適有所學也帝告

扁鹊真人传见《史记》

扁鹊者，勃海郡郑人也，姓秦氏，名越人。少时为人舍长。舍客长桑君过，扁鹊独奇之，常谨遇[①]之。长桑君亦知扁鹊非常人也。出入十余年，乃呼扁鹊私坐，间与语曰：“我有禁方，年老，欲传与子，子毋泄。”扁鹊曰：“敬诺。”乃出其怀中药于扁鹊：“饮是以上池之水，三十日当知物矣。”乃悉取其禁方书尽与扁鹊。忽然不见，殆非人也。扁鹊如其言饮药三十日，视见垣一方人。以此视病，洞见五脏症结，特以诊脉为名耳。为医[②]，或在齐，或在赵。在赵者，名扁鹊。当晋昭公时，诸大夫强而公族弱，赵简子为大夫，专国事。简子疾，五日不知人，大夫皆惧，于是召扁鹊。扁鹊入视病，出，董安于问扁鹊，扁鹊曰：“血脉治也，而何怪！昔秦穆公尝如此，七日而苏。苏之日，告公孙支与子舆曰：‘我之帝所甚乐。吾所以久者，适有所学也。’帝告

①遇：原作“畏”，据《史记·仓公扁鹊列传》改。

②为医：此后原有衍文“过”，据《史记·仓公扁鹊列传》删。

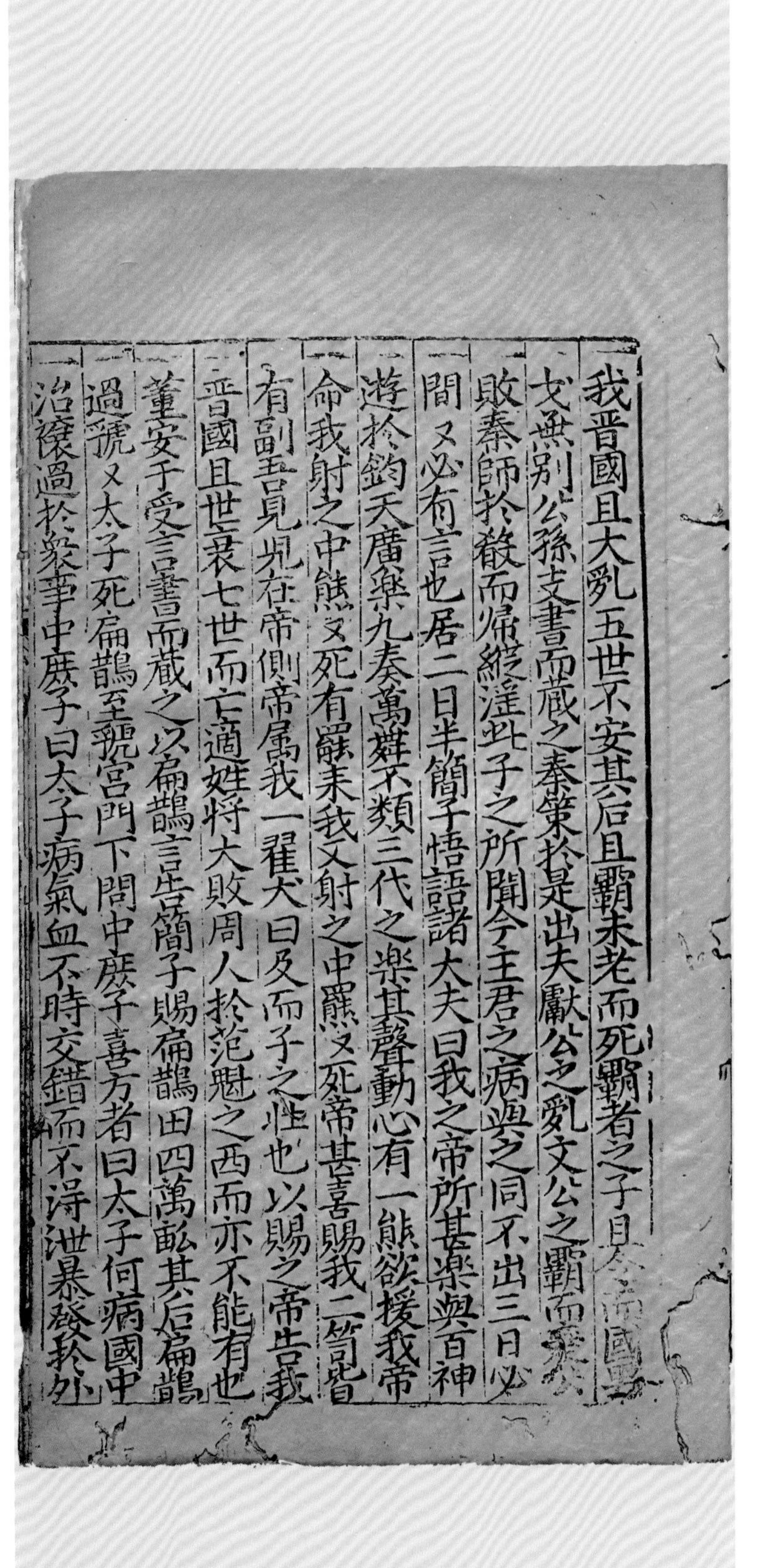
我晋國且大亂五世不安其后且霸未老而死霸者之子且令而國男女無別公孫支書而藏之秦策於是出夫獻公之亂文公之霸而襄公敗秦師於殽而歸縱淫此子之所聞今主君之病與之同不出三日必間間必有言也居二日半簡子悟語諸大夫曰我之帝所甚樂與百神遊於鈞天廣樂九奏萬舞不類三代之樂其聲動心有一熊欲援我帝命我射之中熊熊死有羆來我又射之中羆羆死帝甚喜賜我二笥皆有副吾見兒在帝側帝屬我一翟犬曰及而子之壯也以賜之帝告我晋國且世衰七世而亡適姓将大敗周人於范魁之西而亦不能有也董安于受言書而藏之以扁鵲言告簡子賜扁鵲田四萬畝其后扁鵲過虢虢太子死扁鵲至虢宫門下問中庶子喜方者曰太子何病國中治穰過於衆事中庶子曰太子病氣血不時交錯而不得泄暴發於外

我：‘晋国且大乱，五世不安。其后且霸，未老而死。霸者之子且令而国男女无别。’”公孙支书而藏之，秦策于是出。夫献公之乱，文公之霸，而襄公败秦师於殽而归纵淫，此子之所闻。今主君之病与之同，不出三日必间，间必有言也。”居二日半，简子寤，语诸大夫曰：“我之帝所甚乐，与百神游于钧天，广乐九奏万舞，不类三代之乐，其声动心。有一熊欲援我，帝命我射之，中熊，熊死。有罴来，我又射之，中罴，罴死。帝甚喜，赐我二笥，皆有副。吾见儿在帝侧，帝属我一翟犬，曰：‘及而子之壮也以赐之。’帝告我：‘晋国且世衰，七世而亡。嬴[①]姓将大败周人于范魁之西，而亦不能有也。’”董安于受言，书而藏之。以扁鹊言告简子，赐扁鹊田四万亩。其后扁鹊过虢。虢太子死，扁鹊至虢宫门下，问中庶子喜方者曰：“太子何病，国中治穰过于众事?”中庶子曰：“太子病气血不时，交错而不得泄，暴发于外，

①嬴：原作“适”，据《史记·仓公扁鹊列传》改。

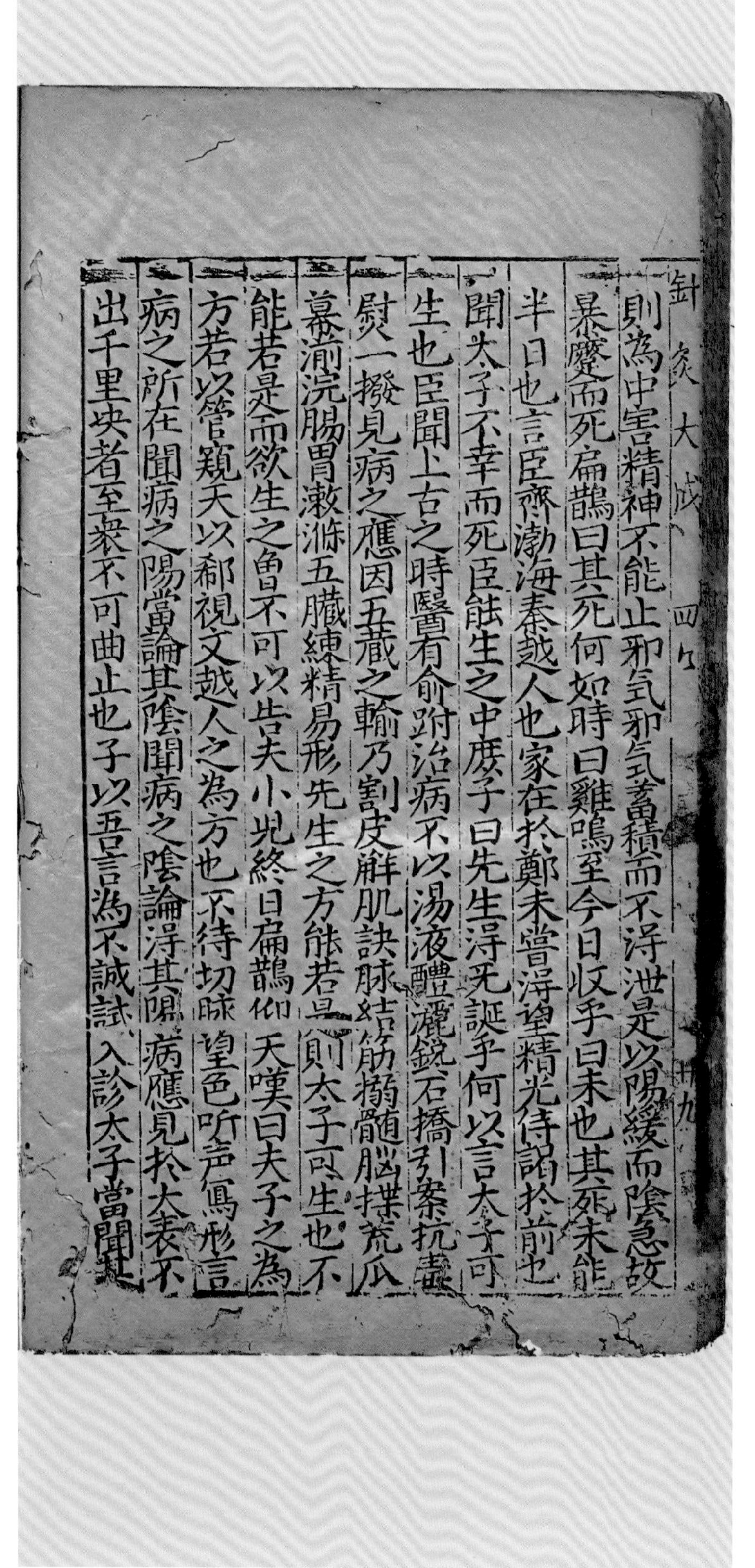

则为中害。精神不能止邪气，邪气蓄积而不得泄，是以阳缓而阴急，故暴蹷而死。”扁鹊曰：“其死何如时？”曰：“鸡鸣至今。”曰：“收乎？”曰：“未也，其死未能半日也。”言：“臣齐勃海秦越人也，家在于郑，未尝得望精光侍谒于前也。闻太子不幸而死，臣能生之。”中庶子曰：“先生得无诞之乎？何以言太子可生也！”“臣闻上古之时，医有俞跗，治病不以汤液醴洒，镵石挢引，案扤毒熨，一拨见病之应，因五藏之输，乃割皮解肌，诀脉结筋，搦髓脑，揲荒爪幕，湔浣肠胃，漱涤五脏，练精易形。先生之方能若是，则太子可生也；不能若是而欲生之，曾不可以告夫小儿。”终日，扁鹊仰天叹曰：“夫子之为方，若以管窥天，以郄视文。越人之为方也，不待切脉望色听声写形，言病之所在。闻病之阳，当论其阴；闻病之阴，论得其阳。病应见于大表，不出千里，决者至众，不可曲止也。子以吾言为不诚，试入诊太子，当闻其

耳鳴鼻張循其兩股以至於陰當尚温也中庶子聞扁鵲言目眩肰
不瞚舌撟肰而不下乃以扁鵲言入告虢君虢君聞之大驚出見扁鵲
於中闕曰竊聞高義之日久矣肰未嘗得拜謁於前也先生過小國幸
而舉之偏國寡臣幸甚有先生則活無先生則棄捐填溝壑長終而不
可返言未畢因噓唏服臆流涕長潸忽忽承睫悲不能自止容貌變更
扁鵲曰若太子病所謂尸蹷者也夫以陽入阴中動胃繵緣中經維絡
別下於三焦膀胱是以阳脉下遂阴脉上争會氣閉而不通阴上而阳
內行下內鼓而不起上外絶而不為使上有絶阳之絡下有破阴之色
已廢脉亂故形静如死狀太子未死也夫以阳入阴支蘭藏者生以阴
入阳支蘭藏者死凡此數事皆五藏蹷中之時暴作也良工取之拙者
疑殆扁鵲使其徒子阳厲鍼砭石以取外三陽五會有閒太子甦乃使

耳鸣鼻张，循其两股以至于阴，当尚温也。”中庶子闻扁鹊言，目眩然而不瞚，舌挢然而不下，乃以扁鹊言入报虢君。虢君闻之大惊，出见扁鹊于中阙，曰：“窃闻高义之日久矣，然未尝得拜谒于前也。先生过小国，幸而举之，偏国寡臣幸甚。有先生则活，无先生则弃捐填沟壑，长终而不可返。”言未毕，因嘘唏服臆，流涕长潸，忽忽承睫，悲不能自止，容貌变更。扁鹊曰：“若太子病，所谓‘尸蹷’者也。夫以阳入阴中，动胃繵缘，中经维络，别下于三焦、膀胱，是以阳脉下遂，阴脉上争，会气闭而不通，阴上而阳内行，下内鼓而不起，上外绝而不为使，上有绝阳之络，下有破阴之，色已废脉乱，故形静如死状。太子未死也。夫以阳入阴支兰藏者生，以阴入阳支兰藏者死。凡此数事，皆五藏蹷中之时暴作也。良工取之，拙者疑殆。”扁鹊使其徒子阳厉针砭石，以取外三阳五会。有间，太子苏。乃使

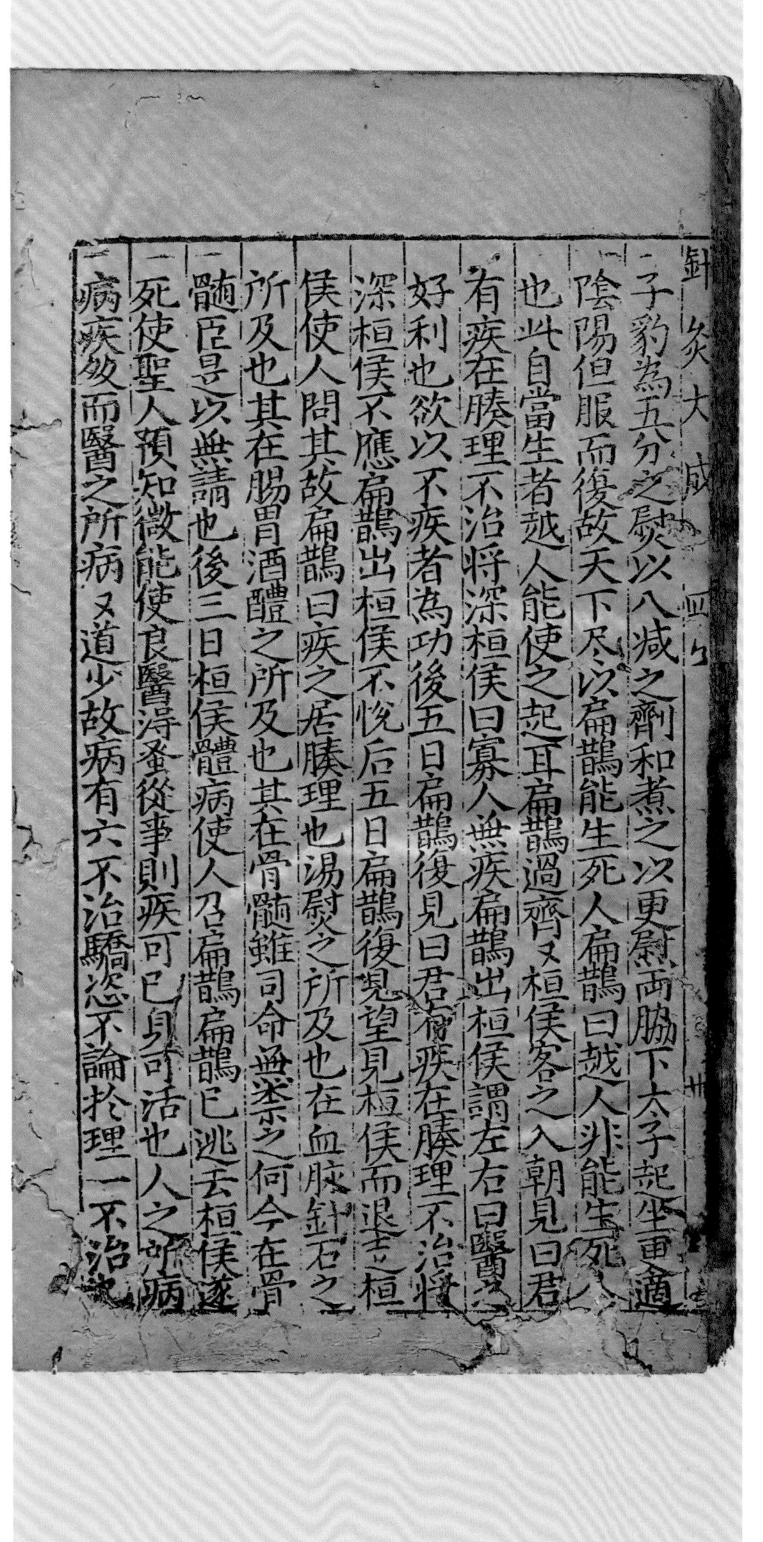
針灸大成
子豹為五分之熨以八減之齊和煮之以更熨兩脇下太子起坐更適
陰陽但服而復故天下盡以扁鵲能生死人扁鵲曰越人非能生死人
也此自當生者越人能使之起耳扁鵲過齊齊桓侯客之入朝見曰君
有疾在腠理不治將深桓侯曰寡人無疾扁鵲出桓侯謂左右曰醫之
好利也欲以不疾者為功後五日扁鵲復見曰君有疾在腠理不治將
深桓侯不應扁鵲出桓侯不悅后五日扁鵲復見望見桓侯而退走桓
侯使人問其故扁鵲曰疾之居腠理也湯熨之所及也在血脉針石之
所及也其在腸胃酒醴之所及也其在骨髓雖司命無柰之何今在骨
髓臣是以無請也後三日桓侯體病使人召扁鵲扁鵲已逃去桓侯遂
死使聖人預知微能使良醫得蚤從事則疾可已身可活也人之所病
病疾多而醫之所病病道少故病有六不治驕恣不論於理一不治也

子豹为五分之熨，以八减之剂和煮之，以更熨两胁下。太子起坐。更适阴阳，但服而复。故天下尽以扁鹊为能生死人。扁鹊曰："越人非能生死人也，此自当生者，越人能使之起耳。"扁鹊过齐，齐桓侯客之。入朝见，曰："君有疾在腠理，不治将深。"桓侯曰："寡人无疾。"扁鹊出，桓侯谓左右曰："医之好利也，欲以不疾者为功。"后五日，扁鹊复见，曰："君有疾在腠理，不治将深。"桓侯不应。扁鹊出，桓侯不悦。后五日，扁鹊复见，望见桓侯而退走。桓侯使人问其故。扁鹊曰："疾之居腠理也，汤熨之所及也；在血脉，针石之所及也；其在肠胃，酒醴之所及也；其在骨髓，虽司命无奈之何。今在骨髓，臣是以无请也。"后三日，桓侯体病，使人召扁鹊，扁鹊已逃去。桓侯遂死。使圣人预知微，能使良医得蚤从事，则疾可已，身可活也。人之所病，病疾多；而医之所病，病道少。故病有六不治：骄恣不论于理，一不治也；

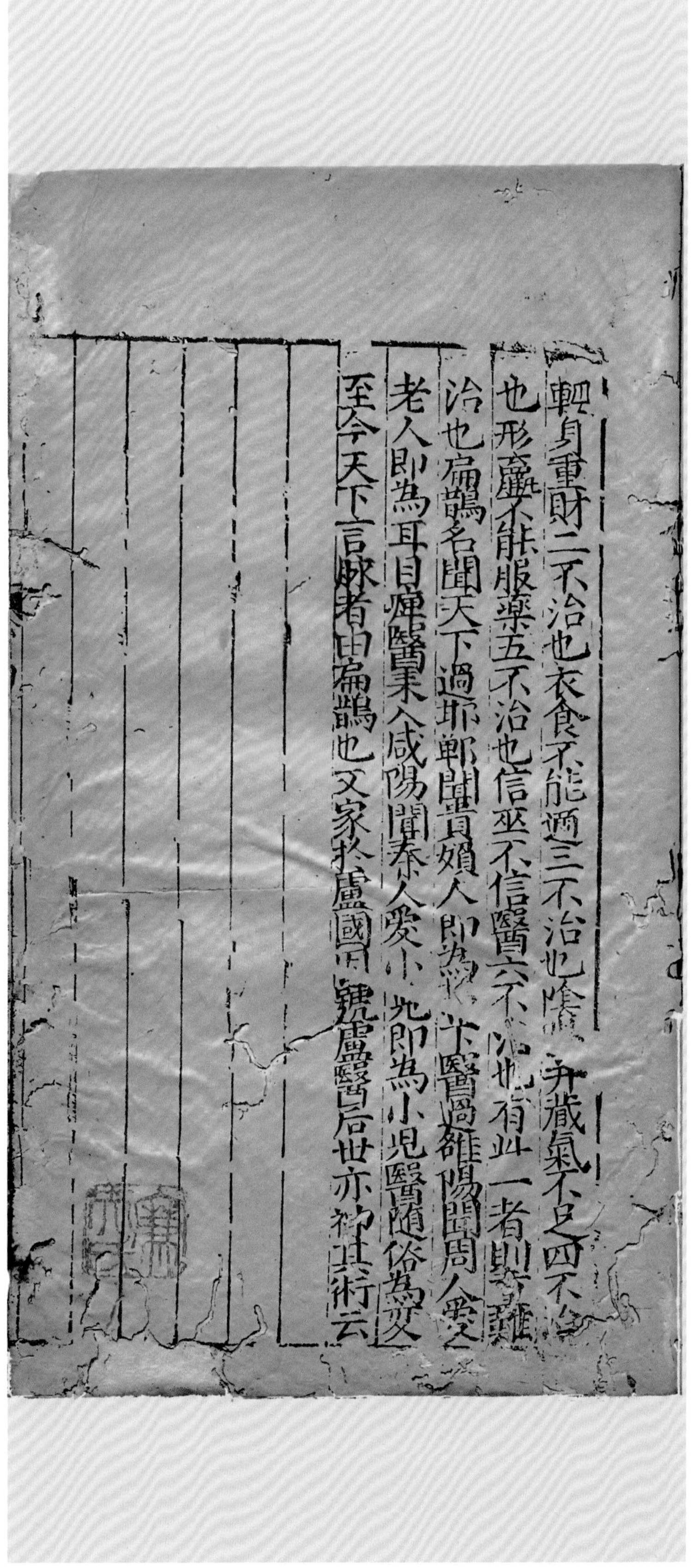
輕身重財二不治也衣食不能適三不治也陰陽并藏氣不足四不治也形羸不能服藥五不治也信巫不信醫六不治也有此一者則重難治也扁鵲名聞天下過邯鄲聞貴婦人即為帶下醫過雒陽聞周人愛老人即為耳目痺醫來入咸陽聞秦人愛小兒即為小兒醫隨俗為變至今天下言脉者由扁鵲也又家於盧國因號盧醫后世亦神其術云

轻身重财，二不治也；衣食不能适，三不治也；阴阳并，藏气不足，四不治也；形羸不能服药，五不治也；信巫不信医，六不治也。有此一者，则重难治也。扁鹊名闻天下。过邯郸，闻贵妇人，即为带下医；过雒阳，闻周人爱老人，即为耳目痹医；来入咸阳，闻秦人爱小儿，即为小儿医：随俗为变。至今天下言脉者，由扁鹊也。又家于卢国，因号卢医，后世亦神其术云。

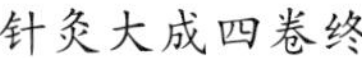
针灸大成四卷终

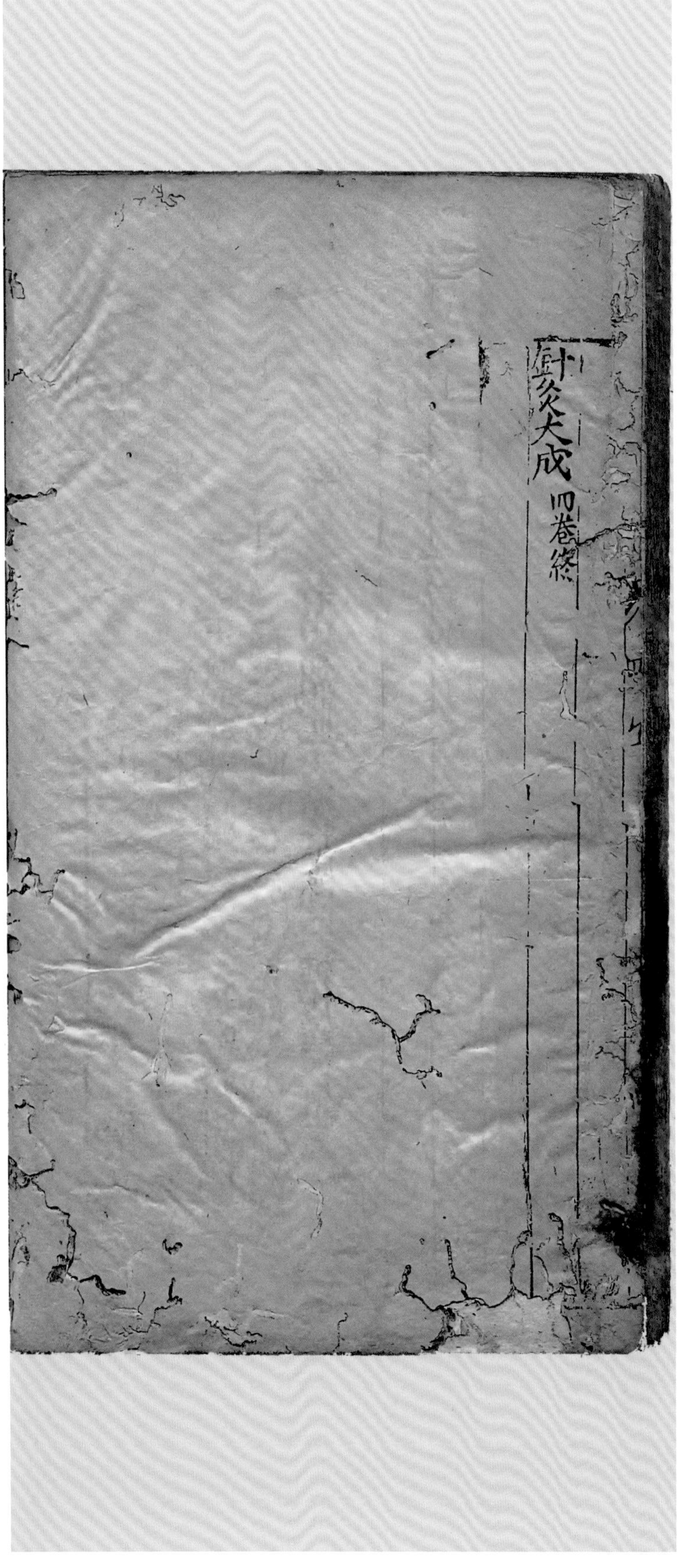

经络笺注

［明］韦编撰　王旭东　校订

传抄明崇祯九年刊本

《经络笺注》两卷，经络学著作。明代韦编撰，韦明辅订正。作者韦编，字勤甫，号儆台，浙江乌程人。书成于明崇祯九年（1636）。作者因为“经络无专书”，乃将人体分为60个部位，分别介绍这些部位的名称、别名、位置，从《内经》和历代医家的名著中节引前人对这些部位的认识，及其所属的脏腑、经络。实际上就是一本将骨度与经络相结合的读物，内容与明代嘉靖四十五年（1566）沈子禄所著《经络分野》颇为相似。本书传本极少，现仅存明代抄本，王重民先生《善本医籍经眼录》认为此书曾有过刊本，书前“小引”即为刻书之序。但无论抄本、刻本，均未见历代著录。现以明抄本（孤本）为底本录出并校订，刊本为明崇祯九年刻，抄写年份不详。

小引

人身一小天地也星辰川嶽各有經緯而脈絡貫焉人之四體百骸莫不莞於臟腑其經絡或自上而下或自下而上有正有別有支有孫又有奇經之絡未有內病不徵於外未有外病不通於內上池之水不可得隔垣之視不再見使不熟察乎此漫焉嘗試未免適燕而南轅也不幾以治人者誤人耶甚矣經絡不可不明也先

小引

人身一小天地也，星辰川岳，各有经纬，而脉络贯焉。人之四体百骸，莫不莞于脏腑，其经络或自上而下，或自下而上，有正有别，有支有孙，又有奇经之络，未有内病不征于外，未有外病不通于内。上池之水不可得，隔垣之视不再见，使不熟察乎此，漫焉尝试，未免适燕而南辕也，不几以治人者误人耶甚矣？经络不可不明也。先

君少善病遊學松陵徧訪名醫博覽靈素久之
大有得遂棄鉛槧業青囊而深慨經絡無專書
也說經絡者從内指陳不從外顯示也迺取人
之身從頭至足分為六十六綱於一綱中又條
分衆目有專屬一經者有兼屬二三經者有合
衆經皆屬者臚列之為正文隨採内經諸書為
註而間以意參焉每出治病書必自隨因委測
源罔不奇中其之死而生之者不可數計吳中

無不知有警臺先生者而先君晚年神愈王興
愈高享年且八十則其得力於此者多也不肖
及艾亦從業先君舉以授曰醫不知此何異盲
夫就道我自謂明且確矣不妨再訂以求可傳
至繕寫之法須求至當庶一展卷而了然也不
肖謹受命細加研考布置規格數年始脫稿而
先君逝矣可痛也叔弟舉進士令萬載亦在先
君没後雖叨

小引二

君少善病，游学松陵，遍访名医，博览《灵》《素》，久之大有得，遂弃铅椠，业青囊，而深慨经络无专书也，说经络者从内指陈，不从外显示也，乃取人之身从头至足分为六十六纲，于一纲中又条分众目，有专属一经者，有兼属二三经者，有合众经皆属者，胪列之为正文，随采《内经》诸书为注，而间以意参焉。每出治病，书必自随，因委测源，罔不奇中。其之死而生之者，不可数计，吴中无不知有警台先生者。而先君晚年神愈旺，兴愈高，享年且八十，则其得力于此者多也。不肖及艾亦徙业，先君举以授曰：医不知此，何异盲夫就道？我自谓明且确矣，不妨再订，以求可传。至缮写之法，须求自当，庶一展卷而了然也。不肖谨受命，细加研考，布置规格，数年始脱稿，而先君逝矣！可痛也！叔弟举进士，令万载，亦在先君没后。虽叨

恩
贈弟之痛亦未已也七年未調兄弟睽違不肖
走視之示以此書相對潸然因謀永先君於不
朽付之剞劂以公四方此非獨醫不可無即人
人宜備覽勿致臨病懵然徒以性命付之術家
之手也
崇禎丙子季春月吉不肖男明輔百拜謹題於
萬載署中之有斐軒

凡例
一他書經絡以臟腑為綱詳其經行支行之脉微
而難窺茲獨以形體為綱分別其屬何臟腑顯
而易見如病在外者視其患在何處便知屬何
臟腑施治甚易即有病在內者視其外何處作
楚何處有異色異狀亦知何臟腑所徵現可無
此病治彼之誤
一是書專明經絡若脉則有叔和脉經方則有諸
名家書茲不槩及然經絡一明亦思過半矣

恩赠，弟之痛亦未已也。七年未调，兄弟暌违，不肖走视之，示以此书，相对潸然，因谋永先君于不朽，付之剞劂，以公四方。此非独医不可无，即人人宜备览，勿致临病懵然，徒以性命付之术家之手也。

崇祯丙子季春月吉　不肖男明辅百拜谨题于万载署中之有斐轩

凡例

〇他书经络，以脏腑为纲，详其经行，支行之脉，微而难窥，兹独以形体为纲，分别其属何脏腑，显而易见。如病在外者，视其患在何处，便知属何脏腑，施治甚易。即有病在内者，视其外，何处作楚，何处有异色异状，亦知何脏腑所征现，可无此病治彼之误。

〇是书专明经络，若脉，则有叔和《脉经》；方，则有诸名家书，兹不概及。然经络一明，亦思过半矣。

一凡曰統屬者一部分總屬一經也曰並屬者兩部分共屬一經也曰又屬亦屬者不專屬一經也曰兼屬分屬者各經皆屬也止曰屬者或单屬一經或先就一經言也曰之交曰之會曰之交會者一部分為各經所交會也

一註以內經為主兼採諸名家說有經所不載諸家亦未及論者參以己見加按字愚字

一從頭至足分為六十六綱因以數紀之便於尋覽若其中細目不紀數

一自上以及下自中以及兩傍以正體以及四肢此自然之序不可紊而其間一支一節無有或遺所謂無尺寸之膚不愛也

一身之左右雖有氣血之分乃其部分之屬臟腑者則左右一也不得强生分別

一陽經有三陰經有三而少陽亦稱一陽陽明亦稱二陽太陽邪稱三陽此以序言也總而稱之曰三陽惟陰亦然觀者宜辨

一本文有註綱目亦有註若用細書不便觀覽槩

〇凡曰统属者，一部分总属一经也；曰并属者，两部分共属一经也；曰又属、亦属者，不专属一经也；曰兼属、分属者各经皆属也。止曰属者，或单属一经，或先就一经言也；曰之交、曰之会、曰之交会者，一部分为各经所交会也。

〇注以《内经》为主，兼采诸名家说，有经所不载，诸家亦未及论者，参以己见，加按字、愚字。

〇从头至足分为六十六纲，因以数纪之，便于寻览。若其中细目不纪数。

〇自上以及下，自中以及两旁，以正体以及四肢，此自然之序不可紊。而其间一支一节，无有或遗，所谓无尺寸之肤不爱也。

〇身之左右，虽有气血之分，乃其部分之属脏腑者，则左右一也，不得强生分别。

〇阳经有三，阴经有三，而少阳亦称一阳，阳明亦称二阳，太阳邪称三阳。此以序言也，总而称之曰三阳，惟阴亦然。观者宜辨。

〇本文有注，纲目亦有注，若用细书，不便观览，概

用大書易於混淆茲以綱目之註即於綱目下虛一字書之不與正註相混布置極得

一〇者為綱且紀數使人易曉

一▷者為目以別於綱也亦有無目者

目錄

卷上

用大书，易于混淆。兹以纲目之注，即于纲目下虚一字书之，不与正注相混，布置极得。

〇　〇 者为纲，且纪数，使人易晓。

〇　▷[1]者为目，以别于纲也。亦有无目者。

目录

卷上

① ▷：原抄本用此图形标记者，以下均替换为“△”，全书同，不另出注。

十五眉稜骨　十六目眶骨　十七目目十四　十八鬢間　十九耳目六
二十顑　廿一頰目二　廿二頤目一　廿三頦　廿四項中目三　廿五頸
廿六咽目一　廿七喉目二　廿八缺盆　廿九肩端目二　卅背目一
卅一脊目八　卅二胸目五

卷下

卅三腹目七　卅四腋間目四　卅五乳頭目四　卅六脇肋目四　卅七臍目三
卅八少腹　卅九腰　四十髀關目二　四一臀　四二毛際　四三陰器目二
四四魄門　四五大小便　四六纂間　四七臑目六　四八肘目六

經絡箋注　目録

十五眉棱骨　十六目眶骨　十七目目十四　十八鬓间　十九耳目六

二十顑　廿一颊目二　廿二颐目一　廿三颏　廿四项中目三　廿五颈

廿六咽目一　廿七喉目二　廿八缺盆　廿九肩端目二　卅背目一

卅一脊目八　卅二胸目五

卷下

卅三腹目七　卅四腋间目四　卅五乳头目四　卅六胁肋目四　卅七脐目三

卅八少腹　卅九腰　四十髀关目二　四一臀　四二毛际　四三阴器目二

四四魄门　四五大小便　四六纂间　四七臑目六　四八肘目六

四九臂目六　五十掌後目二
五一手表中間　五二虎口
五三小指赤白肉際　五四手心中間
五五魚　五六手指目七
五七髀目三　五八股目三
五九膝目四　六十膕中目二
六一外髁骨目二　六二內髁骨目四
六三跗目六　六四足心
六五踵　六六足趾目七
目終

經絡箋註卷上

西吳韋編勤甫纂述　男明輔訂正　明傑同較

○一巔頂　頭頂心也

屬手三陽小腸三焦大腸足三陽膀胱膽胃經

素問曰三陽并至如風雨上為巔疾下為漏病并至謂手足三陽氣并合而至也

又屬足太陽膀胱厥陰肝經督脈之交會

張潔古曰巔頂痛非藁本不能除此足太陽本經藥也

王海藏曰巨陽從頭走足惟厥陰與督脈會於巔逆而

經絡箋註　卷上

四九臂目六　五十掌后目二　五一手表中间　五二虎口　五三小指赤白肉际

五四手心中间　五五鱼　五六手指目七　五七髀目三　五八股目三　五九膝目四

六十腘中目二　六一外髁骨目二　六二内髁骨目四　六三跗目六

六四足心　六五踵　六六足趾目七

目终

经络笺注卷上

西吴韦编勤甫纂述　男明辅订正，明杰同校

○　**一、巅顶**　头顶心也

属手三阳小肠、三焦大肠、足三阳膀胱、胆、胃经

《素问》曰：三阳并至如风雨，上为巅疾，下为漏病。并至，谓手足三阳气并合而至也。

又属足太阳膀胱、厥阴肝经、督脉之交会

张洁古曰：巅顶痛，非藁本不能除。此足太阳本经药也。

王海藏曰：巨阳，从头走足，惟厥阴与督脉会于巅，逆而

上行諸陽不得下故令巔痛錢氏瀉青丸用羌活以其
氣雄入太陽也瀉青乃足太陽厥陰之藥
又屬足少陽膽經
靈樞曰足少陽之筋直者上額角交巔上
又屬足少陰腎經
素問曰頭痛巔疾下虛上實過在足少陰巨陽甚則入
腎謂腎虛而不能引太陽之氣故頭痛而為上巔之疾
〇二頭　頭有三行
屬足三陽膀胱膽胃經
王太僕曰三陽之脈盡上於頭頭者諸陽之會也張子
和曰頭痛不止乃三陽受病也孫景思曰今人頭風亦
由陽氣虛弱
統屬足太陽膀胱經
素問曰傷寒一日巨陽受之故頭痛七日巨陽氣衰頭
痛少瘉又曰熱病始於頭首者刺項太陽而汗出止又
曰巨陽之厥則腫首頭重
又屬足厥陰肝經
素問曰肝病氣逆則頭痛又曰肝熱病者其逆則頭痛
員員脉引衝頭也又曰春氣者病在頭春氣謂肝氣也
許知可曰肝虛為上虛虛則頭運王海藏曰酒煎當歸

瘉与愈同

上行诸阳不得下，故令巅痛。钱氏泻青丸用羌活，以其气雄入太阳也。泻青乃足太阳、厥阴之药。

又属足少阳胆经。

《灵枢》曰：足少阳之筋，直者上额角，交巅上。

又属足少阴肾经。

《素问》曰：头痛巅疾，下虚上实，过在足少阴、巨阳，甚则入肾，谓肾虚而不能引太阳之气，故头痛而为上巅之疾。

○　二、头　头有三行

属足三阳膀胱、胆、胃经。

王太仆曰：三阳之脉，尽上于头。头者，诸阳之会也。张子和曰：头痛不止，乃三阳受病也。孙景思曰：今人头风，亦由阳气虚弱。

统属足太阳膀胱经。

《素问》曰：伤寒一日，巨阳受之，故头痛。七日，巨阳气衰，头痛少愈。又曰：热病始于头首者，刺项太阳而汗出止。又曰：巨阳之厥，则肿首头重。

又属足厥阴肝经。

《素问》曰：肝病气逆则头痛。又曰：肝热病者，其逆则头痛员员，脉引冲头也。又曰：春气者，病在头。春气，谓肝气也。许知可曰：肝虚为上虚，虚则头运。王海藏曰：酒煎当归，

治諸頭痛盖諸頭痛皆屬肝木故以此藥主之
又屬足少陰腎經
許知可曰腎虛為下虛〻則頭痛按肺出氣腎納氣足太陽膀胱乃腎之府腎虛則不能納氣歸源反從足太陽經泝而上行入腦交巔故頭痛也愚亦用此治驗
又分屬足六經
李東垣曰頭痛須用川芎如不應各加引經藥太陽川芎陽明白芷少陽柴胡太陰蒼术少陰細辛厥陰吴茱萸又曰太陽頭痛惡風脉浮緊川芎羌活麻黄之類為主少陽頭痛脉弦細寒熱往來柴胡為主陽明頭痛自汗發熱惡寒脉浮緩長實升麻葛根石膏白芷為主太陰頭痛必有痰體重或腹痛脉沉緩蒼术半夏南星為主少陰頭痛足寒氣逆為寒厥脉沉細麻黄附子細辛為主厥陰頭痛或吐痰沫厥冷脉浮緩吴茱萸湯主之
△中行　前自髮際循項下項至大顀謂第一顀也
統屬督脉
△前髮際上一寸　名神庭穴　中行內又分前後
屬足太陽膀胱陽明胃經督脉之會
△後髮際上一寸　名風府穴　五分　名瘂門穴
並屬督脉陽維之會

經絡彙注　卷上

治诸头痛。盖诸头痛，皆属肝木，故以此药主之。

又属足少阴肾经。

许知可曰：肾虚为下虚，虚则头痛。按：肺出气，肾纳气，足太阳膀胱乃肾之府，肾虚则不能纳气归源，反从足太阳经泝而上行，入脑交巅，故头痛也。愚亦用此治验。

又分属足六经。

李东垣曰：头痛须用川芎，如不应，各加引经药：太阳川芎，阳明白芷，少阳柴胡，太阴苍术，少阴细辛，厥阴吴茱萸。又曰：太阳头痛，恶风，脉浮紧，川芎、羌活、麻黄之类为主；少阳头痛，脉弦细，寒热往来，柴胡为主；阳明头痛，自汗，发热恶寒，脉浮缓长实，升麻、葛根、石膏、白芷为主；太阴头痛，必有痰，体重，或腹痛，脉沉缓，苍术、半夏、南星为主；少阴头痛，足寒气逆，为寒厥，脉沉细，麻黄、附子、细辛为主；厥阴头痛，或吐痰沫，厥冷，脉浮缓，吴茱萸汤主之。

△中行　前自发际，循顶下项，至大椎，谓第一椎也。统属督脉。

△前发际上一寸，名神庭穴。中行内又分前后。

属足太阳膀胱、阳明胃经、督脉之会。

△后发际上一寸，名风府穴；五分，名哑门穴。

并属督脉、阳维之会。

△第二行　去中行左右各開一寸五分前後各以髮際為度

屬足太陽膀胱經

△第三行　左右各直目瞳子上前後各以髮際為度

屬足太陽膀胱少陽膽經陽維之會

針灸經定髮際法以當人手中指中節兩頭横紋為則男左女右此名同身寸取此三寸前自眉心後自大顀俱直量上取畫處為髮際庶隨人高低各適其度而不失真也

○三頭角　顏也俗呼額角

統屬足少陽膽經

張子和曰額角上痛俗呼偏頭痛足少陽經也王叔和所謂寸脉急而頭痛者是也如久痛不已令人喪目以三陽受病皆胸鬲有宿痰所致也先以茶調散吐之乃服川芎薄荷辛凉清上之藥

其在小兒面部屬手少陰心經

素問曰心熱病者顏先赤

△附直兩耳上

屬手足少陽三焦膽足太陽膀胱經陽維之會

△兩耳前角上

經絡箋註　卷上

△第二行　去中行左右各开一寸五分，前后各以发际为度。

属足太阳膀胱经

△第三行　左右各直目瞳子上、前后各以发际为度。

属足太阳膀胱、少阳胆经、阳维之会。

针灸经定发际法：以当人手中指中节两头横纹为则，男左女右，此名同身寸。取此三寸，前自眉心，后自大椎，俱直量上，取画处为发际。庶随人高低，各适其度，而不失真也。

○　三、头角　颜也，俗呼额角

统属足少阳胆经。

张子和曰：额角上痛，俗呼偏头痛，足少阳经也。王叔和所谓寸脉急而头痛者是也。如久痛不已，令人丧目。以三阳受病，皆胸膈有宿痰所致也。先以茶调散吐之，乃服川芎、薄荷辛凉清上之药。

其在小儿面部，属手少阴心经。

《素问》曰：心热病者，颜先赤。

△附：直两耳上。

属手足少阳三焦、胆、足太阳膀胱经、阳维之会。

△两耳前角上。

屬手足少陽三焦膽足陽明胃經之會

▵兩耳後角上

屬足太陽膀胱少陽膽經之會

○四額顱 髪際之前闕庭之上也

屬足陽明胃太陽膀胱厥陰肝經任脉之交會

張潔古曰白芷治陽明經頭痛在額及諸風通用王海藏曰葛根湯陽明自中風之仙藥也若太陽初病未入陽明不可便服此湯發之

○五頞 額兩旁也

屬足少陽膽經

素問曰上部天兩額之動脉謂在額兩旁動脉應於足少陽脉氣所行

○六覭音冥 眉目之間闕庭之部也

屬督脉

○七面

統屬諸陽

靈樞曰諸陽之會皆在於面

又屬足陽明胃經

素問曰五七陽明脉衰面始焦髪始墮六八衰竭面焦髪鬢頒白靈樞曰邪中於面則下陽明中藏曰胃熱則

經絡箋註 卷上

属手足少阳三焦、胆、足阳明胃经之会。

△两耳后角上。

属足太阳膀胱、少阳胆经之会。

○ 四、额颅 发际之前阙庭之上也。

属足阳明胃、太阳膀胱、厥阴肝经、任脉之交会。

张洁古曰：白芷，治阳明经头痛在额，及诸风通用。王海藏曰：葛根汤，阳明自中风之仙药也。若太阳初病，未入阳明，不可便服，此汤发之。

○ 五、颔 额两旁也。

属足少阳胆经。

《素问》曰：上部天，两额之动脉。谓在额两旁动脉，应于足少阳脉气所行。

○ 六、覭 音冥 眉目之间阙庭之部也。

属督脉。

○ 七、面

统属诸阳。《灵枢》曰：诸阳之会，皆在于面。

又属足阳明胃经。

《素问》曰：五七，阳明脉衰，面始焦，发始堕；六八，衰竭，面焦，发鬓颁白。《灵枢》曰：邪中于面，则下阳明。《中藏》曰：胃热则

面赤如醉人素問又曰已食如饑者胃疸面腫曰風蓋
胃陽之脉行於面故爾

又屬足太陽膀胱經

靈樞曰足太陽之上血多氣少則面多澤少理血少氣
多則面多肉肥而不澤血氣和則美色俱有餘則肥澤
俱不足則瘦而無澤

又統屬手少陰心經

素問曰心者生之本神之變也其華在面又曰心之合
脉也其榮色也

又以五色候五藏故面青屬肝

素問曰生於肝如以縞裹紺故青欲如蒼璧之澤不欲
如藍又曰青如翠羽者生如草茲者死縞繒之精白者
紺深青揚赤色茲滋也如草初生之色也

赤屬心

素問曰生於心如以縞裹朱故赤欲如白裹朱不欲如
赭又曰赤如雞冠者生如衃血者死赭赤土也衃血者
凝血也

衃音丕

黄屬脾

素問曰生於脾如以縞裹括蔞實故黄欲如羅裹黄不
欲如黄土黄又曰黄如蟹腹者生如枳實者死

經絡箋註　卷上

面赤如醉人。《素问》又曰：已食如饥者，胃疸。面肿曰风。盖胃阳之脉行于面故尔。

又属足太阳膀胱经

《灵枢》曰：足太阳之上，血多气少，则面多泽少理；血少气多，则面多肉，肥而不泽；血气和，则美色；俱有余，则肥泽；俱不足，则瘦而无泽。

又统属手少阴心经。

《素问》曰：心者，生之本，神之变也，其华在面。又曰：心之合脉也，其荣色也。

又以五色候五脏，故面青属肝。

《素问》曰：生于肝，如以缟裹绀，故青欲如苍璧之泽，不欲如蓝。又曰：青如翠羽者生，如草兹者死。缟，缯之精白者。绀，深青扬赤色。兹，滋也，如草初生之色也。

赤属心。

《素问》曰：生于心，如以缟裹朱。故赤欲如白裹朱，不欲如赭。又曰：赤如鸡冠者生，如衃血者死。赭，赤土也。衃血者，凝血也。

黄属脾。

《素问》曰：生于脾，如以缟裹栝蒌实。故黄欲如罗裹黄，不欲如黄土黄。又曰：黄如蟹腹者生，如枳实者死。

白屬肺

素問曰生於肺如以縞裹紅故白欲如鵝羽不欲如鹽

又曰白如豕膏者生如枯骨者死

黑屬腎

素問曰生於腎如以縞裹紫故黑欲如重漆色不欲如地蒼又曰黑如烏羽者生如炲者死炲煤也又曰五藏六府固盡有部視其五色黄赤爲熱白爲寒青黑爲痛

頞 鼻莖 音遏　衊 音滅

○八頞中　頞亦作齃鼻山根也俗呼鼻梁

屬足陽明胃經督脉之會

素問曰膽移熱於腦則辛頞鼻淵傳爲衄衊瞑目註云足太陽膀胱脉起目内眥上頞交巔絡腦陽明脉起於鼻交頞中旁約太陽之脉今腦熱則足太陽逆與陽明之脉俱盛薄於頞中故頞辛鼻淵頞辛者鼻酸痛也鼻淵者濁涕下而不止如水泉也熱盛則陽絡溢又又故衄又者鼻出汗血也又謂之衊血出甚則陽明太陽脉衰不能榮養於目故目瞑又暗也

○九鼻

屬手太陰肺經

素問曰西方白色入通於肺開竅於鼻畏熱靈樞曰肺病者喘息鼻張又曰肺虚則鼻息不利和則能知香臭

經絡箋註　卷上

白属肺

《素问》曰：生于肺，如以缟裹红。故白欲如鹅羽，不欲如盐。又曰：白如豕膏者生，如枯骨者死。

黑属肾

《素问》曰：生于肾，如以缟裹紫。故黑欲如重漆色，不欲如地苍。又曰：黑如乌羽者生，如炲者死。炲，煤也。又曰：五脏六腑固尽有部，视其五色，黄赤为热，白为寒，青黑为痛。

○　八、頞中　頞，亦作齃，鼻山根也。俗呼鼻梁。

属足阳明胃经、督脉之会。

《素问》曰：胆移热于脑，则辛頞鼻渊，传为衄衊瞑目。注云：足太阳膀胱脉，起目内眦，上頞，交巅，络脑。阳明脉，起于鼻交頞中，旁约太阳之脉。今脑热，则足太阳逆，与阳明之脉俱盛，薄于頞中，故頞辛鼻渊。頞辛者，鼻酸痛也。鼻渊者，浊涕下而不止如水泉也。热盛则阳络溢，阳络溢故衄。衄者，鼻出汗血也。又谓之衊。血出甚则阳明、太阳脉衰，不能荣养于目，故目瞑。瞑，暗也。

○　九、鼻

属手太阴肺经。

《素问》曰：西方白色，入通于肺，开窍于鼻，畏热。《灵枢》曰：肺病者，喘息鼻张。又曰：肺虚则鼻息不利，和则能知香臭

矣喬岳曰肺絶則無涕鼻孔黑燥肝逆乘之而色青李東垣曰傷風鼻中氣出麄合口不開肺氣通於天也

又屬手少陰心經

李東垣曰鼻本主肺而復能聞香臭者鼻中有心庚金生於已也素問曰五氣入鼻藏於心肺〻〻有病而鼻為之不利也

又屬手足陽明大腸胃經督脉之交會

劉河間曰風寒傷腠理而為鼻塞者寒能收斂陽氣不通暢也素問曰傷寒二日陽明受之陽明主肉其脉侠鼻故鼻乾不能得卧王海藏曰石膏發汗辛寒入手太陰經仲景治傷寒陽明經證乃用之何也盖胃脉行身之前而胸為胃肺之室邪熱在陽明則肺受火制故用辛寒以清肺所以號為白虎湯也素問又曰運氣陽明所至為鼽嚏鼽鼻窒也嚏噴嚏也

鼽音求 嚏音帝

其在小兒面部謂之明堂

靈樞曰脉見於氣口色見於明堂〻〻者鼻也明堂廣大者壽小者殆况加疾哉按此語即相家貴隆準之説也然須視其面部何如耳嘗見明堂雖小與面相稱者壽可八十不可執一論也

屬足太陰脾經

經絡箋註　卷上

矣。乔岳曰：肺绝则无涕，鼻孔黑燥，肝逆乘之而色青。李东垣曰：伤风，鼻中气出粗，合口不开，肺气通于天也。

又属手少阴心经。

李东垣曰：鼻本主肺而复能闻香臭者，鼻中有心，庚金生于已也。《素问》曰：五气入鼻，藏于心肺，心肺有病而鼻为之不利也。

又属手足阳明大肠、胃经、肾脉之交会。

刘河间曰：风寒伤腠理而为鼻塞者，寒能收敛，阳气不通畅也。《素问》曰：伤寒二日，阳明受之。阳明主肉，其脉挟鼻，故鼻干不能得卧。王海藏曰：石膏发汗，辛寒，入手太阴经。仲景治伤寒阳明经证乃用之，何也？盖胃脉行身之前，而胸为胃肺之室，邪热在阳明，则肺受火制，故用辛寒以清肺。所以号为白虎汤也。《素问》又曰：运气阳明所至为鼽嚏。鼽，鼻窒也。嚏，喷嚏也。

其在小儿面部，谓之明堂。

《灵枢》曰：脉见于气口，色见于明堂。明堂者，鼻也。明堂广大者寿，小者殆，况加疾哉。按：此语即相家贵隆准之说也。然须视其面部何如耳。尝见明堂虽小，与面相称者，寿可八十。不可执一论也。

属足太阴脾经。

《素问》曰：脾热病者，鼻先赤。

△挟鼻孔两旁五分，名迎香穴。

属手足阳明大肠、胃经之会。

△直两目瞳子，名巨髎穴。髎，音寥，义作窌。

属足阳明胃经、阴跷脉之会

○　十、人中　名水沟穴

属手阳明大肠、督脉之交。又属足太阴脾经。《玄珠》曰：人中肿者，脾绝也。

△挟人中两旁五分，名禾髎穴。

属手阳明大肠经。

○　十一、口　以五味辨五脏

属足太阴脾经。《素问》曰：中央黄色，入通于脾，开窍于口，畏风。又曰：脾和则口能知五谷矣。李东垣曰：伤食，口无味，涎不纳，鼻息气微，脾气通于地也。

肝热则口酸。刘河间语。

心热则口苦，口苦者，又属胆，兼属肝。《灵枢》曰：足少阳是动则病口苦，善太息，胆胀，胁下痛胀，口中亦然。是动者，气也。又曰：邪在胆，逆在胃，胆液泄则口苦；胃气逆则呕苦。《素问》曰：肝气热则胆泄口苦。又曰：肝咳不已，则胆受之；胆咳之状，咳呕胆汁。又曰：肝者，中之将也，取决于胆，咽为之使。凡人数谋虑不决，则胆虚，气上溢而口为之苦，病名胆瘅。治之以胆募、俞。注云：胆募，日月穴也，在两乳第二肋端期门穴下五分；胆俞，临泣穴也，在目上直入发际五分陷中。朱丹溪曰：胆热口苦，谋虑不决，口苦，小柴胡汤加麦门冬、酸枣仁、地骨皮、远志。

脾热则口甘。

《素问》曰：此五气之溢也，名曰脾瘅。夫五味入口，藏之胃，脾为之行，故其精气、津液在脾。凡人数食肥甘，肥则令人内热，甘则令人中满。故其气上溢，转为消渴，治之以兰，除陈气也。朱丹溪曰：以三黄丸治之。

肺热则口辛，肾热则口咸，胃热则口淡。

成聊摄曰：淡者一也，口入一而为甘，甘甚则反淡也。

小肠热则口疮。

《中藏》曰：小肠实则热，热则口疮。《素问》曰：膀胱移热于小肠，膈肠不便，上为口糜。口糜，口生疮而糜烂也。

△挟口

属足阳明胃经。

陈良甫曰：足阳明之筋，上夹于口。凡人体虚受风，风入于筋，其筋偏急不调，故令口㖞僻，谓之偏风。

△口吻兩旁四分　名地倉穴口唇邊曰口吻
屬手足陽明大腸胃經陽蹻脈之會
滑伯仁曰陽蹻脉起於跟中循外踝上行與手足陽明會於地倉
○十二唇
屬足太陰脾經
素問曰脾者倉廪之本營之居也其華在唇靈樞曰脾者主為衛使之迎糧視唇舌好悪以知吉凶故唇上下好者脾端正唇偏舉者脾偏傾揭唇者脾高唇下縱者脾下唇堅者脾堅唇大而不堅者脾脆脾病者唇黄脾絶者唇白而腫又曰唇舌者肌肉之本也足太陰氣絶則脉不榮肌肉脉不榮則肌肉軟〻〻則舌萎人中滿〻〻則唇反〻〻者肉先死甲篤乙死木勝土也
又屬足陽明胃經
靈樞曰足陽明所生病者口喎唇胗古疹字又曰陽明氣至則齧唇中藏曰胃中熱則唇黑
又屬手少陰心經
玄珠曰上下唇皆赤者心熱也上唇赤下唇白者腎虛而心火不降也
又屬手太陰肺經

△口吻两旁四分，名地仓穴。口唇边曰口吻。

属手足阳明大肠、胃经、阳跷脉之会。

滑伯仁曰：阳跷脉起于跟中，循外踝上行，与手足阳明会于地仓。

○　十二、唇

属足太阴脾经。

《素问》曰：脾者，仓廪之本，营之居也。其华在唇。《灵枢》曰：脾者，主为卫使之迎粮。视唇舌好恶，以知吉凶。故唇上下好者，脾端正；唇偏举者，脾偏倾；揭唇者，脾高；唇下纵者，脾下；唇坚者，脾坚；唇大而不坚者，脾脆。脾病者，唇黄；脾绝者，唇白而肿。又曰：唇舌者，肌肉之本也。足太阴气绝，则脉不荣肌肉，脉不荣则肌肉软，肌肉软则舌萎、人中满，人中满则唇反，唇反者肉先死，甲笃乙死，木胜土也。

又属足阳明胃经。

《灵枢》曰：足阳明所生病者，口㖞唇胗（古疹字）。又曰：阳明气至，则啮唇。《中藏》曰：胃中热则唇黑。

又属手少阴心经。

《玄珠》曰：上下唇皆赤者，心热也。上唇赤，下唇白者，肾虚而心火不降也。

又属手太阴肺经。

錢仲陽曰肺主脣白〻而澤者吉白如枯骨者死脣白當補脾肺盖脾者肺之母也母子皆虗不能相榮是名曰怯故當補若深紅色則當散肺虗熱

△侠口

統屬衝任二脉

靈樞曰衝任二脉皆起於胞中上循背裏為經絡之海其浮而外者循腹右上行會於咽喉別而絡脣口故氣血盛則充膚熱肉血獨盛則澹滲皮膚而生毫毛婦人數脫血是氣有餘血不足衝任之脉不榮脣口所以無鬚也

△上脣侠口

屬手陽明大腸經

△下脣侠口

屬足陽明胃經

○十三齒　齒分上下斷　齒根肉也亦作齦 齦音垠

統屬足少陰腎經

素問曰丈夫五八腎氣衰髮墮齒槁又曰腎熱者色黑而齒槁少陰終者面黑齒長而垢

△上斷

屬足陽明胃經

經絡箋註　卷上

钱仲阳曰：肺主唇白，白而泽者吉，白如枯骨者死。唇白当补脾肺，盖脾者肺之母也。母子皆虚，不能相荣，是名曰怯，故当补。若深红色，则当散肺虚热。

△挟口

统属冲任二脉。

《灵枢》曰：冲任二脉，皆起于胞中。上循背里，为经络之海。其浮而外者，循腹右上行，会于咽喉；别而络唇口。故气血盛则充肤热肉，血独盛则淡渗皮肤而生毫毛。妇人数脱血，是气有余血不足，冲任之脉，不荣唇口，故[1]无须也。

△上唇挟口。

属手阳明大肠经。

△下唇挟口。

属足阳明胃经。

○　十三、齿　齿分上下。龈，齿根肉也。龈，音银。

统属足少阴肾经。

《素问》曰：丈夫五八，肾气衰，发堕齿槁。又曰：肾热者，色黑而齿槁。少阴终者，面黑，齿长而垢。

△上龈

属足阳明胃经。

---

①故：原作“所”，据《灵枢·五音五味》改。

李東垣曰上齗隸於坤土乃胃脉之貫絡也止而不動素問曰邪客於足陽明之經令人鼽衄上齒寒鍼經曰上爿痛喜寒而悪熱取足陽明之原衝陽穴在兩足跗上五寸骨間動脉中爿判也左半為爿右半為片朱丹溪曰當灸三里穴三里足陽明經之合穴也在兩膝下外側輔骨下三指地離骱骨外一指許兩筋間宛宛中

骱音行 与骱同

△下齗

屬手陽明大腸經

李東垣曰下齗嚼物動而不休大腸之脉所貫絡也張潔古曰秦艽去下牙痛及除本經風濕鍼經曰下爿痛喜熱而悪寒取手陽明之原合谷穴在兩足大指次指岐骨間陷中朱丹溪曰當灸三間穴三間手陽明經之俞穴也在兩手大指次指本節後內側骨上縫中赤白肉際

○十四舌

屬手少陰心經

素問曰心在竅為舌畏寒內經曰心氣通於舌心和則舌能知五味矣病則舌卷短顴赤其脉搏堅而長喬岳曰心絶則舌不能收及不能語

又屬足太陰脾經

經絡箋註 卷上

李东垣曰：上龈隶于坤土，乃胃脉之贯络也，止而不动。《素问》曰：邪客于足阳明之经，令人鼽衄，上齿寒。《针经》曰：上爿痛，喜寒而恶热，取足阳明之原冲阳穴，在两足跗上五寸骨间动脉中。爿，判也，左半为爿，右半为片。朱丹溪曰：当灸三里穴。三里，足阳明经之合穴也，在两膝下外侧辅骨下三指地，离骱骨外一指许两筋间宛宛中。

△下龈

属手阳明大肠经。

李东垣曰：下龈嚼物，动而不休，大肠之脉所贯络也。张洁古曰：秦艽去下牙痛，及除本经风湿。《针经》曰：下爿痛，喜热而恶寒，取手阳明之原合谷穴，在两手[1]大指次指歧骨间陷中。朱丹溪曰：当灸三间穴。三间，手阳明经之俞穴也，在两手大指次指本节后内侧骨上缝中赤白肉际。

○ 十四、舌

属手少阴心经。

《素问》曰：心在窍为舌，畏寒。《内经》曰：心气通于舌，心和则舌能知五味矣。病则舌卷短，颧赤，其脉搏坚而长。乔岳曰：心绝则舌不能收，及不能语。

又属足太阴脾经。

① 手：原作“足”，据《素问·气穴论》改。

李東垣曰舌者心也復能知味是舌中有脾也靈樞曰足太陰之正貫舌中素問曰中央黃色入通於脾故病在舌本靈樞又曰足太陰是動則病舌本強所生病者舌本痛又曰刺舌下中脉太過血出不止為瘖舌下脉脾脉也瘖不能言也孫景思曰舌者心氣之所主脾脉之所通二藏不和風邪中之則舌強不能言壅熱攻之則舌腫不能轉更有重舌木舌舌腫出血等證皆出心脾二經風熱所乘而然也

又兼屬足陽明胃經

張雞峯曰脾胃主四支其脉連舌本絡於脣口胃為水穀之海脾氣磨而消之由是水穀之精化為榮衛以養四支若起居失節飲食不時則致脾胃之氣不足而榮衛之養不周風邪乘虛而干之則四支與脣口俱痺語言蹇澀久久不治變為痿疾經云治痿獨取陽明謂足陽明也治法宜多用脾胃藥少服去風藥則可安矣

又屬足少陰腎經

靈樞曰足少陰之正直者繫舌本舌縱涎下煩悗取足少陰玄珠曰舌之下竅腎之津液所朝也下竅廉泉穴也一名舌本在頷下結喉上素問曰刺足少陰脉重虛出血為舌難以言

悗音悶

李东垣曰：舌者，心也，复能知味，是舌中有脾也。《灵枢》曰：足太阴之正，贯舌中。《素问》曰：中央黄色，入通于脾，故病在舌本。《灵枢》又曰：足太阴是动，则病舌本强；所生病者，舌本痛。又曰：刺舌下中脉太过，血出不止，为瘖。舌下脉，脾脉也，瘖不能言也。孙景思曰：舌者，心气之所主，脾脉之所通，二脏不和，风邪中之，则舌强不能言；壅热攻之，则舌肿不能转。更有重舌、木舌，舌肿出血等证，皆出心脾二经，风热所乘而然也。

又兼属足阳明胃经。

张鸡峰曰：脾胃主四肢，其脉连舌本，络于唇口。胃为水谷之海，脾气磨而消之。由是水谷之精化为荣卫，以养四肢。若起居失节，饮食不时，则致脾胃之气不足，而荣卫之养不周，风邪乘虚而干之，则四肢与唇口俱痹，语言蹇涩，久久不治，变为痿疾。经云：治痿独取阳明，谓足阳明也。治法宜多用脾胃药，少服祛风药，则可安矣。

又属足少阴肾经。

《灵枢》曰：足少阴之正，直者系舌本。舌纵，涎下，烦悗，取足少阴。《玄珠》曰：舌之下窍，肾之津液所朝也。下窍，廉泉穴也，一名舌本，在颔下结喉上。《素问》曰：刺足少阴脉，重虚出血，为舌难以言。

又屬足厥陰肝經
靈樞曰肝者筋之合也筋者聚於陰器而脉絡於舌本
〇十五眉稜骨
屬足太陽膀胱經
靈樞曰足太陽之脉氣血多則美眉〻有毫毛氣血少
或血多氣少則惡眉朱丹溪曰眉稜骨痛屬風熱與痰
治類頭風白芷酒黄芩為細末茶調下有嘗患此以川
芎茶調治之驗
又屬足厥陰肝經
戴復菴曰有肝經停飲一證發則眉稜骨痛眼不可開
晝静夜劇宜導痰飲或芎辛湯去茶芽或二陳湯呑青
州白丸子
〇十六目眶骨
屬足厥陰肝經
戴復菴曰眼屬肝有肝虚而痛纔見光明則眶骨痛甚
宜生熟地黄丸素問曰刺匡上陷骨中脉為漏為盲匡
古作眶匡骨中脉目之系肝之脉也刺内陷則目系絶
故為目漏目盲漏謂目脉漏脉漏則盲
〇十七目
屬足厥陰肝經

又属足厥阴肝经。

《灵枢》曰：肝者，筋之合也；筋者，聚于阴器，而脉络于舌本。

○ 十五、眉棱骨

属足太阳膀胱经。

《灵枢》曰：足太阳之脉，气血多则美眉，眉有毫毛；气血少，或血多气少，则恶眉。朱丹溪曰：眉棱骨痛，属风热与痰，治类头风，白芷、酒黄芩为细末，茶调下。有尝患此，以川芎茶调治之愈。

又属足厥阴肝经。

戴复菴曰：有肝经停饮一证，法则眉棱骨痛，眼不可开，昼静夜剧。宜导痰饮，或芎辛汤去茶叶，或二陈汤吞青州白丸子。

○ 十六、目眶骨

属足厥阴肝经。

戴复菴曰：眼属肝，有肝虚而痛，才见光明则眶骨痛甚。宜生熟地黄丸。《素问》曰：刺眶上陷骨中脉，为漏，为盲。匡，古作眶眶骨中脉，目之系，肝之脉也。刺内陷，则目系绝，故为目漏、目盲。漏，谓目脉漏，脉漏则盲。

○ 十七、目

属足厥阴肝经。

漬音恣

素問曰東方青色入通於肝開竅於目畏清靈樞曰肝氣通於目肝和則目能辨五色矣又曰肝者主為將使之候外欲知堅固視目小大又曰五十歲肝氣始衰肝葉始薄膽汁始减目始不明素問又曰肝受血而能視靈樞又曰肝病者眥青喬岳曰肝絶則目澀欲睡

又屬手少陰心經

素問曰心者五藏之專精也目其竅也皇甫士安曰心藏脉〻舍神〻明通體經所謂諸脉皆屬於目者也

又屬足太陰脾陽明胃經

孫景思曰古人治目疾以神麯為君者盖目疾多因脾胃有痰故浸漬於肝久則昏眩故用以健脾胃消痰飲也醫説曰有人患赤眼腫痛不能飲食診其脉肝盛脾弱服凉藥以平肝則損脾服温藥以益脾則肝愈盛而加病何以治之曰當以温平藥倍加肉桂勿用茶調恐損脾也肉桂殺肝而益脾一舉兩得傳曰木得桂而死

又屬足太陽膀胱經兼屬足陽明胃少陽膽經

内經以太陽根起於至陰結於命門命門者目也玄珠曰痛證有戴眼者謂精不轉而仰視也灸崑崙穴即隨下不戴穴在兩足外踝骨後跟骨上陷中動脉應手若灸之仍戴不下者此為太陽終故曰太陽之脉其終也

經絡箋註　卷上

《素问》曰：东方青色，入通于肝，开窍于目，畏清。《灵枢》曰：肝气通于目，肝和则目能辨五色矣。又曰：肝者主为将使之候，外欲知坚固，视目小大。又曰：五十岁肝气始衰，肝叶始薄，胆汁始减，目始不明。《素问》又曰：肝受血而能视。《灵枢》又曰：肝病者，眦青。乔岳曰：肝绝则目涩欲睡。

又属手少阴心经。

《素问》曰：心者，五脏之专精也，目，其窍也。皇甫士安曰：心藏脉，脉舍神，神明通体，经所谓诸脉皆属于目者也。

又属足太阴脾、阳明胃经。

孙景思曰：古人治目疾，以神曲为君者，盖目疾多因脾胃有痰，故浸渍于肝，久则昏眩，故用神曲以健脾胃，消痰饮也。《医说》曰：有人患赤眼肿痛，不能饮食，诊其脉，肝盛脾弱，服凉药以平肝则损脾，服温药以益脾则肝愈盛而加病。何以治之？曰：当以温平药倍加肉桂，勿用茶调，恐损脾也。肉桂杀肝而益脾，一举两得。传曰：木得桂而死。

又属足太阳膀胱经，兼属足阳明胃、少阳胆经。

《内经》以太阳根起于至阴，结于命门。命门者，目也。《玄珠》曰：痛证有戴眼者，谓精不转而仰视也，灸昆仑穴，即随下不戴穴，在两足外踝骨后、跟骨上陷中动脉应手。若灸之仍戴不下者，此为太阳终。故曰：太阳之脉，其终也

戴眼靈樞曰診目痛赤脉從上下者太陽病從下上者陽明病從外走内者少陽病診視也赤脉赤筋也

又統屬藏府以五色應五藏

靈樞曰五藏六府之精氣皆上注於目而為之精〻氣謂津液也乃陽氣之上出者注猶滲也

目色赤者病在心

錢仲陽曰目内證赤者心熱導赤散主之淡紅者心虛熱生犀散主之

白者病在肺青者病在肝

錢仲陽曰青者肝熱瀉青丸主之

黄者病在脾

錢仲陽曰黄者脾熱瀉黄散主之

黒者病在腎

錢仲陽曰無精光者腎虛地黄丸主之

黄色不可名者病在胷中

△瞳子

屬足少陰腎經

靈樞曰腎主骨〻之精為瞳子

又屬足太陽膀胱經

素問曰瞳子高者太陽不足

戴眼。《灵枢》曰：诊目痛，赤脉从上下者，太阳病；从下上者，阳明病；从外走内者，少阳病。诊视也，赤脉，赤筋也。

又统属脏腑，以五色应五脏。

《灵枢》曰：五脏六腑之精气，皆上注于目而为之精。精气，谓津液也，乃阳气之上出者。注，犹渗也。

目色赤者，病在心。

钱仲阳曰：目内证，赤者心热，导赤散主之；淡红者心虚热，生犀散主之。

白者，病在肺，青者病在肝。

钱仲阳曰：青者，肝热，泻青丸主之。

黄者，病在脾。

钱仲阳曰：黄者，脾热，泻黄散主之。

黑者，病在肾。

钱仲阳曰：无精光者，肾虚，地黄丸主之。

黄色不可名者，病在胸中。

△瞳子

属足少阴肾经。

《灵枢》曰：肾主骨，骨之精为瞳子。

又属足太阳膀胱经。

《素问》曰：瞳子高者，太阳不足。

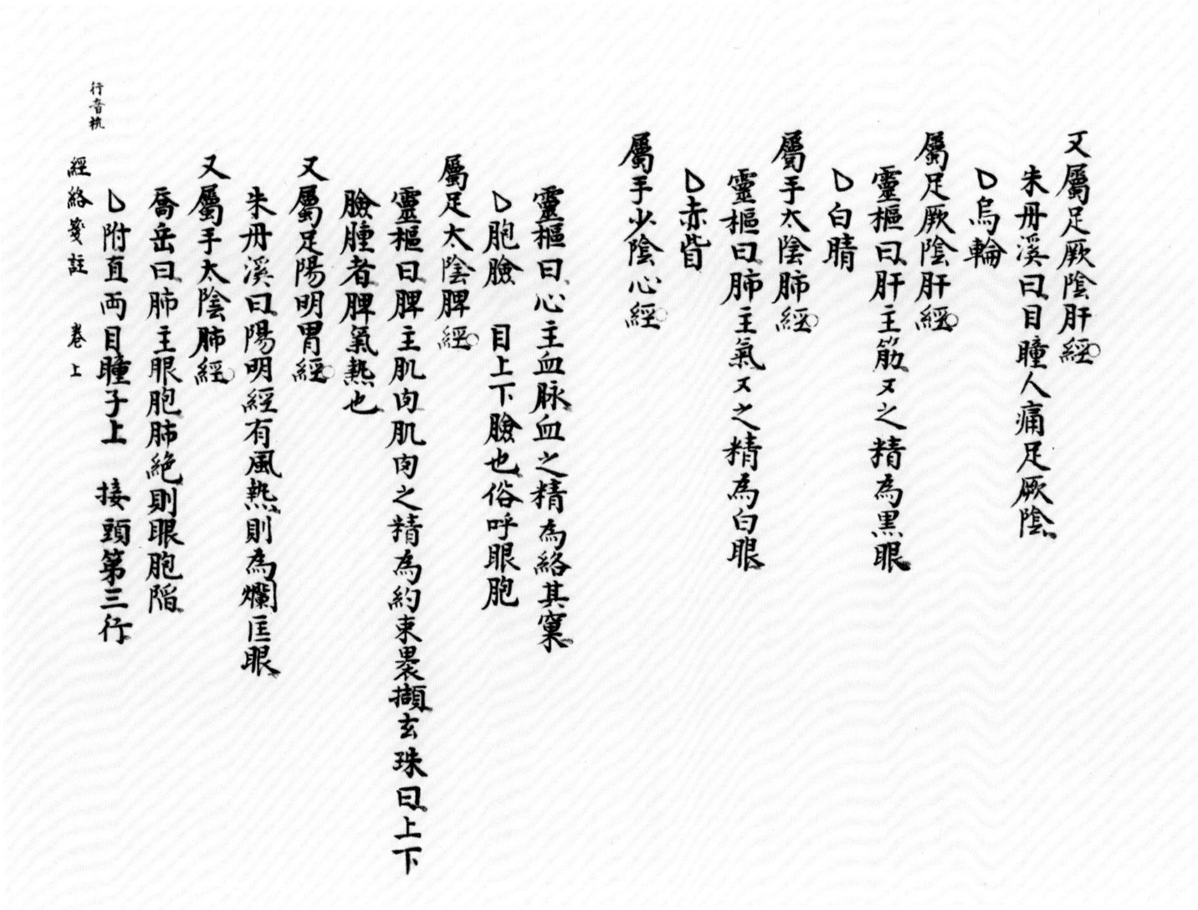

又屬足厥陰肝經
朱丹溪曰目瞳人痛足厥陰
△烏輪
屬足厥陰肝經
靈樞曰肝主筋〻之精為黑眼
△白睛
屬手太陰肺經
靈樞曰肺主氣〻之精為白眼
△赤眥
屬手少陰心經
靈樞曰心主血脉血之精為絡其窠
△胞臉　目上下瞼也俗呼眼胞
屬足太陰脾經
靈樞曰脾主肌肉肌肉之精為約束裹擷玄珠曰上下
臉腫者脾氣熱也
又屬足陽明胃經
朱丹溪曰陽明經有風熱則為爛眶眼
又屬手太陰肺經
喬岳曰肺主眼胞肺絶則眼胞陷
△附直兩目瞳子上　接頭第三行

又属足厥阴肝经。

朱丹溪曰：目瞳仁痛，足厥阴。

△乌轮

属足厥阴肝经。

《灵枢》曰：肝主筋，筋之精为黑眼。

属手太阴肺经。

《灵枢》曰：肺主气，气之精为白眼。

△赤眦

属手少阴心经。

《灵枢》曰：心主血脉。血之精为络其窠。

△胞睑　目上下睑也，俗呼眼胞。

属足太阴脾经。

《灵枢》曰：脾主肌肉。肌肉之精为约束裹撷。《玄珠》曰：上下睑肿者，脾气热也。

又属足阳明胃经。

朱丹溪曰：阳明经有风热，则为烂眶眼。

又属手太阴肺经。

乔岳曰：肺主眼胞，肺绝则眼胞陷。

△附：直两目瞳子上　接头第三行。

屬手少陽三焦經陽維之會

△直目瞳子下七分　名承泣穴

屬足陽明胃經任脉陰蹻脉之會

△直目瞳子下一寸　名四白穴

屬足陽明胃經又屬足厥陰肝經

素問曰肝風之狀診在目下其色青

△目内眥　在内近鼻者睛明穴之分也穴在眼皮宛宛陷中

屬手太陽小腸少陽三焦足太陽膀胱少陽膽陽明胃經五脉之會

王太僕曰太陽之脉起於目内眥太陽絶則目内陷而死素問曰風氣與陽明入胃循脉而上至目内眥

又屬手少陰心經

靈樞曰手少陰之正出於面合目内眥

又屬二蹻合脉

素問曰邪客於足陽蹻之脉令人目痛從内眥始鍼經曰陰蹻脉入鼽屬目内眥合於太陽陽蹻而上行尋此則至於目内眥按尋當作循

△附直目内眥上

屬足太陽膀胱經

經絡箋註　卷上

属手少阳三焦经、阳维之会。

△直目瞳子下七分，名承泣穴。

属足阳明胃经、任脉、阴跷脉之会。

△直目瞳子下一寸，名曰四白穴。

属足阳明胃经，又属足厥阴肝经。

《素问》曰：肝风之状，诊在目下，其色青。

△目内眦，在内近鼻者睛明穴之分也，穴在眼皮宛宛陷中。

属手太阳小肠、少阳三焦、足太阳膀胱、少阳胆、阳明胃经五脉之会。

王太仆曰：太阳之脉，起于目内眦。太阳绝则目内陷而死。《素问》曰：风气与阳明入胃，循脉而上，至目内眦。

又属手少阴心经。

《灵枢》曰：手少阴之正，出于面，合目内眦。

又属二跷合脉。

《素问》曰：邪客于足阳跷之脉，令人目痛，从内眦始。《针经》曰：阴跷脉入鼽，属目内眦，合于太阳、阳跷而上行，寻此则至于目内眦。按：寻，当作循。

△附：直目内眦上。

属足太阳膀胱经。

靈樞曰足太陽之筋其支者為目上綱
△直目眥下
屬足陽明胃厥陰肝經之會
靈樞曰陽明為目下綱
△目銳眥　目眥外決於面者
屬手足少陽三焦膽手太陽小腸經之會
靈樞曰手少陽之脉所生病者目銳眥痛又曰足少陽
之筋支者結於目眥為外維所生病者目銳眥痛又曰
手少陽之筋直者上屬目外眥
又屬足太陽膀胱經二蹻脉　僑音燭
靈樞曰足太陽有通項入於腦者正屬目本名曰眼系
頭目苦痛取之在項中兩筋間入腦乃别陰蹻陽蹻陰
陽相交陽入陰陰出陽交於目銳眥陽氣盛則瞋目陰
氣盛則瞑目
△附直目銳眥上
屬手足少陽三焦膽經之會
△直銳眥下
屬手足少陽三焦膽手太陽小腸經之交會
○十八鬢間
屬手少陽三焦經

經絡箋註　卷上

《灵枢》曰：足太阳之筋，其支者，为目上纲。

△直目眦下。

属足阳明胃、厥阴肝经之会。

《灵枢》曰：阳明为目下纲。

△目锐眦　目眦外决于面者。

属手足少阳、三焦、胆、手太阴小肠经之会。

《灵枢》曰：手少阳之脉所生病者，目锐眦痛。又曰：足少阳之筋，支者结于目眦，为外维。所生病者，目锐眦痛。又曰：手少阳之筋，直者上属目外眦。

又属足太阳膀胱经、二跷脉

《灵枢》曰：足太阳有通项入于脑者，正属目本，名曰眼系。头目苦痛，取之在项中两筋间，入脑，乃别阴跷、阳跷，阴阳相交，阳入阴，阴出阳，交于目锐眦。阳气盛则瞋目，阴气盛则瞑目。

△附：直目锐眦上。

属手足少阳、三焦、胆经之会。

△直锐眦下。

属手足少阳三焦、胆、手太阳小肠经之交会。

○　十八、鬓间

属手少阳三焦经。

〇十九耳

屬足少陰腎經

中藏曰腎者精神之舍性命之根外通於耳素問曰腎在竅為耳腎和則耳能聞五音矣又曰腎者主為外使之遠聽視耳好惡以知其性故耳好前居牙車者腎端正牙車即頰車穴也在耳下曲頷端陷中耳偏高者腎偏傾耳高者腎高耳後陷者腎下耳堅者腎堅耳薄不堅者腎脆玄珠曰耳薄而黑或白者腎敗也

頷音撼

又屬手少陰心經

素問曰南方赤色入通於心開竅於耳又曰手少陰之絡會於耳中

又屬手太陰肺經

李東垣曰耳本主腎而復能聽聲者聲為金是耳中有肺水土生於申也王太僕曰手太陰肺絡會於耳中肺虛則少氣不能報息而耳聾

又屬足厥陰肝經

素問曰肝病氣逆則耳聾不聽朱丹溪曰耳聾屬熱少陽厥陰熱多

又屬手足少陽三焦膽手太陽小腸經之會

靈樞曰少陽根於竅陰結於窻籠窻籠者耳中也素問

○ 十九、耳

属足少阴肾经。

《中藏》曰：肾者，精神之舍，性命之根，外通于耳。《素问》曰：肾在窍为耳，肾和则耳能闻五音矣。又曰：肾者，主为外使之远听，视耳好恶，以知其性。故耳好前居牙车者，肾端正。牙车，即颊车穴也，在耳下曲颔端陷中。耳偏高者，肾偏倾；耳高者，肾高；耳后陷者，肾下；耳坚者，肾坚；耳薄不坚者，肾脆。《玄珠》曰：耳薄而黑或白者，肾败也。

又属手少阴心经。

《素问》曰：南方赤色，入通于心，开窍于耳。又曰：手少阴之络会于耳中。

又属手太阴肺经。

李东垣曰：耳本主肾而复能听声者。声为金，是耳中有肺，水土生于申也。王太仆曰：手太阴肺络会于耳中，肺虚则少气，不能报息而耳聋。

又属足厥阴肝经。

《素问》曰：肝病气逆，则耳聋不听。朱丹溪曰：耳聋属热，少阳、厥阴热多。

又属手足少阳三焦、胆、手太阳小肠经之会。

《灵枢》曰：少阳根于窍阴，结于窗笼。窗笼者，耳中也。《素问》

曰一陽獨嘯少陽厥也其終者耳聾嘯耳鳴如嘯聲也膽及三焦脉皆入耳故氣逆上則耳中鳴又曰少陽主膽其脉循脇結於耳故傷寒三日少陽受之則胸脇痛而耳聾九日少陽病衰耳聾微聞靈樞又曰手太陽所生病者耳聾目黄一陽指少陽第一陽也陽明曰二陽太陽曰三陽

又屬手足陽明大腸胃經

素問曰頭痛耳鳴九竅不利腸胃之所生也靈樞曰聾而痛者取手陽明聾而不痛者取足陽明又曰耳者宗脉之所聚也胃中空則宗脉虚ゝ則下溜脉有所竭故耳鳴

又屬足太陽膀胱經

素問曰太陽所謂耳鳴者陽氣萬物盛上而躍故耳鳴也

又屬手足少陰心腎太陰肺脾足陽明胃經之絡

素問曰此五絡皆屬於耳中上絡左角邪客之則病

△耳前

屬手足少陽三焦膽足陽明胃經之會

素問曰上部人耳前之動脉註云在耳前陷者中動應於手ゝ少陽脉氣之所行也

△耳後

曰：一阳独啸，少阳厥也，其终者耳聋。啸，耳鸣如啸声也。胆及三焦脉皆入耳，故气逆上则耳中鸣。又曰：少阳主胆，其脉循胁结于耳，故伤寒三日，少阳受之，则胸胁痛而耳聋。九日少阳病衰，耳聋微闻。《灵枢》又曰：手太阳所生病者，耳聋目黄。一阳，指少阳第一阳也；阳明曰二阳；太阳曰三阳。

又属手足阳明大肠、胃经。

《素问》曰：头痛耳鸣，九窍不利，肠胃之所生也。《灵枢》曰：聋而痛者，取手阳明；聋而不痛者，取足阳明。又曰：耳者，宗脉之所聚也。胃中空则宗脉虚，虚则下溜，脉有所竭，故耳鸣。

又属足太阳膀胱经。

《素问》曰：太阳所谓耳鸣者，阳气，万物盛上而跃，故耳鸣也。

又属手足少阴心、肾、太阴肺、脾、足阳明胃经之络。

《素问》曰：此五络皆属于耳中，上络左角，邪客之则病。

△耳前

属手足少阳三焦、胆、足阳明胃经之会。

《素问》曰：上部，人耳前之动脉。注云：在耳前陷者中，动应于手，手少阳脉气之所行也。

△耳后

屬手足少陽三焦膽經之會

李東垣曰少陽者邪出於耳前後也按此語并證上文

△耳下曲頰

屬足少陽膽手陽明大腸經之會又屬手太陽小腸經

靈樞曰手太陽當曲頰

△曲頰前

屬足少陽膽手陽明大腸經之會

△曲頰前寸許

屬手陽明大腸經

△曲頰後

屬足少陽膽經

靈樞曰足少陽在耳下曲頰之後

頔音拙 頏音来

○二十頔 頏也俗呼顴骨

屬手足少陽三焦膽手太陽小腸經之會又屬手少陰心經

靈樞曰心病者顴赤喬岳曰心絕則虛陽上發面赤如脂按如脂者如女人以粉傅面以丹傅顴也夫白者肺之候丹者心之候發明謂之火克金是從所不勝來者為賊邪其病不治故脉訣云面赤如粧不久居也

又屬足少陰腎經

属手足少阳三焦、胆经之会。李东垣曰：少阳者，斜出于耳前后也。按：此语并证上文。

△耳下曲颊

属足少阳胆、手阳明大肠经之会。又属手太阳小肠经。

《灵枢》曰：手太阳当曲颊。

△曲颊前

属足少阳胆、手阳明大肠经之会。

△曲颊前寸许

属手阳明大肠经。

△曲颊后

属足少阳胆经

《灵枢》曰：足少阳在耳下曲颊之后。

○ **二十、頔** 頏也。俗呼颧骨。

属手足少阳三焦、胆、手太阳小肠经之会。又属手少阴心经。

《灵枢》曰：心病者，颧赤。乔岳曰：心绝则虚阳上发，面赤如脂。按：如脂者，如女人以粉敷面，以丹敷颧也。夫白者，肺之候；丹者，心之候。发明谓之火克金，是从所不胜来者，为贼邪，其病不治。故《脉诀》云：面赤如妆，不久居也。

又属足少阴肾经。

靈樞曰腎病者顴與顔黑

〇廿一頰　面旁也

屬手足少陽三焦膽手太陽小腸足陽明胃經之會

素問曰少陽之脉色榮頰前熱病也註云足少陽部在頰色赤色也前當依甲乙經作筋靈樞曰邪氣中於頰則下少陽又曰少陽氣至則齧頰素問又曰少陽之厥則暴聾頰腫而熱又曰上部地兩頰之動脉註云在鼻孔下兩旁近於巨髎穴之分動應於手足陽明脉氣之所行也巨髎直兩目瞳子

又屬足厥陰肝經

素問曰肝病氣逆則頰腫

其在小兒面部△左頰

屬足厥陰肝經

素問曰肝熱病者左頰先赤

△右頰　亦指小兒

屬手太陰肺經

素問曰肺熱病者右頰先赤

△頰側　蕃也

屬足少陽膽陽明胃經之會

〇廿二頤　本作𦣝頤中也

經絡箋註　卷上

《灵枢》曰：肾病者，颧与颜黑。

〇　廿一、颊　面旁也。

属手足少阳三焦、胆、手太阳小肠、足阳明胃经之会。

《素问》曰：少阳之脉，色荣颊前，热病也。注云：足少阳部在颊。色，赤色也。前，当依《甲乙经》作筋。《灵枢》曰：邪气中于颊，则下少阳。又曰：少阳气至，则啮颊。《素问》又曰：少阳之厥，则暴聋颊肿而热。又曰：上部地，两颊之动脉。注云：在鼻孔下两旁近于巨髎穴之分，动应于手，足阳明脉气之所行也。巨髎，直两目瞳子。

又属足厥阴肝经。《素问》曰：肝病气逆，则颊肿。

其在小儿面部.

△左颊

属足厥阴肝经。《素问》曰：肝热病者，左颊先赤。

△右颊　亦指小儿.

属手太阴肺经。《素问》曰：肺热病者，右颊先赤。

△颊侧　蕃也

属足少阳胆、阳明胃经之会。

〇　廿二、颐　本作𦣝，颐中也。

屬足陽明胃經
素問曰陽明虛則寒慄鼓頷終則口耳動作口耳動作
謂目睒睒而鼓頷也（睒音閃）
又屬足少陰腎經
素問曰腎熱病者頤先赤
△頰頤
屬足陽明胃經
素問曰病上衝喉者治其漸〻者上俠頤也註云陽明
之脉漸上頤而環脣故為俠頤為漸即大迎穴也在頷
曲下一寸三分骨陷中動脉
○廿三頦　名承漿穴
屬足陽明胃經任脉之交其在小兒面部屬足少陰腎經
心鑑曰北方之應水性潤下
○廿四項中
屬足太陽膀胱經督脉之會
靈樞曰邪氣中於項則下太陽素問曰邪客於足太陽
之絡令人頭項背痛又曰太陽所謂強上引背者陽氣
太上而爭也強上謂頸項禁強也又曰諸痓項強皆屬
於濕痓強急也太陽傷濕李東垣曰脊背項強腰似折
項似拔者此足太陽經不通行以羌活勝濕湯主之素
經絡彙編　卷上

属足阳明胃经。

《素问》曰：阳明虚则寒栗鼓颔，终则口耳动作。口耳动作，谓目睒睒而鼓颔也。

又属足少阴肾经。

《素问》曰：肾热病者，颐先赤。

△颊颐

属足阳明胃经。

《素问》曰：病上冲喉者，治其渐。渐者，上挟颐也。注云：阳明之脉，渐上颐而环唇，故为挟颐为渐，即大迎穴也，在颔曲下一寸三分，骨陷中动脉。

○　廿三、颏　名承浆穴。

属足阳明胃经、任脉之交。其在小儿面部，属足少阴肾经。

《心鉴》曰：北方之应，水性润下。

○　廿四、项中

属足太阳膀胱经、督脉之会。

《灵枢》曰：邪气中于项，则下太阳。《素问》曰：邪客于足太阳之络，令人头项背痛。又曰：太阳所谓强上引背者，阳气太上而争也。强上，谓颈项禁强也。又曰：诸痉项强，皆属于湿。痉，强急也，太阳伤湿。李东垣曰：脊背项强，腰似折，项似拔者，此足太阳经不通行，以羌活胜湿汤主之。《素

問又曰厥頭痛項先痛不可俛仰腰脊爲應先取天柱後取足太陽
又屬足厥陰肝經
張雞峯曰肝主項背與臂髆
又屬足少陰腎經
五藏絶歌註曰腎絶則天柱骨倒
△俠項兩旁大筋中
屬足太陽膀胱經
靈樞曰足太陽挾項大筋之中髮際
△大筋外
屬足少陽膽經
△大筋前耳後
屬手少陽三焦經
○廿五頸
統屬足陽明胃經
靈樞曰足陽明是動則病齒痛頭腫李東垣曰瘰癧繞頸或至耳下曲頰皆出胃經中來以升陽調經湯治之
又屬足厥陰肝經
素問曰東風生於春病在肝俞在頸項
○廿六咽　在喉之前所以嚥物楊上善謂喉嚨之後

問》又曰：厥头痛，项先痛，不可俯仰，腰脊为应，先取天柱，后取足太阳。

又属足厥阴肝经。张鸡峰曰：肝主项背与臂髆。

又属足少阴肾经。《五脏绝歌》注曰：肾绝则天柱骨倒。

△挟项两旁大筋中

属足太阳膀胱经。《灵枢》曰：足太阳挟项大筋之中发际。

△大筋外

属足少阳胆经。

△大筋前耳后

属手少阳三焦经。

○　廿五、颈

统属足阳明胃经。

《灵枢》曰：足阳明是动则病齿痛头肿。李东垣曰：瘰疬绕颈，或至耳下曲颊，皆出胃经中来，以升阳调经汤治之。

又属足厥阴肝经。

《素问》曰：东风生于春，病在肝俞，在颈项。

○　廿六、咽　在喉之前，所以咽物。杨上善谓喉咙之后

屬咽者非

屬手太陽小腸少陰心足太陰脾厥陰肝經之會

素問曰咽主地氣地氣通於嗌足太陰脉布胃中絡於嗌故病則腹滿而嗌乾靈樞曰足太陰之正上結於咽

又屬足少陰腎經

靈樞曰足少陰所生病者口熱舌乾咽腫上氣嗌乾及痛素問曰邪客於足少陰之絡令人嗌痛不可内食無故善怒氣上走賁上賁高也賁上賁門也難經胃為賁門舊註氣奔而上者非朱丹溪曰手足陰陽合生見證曰咽腫足少陰厥陰

又屬足陽明胃經

靈樞曰陽明之脉上通於心循咽出於口

又屬足厥陰肝少陽膽經

素問曰肝者中之将也取决於膽咽為之使靈樞曰足少陽之正上挾咽出頤頷素問又曰一陰一陽代絕此陰氣至心上下無常出入不知喉咽乾燥病在脾土註云一陰厥陰脉一陽少陽脉並木之氣也木克土故咽喉病雖在脾土實由肝膽之所為也厥陰曰一陰少陰二太陰三

△俠咽

屬手少陰心足太陰脾經之會

經絡箋註　卷上

屬咽者，非。

属手太阳小肠、少阴心、足太阴脾、厥阴肝经之会。

《素问》曰：咽主地气，地气通于嗌。足太阴脉布胃中，络于嗌，故病则腹满而嗌干。《灵枢》曰：足太阴之正，上结于咽。

又属足少阴肾经。

《灵枢》曰：足少阴所生病者，口苦舌干，咽肿，上气，嗌干及痛。《素问》曰：邪客于足少阴之络，令人嗌痛，不可内食，无故善怒，气上走贲上。贲，膈也；贲上，贲门也。《难经》：胃为贲门。旧注：气奔而上者非。朱丹溪曰：手足阴阳合生见证，曰咽肿，足少阴、厥阴。

又属足阳明胃经。

《灵枢》曰：阳明之脉，上通于心，循咽，出于口。

又属足厥阴肝、少阳胆经。

《素问》曰：肝者，中之将也，取决于胆，咽为之使。《灵枢》曰：足少阳之正，上挟咽，出颐颔。《素问》又曰：一阴一阳代绝，此阴气至心，上下无常，出入不知，喉咽干燥，病在脾土。注云：一阴，厥阴脉；一阳，少阳脉，并木之气也。木克土，故咽喉病虽在脾土，实由肝胆之所为也。厥阴曰一阴，少阴二，太阴三。

△挟咽

属手少阴心、足太阴脾经之会。

○廿七喉　在咽之後所以候氣
屬手太陰肺足陽明胃少陰腎厥陰肝經任脉之會
靈樞曰手太陰之正出缺盆循喉嚨素問曰喉主天氣
天氣通於肺謂之肺系
又屬手少陰心少陽三焦經
靈樞曰手少陰之正上走喉嚨出於面素問曰心欬之
狀欬則心痛喉中介〻如哽狀甚則咽腫喉痺又曰邪
客於手少陰之絡令人喉痺舌卷口乾心煩張潔古曰
三焦通喉〻和則聲鳴利不和則暴瘖熱閉素問又曰
運氣少陽所至為喉痺耳鳴嘔涌又曰一陰一陽結謂
之喉痺註云一陰手少陰心也一陽手少陽三焦也二
脉並絡於喉氣熱内結故為喉痺
又屬手足陽明大腸胃手少陽三焦經之合
靈樞曰手陽明之正上循喉嚨出缺盆又曰喉痺不能
言取足陽明能言取手陽明素問曰手陽明少陽厥逆
發喉痺嗌腫痓〻者骨強而不隨也朱丹溪曰手足陰
陽經合生見證曰喉痺手足陽明手少陽
又屬足太陰脾經
千金方曰喉嚨者脾胃之候也
○喉嚨後

○　廿七、喉　在咽之后，所以候气。

属手太阴肺、足阳明胃、少阴肾、厥阴肝经、任脉之会。

《灵枢》曰：手太阴之正，出缺盆，循喉咙。《素问》曰：喉主天气，天气通于肺，谓之肺系。

又属手少阴心、少阳三焦经。

《灵枢》曰：手少阴之正，上走喉咙，出于面。《素问》曰：心咳之状，咳则心痛，喉中介介如哽状，甚则咽肿喉痹。又曰：邪客于手少阴之络，令人喉痹，舌卷口干心烦。张洁古曰：三焦通喉，喉和则声鸣利，不和则暴瘖热闭。《素问》又曰：运气少阳所至为喉痹，耳鸣呕涌。又曰：一阴一阳结，谓之喉痹。注云：一阴，手少阴心也；一阳，手少阳三焦也。二脉并络于喉，气热内结，故为喉痹。

又属手足阳明大肠、胃、手少阳三焦之合。

《灵枢》曰：手阳明之正，上循咽喉，出缺盆。又曰：喉痹不能言，取足阳明；能言，取手阳明。《素问》曰：手阳明、少阳厥逆，发喉痹嗌肿，痓。痓者，骨强而不随也。朱丹溪曰：手足阴阳经合生见证，曰喉痹，手足阳明、手少阳。

又属足太阴脾经。

《千金方》曰：喉咙者，脾胃之候也。

△喉咙后

屬手厥陰心胞經
結喉兩旁應手大動脉　名人迎脉一名五會
屬足陽明胃經
内經曰頸側俠喉之動脉曰人迎足陽明脉也陽明者常動謂動於結喉旁也素問曰其脉之動常左小而右大左小常以候藏右大常以候府按此動字與上文不同謂左右手二脉之動也
△人迎後
屬手陽明大腸經
○廿八缺盆　在兩肩下横骨陷中
屬手足少陽三焦膽陽明大腸胃手太陽小腸經五脉之交會
○廿九肩端　髃骨也即膊前骨俗呼肩頭
屬手三陽小腸三焦大腸經陽維之會
△肩前廉
屬手陽明大腸經
靈樞曰手陽明之筋其支者繞肩胛又曰手陽明所生病者肩前臑痛臑臂節也
△肩後廉
屬手太陽小腸經

經絡箋註　卷上

属手厥阴心包经。

结喉两旁应手大动脉，名人迎脉，一名五会。

属足阳明胃经。

《内经》曰：颈侧挟喉之动脉，曰人迎，足阳明脉也。阳明者常动，谓动于结喉旁也。《素问》曰：其脉之动，常左小而右大。左小常以候脏，右大常以候腑。按：此动字与上文不同，谓左右手二脉之动也。

△人迎后

属手阳明大肠经。

○　廿八、缺盆　在两肩下横骨陷中。

属手足少阳三焦、胆、阳明大肠、胃、手太阳小肠经五脉之交会。

○　廿九、肩端　髃骨也，即膊前骨，俗呼肩头。

属手三阳小肠、三焦、大肠经、阳维之会。

△肩前廉

属手阳明大肠经。

《灵枢》曰：手阳明之筋，其支者绕肩胛。又曰：手阳明所生病者，肩前臑痛。臑，臂节也。

△肩后廉

属手太阳小肠经。

靈樞曰手太陽之筋其病繞肩胛引頸而痛李東垣曰肩背痛不可回顧者此手太陽氣鬱而不行以風藥散之

△髆　肩胛也　髆音博通作膊

屬手足太陽小腸膀胱經之會

○三十背

統屬足太陽膀胱經

素問曰三陽為經註云三陽足太陽也從目內眥上頭分為四道下項并正別脈上下六道以行於背與身為經又曰足太陽脈令人腰痛引項脊尻背如重狀又曰邪客於足太陽之絡令人拘攣背急引脇而痛又曰巨陽虛則腰背頭項痛

又屬手太陰肺經

素問曰背為陽〻中之陰肺也又曰西方白色入通於肺故病在背又曰秋氣者病在肩背註云肺之應也又曰肺脉太過則令人逆氣而背痛靈樞曰肩背厚者肺堅肩背薄者肺脆背膺厚者肺端正李東垣曰肩背痛汗出小便數而少風熱乘肺〻氣鬱甚也

△大顀　項下大塊突起骨第一顀也

屬手足三陽小腸膀胱經督脈之會

經絡箋註　卷上

《灵枢》曰：手太阳之筋，其病绕肩胛引颈而痛。李东垣曰：肩背痛，不可回顾者，此手太阳气郁而不行，以风药散之。

△髆　肩胛也。髆，音博，通作膊。

属手足太阳、小肠、膀胱经之会。

○　三十、背

统属足太阳膀胱经。

《素问》曰：三阳为经。注云：三阳，足太阳也。从目内眦上头，分为四道，下项，并正别脉，上下六道，以行于背与身，为经。又曰：足太阳脉，令人腰痛，引项、脊、尻、背如重状。又曰：邪客于足太阳之络，令人拘挛背急，引胁而痛。又曰：巨阳虚，则腰背头项痛。

又属手太阴肺经。

《素问》曰：背为阳，阳中之阴肺也。又曰：西方白色，入通于肺，故病在背。又曰：秋气者，病在肩背。注云：肺之应也。又曰：肺脉太过，则令人逆气而背痛。《灵枢》曰：肩背厚者，肺坚；肩背薄者，肺脆；背膺厚者，肺端正。李东垣曰：肩背痛，汗出，小便数而少，风热乘肺，肺气郁甚也。

△大椎　项下大块突起骨第一椎也。

属手足三阳小肠、膀胱经、督脉之会。

三陽謂太陽非兼少陽陽明而言也
〇三十一脊有三行
▽脊中行　自大顀下至尾骶端共二十一節
屬督脉又屬足少陰腎經
靈樞曰足少陰之脉貫脊屬腎素問曰足少陰令人腰痛痛引脊内廉又曰督脉太過令人解㑊脊脉痛不及則令人心懸如病饑胁中清脊中痛註云太過者來如弾石也解㑊不可名貌腎太過則強不強弱不弱寒不寒熱不熱解㑊㑊然不可名也不及者其去如數胁季脇下俠脊両旁空輭處清冷也中藏曰腎之精微脊與腰相引而痛饑見飽減素問又曰腎風之状多汗悪風面痝然浮腫脊痛不能正立痝然腫起貌
▽膂二行　膂俠脊両旁也二行去中行左右各開寸五分
▽大杼　穴名在大顀両旁
屬足太陽膀胱少陽膽經之會見甲乙經
▽大杼之下
並屬足太陽膀胱經
靈樞曰厥俠脊而痛者至項頭沈沈然目䀮䀮然腰脊強取足太陽膕中血絡沈沈重貌䀮䀮不明貌膕中曲

經絡箋註　卷上

三阳，谓太阳，非兼少阳、阳明而言也。

○　三十一、脊　有三行

△脊中行，自大椎下至尾骶端共二十一节。

属督脉。又属足少阴肾经。

《灵枢》曰：足少阴之脉，贯脊，属肾。《素问》曰：足少阴令人腰痛，痛引脊内廉。又曰：督脉太过，令人解㑊，脊脉痛；不及，则令人心悬如病饥，胁中清，脊中痛。注云：太过者，来如弹石也；解㑊，不可名貌。肾太过，则强不强，弱不弱，寒不寒，热不热。解㑊，㑊㑊然不可名也。不及者，其去如数。胁，季胁下挟脊两旁空软处。清，冷也。《中藏》曰：肾之精微，脊与腰相引而痛，饥见饱减。《素问》又曰：肾风之状，多汗恶风，面痝然浮肿，脊痛不能正立。痝然，肿起貌。

△膂二行　膂，挟脊两旁也。二行，去中行左右各开寸五分。

△大杼　穴名，在大椎两旁。

属足太阳膀胱、少阳胆经之会。见《甲乙经》。

△大杼之下

并属足太阳膀胱经。

《灵枢》曰：厥，挟脊而痛者，至项，头沉沉然，目䀮䀮然，腰脊强，取足太阳腘中血络。沉沉，重貌。䀮䀮，不明貌。腘中，曲

腳中也
△膂三行　去中行左右各開三寸
△附分　穴名在二顀兩旁
屬手足太陽小腸膀胱經之會
△附分之下
並屬足太陽膀胱經
△脊骶端　長強穴也俗呼尻尾骨
屬督脈別絡見鍼灸經又屬足少陰腎少陽膽所結會見
甲乙經
○三十二胸分四行
統屬手少陰心經
素問曰南風生於夏其藏心俞在胸脇其病內舍胸脇
△中行　自結喉下循鈴骨抵髃骬
屬任脈
靈樞曰任脈之別名曰尾翳下鳩尾散於腹
△髃骬　臆前心蔽骨下五分尖頭輭骨也名鳩尾穴
一名尾翳尾即鳩尾翳蔽也言髃骬象鳩尾
而蔽心也如人無蔽骨者可在兩岐骨下增
同身寸之一寸　髃骬音遏于
屬手少陰心經
經絡箋註　卷上

脚中也。

△膂三行　去中行左右各开三寸。

△附分，穴名，在二椎两旁。

属手足太阳小肠、膀胱经之会。

△附分之下

并属足太阳膀胱经。

△脊骶端　长强穴也。俗呼尻尾骨。

属督脉别络见《针灸经》。又属足少阴肾、少阳胆所结会。见《甲乙经》。

○　三十二、胸　分四行

统属手少阴心经。

《素问》曰：南风生于夏，其脏心，输在胸胁，其病内舍胸胁。

△中行　自结喉下循铃骨，抵髃骬。

属任脉。

《灵枢》曰：任脉之别，名曰尾翳；下鸠尾，散于腹。

△髃骬　臆前心蔽骨下五分尖头软骨也。名鸠尾穴，一名尾翳。尾，即鸠尾；翳，蔽也。言髃骬，象鸠尾而蔽心也。如人无蔽骨者，可在两岐骨下增同身寸之一寸。髃骬，音遏于。

属手少阴心经。

靈樞曰無髑骬者心高髑骬小短舉者心下髑骬長者心下堅髑骬弱小以薄者心脆髑骬直下不舉者心端正髑骬倚一方者心偏傾

○膺二行　膺胸两旁高處也又謂之臆二行去中行左右各開二寸

屬足少陰腎經

○膺三行　去中行左右各開四寸

屬足陽明胃經

○膺四行　去中行左右各開六寸

屬足太陰脾經

上卷終

《灵枢》曰：无髑骬者，心高；髑骬小短举者，心下；髑骬长者，心下坚；髑骬弱小以薄者，心脆；髑骬直下不举者，心端正；髑骬倚一方者，心偏倾。

△膺二行　膺，胸两旁高处也，又谓之臆。二行，去中行左右各开二寸。

属足少阴肾经。

△膺三行　去中行左右各开四寸。

属足阳明胃经。

△膺四行　去中行左右各开六寸。

属足太阴脾经。

上卷终

經絡箋註卷下

西吴韋編勤甫纂述　男明輔訂正　明傑同較

〇三十三腹　分四行

統屬足太陰脾經

素問曰陰中之至陰脾也腹者至陰之所居又曰脾病内舍心腹外在肌肉四肢又曰中氣不足謂之脾虚則腹滿腸鳴飧泄食不化又曰傷寒十日太陰病衰腹減如故則思飲食

又屬足陽明胃經

經絡箋註　卷下

经络笺注卷下

西吴韦编勤甫纂述　男明辅订正，明杰同校

○　三十三、腹　分四行

统属足太阴脾经。

《素问》曰：阴中之至阴，脾也。腹者，至阴之所居。又曰：脾病，内舍心腹，外在肌肉四肢。又曰：中气不足，谓之脾虚，则腹满肠鸣，飧泄，食不化。又曰：伤寒十日，太阴病衰，腹减如故，则思饮食。

又属足阳明胃经。

素問曰二陽為維註云二陽足陽明脉也從鼻而起下咽分為四道并正别脉六道上下行腹綱維於身

○中行　一行之内又有上中下之分

屬任脉

○臍上五寸　名上脘

屬足陽明胃手太陽小腸經任脉之會

○臍上四寸　名中脘一名太倉又謂之上紀

屬手太陽小腸少陽三焦足陽明胃經所生任脉之會

○臍上二寸　名下脘

屬足太陰脾經任脉之會

○第二行　去中行左右各開五分

屬足少陰腎經衝脉之會

○第三行　去中行左右各開二寸

屬足陽明胃經

○第四行　去中行左右各開三寸五分

屬足太陰脾經陰維之會

◎三十四腋間　臂下脇上際也

屬手厥陰心包經

朱丹溪曰手足陰陽合生見證曰腋腫手厥陰足少陽

又屬足厥陰肝經

經絡彙註　卷下

《素问》曰：二阳为维。注云：二阳，足阳明脉也，从鼻而起，下咽，分为四道，并正别脉六道，上下行腹，纲维于身。

△中行　一行之内，又有上中下之分。

属任脉。

△脐上五分，名上脘。

属足阳明胃、手太阳小肠经、任脉之会。

△脐上四寸，名中脘，一名太仓，又谓之上纪。

属手太阳小肠、少阳三焦、足阳明胃经所生，任脉之会。

△脐上二寸，名下脘。

属足太阴脾经、任脉之会。

△第二行　去中行左右各开五分。

属足少阴肾经、冲脉之会。

△第三行　去中行左右各开二寸。

属足阳明胃经。

△第四行　去中行左右各开三寸五分。

属足太阴脾经、阴维之会。

○　三十四、腋间　臂下胁上际也。

属手厥阴心包经。朱丹溪曰：手足阴阳，合生见证，曰腋肿。手厥阴、足少阳。

又属足厥阴肝经。

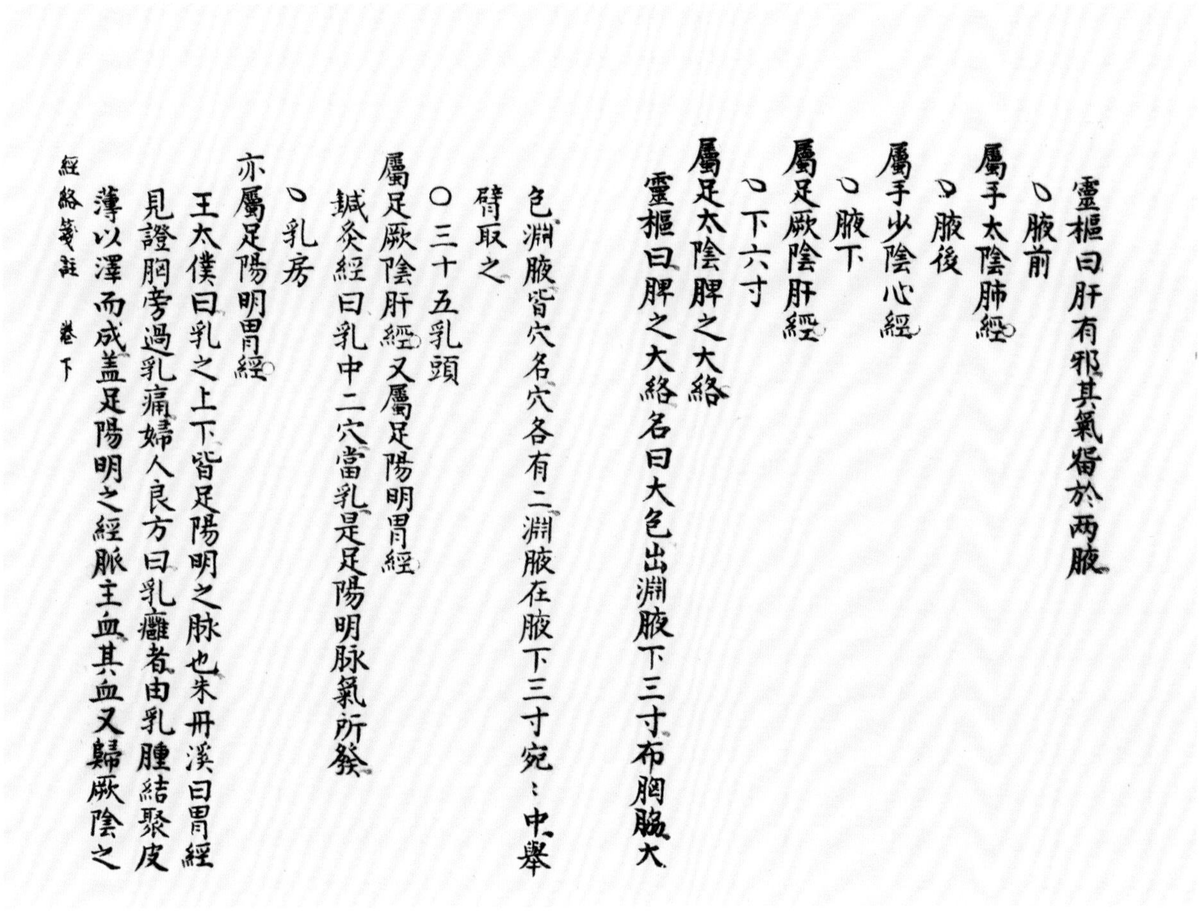

靈樞曰肝有邪其氣留於兩腋
〇腋前
屬手太陰肺經
〇腋後
屬手少陰心經
〇腋下
屬足厥陰肝經
〇下六寸
屬足太陰脾之大絡
靈樞曰脾之大絡名曰大包出淵腋下三寸布胸脇大
包淵腋皆穴名穴各有二淵腋在腋下三寸宛宛中舉
臂取之
〇三十五乳頭
屬足厥陰肝經又屬足陽明胃經
鍼灸經曰乳中二穴當乳是足陽明脈氣所發
〇乳房
亦屬足陽明胃經
王太僕曰乳之上下皆足陽明之脉也朱丹溪曰胃經
見證胸旁過乳痛婦人良方曰乳癰者由乳腫結聚皮
薄以澤而成蓋足陽明之經脈主血其血又歸厥陰之

經絡箋註　卷下

《灵枢》曰：肝有邪，其气留于两腋。

△腋前

属手太阴肺经。

△腋后

属手少阴心经。

△腋下

属足厥阴肝经。

△下六寸

属足太阴脾之大络。《灵枢》曰：脾之大络，名曰大包，出渊腋下三寸，布胸胁。大包、渊腋，皆穴名。穴各有二。渊腋，在腋下三寸宛宛中，举臂取之。

○　三十五、乳头

属足厥阴肝经。又属足阳明胃经。《针灸经》曰：乳中二穴当乳是，足阳明脉气所发。

△乳房

亦属足阳明胃经。

王太仆曰：乳之上下，皆足阳明之脉也。朱丹溪曰：胃经见证，胸旁过乳痛。《妇人良方》曰：乳痈者，由乳肿结聚，皮薄以泽而成。盖足阳明之经脉主血，其血又归厥阴之氣血澀不通氣積不散故結聚成癰也乳癰論曰乳房陽明所經乳頭厥陰所屬凡乳母不知調養怒忿所逆鬱悶所遏厚味所釀以致厥陰之氣不行故竅不得通而汁不得出陽明之血沸騰故熱甚而化膿治法以青皮疏厥陰之滯以石膏清陽明之熱以生甘草節行汙濁之血以瓜蔞子或加沒藥青橘葉皂角刺金銀花當歸消腫導毒隨病消息然須以少酒佐之加以艾火兩三壯於腫處其效尤捷

△附直乳下三寸五分　名期門穴肝之募也

屬足厥陰肝太陰脾經陰維之會

△直兩乳下四寸　名曰月穴膽之募也

屬足少陽膽太陰脾經陰維之會

△左乳下動脉

屬足陽明胃之大絡

素問曰胃之大絡名曰虛里貫膈絡肺出於左乳下其動應衣脉宗氣也動應衣者脉動能令衣亦動也視應手者大矣宗尊也主也謂十二經脉之尊主也

○三十六脇肋　脇胠也肋脇骨也有骨曰肋無骨曰脇　肋音勒　胠音區

屬足厥陰肝經

經絡彙註　卷下

气，血涩不通，气积不散，故结聚成痈也。《乳痈论》曰：乳房，阳明所经；乳头，厥阴所属。凡乳母不知调养，怒忿所逆，郁闷所遏，厚味所酿，以致厥阴之气不行，故窍不得通，而汁不得出。阳明之血沸腾，故热甚而化脓。治法以青皮疏厥阴之滞，以石膏清阳明之热，以生甘草节行污浊之血，以瓜蒌子或加没药、青橘叶、皂角刺、金银花、当归消肿导毒，随病消息。然须以少酒佐之，加以艾火两三壮于肿处，其效尤捷。

△附：直乳下三寸五分，名期门穴，肝之募也。

属足厥阴肝、太阴脾经、阴维之会。

△直两乳下四寸，名曰月穴，胆之募也。

属足少阳胆、太阴脾经、阴维之会。

△左乳下动脉

属足阳明胃之大络。

《素问》曰：胃之大络，名曰虚里，贯膈络肺，出于左乳下，其动应衣，脉宗气也。动应衣者，脉动能令衣亦动也，视应手者大矣。宗，尊也，主也，谓十二经脉之尊主也。

○　三十六、胁肋　胁，胠也；肋，胁骨也。有骨曰肋，无骨曰胁。（肋，音勒；胠，音区）

属足厥阴肝经

靈樞曰胸脇好者肝堅脇骨弱者肝脆膺腹好相得者肝端正脇骨偏舉者肝偏傾素問曰其藏肝其病内舍胠脇靈樞又曰邪在肝則兩脇中痛素問又曰肝病者兩脇下痛引少腹令人善怒又曰肝病頭目眩嘔泄脇支滿朱丹溪曰脇痛肝火盛木氣實木氣實以蒼朮川芎青皮當歸之類泄之肝火盛以薑汁下當歸龍會丸以瀉之又曰去滯氣用青皮青皮乃肝膽二經之藥人多怒脇下有鬱積固宜以此解二經之實若二經氣不足者當先補血少加青皮可也戴復菴曰脇痛别無雜證在左為肝經受邪在右為肝移病於肺素問又曰肝欬之状欬則兩脇下痛甚則不可以轉轉則兩胠下滿

又曰運氣厥陰所至為脇痛嘔泄

又屬足少陽膽經

素問曰邪客於足少陽之絡令人脇痛不得息欬而汗出又曰少陽有餘病筋痺脇滿又曰傷寒三日少陽受之其脉循脇絡於耳故胸脇痛而耳聾李東垣曰兩脇刺痛取少陽丘墟丘墟在兩足外踝下微前骨縫陷中乃足少陽經之原穴也

又兼他經

張潔古曰脇痛者肝也身熱而煩者心也體重而滿者

《灵枢》曰：胸胁好者，肝坚；胁骨弱者，肝脆；膺腹好相得者，肝端正；胁骨偏举者，肝偏倾。《素问》曰：其脏肝，其病内舍胠胁。《灵枢》又曰：邪在肝，则两胁中痛。《素问》又曰：肝病者，两胁下痛引少腹，令人善怒。又曰：肝病，头目眩，呕泄，胁支满。朱丹溪曰：胁痛，肝火盛，木气实。木气实，以苍术、川芎、青皮、当归之类泄之。肝火盛，以姜汁下当归龙荟丸以泻之。又曰：去滞气用青皮，青皮乃肝胆二经之药。人多怒，胁下有郁积，固宜以此解二经之实，若二经气不足者，当先补血，少加青皮可也。戴复菴曰：胁痛别无杂证，在左为肝经受邪，在右为肝移病于肺。《素问》又曰：肝咳之状，咳则两胁下痛，甚则不可以转，转则两胠下满。又曰：运气厥阴所至，为胁痛呕泄。

又属足少阳胆经。

《素问》曰：邪客于足少阳之络，令人胁痛，不得息，咳而汗出。又曰：少阳有余，病筋痹胁满。又曰：伤寒三日，少阳受之。其脉循胁络于耳，故胸胁痛而耳聋。李东垣曰：两胁刺痛，取足少阳丘墟。丘墟，在两足外踝下微前骨缝陷中，乃足少阳经之原穴也。

又兼他经。

张洁古曰：胁痛者，肝也；身热而烦者，心也；体重而满者，

脾也寒熱者肺也足脛寒而逆者腎也
〇脇前
屬足少陽膽經
〇脇後
屬足太陽膀胱經
〇季脇下至髖骨　季脇脇下也髖骨股骨也
屬足少陽膽經又屬足厥陰肝經
靈樞曰若有所大怒氣上而不下積於脇下則傷肝中
藏曰肝虚冷則脇下堅痛目盲臂痛發寒如瘧狀不欲
食婦人月水不來氣急其脉左關上沉而弱者是也
又為藏之會
難經曰藏會季脇藏五藏也季脇章門穴也一名脇髎
在臍旁左右九寸直季脇乃足厥陰經之穴帶脉發於
此脾之募也脾受穀氣播敷各藏故藏會於季脇不能
食而熱可灸章門
〇眇　季脇下俠脊兩旁空輭處
屬足少陰腎經
王大僕曰腎外當眇
又屬足太陽膀胱經又屬足少陽膽經
靈樞曰足少陽之筋其直者上乘眇季脇

脾也；寒热者，肺也；足胫寒而逆者，肾也。

△胁前

属足少阳胆经。

△胁后

属足太阳膀胱经。

△季胁下至髋骨　季胁，胁下也；髋骨，股骨也。

属足少阳胆经。又属足厥阴肝经。

《灵枢》曰：若有所大怒，气上而不下，积于胁下，则伤肝。《中藏》曰：肝虚冷，则胁下坚痛，目盲，臂痛，发寒如疟状，不欲食。妇人月水不来，气急，其脉左关上沉而弱者是也。

又为脏之会。

《难经》曰：脏会季胁，藏五脏也。季胁，章门穴也。一名胁髎，在脐旁左右九寸，直季胁，乃足厥阴之穴。带脉发于此。脾之募也。脾受谷气，播敷各脏，故脏会于季胁。不能食而热，可灸章门。

△眇　季胁下挟脊两旁空软处。

属足少阴肾经。

王太仆曰：肾外当眇。

又属足太阳膀胱经。又属足少阳胆经。

《灵枢》曰：足少阳之筋，其直者，上乘眇季胁。

〇三十七臍　神闕穴也一名氣舍
屬任脉又屬督脉
素問曰督脉者起於少腹其直上者貫臍中央
又屬足少陰腎經
李東垣曰臍腹痛少陰也四逆真武附子等湯主之
又屬足太陰脾經
靈樞曰足太陰之筋其直者上腹結於臍心鑑曰脾絶
臍突脣反
又屬足太陽膀胱經
朱丹溪曰足太陽膀胱經見證臍反出
又屬手陽明大腸經
素問曰人有身體髀股胻皆腫環臍而痛者病名伏梁
此風根也其氣溢於大腸而著於肓肓之原在臍下故
環臍而痛中藏曰冬日大腸重感於寒則腸中當臍而
痛鳴濯濯不能久立痛已則泄白物
又以動氣之左右上下分屬五藏
難經曰臍左動氣屬肝臍右動氣屬肺臍上動氣屬心
臍下動氣屬腎當臍動氣屬脾
△俠臍旁左右二寸　名天樞穴太陽之募也
屬足陽明胃經會手陽明大腸經

○　三十七、脐　神阙穴也。一名气舍。

属任脉。又属督脉。

《素问》曰：督脉者，起于少腹，其直上者，贯脐中央。

又属足少阴肾经。

李东垣曰：脐腹痛，少阴也，四逆，真武附子等汤主之。

又属足太阴脾经。

《灵枢》曰：足太阴之筋，其直者上腹，结于脐。《心鉴》曰：脾绝，脐突唇反。

又属足太阳膀胱经。

朱丹溪曰：足太阳膀胱经见证，脐反出。

又属手阳明大肠经。

《素问》曰：人有身体髀、股胻皆肿，环脐而痛者，病名伏梁，此风根也。其气溢于大肠而着于肓，肓之原在脐下，故环脐而痛。《中藏》曰：冬日大肠重感于寒，则肠中当脐而痛，鸣濯濯，不能久立。痛已，则泻白物。

又以动气之左右上下分属五脏。

《难经》曰：脐左动气，属肝；脐右动气，属肺；脐上动气，属心；脐下动气，属肾；当脐动气，属脾。

△挟脐旁左右二寸，名天枢穴，太阳之募也。

属足阳明胃经会手阳明大肠经。

△臍下三寸　名關元穴一名丹田又謂之下紀小腸
之募也
△臍下四寸　名中極穴一名玉泉膀胱之募也
並屬足三陰脾腎肝經任脈之會
機要曰臍下發熱者腎經病也非熟地黄不能除以其
能補腎也
○三十八少腹　即小腹下焦也
統屬足厥陰肝經任脉之會
素問曰厥陰之疾則少腹腫痛腹脹涇溲不利又曰足
厥陰之瘧令人腰痛少腹滿又曰少腹滿刺足厥陰李
東垣曰少腹痛厥陰也重則正陽回陽丹之類輕則當
歸四逆湯王海藏曰玄胡索治心氣痛少腹痛如神入
足厥陰
又屬手太陽小腸經
靈樞曰小腸病小腹痛又曰小腸脹者小腹䐜脹引腰
而痛䐜起也
○三十九腰　尻上横骨也
屬足太陽膀胱經
素問曰巨陽虚則腰背頭項痛又曰足太陽之瘧令人
腰痛頭重寒從背起又曰運氣太陽所至為腰痛李東

△脐下三寸，名关元穴，一名丹田，又谓之下纪。小肠之募也。

△脐下四寸，名中极穴，一名玉泉。膀胱之募也。

并属足三阴脾、肾、肝经、任脉之会。

《机要》曰：脐下发热者，肾精病也，非熟地黄不能除。以其能补肾也。

○　三十八、少腹　即小腹下焦也。

统属足厥阴肝经、任脉之会。

《素问》曰：厥阴之疾，则少腹肿痛，腹胀，泾溲不利。又曰：足厥阴之疟，令人腰痛，少腹满。又曰：少腹满，刺足厥阴。李东垣曰：少腹痛，厥阴也。重则正阳回阳丹之类，轻则当归四逆汤。王海藏曰：玄胡索治心气痛、少腹痛如神，入足厥阴。

又属手太阳小肠经。

《灵枢》曰：小肠病，小腹痛。又曰：小肠胀者，小腹䐜胀，引腰而痛。䐜，起也。

○　三十九、腰　尻上横骨也。

属足太阳膀胱经。

《素问》曰：巨阳虚，则腰背头项痛。又曰：足太阳之疟，令人腰痛头重，寒从背起。又曰：运气太阳所至为腰痛。李东垣曰：太阳气虚，则邪客之。邪者，风热寒湿燥皆能为病，然寒湿者多而风热少。又有房劳伤肾而腰痛者，此由阳虚不能运动也，宜补阳。若膏粱之人，久服阳药，醉以入房，损其真阴，肾气热，腰脊痛而不能举，久则髓减骨枯，发为骨痿。此由阴虚也。宜补阴。又曰：防风辛温，气味俱薄，浮而升阳也，若脊痛项强，不可回顾，腰似折，项似拔者，乃手足太阳证，正当用之。

统属足少阴肾经。

《素问》曰：北风生于冬，病在肾，俞在腰股。又曰：肾病内舍腰脊骨髓，在外溪谷踹膝。踹：腓肠也。又曰：肾脉搏坚而长，其色黄而赤者，当病折腰。又曰：少阴贯肾络肺，得肺脉，肾为之病，故肾病腰痛。又曰：肾病，少腹腰脊痛，骱酸。又曰：肾热病者，先腰痛骱酸，苦渴数饮，身热，腰脊不举，骨枯而髓减，发为骨痿。又曰：肾咳之状，咳则腰背相引而痛。又曰：腰者肾之府，转摇不能，肾将惫矣。又曰：因而强力，肾气乃伤，高骨乃坏。高骨，谓腰高之骨也。张鸡峰曰：肾主腰胯与脚膝。王太仆曰：腰者，肾之大关节，所以司屈伸而利机关也。《三因方》曰：肾着为病，体重，腰冷痛，如带五千钱，宜肾着汤。朱丹溪曰：诸经皆贯于肾，而络于腰脊。肾气一虚，则凡冲风、受湿、伤冷、蓄热、血涩、气滞、

水積墮傷與夫失志作勞種種腰疼疊見而層出矣

又屬足少陽膽經

素問曰少陽厥逆機関不利者腰不可以行項不可以顧按俠腰髋骨兩旁相接處為機伏兎後交紋為関足少陽之脈出氣街繞毛際横入髀厭中故其經厥逆則機関不利也

又屬足太陰脾經

素問曰足太陰之絡令人腰痛引少腹控胁不可以息

○四十髀関　兩膝上起肉為伏兎後交文為髀関

屬足少陽膽陽明胃經之會

△髋骨　髀上也

屬足少陽膽經

△髀樞　髀骨也按髀樞即髀厭也謂之樞者以捷骨轉動如戶之樞當環跳穴之分竇氏以腹下腿上接處為髀樞者非

屬足少陽膽太陽膀胱經之會

素問曰邪客於足少陽之絡令人畱於樞中痛髀不可舉樞髀樞也

又屬足陽明胃經

經絡箋註　卷下

水积、堕伤，与夫失志、作劳，种种腰疼叠见而层出矣。

又属足少阳胆经。

《素问》曰：少阳厥逆，机关不利者，腰不可以行，项不可以顾。按：挟腰髋骨两旁相接处为机，伏兔后交纹为关。足少阳之脉，出气街，绕毛际，横入髀厌中，故其经厥逆，则机关不利也。

又属足太阴脾经。

《素问》曰：足太阴之络，令人腰痛引少腹，控胁，不可以息。

○　四十、髀关　两膝上起肉为伏兔，后交纹为髀关。

属足少阳胆、阳明胃经之会。

△髋骨　髀上也。

属足少阳胆经。

△髀枢　髀骨也。按：髀枢即髀厌也。谓之枢者，以楗骨转动如户之枢。当环跳穴之分。窦氏以腹下腿上接处为髀枢者，非。

属足少阳胆、太阳膀胱经之会。

《素问》曰：邪客于足少阳之络，令人留于枢中痛，髀不可举。枢，髀枢也。

又属足阳明胃经。

靈樞曰足陽明之筋結於髀樞上循脇

○四十一臀

屬足太陽膀胱經

靈樞曰足太陽之筋上結於臀素問曰太陽所謂腫腰脽痛註云脽臀肉也

又屬足陽明胃經

按足陽明主肌肉臀肉隆盛故屬胃

又屬督脈衝脈之會

按身有一谷八谿肉之大會為谷一谷者臀也肉之小會為谿八谿者二肘二膝四腕也谿谷之間以行營衛會大氣故督脉之絡別遶臀衝脉為血海主滲灌谿谷

○四二毛際　少腹下陰毛上之邊際也

屬足少陽膽經任脈之會

靈樞曰足少陽之正繞髀入毛際

又屬足厥陰肝經

靈樞曰足厥陰之脈起於大指叢毛之際循股入陰中謂陰毛之中也又曰厥陰之正別跗上上至毛際

○四三陰器　男曰玉莖女曰玉門〻之開闔曰交骨

屬足厥陰肝經任脈之會

素問曰厥陰之脈者絡陰器繫於肝又曰肝熱病者小

經絡箋註　卷下

《灵枢》曰：足阳明之筋。结于髀枢，上循胁。

○　四十一、臀

属足太阳膀胱经。

《灵枢》曰：足太阳之筋，上结于臀。《素问》曰：太阳所谓肿，腰脽痛，注云：脽，臀肉也。

又属足阳明胃经。按：足阳明主肌肉，臀肉隆盛，故属胃。

又属督脉、冲脉之会。按：身有一谷八溪，肉之大会为谷。一谷者，臀也；肉之小会为溪，八溪者，二肘、二膝、四腕也。溪谷之间，以行营卫，会大气，故督脉之络，别绕臀。冲脉为血海，主渗灌溪谷。

○　四二、毛际　少腹下阴毛上之边际也。

属足少阳胆经、任脉之会。

《灵枢》曰：足少阳之正，绕髀入毛际。

又属足厥阴肝经。

《灵枢》曰：足厥阴之脉，起于大指丛毛之际，循股入阴中，谓阴毛之中也。又曰：厥阴之正，别跗上，上至毛际。

○　四三、阴器　男曰玉茎，女曰玉门。门之开合曰交骨。

属足厥阴肝经、任脉之会。

《素问》曰：厥阴之脉者，络阴器，系于肝。又曰：肝热病者，小便先黃靈樞曰筋者聚於陰器而脈絡於舌本肝者筋之會也又曰足厥陰之筋其病陰器不用傷於內則不起傷於寒則陰縮入傷於熱則挺縱不收又曰足厥陰所生病者遺溺閉癃難經曰假令得肝脈其病四肢滿閉淋溲便難轉筋有是者肝也無是者非也李東垣曰腎主大便肝主小便又曰小便淋溲者邪在少陽厥陰朱丹溪曰陰莖痛是厥陰經氣滯兼熱宜用甘草梢以緩其氣按少陽者膽也與肝為表裏

又屬督脈

素問曰督脈者其絡循陰器合纂間

又屬足太陽膀胱經

內經曰足太陽外合於清水內屬於膀胱而通水道故膀胱者州都之官津液藏焉氣化則能出矣素問曰膀胱不約為遺水泉不止是膀胱不藏也不利為癃小便閉也靈樞曰膀胱病者小便偏腫而痛以手按之即欲小便而不得中藏曰熱入膀胱則其氣急而小便黃膀胱寒則小便數而清白王海藏曰小便不通宜用滑劑利竅以通水道滑石入足太陽經為至燥之劑木通豬苓阿膠皆滑劑也朱丹溪曰膀胱有熱者宜用黃蘗知母之類以瀉之

便先黄。《灵枢》曰：筋者，聚于阴器，而脉络于舌本。肝者，筋之会也。又曰：足厥阴之筋，其病阴器不用。伤于内则不起，伤于寒则阴缩入，伤于热则挺纵不收。又曰：足厥阴所生病者，遗溺闭癃。《难经》曰：假令得肝脉，其病四肢满，闭淋，溲便难，转筋。有是者肝也；无是者非也。李东垣曰：肾主大便，肝主小便。又曰：小便淋溲者，邪在少阳、厥阴。朱丹溪曰：阴茎痛，是厥阴经气滞兼热，宜用甘草梢以缓其气。按：少阳者胆也，与肝为表里。

又属督脉。

《素问》曰：督脉者，其络循阴器，合纂间。

又属足太阳膀胱经。

《内经》曰：足太阳，外合于清水，内属于膀胱，而通水道。故膀胱者，州都之官，津液藏焉，气化则能出矣。《素问》曰：膀胱不约为遗，水泉不止，是膀胱不藏也。不利为癃，小便闭也。《灵枢》曰：膀胱病者，小便偏肿而痛，以手按之即欲小便而不得。《中藏》曰：热入膀胱，则其气急而小便黄；膀胱寒，则小便数而清白。王海藏曰：小便不通，宜用滑剂利窍，以通水道。滑石入足太阳经，为至燥之剂；木通、猪苓、阿胶，皆滑剂也。朱丹溪曰：膀胱有热者，宜用黄柏、知母之类以泻之。

又屬手太陽小腸經
靈樞曰手太陽外合於淮水內屬於小腸而水道出焉
朱丹溪曰凡小腸有氣則小便脹有血則小便澀有熱
則小便痛痛者為血淋不痛者為尿血陳良甫曰小腸
有熱入於脬內熱結甚則小便不通小便不通則心脇
小腹氣澀而喘急
又屬足少陰腎經
成聊攝曰水者腎所主也甘遂大戟苦以泄水所謂苦
以泄之也王海藏曰凡服澤瀉散人未有不小便多者
小便既多腎氣安得復實
又屬手太陰肺經
素問曰飲入於胃游溢精氣　輸於脾脾氣散精上歸
於肺通調水道下輸膀胱水精四布五經並行合於四
時五藏陰陽揆度以為常也註云水土合化上滋肺金
金氣通腎故調水道轉注下焦膀胱稟化以為溲矣李
東垣曰小便屬水水生於申申者西方金金者肺也又
曰小便遺失肺金虛也又曰肺中伏熱水不能生是絕
小便之源也王海藏曰或用梔子利小便非利小便也
以清肺也肺氣清而化膀胱為津液之府小便乃得出
朱丹溪曰小便不通如因肺燥不能生水則清金此隔

又属手太阳小肠经。

《灵枢》曰：手太阳外合于淮水，内属于小肠而水道出焉。朱丹溪曰：凡小肠有气，则小便胀；有血，则小便涩；有热，则小便痛。痛者为血淋，不痛者为尿血。陈良甫曰：小肠有热，入于脬内，热结甚则小便不通，小便不通则心胁小腹气涩而喘急。

又属足少阴肾经。

成聊摄曰：水者，肾所主也。甘遂、大戟，苦以泄水，所谓苦以泄之也。王海藏曰：凡服泽泻散，人未有不小便多者；小便既多，肾气安得复实。

又属手太阴肺经。

《素问》曰：饮入于胃，游溢精气，上[1]输于脾，脾气散精，上归于肺，通调水道，下输膀胱，水精四布，五经并行，合于四时，五脏阴阳，揆度以为常也。注云：水土合化，上滋肺金，金气通肾，故调水道，转注下焦，膀胱禀化，以为溲矣。李东垣曰：小便属水，水生于申。申者，西方金；金者，肺也。又曰：小便遗失，肺金虚也。又曰：肺中伏热，水不能生，是绝小便之源也。王海藏曰：或用栀子利小便，非利小便也，以清肺也。肺气清而化，膀胱为津液之府，小便乃得出。朱丹溪曰：小便不通，如因肺燥不能生水，则请金。此隔

①上：原版缺字，据《素问·经脉别论》补。

二之治用車前子茯苓之類又曰香薷屬金與水而有徹上徹下之功治水甚捷肺得之則清化行而熱自下又曰一人小便不通右寸濡滑此積痰在肺肺為上焦膀胱為下焦上焦閉則下焦塞如滴水之器必上竅通而後下竅之水出焉以藥大吐之病如失

又屬足太陰脾陽明胃經

素問曰前陰者宗筋之所聚太陰陽明之所合註云宗筋者陰毛中横骨上下之竪筋也太陰脾脉也陽明胃脉也朱丹溪曰人因脾濕不運而精不升則肺不能生水而小便不通法當燥胃健脾此膈三之治用蒼术白术之類又琥珀屬陽金以燥脾土有功故古方利小便用之蓋脾能運化則肺自下降而小便可通也又曰古方有脾約證謂胃強脾弱約束津液不得四布但輸膀胱故小便數而大便難於是制脾約丸以下脾之結燥腸潤結化津液入腎而瘉然既曰脾約必陰血枯槁内火燔灼熱傷元氣故金耗津竭勢必竊母氣以自救由是土受木傷脾失轉輸肺失傳送宜乎大便閉而難小便數而無藏蓄也理宜滋養陰血使陽火不熾金行清化脾土精健津液入胃腸潤而通矣今此丸用之熱甚而氣血實與西北人稟賦壮實者固無不安若槩用之

經絡箋註　巻下

二之治，用车前子、茯苓之类。又曰：香薷属金与水，而有彻上彻下之功，治水甚捷，肺得之则能清化行，而热自下。又曰：一人小便不通，右寸濡滑，此积痰在肺，肺为上焦，膀胱为下焦，上焦闭则下焦塞，如滴水之器，必上窍通而后下窍之水出焉。以药大吐之，病如失。

又属足太阴脾、阳明胃经。

《素问》曰：前阴者，宗筋之所聚，太阴阳明之所合。注云：宗筋者，阴毛中横骨上下之竖筋也。太阴脾脉也，阳明胃脉也。朱丹溪曰：人因脾湿不运而精不升，则肺不能生水，而小便不通，法当燥胃健脾，此隔三之治。用苍术、白术之类。又，琥珀属阳金，以燥脾土有功，故古方利小便用之。盖脾能运化，则肺自下降，而小便可通也。又曰：古方有脾约证，谓胃强脾弱，约束津液不得四布，但输膀胱，故小便数而大便难。于是制脾约丸，以下脾之结燥，肠润结化，津液入肾而愈。然既曰脾约，必阴血枯槁，内火燔灼，热伤元气，故金耗津竭，势必窃母气以自救，由是土受木伤，脾失转输，肺失传送，宜乎大便闭而难，小便数而无藏蓄也。理宜滋养阴血，使阳火不炽，金行清化，脾土精健，津液入胃肠润而通矣。今此丸用之，热甚而气血实，与西北人禀赋壮实者，固无不安，若概用之，

東南方人與熱雖甚而氣血不實者雖得暫通將見脾愈弱而腸愈燥矣要之在西北以開結為主在東南以潤燥為主

△睾音高 陰丸也

屬足厥陰肝經

王太僕曰足厥陰之絡循脛上臯結於莖按臯當作睾莖玉莖也素問曰邪客於足厥陰之絡令人卒疝暴痛靈樞曰足厥陰之別其病氣逆則睾腫卒疝朱丹溪曰疝氣者睾丸連小腹急痛也有痛在睾丸者有痛在帶脉下三寸名五樞穴邊者或無形無聲或有形如瓜有聲如蛙者皆是此專主肝經與腎經絕無相干自素問而下皆以為寒謂寒主收引經絡得寒則引而不行所以作痛殊不知此證始於濕熱在經鬱而至久又得寒氣外束不能流散故痛若但作寒論恐為未備嘗有踢水涉水而終身不病此者無熱在内故也或曰厥陰經鬱積濕熱何由而致對曰大勞則火起於脾醉飽則火起於胃房勞則火起於腎大怒則火起於肝火積之久子能令母虚濕氣便盛濁液凝聚并入血隧流於厥陰厥陰屬木繫於肝為將軍之官其性急速火性又暴為寒所束宜其痛之大暴也

东南方人与，热虽甚而气血不实者，虽得暂通，将见脾愈弱而肠愈燥矣。要之在西北以开结为主，在东南以润燥为主。

△睾　音高。阴丸也。

属足厥阴肝经。

王太仆曰：足厥阴之络，循胫上皋，结于茎。按：皋，当作睾。茎，玉茎也。《素问》曰：邪客于足厥阴之络，令人卒疝暴痛。《灵枢》曰：足厥阴之别，其病气逆则睾肿卒疝。朱丹溪曰：疝气者，睾丸连小腹急痛也。有痛在睾丸者，有痛在带脉下三寸名五枢穴边者，或无形无声，或有形如瓜、有声如蛙者，皆是此专主肝经，与肾经绝无相干。自《素问》而下，皆以为寒，谓寒主收引，经络得寒，则引而不行，所以作痛。殊不知此证始于湿热，在经郁而至久，又得寒气外束，不能流散，故痛。若但作寒论，恐为未备。尝有踢水涉水而终身不病此者，无热在内故也。或曰：厥阴经郁积湿热，何由而致？对曰：大劳则火起于脾，醉饱则火起于谓，房劳则火起于肾，大怒则火起于肝，火积之久，子能令母虚，湿气便盛，浊液凝聚，并入血隧，流于厥阴；厥阴属木，系于肝，为将军之官，其性急速，火性又暴，为寒所束，宜其痛之大暴也。

△囊　阴囊也。俗呼卵脬。

亦属足厥阴肝经。

《素问》曰：厥阴脉循阴器而络于肝，故烦满而囊缩。张仲景曰：伤寒六日，厥阴受病，故舌卷囊缩。

○　四四、魄门　肛门也。内通于肺，故曰魄门。谓之下极。

属任督二脉。又属手太阴肺、阳明大肠经。

王海藏曰：贲门上主往来，魄门下主收闭，故肺与大肠为通道。贲门，胃也。孙景思曰：肛门者，肺之口也。肺与大肠为表里，故肺实则大肠热，热则秘结；肺虚则大肠寒，寒则脱肛。《素问》曰：肺咳不已，则大肠受之。大肠咳状，咳而遗失。按：失，当依《甲乙经》作矢。又曰：大肠者传导之官，变化出焉。注云：传导，谓传不洁之道。变化，谓变化物之形。王海藏又曰：年高虚人，大肠燥秘，不可过泄者，脉浮在气，杏仁、陈皮；脉沉在血，桃仁、陈皮。所以俱用陈皮者，以手阳明与足太阳俱为表里也。

又属足太阴脾、阳明胃经。

《素问》曰：仓廪不藏者，是门户不要也。注云：仓廪，谓脾胃。门户，谓魄门。要，谓禁要也。王海藏曰：汗多、胃热、便难，三者皆因燥热而亡津液，即脾约证也。经云：燥者润之，仲景用麻子仁，入足太阴、手阳明以润燥而通大肠也。

又屬足少陰腎經
李東垣曰腎主大便素問曰大便難刺足少陰
又屬足厥陰肝經
劉河間曰大便澀滞由火盛制金不能平木肝木生風
風能勝濕熱能耗液故也
又屬足太陽膀胱經
靈樞曰足太陽之正別入於膕中其一道下尻五寸別
入於肛
○四五大小便
屬下焦
中藏曰下焦實熱則小便不通大便難苦重痛虛寒則
大小便泄下不止李東垣曰防已大苦寒純陰泄血中
濕熱通血中之滞塞補陰瀉陽助秋冬瀉春夏之藥也
下焦有濕熱流入十二經以致二便不通方可審用若
上焦濕熱則不可用
又統屬足少陰腎經
素問曰北方黑色入通於腎開竅於二陰畏濕王太僕
曰腎氣化則二陰通二陰閟則胃填滿蓋腎者胃之關
也王海藏曰以在下言之則便溺俱陰以前後言之則
前氣後血以腎言之則總主大小便難溺澀秘結俱為

又属足少阴肾经。

李东垣曰：肾主大便。《素问》曰：大便难，刺足少阴。

又属足厥阴肝经。

刘河间曰：大便涩滞，由火盛制金，不能平木，肝木生风，风能胜湿，热能耗液故也。

又属足太阳膀胱经。

《灵枢》曰：足太阳之正，别入于腘中。其一道下尻五寸，别入于肛。

○ 四五、大小便

属下焦。

《中藏》曰：下焦实热，则小便不通，大便难，苦重痛；虚寒，则大小便泄下不止。李东垣曰：防已，大苦寒，纯阴，泄血中湿热，通血中之滞塞，补阴泻阳，助秋冬，泻春夏之药也。下焦有湿热，流入十二经，以致二便不通，方可审用；若上焦湿热则不可用。

又统属足少阴肾经。

《素问》曰：北方黑色，入通于肾，开窍于二阴，畏湿。王太仆曰：肾气化，则二阴通。二阴閟则胃填满。盖肾者胃之关也。王海藏曰：以在下言之，则便溺俱阴；以前后言之，则前气后血；以肾言之，则总主大小便难。溺涩秘结，俱为

水少經言熱淫於内治以鹹寒佐以苦辛故用芒硝大
黄相須為使按芒硝辛也大黄苦也或曰古今方論以
澀為收芍藥本收劑而本註云利小便何也李東垣曰
芍藥能停諸濕而益津液以此補陰滋濕故小便自行
非通利之也

又屬手陽明大腸太陽小腸經

陳良甫曰藏府氣實皆生於熱熱隨所停之處而成病
故熱結於大腸則大便不通熱結於小腸則小便不通
若大小腸俱為熱所結則煩滿而大小便皆不通也

○四六纂間　前陰後陰之間屏翳處也即會陰穴

屬任脉别絡俠督脉衝脉之會

素問曰屏翳兩筋間為纂内深處即下極之俞是督脉
所起處也又曰下陰别一註云下陰即會陰穴也是任
脉别絡俠督脉衝脉之會故曰下陰别一也

○四七臑　肩之下肘之上也

△中外廉

屬手少陽三焦經

靈樞曰手少陽之筋上統臑外廉又曰手少陽所生病
者臑肘臂外皆痛

△外前廉

經絡箋註　卷下

水少。经言：热淫于内，治以咸寒，佐以苦辛，故用芒硝、大黄，相须为使。按：芒硝辛也，大黄苦也，或曰：古今方论以涩为收，芍药本收剂，而本注云利小便，何也？李东垣曰：芍药能停诸湿而益津液，以此补阴滋湿，故小便自行，非通利之也。

又属手阳明大肠、太阳小肠经。

陈良甫曰：脏腑气实，皆生于热，热随所停之处而成病。故热结于大肠，则大便不通；热结于小肠，则小便不通。若大小肠俱为热所结，则烦满而大小便皆不通也。

○　四六、纂间　前阴后阴之间屏翳处也。即会阴穴。

属任脉别络，挟督脉、冲脉之会。

《素问》曰：屏翳，两筋间为纂，内深处即下极之俞，是督脉所起处也。又曰：下阴别一。注云：下阴，即会阴穴也。是任脉别络，挟督脉、冲脉之会，故曰下阴别一也。

○　四七、臑　肩之下，肘之上也。

△中外廉

属手少阳三焦经

《灵枢》曰：手少阳之筋，上统臑外廉。又曰：少阳所主病者，肘臑臂外皆痛。

△前外廉

屬手陽明大腸經
靈樞曰手陽明所生病者肩前臑弱
△外後廉
屬手太陽小腸經
靈樞曰手太陽所生病者臑肘臂外後廉痛
△中內廉
屬手厥陰心包經
△內前廉
屬手太陰肺經
靈樞曰手太陰所生病者臑臂內前廉痛厥
△內後廉
屬手少陰心經
靈樞曰手少陰所生病者臑臂內後廉痛厥
○四八肘　臑之下臂之上謂臂節也
統屬手太陰肺少陰心經
靈樞曰肺心有邪其氣留於兩肘
△內廉中間　曲澤穴之分也穴在左右尺澤穴下一寸筋間動脉陷中屈肘得之
屬手厥陰心包經
△內上廉　尺澤穴之分也穴在左右肘中約文上動

属手阳明大肠经。

《灵枢》曰：手阳明所生病者，肩前臑弱。

△外后廉

属手太阳小肠经。

《灵枢》曰：手太阳所生病者，臑肘臂外后廉痛。

△中内廉

属手厥阴心包经。

△内前廉

属手太阴肺经。《灵枢》曰：手太阴所生病者，臑臂内前廉痛，厥。

△内后廉

属手少阴心经。《灵枢》曰：手少阴所生病者，臑臂内后廉痛，厥。

○　四八、肘　臑之下，臂之上，谓臂节也。

统属手太阴肺、少阴心经。《灵枢》曰：肺心有邪，其气留于两肘。

△内廉中间　曲泽穴之分也。穴在左右尺泽穴下一寸筋间动脉陷中，屈肘得之。

属手厥阴心包经。

△内上廉　尺泽穴之分也。穴在左右肘中约纹上动

脉中

屬手太陰肺經

△內下廉 少海穴之分也穴在兩肘輔骨內廉節後縫中肘內大骨外去肘端五分

屬手少陰心經

△外廉中間 天井穴之分也穴在左右曲肘後一寸又手按膝頭取兩筋骨罅中

屬手少陽三焦經

△外上廉 曲池穴之外也穴在兩肘外輔骨屈肘曲骨中以手拱胸取之橫紋盡處是穴

屬手陽明大腸經

△外下廉 兩骨間小海穴之分也穴在兩肘輔骨外骨縫中去肘端五分陷中屈手向頭取之

屬手太陽小腸經

○四九臂 肘之下腕之上也

統屬足厥陰肝少陰腎經

張雞峯曰臂細無力不任重此肝腎氣虛風邪客滯於營衛之間使氣血不能周養四肢故有此證宜補肝腎

△上廉

屬手陽明大腸經

脉中。

属手太阴肺经。

△内下廉　少海穴之分也。穴在两肘辅骨内廉节后缝中肘内大骨，外去肘端五分。

属手少阴心经。

△外廉中间　天井穴之分也。穴在左右曲肘后一寸。又，手按膝头，取两筋骨罅中。

属手少阳三焦经。

△外上廉　曲池穴之外也。穴在两肘外辅骨，屈肘，曲骨中，以手拱胸取之。横纹尽处是穴。

属手阳明大肠经。

△外下廉　两骨间小海穴之分也。穴在两肘辅骨外骨缝中，去肘端五分陷中，屈手向头取之。

属手太阳小肠经。

○　四九、臂　肘之下，腕之上也。

统属足厥阴肝、少阴肾经。

张鸡峰曰：臂细无力，不任重，此肝肾气虚，风邪客滞于营卫之间，使气血不能周养四肢，故有此证。宜补肝肾。

△上廉

属手阳明大肠经。

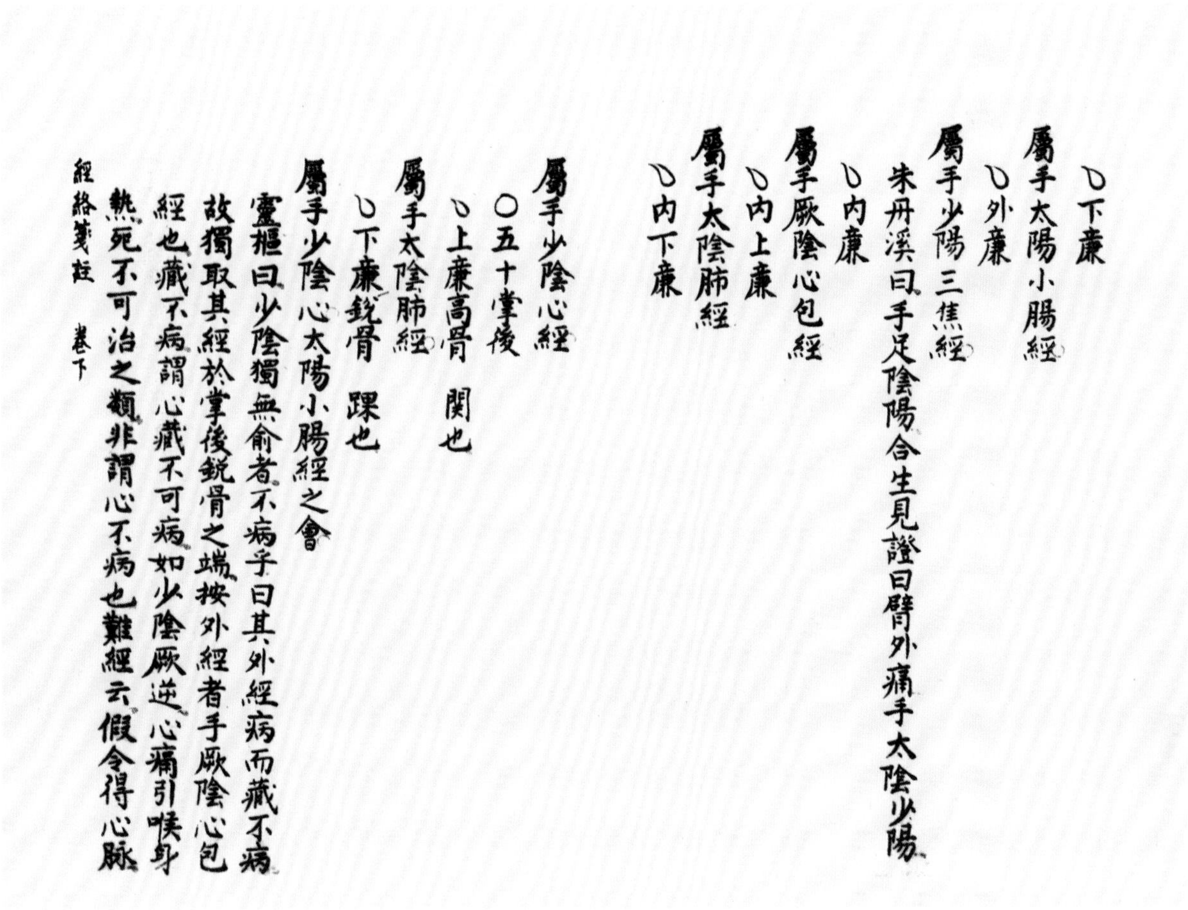

△下廉
屬手太陽小腸經
△外廉
屬手少陽三焦經
朱丹溪曰手足陰陽合生見證曰臂外痛手太陰少陽
△內廉
屬手厥陰心包經
△內上廉
屬手太陰肺經
△內下廉
屬手少陰心經
〇五十掌後
△上廉高骨　關也
屬手太陰肺經
△下廉銳骨　踝也
屬手少陰心太陽小腸經之會
靈樞曰少陰獨無俞者不病乎曰其外經病而藏不病
故獨取其經於掌後銳骨之端按外經者手厥陰心包
經也藏不病謂心藏不可病如少陰厥逆心痛引喉身
熱死不可治之類非謂心不病也難經云假令得心脈

△下廉

属手太阳小肠经。

△外廉

属手少阳三焦经。朱丹溪曰：手足阴阳，合生见证，曰臂外痛，手太阴、少阳。

△内廉

属手厥阴心包经。

△内上廉

属手太阴肺经。

△内下廉

属手少阴心经。

○　五十、掌后

△上廉高骨　关也。

属手太阴肺经。

△下廉锐骨　踝也。

属手少阴心、太阳小肠经之会。

《灵枢》曰：少阴独无俞者，不病乎？曰：其外经病而脏不病，故独取其经于掌后锐骨之端。按：外经者，手厥阴心包经也。脏不病，谓心脏不可病，如少阴厥逆，心痛引喉，身热，死不可治之类，非谓心不病也。《难经》云：假令得心脉，其外證面赤口乾喜笑其病煩心〻痛掌中熱而啘有是者心也無是者非也註云喜當作善啘者有聲而無物心熱所發也此數證者皆手厥陰經中是動所生病而難經寘之手少陰經者正謂心主不可病其病皆外經之意也與靈樞語異而意同獨謂少陰無俞者未詳其義蓋五藏皆有俞心即鋭骨神門二穴是也一名鋭衝在掌後鋭骨端兩筋間陷中手少陰脉之所注也今曰無俞不知何謂

〇五一手表中間

屬手少陽三焦經

〇五二虎口　兩手大指次指岐骨間合谷穴之分也

穴在岐骨陷中

屬手陽明大腸太陰肺經

〇五三小指赤白肉際

屬手太陽小腸經

〇五四手心中間

屬手厥陰心包經

靈樞曰手厥陰是動則病手心熱

又屬手少陰心經

靈樞曰手少陰所生病者掌中熱痛

經絡彙註　卷下

其外证面赤口干，喜笑，其病烦心心痛，掌中热而啘，有是者，心也；无是者，非也。注云：喜，当作善。啘者，有声而无物，心热所发也。此数证者，皆手厥阴经中是动所生病。而《难经》寘之手少阴经者，正谓心主不可病，其病皆外经之意也，与《灵枢》语异而意同。独谓少阴无俞者，未详其义。盖五脏皆有俞，心即锐骨神门二穴是也。一名锐冲，在掌后锐骨端两筋间陷中，手少阴脉之所注也。今曰无俞，不知何谓？

○　五一、手表中间

属手少阳三焦经。

○　五二、虎口　两手大指次指岐骨间合谷穴之分也。穴在岐骨陷中。

属手阳明大肠、太阴肺经。

○　五三、小指赤白肉际

属手太阳小肠经。

○　五四、手心中间

属手厥阴心包经。

《灵枢》曰：手厥阴是动，则病手心热。

又属手少阴心经。

《灵枢》曰：手少阴所生病者，掌中热痛。

又屬手太陰肺經
靈樞曰手太陰所生病者掌中熱
○五五魚　兩手大指本節後肥肉隆起處魚際穴之分也穴在手大指本節後内側散脉中骨下縫間赤白肉際
屬手太陰肺經
靈樞曰手太陰之脉入寸口上魚素問曰刺手魚腹内陷爲腫註云手魚腹内肺脉所留故刺之内陷則爲腫
又屬足陽明胃經
靈樞曰胃中有寒手魚之絡多青魚上白肉有青血脉胃中有熱魚際絡赤
又屬手陽明大腸經
靈樞曰魚絡血者手陽明病
○五六手指
△大指
屬手太陰肺經
△大指次指　謂大指之次指即第二指也稱食指
屬手陽明大腸太陰肺經
靈樞曰手陽明之脉所生病者大指次指痛不用
△中指　第三指也稱將指

又属手太阴肺经。

《灵枢》曰：手太阴所生病者，掌中热。

○　五五、鱼　两手大指本节后肥肉隆起处，鱼际穴之分也。穴在手大指本节后内侧散脉中骨下缝间赤白肉际。

属手太阴肺经。

《灵枢》曰：手太阴之脉，入寸口，上鱼。《素问》曰：刺手鱼腹内陷为肿。注云：手鱼腹内，肺脉所留，故刺之。内陷则为肿。

又属足阳明胃经。

《灵枢》曰：胃中有寒，手鱼之络多青，鱼上白肉有青血脉；胃中有热，鱼际络赤。

又属手阳明大肠经。《灵枢》曰：鱼络血者，手阳明病。

○　五六、手指

△大指

属手太阴肺经。

△大指次指　谓大指之次指，即第二指也，称食指。

属手阳明大肠、太阴肺经。《灵枢》曰：手阳明之脉所生病者，大指次指痛不用。

△中指　第三指也，称将指。

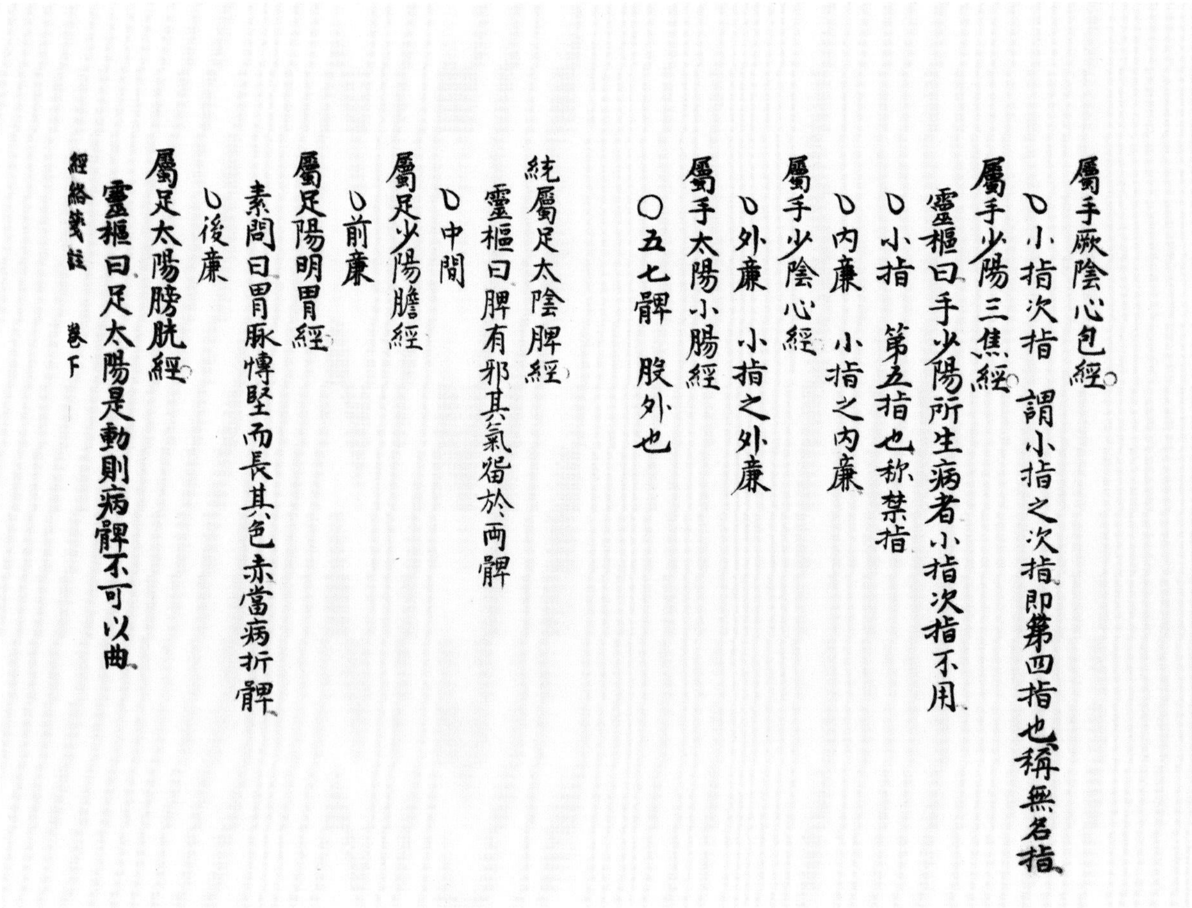

屬手厥陰心包經
△小指次指　謂小指之次指即第四指也稱無名指
屬手少陽三焦經
靈樞曰手少陽所生病者小指次指不用
△小指　第五指也稱禁指
△內廉　小指之內廉
屬手少陰心經
△外廉　小指之外廉
屬手太陽小腸經
○五七髀　股外也
統屬足太陰脾經
靈樞曰脾有邪其氣畱於兩髀
△中間
屬足少陽膽經
△前廉
屬足陽明胃經
素問曰胃脉慱堅而長其色赤當病折髀
△後廉
屬足太陽膀胱經
靈樞曰足太陽是動則病髀不可以曲

属手厥阴心包经

△小指次指　谓小指之次指，即第四指也，称无名指。

属手少阳三焦经。《灵枢》曰：手少阳所生病者，小指次指不用。

△小指　第五指也，称禁指。

△内廉　小指之内廉。

属手少阴心经。

△外廉　小指之外廉。

属手太阳小肠经。

○　**五七、髀　股外也。**

统属足太阴脾经。《灵枢》曰：脾有邪，其气留于两髀。

△中间

属足少阳胆经。

△前廉

属足阳明胃经。《素问》曰：胃脉抟坚而长，其色赤，当病折髀。

△后廉

属足太阳膀胱经。《灵枢》曰：足太阳是动，则病髀不可以曲。

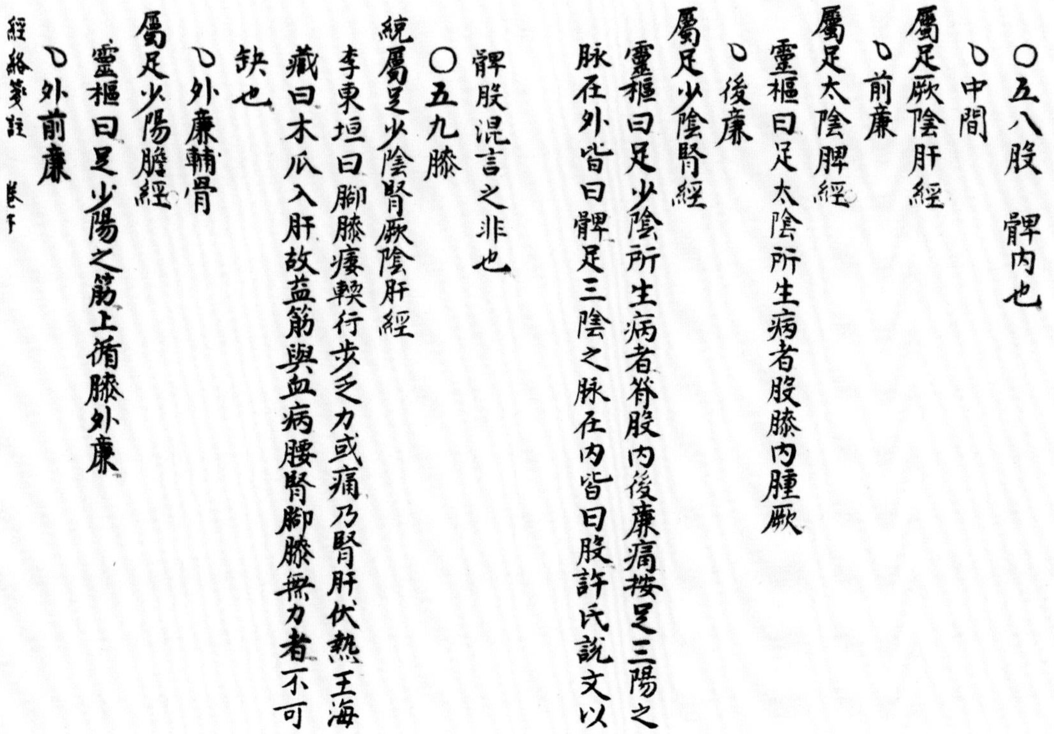

〇五八股　髀内也
△中間
屬足厥陰肝經
△前廉
屬足太陰脾經
靈樞曰足太陰所生病者股膝内腫厥
△後廉
屬足少陰腎經
靈樞曰足少陰所生病者脊股内後廉痛按足三陽之脉在外皆曰髀足三陰之脉在内皆曰股許氏説文以髀股混言之非也
〇五九膝
統屬足少陰腎厥陰肝經
李東垣曰脚膝痿軟行步乏力或痛乃腎肝伏熱王海藏曰木瓜入肝故益筋與血病腰腎脚膝無力者不可缺也
△外廉輔骨
屬足少陽膽經
靈樞曰足少陽之筋上循膝外廉
△外前廉

經絡箋註　卷下

○　五八、股　髀内也

△中间

属足厥阴肝经。

△前廉

属足太阴脾经。《灵枢》曰：足太阴所生病者，股膝内肿，厥。

△后廉

属足少阴肾经。

《灵枢》曰：足少阴所生病者，脊、股内后廉痛，按：足三阳之脉在外皆曰髀，足三阴之脉在内皆曰股。许氏《说文》以髀、股混言之，非也。

○　五九、膝

统属足少阴肾、厥阴肝经。

李东垣曰：脚膝痿软，行步乏力，或痛，乃肾肝伏热。王海藏曰：木瓜入肝，故益筋与血。病腰肾，脚膝无力者，不可缺也。

△外廉辅骨

属足少阳胆经。《灵枢》曰：足少阴之筋，上循膝外廉。

△外前廉

屬足陽明胃經
靈樞曰足陽明之筋上結於膝外廉
△内廉膝曲横紋頭
屬足厥陰肝經
△内前廉
屬足太陰脾經
○六十膕中　腓腸之上腿之下膝之後曲處約紋中
委中穴之分也穴在約紋間動脉陷中
統屬足少陰腎經
靈樞曰腎有邪其氣留於兩膕
△外廉
屬足太陽膀胱經
靈樞曰足太陽是動則病膕如結又曰足太陽之筋其
病膕攣脊反折
△内廉
屬足少陰腎經
○六一外踝骨
△中央上至膝
屬足少陽膽經
靈樞曰足少陽之筋上結外踝上循脛外廉結於膝外

經絡箋注　卷下

属足阳明胃经。《灵枢》曰：足阳明之筋，上结于膝外廉。

△内廉膝曲横纹头

属足厥阴肝经。

△内前廉

属足太阴脾经。

○　六十、腘中　腓肠之上，腿之下，膝之后曲处约纹中，委中穴之分也。穴在约纹间动脉陷中。

统属足少阴肾经。《灵枢》曰：肾有邪，其气留于两腘。

△外廉

属足太阳膀胱经。

《灵枢》曰：足太阳是动则病，腘如结。又曰：足太阳之筋其病腘挛，脊反折。

△内廉

属足少阴肾经。

○　六一、外踝骨

△中央上至膝

属足少阳胆经。

《灵枢》曰：足少阳之筋，上结外踝，上循胫外廉，结于膝外

廉又曰足少陽所生病者髀膝外至脛絶骨外踝前及
諸筋皆痛

骭音幹

△外前廉　䯒外廉也

屬足陽明胃經

靈樞曰足陽明所生病者骭外廉足跗上皆痛骭謂脛骨近足而細於股者也素問曰熱病始於足脛者刺足陽明而汗出止又曰連䯒若折治陽明中俞髎按足陽明之脉下循䯒外廉故其病連䯒若折陽明中足陽明經之中也俞髎三里穴也在兩膝下外側輔骨下三指也離䯒骨外一指許兩筋間宛宛中

痟音淵

△外後廉　踹外廉也

屬足太陽膀胱經

靈樞曰足太陽之筋其別者結於踹外又曰足太陽是動則病踹如裂素問曰三陽為病發寒熱下為癰腫及為痿厥踹痟三陽謂太陽痟痠疼也又曰刺踹腸內陷為腫踹腸之中足太陽脉也太陽氣泄故為腫

〇六二內踝骨

△中央上至膝

屬足厥陰肝經

△上踝三寸　名三陰交穴

廉。又曰：足少阳所生病者，髀膝外至胫、绝骨外踝前及诸筋皆痛。

△外前廉　䯒外廉也。

属足阳明胃经。

《灵枢》曰：足阳明所生病者，骭外廉、足跗上皆痛。骭，谓胫骨近足而细于股者也。《素问》曰：热病始于足胫者，刺足阳明而汗出止。又曰：连䯒若折，治阳明中俞髎。按：足阳明之脉，下循䯒外廉，故其病连䯒若折。阳明中，足阳明经之中也。俞髎，三里穴也，在两膝下外侧辅骨下三指也，离䯒骨外一指许两筋间宛宛中。

△外后廉　踹外廉也。

属足太阳膀胱经

《灵枢》曰：足太阳之筋，其别者，结于踹外。又曰：足太阳是动则病，踹如裂。《素问》曰：三阳为病，发寒热，下为痈肿，及为痿厥踹痟。三阳，谓太阳。痟，酸痛也。又曰：刺踹肠内陷，为肿。踹肠之中，足太阳脉也。太阳气泄，故为肿。

○　六二、内踝骨

△中央上至膝

属足厥阴肝经。

△上踝三寸　名三阴交穴。

屬足三陰脾腎肝經之交會
△內前廉　骭內廉也
屬足太陰脾經
△內後廉　踹內廉也
屬足少陰腎經
按手足六經散而為十二則曰自臑下臂外廉之中手少陽也外之上廉手陽明也外之下廉手太陽也自髀下脛外廉之中足少陽也外之前廉足陽明也外之後廉足太陽也自臑下臂內廉之中手厥陰也內之上廉手太陰也內之下廉手少陰也自股下脛內廉之中足厥陰也內之前廉足太陰也內之後廉足少陰也統而為六則曰外則三陽主之中曰少陽前曰陽明後曰太陽內則三陰主之中曰厥陰前曰太陰後曰少陰約而為三則曰陽明與太陰為表裏故並居於前太陽與少陰為表裏故並居於後少陽與厥陰為表裏故並居於中在手為手經在足為足經雖若不齊而實則一貫
○六三跗　足面也亦作趺
屬足厥陰肝陽明胃經之會
按跗上有太衝穴一名衝陽又名跗陽在兩跗上大指次指本節後二寸許尋摸動脉陷中穴中有脉則生無

經絡箋注　卷下

属足三阴脾、肾、肝经之交会。

△内前廉　骭内廉也。

属足太阴脾经。

△内后廉　踹内廉也。

属足少阴肾经。

按：手足六经，散而为十二，则曰自臑下臂外廉之中，手少阳也，外之上廉，手阳明也；外之下廉，手太阳也。自髀下胫外廉之中，足少阳也；外之前廉，足阳明也；外之后廉，足太阳也。自臑下臂内廉之中，手厥阴也；内之上廉，手太阴也；内之下廉，手少阴也。自股下胫内廉之中，足厥阴也；内之前廉，足太阴也；内之后廉，足少阴也。统而为六，则曰外则三阳主之。中曰少阳，前曰阳明，后曰太阳；内则三阴主之，中曰厥阴，前曰太阴，后曰少阴。约而为三，则曰阳明与太阴为表里，故并居于前；太阳与少阴为表里，故并居于后；少阳与厥阴为表里，故并居于中。在手为手经，在足为足经。虽若不齐，而实则一贯。

○　六三、跗　足面也。亦作趺。

属足厥阴肝、阳明胃经之会。

按：跗上有太冲穴，一名冲阳，又名跗阳。在两跗上大指次指本节后二寸许，寻摸动脉陷中。穴中有脉则生，无脉則死蓋此穴乃足厥陰脉之所注肝之俞也足陽明脉之所過胃之原也肝爲生發之源胃爲五藏之本以其能衝貫百骸榮養諸經故謂之衝也二經相須未有肝死而胃獨生胃絶而肝猶在者故異經而同穴不必分其孰爲肝孰爲胃也靈樞云兩跗之上脉竪陷者足陽明病此胃脉也素問云身重難以行者胃脉在足也

專言胃則肝可知然須診太谿脉以參决之

△內上廉

屬足厥陰肝經

△內下廉　赤白肉際

屬足太陰脾經

△內後廉

屬足少陰腎經

△中間

屬足陽明胃經

△外上廉

屬足少陽膽經

靈樞曰足少陽是動則病足外反熱

△外下廉　赤白肉際

屬足太陽膀胱經

脉则死。盖此穴乃足厥阴脉之所注，肝之俞也；足阳明脉之所过，胃之原也。肝为生发之源，胃为五脏之本。以其能冲贯百骸，荣养诸经，故谓之冲也。二经相须，未有肝死而胃独生、胃绝而肝犹在者，故异经而同穴，不必分其孰为肝，孰为胃也。《灵枢》云：两跗之上，脉竖陷者，足阳明病，此胃脉也。《素问》云：身重难以行者，胃脉在足也。专言胃，则肝可知，然须诊太溪脉，以参决之。

△内上廉

属足厥阴肝经。

△内下廉　赤白肉际。

属足太阴脾经。

△内后廉

属足少阴肾经。

△中间

属足阳明胃经。

△外上廉

属足少阳胆经。

《灵枢》曰：足少阳是动则病足外反热。

△外下廉　赤白肉际。

属足太阳膀胱经。

外踝當是內踝

〇六四足心

屬足少陰腎經

靈樞曰足少陰所生病者足下熱而痛又曰足少陰之筋其病足下轉筋素問曰陰脉者集於足下而聚於足心故陽氣勝則足下熱也按足三陰之脉集於足下足少陰之經聚於足心陽勝則陰虛故足下熱丹溪云熱從脚下起入腹者虛之極也正謂陰虛也

△六五踵　足跟也

亦屬足少陰腎經

靈樞曰足少陰之筋結於踵素問曰腎痺者善脹尻以代踵脊以代頭註云腎者胃之關〻不利則胃氣不轉故善脹尻以代踵謂足攣急也脊以代頭謂身踡屈也腎氣不足而受邪故不伸展按外踝骨下畧近後跟骨緣上動脉陷中者名太谿穴此穴有脉則生無脉則死蓋腎者生氣之源十二經之根本太谿穴其俞穴也其脉動而不息者真氣克達於一身也若真氣憊腎氣絕則其脉不動而死矣縱跗陽有脉稍能進食亦主死也故二脉宜參決

〇六六足趾　亦作指

△拇　足大指也

經絡箋註　巻下

○　六四、足心

属足少阴肾经。

《灵枢》曰：足少阴所生病者，足下热而痛。又曰：足少阴之筋，其病足下转筋。《素问》曰：阴脉者，集于足下，而聚于足心，故阳气胜则足下热也。按：足三阴之脉，集于足下，足少阴之经聚于足心，阳胜则阴虚，故足下热。丹溪云：热从脚下起，入腹者，虚之极也。正谓阴虚也。

○　六五、踵　足跟也。

亦属足少阴肾经。

《灵枢》曰：足少阴之筋结于踵。《素问》曰：肾痹者，善胀，尻以代踵，脊以代头。注云：肾者胃之关，关不利则胃气不转，故善胀。尻以代踵，谓足挛急也；脊以代头，谓身蜷曲也。肾气不足而受邪，故不伸展。按外踝骨下略近后跟骨缘上动脉陷中者，名太溪穴，此穴有脉则生，无脉则死，盖肾者生气之源，十二经之根本，太溪穴，其俞穴也。其脉动而不息者，真气克达于一身也。若真气惫，肾气绝，则其脉不动而死矣。纵跗阳有脉，稍能进食，亦主死也。故二脉宜参决。

○　六六、足趾（亦作指）

△拇　足大指也。

○拇内廉
屬足太陰脾經
靈樞曰足太陰所生病者足大指不用又曰足太陰之
筋其病足大指支内踝痛
○拇外廉
屬足厥陰肝經
靈樞曰足厥陰之筋其病足大指支内踝之前痛
○大趾次趾　謂大趾之次趾也
屬足陽明胃經
○中趾
無經脉當亦屬足陽明胃經
靈樞曰足陽明所生病者足跗上皆痛中指不用又曰
足陽明之筋其病足中指支脛轉筋
○小趾次趾　謂小趾之次趾也
屬足少陽膽經
靈樞曰足少陽所生病者小趾次趾不用又曰足少陽
之筋其病小趾次趾支轉筋
○小趾
屬足太陽膀胱經
靈樞曰足太陽所生病者小趾不用又曰足太陽之筋

△拇内廉

属足太阴脾经。

《灵枢》曰：足太阴所生病者，足大趾不用。又曰：足太阴之筋，其病足大趾支内踝痛。

△拇外廉

属足厥阴肝经。

《灵枢》曰：足厥阴之筋，其病足大趾支内踝之前痛。

△大趾次趾　谓大趾之次趾也。

属足阳明胃经。

△中趾

无经脉，当亦属足阳明胃经。

《灵枢》曰：足阳明所生病者，足跗上皆痛，中趾不用。又曰：足阳明之筋，其病足中趾支胫转筋。

△小趾次趾　谓小趾之次趾也。

属足少阳胆经。

《灵枢》曰：足少阳所生病者，小趾次趾不用。又曰：足少阳之筋，其病小趾次趾支转筋。

△小趾

属足太阳膀胱经。

《灵枢》曰：足太阳所生病者，小趾不用。又曰：足太阳之筋，

其病小趾支跟腫痛
○六七諸毛
○髮
屬手少陰心經

下卷終

其病小趾支跟肿痛。

○　六七、诸毛

△发

属手少阴心经。

下卷终

经络全书

[明] 沈子禄 徐师曾编纂 王旭东 校订

清康熙三十年刻本

《经络全书》两编，前编为《经脉分野》，沈子禄编纂于明嘉靖四十五年（1566），成书后经徐师曾删校；后编为《经络枢要》，徐师曾编撰于明万历四年（1576年）。两编由徐氏合为一书，冠名《经络全书》。沈子禄，字承之，江苏吴江人，明代医家，生平事迹不详，《铁琴铜剑楼藏书目录》卷十四曾记载其续补《伤寒要旨药方》，余无所考。徐师曾（1517—1580），字伯鲁，号鲁庵，江苏吴江人。明代官吏、学者，嘉靖间进士。历仕兵科、吏科、刑科给事中。幼先习儒，长而博学，兼通医卜阴阳等，著述甚多，有《医家大法》《周易演义》《文体明辨》《大明文钞》《宦学见闻》《吴江县志》《湖上集》等数百卷。致仕后删校其友沈承之所著《经络分野》，由续编《经络枢要》，合为《经络全书》。初仅有传抄本行世，后由清代尤乘等增订重辑，刊行于康熙二十七年（1688）。前编详述人体从头到脚88个体表部位的“经脉分野”，其编排体例与众不同。后编阐述疾病病因、病机、治则、阴阳、脏腑、营卫的功能以及经络、脉象、诊断等，详述脏腑相关的经脉、络脉、经筋等的循行及其病候等。本书以日本内阁文库公文书馆所藏清康熙三十年林屋绣梓刊《博物知本》版影印校订。

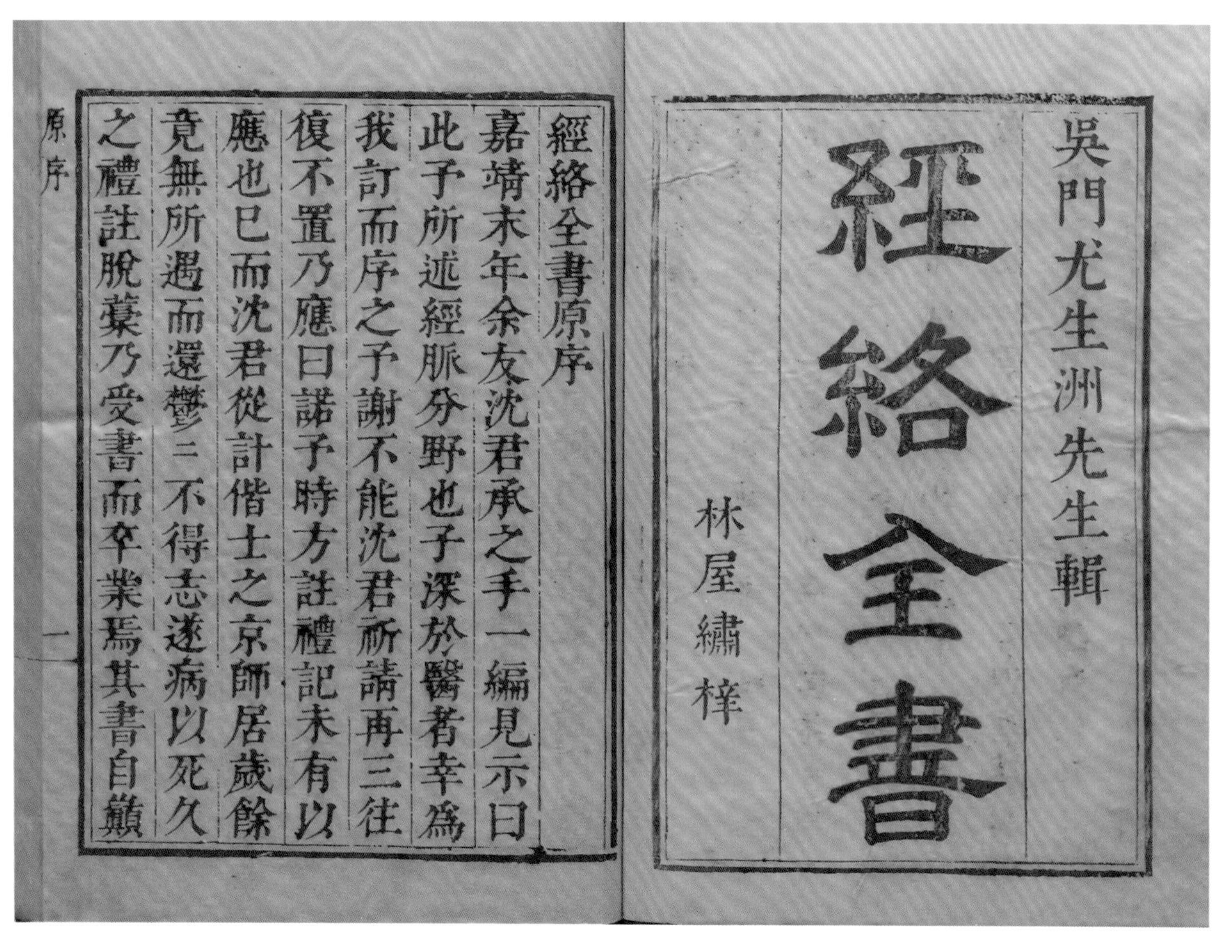

吳門尤生洲先生輯

經絡全書

林屋繡梓

經絡全書原序

嘉靖末年余友沈君承之手一編見示曰此予所述經脈分野也子深於醫者幸爲我訂而序之予謝不能沈君祈請再三往復不置乃應曰諾予時方註禮記未有以應也已而沈君從計偕士之京師居歲餘竟無所遇而還鬱〻不得志遂病以死久之禮註脫稾乃受書而卒業焉其書自巔

原序　一

经络全书原序

嘉靖末年，余友沈君承之手一编见示曰：此予所述《经脉分野》也。子深于医者，幸为我订而序之。予谢不能，沈君祈请再三，往复不置，乃应曰：诺。予时方注《礼记》，未有以应也。而沈君从计，偕士之京师居岁余，竟无所遇而还，郁郁不得志，遂病以死。久之，《礼》注脱稿，乃受书而卒业焉。其书自巅

原序　二

放趾條析分明一本內經及諸大家之說
而時參以己見可謂博洽君子稱名家矣
惜其引證繁複補益太過則其見託訂正
之意良非虛也昔吳季子挂劍於徐君之
墓曰吾已心許之矣況於口諾者乎竊惟
先君蚤學斯道洞究大旨予不肖弗克纘
承先緒改而從儒儒幸晚成猶及先君之
存旦夕過庭每口授內經諸家之論以為

邪客諸脈痰疾乃生所謂脈者非獨寸關
尺之謂也蓋脈之在人身也有經有絡有
筋而經有常奇絡有大小又各有直有支
有正有別有正別諸陰之別皆為正而筋
亦有直有支有別其傳注之所曰端曰俞
曰上曰下曰內曰外曰前曰後曰中曰間
曰側曰交曰會傳注之名曰上曰下曰出
曰入曰徑內直曰橫曰邪曰起曰從曰及

放趾，条析分明，一本《内经》及诸大家之说，而时参以己见，可谓博洽，君子称名家矣。惜其引证繁复，补益太过，则其见托订正之意，良非虚也。昔吴季子挂剑于徐君之墓，曰：吾已心许之矣，况于口诺者乎？窃惟先君蚤学斯道，洞究大旨，予不肖弗克，缵承先绪，改而从儒，儒幸晚成，犹及先君之存，旦夕过庭，每口授《内经》诸家之论，以为邪客诸脉，痰疾乃生。所谓脉者，非独寸关尺之谓也，盖脉之在人身也，有经、有络、有筋。而经有常奇，络有大小。又各有直、有支、有正、有别，有正别、诸阴之别，皆为正。而筋亦有直、有支、有别，其传注之所，曰端、曰俞、曰上、曰下、曰内、曰外、曰前、曰后、曰中、曰间、曰侧、曰交、曰会；传注之名，曰上、曰下、曰出、曰入、曰径、曰直、曰横、曰邪、曰起、曰从、曰及、

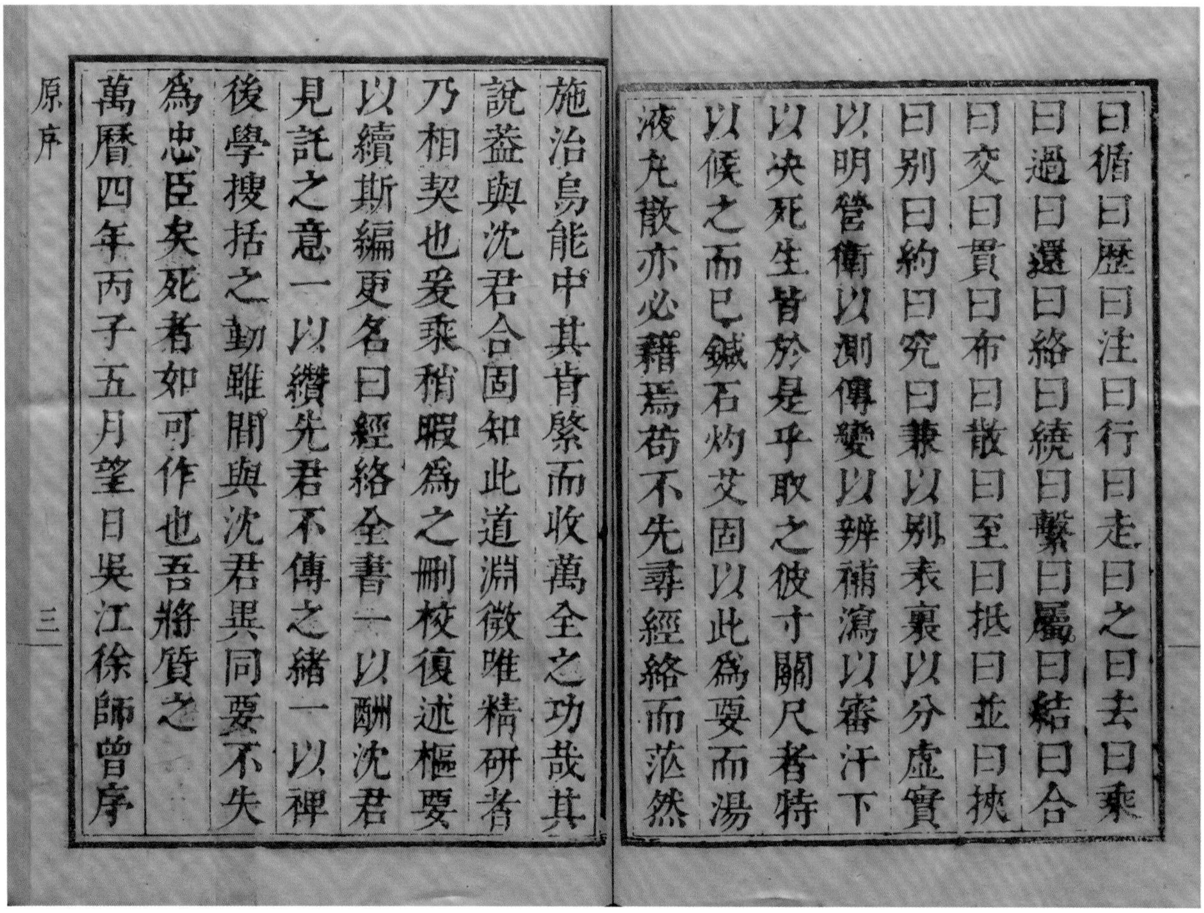

曰循曰歷曰注曰行曰走曰之曰去曰乘曰過曰還曰絡曰繞曰繫曰屬曰結曰合曰交曰貫曰布曰散曰至曰抵曰並曰挾曰別曰約曰究曰兼以別表裏以分虛實以明營衛以測傳變以辨補瀉以審汗下以決死生皆於是乎取之彼寸關尺者特以候之而已鍼石灼艾固以此爲要而湯液丸散亦必藉焉苟不先尋經絡而茫然

施治烏能中其肯綮而收萬全之功哉其說蓋與沈君合固知此道淵微唯精研者乃相契也爰乘稍暇爲之删校復述樞要以續斯編更名曰經絡全書一以酬沈君見託之意一以纘先君不傳之緒一以裨後學搜括之勤雖間與沈君異同要不失爲忠臣矣死者如可作也吾將質之

萬曆四年丙子五月望日吳江徐師曾序

曰循、曰历、曰注、曰行、曰走、曰之、曰去、曰乘、曰过、曰还、曰络、曰绕、曰系、曰属、曰结、曰合、曰交、曰贯、曰布、曰散、曰至、曰抵、曰并，曰挟、曰别、曰约、曰究、曰兼，以别表里，以分虚实，以明营卫，以测传变，以辨补泻，以审汗下，以决死生，皆于是乎取之。彼寸、关、尺者，特以候之而已。针石灼艾，固以此为要，而汤液丸散亦必藉焉。苟不先寻经络，而茫然施治，乌能中其肯綮，而收万全之功哉？其说盖与沈君合，固知此道渊微，唯精研者乃相契也。爰乘稍暇，为之删校，复述枢要，以续斯编，更名曰《经络全书》，一以酬沈君见托之意，一以缵先君不传之绪，一以裨后学搜括之勤。虽间与沈君异同，要不失为忠臣矣。死者如可作也，吾将质之。

万历四年丙子五月望日　吴江徐师曾序

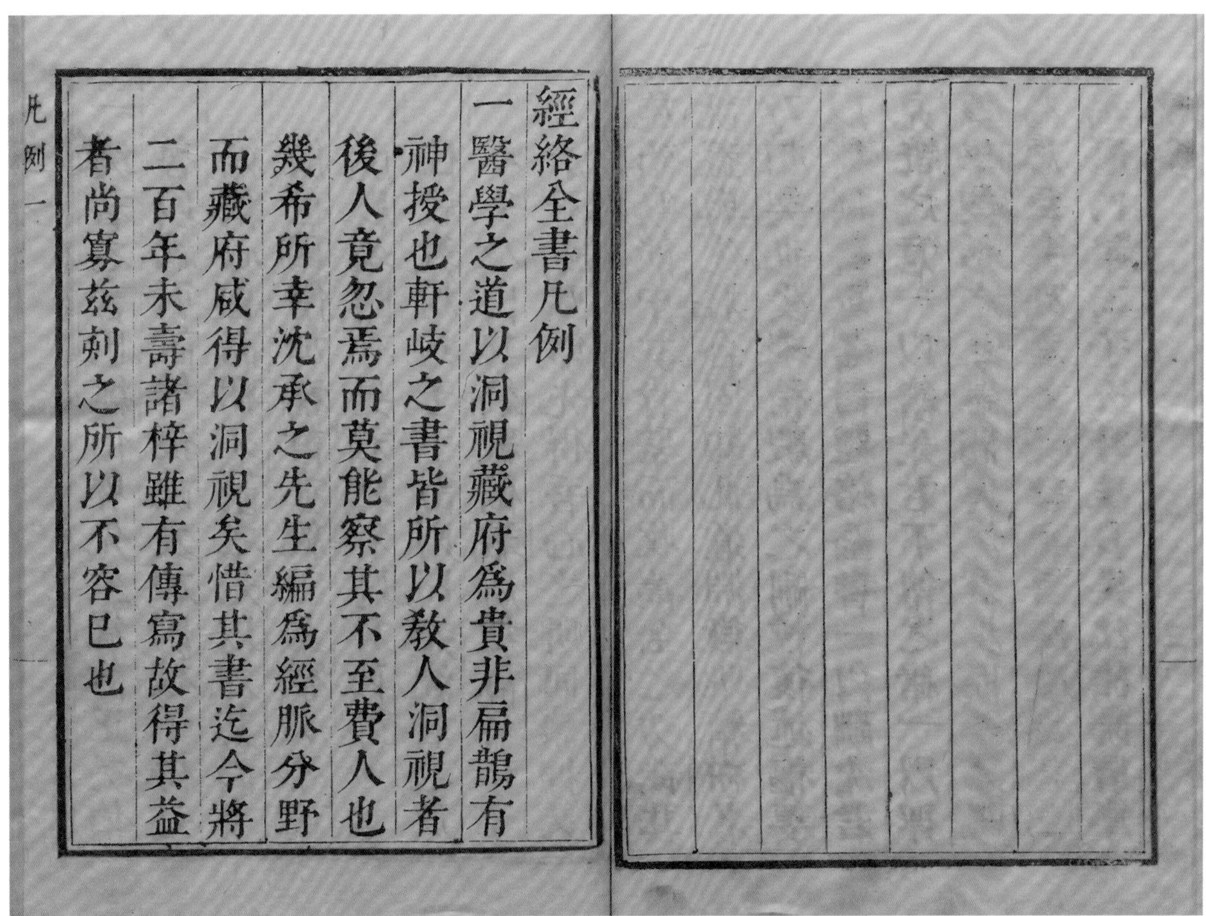

經絡全書凡例

一醫學之道以洞視藏府爲貴非扁鵲有神授也軒岐之書皆所以教人洞視者後人竟忽焉而莫能察其不至費人也幾希所幸沈承之先生編爲經脈分野而藏府咸得以洞視矣惜其書迄今將二百年未壽諸梓雖有傳寫故得其益者尚寡茲刻之所以不容已也

凡例 一

经络全书凡例

○医学之道，以洞视脏腑为贵，非扁鹊有神授也。轩岐之书，皆所以教人洞视者，后人竟忽焉而莫能察，其不至费人也几希。所幸沈承之先生编为《经脉分野》，而脏腑咸得以洞视矣。惜其书迄今将二百年未寿诸梓，虽有传写，故得其益者尚寡，兹刻之，所以不容已也。

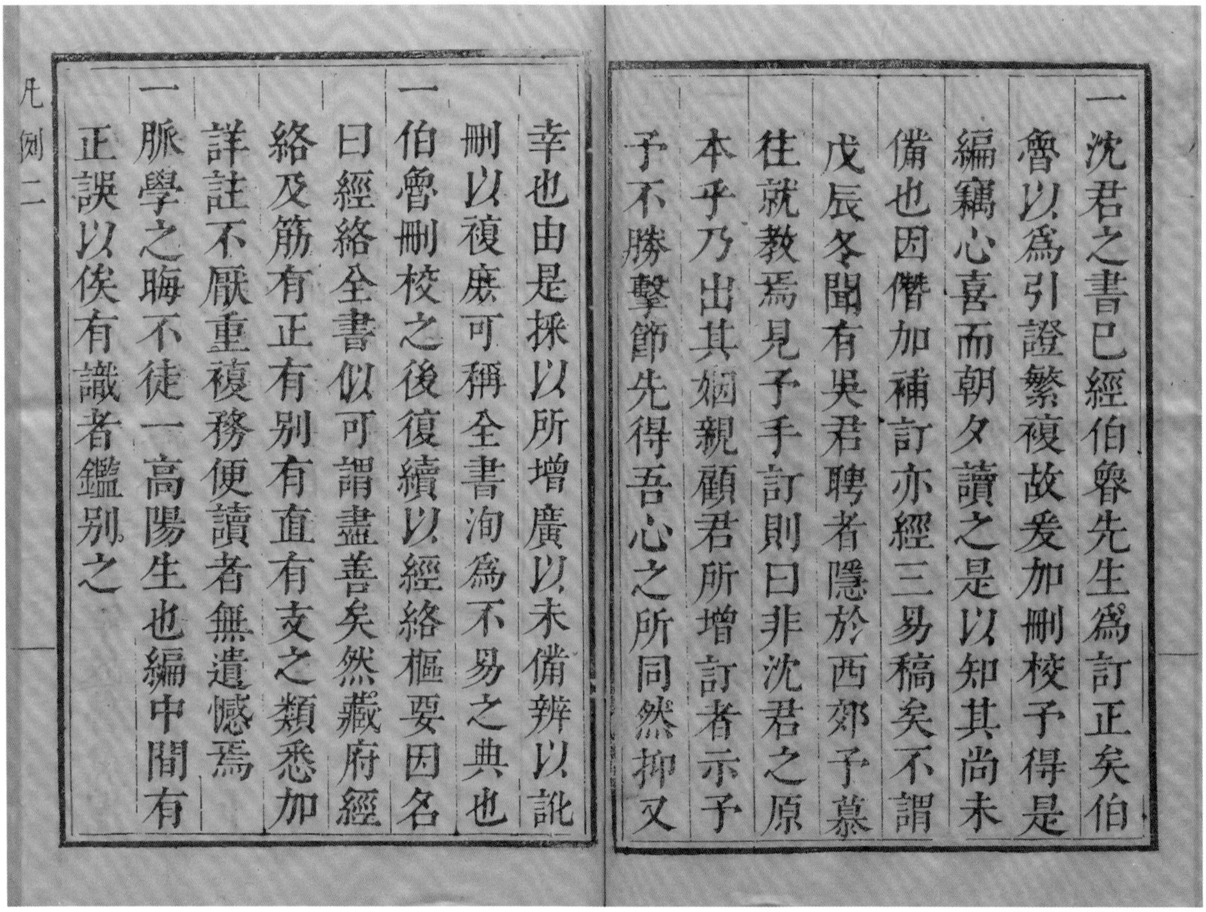

一沈君之書已經伯魯先生爲訂正矣伯魯以爲引證繁複故爰加刪校予得是編竊心喜而朝夕讀之是以知其尚未備也因僭加補訂亦經三易稿矣不謂戊辰冬聞有吳君聘者隱於西郊予慕往就教焉見予手訂則曰非沈君之原本乎乃出其烟親顧君所增訂者示予予不勝擊節先得吾心之所同然抑又幸也由是採以所增廣以未備辨以訛刪以複庶可稱全書洵爲不易之典也

一伯魯刪校之後復續以經絡樞要因名曰經絡全書似可謂盡善矣然藏府經絡及筋有正有別有直有支之類悉加詳註不厭重複務便讀者無遺憾焉

一脈學之晦不徒一高陽生也編中間有正誤以俟有識者鑑別之

〇沈君之书，已经伯鲁先生为订正矣。伯鲁以为引证繁复，故爰加删校。予得是编，窃心喜而朝夕读之。是以知其尚未备也，因僭加补订，亦经三易稿矣。不谓戊辰冬闻有吴君聘者，隐于西郊，予慕往就教焉。见予手订，则曰：非沈君之原本乎？乃出其姻亲顾君所增订者示予，予不胜击节，先得君心之所同，然抑又幸也。由是采以所增，广以未备，辨以讹，删以复，庶可称《全书》，洵为不易之典也。

〇伯鲁删校之后，复续以《经络枢要》，因名曰：《经络全书》，似可谓尽善矣。然脏腑、经络及筋，有正、有别、有直、有支之类，悉加详注，不厌重复，务便读者无遗憾焉。

〇脉学之晦，不徒一高阳生也，编中间有正误，以俟有识者鉴别之。

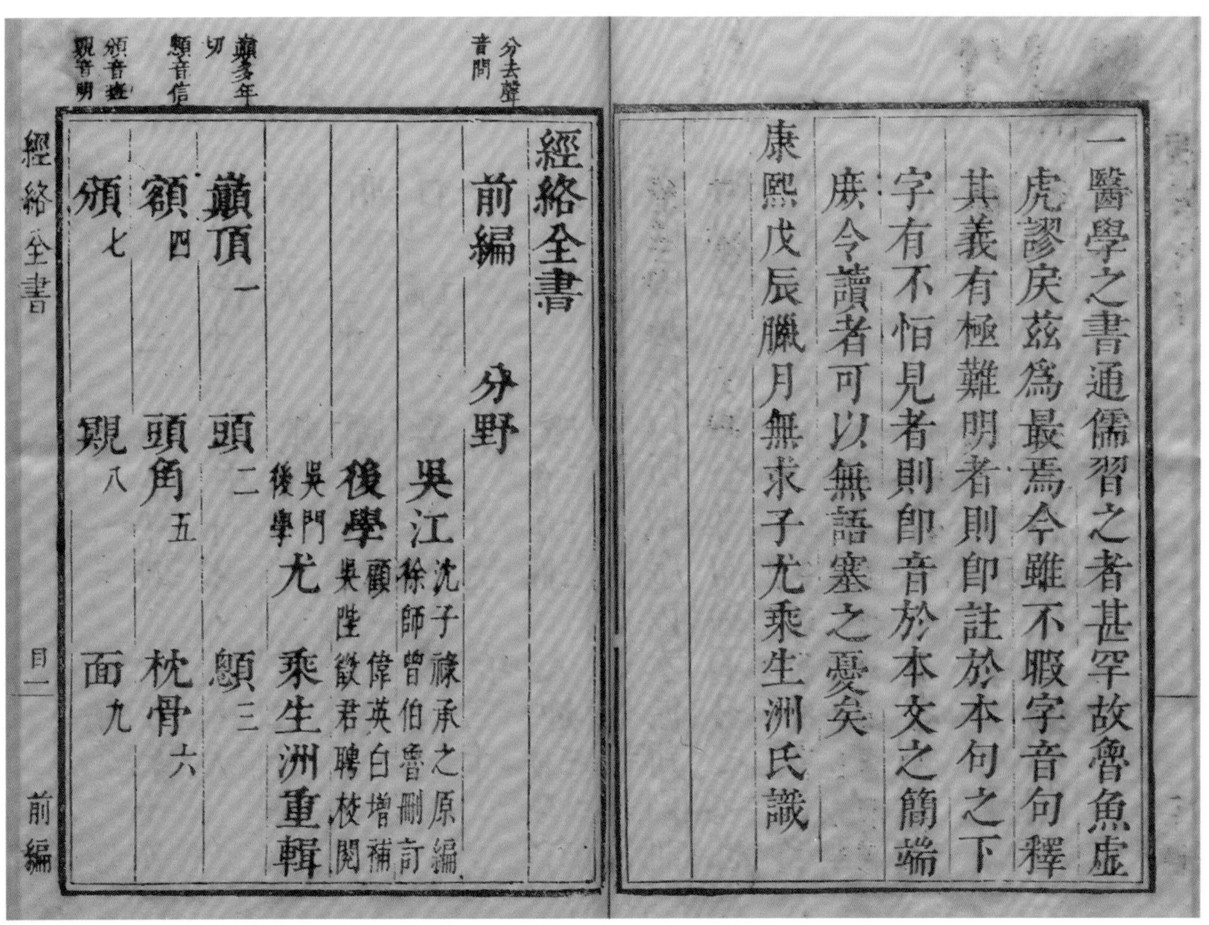

一醫學之書通儒習之者甚罕故魯魚虛虎謬戾玆爲最焉今雖不暇字音句釋其義有極難明者則即註於本句之下字有不恒見者則即音於本文之簡端庶令讀者可以無語塞之憂矣

康熙戊辰臘月無求子尤乘生洲氏識

經絡全書

前編　分野

吳江沈子祿承之原編　徐師曾伯魯刪訂

後學顧偉英白增補　吳陛徽君聘校閱

吳門後學尤乘生洲重輯

巔頂一　頭二　顖三

額四　頭角五　枕骨六

頒七　䫲八　面九

經絡全書　目一　前編

〇医学之书，通儒习之者甚罕，故鲁鱼虚虎谬戾，兹为最焉。今虽不暇字音句释，其义有极难明者，则即注于本句之下；字有不恒见者，则即音于本文之简端。庶令读者可以无语塞之忧矣。

康熙戊辰腊月　无求子尤乘生洲氏识

经络全书

前编・分野

吴江沈子禄承之原编，徐师曾伯鲁删订

后学顾　伟英白增补，吴陛徽君聘校阅

吴门后学尤　乘生洲重辑

巅顶1　头2　囟3

额4　头角5　枕骨6

颁7　顋8　面9

經絡全書　目二　前編

眉十　目十一　目睛十二
瞳神十三　目眶十四　目内眥十五
目銳眥十六　頞中十七　鼻十八
頄十九　頰二十　耳二十一
曲頰二十二　頤二十三　人中二十四
口吻附二十五　唇二十六　齒齗附二十七
舌二十八　頦二十九　項三十
咽三十一　喉會厭附三十二　人迎結喉附三十三
肩端三十四　髃三十五　臑三十六
肘三十七　臂三十八　氣口三十九
掌銳骨腕附四十　手掌四十一　虎口四十二
魚四十三　指四十四　大顀四十五
缺盆四十六　背四十七　脊四十八
胂四十九　胸五十　膻中五十一
髑骬五十二　乳五十三　虛里五十四
腋五十五　腹五十六　脇肋五十七

眉10　目11　目睛12

瞳神13　目眶14　目内眦15

目锐眦16　頞17　鼻18

頄19　颊20　耳21

曲颊22　颐23　人中24

口吻附25　唇26　齿龈附27

舌28　颏29　项30

咽31　喉会厌附32　人迎结喉附33

肩端34　髃35　臑36

肘37　臂38　气口39

掌锐骨腕附40　手掌41　虎口42

鱼43　指44　大椎45

缺盆46　背47　脊48

胂49　胸50　膻中51

髑骬52　乳53　虚里54

腋55　腹56　胁肋57

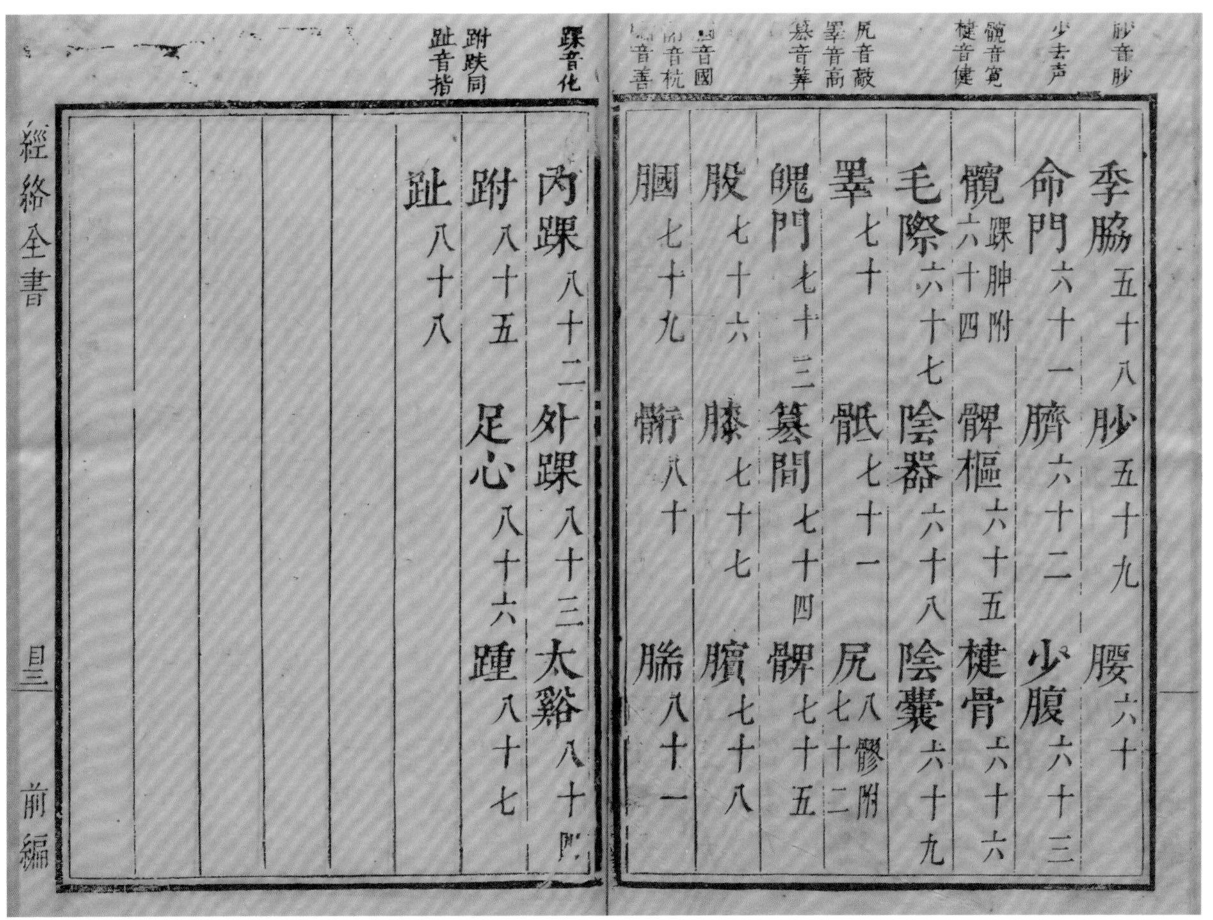

季胁 58　胗59　腰 60

命门 61　脐 62　少腹 63

髋踝、胂附 64　髀枢 65　楗骨 66

毛际 67　阴器 68　阴囊 69

睾 70　骶 71　尻八髎附 72

魄门 73　篡间 74　髀 75

股 76　膝 77　膑 78

腘 79　骱 80　腨 81

内踝 82　外踝 83　太溪 84

跗 85　足心 86　踵 87

趾 88

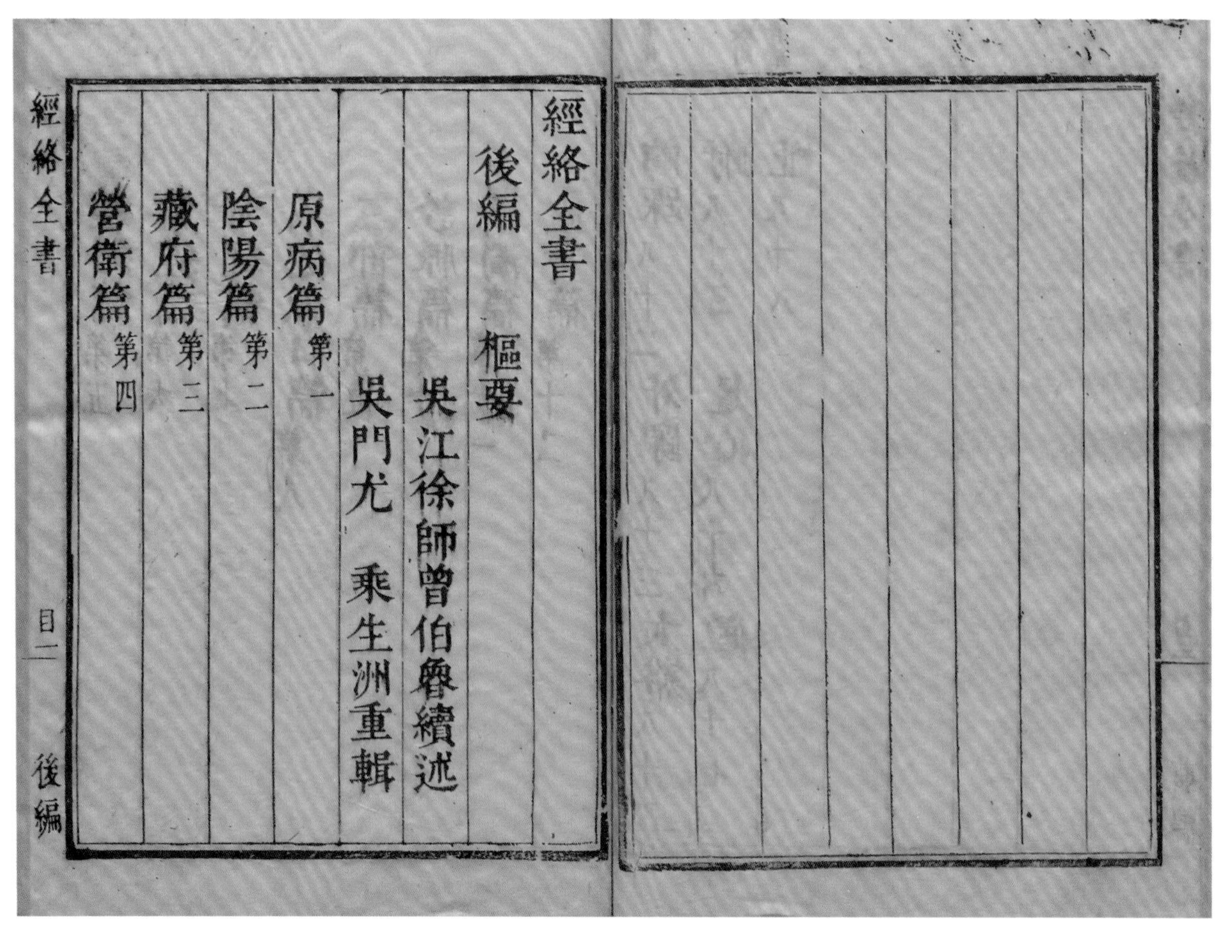

經絡全書

後編　樞要

吳江徐師曾伯魯續述

吳門尤　乘生洲重輯

原病篇第一

陰陽篇第二

藏府篇第三

營衛篇第四

經絡全書　目一　後編

经络全书

后编·枢要

吴江徐师曾伯鲁续述

吴门尤　乘生洲重辑

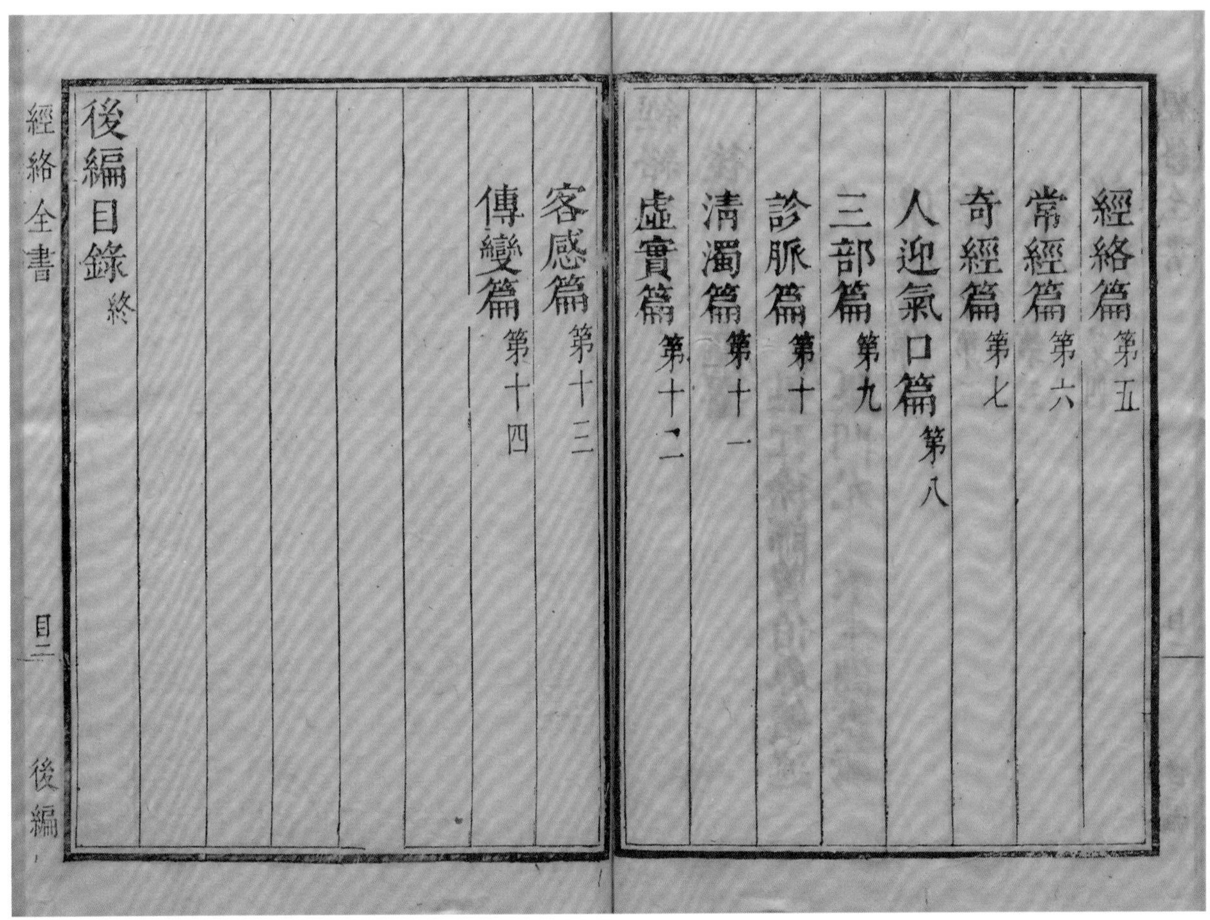

后编目录终

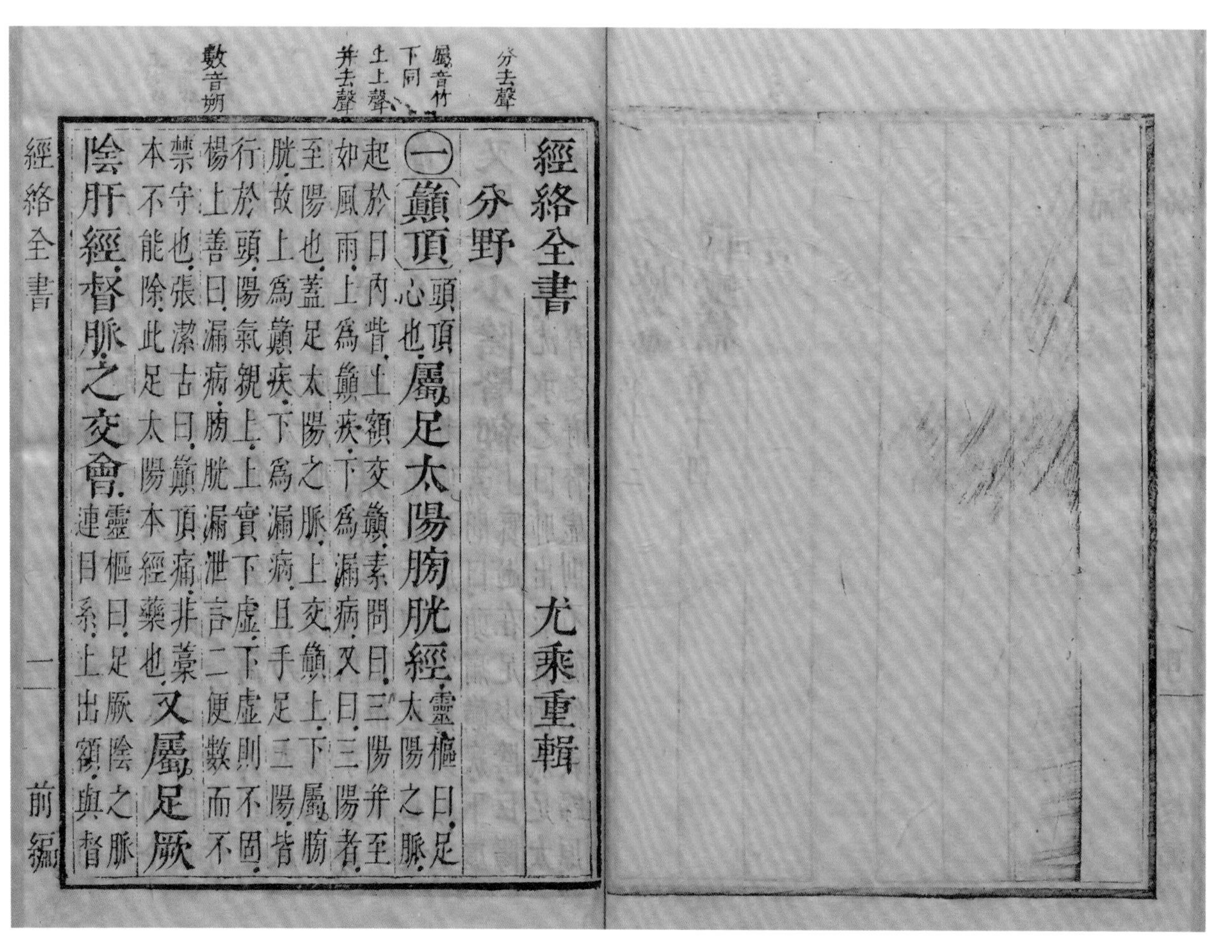

分去聲 屬音竹下同 上上聲 并去聲 數音朔

經絡全書

分野　　　　尤乘重輯

（一）巔頂 頭頂心也。屬足太陽膀胱經。靈樞曰：足太陽之脈，起於目內眥，上額交巔。素問曰：三陽并至如風雨，上爲巔疾，下爲漏病。又曰：三陽者，至陽也，蓋足太陽之脈，上交巔上，下屬膀胱，故上爲巔疾，下爲漏病。且手足三陽，皆行於頭，陽氣親上，上實下虛，下虛則不固。楊上善曰：漏病，膀胱漏泄，言二便數而不禁守也。張潔古曰：巔頂痛，非藁本不能除，此足太陽本經藥也。又屬足厥陰肝經、督脈之交會。靈樞曰：足厥陰之脈連目系，上出額，與督

經絡全書　一　前編

经络全书

尤乘重辑

前编·分野

1.［巅顶］头顶心也。

属足太阳膀胱经。《灵枢》曰：足太阳之脉，起于目内眦，上额交巅。《素问》曰：三阳并至如风雨，上为巅疾，下为漏病。又曰：三阳者，至阳也，盖足太阳之脉，上交巅上，下属膀胱，故上为巅疾，下为漏病。且手足三阳，皆行于头，阳气亲上，上实下虚，下虚则不固。杨上善曰：漏病，膀胱漏泄，言二便数而不禁守也。张洁古曰：巅顶痛，非藁本不能除，此足太阳本经药也。又属足厥阴肝经、督脉之交会。《灵枢》曰：足厥阴之脉连目系，上出额，与督

脉会于巅。又曰：营气上额循巅，下项中，循脊入骶，是督脉也。《素问》曰：督脉与太阳起于目内眦，上额交巅。又曰：春脉太过，则令善怒，忽忽眩冒而巅疾。王海藏曰：巨阳从头走足，唯厥阴与督脉会于巅，逆而上行。诸阳不得下，故令巅痛。钱氏泻青丸用羌活，以其气雄，入太阳也。泻青，乃足太阳、厥阴之药。注：春脉，肝脉也。巨阳，即太阳也。又属手足少阳三焦、胆经。《灵枢》曰：手少阳之正，指天，别于巅，入缺盆，下走三焦，散于胸中也。又曰：足少阳之筋，其直者循耳后，上额角，交巅上。又属足少阴肾经。《素问》曰：头痛巅疾，下虚上实，过在足少阴，巨阳甚，则入肾。○沈承之曰：肺出气，肾纳气，足太阳膀胱乃肾之府，肾虚则不能纳气归原，反从足太阳，溯而上行，入额交巅，故头痛也。

2.［头］

属足太阳膀胱经、督脉之交会。《灵枢》曰：足太阳之脉，是动则病，冲头痛，目似脱，项似拔。《素问》曰：伤寒一日，巨阳受之，故头痛。七日，巨阳病衰，头痛少愈。又曰：热病始于头首者，刺项太阳而汗出止。又曰：巨阳之厥，则肿首头重，足不能行，发为眴仆。又属足阳明胃经。《灵枢》曰：足阳明之别，循胫骨外廉，上络头项。又曰：胃气上注于肺，其悍气上冲头者，循咽，上走空窍。《素问》曰：阳明所谓客孙脉，则头痛、鼻鼽、腹肿。娄全善曰：病在胃而头痛者，必下之，方愈也。又属足少阳胆经。《灵枢》曰：厥头痛，头痛甚，耳前后脉涌，有热，泻出其血，后取足少阳。李东垣曰：头痛耳鸣，气虚头痛也，以人参、黄芪主之。朱丹溪曰：东垣青空膏治少阳头痛。又总属手足三阳经、阳维之脉。《灵枢》曰：手之三阳从手走头，足之三阳从头走足。又曰：头半寒痛，先取手少阳、阳明，后取足少阳、阳明。《素问》曰：头上五行，行五者，以越诸阳之热逆也。王启玄曰：三阳之脉，尽上放头。头者，三阳之会也。张子和曰：头痛不止，乃三阳受病也。孙景思曰：今人头风，亦由阳气虚弱。○沈承之曰：头有五行，中行前自发际，循顶下项至大椎，属督脉。前发际上一寸，名神庭穴，属足太阳膀胱、阳明胃经、督脉之会。后发际上一寸，名风府穴；五分，名哑门穴，并属督脉、阳维之会。第二行，去中行左右各开一寸五分，前后各以发际为度，属足太阳膀胱经。第三行，左右各直目瞳子上，前后亦以发际为度，属足太阳膀胱、少阳胆经、阳维之会。又属足厥阴肝经。《灵枢》曰：厥头痛，头脉痛，心悲善泣，视头动脉及甚者，刺尽出血，后调足厥阴。《素问》曰：肝热病者，其逆则头痛员员，脉引冲头也。又曰：徇蒙招尤，目眩耳聋，下实上虚，过在足少阳、厥阴。注：徇蒙者，如以物蒙其首，招摇不定；目眩耳聋，皆晕之状也，此为肝厥，宜钩藤散。王海藏曰：酒浸当归，治诸头痛。盖头痛皆属肝木，故以血药主之。朱丹溪曰：血虚头痛，从鱼尾上攻，相连头痛者，当归、川芎主之，盖在足太阳、足厥阴也。兼属足少阴肾经。《灵枢》曰：厥头痛，员员头重而痛，泻头上五行，先取手少阴，后取足少阴。许知可曰：肝虚为上虚，虚则头晕；肾虚为下虚，虚则头痛。李东垣曰：有厥逆头痛者，所犯大寒，内至骨髓。髓以脑为主，脑逆，故令脑痛，齿亦痛，宜羌活附子汤。又分属足六经。李东垣曰：头痛须用川芎。如不应，各加引经药。太阳川芎、阳明白芷、少阳柴胡、太阴苍术、少阴细辛、厥阴吴茱萸。又曰：太阳头痛，脉浮紧者，川芎、羌活、麻黄主之。少阳头痛，脉弦细，寒热往来者，柴胡、黄芩主之。阳明头痛，自汗，发热不恶寒，脉浮长者，升麻、葛根、石膏、白芷主之。太阴头痛，必有痰，体重、腹痛、为痰癖，苍术、半夏主之。少阴头痛，三阴三阳不流行，足寒气逆为寒厥，其脉沉细，麻黄附子细辛汤主之。厥阴头痛，或吐痰沫，冷厥，脉沉缓，吴茱萸汤主之。

3.［囟］

属足太阳膀胱经、督脉之会。囟在额上，入发际二寸，囟会穴之分也，俗呼为囟门。《灵枢》曰：足太阳所生病者，头囟顶痛也。

4.［额］

属足阳明胃经。额者，发际之前，阙庭之上也。《灵枢》曰：足阳明之脉，耳前过客主人，循发际，至额颅。张洁古曰：白芷治阳明头痛在额，及诸风通用。王海藏曰：葛根汤，阳明胃经中风仙药也。若太阳初病，未入阳明者，不可便服此汤发之。又属足太阳膀胱、厥阴肝经、督脉之交会。《明堂经》曰：神庭一穴，在发际直鼻上，督脉与足太阳、阳明之会。主治肿气，及风痫不识人。灸七壮至百壮，禁不可针。《灵枢》曰：热病，面青脑痛。手足躁者，取之筋，索筋于肝也。兼属手少阴心经。《素问》曰：心热病者，颜先赤。颜，额也。王海藏曰：头汗出，剂颈而还，血症也。额上偏多者属心部，亦血症也。

5.［头角］

属足少阳胆经。头角者，额之两旁，直耳上突起之骨也。《灵枢》曰：足少阳之脉，起于目锐眦，上抵头角。《素问》曰：上部天，两额之动脉，以候头角之气。注：头角之气，在额两旁，动应于手，足少阳脉气所行也。张子和曰：额角上痛，俗呼偏头痛者，足少阳经也。王叔和所谓：寸脉急而头痛者是也。如痛久不已，则令人丧目，以三阳受病，皆胸中有宿痰所致也。先以茶调散吐之，乃服川芎、薄荷辛凉清上之药。又属手少阳三焦经。《灵枢》曰：手少阳之脉，耳后直上，出耳上角。又曰：手少阳之筋，其支者，循耳前，属目外眦，上乘颔，结于角。兼属足太阳膀胱、阳明胃经、阳维脉之会。《灵枢》曰：足太阳之脉，其支者，从巅至耳上角。〇沈承之曰：直两耳上，属手足少阳三焦、胆经、足太阳膀胱经，阳维之会。两耳前角上，属手足少阳三焦、胆经、足阳明胃经之会。两耳后角上，属足太阳膀胱、少阳胆经之会。

6.［枕骨］

属足太阳膀胱、少阴肾经、督脉之会。《灵枢》曰：足太阳之筋，其直者结于枕骨。又曰：足少阴之筋，挟膂，上至项，结于枕骨，与足太阳之筋合。

7.［颁］

属手少阳三焦经。颁，鬓间也。孟子所称颁白者之颁即是。旧又重出鬓间，非。《灵枢》曰：手少阳之脉，从耳后，入耳中，出走耳前，过客主人。又属足少阳胆经、手太阳小肠经之会。《明堂经》曰：角孙二穴，在耳廓中间，开口有空，手太阳、手足少阳三脉之会也。又属足阳明胃经。《灵枢》曰：足阳明之脉，循颊车，上耳前。

8.［顋］眉目之间，阙庭之部也。徐伯鲁曰：沈承之注以为颜者，非也。

属足太阳膀胱经、冲脉、督脉之会。顾英白曰：亦名顽颡。《灵枢》曰：阙者，眉间也；庭者，颜也。黑色出于庭，大如拇指，必不病而卒死。又曰：足太阳之筋，上头，下颜，结于鼻。又曰：颃颡者，分气之所泄也。故人之鼻洞涕出不收者，颃颡不闭，分气失也。又曰：冲脉上出于颃颡，渗诸阳，灌诸精。兼属足厥阴肝经。《灵枢》曰：足厥阴之脉，循喉咙之后，上入颃颡。病甚，则嗌干，面尘脱色。

9.［面］

统属足阳明胃经。《灵枢》曰：邪中于面，则下阳明。又曰：足阳明有挟鼻入于面者，名曰悬颅，属口，对入系目本。《素问》曰：女子五七，阳明脉衰，面始焦，发始堕；丈夫六八，阳气衰竭于上，面焦，发鬓颁白。又曰：已食如饥者胃疸，面肿曰风，盖阳明胃之脉，行于面故尔。又曰：阳明之厥，面赤而热，妄见而妄言。《中藏》曰：胃热则面赤如醉人。叶氏曰：人之面部，阳明之所属也，故胃中有热则面热，升麻汤加黄连；胃中有寒则面寒，升麻加附子汤。若风热内盛而上攻，令人面目肿，或风刺隐疹，随其症而治之。又属手足太阳小肠、膀胱经。《灵枢》曰：手太阳之上，血气盛，则有多须，面多肉以平；血气皆少，则面瘦恶色。又曰：足太阳之上，血气和，则美色。其肥而泽者，血气有余；肥而不泽者，气有余，血不足；瘦而无泽者，气血俱不足。又总属诸阳经。《灵枢》曰：诸阳之会，皆在于面。中人也，方乘虚时，及新用力，若饮食汗出，腠理开而中于邪。又曰：十二经脉，三百六十五络，其血气皆上于面而走空窍；其精阳气上走于目而为睛；其别气走于耳而为听；其宗气上出于鼻而为臭；其浊气出于胃，走唇舌而为味。其气之精液，皆上熏于面。兼属手少阴心经。《灵枢》曰：手少阴气绝则脉不通，脉不通则血不流，血不流则发色不泽，故其面色如漆柴者，血先死也。《素问》曰：心者，生之本，神之变也，其华在面。又曰：心之合，脉也；其荣，色也。又以五色命五脏。《灵枢》曰：青为肝，赤为心，白为肺，黄为脾，黑为肾。又曰：色青者其脉弦也，黄者其脉代也，白者其脉毛，黑者其脉石。见其色而不得其脉，反得相胜之脉，则死矣。得其相生之脉，则病已矣。又曰：五色之见也，各出其色部，部骨陷者，必不免于病矣；其色部乘袭者，虽病甚不死。夫青黑为痛，黄赤为热，白为寒。《素问》曰：生于肝，如以缟裹绀，故青欲如苍璧之泽，不欲如蓝。生于心，如以缟裹朱，故赤欲如帛裹朱；不欲如赭。生于脾，如以缟裹栝蒌实，故黄欲如罗裹雄黄，不欲如黄土。生于肺，如以缟裹红，故白欲如鹅羽，不欲如硫。生于肾，如以缟裹紫，故黑欲如重漆色，不欲如地苍。又曰：青如翠羽者生，如草滋者死；赤如鸡冠者生，如虾血者死；黄如蟹腹者生，如枳实者死；白如豕膏者生，如枯骨者死；黑如乌羽者生，如炲者死。

10.［眉］

属足太阳膀胱经。《灵枢》曰：人之嚏者，补足太阳，荣眉本。又曰：足太阳之上，血气盛则美眉，眉有毫毛；血多气少则恶眉。朱丹溪曰：眉棱骨痛，属风热与痰，治类头风，白芷、酒黄芩为细末，茶调下。徐伯鲁曰：曾常患此，以川芎茶调散治之，神效。又属手太阴肺经、足厥阴肝经。《灵枢》曰：阙中者，肺也；阙者，眉间也。色起两眉薄皮者，病在皮。戴复庵曰：有肝经痰饮一症，发则眉棱骨痛，眼不可开，昼静夜剧，宜导痰饮或芎辛汤去芽茶，或二陈汤送青州白丸子，甚效。

11.［目］

统属足厥阴肝经。《灵枢》曰：目者肝之官也，故肝病者眦青。又曰：肝气通于目，肝和则目能辨五色矣。又曰：肝者，主为将，使之候外，欲知坚固，视目大小。又曰：五十岁，肝气始衰，肝叶始薄，胆汁始减，目始不明。又曰：足厥阴之脉，连目系，上出额，其支者，从目系下颊。《素问》曰：东方青色，入通于肝，开窍于目，畏清。注：清，冷也。又曰：肝受血而能视。乔岳曰：肝绝，则目涩欲睡。戴复庵曰：赤眼有数种，无非血壅肝经所致。宜黑神散、消风散等分，白汤调，食后睡时服。又属手少阴心经。《灵枢》曰：目者，心使也；心者，神之舍也，故神精乱而不转，卒然见非常处，精神魂魄散不相得，故惑也。又曰：手少阴之脉，其支者，从心系上挟咽，系目系。《素问》曰：心者，五脏之专精也；目，其窍也。又曰：心火太盛，则百脉沸腾，血脉逆行，邪害孔窍，天明则日月不明。又属足太阴脾经、阳明胃经。《素问》曰：诸有水气，微先见于目。水者，阴也；目下，亦阴也；腹者，至阴之所居。故水在腹者，必使目下肿也。《灵枢》曰：足阳明之筋，其直者结于鼻上，合于太阳，为目下纲。其病急者，目不合；热则筋纵，目不开。孙景思曰：古人治目病，以神曲为君者，盖目疾多因脾胃有痰，浸渍于肝，久则昏眩，故用神曲以健脾胃、消痰饮也。《医说》曰：有人患赤眼肿痛，不能饮食，诊其脉，肝盛脾弱。用凉药以平肝，则损脾；用温药以益脾，则肝愈盛而加病，何以治之？曰：当以温平药倍加肉桂，勿用茶调，恐损脾也；肉桂杀肝而益脾，故一举而两得之。传曰：木得桂而枯也。又属足太阳膀胱经。《灵枢》曰：足太阳之本，在跟以上五寸中，标在两络，根起于至阴，结于命门。命门者，目也。又曰：太阳之脉，其终也，戴眼，反折瘈疭。又曰：足太阳之筋，其支者，为目上纲。《玄珠》曰：症有戴眼者，谓睛不转而仰视也。灸昆仑穴，即随下不戴，穴在两足外踝骨、后跟骨上陷中，动脉应手。若灸之，仍戴不下者，此为太阳终。故曰：太阳之脉，其终也，戴眼。

兼属足少阳胆经。《素问》曰：少阳络者，其百节纵，目睘绝系。注：睘，谓直视如惊貌。目系绝，故目不动而直视也。《灵枢》曰：诊目痛，赤脉从上下者，太阳病；从下上者，阳明病；从外走内者，少阳病。注：诊，视也，非诊脉之诊也。赤脉，乃赤筋在目也。又以五色应五脏。《灵枢》曰：持其尺，察其肉之坚脆，大小滑涩，寒温燥湿。因视目之五色，以知五脏而决死生。故目赤色者病在心，白在肺，青在肝，黄在脾，黑在肾，黄色不可名者，病在胸中。钱仲阳曰：目内症，赤者心热，导赤散主之；淡红者心虚热，生犀散主之；青者肝热，泻青丸主之；黄者脾热，泻黄丸主之；无精光者，肾虚也，地黄丸主之。又统属诸脏腑。《灵枢》曰：五脏六腑之精气，皆上注于目而为之精。精之窠为眼，骨之精为瞳子，筋之精为黑眼，血之精为络，其窠气之精为白眼，肌肉之精为约束裹缬，筋骨血气之精，而与脉并为系，上属于脑，后出于项中。故邪中于项，因逢其身之虚，其入深，则随眼系以入于脑。注：精气，谓津液也。

12.［目睛］黑者谓之乌轮。

属足厥阴肝经。《灵枢》曰：筋之精为黑眼，肝则主筋也。又曰：瞳子黑眼法于阴，白眼赤脉法于阳，故阴阳合转而精明也。娄全善曰：夏枯草治目珠夜疼，以苦寒药点上反甚者，神效。盖白眼疼属阳，及昼则疼甚，点苦寒药则效。黑眼疼属阴，及夜则疼甚，点苦寒药则反剧。

［白睛］

属手太阴肺经。《灵枢》曰：气之精为白眼。注：肺则主气也，亦名气轮。

13.［瞳子］亦谓之瞳人。

属足少阴肾经。《灵枢》曰：骨之精为瞳子，肾则主骨也。又曰：五阴气俱绝，则目系转，转则目运。目运者，为志先死；志先死，则远一日半死矣。肾所以藏精与志也。又曰：足少阴之脉，是动则病目䀮䀮如无所见。又曰：反其目视之，其中有赤脉，上下贯瞳子，见一脉一岁死；见一脉半，一岁半死；见二脉，二岁死；见二脉半，二岁半死；见三脉，三岁死；见赤脉不下贯瞳子者，可治也。又属足太阳膀胱经。《素问》曰：瞳子高者，太阳不足；戴眼者，太阳已绝。

14.［目眶］睑也，俗呼为眼胞。

属足太阴脾经、阳明胃经。《灵枢》曰：肉之精为约束裹缬，脾则主肌肉也。又曰：人之目窠上微肿，如新卧起状，其颈脉动，时咳，按其手足上，窅而不起者，风水肤胀也。《玄珠》曰：上下睑肿者，脾气热也。一曰：脾之候在睑，睑动则知脾能消化也。脾病，则睑涩嗜卧矣。又曰：脾虚则睑肿。朱丹溪曰：阳明经有风热，则为烂眼眶。〇沈承之曰：直两目瞳子上，接头之第三行，属手少阳三焦经、阳维之会。直目瞳子下七分，名承泣穴，属足阳明胃经、任脉、阴跷脉之会；一寸名四白穴，属足阳明胃经。兼属手太阴肺经。《素问》曰：刺眶上陷骨中脉，为漏、为盲。注：眶骨中脉，目之系，肺之脉也。刺内陷，则目系绝，故为目漏。目脉漏，则盲也。乔岳曰：肺主眼胞，肺绝则眼胞陷。又属足厥阴

分扶問反

卒音猝 上上声 中去声

肝經［註］素問曰肝風之狀診在目下其色青註診視也戴復菴曰眼屬肝有肝虛而痛纔見光明則眶骨痛甚者宜生熟地黃丸

（十五）目內眥 在內近鼻者亦名為赤眥睛明穴之分也 屬手少陰心經 靈樞曰手少陰之正出于面合目內眥又曰血之精為絡其窠心則主血脈也 兼屬手足太陽小腸膀胱經足陽明胃經之合 靈樞曰足之陽明手之太陽筋急則口目為僻眥急不能卒視素問曰風氣與陽明入胃循脈而上至目內眥其人肥則風氣不得外泄則為熱中而目黃人瘦則外泄而寒則為寒中而泣出王啓玄曰太陽之脈起于目內眥太陽絕則目內陷而死〇沈承之曰直目內眥上屬足太陽膀胱經直目內眥下屬足陽明胃經厥陰肝經之會 又屬二蹻合脈 靈樞曰陰蹻脈出人迎之前入頄屬目內眥合于太陽陽蹻而上行氣并相還則為濡目氣不營則目不合又曰目中赤痛從內眥始取之陰蹻素問曰邪客于足陽蹻之脈令人目痛從目眥始趙以德曰陰蹻為病陽緩而陰急陽蹻為病陰緩而陽急二脈皆與交會于目內眥陽脈交于陰則目閉陰脈交于陽則目開

頄音求

（十六）目銳眥 目眥之外決于面者 屬手足少陽三焦膽經手太陽小腸經之會 靈樞曰手少陽所生病者目銳眥痛

經絡全書 十二 前编

肝经。《素问》曰：肝风之状，诊在目下，其色青。注：诊，视也。戴复庵曰：眼属肝，有肝虚而痛，才见光明，则眶骨痛甚者，宜生熟地黄丸。

15.［目内眦］在内近鼻者，亦名为赤眦，睛明穴之分也。

属手少阴心经。《灵枢》曰：手少阴之正，出于面，合目内眦。又曰：血之精为络其窠，心则主血脉也。兼属手足太阳小肠、膀胱经，足阳明胃经之合。《灵枢》曰：足之阳明、手之太阳筋急，则口目为僻，眦急不能卒视。《素问》曰：风气与阳明入胃，循脉而上，至目内眦。其人肥，则风气不得外泄，则为热中而目黄；人瘦则外泄而寒，则为寒中而泣出。王启玄曰：太阳之脉，起于目内眦，太阳绝，则目内陷而死。〇沈承之曰：直目内眦上，属足太阳膀胱经；直目内眦下，属足阳明胃经、厥阴肝经之会。又属二跷合脉。《灵枢》曰：阴跷脉出人迎之前，入頄，属目内眦，合于太阳、阳跷而上行。气并相还，则为濡目；气不营则目不合。又曰：目中赤痛，从内眦始，取之阴跷。《素问》曰：邪客于足阳跷之脉，令人目痛，从目眦始。赵以德曰：阴跷为病，阳缓而阴急；阳跷为病，阴缓而阳急。二脉皆与交会于目内眦。阳脉交于阴则目闭，阴脉交于阳则目开。

16.［目锐眦］目眦之外决于面者。

属手足少阳三焦、胆经、手太阳小肠经之会。《灵枢》曰：手少阳所生病者，目锐眦痛。

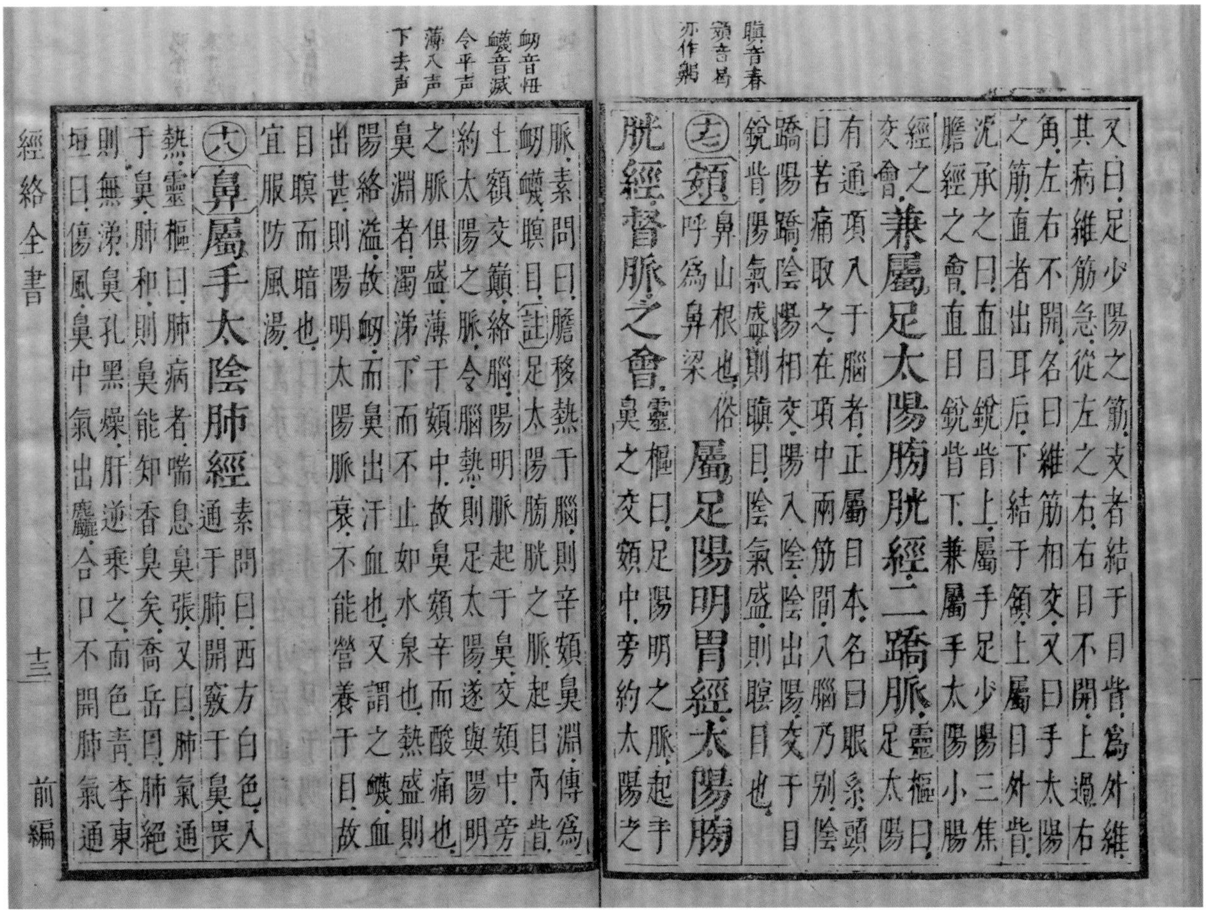

又曰：足少阳之筋，支者结于目眦，为外维。其病维筋急，从左之右，右目不开，上过右角，左右不开，名曰维筋相交。又曰：手太阳之筋，直者出耳后，下结于领，上属目外眦。〇沈承之曰：直目锐眦上，属手足少阳三焦、胆经之会；直目锐眦下，兼属手太阳小肠经之交会。兼属足太阳膀胱经、二跷脉。《灵枢》曰：足太阳有通项入于脑者，正属目本，名曰眼系。头目苦痛取之，在项中两筋间，入脑乃别。阴跷、阳跷，阴阳相交，阳入阴，阴出阳，交于目锐眦。阳气盛，则瞋目，阴气盛，则瞑目也。

17.［頞］鼻山根也，俗称为鼻梁。

属足阳明胃经、太阳膀胱经、督脉之会。《灵枢》曰：足阳明之脉，起于鼻之交頞中，旁约太阳之脉。《素问》曰：胆移热于脑，则辛頞鼻渊，传为衄蠛，瞑目。注：足太阳膀胱之脉，起目内眦，上额，交巅，络脑。阳明脉起于鼻，交頞中，旁约太阳之脉。令脑热，则足太阳遂与阳明之脉俱盛，薄于頞中，故鼻頞辛而酸痛也。鼻渊者，浊涕下而不止如水泉也。热盛则阳络溢，故衄，而鼻出污血也，又谓之蠛。血出甚，则阳明、太阳脉衰，不能营养于目，故目瞑而暗也。宜服防风汤。

18.［鼻］

属手太阴肺经。《素问》曰：西方白色，入通于肺，开窍于鼻，畏热。《灵枢》曰：肺病者，喘息鼻张。又曰：肺气通于鼻，肺和，则鼻能知香臭矣。乔岳曰：肺绝则无涕，鼻孔黑燥。肝逆乘之，面色青。李东垣曰：伤风，鼻中气出粗，合口不开，肺气通于天也。王汝言曰：鼻塞不闻香臭，但略感风寒，不时举发者，世俗皆以为肺寒，而用辛温之药。不知肺经素有火邪，火郁甚，则喜得热而恶见寒，故遇寒便塞也。法宜清肺降火为主，而佐以通气之剂，服之自效。如素无鼻塞之症，一时偶感风寒而致者，当作风寒治。〇沈承之曰：其在小儿面部，谓之明堂。《灵枢》曰：脉见于寸口，色见于明堂。明堂者，鼻也。明堂广大者寿，小者殆，况加疾哉？徐伯鲁曰：按此语，即相家贵隆准之说也。然须视其面部何如，每见明堂虽小，与面相称者，寿可七八十，要不可执一论也。又属手足阳明大肠、胃经、督脉之交会。《灵枢》曰：手阳明之脉，上挟鼻孔。又曰：胃胀者，腹满，胃脘痛，鼻闻焦香，妨于食，大便难。《素问》曰：伤寒二日，阳明受之。阳明主肉，其脉挟鼻，故鼻干不得卧。又曰：运气阳明所至为鼽嚏。注：鼽，鼻窒也。嚏，喷涕也。《明堂经》曰：素髎，一名面王，在鼻柱上端，督脉气所发也。刘河间曰：伤风于腠理，而鼻为塞者，寒能收敛，阳气不通畅也。王海藏曰：石膏发汗，辛寒入手太阴经，仲景治伤寒阳明经症，乃用之者何也？盖胃脉行身之前，而胸为胃肺之室，邪热在阳明，则肺受火邪，故以辛寒以清肺，所以号为白虎也。〇沈承之曰：挟鼻孔两旁五分，名迎香穴，属手足阳明大肠、胃经之会；直目瞳子，名巨髎穴，属足阳明胃经、阴跷脉之会。兼属手少阴心经。《素问》曰：正气入鼻，藏于心肺，心肺有病，而鼻为之不利也。李东垣曰：鼻本主肺，而复能闻香臭者，鼻

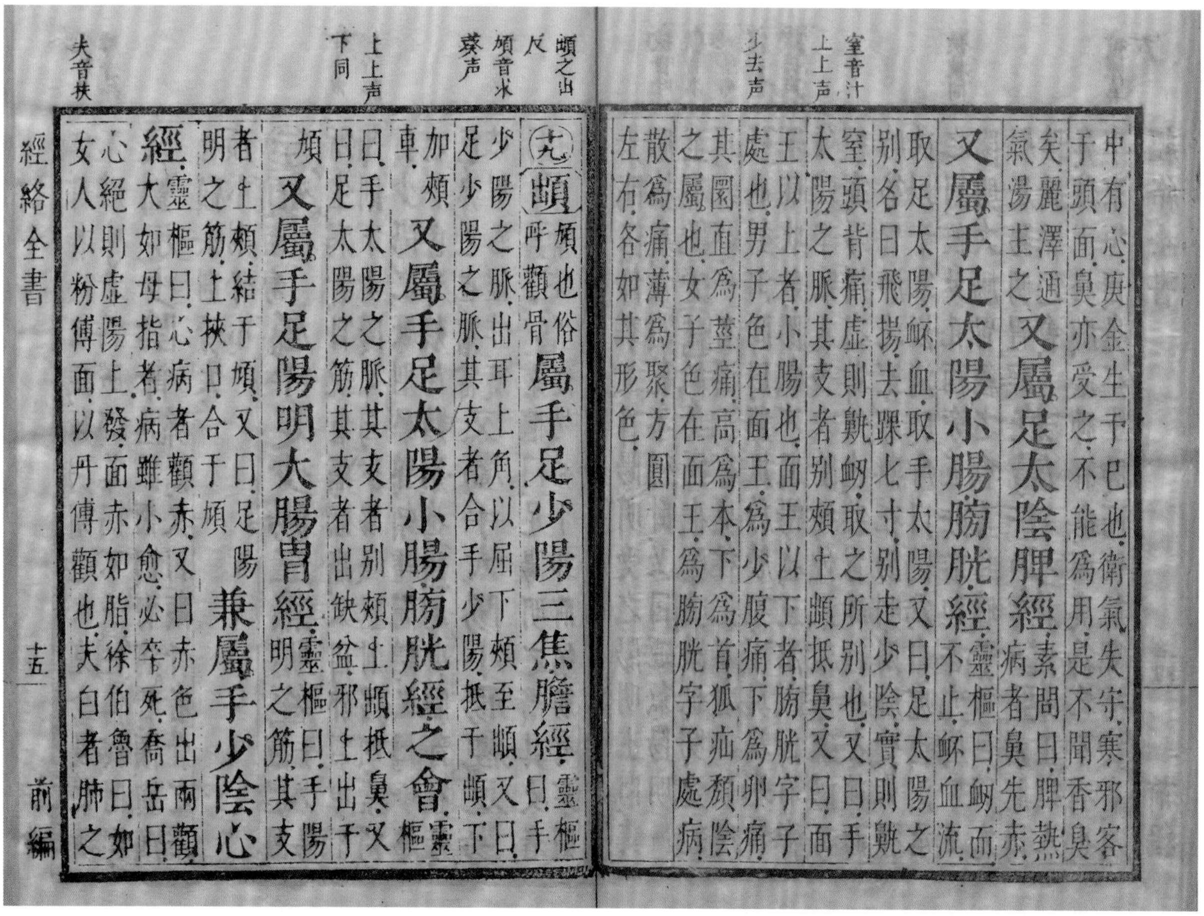

中有心，庚金生于己也，卫气失守，寒邪客于头面，鼻亦受之，不能为用，是不闻香臭矣，丽泽通气汤主之。又属足太阴脾经。《素问》曰：脾热病者，鼻先赤。又属手足太阳小肠、膀胱经。《灵枢》曰：衄而不止，衃血流，取足太阳；衃血，取手太阳。又曰：足太阳之别，名曰飞扬，去踝七寸，别走少阴。实则鼽窒，头背痛；虚则鼽衄，取之所别也。又曰：手太阳之脉，其支者，别颊，上頔，抵鼻。又曰：面王以上者，小肠也；面王以下者，膀胱字子处也。男子色在面王，为少腹痛，下为卵痛，其圜直为茎痛，高为本，下为首，狐疝㿗阴之属也。女子色在面王，为膀胱字子处病，散为痛，薄为聚，方圆左右，各如其形色。

19.［頔］

頄也，俗呼颧骨。属手足少阳三焦、胆经。《灵枢》曰：手少阳之脉，出耳上角，以屈下颊至頔。又曰：足少阳之脉，其支者合手少阳，抵于頔，下加颊车。又属手足太阳小肠、膀胱经之会。《灵枢》曰：手太阳之脉，其支者，别颊，上頔，抵鼻。又曰：足太阳之筋，其支者，出缺盆，斜上出于頔。又属手阳明大肠、胃经。《灵枢》曰：手阳明之筋，其支者上颊，结于頔。又曰：足阳明之筋，上挟口，合于頄。兼属手少阴心经。《灵枢》曰：心痛者，颧赤。又曰：赤色出两颧大如拇指者，病虽小愈，必卒死。乔岳曰：心绝则虚阳上发，面赤如脂。徐伯鲁曰：如女人以粉敷面，以丹敷颧也。夫白者，肺之

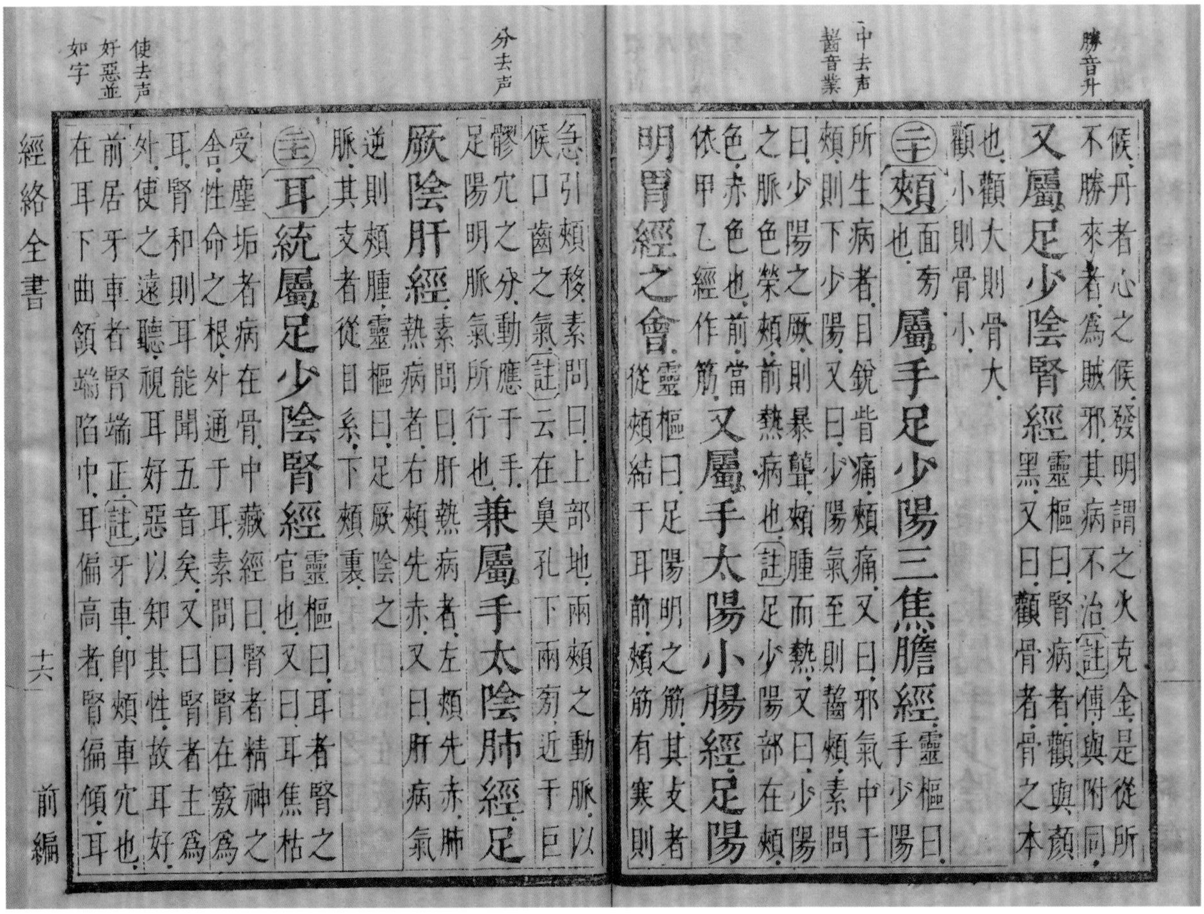

勝音升　中去声 齧音業　分去声　使去声 好惡並如字

候。丹者，心之候，發明謂之火克金。是從所不勝來者，爲賊邪，其病不治。註：傅與附同。又屬足少陰腎經。靈樞曰：腎病者，顴與顏黑。又曰：顴骨者，骨之本也，顴大則骨大，顴小則骨小。

〔二十〕頰　面旁也。屬手足少陽三焦膽經。靈樞曰：手少陽所生病者，目銳眥痛，頰痛。又曰：邪氣中于頰，則下少陽。又曰：少陽氣至，則齧頰。素問曰：少陽之厥，則暴聾，頰腫而熱。又曰：少陽之脈色榮頰，前熱病也。註：足少陽部在頰。色，赤色也。前，當依甲乙經作筋。又屬手太陽小腸經、足陽明胃經之會。靈樞曰：足陽明之筋，其支者從頰結于耳前，頰筋有寒則急，引頰移。素問曰：上部地，兩頰之動脈，以候口齒之氣。註云：在鼻孔下兩旁，近于巨髎穴之分，動應于手，足陽明脈氣所行也。兼屬手太陰肺經、足厥陰肝經。素問曰：肝熱病者，左頰先赤；肺熱病者，右頰先赤。又曰：肝病氣逆則頰腫。靈樞曰：足厥陰之脈，其支者從目系，下頰裏。

〔二十一〕耳　統屬足少陰腎經。靈樞曰：耳者，腎之官也。又曰：耳焦枯受塵垢者，病在骨。中藏經曰：腎者，精神之舍，性命之根，外通于耳。素問曰：腎在竅爲耳。腎和則耳能聞五音矣。又曰：腎者，主爲外，使之遠聽，視耳好惡以知其性。故耳好，前居牙車者腎端正。註：牙車，即頰車穴也，在耳下曲頷端陷中。耳偏高者，腎偏傾。耳

經絡全書　十六　前編

候；丹者，心之候，发明谓之火克金。是从所不胜来者，为贼邪，其病不治。注：敷，与附同。又属足少阴肾经。《灵枢》曰：肾病者，颧与颜黑。又曰：颧骨者，骨之本也，颧大则骨大，颧小则骨小。

20.［颊］

面旁也。属手足少阳三焦、胆经。《灵枢》曰：手少阳所生病者，目锐眦痛，颊痛。又曰：邪气中于颊，则下少阳。又曰：少阳气至，则啮颊。《素问》曰：少阳之厥，则暴聋，颊肿而热。又曰：少阳之脉色荣颊，前热病也。注：足少阳部在颊。色，赤色也。前，当依《甲乙经》作筋。又属手太阳小肠经、足阳明胃经之会。《灵枢》曰：足阳明之筋，其支者，从颊结于耳前。颊筋有寒则急，引颊移。《素问》曰：上部地，两颊之动脉，以候口齿之气。注云：在鼻孔下两旁，近于巨髎穴之分，动应于手，足阳明脉气所行也。兼属手太阴肺经、足厥阴肝经。《素问》曰：肝热病者，左颊先赤；肺热病者，右颊先赤。又曰：肝病气逆则颊肿。《灵枢》曰：足厥阴之脉，其支者，从目系，下颊里。

21.［耳］

统属足少阴肾经。《灵枢》曰：耳者，肾之官也。又曰：耳焦枯受尘垢者，病在骨。《中藏经》曰：肾者精神之舍，性命之根，外通于耳。《素问》曰：肾，在窍为耳。肾和则耳能闻五音矣。又曰：肾者，主为外，使之远听，视耳好恶以知其性。故耳好，前居牙车者肾端正。注：牙车，即颊车穴也，在耳下曲颔端陷中。耳偏高者，肾偏倾；耳

高者，肾高；耳后陷者，肾下；耳坚者，肾坚；耳薄不坚者，肾脆。《玄珠》曰：耳薄而黑或白者，肾败也。罗谦甫曰：夫耳卒聋者，由肾气虚，为风邪所乘，搏于经络，随其血脉，上入耳，正邪相搏，令卒聋也。肾虚有寒者，宜肉苁蓉丸、烧肾散；肾虚有热者，宜《本事》地黄丸。又属手少阴心经、厥阴心主经。《素问》曰：南方赤色，入通于心，开窍于耳。《灵枢》曰：手心主之正，循喉咙，出耳后，合少阳。赵以德曰：心在窍为舌，以舌非孔窍，因寄窍于耳。肾治内之阴，心治外之阳。〇愚按：手心主、手三焦之脉，皆心脉也。三焦之脉，入耳中，故心之窍通于耳。凡耳中肿痛之症，皆以心火治之，所谓治其阳也。又属手少阳三焦经。《灵枢》曰：手少阳之脉，上项，系耳后，直上出耳上角。其支者，从耳后入耳中，出走耳前。是动则病耳聋，浑浑焞焞。又曰：手少阳之上，血气盛，则耳色美；血气皆少，则耳焦恶色。《素问》曰：上部人，耳前之动脉，以候耳目之气。注：在耳前陷者中，动应于手，手少阳脉气所行也。又曰：一阳独啸，少阳厥也，其终者耳聋。注：啸者，耳中鸣如啸声也。胆及三焦脉皆入耳，故气逆上，则耳中鸣。又属足少阳胆经。《灵枢》曰：足少阳之脉，其支者从耳后入耳中，出走耳前。又曰：足少阳之本，在窍阴之间，标在窗茏之前。窗茏者，耳也。《素问》曰：伤寒三日，少阳受之，则胸胁痛而耳聋；九日，少阳病衰，耳聋微闻。李东垣曰：少阳者，斜出于耳前后也。愚按此句，并证上文。兼属足厥阴肝经。《灵枢》

曰：邪在肝，则两胁中痛，行善掣，或时脚肿，取耳间青脉，以去其掣。《素问》曰：肝病气逆，则头痛，耳聋不聪。朱丹溪曰：耳聋属热，少阳、厥阴热多，宜开痰、散风热，通圣散、滚痰丸之类。罗谦甫曰：气逆耳聋有三，肝与三焦、小肠也。治法宜四物汤吞龙荟丸降火，及复元通气散调气是也。许培元曰：凡耳聋，耳中疼，皆属少阳之热，为易治。若耳聋，舌卷，唇青者，属厥阴，为难治也。又属手足太阳小肠、膀胱经。《灵枢》曰：手太阳之脉，循颈出，走太阳之前，结于耳后完骨。其支者，入耳中；直者，出耳上，下结于颔。其病耳中鸣痛。又曰：手太阳当曲颊，所生病者耳聋目黄。又曰：足太阳之脉，其支者，从巅至耳上角。《素问》曰：太阳所谓耳鸣者，阳气万物盛上而跃，故耳鸣也。又属手足阳明大肠、胃经。《灵枢》曰：聋而不痛者，取足少阳；聋而痛者，取手阳明。又曰：阳明根于厉兑，结于颡大。颡大者，钳耳也。又曰：耳者，宗脉之所聚也。胃中空则宗脉虚，虚则下溜。脉有所竭者，故耳鸣。补客主人。《素问》曰：头痛耳聋，九窍不利，肠胃之所生也。又曰：邪客于手阳明之脉，令人耳聋，时不闻音。又属手足少阴、太阴，足阳明五络之会。《素问》曰：手足少阴、太阴、足阳明之五络，皆会于耳中，上络左角。五络俱竭，令人身脉皆动，而形无知也，其状若尸，或曰尸厥。刺其足大趾内侧，后刺足心，后刺足中趾，后刺手大指内侧，后刺手心主、少阴锐骨之端，各一痏立已。不已，以竹管吹其两耳，剃其左角之发方一寸，燔治，饮以美酒一杯。不能饮者，灌之立已。王启玄曰：肺太阴之络，会于耳中，肺虚则少气，不能报息而耳聋。

22.［曲频］面旁也，在耳下，亦名蕃。

属足少阳胆经、手阳明大肠之会。《灵枢》曰：蕃者，频侧也；蔽者，耳门也。又曰：足少阳之脉，下耳后，合手少阳，抵于頔，下加颊车。○沈承之曰：曲频前寸许，属手阳明大肠；曲频后，属足少阳胆经。又属手少阳三焦经、太阳小肠经。《灵枢》曰：手少阳之筋，上肩，走头，合手太阳。其支者，当曲频，入系舌本。又曰：足少阳在耳下曲频之后。手少阳出耳后，上结完骨之上。又曰：手太阳当曲频。兼属足阳明胃经。《灵枢》曰：足阳明之脉，循颐后下廉，出大迎，循颊车入耳前。

23.［颐］颐，顑也，亦作頷。

属足阳明胃经。《灵枢》曰：顑痛，刺足阳明曲周动脉，见血立已。《素问》曰：阳明虚，则寒栗鼓頷，终则口耳动作。又曰：病上冲喉者，治其渐，渐者，上挟颐也。王启玄曰：阳明之脉，渐上颐而环唇，故名挟颐为渐，即大迎穴也。在曲频下一寸三分，骨陷中动脉。又属手少阳三焦经、阳明大肠经。《灵枢》曰：手少阳之别者，上挟咽，出颐顑中。又曰：顑痛，刺手阳明，与顑之盛脉出血。兼属足少阴肾经。《素问》曰：肾热病者，颐先赤

24.［人中］在鼻下，即水沟穴之分也。

属手足阳明大肠、胃

经、督脉之会。《灵枢》曰：手阳明之脉，其支者，出挟口，交人中，左之右，右之左，上挟鼻孔。又曰：足阳明之脉，循鼻外，入上齿中。〇沈承之曰：挟人中两旁五分，名禾髎穴，属手阳明经。又属足太阴脾经。《灵枢》曰：足太阴气绝者，则脉不荣肌肉。唇舌者，肌肉之本也。脉不荣，则肌肉软；肌肉软，则舌萎，人中满；人中满，则唇反。唇反者，肉先死，甲笃乙死，木胜土也。《玄珠》曰：人中肿者，脾绝也。

25.［口］吻附

统属足太阴脾经。《灵枢》曰：脾气通于口。脾和，则口能知五谷矣。《素问》曰：中央黄色，入通于脾，开窍于口，畏风。李东垣曰：伤食，口无味，涎不纳，鼻息气匀，脾气通于地也。又属足阳明胃经、阳跷脉之会。《灵枢》曰：足阳明之脉，循鼻外，入上齿中，还出挟口，环唇，下交承浆。所生病者口㖞唇胗。注：胗，唇疡也。又曰：足阳明之筋，上颈，上挟口，合于頄。口有热，则筋弛纵，缓不胜收。《素问》曰：胃热则口澹。又曰：阳明终者，口目动作，善惊妄言。注：口目动作，谓目睒睒而鼓颔也。陈良甫曰：足阳明之筋，上挟于口，凡人体虚受风，风入于筋，其筋偏急不调，故令㖞急，谓之偏风。滑伯仁曰：阳跷与手阳明会于肩端，又与足阳明会于口吻及鼻两旁。〇沈承之曰：口吻两旁四分，名地仓穴，属手足阳明大肠、胃经、阳跷脉之会。兼属手少阳小肠经。《素问》曰：小肠热，则口疮。又曰：膀胱移热小肠，鬲肠不便，上为口糜。注：口糜，口生疮而糜烂也，即口疳。又属足少阳胆经。《灵枢》曰：足少阳，是动则病口苦，善太息。注：是动者，气也，详见后编《营卫篇》。又曰：邪在胆，逆在胃；胆液泄，则口苦；胃气逆，则呕苦。《素问》曰：肝气热，则胆泄口苦。又曰：肝咳不已，则胆受之。胆咳之状，咳呕胆汁。又曰：肝者，中之将也，取决于胆，咽为之使。凡人数谋虑不决，则胆虚，气上溢，则口为之苦，病名胆瘅。治之以胆募、俞。注：胆募，日月穴也，在两乳第二肋端，期门穴下五分；胆俞，临泣穴也，在目上直入发际五分陷中。朱丹溪曰：胆热口苦，谋虑不决。口苦，小柴胡汤加麦门冬、酸枣仁、地骨皮、远志。又以五味辨五脏。《素问》曰：肝热，则口酸；心热，则口苦。口苦，又属胆，兼属肝。脾热，则口甘；肺热，则口辛；肾热，则口咸。又曰：五气之溢，名曰脾瘅。夫五味入口，藏于胃，而脾为之行，故其精气津液在脾。凡人数食肥甘，肥则令人内热；甘则令人中满。故其气上溢，转为消渴。治之以兰，除陈气也。朱丹溪曰：以三黄丸治之。《灵枢》曰：嗌干，口中热如胶，取足少阴。《素问》又曰：足少阴之厥，则口干溺赤。丹溪曰：胃虚谷少，则所胜肾水之气，逆而乘之，反为寒中，脾胃虚衰之火，被迫炎上，作为口疮。宜用理中汤加附子以治之。

26.［唇］

统属足太阴脾经。《素问》曰：脾者，仓廪之官，营之居也，其华在唇。《灵枢》曰：脾者，主为使之迎粮，视唇舌好恶以知吉凶。故唇上下好者，脾端正；唇偏举者，脾偏倾；揭唇者，脾高；唇下纵者，脾下；唇坚者，脾坚；唇大而不坚者，脾脆。脾

齧音業　胗古疹字　見音現　任平声　數音朔　著音酌　更平声

病者脣黃脾絕者脣四腫醫說曰口脣焦枯者脾熱也赤腫者熱甚也青黑者冷極也又屬足陽明胃經靈樞曰陽明氣至則齧脣又曰足陽明所生病者口喎脣胗註所生病者血也詳見後編營衛篇中藏曰胃中熱則脣黑脣色紫者胃氣虛寒也沈承之曰上脣俠口屬手陽明大腸經下脣俠口屬足陽明胃經兼屬手少陰心經太陰肺經玄珠曰上下脣皆赤者心熱也上脣赤者心熱也上脣赤下脣白者腎虛而心火不降也錢仲陽曰肺主脣白白而澤者生白如枯骨者死凡脣白當補肺蓋脾者肺之母也子母皆虛不能相營其名曰怯故當補若深紅色者則當散肺之虛熱也又屬衝任二脈靈樞曰衝任二脈皆起于胞中上循背裏爲經絡之海其浮而外者循腹右上行會于咽喉別而絡脣口氣血盛則充膚熱肉血獨盛則澹滲皮膚生毫毛今婦人之生有餘于氣不足于血以其數脫血也衝任之脈不營脣口故鬚不生焉愚按此則男子無鬚亦由血不營于衝任也

㉗齒齗附統屬足少陰腎經靈樞曰足少陰氣絕者則骨枯少陰者冬脈也伏陰而濡骨髓者也故骨不濡則肉不能著也骨肉不相親則肉軟却肉軟却則齒長而垢髮無澤髮無澤者骨先死戊篤己死土勝水也素問曰丈夫八歲腎氣實髮長齒更五八腎氣衰齒槁髮墮又曰腎熱者色黑而齒槁少陰終者

經絡全書　三二　前編

病者，唇黄。脾绝者，唇四肿。《医说》曰：口唇焦枯者，脾热也；赤肿者，热甚也；青黑者，冷极也。又属足阳明胃经。《灵枢》曰：阳明气至则啮唇。又曰：足阳明所生病者，口喎唇胗。注：所生病者，血也。详见后编《营卫篇》。《中藏》曰：胃中热，则唇黑；唇色紫者，胃气虚寒也。○沈承之曰：上唇挟口，属手阳明大肠经，下唇挟口，属足阳明胃经。兼属手少阴心经、太阴肺经。《玄珠》曰：上下唇皆赤者，心热也；上唇赤者，心热也；上唇赤、下唇白者，肾虚而心火不降也。钱仲阳曰：肺主唇白，白而泽者生，白如枯骨者死。凡唇白当补肺。盖脾者，肺之母也，子母皆虚，不能相营，其名曰怯，故当补。若深红色者，则当散肺之虚热也。又属冲任二脉。《灵枢》曰：冲任二脉，皆起于胞中，上循背里，为经络之海。其浮而外者，循腹右上行，会于咽喉，别而络唇口。气血盛，则充肤热肉；血独盛，则淡渗皮肤，生毫毛。今妇人之生，有余于气，不足于血，以其数脱血也。冲任之脉，不营唇口，故须不生焉。愚按此，则男子无须，亦由血不营于冲任也。

27.［齿］龈附

统属足少阴肾经。《灵枢》曰：足少阴气绝者，则骨枯。少阴者，冬脉也，伏阴而濡骨髓者也。故骨不濡，则肉不能着也。骨肉不相亲，则肉软却；肉软却，则齿长而垢，发无泽。发无泽者，骨先灭，戊笃己死，土胜水也。《素问》曰：丈夫八岁肾气实，发长齿更。五八肾气衰，齿槁发堕。又曰：肾热者，色黑而齿槁。少阴终者，面黑色，齿长而垢，腹胀闭塞，上下不通而终矣。戴复庵曰：肾虚牙浮而痛，甚则憎寒恶热，全具如欲脱之状，宜安肾丸、八味丸、黑锡丹之类。

［上龈］

龈，齿根肉也。属足阳明胃经。《灵枢》曰：足阳明之脉，循鼻外，入上齿中。《针经》曰：上齿痛，喜寒而恶热，取足阳明之原冲阳穴，在两足跗上五寸，骨间陷脉中。丹溪以谓当灸三里穴。三里者，足阳明之合穴也，在膝下外侧辅骨下三指地，离䯒骨外一指许，两筋间宛宛中。又曰：足阳明之入頄遍齿者，名曰角孙，上齿龋取之。《素问》曰：邪客于足阳明之经，令人鼽衄，上齿寒。又缪传引上齿，齿唇寒痛，视其手背脉血者，去之。足阳明中趾爪甲上一痏。李东垣曰：上龈隶于坤土，乃足阳明胃脉之所贯络也。止而不动，故上爿牙疼，宜升麻散。

［下龈］

属手阳明大肠经。《灵枢》曰：手阳明有入頄遍齿者，名曰大迎，下齿龋取之。又曰：手阳明之脉，其支者贯颊，入下齿中。《针经》曰：下齿痛，喜热而恶寒，取手阳明之原合谷穴，在两手大指、次指岐骨间陷中。丹溪以为当灸三间穴。三间者，手阳明之俞穴也，在两手大指、次指本节后内侧骨上缝中，赤白肉际。王启玄曰：手阳明脉，贯颊入下齿，故手阳明脉中商阳、二间、三间、合谷、阳溪、偏历、温溜七穴，并主齿痛。李东垣曰：下龈嚼物，动而不休，手阳明大肠之所贯络也，故下龈牙疼，宜白芷散。张洁古曰：秦艽去下牙痛，及除本经风湿。薛新甫曰：大肠热而龈肿痛，清胃散治之，重则调胃汤清之。

齧音業 強其兩反 重平声 去上声 令乾皆平声

㉘舌統屬手少陰心經。靈樞曰。舌者。心之官也。故心病者。舌卷短。顴赤。又曰。心氣通于舌。心和則舌能知味矣。又曰。人之自齧舌者。此厥氣走上。脈氣輩至也。少陰氣至則齧舌。素問曰。心脈搏堅而長。當病舌卷不能言。喬岳曰。心絕則舌不能收。及不能語。一曰。舌無故常自痺者。勿便作風治。由心血之不足也。理中湯加當歸主之。又屬足太陰脾經。靈樞曰。足太陰之脈。上膈挾咽。連舌本。散舌下。是動則病舌本強。所生病者。舌本痛。又曰。足太陰之正。貫舌中。又曰。刺舌下中脈太過。血出不止爲瘖。註。舌下脈者。脾脈也。素問曰。中央黃色。入通于脾。故病在舌本。東垣曰。舌者。心也。復能知味。是舌中有脾也。孫景思曰。舌者。心氣之所主。脾脈之所通。二藏不和。風邪中之。則舌強不能言。壅熱攻之。則舌腫不能轉。更有重舌木舌舌腫出血者。皆由心脾二經。風熱所乘而然也。兼屬足陽明胃經。張雞峯曰。脾胃主四支。其脈連舌本。而絡于唇口。胃爲水穀之海。脾氣磨而消之。由是水穀之精。化爲營衛。以養四支。若起居失節。飲食不時。則脾胃之氣不足。而營衛之養不周。風邪乘虛而干之。則四支與唇口俱痺。語言蹇澀。久久不治。變爲痿疾。經云。治痿獨取陽明。謂足陽明也。治法宜多用脾胃藥。少服去風藥。則可安矣。又屬手少陽三焦經。靈樞曰。手少陽之筋。其支者。當曲頰入係舌本。其病舌卷。素問曰。邪客于手少陽之絡。令人喉痺舌卷。口乾心煩。

經絡全書 前編

28.［舌］

统属手少阴心经。《灵枢》曰：舌者，心之官也。故心病者，舌卷短，颧赤。又曰：心气通于舌，心和则舌能知味矣。又曰：人之自啮舌者，此厥气走上，脉气辈至也。少阴气至，则啮舌。《素问》曰：心脉搏坚而长，当病舌卷不能言。乔岳曰：心绝，则舌不能收，及不能语。一曰：舌无故常自痹者，勿便作风治，由心血之不足也，理中汤加当归主之。又属足太阴脾经。《灵枢》曰：足太阴之脉，上膈挟咽，连舌本，散舌下。是动则病舌本强，所生病者，舌本痛。又曰：足太阴之正，贯舌中。又曰：刺舌下中脉太过，血出不止为瘖。注：舌下脉者，脾脉也。《素问》曰：中央黄色，入通于脾，故病在舌本。东垣曰：舌者，心也，复能知味，是舌中有脾也。孙景思曰：舌者，心气之所主，脾脉之所通。二脏不和，风邪中之，则舌强不能言；壅热攻之，则舌肿不能转。更有重舌、木舌、舌肿出血者，皆由心脾二经，风热所乘而然也。兼属足阳明胃经。张鸡峰曰：脾胃主四肢，其脉连舌本，而络于唇口。胃为水谷之海，脾气磨而消之，由是水谷之精，化为营卫，以养四肢。若起居失节，饮食不时，则脾胃之气不足，而营卫之养不周，风邪乘虚而干之，则四肢与唇口俱痹，语言蹇涩，久久不治，变为痿疾。经云：治痿独取阳明，谓足阳明也。治法亦多用脾胃药，少服去风药则可安矣。又属手少阳三焦经。《灵枢》曰：手少阳之筋，其支者，当曲颊入系舌本，其病舌卷。《素问》曰：邪客于手少阳之络，令人喉痹舌卷，口干心烦。

又属足少阴肾经。《灵枢》曰：足之少阴，上系于舌，络于横骨，终于会厌。又曰：舌纵，涎下，烦悗，取足少阴。《素问》曰：刺足少阴脉，重虚出血，为舌难以言。又曰：伤寒五日，少阴受之，故口燥舌干而渴。《玄珠》曰：舌之下窍，肾之津液所朝也。东垣曰：下窍，廉泉穴，一名舌本，在颔下结喉上，足少阴也。治舌下肿，难言，舌纵，涎出，口噤，舌根急缩，下食难。又属足厥阴肝经。《灵枢》曰：肝者筋之合也，筋者聚于阴器，而脉络于舌本。《素问》曰：厥阴络者，中热嗌干，善溺心烦，甚则舌卷，卵上缩而终矣。〇沈承之曰：舌主五味，以营养于身，资于脾，以分津液于五脏。故心之本脉，系于舌根；脾之本脉，系于舌旁；肝脉，循阴器，络舌本。

29.［颏］一名地阁，即承浆穴。

属足阳明胃经、任脉之交。《灵枢》曰：足阳明之脉，环唇下，交承浆。又曰：墙基卑高，不及其地者，不满三十而死；其有因加疾者，不及二十岁而死也。又属足少阴肾经。沈承之曰：其在小儿面部，属足少阴肾经。《心鉴》曰：水性润下，北方之应也。

30.［项］颈项也。

属足太阳膀胱经、督脉之交。《灵枢》曰：足太阳之脉，从膂上出于项。邪气中于项，则下太阳。又曰：颈中央之脉，督脉也。《素问》曰：邪客于足太阳之络，令人头项肩痛。又曰：太阳所谓强上引背者，阳气太上而争也。注：强上，谓头项禁强也。又曰：诸痉项强，皆属于湿。注：痉，强急也，太阳伤湿。李东垣曰：脊痛项强，腰似折，项似拔者，此足太阳经不通行，以羌活胜湿汤主之。《素问》又曰：厥头痛，项先痛不可俛仰，腰脊为应，先取天柱，后取足太阳。又属足厥阴肝经。《灵枢》曰：足厥阴之脉，循喉咙之后，上入颃颡。《素问》曰：东风生于春，病在肝，俞在颈项。张鸡峰曰：肝主项背与臂膊。又属手足少阳三焦、胆经。《灵枢》曰：手少阳之脉，其支者，出缺盆，上项，系耳后。又曰：足少阳之脉，循颈，行手少阳之前，至肩上。又曰：扶突次脉，足少阳脉也，名曰天牖。暴聋气蒙，耳目不明，取天牖。〇沈承之曰：挟项两旁大筋中，属足太阳膀胱经；大筋外，属足少阳胆经；大筋前、耳后，属手少阳三焦经。又属手足阳明大肠、胃经。《灵枢》曰：手阳明之筋，直者从肩髃上颈。其病肩不举，颈不可左右视。又曰：足阳明之别，循胫骨外廉，上络头项。又曰：足阳明是动则病齿痛颈肿。李东垣曰：瘰疬绕颈，或至耳下曲颊，皆由胃经中来，以升阳调经汤治之。又属手太阳小肠经。《灵枢》曰：手太阳之脉，其支者，从缺盆循颈上颊。所生病者，颊肿，头项痛。又曰：项痛不可俯仰，刺足太阳；不可以顾，刺手太阳也。又曰：手少阳之筋，上肩走颈，合手太阳。其病当所过者，即支转筋。又属足少阴肾经。《灵枢》曰：足少阴之正，直者系舌本，复出于项，合于太阳。王肯堂曰：人多有挫闪，及久坐失枕，而致项强，不可转移者，皆由肾虚不能生肝，肝虚无以养筋，故机关不利。六味丸主之。

31.［咽］嗌也，所以咽物者，水谷之道，在喉咙后。旧注在喉咙前者，非。

属足太阴脾、阳明胃经。《灵枢》曰：足太阴之正，上结于咽。《素问》曰：咽主地气，地气通于嗌，足太阴脉布胃中，络于咽，故腹满咽干。又曰：阳明之脉通于心，循咽上口。又属手太阳小肠、少阴心经。《灵枢》曰：手太阳之脉，络心，循咽下膈。是动则病嗌痛颔肿，不可以顾。又曰：手少阴之脉，其支者，从心系，上挟咽。是动则病咽干心痛，渴而欲饮。〇沈承之曰：挟咽旁，属手少阴心、足太阴脾经之会。又属足少阴肾经。《灵枢》曰：足少阴所生病者，口热，舌干，咽肿，上气，嗌干及痛。《素问》曰：邪客于足少阴之络，令人嗌痛，不可纳食，无故善怒，气上走贲上。注：贲，膈也；贲上，贲门也。《难经》曰：胃为贲门。又曰：嗌中肿，不能纳唾，时不能出唾者，刺然骨之前，足少阴之络也。兼属足厥阴肝经、少阳胆经。《灵枢》曰：足少阳之正，别者上挟咽，出颐颔中。《素问》曰：肝者，中之将也，取决于胆，咽为之使。又曰：一阴一阳代绝，此阴气至心，上下无常，出入不知，咽喉干燥，病在脾土。注：一阴，厥阴脉；一阳，少阳脉。并木之气也。木克土，故咽喉病，虽在脾土，实由肝胆之所为也。朱丹溪曰：手足阴阳合生见证，曰咽肿。足少阴、厥阴也。

32.［喉］所以候气者，俗云肺管，在咽前。旧谓咽后者，大非。

属手太阴肺经。《灵枢》曰：喉咙者，气之所以上下者也。会厌者，音声之户也。厌小而疾薄，则

任平声　卒音猝

發聲疾。其開闔利。其出氣易。厭大而厚。則開闔難。其氣出遲。故重言也。人卒然無音者。寒氣客于會厭。則厭不能發。發不能下。其開闔不利。故無音。又曰。手太陰之正。出缺盆。循喉嚨。素問曰。肺主天氣。天氣通于肺。謂之肺系。又曰。秋脈不及。則令人喘。註秋脈。肺脈也。又曰。呼吸少氣而咳。上氣見血。下聞病音。**又屬足陽明胃經。任脈之會。**靈樞曰。足陽明之脈。從大迎前下人迎。循喉嚨。入缺盆。又曰。足陽明之別。合諸經之氣。下絡喉嗌。其病氣逆。則喉痺卒痛。**又屬手少陽三焦經。陽明大腸經。**靈樞曰。手少陽是動則病嗌腫喉痺。又曰。手陽明之正。上循喉嚨。出缺盆。又曰。喉痺不能言。取足陽明。能言。取手陽

介音戛

明。素問曰。邪客于手少陽之絡。令人喉痺舌卷。口乾心煩。又曰。二陰一陽結。謂之喉痺。註二陰。心也。一陽。三焦也。二脈並絡於喉。氣熱內結。故爲喉痺。又曰。手陽明少陽厥逆。發喉痺。嗌腫。痓。朱丹溪曰。手足陰陽合生見証。曰喉痺。手足陽明。手少陽也。**兼屬手足少陰心經。腎經。**靈樞曰。手少陰之正。上走喉嚨。出于面。又曰。足之少陰。上繫于舌。絡于橫骨。終于會厭。會厭之脈。上絡任脈。取之天突。其厭乃發也。素問曰。心欬之狀。欬則心痛。喉中介介如哽狀。甚則咽腫喉痺也。**又屬手足厥陰心包肝經。**靈樞曰。手心主之正。別循喉嚨。出耳后。○沈承之曰。喉嚨后屬手足厥陰心包肝經。

經絡全書　二十八　前編

发声疾，其开阖利，其出气易；厌大而厚，则开阖难，其气出迟，故重言也。人卒然无音者，寒气客于会厌，则厌不能发，发不能下，其开阖不利，故无音。又曰：手太阴之正，出缺盆，循喉咙。《素问》曰：肺主天气，天气通于肺，谓之肺系。又曰：秋脉不及，则令人喘。注：秋脉，肺脉也。又曰：呼吸少气而咳，上气见血，下闻病音。又属足阳明胃经、任脉之会。《灵枢》曰：足阳明之脉，从大迎前下人迎，循喉咙，入缺盆。又曰：足阳明之别，合诸经之气，下络喉嗌。其病气逆，则喉痹卒痛。又属手少阳三焦经、阳明大肠经。《灵枢》曰：手少阳是动则病嗌肿喉痹。又曰：手阳明之正，上循喉咙，出缺盆。又曰：喉痹不能言，取足阳明；能言，取手阳明。《素问》曰：邪客于手少阳之络，令人喉痹舌卷，口干心烦。又曰：二阴一阳结，谓之喉痹。注：二阴，心也；一阳，三焦也。二脉并络于喉。气热内结，故为喉痹。又曰：手阳明、少阳厥逆，发喉痹，嗌肿，痓。朱丹溪曰：手足阴阳，合生见证，曰喉痹。手足阳明、手少阳也。兼属手足少阴心经、肾经。《灵枢》曰：手少阴之正，上走喉咙，出于面。又曰：足之少阴，上系于舌，络于横骨，终于会厌。会厌之脉，上络任脉，取之天突，其厌乃发也。《素问》曰：心咳之状，咳则心痛，喉中介介如哽状，甚则咽肿喉痹也。又属手足厥阴心包、肝经。《灵枢》曰：手心主之正，别循喉咙，出耳后。○沈承之曰：喉咙后，属手足厥阴心包、肝经。

33.［人迎］结喉两旁动脉。

属足阳明胃经。人迎，在结喉两旁，应手之动脉也，又名天五会。《灵枢》曰：颈侧之动脉，人迎。人迎，足阳明也，在婴筋之前。又曰：人迎，此胃气别走于阳明者也，故阴阳上下，其动也若一。故阳病而阳脉小者为逆，阴病而阴脉大者为逆。阴阳俱静、俱动，若引绳相倾者病。又曰：大热遍身，狂而妄见、妄闻、妄言，视足阳明及大络取之。因令偃卧，居其头前，以两手四指，挟按颈动脉，久持之，卷而切推之，下至缺盆中，复止如前，热去乃止。此所谓推而散之者也。王启玄曰：胃脘之阳，人迎之气也。胃为水谷之海，故候其气而知病处。其脉之动，常左小而右大。左小常以候脏，右大常以候腑。庞安常曰：察脉之要，莫急于人迎、气口，二脉相应，如两引绳。何谓人迎？喉旁取之，《内经》所谓别于阳者也。秦越人但取手太阴鱼际后一寸九分，以配阴阳之数，而得关格之脉。然不尽取诸穴，不先求喉手引绳之义，则昧尺寸阴阳、关格之所起矣。又统属手足六阳经。《灵枢》曰：人迎一盛，病在足少阳，一盛而躁，病在手少阳；人迎二盛，病在足太阳，二盛而躁，病在手太阳；人迎三盛，病在足阳明，三盛而躁，病在手阳明；人迎四盛，且大且数，名曰溢阳，溢阳为外格，死不治。又曰：寸口主中，人迎主外，两者相应，俱往俱来，若引绳，大小齐等。春夏人迎微大，秋冬寸口微大，如是者名曰平人。人病，其寸口之脉与人迎之脉大小等，及其浮沉等者，病难已也。

34.［肩端］即膊前髃骨也，俗呼为肩头。

属手阳明大肠经、阳维脉之会。《灵枢》曰：手阳明之筋，从肩髃上颈。又曰：手阳明所生病者，肩前臑痛。又曰：手阳明之正，循膺乳，别于肩髃，入柱骨下。又属手足少阳三焦、胆经。《灵枢》曰：手少阳之筋，绕臑外廉，上肩走交颈，合手太阳。又曰：手少阳之脉，循臑外上肩，而出足少阳之后。又曰：足少阳之脉，循颈，行手少阳之后，至肩上，却走手少阳之前，入缺盆之中。又属手足太阳小肠、膀胱经。《灵枢》曰：手太阳之正，指地，别于肩解，入腋走心。又曰：手太阳之别，上走肘，络肩髃。实则节弛肘废；虚则生疣，小者如指痂疥，取之所别也。又曰：足太阳之筋，其支者，从腋外后廉，结于肩髃，其病肩不举。

35.［髆］肩后骨也，亦谓之肩胛。

属手足太阳小肠、膀胱经之会。《灵枢》曰：手太阳之脉，循臑外后廉，出肩解，绕肩胛，至肩上。是动则病肩似拔，臑似折。又曰：手太阳之筋，绕肩胛，其病绕肩胛引颈而痛。又曰：足太阳之脉，循肩髆内，挟脊，抵腰中。李东垣曰，肩背痛不能回顾者，此手太阳气郁不行，以风药散之。又属手阳明大肠经。《灵枢》曰：手阳明之筋，其支者绕肩胛。

36.［臑］在肩之下，肘之上。

［外廉中间］

属手少阳三焦经。《灵枢》曰：手少阳之脉，循臑外，上肩。所生病者，臑肘臂外皆痛。又曰：手少阳之筋，绕臑外廉。

外前廉 屬手陽明大腸經 外後廉 屬手太陽小腸經 靈樞曰：手陽明之脈，入肘外廉，上臑外前廉。又曰：手太陽之脈，出肘內側兩筋之間，上循臑外後廉。所生病者，肩臑肘臂外後廉爲痛。內廉中間 屬手厥陰心包經 內前廉 屬手太陰肺經 內後廉 屬手少陰心經 靈樞曰：手厥陰之脈，循臑內，行太陰少陰之間。又曰：手太陰之脈，循臑內，行少陰心主之前。所生病者，臑臂內前廉痛厥。又曰：手少陰所生病者，臑臂內後廉痛厥。

（三七）肘 臂節也，在臑之下，臂之上。屬手厥陰心包經 靈樞曰：手心主之脈，循中指內廉，以上至肘內廉，入于小筋之下。又曰：手心主之筋，與太陰之筋，並皆結于肘內廉。內上廉 屬手太陰肺經 內下廉 屬手少陰心經 靈樞曰：手太陰之脈，出于寸口，而行至于肘內廉，入于大筋之下。又曰：手少陰之筋，上結肘內廉，爲肘綱。又曰：肺心有邪，其氣留于兩肘。外廉中間 屬手少陽三焦經 靈樞曰：手少陽之脈，出臂外兩骨之間，上貫肘。又曰：手少陽之筋，循臂，結于肘。又曰：手陽明少陽之大絡，起于五指間，上合肘中。外上廉 屬手陽明大腸經 外下廉 屬手太陽小腸經 靈樞曰：手陽明之脈，循臂上廉，入肘外廉。又曰：手太陽之筋，循臂內廉，結

經絡全書 三十二 前編

［外前廉］属手阳明大肠经。

［外后廉］属手太阳小肠经。《灵枢》曰：手阳明之脉，入肘外廉，上外前廉。又曰：手太阳之脉，出肘内侧两筋之间，上循臑外后廉。所生病者，肩臑肘臂外后廉为痛。

［内廉中间］属手厥阴心包经。

［内前廉］属手太阴肺经。

［内后廉］属手少阴心经。《灵枢》曰：手厥阴之脉，循臑内，行太阴、少阴之间。又曰：手太阴之脉，循臑内，行少阴心主之前。所生病者，臑臂内前廉痛厥。又曰：手少阴所生病者，臑臂内后廉痛厥。

37.［肘］臂节也，在臑之下，臂之上。

属手厥阴心包经。《灵枢》曰：手心主之脉，循中指内廉，以上至肘内廉，入于小筋之下。又曰：手心主之筋，与太阴之筋，并皆结于肘内廉。

［内上廉］属手太阴肺经。

［内下廉］属手少阴心经。《灵枢》曰：手太阴之脉，出于寸口，而行至于肘内廉，入于大筋之下。又曰：手少阴之筋，上结肘内廉，为肘纲。又曰：肺心有邪，其气留于两肘。

［外廉中间］属手少阳三焦经。《灵枢》曰：手少阳之脉，出臂外两骨之间，上贯肘。又曰：手少阳之筋，循臂，结于肘。又曰：手阳明、少阳之大络，起于五指间，上合肘中。

［外上廉］属手阳明大肠经。

［外下廉］属手太阳小肠经。《灵枢》曰：手阳明之脉，循臂上廉，入肘外廉。又曰：手太阳之筋，循臂内廉，结

見音現

于肘內鋭骨之後弹之應小指之上又曰肘所獨熱者腰以上熱手所獨熱者腰以下熱肘前獨熱者膺前熱肘後獨熱者肩背熱臂中獨熱者腰背熱肘後麄以下三四寸熱者腸中有蟲又曰手陽明之筋循臂上結于肘外

〔三十八〕臂 也肘之下腕之上 外廉中間 屬手少陽三焦經 外上廉 屬手陽明大腸經 外下廉 屬手太陽小腸經 靈樞曰病始手臂者先取手陽明而汗出朱丹溪曰手足陰陽合生見症曰臂外痛手太陽少陽也 內廉中間 屬手厥陰心包經 內上廉 屬手太陰肺經 內下廉 屬手少陰心經 靈樞曰手厥陰之脈下臂行兩筋之間又曰中于陰者常從臂胻始夫臂與胻其陰皮薄其肉淖澤故俱受于風獨傷其陰 兼屬肝腎二經 張雞峯曰臂細無力不任重此肝腎氣虛風邪客于營衛使氣血不得周養于四支故有此症宜專補肝腎

〔三十九〕氣口 在魚際後當掌後上廉高骨經渠太淵穴之分也一曰脈口亦曰寸口 屬手太陰肺經 靈樞曰手太陰之脈循臂內上骨下廉入寸口又曰手太陽之筋循指上行結于魚後行寸口外側又曰肺氣從太陰而行之其行以息往來故人一呼脈再動一吸脈亦再動呼吸不已故動而不止又曰經脈常不可見其虛實也以氣口知之上工知相五色於目有知調尺寸小大緩急滑濇以言

有又同

經絡全書 三十三 前編

于肘内锐骨之后，弹之，应小指之上。又曰：肘所独热者，腰以上热；手所独热者，腰以下热；肘前独热者，膺前热；肘后独热者，肩背热；臂中独热者，腰背热；肘后粗以下三四寸热者，肠中有虫。又曰：手阳明之筋，循臂，上结于肘外。

38.［臂］肘之下，腕之上也。

［外廉中间］属手少阳三焦经。

［外上廉］属手阳明大肠经。

［外下廉］属手太阳小肠经。《灵枢》曰：病始手臂者，先取手阳明而汗出。朱丹溪曰：手足阴阳，合生见证，曰臂外痛，手太阳、少阳也。

［内廉中间］属手厥阴心包经。

［内上廉］属手太阴肺经。

［内下廉］属手少阴心经。《灵枢》曰：手厥阴之脉，下臂，行两筋之间。又曰：中于阴者，常从臂胻始。夫臂与胻，其阴皮薄，其肉淖泽，故俱受于风，独伤其阴。兼属肝肾二经。张鸡峰曰：臂细无力不任重，此肝肾气虚，风邪客于营卫，使气血不得周养于四肢，故有此症，宜专补肝肾。

39.［气口］在鱼际后，当掌后上廉高骨，经渠、太渊穴之分也。一曰脉口，亦曰寸口。

属手太阴肺经。《灵枢》曰：手太阴之脉，循臂内上骨下廉，入寸口。又曰：手太阳之筋，循指上行，结于鱼后，行寸口外侧。又曰：肺气从太阴而行之，其行以息往来，故人一呼脉再动，一吸脉亦再动，呼吸不已，故动而不止。又曰：经脉常不可见。其虚实也，以气口知之，上工知相五色于目，有知调尺寸小大、缓急滑涩，以言所病也。脉急者，尺之皮肤亦急；脉缓者，尺之皮肤亦缓；脉小者，尺之皮肤亦減而少气；脉急者，尺之皮肤亦贲而起；脉滑者，尺之皮肤亦滑；脉涩者，尺之皮肤亦涩。凡此变者，有微有甚，故善调尺者，不待于寸；善调脉者，不待于色。能参合而行之者，可以为上工。《素问》曰：中部天，手太阴也，以候脉。注：肺脉，在掌后寸口中，是谓经渠，动应于手。又曰：脉气流经，经气归于肺，肺朝百脉，输精于皮毛。毛脉合精，行气于腑，腑精神明，留于四脏，气归于权衡；权衡以平，气口成寸，以决死生。吴草庐曰：两手寸、关、尺者，手太阴肺经之一脉也。脉行始于肺，终于肝，而复会于肺。肺为气出入之门户，故曰气口，而为脉之大会，以占一身焉。又总属手足六阴经。《灵枢》曰：脉口一盛，病在足厥阴，一盛而躁，病在手心主；脉口二盛，病在足少阴，二盛而躁，病在手少阴；脉口三盛，病在足太阴，三盛而躁，病在手太阴；脉口四盛，且大且数，名曰阴溢。阴溢为内关，内关不通，死不治。又曰：人迎与太阴脉口，俱盛四倍以上，命曰关格。关格者，与之短期。又曰：平人不病者，脉口人迎应四时也。又曰：持气口、人迎以视其脉，脉坚且盛且滑者，病日进；脉软者，病将下。诸经实者，病三日已。气口候阴，人迎候阳也。

40.［掌锐骨］掌后下廉之踝骨，神门穴分也。腕附属手少阴心经。《灵枢》曰：手少阴之脉，循臂内后廉，抵掌后锐骨之端。《素问》曰：中部人，手少阴也，以候心。注：心脉在掌后锐骨之端，神门之分，动应于手。《灵枢》又曰：诸邪之在于心者，皆在心之包络。包络者，心主之脉也，故独无俞焉。其外经病而脏不病，故独取其经于掌后锐骨之端。〇沈承之曰：禄按：外经者，手厥阴心包经也。脏不病，谓心脏不可病。如少阴、厥阴心痛，引喉身热，死不可治之类，非谓心不病也。《难经》曰：假令得心脉，其外证面赤，口干，善笑，其病烦心，心痛，掌中热而啘。有是者，心也；无是者，非也。此数症，皆手厥阴经是动所生病，而《难经》置之手少阴经者，正谓心主不可病，其病皆外经之意也。独谓少阴无俞者，未详其义。盖五脏者有俞，心即锐骨、神门二穴是也，今曰无俞，不知何谓？姑阙疑以俟。顾英白曰：伟按：《甲乙经》云，少阴八穴，其七有治，一无治者，邪弗能容也，故曰无俞焉。《经》文心主无俞之说，大意止如是耳。前贤岂未见及此耶？外经者，心脏之经络也，脏则在内，经则在外。大凡经络有病，针灸皆得以治之。若至真脏受病，则皆为不可治之证，非独心经然也。心包心主，本无二脏，彼以厥阴为少阴之外经者，乖谬殊甚。又属手太阳小肠经之会。《灵枢》曰：手太阳之脉，循手外侧，上腕出踝中。

41.［手掌］手表附

属手厥阴心包经。《灵枢》曰：手厥阴之脉，循臂两筋之间，入掌中。是动则病手心热。又曰：掌中热者，腹中热；掌中寒者，腹中寒。又属手太阴肺经、少阴心经。《灵枢》曰：手太阴所生病者，掌中热痛。又曰：手太阴之别，于腕上分肉间，并太阴之经，直入掌中。又曰：手少阴之脉，抵掌后锐骨之端，入掌内后廉。所生病者，掌内热痛。

［手表中间］

属手少阳三焦经。《灵枢》曰：手少阳之脉，循手腕表，出臂外两骨之间。

42.［虎口］大指、次指岐骨间，合谷穴之分也。

属手阳明大肠经。《灵枢》曰：手阳明之脉，循指上廉，出合谷两骨之间，上入两筋之中。《素问》曰：中部地，手阳明也，以候胸中之气。注：大肠脉，在手大指、次指岐骨间合谷穴，动应于手。又属手太阴肺经。《灵枢》曰：手太阴之脉，循鱼际，出大指之端；其支者，从腕后直出次指内廉，出其端。

43.［鱼］手大指本节后，肥肉隆起处，鱼际穴之分也。

属手太阴肺经。《灵枢》曰：手太阴之脉，入寸口，上鱼。又曰：手太阴之别，散入于鱼际。又曰：手太阴之筋，循指上行，络于鱼后。《素问》曰：刺手鱼腹，内陷为肿。注：手鱼腹内，肺脉所留，故刺之内陷，则为肿也。又属手阳明大肠经。《灵枢》曰，鱼络血者，手阳明病。又曰：手阳明之下，血气盛，则手鱼肉以温；血气皆少，则手瘦以寒。兼属足阳明胃经。《灵枢》曰：凡诊络脉，脉色青则寒且痛，赤则有热。胃中寒，手鱼之络多青矣。胃中有热，鱼际络赤；其暴黑者，留久痹也。其有赤、有黑、有青者，寒热气也。其青短者，少气也。一曰：鱼上白肉，有青血脉者，胃中有寒，宜理中汤之类也。

卌四 指

〔大指〕屬手太陰肺經 靈樞曰手太陰之脈循魚際出大指之端又曰手太陰之筋起于大指之上又曰肺出于少商少商在手大指端內側為井木

〔大指次指〕屬手陽明大腸經 即第二指也一名食指又名鹽指靈樞曰手陽明之脈起于大指次指之端所生病者大指次指痛不用又曰手陽明之筋起于大指次指之端結于腕上又曰大腸出于商陽商陽在大指次指之端為井金

〔中指〕屬手厥陰心包經 一名將指靈樞曰手厥陰之脈循中指出其端其支者別掌中循小指次指出其端又曰手心主之筋起于中指又曰心出于中衝中衝在手中指之端為井木顧英白曰心包亦名心主而心脈即出于中衝則手厥陰之與手少陰同為心脈無疑也厥陰脈之支者循小指次指出其端則手少陽之亦為心脈可知矣故中衝關衝少衝三指之井穴皆以衝名象火之有三燄也讀者幸無膠柱而鼓瑟焉

〔小指次指〕屬手少陽三焦經 即第四指也今稱無名指靈樞曰手少陽之脈起于小指次指之端所生病者小指次指不用又曰手少陽出于關衝在手小指次指之端

〔小指內廉〕屬手少陰心經 小指又名禁指靈樞曰手少陰之脈循小指之內出其端又曰手少陰之筋起于小指之內側

〔小指外廉〕屬手太陽小腸經 靈樞曰手太陽之脈起于小指之端又曰手太陽之筋起于小指之上又曰小腸出于少澤少

44.［指］

［大指］属手太阴肺经。《灵枢》曰：手太阴之脉，循鱼际，出大指之端。又曰：手太阴之筋，起于大指之上。又曰：肺出于少商。少商在手大指端内侧，为井木。

［大指次指］属手阳明大肠经。即第二指也，一名食指，又名盐指。《灵枢》曰：手阳明之脉，起于大指次指之端。所生病者，大指次指痛不用。又曰：手阳明之筋，起于大指次指之端，结于腕上。又曰：大肠出于商阳，商阳在大指次指之端，为井金。

［中指］属手厥阴心包经。一名将指。《灵枢》曰：手厥阴之脉，循中指，出其端。其支者，别掌中，循小指次指，出其端。又曰：手心主之筋，起于中指。又曰：心出于中冲。中冲，在手中指之端，为井木。顾英白曰：心包，亦名心主，而心脉即出于中冲，则手厥阴之与手少阴，同为心脉无疑也。厥阴脉之支者，循小指次指出其端，则手少阳之亦为心脉，可知矣。故中冲、关冲、少冲，三指之井穴皆以冲名，象火之有三焰也。读者幸无胶柱而鼓瑟焉。

［小指次指］属手少阳三焦经。即第四指也，今称无名指。《灵枢》曰：手少阳之脉，起于小指次指之端。所生病者，小指次指不用。又曰：手少阳，出于关冲，在手小指次指之端。

［小指内廉］属手少阴心经。小指，又名禁指。《灵枢》曰：手少阴之脉，循小指之内，出其端。又曰：手少阴之筋，起于小指之内侧。

［小指外廉］属手太阳小肠经。《灵枢》曰：手太阳之脉，起于小指之端。又曰：手太阳之筋，起于小指之上。又曰：小肠，出于少泽。少

泽，小指之端也。○沈承之曰：小指赤白肉际，属手太阳小肠经。

45.［大椎］项上突起之大块，百劳穴分也，又名天柱骨。

属足太阳膀胱经、督脉之会。《灵枢》曰：天牖次脉，足太阳也，名曰天柱。暴挛痫眩，足不任身，取天柱。《素问》曰：厥头痛，项先痛，不可俯仰，腰脊为应，先取天柱，后取足太阳。兼属足少阴肾经。《灵枢》曰：足少阴之脉，其直者，出于项，合太阳。《脉经》注曰：肾绝，则天柱骨倒。

46.［缺盆］结喉下，横骨陷中是也。

属手太阴肺经。《灵枢》曰：手太阴之筋，从腋下出缺盆，结前肩髃，上结缺盆，下结胸里。其病成息贲，胁急，吐血。又曰：手太阴，是动则病缺盆中痛。又属阴维、任脉之会。《灵枢》曰：缺盆之中，任脉也，名曰天突。《明堂经》曰：天突一穴，在结喉下，陷者宛宛中。是阴维、任脉之会。主咳嗽上气，肺痈，喉口热疮，不得下食。兼属手足阳明大肠、胃经。《灵枢》曰：手阳明之脉，出于柱骨之会上，下入缺盆，络肺，下膈入大肠。其支者，从缺盆上颈。又曰：足阳明之脉，循喉咙，入缺盆。又曰：足阳明之筋，上腹而布，至缺盆而结。其病则腹筋急引缺盆及颊。又属手足少阳三焦、胆经。《灵枢》曰：手少阳之脉，上肩，而交出足少阳之后，入缺盆，布膻中。其支者，从膻中上出缺盆。又曰：足少阳之脉，循颈行手少阳之前，至肩上，却交出手少阳之后，入缺盆。所生病者，缺盆中肿痛。又属手足太阳小肠、膀胱经。《灵枢》曰：手太阳之脉，交肩上，入缺盆。其支者，从缺盆循颈，上颊。又曰：足太阳之筋，其支者，腋下入缺盆。其病缺盆中纽痛，不可以左右摇。又属阴跷脉。《灵枢》曰：阴跷脉，循胸里，入缺盆，上出人迎之前。

47.［背］

统属足太阳膀胱经。《灵枢》曰：足太阳所生病者，项背腰尻皆痛。《素问》曰：邪客于足太阳之络，令人拘挛背急，引胁而痛。又曰：巨阳虚，则腰背头项痛。又曰：足太阳脉，令人腰痛引项脊，尻背如重状。杨上善曰：三阳为经者，谓足太阳之脉，从目内眦上头，分为四道，下项，并正别脉，上下六道，以行于背，与身为经。又属手太阴肺经。《灵枢》曰：手太阴所生病者，气盛有余，则肩背痛，风寒汗出；气虚，则肩背痛寒，少气不足以息。又曰：巨肩及膺，陷喉者肺高，合腋张胁者肺下；好肩背厚者肺坚，肩背薄者肺脆；背膺厚者肺端正，胁偏疏者肺偏倾也。《素问》曰：背为阳，阳中之阴肺也。又曰：西方白色，入通于肺，故病在背。又曰：秋脉太过，则令人逆气，而背痛愠愠然。又曰：咳嗽喘逆，肩背痛，汗出。李东垣曰：肩背痛，风寒汗出，中风，小便数而少者，风热乘其肺，使肺气郁甚也，以通气防风汤主之可也。兼属足少阴肾经。《灵枢》曰：心痛引背不得息，刺足少阴。《素问》邪在肾，则病肩背痛，取之涌泉、昆仑，视有血者尽取之。李东垣曰：肾气不循故道，气逆挟脊而上，致肩背作痛，宜和气饮加盐炒小茴香半钱、川椒十粒。又属冲脉。《灵枢》曰：冲脉起于胞中，上循背里，为经络之海。又总属五脏。《灵枢》曰：五脏之俞，出于背者，胸中大俞，在杼骨之端，肺俞在三椎之间，心俞在五椎之间，膈俞在七椎之间，肝俞在九椎之间，脾俞在十一椎之间，肾俞在十四椎之间，皆挟脊相去三寸取。则欲得而验之，按其处，应在中而痛解，乃其处也。灸之则可，刺之则不可。唐太宗曰：朕读《明堂》针灸书，云人五脏之系，咸附于背，自今毋得笞囚背。椎，旧作膗，古通用。

48.［脊］膂也，上自大椎，下至尾骶端，共二十一节。

属足少阴肾经、督脉之合。《灵枢》曰：足少阴之脉，贯脊属肾。又曰：心痛引腰脊，欲呕，取足少阴。又曰：督脉之别，当肩胛左右，别走太阳入贯膂。实则脊强，虚则头重高摇之，挟脊之有过者，取之所别也。《素问》曰：足少阴令人腰痛，痛引脊内廉。又曰：冬脉太过，则令人解㑊，脊脉痛而少气不欲言；其不及，则令人心悬如饥，眇中清，脊中痛，少腹满，小便变。冬脉者，肾脉也。注：太过者，来如弹石也。解㑊，不可名状。肾太过，则强不强、弱不弱、寒不寒、热不热，解解㑊㑊然，不可名也。不及者，其去如数，清冷也。又曰：肾风之状，多汗恶风，面痝然浮肿，脊病不能正立。又曰：肾疟者，令人洒洒然，腰脊痛宛转。《中藏》曰：肾之精微，脊与腰相引而痛，饥见饱减。又属手太阳小肠经。

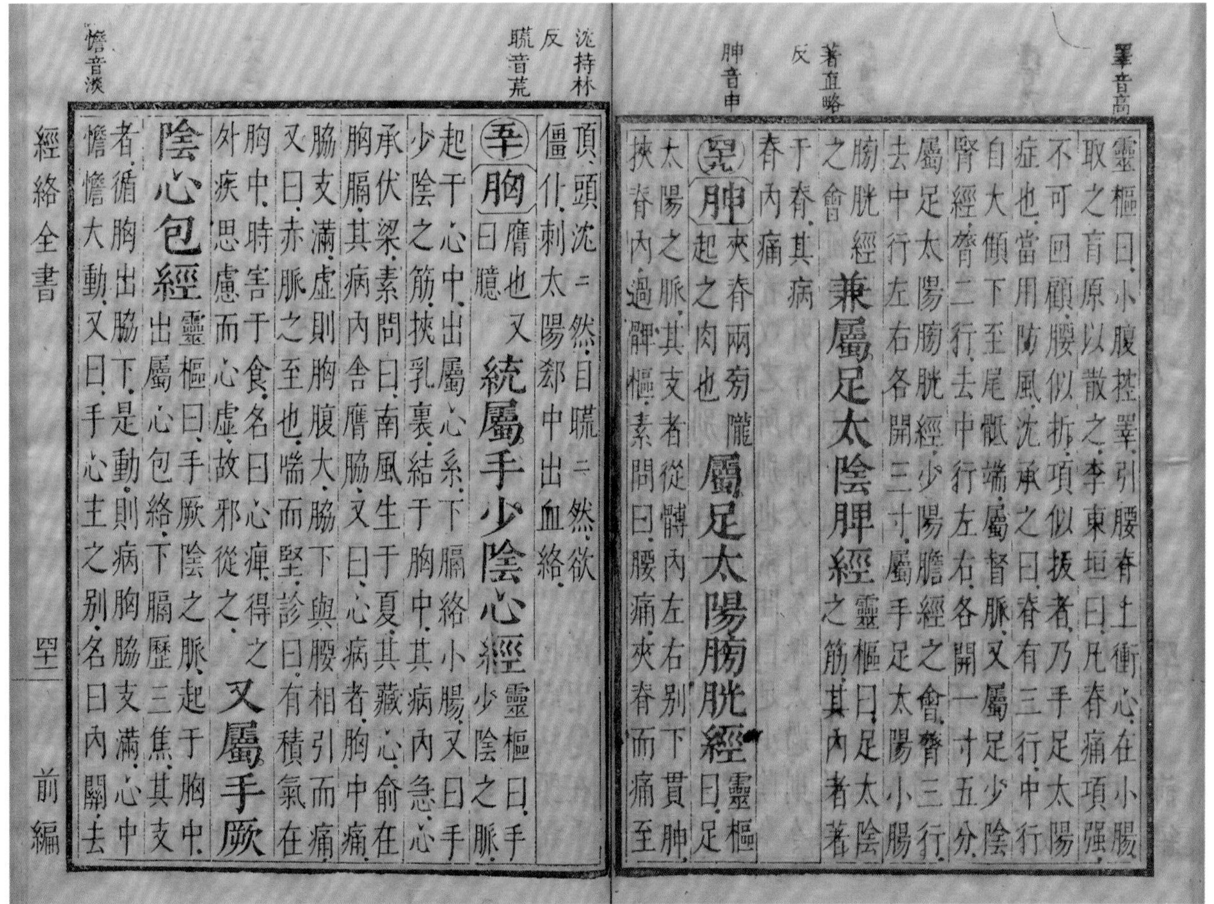

《灵枢》曰：小腹控睾，引腰脊上冲心，在小肠，取之肓原以散之。李东垣曰：凡脊痛项强，不可回顾，腰似折，项似拔者，乃手足太阳症也，当用防风。〇沈承之曰：脊有三行，中行自大椎下至尾骶端，属督脉，又属足少阴肾经；膂二行，去中行左右，各开一寸五分，属足太阳膀胱经、少阳胆经之会；膂三行，去中行左右各开三寸，属手足太阳小肠、膀胱之会。兼属足太阴脾经。《灵枢》曰：足太阴之筋，其内者着于脊，其病脊内痛。

49.［胂］挟脊两旁陇起之肉也。

属足太阳膀胱经。《灵枢》曰：足太阳之脉，其支者，从髆内左右别下贯胂，挟脊肉，过髀枢。《素问》曰：腰痛，挟脊而痛至顶，头沉沉然，目𥆧𥆧然，欲僵仆，刺太阳郄中出血络。

50.［胸］膺也，又曰臆。

统属手少阴心经。《灵枢》曰：手少阴之脉，起于心中，出属心系，下膈，络小肠。又曰：手少阴之筋，挟乳里，结于胸中，其病内急，心承伏梁。《素问》曰：南风生于夏，其脏心，俞在胸膈，其病内舍膺胁。又曰：心病者，胸中痛，胁支满；虚则胸腹大，胁下与腰相引而痛。又曰：赤脉之至也，喘而坚。诊曰：有积气在胸中，时害于食，名曰心痹。得之外疾思虑而心虚，故邪从之。又属手厥阴心包经。《灵枢》曰：手厥阴之脉，起于胸中，出属心包络，下膈，历三焦；其支者，循胸出胁下。是动则病胸胁支满，心中大动。又曰：手心主之别，名曰内关，去腕二寸，出于两筋之间，循经以上，络于心包，络心系。实则心痛，虚则为头强，取之两筋间也。又属足少阴肾经。《灵枢》曰：足少阴之脉，其支者，从肺出络心，注胸中。又曰：气在肾者，止之膺与背俞。《素问》曰：邪客于足少阴之络，令人卒心痛，暴胀，胸胁支满。又属手足太阴肺经、脾经。《灵枢》曰：白脉之至也，喘而浮，上实下虚，惊，有积气在胸中；喘而虚，名曰肺痹，寒热，得之醉而使内也。《灵枢》曰：足太阴之脉，其支者，从胃别上膈，注心中。所生病者烦心，心下急痛。又曰：气满胸中，喘息，取足太阴，大指之端，去爪甲如韭叶。寒则留之；热则疾之，气下乃止。兼属手太阳小肠经。《素问》曰：心烦头痛，病在膈中，过在手巨阳、少阴。注：巨阳之脉，从肩上入缺盆，络心，循咽，下膈，抵胃，属小肠。故心烦头痛，病在膈中也。又属手足阳明大肠、胃经。《素问》曰：邪客于手阳明之络，令人气满胸中，喘息而支胠，胸中热。《灵枢》曰：足阳明，挟喉之动脉也，其俞在膺中。又曰：胃病者腹䐜胀，胃脘当心而痛。一曰：阳明所谓胸满短气者，水气在脏腑也。水者阴气也，阴气在中，故胸痛少气也。轻者五苓散，重者用张子和法治之。〇沈承之曰：胸有四行，中行自结喉下循钤骨，抵髑骬，属任脉；膺二行，去中行左右，各开二寸，属足少阴肾经；膺三行，去中行左右，各开四寸，属足阳明胃经；膺四行，去中行左右，各开六寸，属足太阴脾经。

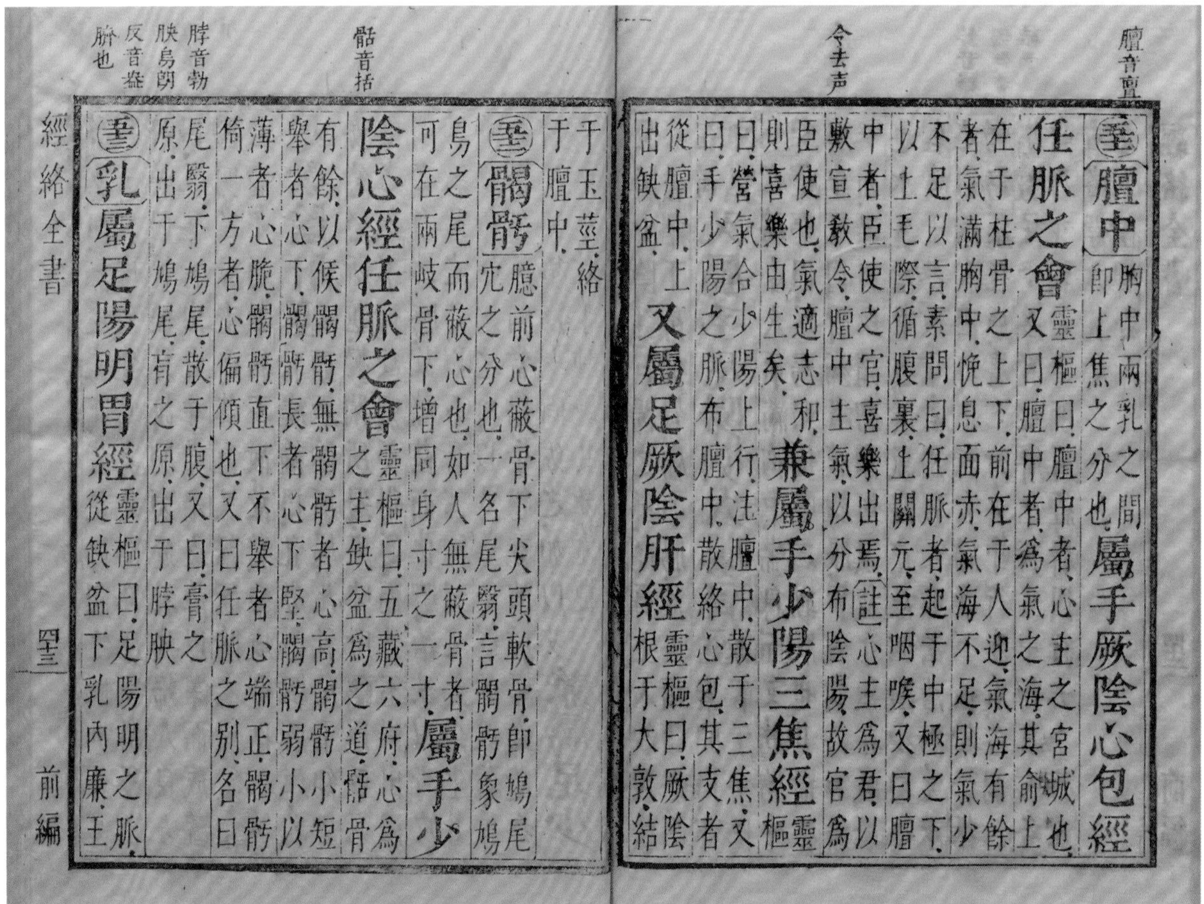

51.［膻中］胸中两乳之间，即上焦之分也。

属手厥阴心包经、任脉之会。《灵枢》曰：膻中者，心主之宫城也。又曰：膻中者，为气之海，其俞上在于柱骨之上下，前在于人迎。气海有余者，气满胸中，悗息面赤；气海不足，则气少不足以言。《素问》曰：任脉者，起于中极之下，以上毛际，循腹里，上关元，至咽喉。又曰：膻中者，臣使之官，喜乐出焉。注：心主为君，以敷宣教令，膻中主气，以分布阴阳，故官为臣使也。气适志和，则喜乐由生矣。兼属手少阳三焦经。《灵枢》曰：营气合少阳上行，注膻中，散于三焦。又曰：手少阳之脉，布膻中，散络心包。其支者，从膻中，上出缺盆。又属足厥阴肝经。《灵枢》曰：厥阴根于大敦，结于玉茎，络于膻中。

52.［髑骬］臆前心蔽骨下尖头软骨，即鸠尾穴之分也，一名尾翳，言髑骬象鸠鸟之尾而蔽心也。如人无蔽骨者，可在两岐骨下，增同身寸之一寸。

属手少阴心经、任脉之会。《灵枢》曰：五脏六腑，心为之主，缺盆为之道。骷骨有余，以候髑骬。无髑骬者心高，髑骬小短举者心下；髑骬长者心下坚，髑骬弱小以薄者心脆；髑骬直下不举者心端正，髑骬倚一方者，心偏倾也。又曰：任脉之别，名曰尾翳，下鸠尾，散于腹。又曰：膏之原，出于鸠尾，肓之原，出于脖胦。

53.［乳］

属足阳明胃经。《灵枢》曰：足阳明之脉，从缺盆下乳内廉。王启玄曰：乳之上下，皆足阳明之脉也。《针灸经》云：乳中二穴当乳，足阳明脉气所发。朱丹溪曰：胃经见证，胸旁过乳痛。《妇人良方》曰：乳痈者，由乳潼结聚，皮薄以泽而成。盖阳明之脉主血，其血又归厥阴之气，血涩不通，气结不散，故积聚成痈也。又属足厥阴肝经。《乳痈论》曰：乳房阳明所经，乳头厥阴所属。凡乳母不知调养，忿怒所逆，郁闭所遏，厚味所酿，以致厥阴之气不行，故窍不得通；而汁不得出，阳明之血沸腾，故热甚而化脓。治法以青皮疏厥阴之滞，以石膏清阳明之热，以生甘草节行污浊之血，以栝蒌子或加没药、青橘叶、皂角刺、当归、金银花消肿导毒，随症消息。然须以少酒佐之，加以艾火两三壮于肿处，其效尤捷。兼属足少阳胆经、太阴脾经、阴维脉之会。《灵枢》曰，足少阳之筋，走腋前廉，系于膺乳，结于缺盆，其病季胁痛，上引缺盆膺乳。又曰：足太阴之筋，循腹里，结于肋，散于胸中。〇沈承之曰：直乳下三寸五分，名期门穴，属足厥阴肝经、太阴脾经、阴维之会；下四寸，名日月穴，属足少阳胆经、太阴脾经、阴维脉之会。

54. ［虚里］乳根穴分也，俗谓之气眼。

属足阳明胃经，。《甲乙经》曰：胃之大络，名曰虚里，贯膈络肺，出于左乳下，其动应手，脉之宗气也。盛喘数绝者，则病在中；结而横，有积矣；绝不至，曰死。《素问》曰：乳之下，其动应衣，宗气泄也。顾英白曰：乳根二穴，左右皆有动气，经何独言左乳下？盖举其动之甚者耳，非左动而右不动也。其动应手，脉宗气也。《素问》本无二义，马玄台因仿刻之误，而谓应衣。应衣者，言病人肌肉瘦弱，其脉动甚，而应衣也，亦通。始读《素问》则心窍疑之，至读《甲乙经》而疑遂释然。兼属手少阴心经。《灵枢》曰：五谷入于胃也，其糟粕、津液、宗气分为三隧，故宗气积于胸中，出于喉咙，以贯心脉，而行呼吸焉。张介宾曰：虚里跳动，最为虚损病本，故凡患阴虚劳怯，则心下多有跳动，及为惊悸者，人但知其心跳，而不知为虚里之动也。其动微者病尚浅，动甚者病则甚。凡患此者，常以纯甘壮水之剂，填补真阴，活者多矣。

55. ［腋］臂下胁上际也。

属手厥阴心包经。《灵枢》曰：手厥阴之脉，其支者，循胸出胁，下腋三寸，上抵腋下。是动则病腋肿。又曰：手心主之正，别下渊腋三寸，入胸中。又曰：手心主之筋，结腋下。又曰：腋下三寸，手心主也，其名天池。又属手太阴肺经、少阴心经。《灵枢》曰：手太阴之脉，从肺系横出腋下。又曰：手太阴之正，别入渊腋少阴之前。又曰：腋下动脉，臂太阴也，名曰天府。暴瘅内逆，肝肺相搏，血溢鼻口，取天府。又曰：手少阴之脉，从心系却上肺，下出腋下。又曰：手少阴之正，别入于渊腋两筋之间，属于心。又属足厥阴肝经、太阴脾之大络。《灵枢》曰：肝有邪，其气留于两腋。又曰：脾之大络，名曰大包，出渊腋下三寸，布胸胁，实则腹尽痛，虚则百节尽皆纵。此脉若罗络之血

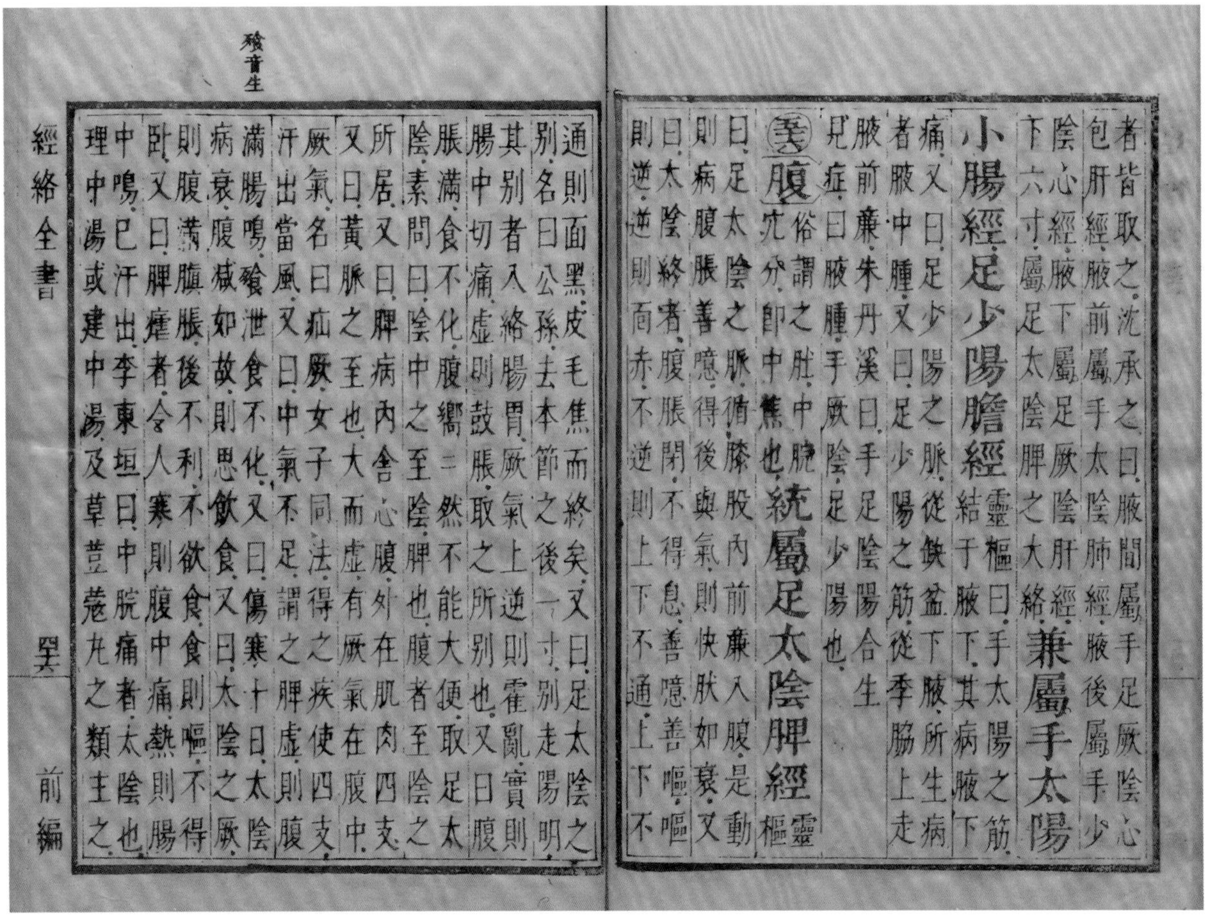

者皆取之。沈承之曰腋間屬手足厥陰心包肝經腋前屬手太陰肺經腋後屬手少陰心經腋下屬足厥陰肝經腋下六寸屬足太陰脾之大絡兼屬手太陽小腸經足少陽膽經靈樞曰手太陽之筋結于腋下其病腋下痛又曰足少陽之脈從缺盆下腋所生病者腋中腫又曰足少陽之筋從季脇上走腋前廉朱丹溪曰手足厥陰合生見證曰腋腫手厥陰足少陽也

〔五六〕腹 俗謂之肚中脘穴分即中焦也

統屬足太陰脾經靈樞曰足太陰之脈循膝股內前廉入腹是動則病腹脹善噫得後與氣則快然如衰又曰太陰終者腹脹閉不得息善噫善嘔嘔則逆逆則面赤不逆則上下不通上下不通則面黑皮毛焦而終矣又曰足太陰之別名曰公孫去本節之後一寸別走陽明其別者入絡腸胃厥氣上逆則霍亂實則腸中切痛虛則鼓脹取之所別也又曰腹脹滿食不化腹嚮嚮然不能大便取足太陰素問曰陰中之至陰脾也腹者至陰之所居又曰脾病內舍心腹外在肌肉四支又曰黃脈之至也大而虛有厥氣在腹中厥氣名曰疝厥女子同法得之疾使四支汗出當風又曰中氣不足謂之脾虛則腹滿腸鳴飧泄食不化又曰傷寒十日太陰病衰腹減如故則思飲食又曰太陰之厥則腹滿䐜脹後不利不欲食食則嘔不得臥又曰脾瘧者令人寒則腹中痛熱則腸中鳴已汗出李東垣曰中脘痛者太陰也理中湯或建中湯及草荳蔻丸之類主之

經絡全書 前編

者皆取之。〇沈承之曰：腋间属手足厥阴心包、肝经，腋前属手太阴肺经，腋后属手少阴之经，腋下属足厥阴肝经，下六寸，属足太阴脾之大络。兼属手太阳小肠经、足少阳胆经。《灵枢》曰：手太阳之筋，结于腋下，其病腋下痛。又曰：足少阳之脉，从缺盆下腋，所生病者腋中肿。又曰：足少阳之筋，从季胁上走腋前廉。朱丹溪曰：手足厥阴，合生见证，曰腋肿。手厥阴、足少阳也。

56.［腹］俗谓之肚，中脘穴分，即中焦也。

统属足太阴脾经。《灵枢》曰：足太阴之脉，循膝股内前廉入腹。是动则病腹胀善噫，得后与气，则快然如衰。又曰：太阴终者，腹胀闭，不得息，善噫善呕；呕则逆，逆则面赤，不逆则上下不通；上下不通则面黑，皮毛焦而终矣。又曰：足太阴之别，名曰公孙，去本节之后一寸，别走阳明。其别者，入络肠胃。厥气上逆则霍乱；实则肠中切痛，虚则鼓胀，取之所别也。又曰：腹胀满，食不化，腹响响然不能大便，取足太阴。《素问》曰：阴中之至阴，脾也。腹者，至阴之所居。又曰：脾病内舍心腹，外在肌肉四肢。又曰：黄脉之至也，大而虚，有厥气在腹中。厥气，名曰疝厥，女子同法。得之疾使四肢，汗出当风。又曰：中气不足，谓之脾虚，则腹满肠鸣，飧泄，食不化。又曰：伤寒十日，太阴病衰，腹减如故，则思饮食。又曰：太阴之厥，则腹满䐜胀，后不利，不欲食，食则呕，不得卧。又曰：脾疟者，令人寒则腹中痛，热则肠中鸣，已汗出。李东垣曰：中脘痛者，太阴也，理中汤或建中汤，及草豆蔻丸之类主之。

又属足阳明胃经。《灵枢》曰：足阳明之脉，其支者起于胃口，下循腹里。所生病者，大腹水肿。《素问》曰：腹中鸣者，病本于胃也。薄脾，则烦不能食，食不下者，胃脘膈也。又曰：胃疟者，令人善饥而不能食，食而支满腹大。杨上善曰：足阳明脉从鼻起，下咽，分为四道，并正别脉六道，上下行腹，纲维于身。兼属手太阳小肠经、少阳三焦经之会。《素问》曰：腹暴满，按之不下，取手太阳经络者，胃之募也。注：胃募，中脘穴也，居蔽骨与脐之中，手太阳小肠、足阳明脉所生也。又属足少阴肾经、厥阴肝经。《灵枢》曰：腹满，大便不利，腹大，亦上走胸嗌，喘息渴渴然，取足少阴。又曰：足之三阴，从足走腹。《素问》曰：肾病者，腹大胫肿，虚则胸中痛，大腹、小腹痛。又曰：肝热病者，小便先黄，腹痛多卧，身热。又属冲脉、任脉之会。《灵枢》曰：冲脉、任脉之浮而外者，循腹右上行，会于咽喉。又曰：任脉之别，散于腹。实则腹皮痛，虚则瘙痒，取之所别也。《素问》曰：冲脉挟脐上行，至胸中而散。故冲脉为病，则逆气里急也。〇沈承之曰：腹分四行，中行脐上五寸，名上脘穴，属足阳明胃经、手太阳小肠经、任脉之会。脐上四寸，名中脘穴，又谓之上纪，属手太阳小肠经、少阳三焦经、足阳明胃经、任脉之会。脐上二寸，名下脘穴，属足太阴脾经、任脉之会。第二行去中行左右各开五分，属足少阴肾经、冲脉之会。第三行去中行左右各开二寸，属足阳明胃经。第四行去中行左右各开三

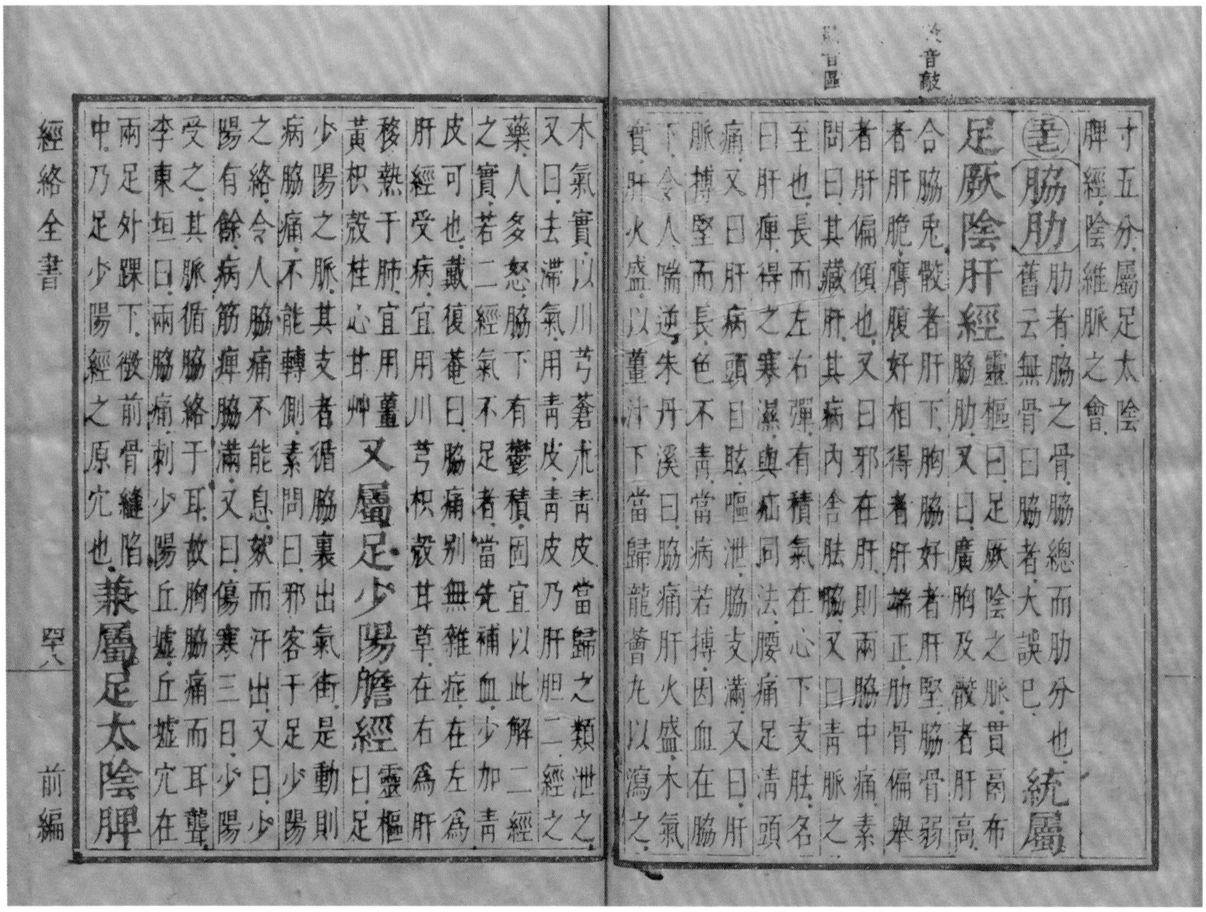
寸五分屬足太陰脾經陰維脈之會
(五七)脇肋 肋者脇之骨脇總而肋分也舊云無骨曰脇者大誤也 統屬足厥陰肝經 靈樞曰足厥陰之脈貫鬲布脇肋又曰廣胸反骹者肝高合脇兔骹者肝下胸脇好者肝堅脇骨弱者肝脆膺腹好相得者肝端正脇骨偏舉者肝偏傾也又曰邪在肝則兩脇中痛素問曰其藏肝其病內舍胠脇又曰青脈之至也長而左右彈有積氣在心下支胠名曰肝痺得之寒濕與疝同法腰痛足清頭痛又曰肝病頭目眩嘔泄脇支滿又曰肝脈搏堅而長色不青當病若搏因血在脇下令人喘逆朱丹溪曰脇痛肝火盛木氣實肝火盛以薑汁下當歸龍薈丸以瀉之木氣實以川芎蒼朮青皮當歸之類泄之又曰去滯氣用青皮青皮乃肝胆二經之藥人多怒脇下有鬱積固宜以此解二經之實若二經氣不足者當先補血少加青皮可也戴復菴曰脇痛別無雜症在左爲肝經受病宜用川芎枳殼甘草在右爲肝移熱于肺宜用薑黃枳殼桂心甘艸 又屬足少陽膽經 靈樞曰足少陽之脈其支者循脇裏出氣街是動則病脇痛不能轉側素問曰邪客于足少陽之絡令人脇痛不能息欬而汗出又曰少陽有餘病筋痺脇滿又曰傷寒三日少陽受之其脈循脇絡于耳故胸脇痛而耳聾李東垣曰兩脇痛刺少陽丘墟丘墟穴在兩足外踝下微前骨縫陷中乃足少陽經之原穴也 兼屬足太陰脾
經絡全書 四八 前編

寸五分，属足太阴脾经、阴维脉之会。

57.［胁肋］肋者，胁之骨。胁总而肋分也。旧云无骨曰胁者，大误也。

统属足厥阴肝经。《灵枢》曰：足厥阴之脉，贯膈布胁肋。又曰：广胸及骹者肝高，合胁兔骹者肝下；胸胁好者肝坚，胁骨弱者肝脆；膺腹好相得者肝端正，胁骨偏举者肝偏倾也。又曰：邪在肝，则两胁中痛。《素问》曰：其脏肝，其病内舍胠胁。又曰：青脉之至也，长而左右弹，有积气在心下支胠，名曰肝痹。得之寒湿，与疝同法，腰痛、足清、头痛。又曰：肝病头目眩，呕泄，胁支满。又曰：肝脉搏坚而长，色不青，当病若搏。因血在胁下，令人喘逆。朱丹溪曰：胁痛，肝火盛，木气实。肝火盛，以姜汁下当归龙荟丸以泻之；木气实，以川芎、苍术、青皮、当归之类泄之。又曰：去滞气，用青皮。青皮乃肝胆二经之药。人多怒，胁下有郁积，固宜以此解二经之实。若二经气不足者，当先补血，少加青皮可也。戴复庵曰：胁痛别无杂症，在左为肝经受病，宜用川芎、枳壳、甘草；在右为肝移热于肺，宜用姜黄、枳壳、桂心、甘草。又属足少阳胆经。《灵枢》曰：足少阳之脉，其支者，循胁里，出气街。是动则病胁痛，不能转侧。《素问》曰：邪客于足少阳之络，令人胁痛不能息，咳而汗出。又曰：少阳有余，病筋痹胁满。又曰：伤寒三日，少阳受之，其脉循胁络于耳，故胸胁痛而耳聋。李东垣曰：两胁痛，刺少阳丘墟。丘墟穴在两足外踝下，微前骨缝陷中，乃足少阳经之原穴也。兼属足太阴脾經·太陽膀胱經 靈樞曰足太陰之筋循腹裏結于肋散于胸中其病兩脇痛引膺中。沈承之曰脇前屬足少陽胆經脇後屬足太陽膀胱經。

〔五八〕季脇 脇下也 屬足少陽膽經 靈樞曰足少陽之脈循胸過季脇下又曰足少陽之别者入季脇之間循胸裏屬胆 又屬足厥陰肝經 靈樞曰若有所大怒氣上而不下積于脇下則傷肝素問曰肝病者兩脇下痛引少腹令人善怒又曰肝欬之狀欬則兩脇下痛甚則不可以轉轉則兩胠下滿中藏曰肝虚冷則脇下堅痛目盲臂痛發寒如瘧狀不欲食婦人月水不來氣急其脈左關上沈而弱者是也 兼屬手太陰肺經 靈樞曰手太陰

賁音奔 脛形敬切 眇音抄

之筋合賁下抵季脇其病息賁脇急吐血治在燔針刼刺以知爲數朱丹溪曰左脇多因留血作痛右脇悉是痰積作痛痰氣亦有流注于左者然必與血相搏而痛不似右脇之痛無關于血也 又屬五藏之會 難經曰藏會于季脇 註藏五藏也季脇章門穴也一名脇髎在臍旁左右各九寸直季脇乃足厥陰之穴帶脈發于此脾之募也脾受穀氣播敷各藏故藏會于季脇不能食而熱可灸章門張潔古曰脇痛者肝也身熱而煩者心也體重而滿者脾也寒熱者肺也足脛寒而逆者腎也

〔五九〕眇 季脇之下俠脊兩旁空軟處也 屬足少陰腎經帶脈

經絡全書 四九 前編

经、太阳膀胱经。《灵枢》曰：足太阴之筋，循腹里，结于肋，散于胸中，其病两胁痛引膺中。〇沈承之曰：胁前属足少阳胆经，胁后属足太阳膀胱经。

58.［季胁］胁下也。

属足少阳胆经。《灵枢》曰：足少阳之脉，循胸，过季胁下。又曰：足少阳之别者，入季胁之间，循胸里，属胆。又属足厥阴肝经。《灵枢》曰：若有所大怒，气上而不下，积于胁下，则伤肝。《素问》曰：肝病者，两胁下痛引少腹，令人善怒。又曰：肝咳之状，咳则两胁下痛，甚则不可以转，转则两胠下满。《中藏》曰：肝虚冷，则胁下坚痛，目盲，臂痛，发寒如疟状，不欲食，妇人月水不来，气急，其脉左关上沉而弱者是也。兼属手太阴肺经。《灵枢》曰：手太阴之筋，合贲下，抵季胁，其病息贲胁急，吐血。治在燔针劫刺，以知为数。朱丹溪曰：左胁多因留血作痛，右胁悉是痰积作痛。痰气亦有流注于左者，然必与血相搏而痛，不似右胁之痛无关于血也。又属五脏之会。《难经》曰：脏会于季胁。注：脏，五脏也。季胁，章门穴也，一名胁髎。在脐旁左右各九寸，直季胁，乃足厥阴之穴。带脉发于此，脾之募也。脾受谷气，播敷各脏，故脏会于季胁，不能食而热，可灸章门。张洁古曰：胁痛者，肝也；身热而烦者，心也；体重而满者，脾也；寒热者，肺也；足胫寒而逆者，肾也。

59.［眇］季胁之下，挟脊两旁空软处也。

属足少阴肾经、带脉

之会。《灵枢》曰：足少阴之正，至肾，当十四椎出属带脉。王太仆曰：肾之外当眇。又属足少阳胆经、太阳膀胱经。《灵枢》曰：足少阳之筋，其直者上乘眇季胁，其病眇季胁痛。《素问》曰：眇络季胁，引少腹而痛胀，刺谚嘻。谚嘻穴在肩膊内廉，挟第六椎下，以手厌之，令病人呼谚嘻之声，则指下动矣，此足太阳脉气所发也。

60. ［腰］尻上横骨也。

统属足少阴肾经。《灵枢》曰：足少阴之别，并经上走于心包下，外贯腰脊。其病逆则烦心，实则闭癃，虚则腰痛。又曰：肾盛怒而不止，则伤志，志伤则善忘其前言，腰脊不可以俯仰屈伸，毛际色夭，死于季夏也。《素问》曰：北风生于冬，病在肾，俞在腰股。又曰：肾病内舍腰脊骨髓，外在溪谷腨膝。注：腨，腓肠也，又曰：肾脉搏坚而长，其色黄而赤者，当病折腰。又曰：肾热病者，先腰痛胫酸，苦渴数饮，身热，腰脊不举，骨枯而髓减，发为骨痿。又曰：肾咳之状，咳则腰脊相引而痛。又曰：腰者肾之腑，转摇不能，肾将惫矣，得强者生，失强者死。又曰：因而强力，肾气乃伤，高骨乃坏。注：高骨，腰高之骨也。朱丹溪曰：诸经皆贯于肾，而络于腰脊。肾气一虚，则凡冲风受湿，伤冷蓄热，血涩气滞，水积堕伤，与夫失志作劳，种种腰疼，叠见而层出矣。《三因方》云：肾着为病，其体重，饮食如故，小便自利，腰以下冷痛，如带五千钱，治宜流湿，兼用温散，肾着汤主之。又属足太阳膀胱经。《灵枢》

曰：足太阳之脉，挟脊抵腰中。《素问》曰：足太阳之疟，令人腰痛头重，寒从背起。李东垣曰：太阳气虚，则邪客之。邪者，风、热、寒、湿皆然。寒湿多而风热少，又有房劳伤肾而腰痛者，此由阳虚不能运动也，宜补阳。若膏粱之人，久服汤药，醉以入房，损其真阴，肾气热，腰脊痛而不能举，久则髓减骨枯，此由阴虚生内热也，宜补阴。又曰：防风辛温，气味俱薄，浮而升阳也。若脊痛项强，不可回顾，腰似折，项似拔者，乃手足太阳症，正宜用之。又属足厥阴肝经。《灵枢》曰：足厥阴之脉，是动则病腰痛，不可以俯仰，丈夫㿉疝，妇人少腹肿。《素问》曰：厥阴之脉，令人腰痛，腰中如张弓弩弦。朱丹溪曰：腰软者，皆肾肝伏热，治宜黄柏、防己。兼属足阳明胃经、少阳胆经。《灵枢》曰：腰痛，痛上寒，取足太阳、阳明；痛上热，取足厥阴；不可以俯仰，取足少阳。《素问》曰：少阳令人腰痛，如以针刺其皮中，循循然不可以俯仰，不可以顾；阳明令人腰痛，不可以顾，顾如有见者，善悲。又曰：肉里之脉，令人腰痛不可以咳，咳则筋缩急，刺肉里之脉，为二痏，在太阳之外，少阳绝骨之后。又曰：同阴之脉，令人腰痛，痛如小锤居其中，怫然肿。注：同阴，足少阳之别络也。又属足太阴脾经。《素问》曰：散脉令人腰痛而热，热甚甚烦，腰下如有横木居其中，甚则遗溲。注：散脉，足太阴之别脉也。

61.［命门］一名精宫，在背对脐，以竹竿立地量之，使无高下也。

属督脉。

《明堂经》曰：命门穴，在第十四椎节下间，与肾相当，伏而取之，督脉气所发也。病五脏热，脉弦急者，当灸五十壮，老少增损之。如虚寒者，灸百壮。又属足少阴肾经。《难经》曰：十二经之脉，皆系于生气之原，生气之原者，谓肾间之动气，五脏六腑之本，三焦之原。呼吸之门也。一名守邪之神。根绝则枝叶枯矣，故有寸口脉平而死者，生气独绝于内也。注：肾间动气，谓命门穴也。顾英白曰：命门居两肾之中，故《脉诀》云左为肾，右为命门，非也。不知十二经脉，则有心包与三焦，而腹中脏腑，岂能以两肾为二脏者。夫膀胱与肾为配偶，肾二而膀胱一，故曰孤之腑，后之人不可以憬然而误欤。或又以命门为子户，则愈谬矣！子户在中极之旁，左亦名胞门，得毋以命门易心包之故而云然耶？可慨甚矣！丹田亦名曰命门，任脉所发也，为三焦之募，故命门专以配三焦。然《脉诀》之命门，则必属督脉焉，为其可以通于肾也。

62.［脐］神阙穴之分也，又名为气舍

属任脉、冲脉之会。《素问》曰：任脉者，起于少腹，直上贯脐中央。又曰：冲脉者，起于气街，并少阴之经。挟脐上行，至胸中而散。又属足少阴肾经、太阴脾经。《灵枢》曰：热病挟脐急痛，胸胁满，取之涌泉。涌泉，足少阴之井穴也，又曰：足太阴之筋，上腹，结于脐。李东垣曰：脐腹痛，少阴也，四逆真武附子汤之类主之。故脐下或大痛，人中黑色者，不可治。《机要》曰：脐下发热者，肾经病也，非熟地黄不能除，以其能补肾也。《心鉴》曰：

差瘥同

重平声

脾絕者，臍突唇反。又屬手足陽明大腸胃經。靈樞曰：足陽明之脈，從乳內廉下俠臍，入氣街中。又曰：積著于陽明之筋，則俠臍而居，飽食則差，大飢則益也。又曰：胃中熱，則消穀，令人懸心善飢，臍以上皮熱；腸中熱，則出黃如糜，臍以下皮寒。胃中寒，則腹脹；腸中寒，則腸鳴飧泄。胃中寒，腸中熱，則脹而且泄；胃中熱，腸中寒，則疾飢，小腹痛脹。素問曰：人有身體髀股䯒皆腫，環臍而痛者，病名伏梁，此風根也。其氣溢于大腸而著于肓，肓之原在臍下，故環臍而痛。中藏曰：冬日大腸重感于寒，則腹中當臍而痛，鳴濯濯，不能久立，痛已則泄白物。兼屬足太陽膀胱經、厥陰肝經。朱丹溪曰：足太陽膀胱經見症，臍反出。○沈承之曰：俠臍旁左右二寸名天樞穴，大腸之募也，屬足陽明胃經，會手陽明大腸經。臍下三寸，名關元穴，小腸之募也；四寸名中極穴，膀胱之募也，並屬足三陰脾、腎、肝經、任脈之會。又以動脈分五藏。難經曰：臍左動氣屬肝，臍右動氣屬肺，臍上動氣屬心，臍下動氣屬腎，當臍動氣屬脾。又曰：臍上牢若痛，心內症也；臍下牢若痛，腎內症也；臍右牢若痛，肺內症也；臍左牢若痛，肝內症也。

㊅三 少腹 一名小腹，即下焦也。屬足厥陰肝經、任脈之會。靈樞曰：足厥陰之脈，過陰器，抵小腹。又曰：肝脹者，脅下滿而痛引小腹。又曰：小腹滿大，上走胃至心，淅淅身時寒熱，小便不利，取足厥陰。素問曰：厥陰之厥，則少腹

經絡全書　五三　前編

脾绝者，脐突唇反。又属手足阳明大肠、胃经。《灵枢》曰：足阳明之脉，从乳内廉下挟脐，入气街中。又曰：积着于阳明之筋，则挟脐而居，饱食则瘥，大饥则益也。又曰：胃中热，则消谷，令人悬心善饥，脐以上皮热。肠中热。则出黄如糜，脐以下皮寒。胃中寒，则腹胀；肠中寒，则肠鸣飧泄。胃中寒，肠中热，则胀而且泄；胃中热，肠中寒，则疾饥，小腹痛胀。《素问》曰：人有身体髋股胻皆肿，环脐而痛者，病名伏梁，此风根也。其气溢于大肠而着于肓；肓之原在脐下，故环脐而痛。《中藏》曰：冬日大肠，重感于寒，则腹中当脐而痛，鸣濯濯，不能久立，痛已则泄白物兼属足太阳膀胱经、厥阴肝经。朱丹溪曰：足太阳膀胱经见症，脐反出。〇沈承之曰：挟脐旁左右二寸名天枢穴，大肠之募也，属足阳明胃经，会手阳明大肠经。脐下三寸，名关元穴，小肠之募也；四寸名中极穴，膀胱之募也，并属足三阴脾、肾、肝经、任脉之会。又以动脉分五脏。《难经》曰：脐左动气属肝，脐右动气属肺，脐上动气属心，脐下动气属肾，当脐动气属脾。又曰：脐上牢若痛，心内症也；脐下牢若痛，肾内症也；脐右牢若痛，肺内症也；脐左牢若痛，肝内症也。

63.［少腹］一名小腹，即下焦也。

属足厥阴肝经、任脉之会。《灵枢》曰：足厥阴之脉，过阴器，抵小腹。又曰：肝胀者，胁下满，而痛引小腹。又曰：小腹满大，上走胃至心，淅淅身时寒热，小便不利，取足厥阴。《素问》曰：厥阴之厥，则少腹

腫痛。腹脹。涇溲不利。又曰。足厥陰之瘧。令人腰痛。少腹滿。小便不利。如癃狀。李東垣曰。少腹痛。厥陰也。重則正陽散。回陽湯之類。輕則當歸四逆湯主之。王海藏曰。玄胡索治心氣痛少腹痛如神。入足厥陰也。**又屬手足太陽小腸膀胱經**。靈樞曰。小腸脹者。小腹䐜脹。引腰而痛。膀胱脹者。少腹滿而氣癃。又曰。小腸病者。少腹滿痛。腰脊控睪而痛。時窘之後。耳前熱。若寒甚。若肩上熱。及手小指次指間熱。膀胱病者。小腹偏腫而痛。以手按之。即欲小便而不得。肩上熱。又曰。小腹痛腫。不得小便。邪在三焦約。取之太陽大絡。視其絡脈與厥陰小絡結而血者。顧英白曰。三焦約者。即膀胱也。故經又曰。三焦病者。腹脹滿。小腹尤堅。不得小便。時窘急。溢則水溜。此皆小腸膀胱病也。蓋小腸者。膀胱之源。膀胱者。小腸之委。而心與小腸。實相爲表裏。故心包與三焦。亦相爲表裏。而膀胱三焦。經文時並稱之耳。豈別有所謂三焦之府哉。**又屬足少陰腎太陰脾經**。素問曰。黑脈之至也。上堅而大。有積氣在小腹與陰。名曰腎痺。得之沐浴清水而卧。註。清。冷也。又曰。邪客于足太陰之絡。令人腰痛引少腹控䏚。不可以仰息。靈樞曰。身有所傷。血出多。及中風寒。若有所墮墜。四肢懈墮不收。名曰體惰。取其小腹臍三交結。三交結者。陽明太陰也。

髖音寬 胯音跨

髖 腰胯骨也。亦謂之踝。腰旁挾脊。平立陷者中。按之有骨機關處。動者是也。

經絡全書 前編

肿痛，腹胀，泾溲不利。又曰：足厥阴之疟，令人腰痛，少腹满，小便不利如癃状。李东垣曰：少腹痛，厥阴也，重则正阳散、回阳汤主之；轻则当归四逆汤主之。王海藏曰：玄胡索治心气痛、少腹痛如神，入足厥阴也。**又属手足太阳小肠、膀胱经。**《灵枢》曰：小肠胀者，小腹胀，引腰而痛。膀胱胀者，小腹满而气癃。又曰：小肠病者，少腹满痛，腰脊控睾而痛，时窘之后，耳前热。若寒甚，若肩上热，及手小指次指间热。膀胱病者，小腹偏肿而痛，以手按之，即欲小便而不得，肩上热。又曰：小腹痛肿，不得小便，邪在三焦约。取之太阳大络，视其络脉，与厥阴小络结而血者。顾英白曰：三焦约者，即膀胱也，故经又曰：三焦病者，腹胀满，小腹尤坚，不得小便，时窘急，溢则水溜，此皆小肠、膀胱病也。盖小肠者，膀胱之源；膀胱者，小肠之委。而心与小肠，实相为表里，故心包与三焦，亦相为表里。而膀胱、三焦，经文时并称之耳，岂别有所谓三焦之腑哉。**又属足少阴肾、太阴脾经。**《素问》：黑脉之至也，上坚而大，有积气在小腹与阴，名曰肾痹，得之沐浴清水而卧。注：清，冷也。又曰：邪客于足太阴之络，令人腰痛引少腹控䏚，不可以仰息。《灵枢》曰：身有所伤，血出多，及中风寒，若有所堕坠，四肢懈堕不收，名曰体惰，取其小腹、脐、三交结。三交结者，阳明、太阴也。

64.［髋］腰胯骨也，亦谓之踝。腰旁挟脊，平立陷者中，按之有骨机关处，动者是也。

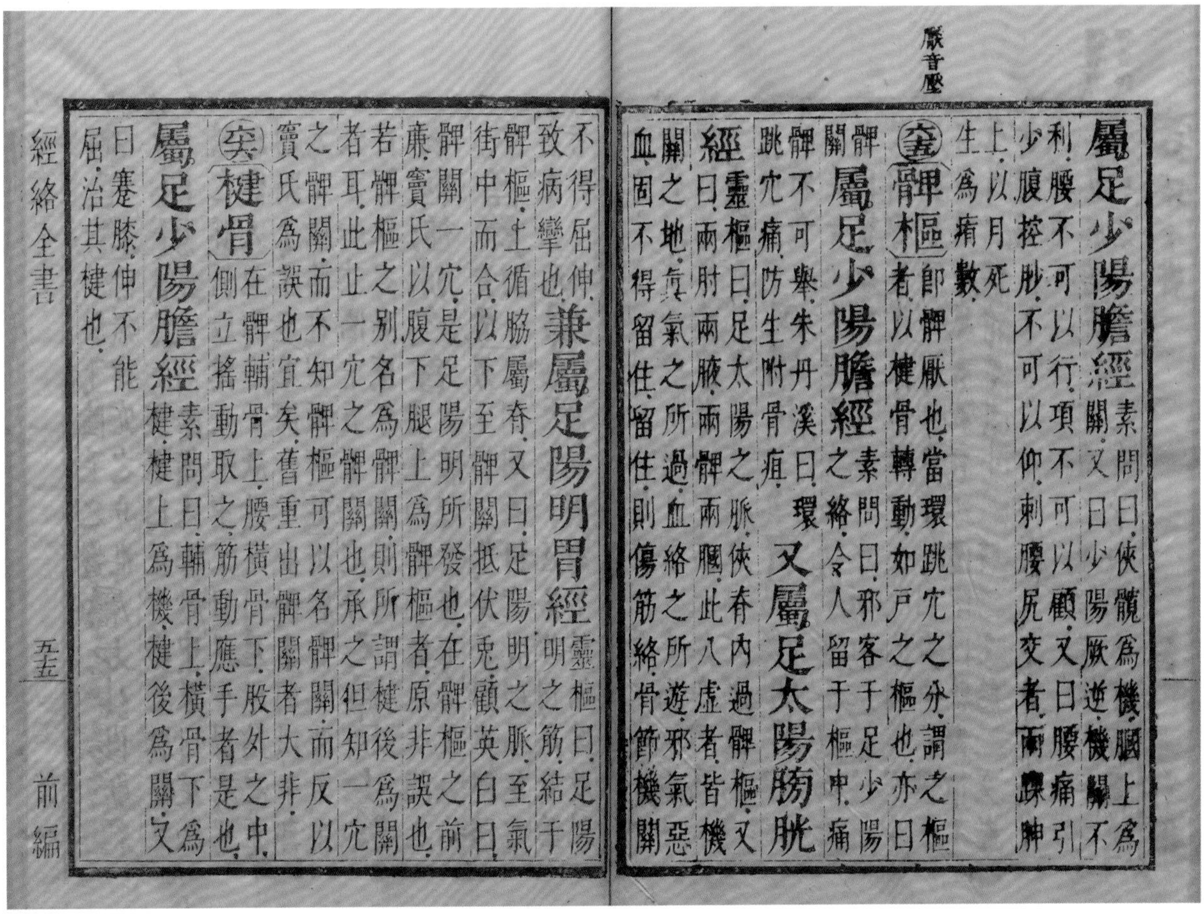
厥音蹶

屬足少陽膽經素問曰俠髖爲機膕上爲關又曰少陽厥逆機關不利腰不可以行項不可以顧又曰腰痛引少腹控䏚不可以仰刺腰尻交者兩髁胂上以月死生爲痏數

㊅髀樞即髀厭也當環跳穴之分謂之樞者以楗骨轉動如戶之樞也亦曰髀關

屬足少陽膽經素問曰邪客于足少陽之絡令人留于樞中痛髀不可舉朱丹溪曰環跳穴痛防生附骨疽又屬足太陽膀胱經靈樞曰足太陽之脈俠脊內過髀樞又曰兩肘兩腋兩髀兩膕此八虛者皆機關之地真氣之所過血絡之所遊邪氣惡血固不得留住留住則傷筋絡骨節機關不得屈伸致病攣也兼屬足陽明胃經靈樞曰足陽明之筋結于髀樞上循脇屬脊又曰足陽明之脈至氣街中而合以下至髀關抵伏兎顧英白曰髀關一穴是足陽明所發也在髀樞之前廉竇氏以腹下腿上爲髀樞者原非誤也若髀樞之別名爲髀關則所謂楗後爲關者耳此止一穴之髀關也承之但知一穴之髀關而不知髀樞可以名髀關而反以竇氏爲誤也宜矣舊重出髀關者大非

㊅楗骨在髀輔骨上腰横骨下股外之中側立搖動取之筋動應手者是也

屬足少陽膽經素問曰輔骨上横骨下爲楗楗上爲機楗後爲關又曰蹇膝伸不能屈治其楗也

經絡全書 五五 前編

属足少阳胆经。《素问》曰：挟髋为机，腘上为关。又曰：少阳厥逆，机关不利，腰不可以行，项不可以顾。又曰：腰痛引少腹控䏚，不可以仰，刺腰尻交者，两踝胂上，以月死生为痏数。

65. ［髀枢］即髀厌也，当环跳穴之分。谓之枢者，以楗骨转动，如户之枢也，亦曰髀关。

属足少阳胆经。《素问》曰：邪客于足少阳之络，令人留于枢中痛，髀不可举。朱丹溪曰：环跳穴痛，防生附骨疽。又属足太阳膀胱经。《灵枢》曰：足太阳之脉，挟脊内，过髀枢。又曰：两肘两腋，两髀两腘，此八虚者，皆机关之地，真气之所过，血络之所游，邪气恶血，固不得留住。留住，则伤筋络，骨节机关不得屈伸，致病挛也。兼属足阳明胃经。《灵枢》曰：足阳明之筋，结于髀枢，上循胁，属脊。又曰：足阳明之脉，至气街中而合，以下至髀关，抵伏兔。顾英白曰：髀关一穴，是足阳明所发也，在髀枢之前廉。窦氏以腹下腿上为髀枢者，原非误也。若髀枢之别名为髀关，则所谓楗后为关者耳，此止一穴之髀关也。承之但知一穴之髀关，而不知髀枢可以名髀关，而反以窦氏为误也，宜矣。旧重出髀关者，大非。

66. ［楗骨］在髀辅骨上，腰横骨下，股外之中，侧立摇动取之，筋动应手者是也。

属足少阳胆经。《素问》曰：辅骨上，横骨下为楗，楗上为机，楗后为关。又曰：蹇膝，伸不能屈，治其楗也。

〔六七〕毛際少腹下陰毛之邊際氣街穴之分也屬足少陽膽經厥陰肝經之合靈樞曰足少陽之脈繞毛際橫入髀厭中又曰足厥陰之脈循股陰入毛中又曰足少陽之正繞髀入毛際合于厥陰又曰足厥陰之正別跗上上至毛際合于少陽素問曰下部天足厥陰也以候肝註肝脈在毛際外羊矢下一寸陷中五里穴之分卧而取之動應于手者是也又屬足少陰腎經衝脈之會靈樞曰衝脈與足少陰之大絡起于腎下出于氣街

〔六八〕陰器附交骨男子曰玉莖女子曰玉門門之開闔者曰交骨即小便也舊重出者非統屬足厥陰肝經靈樞曰足厥陰之筋循陰股結于陰器絡諸筋其病陰器不用傷于內則不起傷于寒則陰縮入傷于熱則挺縱不收又曰足厥陰之脈過陰器所生病者遺溺閉癃素問曰厥陰之脈者絡陰器係于肝難經曰假令得肝脈其病四支滿閉淋溲便難轉筋有是者肝也李東垣曰腎主大便肝主小便朱丹溪曰陰莖痛是厥陰經氣滯兼熱宜用甘草稍以緩其氣或問古今方論以澀為收芍藥本收劑而云利小便何謂也東垣曰芍藥能停諸濕而益津液以此補陰滋濕故小便自行非通利之謂也又屬衝任督三脈之會難經曰衝任督與厥陰會于曲骨環陰器素問曰督脈者起于少腹以下骨中央女子入係廷孔其孔溺器之端也男子循莖下至篡與女子等又曰衝

經絡全書　三六　前編

67.［毛际］少腹下，阴毛之边际，气街穴之分也。

属足少阳胆经、厥阴肝经之合。《灵枢》曰：足少阳之脉，绕毛际，横入髀厌中。又曰：足厥阴之脉，循股阴，入毛中。又曰：足少阳之正，绕髀，入毛际，合于厥阴。又曰：足厥阴之正，别跗上，上至毛际，合于少阳。《素问》曰：下部天，足厥阴也，以候肝。注：肝脉在毛际外，羊矢下一寸陷中，五里穴之分，卧而取之，动应于手者是也。又属足少阴肾经、冲脉之会。《灵枢》曰：冲脉与足少阴之大络，起于肾下，出于气街。

68.［阴器］交骨附。男子曰玉茎，女子曰玉门，门之开合者曰交骨，即小便也。旧重出者，非。

统属足厥阴肝经。《灵枢》曰：足厥阴之筋，循阴股，结于阴器，络诸筋。其病阴器不用，伤于内，则不起；伤于寒，则阴缩入；伤于热，则挺纵不收。又曰：足厥阴之脉过阴器所，生病者，遗溺、闭癃。《素问》曰：厥阴之脉者，络阴器，系于肝。《难经》曰：假令得肝脉，其病四肢满，闭淋，溲便难，转筋，有是者肝也。李东垣曰：肾主大便，肝主小便。朱丹溪曰：阴茎痛，是厥阴经气滞兼热，宜用甘草梢以缓其气。或问古今方论，以涩为收，芍药本收剂，而云利小便，何谓也？东垣曰：芍药能停诸湿，而益津液，以此补阴滋湿，故小便自行，非通利之谓也。又属冲、任、督三脉之会。《难经》曰：冲、任、督与厥阴，会于曲骨，环阴器。《素问》曰：督脉者，起于少腹以下骨中央，女子入系廷孔，其孔溺器之端也。男子循茎下至篡，与女子等。又曰：冲脉者，经脉之海也，主渗灌溪谷，与阳明合于宗筋。又属足太阳膀胱经。《灵枢》曰：足三焦者，太阳之别也，并太阳之正，入络膀胱约下焦。实则闭癃，虚则遗溺。《素问》曰：膀胱不约为遗溺，水泉不止，是膀胱不藏也。不利为癃，小便闭也。《中藏》曰：热入膀胱，则其气急而小便黄；膀胱寒，则小便数而清白。王海藏曰：小便不通，宜用滑剂利窍，以通水道。滑石入足太阳经，为至燥之剂，木通、猪苓、阿胶，皆滑剂也。朱丹溪曰：膀胱有热者，宜用黄柏、知母之类以泻之。又属手太阳小肠经。《灵枢》曰：手太阳，外合于淮水，内属于小肠，而水道出焉。朱丹溪曰：凡小肠有气则小便胀，有血则小便涩，有热则小便痛；痛者为血淋，不痛者为溺血。陈良甫曰：小肠有热，入于脬内，热结甚，则小便不通。小便不通，则心、胁、小腹气涩而喘急。又属足少阴肾经。《灵枢》曰：足少阴之筋，并太阴之筋，而上循阴股，结于阴器。王海藏曰：凡服泽泻散，人未有不小便多者，小便既多，肾气安得复实。李东垣曰：渴而小便不利者，热在上焦肺分故也，宜清肺散、猪苓汤。不渴而小便通者，热闭于下焦，肾与膀胱也，宜滋肾丸、导气除湿汤。兼属足少阳胆经。李东垣曰：小便淋溲者，邪在少阳、厥阴。徐伯鲁曰：少阳者，足少阳胆与足厥阴肝，相为表里也。又属手太阴肺经。《灵枢》曰：手太阴之别，名曰列缺，其病虚则欠故，小便遗数。《素问》曰：饮入于胃，游溢精气，上输于脾，脾气散精，上归于肺，通调水道，下输膀胱，水精四布，五经并行，合于四时，五脏阴阳，揆度以为常也。注：水土合化，上滋肺金，金气通肾，故调水道。转注下焦，膀胱禀化，以为溲矣。王海藏曰：或用栀子利小便，非利小便也，以清肺也。肺气清而能化，膀胱为津液之腑，小便乃得出。李东垣曰：小便遗失者，肺金虚也，宜安卧养气，禁劳役，以参芪之类补之。不愈，当责有热，加生地、黄柏。朱丹溪曰：小便不通，如因肺燥，不能生水，则宜清金，此隔二之治，用车前子、茯苓之类。又曰：香薷属金与水，而有彻上彻下之功，治水甚捷。肺得之，则清化行，而热自下。又曰：一人小便不通，脉右寸濡滑，此积痰在肺也。肺为上焦，膀胱为下焦，上焦闭，则下焦塞，如滴水之器，必上窍通，而后下窍之水出焉。以法大吐之，病如失。又曰：肺中伏热，水不能生，是绝小便之源也。**又属足太阴脾经、阳明胃经之合。**《灵枢》曰：足太阴之筋，聚于阴器。其病阴器纽痛，上引脐。又曰：足阳明之筋，聚于阴器，上腹。其病㿗疝，腹筋急。治在燔针劫刺，以知为数，以痛为俞。《素问》曰：前阴者，宗筋之所聚，太阴、阳明之所合。又曰：阳明者，五脏六腑之海，主润宗筋，宗筋主束骨而利机关也。朱丹溪曰：人因脾湿不运，而精不升，则肺不能生水，而小便不通，法宜燥胃健脾。此隔三之治，用二术之类。又：琥珀属阳金，以燥脾土有功，故古方利小便用之。盖脾能运化，则肺自下降，而小便可通也。又曰：古方有脾约症，谓胃强脾弱，约束津液，不得四布，但输膀胱，故小便数而大

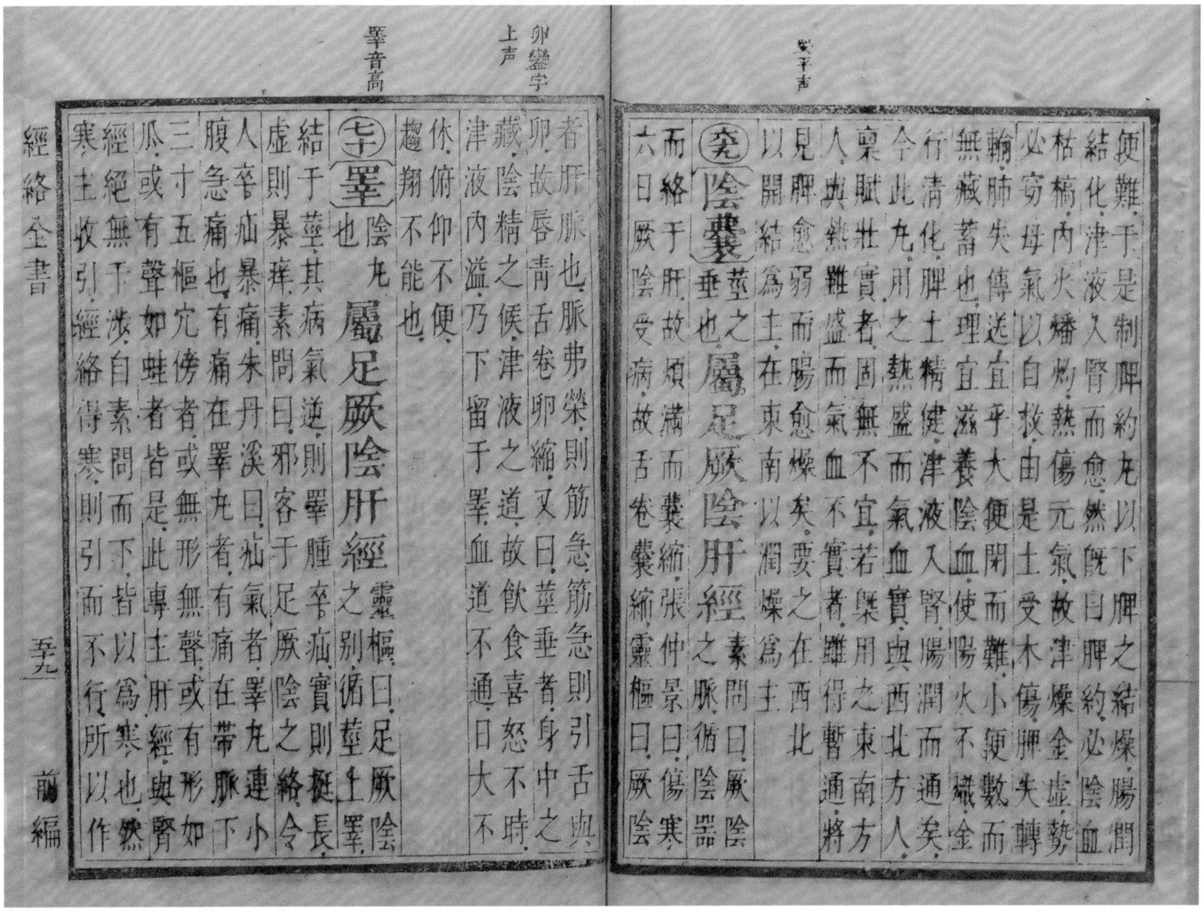

卵鑾字上声
睾音高

便難于是制脾約丸以下脾之結燥腸潤結化津液入腎而愈然既曰脾約必陰血枯槁内火燔灼熱傷元氣故津燥金虚勢必窃母氣以自救由是土受木傷脾失轉輸肺失傳送宜乎大便閉而難小便數而無藏蓄也理宜滋養陰血使陽火不熾金行清化脾土精健津液入腎腸潤而通矣今此丸用之熱盛而氣血實與西北方人稟賦壯實者固無不宜若槩用之東南方人與熱雖盛而氣血不實者雖得暫通將見脾愈弱而腸愈燥矣要之在西北以開結爲主在東南以潤燥爲主

（六九）陰囊 莖之垂也 屬足厥陰肝經之 素問曰厥陰之脉循陰器而絡于肝故煩滿而囊縮張仲景曰傷寒六日厥陰受病故舌卷囊縮靈樞曰厥陰者肝脉也脉弗榮則筋急筋急則引舌與卵故唇青舌卷卵縮又曰莖垂者身中之藏陰精之候津液之道故飲食喜怒不時津液内溢乃下留于睪血道不通日大不休俛仰不便趨翔不能也

（七〇）睪 陰丸也 屬足厥陰肝經之 靈樞曰足厥陰之別循莖上睪結于莖其病氣逆則睪腫卒疝實則挺長虚則暴痒素問曰邪客于足厥陰之絡令人卒疝暴痛朱丹溪曰疝氣者睪丸連小腹急痛也有痛在睪丸者有痛在帶脉下三寸五樞穴傍者或無形無聲或有形如瓜或有聲如蛙者皆是此專主肝經與腎經絕無干涉自素問而下皆以爲寒也然寒主收引經絡得寒則引而不行所以作

經絡全書 五九 前編

便难，于是制脾约丸以下脾之结燥。肠润结化，津液入肾而愈。然既曰脾约，必阴血枯槁，内火燔灼，热伤元气。故津燥金虚，势必窃母气以自救，由是土受木伤，脾失转输，肺失传送，宜乎大便闭而难，小便数而无藏蓄也。理宜滋养阴血，使阳火不炽，金行清化，脾土精健，津液入肾，肠润而通矣。今此丸用之热盛而气血实，与西北方人，禀赋壮实者，固无不宜，若概用之东南方人，与热虽盛而气血不实者，虽得暂通，将见脾愈弱而肠愈燥矣。要之在西北以开结为主，在东南以润燥为主。

69. ［阴囊］茎之垂也。

属足厥阴肝经。《素问》曰：厥阴之脉，循阴器而络于肝，故烦满而囊缩。张仲景曰：伤寒六日，厥阴受病，故舌卷囊缩。《灵枢》曰：厥阴者肝脉也，脉弗荣，则筋急，筋急则引舌与卵，故唇青，舌卷，卵缩。又曰：茎垂者，身中之藏，阴精之候，津液之道。故饮食喜怒不时，津液内溢，乃下留于睾，血道不通，日大不休，俯仰不便，趋翔不能也。

70. ［睾］阴丸也。

属足厥阴肝经。《灵枢》曰：足厥阴之别，循茎上睾，结于茎。其病气逆，则睾肿卒疝，实则挺长，虚则暴痒。《素问》曰：邪客于足厥阴之络，令人卒疝暴痛。朱丹溪曰：疝气者，睾丸连小腹急痛也，有痛在睾丸者，有痛在带脉下二寸五枢穴旁者，或无形无声，或有形如瓜，或有声如蛙者皆是。此专主肝经，与肾经绝无干涉，自《素问》而下，皆以为寒也。然寒主收引，经络得寒，则引而不行，所以作痛。殊不知此症，始于湿热在经，郁而至久，又得寒气外束，不得疏散，故痛。若但作寒论，恐为未备，常见蹈水涉水，而终身不病此者，无热在内故也。或问厥阴经郁积湿热，何由而致？曰：大劳则火起于脾，醉饱则火起于胃，房劳则火起于肾，大怒则火起于肝。火积之久，子能令母虚，湿气便盛，浊液凝聚，并入血隧，流于厥阴。肝为将军之官，其性急速，火性又暴，为寒所束，宜其痛之急也。又属足少阴肾经。缪仲淳曰：疝为肾虚，寒湿之邪，乘虚客之所致，丹溪以谓与肾无干，未尽然也。但有先因湿邪为病，后成湿热者，药宜分寒热先后二途为得也。

71.［骶］俗呼为尾骨，长强穴分也。一名橛骨，亦谓之穷骨。

属足太阳膀胱经、督脉之会。《灵枢》曰：督脉之别，名曰长强，挟膂上项，散头上。又曰：内闭不得溲，刺足少阴、太阳，与骶上，以长针。又属足少阴肾经。《明堂经》曰：长强一穴，在脊骶端穷骨下宛宛中，乃督脉别络，足少阴所结也。〇沈承之曰：脊骶端，属足少阴肾、少阳胆经之结会也。

72.［尻］即臀也，尻骨曰八髎骨。尻骨两旁，各有四骨空，名上髎、次髎、中髎、下髎，左右各八穴，故曰八髎骨也。

属足太阳膀胱经、督脉、冲脉之会。《灵枢》曰：营气合足太阳，循脊下尻。又曰：足太阳之脉，其支者从髆中下挟脊，贯臀，入腘中。所生病者，腰、尻、腘、腨、脚皆痛。《素问》曰：督脉之络，别绕臀，至少阴与巨阳中络者合。又曰：太阳所谓肿腰脽痛者，注：脽，臀肉也。〇沈承之曰：人身有一谷八溪。肉之大会为谷，一谷者，臀也。肉之小会为溪，八溪者，二肘二膝四腕也。溪谷之间，以行营卫，以会大气，故督脉之络，别绕臀，冲脉为血海，主灌渗溪谷。顾英白曰：经言肉之大会，皆指诸经络耳，经有十二，故大谷亦十二，孙络三百六十五，除十二经之俞穴，故小溪三百五十三，非止一谷八溪也。况经无一谷之文，不知承之何据而云此。兼属足太阴脾经。《素问》曰：邪客于足太阴之络，令人腰痛，引少腹控眇，不可以仰息，刺腰尻之解。注：足太阴之络，从髀合阳明，上贯尻骨中，与厥阴、少阳，结于下髎，而循尻骨内入腹，故腰痛则引少腹，控于眇中也，腰尻骨间曰解是也。又属足少阴肾经、少阳胆经。《灵枢》曰：肾下则腰尻痛，不可以俯仰，为狐疝。肾偏倾，则苦腰尻痛也。又曰：足少阳之筋，前者结于伏兔，后者结于尻。其病腘筋急，引髀后，转引尻。

73.［魄门］即肛门也，又谓之下极。旧重出大便者，非。

属手太阴肺经。孙景思曰：肛门者，肺之下口也，内通于肺，故曰魄门。肺与大肠为表里，故肺实则大肠热，热则秘结；肺虚则大肠寒，寒则脱肛。《素问》曰：肺咳不已，则大肠受之，大肠咳状，咳而遗矢。王海藏曰：贲门上主往来，魄门下主收闭，故肺与大肠为通道。注：贲门，胃门也。又属手阳明大肠经。《素问》曰：大肠者传道之官，变化出焉。注：传道，谓传不洁之道。变化，谓变化物之形。王海藏曰：年高虚人，大肠燥结，不可过泄者，脉浮在气，杏仁、陈皮主之；脉沉在血，桃仁、陈皮主之。所以俱用陈皮者，以手阳明与足太阴，俱为表里也。朱丹溪曰：大肠为邪坠下之重，其重至圊后不减；大肠虚滑不收之重，其重至圊后随减，以御米壳等涩剂，固其滑，收其气，用亦愈也。又属足太阳膀胱经。《灵枢》曰：足太阳之正，别入于腘中，其一道下尻五寸，别入于肛。《中藏》曰：下焦实热，则小便不通，大便难苦重痛；虚寒，则大小便泄下不止。李东垣曰：防己，大苦寒纯阴，泄血中之湿热，通血中之滞塞，补阴泻阳，助秋冬，泻春夏之药也。下焦有湿热，流入十二经，以致二阴不通，方可审用；若上焦湿热，则不可用。陈良甫曰：脏腑气实，皆生于湿热，随所停之处而成病。故热结于大肠，则大便不通；热结于小肠，则小便不通；若大小肠俱热所结，则烦满，而大小便俱不通也。兼属足少阴肾经。《灵枢》曰：厥气走喉而不能言，手足清，大便不利，取足少阴。《素问》曰：北方黑色，入通于肾，开窍于二阴，畏湿。王太仆曰：肾气化，则二阴通；二阴閟，则胃填满。盖肾者，胃之关也。王海藏曰：以在下言之，则便溺俱阴；以前后言之，则前气后血；以肾言之，则总主大小便难。溺塞闭结，俱为水少。经言：热淫于内，治以咸寒，佐以苦辛。故用芒硝、大黄相须为使。戴复庵曰：每日五更初洞泻者，此病在肾分，米饮下二神丸，或合五味子散，名为四神丸，治之尤妙。又属足

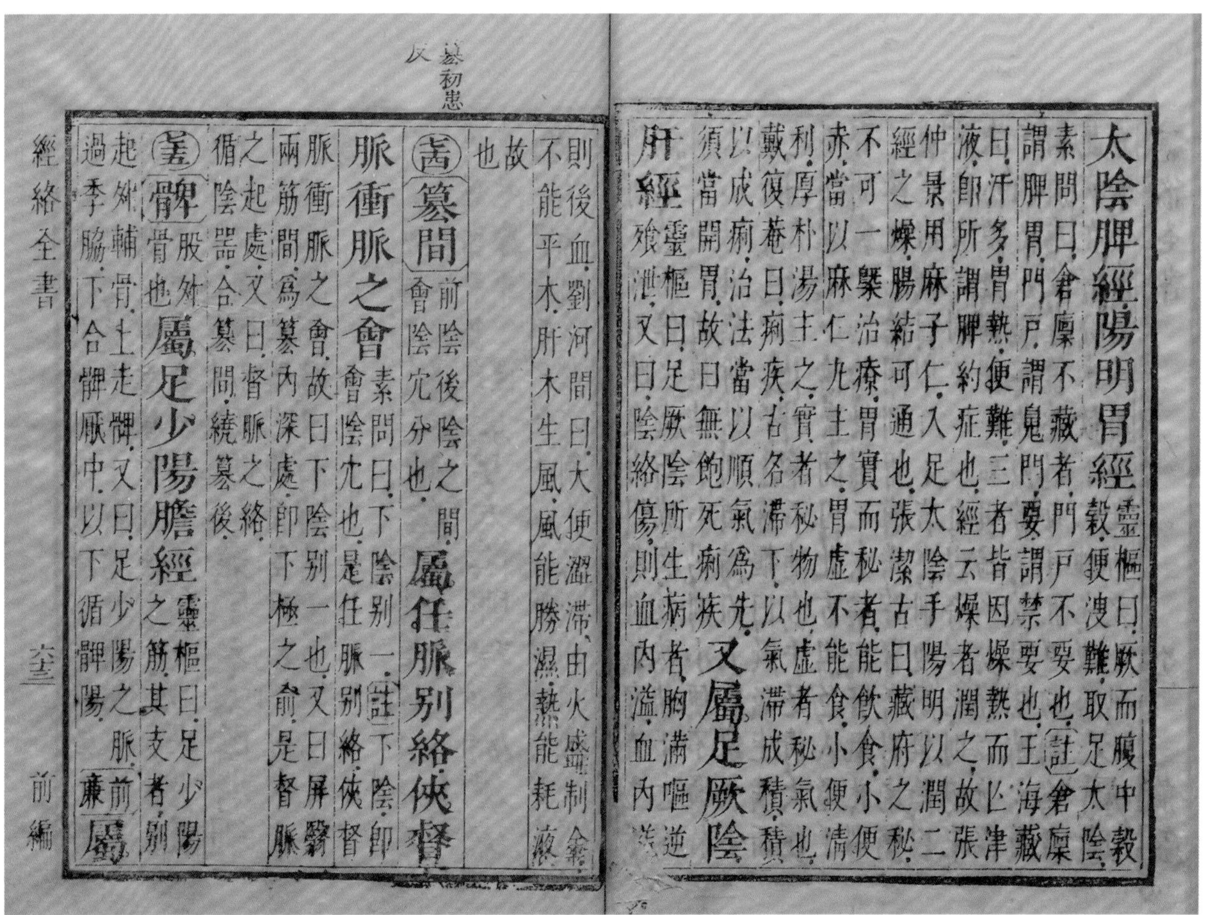

太阴脾经、阳明胃经。《灵枢》曰：厥而腹中穀穀，便溲难，取足太阴。《素问》曰：仓廪不藏者，门户不要也。注：仓廪谓脾胃，门户谓魄门，要，谓禁要也。王海藏曰：汗多，胃热，便难，三者皆因燥热而亡津液，即所谓脾约症也。经云：燥者润之。故张仲景用麻子仁入足太阴、手阳明，以润二经之燥，肠结可通也。张洁古曰：脏腑之秘，不可一概治疗。胃实而秘者，能饮食，小便赤，当以麻仁丸主之；胃虚不能食，小便清利，厚朴汤主之。实者秘物也，虚者秘气也。戴复庵曰：痢疾，古名滞下，以气滞成积，积以成痢，治法当以顺气为先，须当开胃，故曰无饱死痢疾。又属足厥阴肝经。《灵枢》曰：足厥阴所生病者，胸满，呕逆，飧泄。又曰：阴络伤，则血内溢，血内溢，则后血。刘河间曰：大便涩滞，由火盛制金，不能平木，肝木生风，风能胜湿，热能耗液故也。

74.［篡间］前阴、后阴之间，会阴穴分也。

属任脉别络，挟督脉、冲脉之会。《素问》曰：下阴别一。注：下阴，即会阴穴也，是任脉别络，挟督脉、冲脉之会，故曰下阴别一也。又曰：屏翳两筋间，为篡内深处，即下极之俞，是督脉之起处。又曰：督脉之络，循阴器，合篡间，绕篡后。

75.［髀］股外骨也。

属足少阳胆经。《灵枢》曰：足少阳之筋，其支者，别起外辅骨，上走髀。又曰：足少阳之脉，过季胁，下合髀厌中，以下循髀阳。

［前廉］属

足阳明胃经。《灵枢》曰：足阳明之筋，循伏兔，上结于髀枢，其病转筋，髀前肿。《素问》曰：胃脉搏坚而长，其色赤，当病折髀。

［后廉］属足太阳膀胱经。《灵枢》曰：足太阳脉，是动则病髀不可以曲。兼属足太阴脾经。《灵枢》曰：足太阴之筋，循阴股，结于髀，其病阴股引髀而痛。又曰：脾有邪，其气留于两髀。

76.［股］

［中间］髀之内也。

属足厥阴肝经。《灵枢》曰：足厥阴之脉，上腘内廉，循股阴，入毛际中。

［前廉］属足太阴脾经。

［后廉］属足少阴肾经。《灵枢》曰：足太阴之脉，循胫骨后，交出厥阴之前，上膝股内前廉。又曰：足少阴之脉，出腘内廉，上股内后廉。所生病者，股内后廉痛。又曰：肾胀者腹满，引背央央然，腰痹痛。

77.［膝］骸关附。股下骱上，相接处也。膝解为骸关。

统属足厥阴肝经、少阴肾经。《素问》曰：厥阴之厥，好卧屈膝，阴缩肿，骱内热。李东垣曰：脚膝痿软，行步乏力或痛，乃肝肾二经伏热。王海藏曰：木瓜入肝，故益筋与血，病腰肾脚膝无力者不可缺也。又属足太阴脾经、阳明胃经。《灵枢》曰：足太阴之脉，上膝股内前廉，入腹。所生病者不能卧，强立，股膝内肿厥。又曰：足阳明之筋，上结于膝之外廉。又属足少阳胆经。《灵枢》曰：足少阳之筋，循胫外廉，结于膝外廉，其病膝不可屈伸。《素问》曰：少阳腰痛，刺成骨之端出血。成骨，在膝外廉之骨独起者，夏无见血。○沈承之曰：膝外廉辅骨，属足少阳胆经；外前廉，属足阳明胃经；内廉膝曲横纹头，属足厥阴肝经；内前廉，属足太阴脾经。

78. ［膑］膝盖骨也，又名为连骸骨。

统属足厥阴肝经。《素问》曰：刺膝膑，出液为跛。注：膝为筋府，筋会于膝中，液出筋干，故跛也。

［内廉］属足太阴脾经。

［外廉］属足阳明胃经。《素问》曰：刺散脉，在膝前骨肉分间络外廉束脉，为三痏。注：络外廉，则太阴之络色青而见者也。《灵枢》曰：足阳明之脉，抵伏兔，下膝膑中。所生病者，膝膑肿痛。

79. ［腘］膝之后曲处，委中穴分也。

统属足少阴肾经。《灵枢》曰：足少阴之正，至腘中，别走太阳而合。又曰：肾有邪，其气留于两腘。《素问》曰：膝痛若别，治巨阳、少阴荥。注：痛而膝如别离者，则治足太阳、少阴之荥穴。足太阳荥，通谷穴也；足少阴荥，然谷穴也。又属足太阳膀胱经。《灵枢》曰：足太阳之筋，循跟结于腘。又曰：足太阳之脉，是动则病腘如结。又曰：腘中外廉，名曰委阳，足太阳络也。手少阳经也，三焦者，足少阳、太阳之历络，太阳之别也，上踝五寸，别入贯腨肠，出于委阳。兼属冲脉。《灵枢》曰：冲脉与少阴之大络，循阴股内廉，斜入腘中。

80. ［骱］胫骨之近足而细于股内者也，亦名之为骭骨。

［内廉］属足太阴

脾经。《灵枢》曰：足太阴之脉，循内踝前廉，上腨内，循胫骨后，交出厥阴之前。《素问》曰：脾脉软而散，色不泽者，当病足骱肿，若水状。又曰：太阴厥逆，骱急挛，心痛引腹。

［外廉］属足阳明胃经。《灵枢》曰：足阳明之脉，下循胫外廉。所生病者，骭外廉、足跗上皆痛。又曰：病始于足胫者，先取足阳明而汗出。《素问》曰：膝痛连骱若折，治阳明中俞髎。注：阳明俞髎，三里穴也，在膝下三寸，骭骨外廉，两筋间宛宛中是穴。

81.［腨］腓肠也，俗呼为足肚。

［内廉］属足少阴肾经。《素问》曰：肾病，内舍腰脊骨髓，外在溪谷腨膝。《灵枢》曰：身有五部，伏兔一，腓二，腓者，腨也，背三，五脏之俞四，项五。此五部有痈疽者死。

［外廉］属足太阳膀胱经。《灵枢》曰：足太阳之脉，循髀外后廉，合腘中，以下贯腨内。是动则病腨如裂。又曰：足太阳之筋，其别者结于腨外。《素问》曰：三阳为病发寒热，下为痈肿，及为痿厥，腨痛。注：三阳，谓太阳。痛，酸疼也。又曰：刺腨肠内陷为肿。注：腨肠之中，足太阳脉也，太阳气泄故为肿。

82.［内踝］

属足太阴脾经。《灵枢》曰：足太阴之脉，循大指内侧白肉际，过核骨后，上内踝前廉。又曰：经脉十二者，伏行分肉之间，深而不见。其常见者，足太阴过于内踝之上，无所隐故也。诸脉之浮而常见者，皆络脉也。又属足少阴肾经。《灵枢》曰：足少阴之本，在内踝下上三寸半中。《素问》曰：刺少阴于内踝上二痏，春无见血，出血太多，不可复也。全元起曰：内踝之上，阴交之出，通于膀胱，系于肾。肾为命门，有以取之，以明吉凶也。又属足厥阴肝经。《灵枢》曰：足厥阴之脉，循足跗上廉，去内踝一寸，上踝八寸，交出太阴之后。〇沈承之曰：内踝骨中央上至腰，属足厥阴肝经，上踝骨三寸，名三阴交穴。属足三阴脾、肾、肝经之交会。内前廉，属足太阴脾经；内后廉，属足少阴肾经。又属阴跷脉、冲脉。《灵枢》曰：跷脉者，少阴之别，起于然骨之后，上内踝之上。又曰：冲脉并少阴之经。下入内踝之后，入足下。《难经》曰：阴跷脉，起于跟中，循内踝，上行至咽喉。

83.［外踝］

属足少阳胆经。《灵枢》曰：足少阳之脉，抵绝骨之端，下出外踝之前。所生病者，外踝前及诸节皆痛。又曰：足少阳之筋，上结外踝上。又曰：足少阳之下，血气盛，则胫毛美长，外踝肥；血气皆少，则胫无毛，外踝瘦无肉。《素问》曰：膝痛淫泺胫酸，不能久立，治少阳之络，在外踝上五寸。注：淫泺，谓似酸痛而无力也。外踝上五寸，乃足少阳之络，光明穴也。〇沈承之曰：手足六经，散而为十二，则曰：自下臂，外廉之中，手少阳也；外之上廉，手阳明也；外之下廉，手太阳也。自髀下胫，外廉之中，足少阳也；外之前廉，足阳明也；外之后廉，足太阳也。自臑下臂，内廉之中，手厥阴也；内之上廉，手太阴也；内之下廉，手少阴也。自股下胫，内廉之中，足厥阴也；内之前廉，足太阴也；内之后廉，足太阴也。统而为六，则曰：外则三阳主之，中曰少阳，前曰阳明，后曰太阳；内则三阴主之，中曰厥阴，前日太阴，后曰少阴。约而为三，则曰：阳明

跗音膚

與太陰為表裏，故並居于前；太陽與少陰為表裏，故並居于後；少陽與厥陰為表裏，故並居于中。在手為手經，在足為足經。雖若不齊，而實則一貫，學者知此，則易曉而不忘矣。又屬陽蹻脈。難經曰：陽蹻脈，起于跟中，循外踝上行入風池。

跗 足面也。

中間 屬足陽明胃經。靈樞曰：足陽明之脈，循脛外廉，下足跗，入中指內間。又曰：兩跗之上，脈堅陷者，足陽明病，此胃脈也。素問曰：身重難以行者，胃脈在足故也。張三錫曰：衝陽穴，在足跗上五寸陷中，暴厥脈伏者，有此可救，所謂有胃氣者是也。又屬足太陰脾經。素問曰：下部人，足太陰也，以候脾胃之氣。註：胃脈在足跗上衝陽之分，動應于手，以候胃，兼候脾。又曰：飲食不下，舌本強，食則嘔，冷泄，腹脹，溏泄瘕，水閉，病本于脾。衝陽絕，死不治也。

內廉 屬足厥陰肝經。靈樞曰：足厥陰之脈，起于大指叢毛之際，上循足跗上廉。又曰：陰中之少陽，肝也，其原出于太衝。太衝，足大指上二寸陷者之中也，為俞。素問曰：丈夫㿗疝，婦人少腹痛，目眛，眥瘍瘡痤癰，病本于肝。太衝絕，死不治。○沈承之曰：跗上有太衝穴，一名衝陽，又名跗陽，在兩跗上大指次指本節後二寸許，尋摸動脈陷中。穴中有脈則生，無脈則死。蓋由此穴乃足厥陰脈之所注，肝之俞也，足陽明脈之所過，胃之原也。肝為生發之源，胃為五藏之本，以其能衝貫百骸，營養諸經，故謂之冲也。二經相須，未有肝死而胃獨生，胃絕而肝猶在者。故異經而同穴，

經絡全書 卷之一 前編

与太阴为表里，故并居于前；太阳与少阴为表里，故并居于后；少阳与厥阴为表里，故并居于中。在手为手经，在足为足经。虽若不齐，而实则一贯，学人知此，则易晓而不忘矣。又属阳跷脉。《难经》曰：阳跷脉，起于跟中，循外踝上行入风池。

84. ［跗］足面也。

［中间］属足阳明胃经。《灵枢》曰：足阳明之脉，循胫外廉，下足跗，入中趾内间。又曰：两跗之上，脉坚陷者，足阳明病，此胃脉也。《素问》曰：身重难以行者，胃脉在足故也。张三锡曰：冲阳穴，在足跗上五寸陷中，暴厥脉伏者，有此可救，所谓有胃气者是也。又属足太阴脾经。《素问》曰：下部人，足太阴也，以候脾胃之气。注：胃脉在足跗上冲阳之分，动应于手，以候胃，兼候脾。又曰：饮食不下，舌本强；食则呕，冷泄，腹胀；溏泄瘕，水闭，病本于脾。冲阳绝，死不治也。

［内廉］属足厥阴肝经。《灵枢》曰：足厥阴之脉，起于大趾丛毛之际，上循足跗上廉。又曰：阴中之少阳，肝也，其原出于太冲。太冲，足大趾上二寸陷者之中也，为俞。《素问》曰：丈夫㿗疝，妇人少腹痛，目眛，眦疡疮痤痈，病本于肝。太冲绝，死不治。〇沈承之曰：跗上有太冲穴，一名冲阳，又名跗阳，在两跗上大趾次趾本节后二寸许，寻摸动脉陷中。穴中有脉则生，无脉则死。盖由此穴乃足厥阴脉之所注，肝之俞也，足阳明脉之所过，胃之原也。肝为生发之源，胃为五脏之本，以其能冲贯百骸，营养诸经，故谓之冲也。二经相须，未有肝死而胃独生，胃绝而肝犹在者。故异经而同穴，

不必分其孰为肝、孰为胃也。然须诊太溪穴，以参决之。〇顾英白曰：太冲为足厥阴之俞穴，冲阳为足阳明之原穴，二穴虽相近，而实则各异。至于胆经之跗阳，又在外踝之上，承之乃合而为一，此愚之不能解者也。冲阳本属胃，而兼以候脾之绝者，脾与胃相表里，后人何得师心而自用耶。

［外廉］

属足少阳胆经。《灵枢》曰：足少阳之脉，循足跗上，入小趾次趾之间；其支者，别跗上，入大趾之间。又曰：足少阳之别，名曰光明，去踝上五寸，别走厥阴，下络足跗。实则厥，虚则痿躄，坐不能起，取之所别也。又属冲脉。《灵枢》曰：冲脉之别者，斜入踝，出属跗上，入大趾之间，注诸络，以温足胫，此脉之常动者也。

85.［太溪］

属足少阴肾经。《灵枢》曰：阴中之太阴，肾也，其原出于太溪。太溪，内踝之后，跟骨之上陷者中也。为俞。《素问》曰：下部地，足少阴也，以候肾。注：肾脉在足内踝后，跟骨上陷中，太溪之分，动应于手。又曰：阴气不用，饥不欲食，咳唾则有血数点，病本于肾。太溪绝，死不治。吴鹤皋曰：太溪者，肾脉也，真元之气聚于斯。若此脉不衰，则元气犹存，病虽危，尚可治也。〇沈承之曰：内踝骨下，略近后跟缘上，动脉陷者中，名太溪穴。此穴有脉则生，无脉则死。盖肾者生气之源，十二经之本，太溪则其俞穴也。其脉动而不息者，真气充达于一身也。若真气惫，肾气绝，则其脉不动而死矣。纵冲阳有脉，尤能进食，亦主死也。

86.［足心］

属足少阴肾经。《灵枢》曰：足少阴之脉，起于小趾之下，斜走足心。所生病者，足下热而痛。又曰：肾出于涌泉，涌泉者足心也，为井木。又曰：足少阴之筋，其病足下转筋。《素问》曰：阴脉者，集于足下，而聚于足心，故阳气胜，则足下热也。〇沈承之曰：足三阴之脉，集于足下，足少阴之经，聚于足心，阳胜则阴虚，故足下热。丹溪曰：热从足下起入腹者，虚之极也，正所谓阴虚也。

87.［踵］足跟也。

属足少阴肾经。《灵枢》曰：足少阴之筋，斜走内踝之下，结于踵，与太阳之筋合。又曰：足少阴之别，名曰大钟，当踝后绕跟，别走太阳。《素问》曰：肾痹者善胀，尻以代踵，脊以代头。注：肾者，胃之关也。关不利，则胃气不转，故善胀。尻以代踵，谓足挛急也；脊以代头，谓身蜷曲也。肾气不足而受邪，故不能伸展也。又属足太阳膀胱经。《灵枢》曰：足太阳之筋，循足外侧结于踵，又曰：足太阳之下，血气盛，则跟肉满，踵坚，气少血多，则瘦，跟空，血气皆少，则善转筋，踵下痛。

88.［趾］足趾也，大趾亦名拇趾。

［内廉］属足太阴脾经。

《灵枢》曰：足太阴之脉，起于大趾之端。所生病者，足大趾不用。又曰：足太阴之筋，起于足大趾之端内侧，其病足大趾，支内踝痛。又曰：脾出于隐白。隐白者，足大趾之端内侧，为井木。

［外廉］属足厥阴肝经。《灵枢》曰：足厥阴之脉，起于大趾丛毛之际。又曰：

足厥阴之筋，其病足大趾，支内踝之前痛。又曰：肝出于大敦，大敦者，足大趾之端，三毛之中也，为井木。又属足阳明胃经、少阳胆经。《灵枢》曰：足阳明之脉，其支者别跗上，入大趾间。又曰：足少阳之脉，其支者别跗上，循大趾岐骨内出其端，还贯爪甲，出三毛。

［第二趾］属足阳明胃经。第二趾，经亦称大趾之次趾。《灵枢》曰：胃出于厉兑。厉兑者，足大趾次趾之端也，为井金。

［中趾］属足阳明胃经。《灵枢》曰：足阳明之脉，循胫外廉，下足跗，入中趾中间；其支者，下廉三寸而别，下入中趾外间。所生病者，骭外廉、足跗上皆痛，中趾不用。又曰：足阳明之筋，起于中三趾，结于跗上，其病足中趾支胫转筋。

［第四趾］属足少阳胆经。第四趾，经亦称小趾之次趾。《灵枢》曰：足少阳之脉，循足跗上，入小趾次趾之间。所生病者，小趾次趾不用。又曰：足少阳之筋，起于小趾次趾，上结外踝上，其病小趾次趾支转筋，引膝外。又曰：胆出于窍阴。窍阴者，足小趾次趾之端也，为井金。

［小趾］

属足少阴肾经。《灵枢》曰：足少阴之筋，起于小指之下，并足太阴之筋，却走内踝之下，结于踵。又属足太阳膀胱经。《灵枢》曰：足太阳之脉，循京骨至小趾外侧。所生病者，小趾不用。又曰：足太阳之筋，起于足之小趾，上结于踝，其病小趾支跟肿痛。又曰：膀胱出于至阴。至阴者，足小趾之端也，为井金。

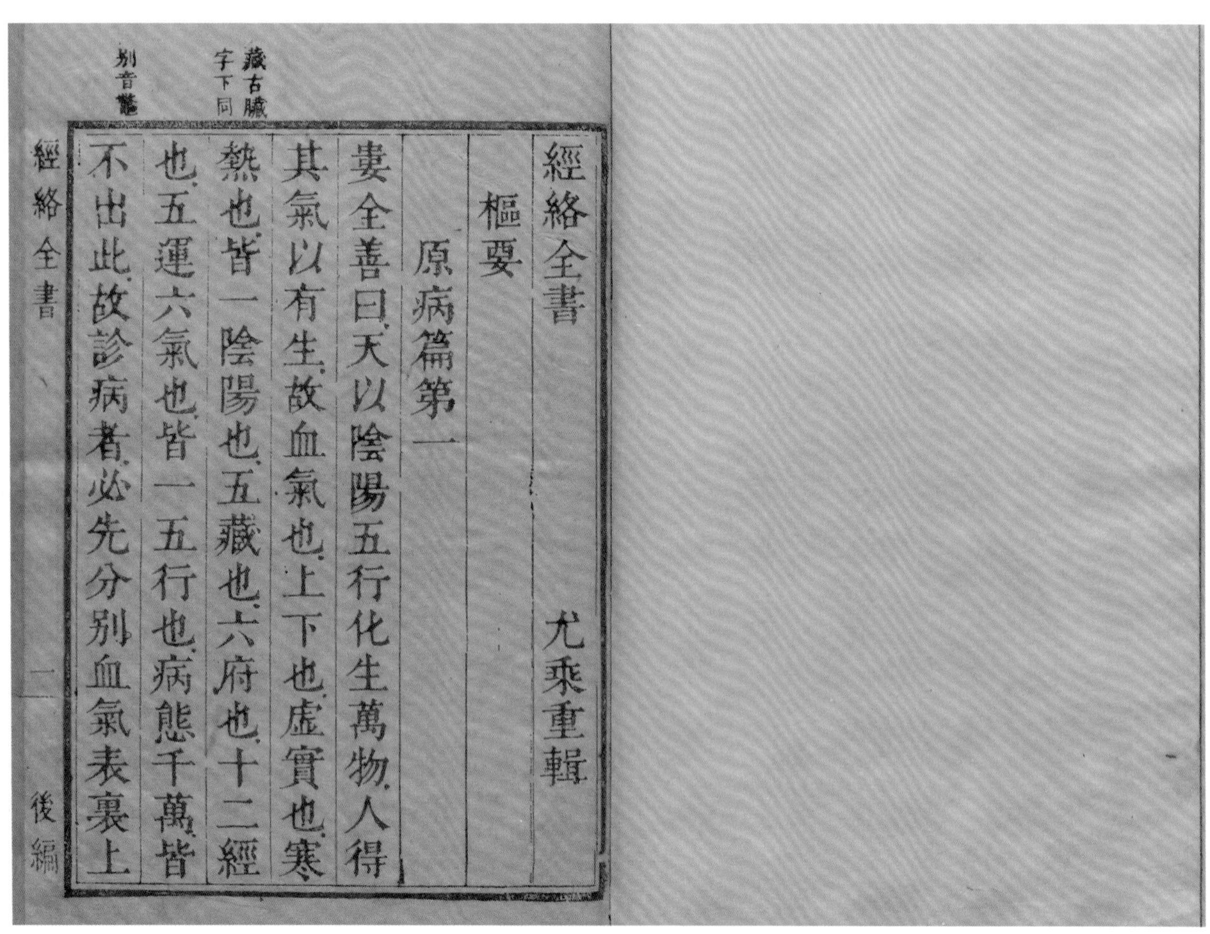
經絡全書　　尤乘重輯

樞要

原病篇第一

婁全善曰：天以陰陽五行化生萬物，人得其氣以有生。故血氣也，上下也，虛實也，寒熱也，皆一陰陽也，五藏也，六府也，十二經也，五運六氣也，皆一五行也。病態千萬，皆不出此。故診病者，必先分別血氣表裏上

藏古臟字下同　別音鱉

經絡全書　一　後編

经络全书

尤乘重辑

后编·枢要

原病篇第一

娄全善曰：天以阴阳五行化生万物，人得其气以有生。故血气也，上下也，虚实也，寒热也，皆一阴阳也，五脏也，六腑也，十二经也，五运六气也，皆一五行也。病态千万，皆不出此。故诊病者，必先分别血气、表里、上

下藏府之分野以知受病之所在次察所
病虛實寒熱之邪以治之務在陰陽不偏
傾藏府不勝負補瀉隨宜適其病所使之
安痊而已爾○靈樞曰夫百病之始生也
皆生於風雨寒暑淸濕喜怒風雨襲虛則
病起於上淸濕襲虛則病起於下喜怒不
節則傷藏藏傷則病起於陰蓋風雨寒熱
無虛則不能獨傷人是故虛邪之中人也

經絡全書　二　後編

始於皮膚皮膚緩則腠理開開則邪從毛
髮入入則抵深深則毛髮立毛髮立則淅
然故皮膚痛留而不去則傳舍於絡脈在
絡之時痛於肌肉其痛之時息大經乃代
留而不去傳舍於經在經之時洒淅喜驚
留而不去傳舍於輸在輸之時六經不通
四肢則肢節痛腰脊乃强留而不去傳舍
於伏衝之脈在伏衝之時體重身痛留而

下、脏腑之分野，以知受病之所在，次察所病虚实寒热之邪以治之。务在阴阳不偏倾，脏腑不胜负，补泻随宜，适其病所，使之安痊而已尔。

《灵枢》曰：夫百病之始生也，皆生于风雨、寒暑、清湿、喜怒。风雨袭虚，则病起于上；清湿袭虚，则病起于下；喜怒不节，则伤脏，脏伤则病起于阴。盖风雨寒热，无虚则不能独伤人。是故虚邪之中人也，始于皮肤，皮肤缓则腠理开，开则邪从毛发入，入则抵深，深则毛发立，毛发立则淅然，故皮肤痛。留而不去，则传舍于络脉；在络之时，痛于肌肉，其痛之时息，大经乃代。留而不去，传舍于经；在经之时，洒淅喜惊。留而不去，传舍于俞；在俞之时，六经不通四肢，则肢节痛，腰脊乃强。留而不去，传舍于伏冲之脉；在伏冲之时，体重身痛。留而

賁音奔　飧音生　著音灼下同　上上声下去声

不去傳舍於腸胃在腸胃之時賁響腹脹多寒則腸鳴飧泄食不化多熱則溏出麋留而不去傳舍於腸胃之外募原之間留著於脈稽留而不去息而成積或著孫脈或著絡脈或著經脈或著輸脈或著於伏衝之脈或著於膂筋或著於腸胃之募原上連於緩筋其著孫絡之脈而成積者其積往來上下臂手孫絡之居也浮而緩不

句鈎同　䐜音春　塞音色乾音干　見音現下同

能句積而止之故往來移行腸胃之間水湊滲注灌灌〻有音有寒則䐜〻滿雷引故時切痛其著於陽明之經則挾臍而居飽食則益大飢則益小其著於輸之脈者閉塞不通津液不下孔竅乾壅其著於伏衝之脈者揣之應手而動發手則熱氣下於兩股如湯沃之狀其著於膂筋在腸後者飢則積見飽則積不見按之不得其著

不去，传舍于肠胃；在肠胃之时，贲响腹胀，多寒则肠鸣飧泄，食不化；多热则溏出糜。留而不去，传舍于肠胃之外、募原之间。留着于脉，稽留而不去，息而成积，或着孙脉。或着络脉、或着经脉、或着俞脉、或着于伏冲之脉、或着于膂筋、或着于肠胃之募原，上连于缓筋。其着孙络之脉而成积者，其积往来上下，臂手，孙络之居也，浮而缓，不能句积而止之，故往来移行肠胃之间，水凑渗注灌，濯濯有音，有寒则䐜䐜满雷引，故时切痛。其着于阳明之经，则挟脐而居。饱食则益大，饥则益小。其着于俞之脉者，闭塞不通，津液不下，孔窍干壅。其着于伏冲之脉者，揣之应手而动，发手则热气下于两股，如汤沃之状。其着于膂筋，在肠后者，饥则积见，饱则积不见，按之不得。其着

勝平声　悗音悶　䐜又音臣　卒音猝

於腸胃之募原也痛而外連於緩筋飽食則安飢則痛其著於緩筋也似陽明之積飽食則痛飢則安邪氣淫泆不可勝論積之始生也得寒乃生厥乃成積蓋厥氣生足悗悗生脛寒脛寒則血脈凝濇血脈凝濇則寒氣上入於腸胃入於腸胃則䐜脹䐜脹則腸外之汁沫迫聚不得散日以成積卒然多食飲則腸滿起居不節用力過

并併同　藏古臟字

度則絡脈傷陽絡傷則血外溢血外溢則衄血陰絡傷則血內溢血內溢則後血腸胃之絡傷則血溢於腸外腸外有寒汁沫與血相搏則幷合凝聚不得散而積成矣此病之起於陽者也其傷藏而起於陰者憂思傷心重寒傷肺忿怒傷肝醉以入房汗出當風傷脾用力過度若入房汗出浴傷腎此內外三部之所生病者也稍次百病始生

于肠胃之募原也，痛而外连于缓筋，饱食则安，饥则痛。其着于缓筋也，似阳明之积，饱食则痛，饥则安，邪气淫泆，不可胜论。积之始生也，得寒乃生，厥乃成积。盖厥气生足悗，悗生胫寒，胫寒则血脉凝涩，血脉凝涩，则寒气上入于肠胃，入于肠胃则䐜胀，䐜胀则肠外之汁沫迫聚不得散，日以成积。卒然多食饮，则肠满。起居不节，用力过度，则络脉伤。阳络伤则血外溢，血外溢则衄血；阴络伤则血内溢，血内溢则后血。肠胃之络伤，则血溢于肠外，肠外有寒汁沫，与血相搏，则并合凝聚，不得散，而积成矣。此病之起于阳者也。其伤脏而起于阴者，忧思伤心；重寒伤肺；愤怒伤肝；醉以入房，汗出当风伤脾；用力过度，若入房汗出浴伤肾。此内外三部之所生病者也。稍次《百病始生》

難去声

令平声 中去声

篇文○難經曰病從後來者爲虛邪謂生我者從前來者爲實邪謂我生者從所不勝來者爲賊邪謂克我者從所勝來者爲微邪謂我克者自病爲正邪本經自病無他邪相干也假令心病心經有病中風得之爲虛邪中風者肝木先病木生火是從後來也火中有木木克土無土則水至矣故爲虛邪飲食勞倦得之爲實邪飲食勞倦者脾土先病土生于火是從後來也火中有土水不能至則子能制鬼矣故爲實邪中濕得之爲賊邪中濕者腎水先病水克火是從所不勝來也既不能

放上声 倣同

膹音憤

勝故爲賊邪傷寒得之爲微邪傷寒者肺金先病火克金是從所勝來也勝則不能爲害故爲微邪傷暑得之爲正邪傷暑者心火自病餘倣此稍次五十難文末增一句○素問曰諸風掉眩皆屬於肝諸寒收引皆屬於腎收斂也引急也諸氣膹鬱皆屬於肺膹膹滿也鬱奔迫也諸濕腫滿皆屬於脾諸熱瞀瘛皆屬於火瞀目不明也瘛筋跳掣也諸痛癢瘡皆屬於心諸厥固泄皆屬於下厥氣逆也固禁固也泄不禁也下謂下焦肝腎氣也諸痿喘嘔

篇文

《难经》曰：病从后来者为虚邪谓生我者，从前来者为实邪谓我生者；从所不胜来者为贼邪谓克我者，从所胜来者为微邪谓我克者。自病，为正邪。本经自病，无他邪相干也。假令心病心经有病，中风，得之为虚邪。中风者，肝木先病，木生火，是从后来也。火中有木，木克土，无土则水至矣，故为虚邪。饮食劳倦，得之为实邪。饮食劳倦者，脾土先病，土生于火，是从后来也，火中有土，水不能至，则子能制鬼矣，故为实邪。中湿。得之为贼邪。中湿者，肾水先病，水克火，是从所不胜来也。既不能胜，故为贼邪。伤寒，得之为微邪。伤寒者，肺金先病，火克金，是从所胜来也，胜则不能为害，故为微邪。伤暑得之为正邪。伤暑者，心火自病。余仿此。稍次《五十难》文，末增一句。

《素问》曰：诸风掉眩，皆属于肝。诸寒收引，皆属于肾。收敛也，引急也。诸气膹郁，皆属于肺。膹，膹满也；郁，奔迫也。诸湿肿满，皆属于脾。诸热瞀瘛，皆属于火。瞀，目不明也。瘛，筋跳掣也。诸痛痒疮，皆属于心。诸厥固泄，皆属于下。厥，气逆也；固，禁固也；泄，不禁也；下，谓下焦肝肾气也。诸痿喘呕，皆屬於上上，謂上焦心肺氣也，肺熱葉焦，發爲痿躄。諸禁鼓慄，如喪神守，皆屬於火。諸痙項強，皆屬於濕。痙，強急也，太陽傷濕。諸逆衝上，皆屬於火。諸脹腹大，皆屬於熱。諸躁狂越，皆屬於火。諸暴強直，皆屬於風。陽內鬱而陰行於外。諸病有聲，鼓之如鼓，皆屬於熱。上鼓，擊也；下鼓，如鼓聲也。諸病胕腫，疼痠驚駭，皆屬於火。諸轉反戾，水液渾濁，皆屬於熱。反戾，筋轉也；水液，小便也。諸病水液，澄澈清冷，皆屬於寒。上下所出，及吐出溺出也。諸嘔吐酸，暴注下迫，皆屬於熱。故大要曰：謹守病機，各司其屬。有者求之，無者求之，盛者責之，虛者責之。必先五勝，疏其血氣，令其調達，而致和平，此之謂也。至真要大論篇○此言運氣病機也。婁全善曰：病機十九條，乃察病之要旨也。而有者求之四句，又要旨中之要旨。劉河間原病式但以十九條立論，而遺此四句，譬之有舟無操舟之工，有兵無將兵之帥，不免臨病誤施，致人夭折。今僭引經傳而正之。夫諸風屬肝，爲陽痓急驚等病，治以凉劑固矣。然燥金勝則肝爲邪

瘈音近，強去声，下同。令、調皆平声。操平声，將去声，帥所類反。

皆属于上。上，谓上焦心肺气也，肺热叶焦，发为痿躄。诸禁鼓栗，如丧神守，皆属于火。诸痉项强，皆属于湿。痉，强急也，太阳伤热。诸逆冲上，皆属于火。诸胀腹大，皆属于热。诸躁狂越，皆属于火。诸暴强直，皆属于风。阳内郁而阴行于外。诸病有声，鼓之如鼓，皆属于热。上鼓，击也；下鼓，如鼓声也。诸病胕肿，疼酸惊骇，皆属于火。诸转反戾，水液混浊，皆属于热。反戾，筋转也；水液，小便也。诸病水液，澄彻清冷，皆属于寒。上下所出，及吐出溺出也。诸呕吐酸，暴注下迫，皆属于热。故《大要》曰：谨守病机，各司其属。有者求之，无者求之，盛者责之，虚者责之。必先五胜，疏其血气，令其调达，而致和平，此之谓也。《至真要大论篇》。此言运气、病机也。娄全善曰：病机十九条，乃察病之要旨也。而有者求之四句，又要旨中之要旨。刘河间《原病式》但以十九条立论，而遗此四句，譬之有舟无操舟之工；有兵无将兵之帅，不免临病误施，至人夭折。今僭引经传而正之。夫诸风属肝，为阳痓、急惊等病，治以凉剂固矣。然燥金胜则肝为邪

攻，而病亦化风，如阳明司天，燥气下临，病掉振之类，是为阴痉、慢惊等病。不以温剂治之，而亦与凉剂可乎？诸火属心，为阳躁谵语等病，治以攻剂固矣。然寒水胜，则心为邪攻，而病亦化火热，如岁水太过，病躁、悸、烦心、谵语之类，是为阴躁郑声等病，不以补剂治之，而亦与攻剂可乎？诸湿属脾，为濡泄等病，仲景用五苓等剂去湿固矣。然风木胜，则脾为邪攻，而病亦化湿，如岁木太过，病飧泄之类，则当用钱氏宣风等剂，以去风可也，乃亦去湿可乎？诸气属肺，为膹郁寒喘等病，治以热剂固矣。然火热胜，则肺为邪攻，而病亦化膹郁。如岁火太过，病咳喘之类，则当如东垣以凉剂治热喘可也，乃亦用热剂可乎？诸寒属肾，为屈伸不利等病，仲景用乌头汤等剂固矣。然湿土胜，则肾为邪攻，而病亦化寒。如湿气变病，筋脉不利之类，则当用东垣复煎散、健步丸等剂治之可也，乃亦用去寒之剂可乎？盖其在太过，而化之病为盛，盛者真气也。其在受攻，而化之病为虚，虚者假气也。是故有其病化者必求之，恐其气之假也。无其病化者，亦必求之，恐其邪隐于中，如寒胜化火之类也。其病之化似盛者，必责之，恐其盛之未的也；其病之化似虚者，亦必责之，恐其虚之未真也。病机皆用此四句为法。庶几补泻不差。今河间但以病化有者为盛，无者为虚，不复究其假者、虚者，殊为未备。此则智者之一失也。又曰：气实形实，气虚形虚，此其常也。反此者病。气，脉气也；形，身形也；反，谓失其常也。气盛身寒，气虚身热，此谓反也。谷盛气盛，谷虚气虚，此其常也。反此者病。营气之道，纳谷为实。谷入多而气少胃病不散，谷不入而气多。肾气外散，肺并之也。此谓反也。脉实血实，脉虚血虚，此其常也。反此者病。脉者血之府。脉盛血少，脉少血多，此谓反也。经脉行气，络脉受血，经气入络，络受经气，候不相合，皆为反常。增损《刺志论》篇文

又曰：五病所发：阴病发于骨，阳病发于血，阴病发于肉。骨肉阴静，故阴气从之。血脉阳动，故阳气乘之。阳病发于冬，阴病发于夏。冬阴气盛，故阳病发于冬。夏阳气盛，故阴病发于夏，各随其少也。是谓五发。五邪所乱：邪入于阳则狂，入于阴则痹。邪居阳脉之中，则四肢热盛而为狂邪。入阴脉之中，则六经凝涩不通而为痹。搏阳则为巅疾。巅，谓巅顶。邪内搏于阳，则脉流，故为上巅之疾。一云：诸家解巅作癫，阳附阴则癫。又云：搏当作传，邪已入阴，复传于阳、则为癫。其说不同，今并存之。《难经》曰：狂癫之病，何以别之？夫狂之始发，少卧而不饥。自高贤也，自辨智也，自贵居也，妄笑，好歌乐，妄行不休者是也。癫之始发，意不乐，直视僵仆，其脉三部，阴阳俱盛

令平声　長丁声　少中並去声　從七容

者是也。搏陰則爲瘖。邪內搏于陰則脈不流，故令瘖不能言。一云搏亦當作傳。陽入之陰則靜，陰出之陽則怒。之，往也。一云怒當作恐。是爲五亂。宣明五氣篇　○又曰：年長則求之於府，年之長者，甚於味，味恣則傷府。年少則求之於經，年之少者，勞於使，勞於使則經中風邪。年壯則求之於藏。年之壯者，過於內，過於內則耗散精氣。○示從容論篇

上上声　下去声　下同

陰陽篇第二

靈樞曰：內有陰陽，外亦有陰陽，在內者，五藏爲陰，六府爲陽，在外者，筋骨爲陰，皮膚爲陽。壽夭剛柔篇　○素問曰：陽受風氣，陰受濕氣，故陰氣從足上行至頭，而下行循臂至指端，陽氣從手上行至頭，而下行至足，故曰陽病者上行極而下，陰病者下行極而上。此所謂更逆更從也，然此特言其大槩耳，若足太陰脈下行，則不與諸陰同矣。

經絡全書　九　後編

者是也。搏阴则为瘖。邪内搏于阴则脉不流，故令不能言。一云：搏亦当作抟。阳入之阴则静，阴出之阳则怒。之，往也。一云：怒者当作恐。是为五乱。《宣明五气篇》

又曰：年长则求之于腑，年之长者，甚于味，味恣则伤腑。年少则求之于经，年之少者，劳于使；劳于使，则经中风邪。年壮则求之于脏。年之壮者，过于内；过于内，则耗散精气。《示从容论篇》

阴阳篇第二

《灵枢》曰：内有阴阳，外亦有阴阳；在内者，五脏为阴，六腑为阳；在外者，筋骨为阴，皮肤为阳。《寿夭刚柔篇》

《素问》曰：阳受风气，阴受湿气，故阴气从足上行至头，而下行循臂至指端；阳气从手上行至头，而下行至足。故曰阳病者上行，极而下；阴病者下行，极而上。此所谓更逆更从也，然此特言其大概耳。若足太阴脉下行，则不与诸阴同矣。

經絡全書 十一 後編

○太陰陽明論篇 ○李東垣曰凡病晝則增劇夜則安靜者陽病有餘乃氣病而血不病也夜則增劇晝則安靜者陰病有餘乃血病而氣不病也凡熱病晝則發熱夜則安靜者陽氣自旺於陽分也晝則安靜夜則發熱煩躁者陽氣下陷入陰中也名曰熱入血室晝夜皆發熱煩躁者重陽無陰也當亟瀉其陽峻補其陰凡寒病夜則惡寒晝則安靜者陰血自旺於陰分也夜則安靜晝則惡寒者陰氣上溢於陽中也晝夜皆惡寒者重陰無陽也當亟瀉其陰峻補其陽晝則惡寒夜則煩躁飲食不入名曰陰陽交錯者死矣

《太阴阳明论篇》

李东垣曰：凡病昼则增剧，夜则安静者，阳病有余，乃气病而血不病也。夜则增剧，昼则安静者，阴病有余，乃血病而气不病也。凡热病昼则发热，夜则安静者，阳气自旺于阳分也。昼则安静，夜则发热烦躁者，阳气下陷入阴中也，名曰热入血室。昼夜皆发热烦躁者，重阳无阴也，当亟泻其阳，峻补其阴。凡寒病，夜则恶寒，昼则安静者，阴血自旺于阴分也。夜则安静，昼则恶寒者，阴气上溢于阳中也。昼夜皆恶寒者，重阴无阳也。当亟泻其阴，峻补其阳。昼则恶寒，夜则烦躁，饮食不入，名曰阴阳交错者死矣。

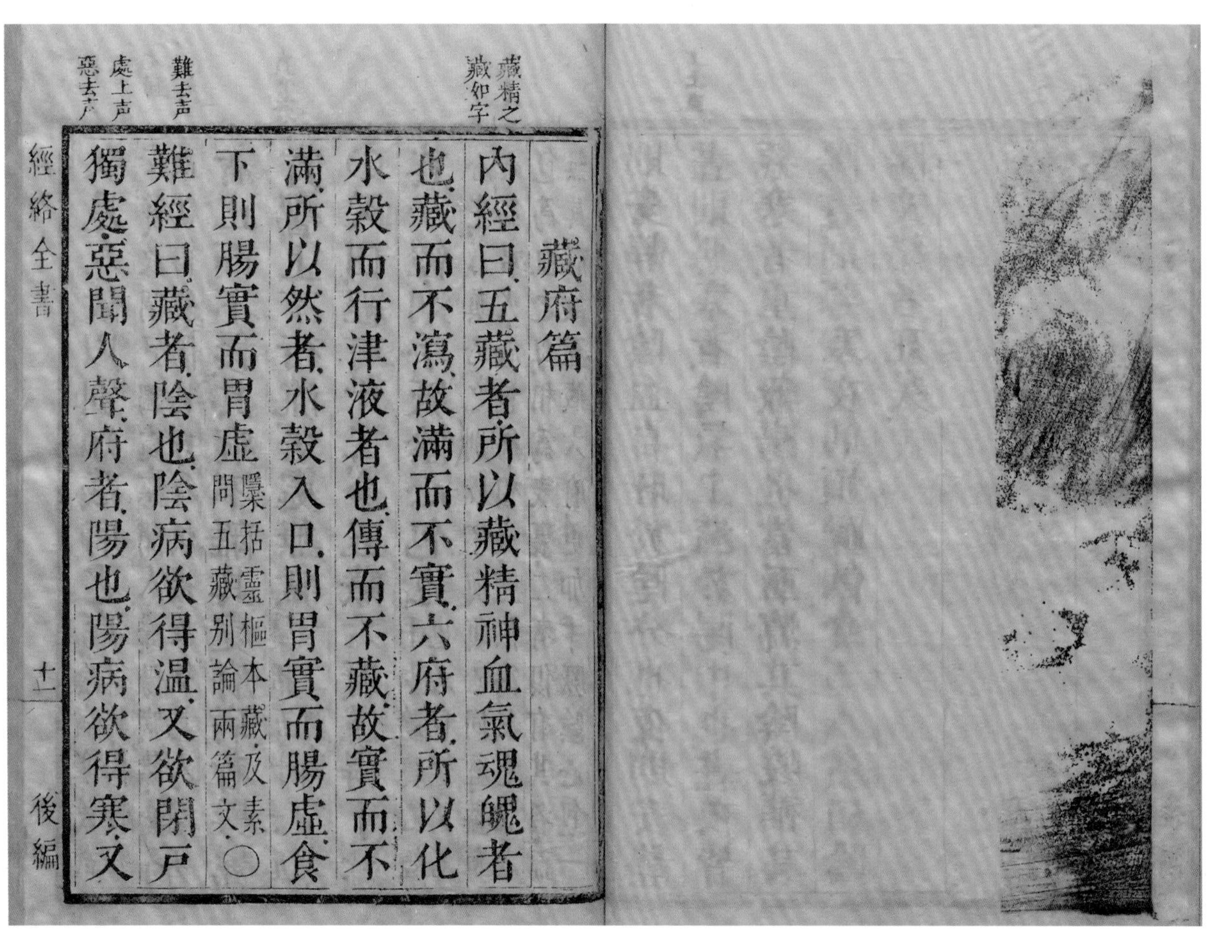
藏精之藏如字　難去声　處上声　惡去声

經絡全書　十二　後編

藏府篇

內經曰五藏者所以藏精神血氣魂魄者也藏而不瀉故滿而不實六府者所以化水穀而行津液者也傳而不藏故實而不滿所以然者水穀入口則胃實而腸虛食下則腸實而胃虛檃括靈樞本藏及素問五藏別論兩篇文○

難經曰藏者陰也陰病欲得溫又欲閉戶獨處惡聞人聲府者陽也陽病欲得寒又

脏腑篇第三[1]

《内经》曰：五脏者，所以藏精神血气魂魄者也，藏而不泻，故满而不实。六腑者，所以化水谷而行津液者也，传而不藏，故实而不满。所以然者，水谷入口，则胃实而肠虚，食下则肠实而胃虚。隐括《灵枢·本藏》及《素问·五脏别论》两篇文

《难经》曰：脏者，阴也，阴病欲得温，又欲闭户独处，恶闻人声。腑者，阳也，阳病欲得寒，又

① 第三：原无，据体例补。

欲见人。故以别知脏腑之病。阴病寒，故欲得热。阴性好安静，故闭户独处，恶闻人声。阳病热，故欲得寒。阳性好为烦扰，故欲见人。脏病者止而不移，其病不离其处。腑病者仿佛贲响，上下行流，居处无常。隐括《五十一、五十二难》两篇文。

又曰：经有十二，今五脏六腑，仅得十一，其一经，则手厥阴心包也。手少阴，真心经也。心包经，而名心主，乃真心之别脉，不与真心同经，盖真心为君火，心包为相火。三焦为气之父，心包为血之母，相为表里，二者俱有其名，而无其形，故五脏六腑，更加手厥阴心包一经，而为十二也。脏为有五，腑独有六者，谓三焦也，其经属手少阳，此外腑也。三焦合气于肾，肾为原气之正。三焦为原气之别，主持一身之气，有名而无形。然脏亦有六，谓肾有两脏也，左为肾，右为命门。命门者，精神之所舍也，男子以藏精，女子以系胞，其气与肾通。增损《三十八、三十九难》两篇文。

《素问》曰：五脏所主：心主血脉，壅遏营气，应息而动。肺主皮毛，包裹筋肉，间拒诸邪。肝主筋膜，束络机关，随神而运。脾主肌肉，覆藏筋骨，通行

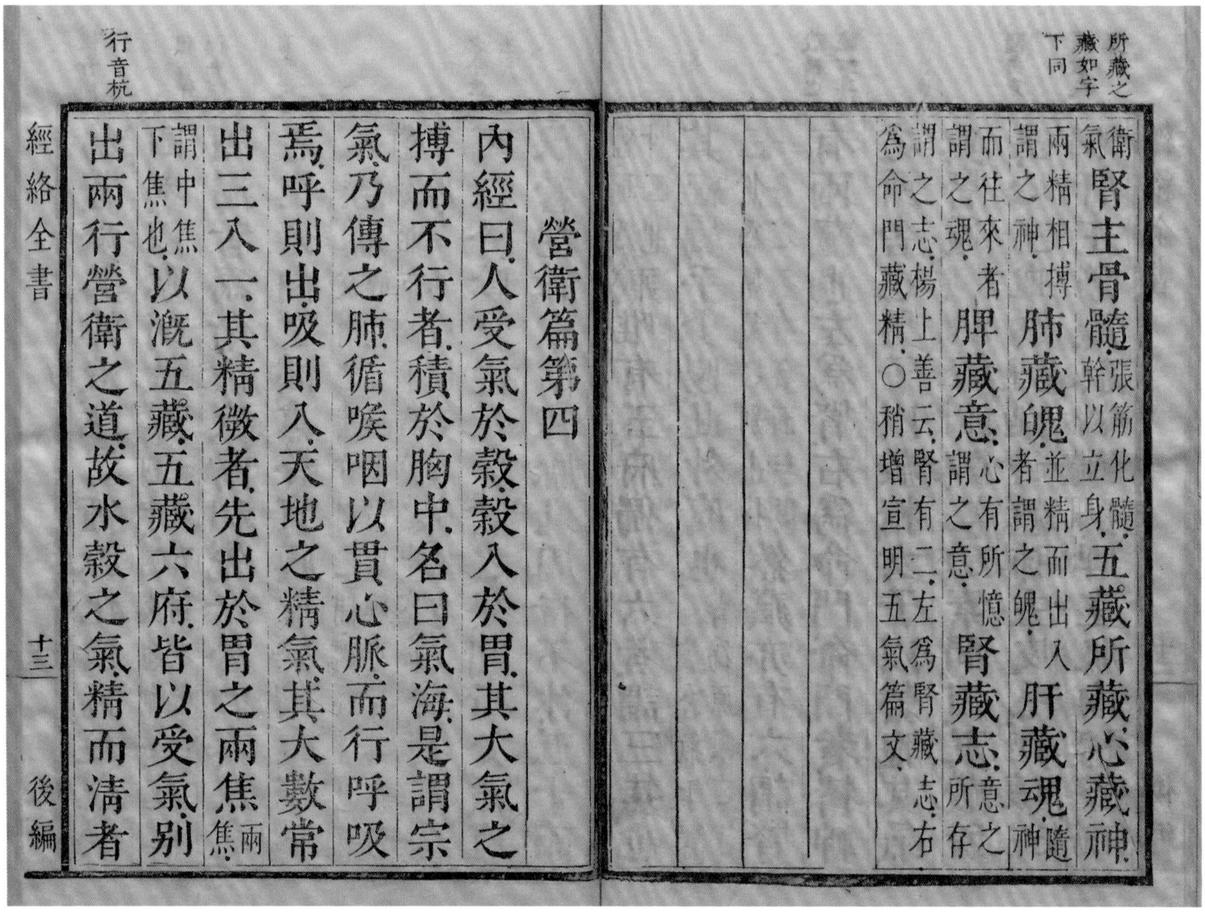

卫气，肾主骨髓。张筋化髓，干以立身。五脏所藏：心藏神两精相搏，谓之神，肺藏魄并精而出入者，谓之魄，肝藏魂随神而往来者，谓之魂，脾藏意心有所忆，谓之意，肾藏志意之所存，谓之志。杨上善云：肾有二，左为肾藏志，右为命门藏精。。稍增《宣明五气篇》文

营卫篇第四

《内经》曰：人受气于谷，谷入于胃。其大气之抟而不行者，积于胸中，名曰气海，是谓宗气。乃传之肺，循喉咽以贯心脉，而行呼吸焉。呼则出，吸则入，天地之精气，其大数常出三入一。其精微者，先出于胃之两焦两焦谓中焦、下焦也，以溉五脏，五脏六腑，皆以受气。别出两行营卫之道，故水谷之气，精而清者

泌音閉　悍音汗　慓音飄　肓音荒　少分並去声

爲營泌其津液注之經脈化以爲血以榮四末以應刻數焉四末四支也刻數一日百刻之數也其悍而濁者爲衛慓疾滑利先行於四末皮膚之中分肉之間熏於肓膜散於胸腹而不入經脈皮膚之中分肉之間謂脈外也肓膜謂五藏間鬲中膜也以其氣浮盛故能布散于胸腹之中空虛之處熏其肓膜令氣先通也晝行於陽夜行於陰常從足少陰之分間行於藏府故營在脈中衛在脈外周行不休五十而

復扶又反　分去声　上上声　下去声　下同

復大會陰陽相貫如環無端隱括靈樞營衛生會五味邪客衛氣及素問痺論五篇文○靈樞曰營行脈中上應二十八宿三十六分人身行氣一周十分身之八二十八宿凡千八分氣行五十周而脈終終而復始是謂天地之紀故氣從太陰出注手陽明上行注足陽明下行至跗上注大指間與太陰合上行抵髀從髀注心中循手少陰出腋下臂注小指合手

为营，泌其津液，注之经脉，化以为血，以荣四末，以应刻数焉。四末，四肢也；刻数，一日百刻之数也。其悍而浊者为卫，悍疾滑利，先行于四末皮肤之中，分肉之间，熏于肓膜，散于胸腹，而不入经脉。皮肤之中，分肉之间，谓脉外也；肓膜，谓五脏间隔中膜也。以其气浮盛，故能布散于胸腹之中，空虚之处，熏其肓膜，令气先通也。昼行于阳，夜行于阴，常从足少阴之分，间行于脏腑。故营在脉中，卫在脉外，周行不休，五十而复大会，阴阳相贯，如环无端。隐括《灵枢·营卫生会》《五味》《邪客》《卫气》及《素问·痹论》五篇文。

《灵枢》曰：营行脉中，上应二十八宿，三十六分。人身行气一周，十分身之八，二十八宿，凡千八分。气行五十周而脉终，终而复始，是谓天地之记。故气从太阴出，注手阳明，上行注足阳明；下行至跗，上注大指间，与太阴合；上行抵髀，从髀注心中，循手少阴出腋，下臂注小指，合手

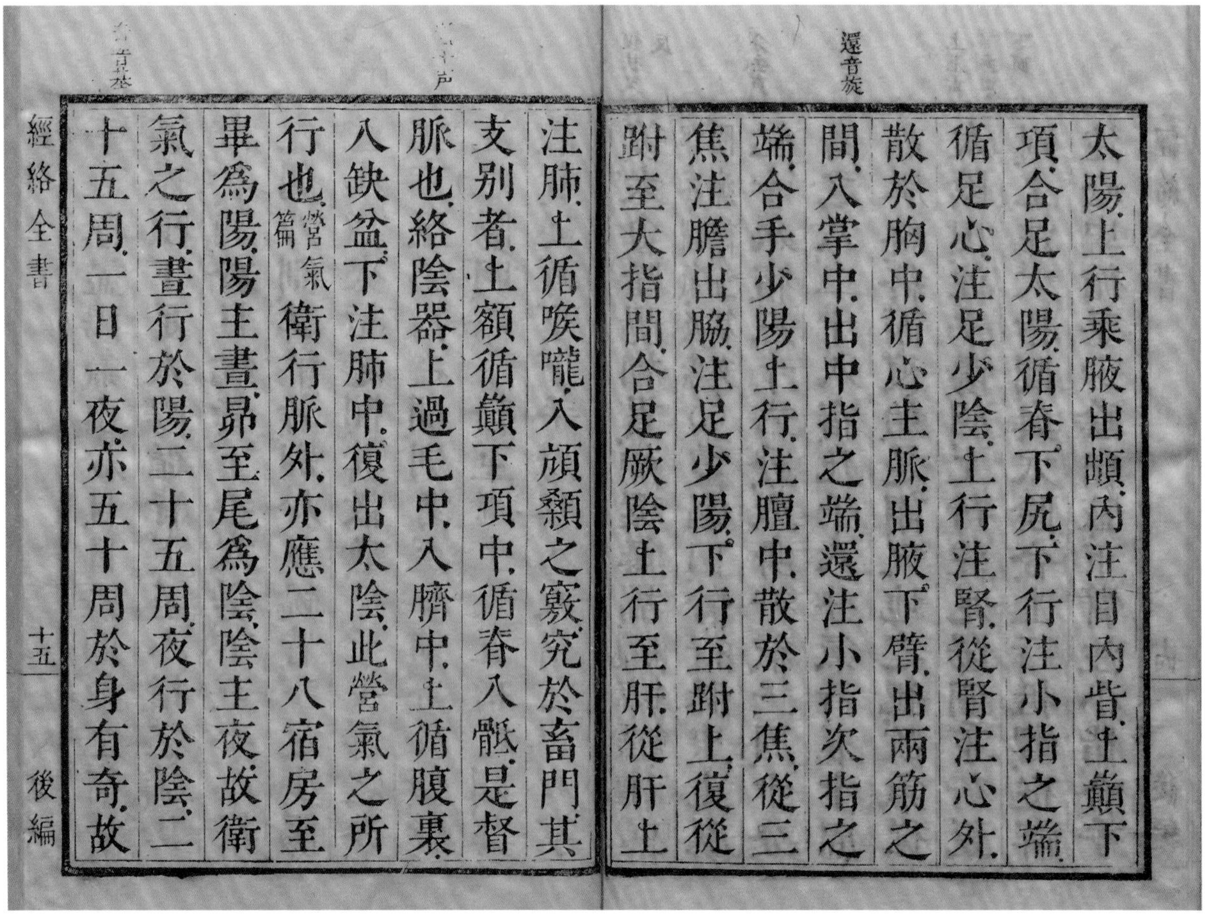

太阳；上行乘腋出頔，内注目内眦，上巅下项，合足太阳；循脊下尻，下行注小趾之端，循足心，注足少阴；上行注肾，从肾注心，外散于胸中；循心主脉，出腋下臂，出两筋之间，入掌中，出中指之端，还注小趾次趾之端，合手少阳，上行注膻中，散于三焦；从三焦注胆，出胁注足少阳，下行至跗上，复从跗至大趾间，合足厥阴，上行至肝；从肝上注肺，上循喉咙，入颃颡之窍，究于畜门。其支别者，上额循巅下项中，循脊入骶，是督脉也；络阴器，上过毛中，入脐中，上循腹里，入缺盆，下注肺中，复出太阴。此营气之所行也。《营气篇》。卫行脉外，亦应二十八宿。房至毕为阳，阳主昼；昴至尾为阴，阴主夜。故卫气之行，昼行于阳二十五周，夜行于阴二十五周，一日一夜，亦五十周于身有奇。故平旦阴尽，阳气出于目，目张则气上行于头，循项下足太阳，循背下至小趾之端；其散者，别于目锐眦，下手太阳，下至手小指之间外侧；其散者，别于目锐眦，下足少阳，注小趾次趾之间；其散者，循手少阳之分侧，下至小指之间；别者至耳前，合于颔脉，注足阳明，以下行至跗上，入五趾之间；其散者，从耳下，下手阳明，入大指之间，入掌中。其至于足也，入足心，出内踝，上行阴分，复合于目，故为一周。凡二十五周十分身之四，阳尽于阴，阴受气矣。其始入于阴，常从足少阴注于肾，肾注于心，心注于肺，肺注于肝，肝注于脾，脾复注于肾为周，亦如行阳之二十五周有奇，而复合于目也。娄全善曰：阳气出目，而下行于手足三阳，皆一时分道并注，非有先后次第也。○《卫行篇》稍加裁节，及依娄本改定。

娄全善曰：营气之行，自手

藏去声下同

太陰始至足厥陰終一周於身也詳其一周於身外至身體四肢内至五藏六府無不周遍故其五十周無晝夜陰陽之殊衛氣之行則不然晝但周行於身體四肢之外不入藏府之内夜但周行於藏府之内不出身體四肢之外故必五十周至平旦方與營大會於肺手太陰也○靈樞又曰營出於中焦衛出於下焦營衛生會篇又曰營

常少之少如字　呴音虚煦同

衛者精氣也血者神氣也故血之與氣者異名而同類焉同上○素問曰太陽常多血少氣少陽常少血多氣陽明常多氣多血少陰常少血多氣厥陰常多血少氣太陰常多氣少血此天之常數也血氣形志篇○難經曰經言脈有是動有所生病是動者氣也所生病者血也邪在氣氣爲是動邪在血血爲所生病氣主呴之血主濡之也呴薫

經絡全書　十七　後編

太阴始，至足厥阴终，一周于身也。详其一周于身，外至身体四肢，内至五脏六腑，无不周遍。故其五十周，无昼夜阴阳之殊。卫气之行则不然，昼但周行于身体四肢之外，不入脏腑之内，夜但周行于脏腑之内，不出身体四肢之外，故必五十周，至平旦方与营大会于肺手太阴也。

《灵枢》又曰：营出于中焦，卫出于下焦。《营卫生会篇》又曰：营卫者，精气也；血者，神气也。故血之与气者，异名而同类焉。同上

《素问》曰，太阳常多血少气，少阳常少血多气，阳明常多气多血，少阴常少血多气，厥阴常多血少气，太阴常多气少血，此天之常数也。《血气形志篇》

《难经》曰：经言脉有是动，有所生病。是动者气也，所生病者血也。邪在气，气为是动；邪在血，血为所生病。气主煦之，血主濡之也。煦，熏

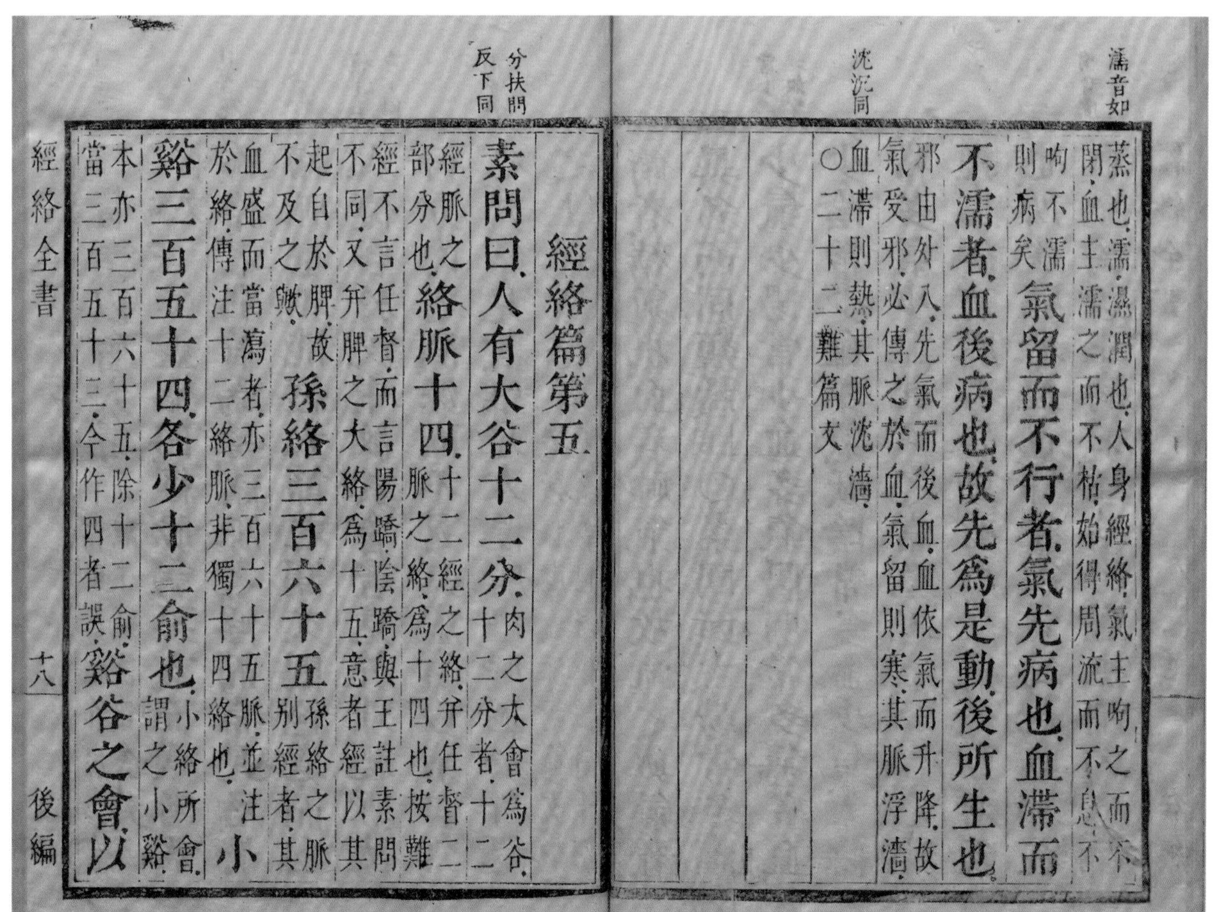

濡音如 沈沉同

蒸也。濡，濕潤也。人身經絡，氣主呴之而不閉，血主濡之而不枯，始得周流而不息，不呴不濡則病矣。氣留而不行者，氣先病也；血滯而不濡者，血後病也。故先為是動，後所生也。邪由外入，先氣而後血，血依氣而升降，故氣受邪，必傳之於血。氣留則寒，其脈浮濇；血滯則熱，其脈沈濇。○二十二難篇文

分扶問反，下同

經絡篇第五

素問曰：人有大谷十二分。肉之大會為谷。十二分者，十二經脈之部分也。絡脈十四，十二經之絡，并任督二脈之絡，為十四也。按難經不言任督，而言陽蹻陰蹻，與王註素問不同，又并脾之大絡，為十五。意者經以其起自於脾，故不及之歟。孫絡三百六十五，孫絡之脈別經者，其血盛而當寫者，亦三百六十五脈，並注於絡，傳注十二絡脈，非獨十四絡也。小谿三百五十四，各少十二俞也。小絡所會，謂之小谿，本亦三百六十五，除十二俞，當三百五十三，今作四者誤。谿谷之會以

經絡全書　十八　後編

蒸也；濡，湿润也。人身经络，气主煦之而不闭，血主濡之而不枯，始得周流而不息，不煦不濡则病矣。气留而不行者，气先病也；血滞而不濡者，血后病也。故先为是动，后所生也。邪由外入，先气而后血，血依气而升降，故气受邪，必传之于血。气留则寒，其脉浮涩；血滞则热，其脉沉涩。《二十二难》篇文

经络篇第五

《素问》曰：人有大谷十二分。肉之大会为谷。十二分者，十二经脉之部分也。络脉十四，十二经之络，并任、督二脉之络，为十四也。按《难经》不言任、督，而言阳跷，阴跷，与王注《素问》不同，又并脾之大络，为十五。意者经以其起自于脾，故不及之欤。孙络三百六十五，孙络之脉别经者，其血盛而当泻者，亦三百六十五脉，并注于络，传注十二络脉，非独十四络也。小溪三百五十四，各少十二俞也。小络所会，谓之小溪，本亦三百六十五，除十二俞，当三百五十三，今作四者误。溪谷之会，以

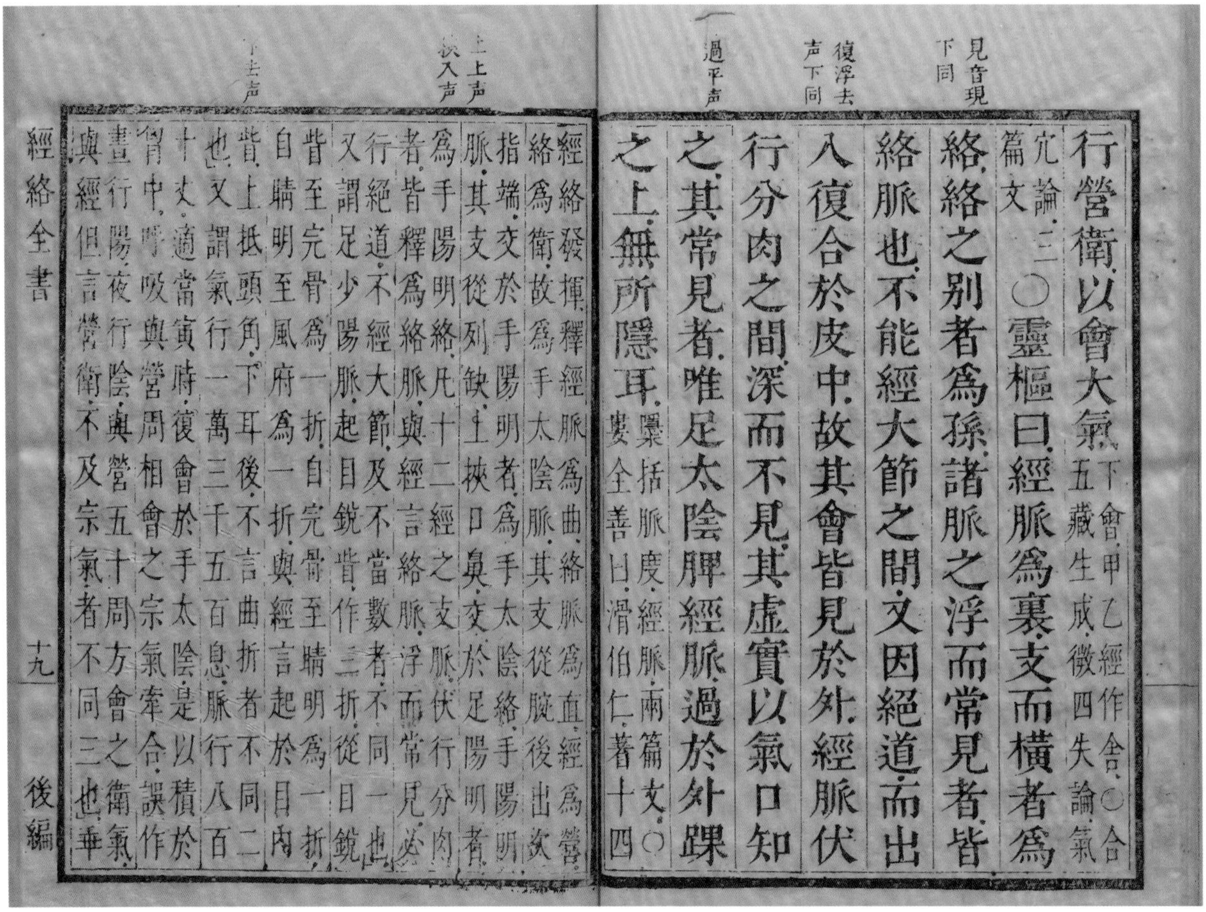

行营卫，以会大气。下会，《甲乙经》作舍。○合《五脏生成》《征四失论》《气穴论》三篇文

《灵枢》曰：经脉为里，支而横者为络，络之别者为孙，诸脉之浮而常见者，皆络脉也。不能经大节之间，又因绝道而出入，复合于皮中，故其会皆见于外。经脉伏行分肉之间，深而不见，其虚实以气口知之，其常见者，唯足太阴脾经脉，过于外踝之上，无所隐耳。隐括《脉度》《经脉》两篇文。○娄全善曰：滑伯仁著《十四经络发挥》，释经脉为曲，络脉为直；经为营，络为卫，故为手太阴脉，其支从腕后出次指端，交于手阳明者，为手太阴络。手阳明脉，其支从列缺，上挟口鼻，交于足阳明者，为手阳明络。凡十二经之支脉，伏行分肉者，皆释为络脉，与经言络脉，浮而常见，必行绝道，不经大节，及不当数者不同，一也；又谓足少阳脉，走自锐眦，作三折；从目锐眦至完骨为一折，自完骨至睛明为一折，自睛明至风府为一折，与经言起于目内眦，上抵头角，下耳后，不言曲折者不同，二也；又谓气行一万三千五百息，脉行八百十丈，适当寅时，复会于手太阴，是以积于胸中，呼吸与营周相会之宗气牵合，误作昼行阳，夜行阴，与营五十周方会之卫气，与经但言营卫，不及宗气者不同，三也。乖

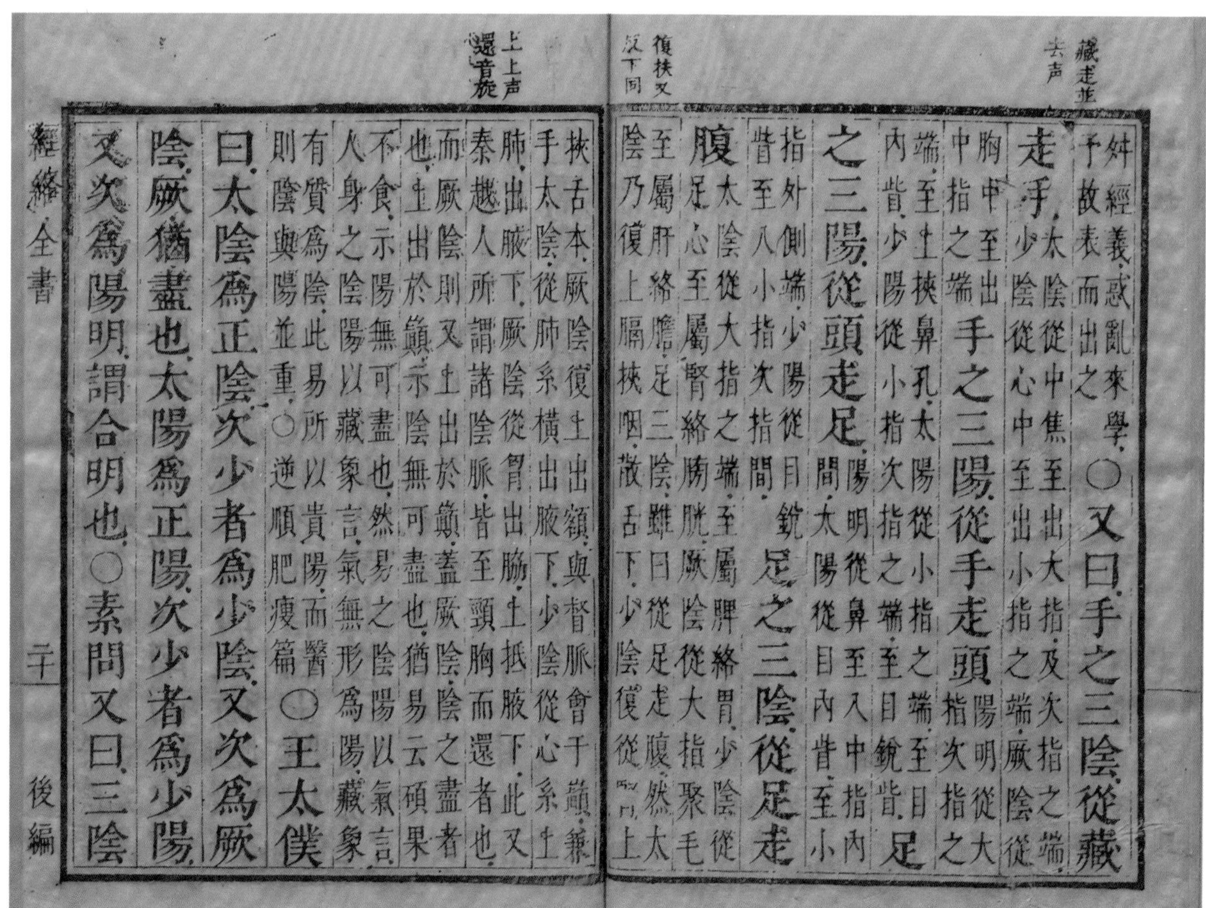

外经义，惑乱来学，予故表而出之。

又曰：手之三阴，从脏走手；太阴从中焦至出大指，及次指之端；少阴从心中至出小指之端；厥阴从胸中至出中指之端。手之三阳，从手走头；阳明从大指次指之端，至上挟鼻孔。太阳从小指之端，至目内眦。少阳从小指次指之端，至目锐眦。足之三阳，从头走足；阳明从鼻至入中趾内间。太阳从目内眦，至小趾外侧端。少阳从目锐眦，至入小趾次趾间。足之三阴，从足走腹。太阴从大指之端至，属脾，络胃；少阴从足心至，属肾，络膀胱；厥阴从大趾聚毛至，属肝，络胆。足三阴，虽曰从足走腹，然太阴乃复上膈挟咽，散舌下，少阴复从肾上挟舌本；厥阴复上出额，与督脉会于巅。兼手太阴，从肺系横出腋下；少阴从心系上肺，出腋下；厥阴从胸出胁，上抵腋下。此又秦越人所谓诸阴脉，皆至颈胸而还者也。而厥阴则又上出于巅。盖厥阴，阴之尽者也，上出于巅，示阴无可尽也。犹《易》云：硕果不食，示阳无可尽也。然《易》之阴阳以气言，人身之阴阳以脏象言；气无形为阳，脏象有质为阴。此《易》所以贵阳，而医则阴与阳并重。〇《逆顺肥瘦篇》

王太仆曰：太阴为正阴，次少者为少阴，又次为厥阴。厥，犹尽也。太阳为正阳，次少者为少阳，又次为阳明，谓合明也。

《素问》又曰：三阴

三阳，各有离合。离，别离，谓各正位于阴阳也；合，配合，谓表里而为脏腑也。内者为阴，外者为阳，圣人南面而立，前曰广明，广，大也。心脏在南，故曰广明。后曰太冲。冲脉在北，谓之太者，督脉与冲脉合而盛大也。太冲之地，名曰少阴。此明太冲脉与足少阴督脉相合而为表里也。少阴之上，名曰太阳。足少阴脉，肾脏也，起于小趾之下，斜趋足心。足太阳脉，膀胱腑也，循京骨至小趾外侧，故太阳在少阴之上。太阳者，阴中之阳也，其根起于至阴，结于命门。中身而上属广明。广明之下，名曰太阴；广明，心脏。其下则足太阴脾脏。太阴之前，名曰阳明；足太阴脾脉。起于大趾之端，循趾内侧白肉际，过核骨后，上内踝前廉，上腨内，循胻骨之后。足阳明胃脉，下膝三寸而别，以下入中趾外间。足阳明在太阴之前也。阳明者，阴中之阳也，其根起于厉兑。厥阴之表，名曰少阳。足厥阴肝脉，起于足大趾聚毛之际，上循足跗上廉。足少阳胆脉，循足跗上，出小趾次趾之端。足少阳在厥阴之表也。少阳者，阴中之少阳也，其根起于窍阴。是故三阳之离合也，太阳为开，阳明为阖，少阳为枢。开，司动；阖，司静；枢，司动静。言气之不等也。三经者，不得相失也。搏而勿浮，命曰一阳。言三阳如一也。中为阴，其冲在下，名曰太阴。冲脉在脾之下，与足少阴之络，皆起于肾下。上者过于胞中，是足太阴脾脉，在冲上也。太阴者，是阴中之阴也，其根起于隐白。太阴之后，名曰少阴。足太阴脾脉，起于大趾之端，循趾内侧，及上内踝前廉，上腨内，循胻骨后。足少阴肾脉，起于小趾之下，斜趋足心，出于然骨之下，循内踝之后，以上腨内。是少阴在太阴之下也。少阴者，阴中之少阴也，其根起于涌泉。少阴之前，名曰厥阴。足少阴肾脉，循内踝之后，上腨内廉。足厥阴肝脉，循足跗上廉，去内踝一寸，上踝八寸，交出太阴之后，上腘内，是厥阴在少阴之上也。厥阴者，阴之绝阴，言阴气至此而尽也，其根起于大敦。阴之绝阳，两阴相合，故曰阴之绝阳。是故三阴之离合也，太阴为开，厥阴为阖，少阴为枢。三阴者，不得相失也，抟而勿沉，名曰一阴。隐括《阴阳离合论》篇文

《内经》曰：两阳合明于辰巳，阳合则明，故曰阳明。辰为三月，主左足之阳明；巳为四月，主右足之阳明。两阴交尽于戌亥，阴交则幽，故曰厥阴。戌为九月，主右足之厥阴，亥为十月，主左足之厥阴。隐括

上上声 下去声

素問至真要大論靈樞陰陽繫日月兩篇文〇靈樞又曰從腰以上者手太陰肺經陽明大腸經皆主之從腰以下者足太陰脾經陽明胃經皆主之終始篇〇素問又曰欲之皮部以經脈爲紀者諸經皆然循經脈行止則皮部可知十二經脈皆同陽明之陽名曰害蜚蜚生化之物陽極則損生化矣上下同法視其部中有浮絡者皆陽明之絡也上謂手下謂足后並同其色多青則痛多黑則痹黃赤則熱多白則

見音現 內音納下如字

寒五色皆見則寒熱也此通言之餘經皆然絡盛則入客於經陽主外陰主內少陽之陽名曰樞持爲樞要以主持之也上下同法視其部中有浮絡者皆少陽之絡也絡盛則入客於經故在陽者主內在陰者主出以滲於內諸經皆然此申上文陽主外陰主內之意亦通言之也上內字讀曰納對出而言也陽絡由外納故主外陰絡雖主出然滲于內故主內太陽之陽名曰關樞謂關之樞也上下同法視其部中有浮絡

經絡全書 三三 後編

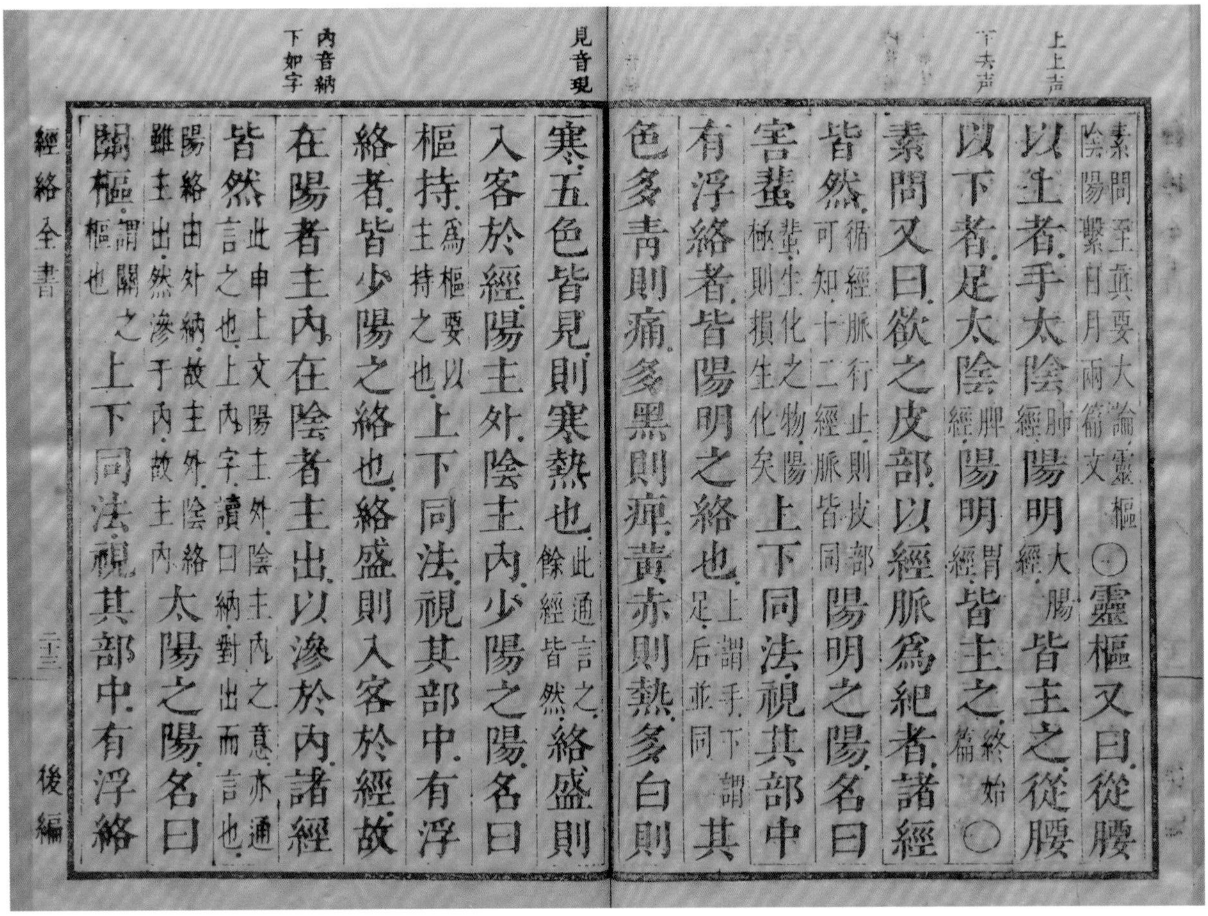

《素问·至真要大论》《灵枢·阴阳系日月》两篇文

《灵枢》又曰：从腰以上者，手太阴肺经、阳明大肠经皆主之，从腰以下者，足太阴脾经、阳明胃经皆主之。《终始篇》

《素问》又曰：欲之皮部，以经脉为纪者，诸经皆然。循经脉行止，则皮部可知，十二经脉皆同。阳明之阳，名曰害蜚，蜚，生化之物，阳极则损生化矣。上下同法，视其部中有浮络者，皆阳明之络也。上，谓手；下，谓足。后并同。其色多青则痛，多黑则痹，黄赤则热，多白则寒，五色皆见，则寒热也。此通言之，余经皆然。络盛则入客于经。阳主外，阴主内。少阳之阳，名曰枢持。为枢要，以主持之也。上下同法，视其部中有浮络者，皆少阳之络也，络盛则入客于经。故在阳者主内，在阴者主出，以渗于内，诸经皆然。此申上文阳主外，阴主内之意，亦通言之也，上内字，读曰纳，对出而言也。阳络主外纳，故主外。阴络虽主出，然渗于内，故主内。太阳之阳，名曰关枢。谓关之枢也。上下同法，视其部中有浮络者，皆太阳之络也。络盛则入客于经。少阴之阴，名曰枢儒。儒，顺也，守要而顺，阴阳开阖之用也。儒，《甲乙经》作擩[①]，上下同法，视其部中有浮络者，皆少阴之络也，络盛则入客于经，其入经也，从阳部注于经。此阴阳络所同。其出者，从阴内注于骨。此阴络所独着。此句以明上文在阴者主出，以渗于内之意。后并同。心主之阴，名曰害肩。心包之脉，入腋下，气不和，则妨害肩腋之运动。上下同法，视其部中有浮络者，皆心主之络也，络盛则入客于经。太阴之阴，名曰关蛰。谓关之潜藏者。蛰，《甲乙经》作执，上下同法。视其部中有浮络者，皆太阴之络也。络盛则入客于经。凡十二经络脉者，皮之部也。是故百病之始生也，必先于皮毛，邪中则腠理开，开则入客于络脉，留而不去，传入于经，留而不去，传入于腑，廪于肠胃。廪，积聚也。邪之始入于皮也，泝然起毫毛，开腠理。泝，当作淅，寒貌；起，竖也。其入于

① 擩：此字《甲乙经》仅明正统丁巳重刻本作“檽”，此处误引为“擩”。《甲乙经》其他版本均作“儒”。

見音現　膕音簂　夫音扶　分扶問　與去声

絡也則絡脈盛色變經之常色心赤肺白肝青脾黄腎黑陰絡之色應其經陽絡之色變無常變則生痛痹寒熱等病詳見前陽明條其入客於經也則感虛乃陷下其留於筋骨之間寒多則筋攣骨痛熱多則筋弛骨消肉爍膕破毛直而敗膕肘膝后肉如塊者夫皮者脈之部也脈氣隨經行止而皮則部主之邪客於皮則腠理開開則邪入客於絡脈絡脈滿則注於經脈經脈滿則入舍於府藏也故皮者有分部不與而生大病也不與當依甲乙經作不愈○皮部論篇按此篇本論客感今以其詳於經絡故附於此

○張世賢曰腹屬陰五藏之募皆在腹肺之募曰中府中府二穴在雲門下一寸乳上三肋間動脈應手陷中心之募曰巨闕巨闕一穴在鳩尾下一寸脾之募曰章門章門二穴在大横外直臍季脇端肝之募曰期門期門二穴在不容旁一寸五分直兩乳第二肋端腎之募曰京門京門二穴在監骨腰中季脇俠脊背屬陽五藏之俞皆在背肺俞二穴在三椎下兩旁心俞二穴在五椎下

經絡全書　二五　後編

络也，则络脉盛色变。经之常色：心赤，肺白，肝青，脾黄，肾黑，阴络之色应其经，阳络之色变无常，变则生痛痹寒热等病，详见前阳明条；其入客于经也，则感虚乃陷下；其留于筋骨之间，寒多则筋挛骨痛，热多则筋弛骨消，肉烁䐃破，毛直而败。䐃，肘膝后肉如块者。夫皮者，脉之部也。脉气随经行止，而皮则部主之，邪客于皮则腠理开，开则邪入客于络脉，络脉满则注于经脉，经脉满则入舍于腑脏也。故皮者有分部，不与而生大病也。不与，当依《甲乙经》作不愈。○《皮部论》篇。按此篇本论客感，今以其详于经络，故附于此。

张世贤曰：腹属阴，五脏之募，皆在腹。肺之募曰中府，中府二穴，在云门下一寸，乳上三肋间动脉应手陷中。心之募曰巨阙，巨阙一穴，在鸠尾下一寸。脾之募曰章门，章门二穴，在大横外直脐季胁端。肝之募曰期门，期门二穴，在不容旁一寸五分，直两乳第二肋端。，肾之募曰京门。京门二穴，在监骨腰中，季胁挟脊。背属阳，五脏之俞皆在背。肺俞二穴，在三椎下两旁；心俞二穴，在五椎下

治平声　腧作俞又作输

兩旁。肝俞二穴在九椎下兩旁。脾俞二穴在十一椎下兩旁。腎俞二穴在十四椎下兩旁。俱夾脊各去一寸五分。風寒之邪外入在人之背。故陰病行陽。水穀之寒熱感則害人六府。傳於五藏。故陽病行陰。陰病行陽。當從陽引陰。其治在俞。陽病行陰。當從陰引陽。其治在募。○難經曰。五藏六府。各有井滎腧經合。在穴所出爲井。井者若水之源也。所流爲滎。水始出時其流尚微故謂之滎。所注爲腧。水由上而注下下復承而流之

過平声　使去声

故謂之腧。所行爲經。水之所行經歷過處故謂之經。所入爲合。經過于此乃入于藏府與衆經相會故爲之合。六府獨各增置一穴爲六者。謂原穴也。蓋臍下腎間動氣。乃人之生命。十二經之根本。故名曰原。三焦者。原氣之别使。主通行三氣。經歷於五藏六府。所止輒爲原。然三焦行於諸陽。府爲陽。故五藏即以腧穴爲原。而府獨增置原穴也。檃括六十六難六十八難兩篇文。

两旁；肝俞二穴，在九椎下两旁；脾俞二穴，在十一椎下两旁；肾俞二穴，在十四椎下两旁。俱挟脊各去一寸五分。风寒之邪外入，在人之背，故阴病行阳；水谷之寒热，感则害人六腑，传于五脏，故阳病行阴。阴病行阳，当从阳引阴，其治在俞；阳病行阴，当从阴引阳，其治在募。

《难经》曰：五脏六腑，各有井、荥、输、经、合。在穴所出为井，井者，若水之源也。所流为荥，水始出时，其流尚微，故谓之荥。所注为输，水由上而注下，下复承而流之，故谓之输。所行为经，水之所行经历过处，故谓之经。所入为合。经过于此，乃入于脏腑，与众经相会，故为之合。六腑独各增置一穴为六者，谓原穴也。盖脐下肾间动气，乃人之生命，十二经之根本，故名曰原。三焦者，原气之别使，主通行三气，经历于五脏六腑，所止辄为原，然三焦行于诸阳，腑为阳，故五脏即以输穴为原，而腑独增置原穴也。檃括《六十六难》《六十八难》两篇文

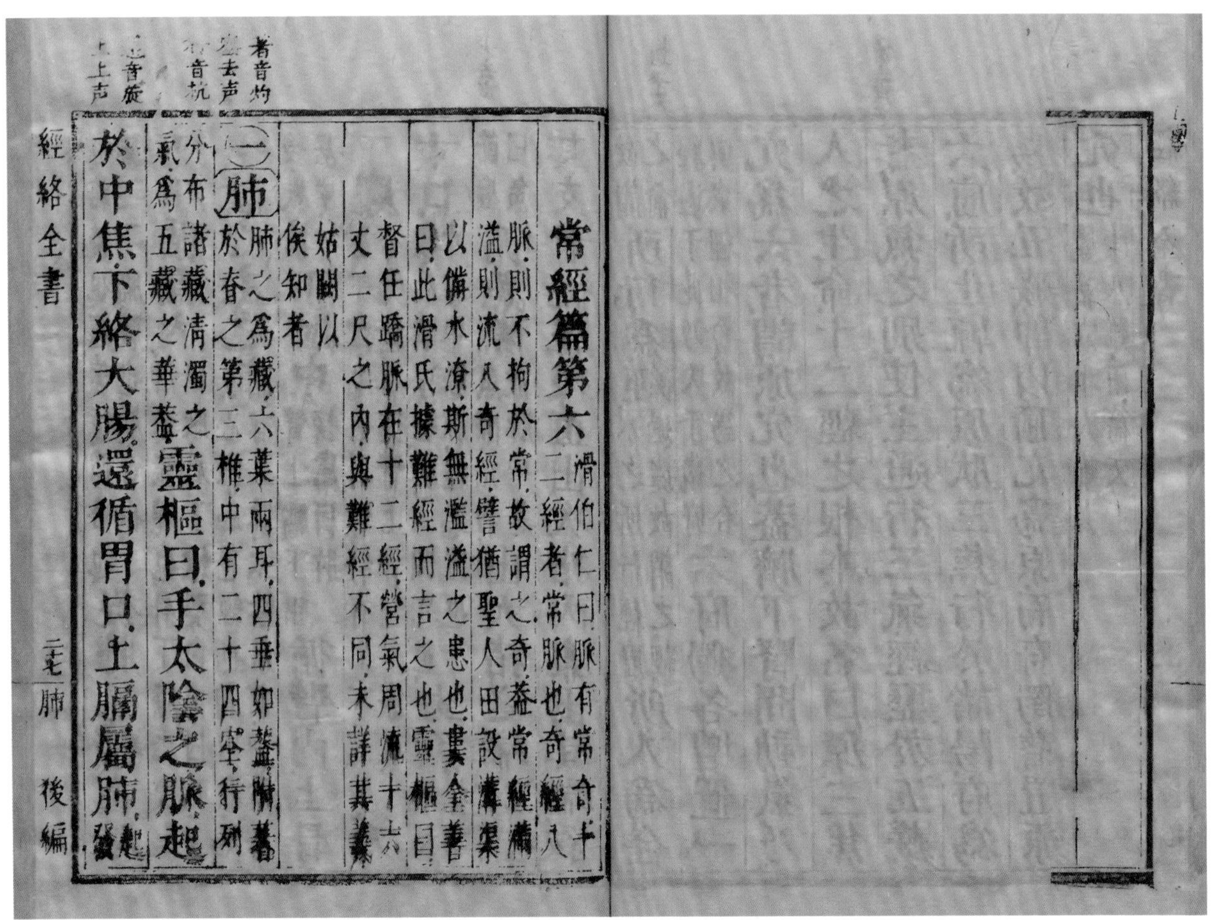

著音灼 蓋去声 [illegible]音抗 [illegible]音旋 [illegible]上声

常經篇第六 滑伯仁曰脉有常奇十二經者常脉也奇經八脉則不拘於常故謂之奇蓋常經滿溢則流入奇經譬猶聖人田設溝渠以備水潦斯無濫溢之患也婁全善曰此滑氏據難經而言之也靈樞曰督任蹻脉在十二經營氣周流十六丈二尺之内與難經不同未詳其義姑闕以俟知者

(一)肺 肺之爲藏六葉兩耳四垂如蓋附著於脊之第三椎中有二十四空行列分布諸藏清濁之氣爲五藏之華蓋 靈樞曰手太陰之脉起於中焦下絡大腸還循胃口上膈屬肺起發

經絡全書 二七 肺 後編

常经篇第六

滑伯仁曰：脉有常奇，十二经者，常脉也；奇经八脉则不拘于常，故谓之奇。盖常经满溢，则流入奇经，譬犹圣人田设沟渠以备水潦，斯无滥溢之患也。娄全善曰：此滑氏据《难经》而言之也。《灵枢》曰：督、任、跷脉在十二经，营气周流十六丈二尺之内，与《难经》不同，未详其意，姑阙以俟知者。

一、［肺］肺之为脏，六叶两耳，四垂如盖，附着于脊之第三椎，中有二十四空，行列分布。诸脏清浊之气，为五脏之华盖。

《灵枢》曰：手太阴之脉，起于中焦，下络大肠，还循胃口，上膈属肺。起，发也；络，绕也；还，复也；循，洽也；膈，心下膈膜也；属，会也。从肺系横出腋下，下循臑内，肺系，喉咙也。肩下胁上际曰腋。肩下嫩软白肉曰臑。行少阴、心主之前，心主，心包经也。臑内廉，凡有三脉，太阴居前，少阴居后，厥阴居中，下肘中，臂上臑下相接处曰肘。，循臂内，上骨下廉，臑下掌上名曰臂。臂有上下二骨，今太阴脉循臂上骨之下廉也。入寸口，掌后陷中动脉，太渊穴也；寸口中动脉，经渠穴也。上鱼，手大指本节后曰鱼。循鱼际，鱼际，穴名，散脉中是。出大指之端少商穴也；其支者，从腕后，直出次指内廉，出其端。支者，如木之有枝，此以正经之外，而复有旁通之络也。臂掌之交曰腕，此本经别络，从腕后上侧列缺穴，直出次指之端，交商阳穴而接乎手阳明经也。其别名曰列缺，起于腕上分间，并太阴之经，直入掌中，散入于鱼际。此下即十五络穴也。不曰络而曰别者，以本经由此穴而别走邻经也。手太阴之络名列缺，在腕后一寸五分，上侧分肉间。太阴自此别走阳明者，其太阴本经之脉，由此直入掌中，散于鱼际也。人或有寸、关、尺三部脉不见，自列缺至阳溪见者，俗谓之反关脉者是也，此经脉虚而络脉满。《千金翼》曰：阳脉逆，而反大于气口三倍者是也。其病实则手锐掌热，虚则欠㰦，小便遗数，取之去腕半寸，别走阳明也。掌后高骨为手锐骨，实为邪热有余，故手锐掌热。欠㰦，张口伸腰也，虚固肺气不足，故为欠㰦，及小便遗而且数。《通俗文》曰：体倦则伸，志倦则㰦也。治此者，取列缺。谓实可泻之，虚可补之，后诸经皆准此。半寸，当作寸半。此太阴之络，别走阳明，而阳明之络曰偏历，亦入太阴，以其相为表里，故互为注络以相通也，他经皆然。其正别入渊腋，少阴之前，入走肺，散之大肠，上出缺盆，循喉咙，复合阳明，此为六合。此大肠与肺相为表里，经脉相为一合也。手阳明之正，循胸前膺乳之间；其内行者，别于肩髃，入柱骨，由缺盆下走大肠，属于肺。其上者，循喉咙，复出缺盆而合于阳明本经。其筋起于大指之上，循指上行，结于鱼后，行寸口外侧。手大指上，少商之次也；鱼后，鱼际也。寸口外侧，即列缺之次。上循臂，结肘中，上臑内廉，入腋下，上循臂，结于肘中尺泽之次，上臑内廉，天府之分，乃横入腋下，与手少阴之筋合。此皆刚筋也。出缺盆，结肩前髃，此自腋下，上出缺盆，行肩上三阳之前，而结于肩之前髃也。上结缺盆，下结胸里，散贯贲，合贲下，抵季胁。此上行者，自腋而上，并是三阳之筋，上结于缺盆；下行者，自腋入胸，结于胸里，散贯于胃上口贲门之分，与手厥阴之筋合；下行抵季胁，与足少阳、厥阴之筋合也。是动则病肺胀满，膨膨而喘咳，缺盆中痛，甚则交两手而瞀，此为臂厥。是主肺所生病者，咳嗽，上气而喘渴，烦心，胸满，臑臂内前廉痛，掌中热。气盛有余，则肩背痛，风寒寒字疑衍汗出，中风，小便数而欠；虚则肩背痛寒，少气不足以息，溺色黄变，卒遗失无度。盛者，寸口大三倍于人迎；虚者，寸口反小于人迎也。

二、［大肠］长二丈一尺，广四寸，当脐右回十六曲。

《灵枢》曰：手阳明之脉，起于大指次指之端商阳穴也，循指上廉本节前陷中二间穴，本节后陷中三间穴也，出合谷两骨之间合谷，穴名，上入两筋之中阳溪穴也，循臂上廉，入肘外廉曲池穴也，上臑外前廉，上肩，出髃骨之前廉，臑外前廉，肘髎、五里、臂臑也。肩端骨罅为髃骨，以上肩髃、巨骨也。上出于柱骨之会上，肩背之上，颈项之根，为天柱骨，六阳皆会于督脉之大椎，是为会上。下入缺盆，络肺，下膈，属大肠。自大椎而前，入足阳明之缺盆，络于肺中，复下膈，当脐旁天枢之分，属于大肠，与肺相为表里也。其支者，从缺盆上颈贯颊，入下齿中，头茎为颈，耳下曲处为颊。颈中之穴，天鼎、扶突也。还出挟口，交人中，左之右，右之左，上挟鼻孔。人中，即督脉之水沟穴，由人中而左右互交，上挟鼻孔者，自禾髎以交于迎香穴也。手阳明经止于此，乃自山根交承泣穴，而接乎足阳明经也。其别名曰偏历，去腕三寸，别入太阴；其别者，上循臂，乘肩髃，上曲颊偏齿。其别者，入耳合于宗脉。实则龋、聋，虚则齿寒、痹隔，取之所别也。手阳明之络，名偏历，在腕三寸上侧间，别走手太阴者也。按：本经筋脉，皆无入耳上目之文，惟此别络有之。宗脉者，脉聚于耳目之间者也。龋齿，蠹病也。此经上曲颊偏齿，入耳，络肺，下膈，故实则为齿龋耳聋，虚则为齿寒内痹而隔。治此者，当取所别之偏历。其正从手循膺乳，别于肩髃，入柱骨，下走大肠，属于肺，上循喉咙，出缺盆，合于阳明。大肠与肺相表里，经脉亦为一合。手阳明之正，循胸前膺乳之间，其内行者，别于肩髃，入柱骨，由缺盆下走大肠，属于肺。其上者，循喉咙，复出缺盆，而合于阳明本经也。其筋起于大指次指之端，结于腕，上循臂，上结于肘外，上臑，结于髃。大指次指之端，食指尖商阳之次也，历合谷，结于腕上阳溪之次，循臂上廉，又结于肘外肘髎之次，乃上臑会，与足太阳之筋合，结于肩髃，此皆刚筋也。其支者，绕肩胛，挟脊。此支自肩髃屈曲后行，绕肩胛，与手足太阳之筋合，两挟于脊。直者，从肩髃上颈。此直者，自肩髃行巨骨，上颈中天鼎、扶突之次；其支者，上颊，结于頄。此支者自颈上颊，入下齿中，上结于手太阳颧髎之分。直者，上出手太阳之前，上左角，络头，下右颔。此直者，自颈出手太阳天窗、天容之前，行耳前，上额左角，络头，以下右颔。此举左而言，则右在其中，亦如经脉之左之右，右之左也。故右行者，亦上额右角，交络于头，下左颔，以合于太阳、少阳之筋。是动则病齿痛，颈肿，是主津液所生病者，目黄口干，鼽衄喉痹，肩前臑痛，大指次指痛不用。气有余，则当脉所过者热肿，虚则寒栗不复。盛者，人迎大三倍于寸口；虚者，人迎反小于寸口也。

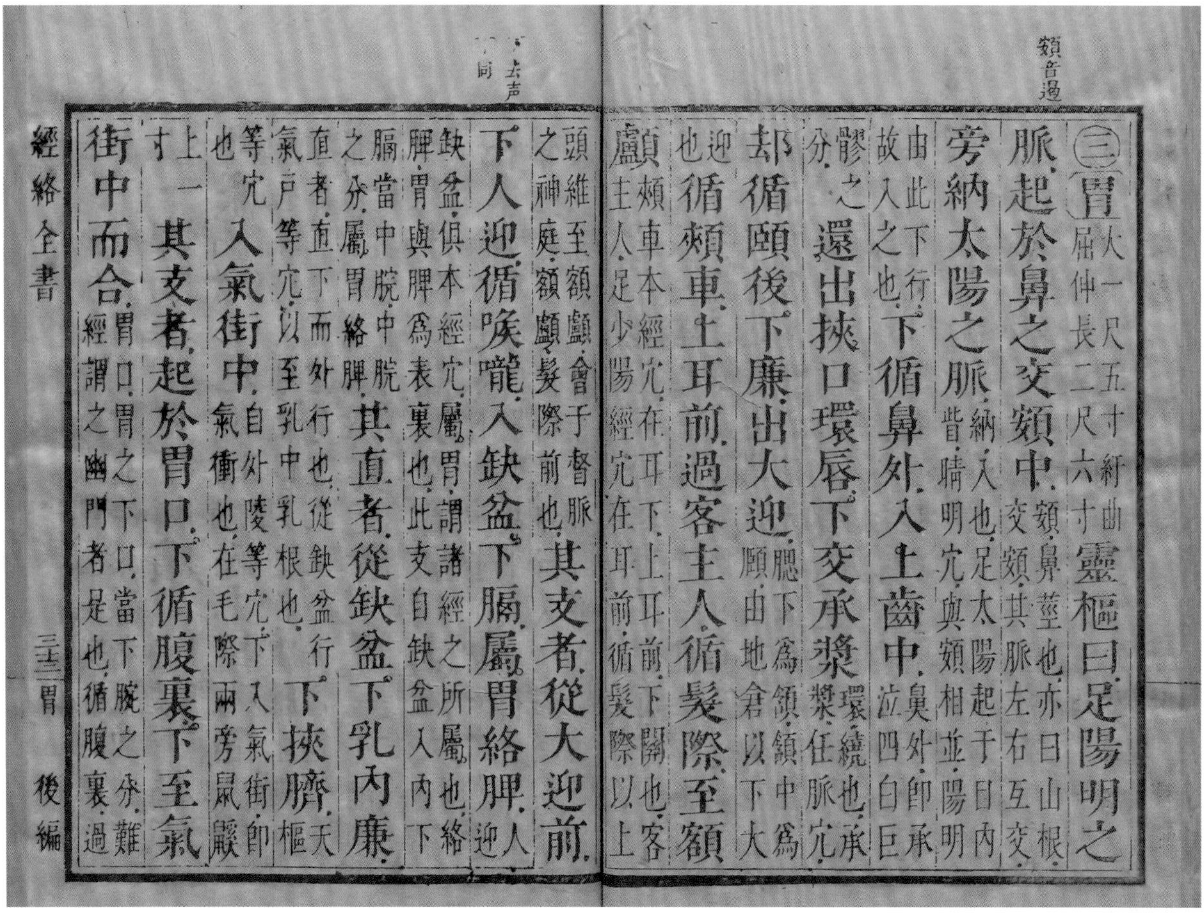

三、［胃］大一尺五寸，纡曲屈伸，长二尺六寸。

《灵枢》曰：足阳明之脉，起于鼻之交頞中，頞，鼻茎也，亦曰山根。交頞，其脉左右互交。旁纳太阳之脉，纳，入也。足太阳起于目内眦睛明穴，与頞相并，阳明由此下行，故入之也。下循鼻外，入上齿中，鼻外，即承泣、四白、巨髎之分，还出挟口环唇，下交承浆，环，绕也；承浆，任脉穴。却循颐后下廉，出大迎，腮下为颔，颔中为颐，由地仓以下大迎也。循颊车，上耳前，过客主人，循发际，至额颅。颊车，本经穴，在耳下，上耳前，下关也；客主人，足少阳经穴，在耳前，循发际以上头维至额颅。会于督脉之神庭。额颅，发际前也。其支者，循大迎前，下人迎，循喉咙，入缺盆，下膈，属胃络脾。人迎、缺盆，俱本经穴，属胃，谓诸经之所属也。络脾，胃与脾为表里也。此支自缺盆入内，下膈当上脘、中脘之分，属胃络脾。其直者，从缺盆下乳内廉，直者，直下而外行也，从缺盆行气户等穴以至乳中、乳根也。下挟脐，天枢等穴也。入气街中，自外陵等穴，下入气街，即气冲也，在毛际两旁，鼠鼷上一寸。其支者。起于胃口，下循腹里，下至气街中而合。胃口，胃之下口，当下脘之分，《难经》谓之幽门者是也。循腹里，过足少陰肓俞之外此即上文支者之脉由胃下行而與直者復合于氣街之中也以下髀關抵伏兎下膝臏中膝蓋曰臏下循脛外廉胻骨曰脛下足跗足面曰跗入中指內間髀股也抵至也髀關伏兎皆郄上穴名膝脛外廉即犢鼻三里巨虛等穴之次乃循內庭入中指內間而出厲兌足陽明經止于此其支者下廉三寸而別下入中指外間其支者別跗上入大指間出其端廉上廉下廉三寸即豐隆穴也是為陽明別絡故下入中指外間又有支者自跗上衝陽別行入大指間斜出足厥陰循大指出其端而接乎足太陰經

頞音曷
頔音拙
還音旋

也其別名曰豐隆去踝八寸別走太陰其別者循脛骨外廉上絡頭項合諸經之氣下絡喉嗌其病氣逆則喉痺瘁瘖實則狂顛虛則足不收脛枯而取之所別也足陽明之絡名豐隆在外踝上八寸別走足太陰者也此經循喉嚨入缺盆胃為藏府之海而喉嗌缺盆為諸經之孔道故合之也其正上至髀入於腹裏屬胃散之脾上通於心上循咽出於口上頞頔頔顴也還繫目系合於陽明此脾胃二經表裏相

足少阴肓俞之外，此即上文支者之脉，由胃下行，而与直者复合于气街之中也。以下髀关，抵伏兔，下膝膑中。膝盖曰膑。下循胫外廉，胻骨曰胫，下足跗，足面曰跗。入中趾内间。髀，股也；抵，至也。髀关、伏兔，皆膝上穴名。膝胫外廉，即犊鼻、三里、巨虚等穴之次，乃循内庭，入中趾内间而出历兑，足阳明经止于此。其支者，下廉三寸而别，下入中趾外间。其支者，别跗上，入大趾间，出其端。廉，上廉；下廉三寸，即丰隆穴也。是为阳明别络，故下入中趾外间。又有支者，自跗上冲阳，别行入大趾间，斜出足厥阴，循大趾出其端，而接乎足太阴经也。其别，名曰丰隆，去踝八寸，别走太阴；其别者，循胫骨外廉，上络头项，合诸经之气，下络喉嗌。其病气逆则喉痹瘁瘖，实则狂癫；虚则足不收，胫枯，而取之所别也。足阳明之络，名丰隆，在外踝上八寸，别走足太阴者也。此经循喉咙入缺盆，胃为脏腑之海，而喉嗌、缺盆，为诸经之孔道，故合之也。其正，上至髀，入于腹里，属胃，散之脾，上通于心，上循咽，出于口，上頞頔，頔，颧也，还系目系，合于阳明。此脾胃二经表里相为一合也。足阳明上至髀关，其内行者，由气街入腹里，属于胃，散于脾，上通于心，循咽出于口，上頞頔，入承泣之次，系目系，为目下纲，以合于足阳明之本经也。其筋起于中三趾，结于跗上，斜外上加于辅骨，上结于膝外廉，直上结于髀枢，上循胁，属脊。中三趾，即足之中趾，厉兑之旁也。结于跗上，冲阳之次，乃从足面斜行，出太阴、少阳两筋之间，上辅骨，结于膝之外廉，直上髀枢，行少阳之前，循胁后，内属脊。其直者，上循骭，结于膝；其支者，结于外辅骨，合少阳。骭，足胫骨也。其直者，自跗循骭，结于膝下外廉三里之次，以上膝膑中；其支者，自前跗上斜外上行，结于外辅骨阳陵泉之分，与少阳经相合也。其直者，上循伏兔，上结于髀，聚于阴器，上腹而布，此直者，由膝膑直上，循伏兔髀关之分，结于髀中，乃上行聚于阴器，阴阳总宗筋之会，会于气街，而阳明为之长也。乃自横骨之分，左右挟行，循天枢、关门等穴而上布于腹，此上至颈，皆刚筋也。至缺盆而结，上颈，上挟口，合于頄即頔也，下结于鼻，上合于太阳。太阳为目上纲，阳明为目下纲。自缺盆上颈中人迎穴，乃循颐颊，上挟口吻，与阳跷会于地仓，上合于颧髎，下结于鼻旁，复上睛明穴，合于足太阳。太阳细筋，散于目上，故为目上纲；阳明细筋，散于目下，故为目下纲也。其支者，从颊结于耳前。其支者，自颐颊间上结于耳前，会于足少阳之上关、颔厌，上至头维而终也。是动则病洒洒然振寒，善伸数欠，颜黑；病至则恶人与火，闻木音则惕然而惊，心欲动，独闭户塞牖而处。甚则欲上高而歌，弃衣而走，贲响腹胀，是为骭厥。是主血所生病者，狂疟，湿温汗出，鼽衄，口喎唇胗，颈肿喉痹，大腹水肿，膝膑肿痛，循膺、乳、气街、股、伏兔、骭外廉、足跗上皆痛，中趾不用。气盛则身以前皆热。其有余于胃，则消谷善饥，溺色黄；不足则身以前皆寒栗，胃中寒则胀满。盛者人迎大三倍于寸口，虚者人迎反小于寸口也。

四、［脾］广三寸，长五寸，掩乎太仓，附着于脊之第十一椎。

《灵枢》曰：足太阴之脉，起于大趾之端隐白穴也，循趾内侧白肉际大都穴也，过核骨后太白穴也，核骨在足大趾本节后约二寸，内踝骨前约三寸，如枣核，横于足内侧，赤白肉际者是也。窦太师指为孤拐骨者，非，上内踝前廉商丘穴也，上腨内，循胫骨后，交出厥阴之前，腨，足肚也，亦名腓肠。本经自漏谷上行，交出厥阴之前，即地机、阴陵泉也。上膝股内前廉，股，大腿也。一曰髀内为股。前廉，上侧也，当血海、箕门之次。入腹，属脾，络胃。自冲门穴入腹内行，脾与胃为表里，故于中、下二脘之分，属脾络胃也。上膈，挟咽、连舌本，散舌下。咽以咽物，居喉之后，自胃脘上行至此，连舌本，散舌下而终。本，犹根也。其支者，复从胃别上膈，注心中。足太阴外行者，由腹之四行，上府舍、腹结等穴，散于胸中，而止于大包。其内行而支者，自胃脘别上膈，注心中，而接乎手少阴经也。其别，名曰公孙，去本节之后一寸，别走阳明；其别者，入络肠胃。厥气上逆则霍乱，实则肠中切痛，虚则鼓胀，取之所别也。足太阴之络，名公孙，在足大趾本节后一寸，别走足阳明者也。厥气者，脾气失调而或寒或热，皆为厥气逆而上行，则为霍乱，本经入腹属脾络胃，故其病如此。治此者，当取所别之公孙也。其正者，上至髀，合于阳明，与别俱行，上结于咽，贯舌中，此为三合。

此足太阴之正，上股，内合于足阳明，与别者俱行，上咽贯舌。是为六合之三者也。其大络者，名曰大包，出渊腋下三寸，布胸胁。实则身尽痛，虚则百节尽皆纵。此脉若罗络之血者，皆取脾之大络脉也。脾之大络，名大包，在渊腋下三寸，布胸胁，出九肋间，总统阴阳诸络，由脾灌溉五脏者也，故其为病如此。罗络之血者，言此大络，包罗诸络之血，故皆取脾之大络以去之。大络，即大包。其筋起于大趾之端内侧，上结于内踝。大趾之端内侧，隐白穴也，循核骨而上结于内踝，下商丘之次。其直者，络于膝内辅骨，上循阴股，结于髀，聚于阴器，络，当作结。此自内踝直上，结于膝内辅骨阴陵泉之次。股之内侧曰阴股，结于髀，箕门之次也。乃上横骨两端，与足厥阴会于冲门，横绕曲骨，并足少阴、阳明之筋，而聚于阴器，皆刚筋也。上腹，结于脐，循腹里，结于肋，散于胸中。其内者着于脊。其前行者，自阴器上腹，会手少阴之筋，结于脐，循腹里，由大横、腹哀之次，结于肋，乃散为柔细之筋，上行布于胸乡、大包之次。其内行者，由阴器宗筋之间，并阳明、少阴之筋，而上着于脊之命门。是动则病舌本强，食则呕，胃脘痛，腹胀善噫，得后

强去声

與氣則快然如衰如衰，脾氣通也身體皆重是主脾所生病者舌本强體不能動搖食不下煩心心下急痛溏瘕泄水閉黄疸不能卧强立股膝内腫厥足大指不用盛者寸口大三倍於人迎虚者寸口反小於人迎也

五心形如未敷蓮花，居肺下膈上，附著于脊之第五椎

靈樞曰手少陰之脈起於心中心爲手少陰經，故脈發于心中出屬心系心當五椎之下，其系有五，上系連肺，肺下系心，心下三系連脾肝腎，故心通五藏之氣，而爲之主也下膈絡小腸心與小腸爲表裏，故下膈，當臍上三寸下脘之分，絡小腸也其支者從心系上挾咽繫目系支者，從心系出任脈之外，上行挾咽，繫目系，以合于目内眥其直者復從心系却上肺下出腋下直者，經之正脈也，此自前心系復上肺，由足少陽淵腋之次出腋下，上行極泉穴，手少陰經行于外始此下循臑内後廉行太陰心主之後臑内后廉，青靈穴也。手之三陰，少陰居太陰厥陰后下肘内循臂内後廉少海靈道等穴抵掌後鋭骨之端手腕下踝爲鋭骨，神門穴也入

去声　復浮去声

經絡全書　三十九　心　後編

与气，则快然如衰如衰，脾气通也，身体皆重。是主脾所生病者，舌本强，体不能动摇，食不下，烦心，心下急痛，溏、瘕、泄，水闭，黄疸，不能卧，强立，股膝内肿，厥，足大趾不用。盛者，寸口大三倍于人迎；虚者，寸口反小于人迎也。

五、［心］形如未敷莲花，居肺下膈上，附着于脊中第五椎。

《灵枢》曰：手少阴之脉，起于心中，心为手少阴经，故脉发于心中。出属心系，心当五椎之下，其系有五：上系连肺，肺下系心，心下三系连脾、肝、肾。故心通五脏之气，而为之主也。下膈，络小肠。心与小肠为表里，故下膈，当脐上三寸下脘之分，络小肠也。其支者，从心系，上挟咽，系目系。支者，从心系出任脉之外，上行挟咽，系目系，以合于目内眦。其直者，复从心系，却上肺，下出腋下，直者，经之正脉也，此自前心系复上肺，由足少阳渊腋之次出腋下，上行极泉穴，手少阴经行于外始此。下循臑内后廉，行太阴、心主之后，臑内后廉，青灵穴也。手之三阴，少阴居太阴、厥阴后。下肘内，循臂内后廉少海、灵道等穴，抵掌后锐骨之端，手腕下踝为锐骨，神门穴也。入

賁音秘即賁門也

掌內後廉少府穴也循小指之內出其端少衝穴也少陰經止於此乃交小指外側而接乎手太陽經也其別名曰通里去腕一寸半別而上行循經入於心中繫舌本屬目系其實則支膈虛則不能言取之掌後一寸別走太陽也手少陰之絡一名通里在腕后一寸陷中別走手太陽者也此經入心下膈故邪實則支膈謂膈間若有所支而不暢也其支者上繫舌本故虛則不能言當取通里或補或瀉以治之也其正別入淵腋兩筋之間屬於心上走喉嚨出於面合目內眥此爲四合也手少陰之正自腋下三寸足少陽淵腋之次行兩筋之間內屬于心與手太陽之腋走心者合乃上行挾于咽出于面合于目內眥是當與足太陽睛明相會矣此六合之四其筋起於小指之內側少衝之次結於銳骨神門次也上結肘內廉少海穴也上入腋極泉之穴交太陰挾乳裏交手太陰之筋邪絡挾乳內行此經自指至腋皆剛筋也結於胸中循臂當作賁下繫於臍自乳裏內行結于胸中與三陰之筋合蓋心主少陰之筋皆與太陰合於賁而下行也是動則病嗌乾心痛渴而

經絡全書　四十一　心　後編

掌内后廉少府穴也，循小指之内，出其端。少冲穴也，少阴经止于此，乃交小指外侧，而接乎手太阳经也。其别，名曰通里，去腕一寸半，别而上行，循经入于心中，系舌本，属目系。其实则支膈，虚则不能言，取之掌后一寸，别走太阳也。手少阴之络，名通里，在腕后一寸陷中，别走手太阳者也。此经入心，下膈，故邪实则支膈，谓膈间若有所支而不畅也。其支者，上系舌本，故虚则不能言，当取通里，或补或泄，以治之也。其正，别入渊腋两筋之间，属于心，上走喉咙，出于面，合目内眦，此为四合也。手少阴之正，自腋下二寸，足少阳渊腋之次，行两筋之间，内属于心，与手太阳之腋走心者合，乃上行挟于咽，出于面，合于目内眦，是当与足太阳睛明相会矣，此六合之四。其筋起于小指之内侧少冲之次，结于锐骨神门次也，上结肘内廉少海穴也，上入腋极泉之穴，交太阴，挟乳里，交手太阴之筋，斜络挟乳内行。此经自指至腋，皆刚筋也。结于胸中，循臂当作贲，下系于脐。自乳里内行，结于胸中，与三阴之筋合。盖心主、少阴之筋，皆与太阴合于贲而下行也。是动则病嗌干心痛，渴而欲饮，是为臂厥。是主心所生病者，目黄胁痛，臑臂内后廉痛，厥，掌中热痛。盛者寸口大再倍于人迎，虚者寸口反小于人迎也。

六、［小肠］长三丈二尺，左回叠积十六曲。胃之下口，小肠上口也，在脐上二寸，水谷于是入焉。再下一寸水分穴，则小肠下口也，至是泌别清浊，水液入膀胱，滓秽入大肠。

《灵枢》曰：手太阳之脉，走于小指之端少泽穴也，循手外侧小指本节前谷穴也，本节后陷中后溪穴也，上腕，臂下、掌上节处曰腕。腕前起骨下陷中，腕骨穴也；当腕中陷处，阳谷穴之次。出踝中，直上循臂骨下廉，出肘内侧两筋之间，循臂骨下廉阳谷等穴，出肘内侧两骨尖陷中小海穴。此处捺之，应于小指之上。，上循臑外后廉，行手阳明、少阳之外。出肩解，绕肩胛，交肩上，肩后骨缝曰肩解，即肩贞穴。肩胛，即臑俞、天宗等处也。肩上，秉风、曲垣等穴也。左右交于两肩之上，会于督脉之大椎。滑氏曰：脊两旁曰膂，膂上两角曰肩解，肩解下成片骨曰肩胛，即肩髆也。入缺盆，络心，自缺盆由胸下行，入膻中，络心，心与小肠为表里也。循咽，下膈，抵胃，属小肠。自缺盆之下，循咽下膈，抵胃，下行当脐上二寸之分，属小肠，此行于内者。

其支者，从缺盆循颈上颊，至目锐眦，却入耳中。其支行于外者，出缺盆，循颈中之天窗，上颊后之天容，由颧髎以入耳中听宫穴也，手太阳经止于此。其支者，别颊，上𩑰，抵鼻，至目内眦，斜络于颧。目下为𩑰；目内角为内眦。颧，即颧骨下颧髎穴，手太阳自此交目内眦，而接乎足太阳经。其别，名曰支正，上腕五寸，内注少阴；其别者，上走肘，络肩髃。其正指地，别于肩解，入腋走心，系小肠。其筋起于小指之上，结于腕，上循臂内廉，结于肘内锐骨之后，弹之应小指之上，入结于腋下。手小指上外侧，少泽穴也。上行结于手腕外侧腕骨、阳谷之次，上循臂内侧，结于肘下锐骨之后小海之次，但于肘尖下两骨罅中，以指捺其筋，则酸麻应于小指之上是验，又由肘上臑外廉，入结于后腋之下，皆刚筋也。其支者，复走腋后廉，上绕肩胛，循颈出走太阳之前，结于耳后完骨。其支者，自腋下与足太阳之筋合，走腋后廉，上绕肩胛，行肩外俞、肩中俞，循颈中天窗之分，出走太阳经筋，自缺盆出者之前，同上结于耳后完骨之次。其支者，入耳中；直者，出耳上，下结

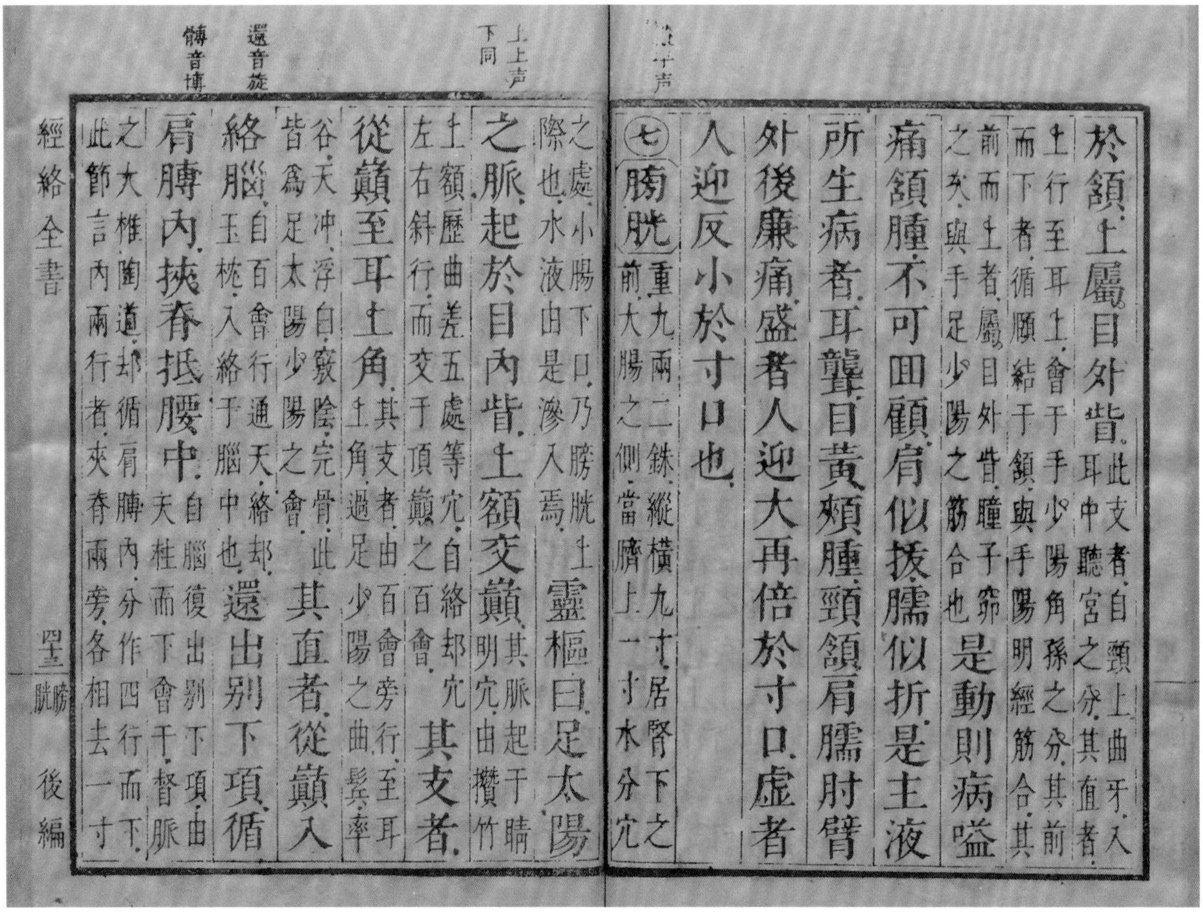

于颔，上属目外眦。此支者，自颈上曲牙，入耳中听宫之分；其直者，上行至耳上，会于手少阳角孙之分；其前而下者，循颐，结于颔，与手阳明经筋合；其前而上者，属目外眦，瞳子髎之次，与手足少阳之筋合也。是动则病嗌痛颔肿，不可回顾，肩似拔，臑似折。是主液所生病者，耳聋，目黄，颊肿，颈颔肩臑肘臂外后廉痛。盛者人迎大再倍于寸口，虚者人迎反小于寸口也。

七、[膀胱] 重九两二铢，纵横九寸，居肾下之前，大肠之侧，当脐上一寸水分穴之处，小肠下口，乃膀胱上际也，水液由是渗入焉。

《灵枢》曰：足太阳之脉，起于目内眦，上额交巅。其脉起于睛明穴，由攒竹上额，历曲差、五处等穴，自络却穴左右斜行，而交于项巅之百会。其支者，从巅至耳上角。其支者，由百会旁行，至耳上角，过足少阳之曲鬓、率谷、天冲、浮白、窍阴、完骨，此皆为足太阳、少阳之会。其直者，从巅入络脑。自百会行通天、络却、玉枕，入络于脑中也。还出别下项，循肩髆内，挟脊抵腰中，自脑后复出，别下项，由天柱而下会于督脉之大椎、陶道，却循肩髆内，分作四行而下，此节言内两行者，挟脊两旁各相去一寸

窌音遼　郄音郄

半自大杼行風門及藏府諸俞而抵腰中等穴中行椎骨曰脊臀骨曰腰。入循膂絡腎屬膀胱。自腰中入膂絡腎前屬膀胱為表裏也夾脊兩旁之肉曰膂。其支者從腰中下挾脊貫臀入膕中。從腰中循髖骨下夾脊歷四窌穴貫臀之會陽下行承扶殷門浮郄委陽入膕之委中也尻旁大骨曰臀膝后曲處曰膕。其支者從髆內左右別下貫胛挾脊內。此支言肩膊內大杼下外兩行也左右貫胛去脊各三寸別行歷附分魄戶膏肓等穴挾脊下行由秩邊而過髀樞也。過髀樞循髀外從後廉下合膕中。過髀樞會于足少陽之環跳循髀外後廉去承扶一寸五分之間下行復與前之入膕中者相合。以下貫

踹腨同　鼽音求

踹內出外踝之後循京骨至小指外側端。貫踹內者由合陽以下承筋承山等穴也出外踝之後乃崑崙僕參等穴也小指本節后大骨曰京骨而小指外側之端曰至陰足太陽經穴止此乃交于小指之下而接于足少陰經也。其別名曰飛揚去踝七寸別走少陰實則鼽窒頭背痛虛則鼽衄取之所別也。足太陽之絡名飛揚在足外踝上七寸別走足少陰者也此經起于目內眥絡腦行頭背故其為病如此治此者當取所別之飛揚。其正別入於

經絡全書　膀胱　後編

半，自大杼，行风门，及脏腑诸俞，而抵腰中等穴。中行椎骨曰脊。臀骨曰腰。入循膂，络肾，属膀胱。自腰中入膂络肾，前属膀胱，为表里也。挟脊两旁之肉曰膂。其支者，从腰中下挟脊，贯臀，入腘中。从腰中循髋骨下挟脊，历四髎穴，贯臀之会阳，下行承扶、殷门、浮郄、委阳，入腘之委中也。尻旁大骨曰臀，膝后曲处曰腘。其支者，从髆内左右，别下贯胛，挟脊内，此支言肩髆内大杼下外两行也，左右贯胛，去脊各三寸别行，历附分、魄户、膏肓等穴，挟脊下行，由秩边而过髀枢也。过髀枢，循髀外，从后廉下合腘中，过髀枢，会于足少阳之环跳，循髀外后廉，去承扶一寸五分之间，下行复与前之入腘中者相合。以下贯腨内，出外踝之后，循京骨，至小趾外侧端。贯腨内者，由合阳以下承筋、承山等穴也。出外踝之后，乃昆仑、仆参等穴也。小趾本节后大骨曰京骨，而小趾外侧之端曰至阴。足太阳经穴止此，乃交于小趾之下，而接于足少阴经也。其别，名曰飞扬，去踝七寸，别走少阴。实则鼽窒，头背痛；虚则鼽衄，取之所别也。足太阳之络，名飞扬，在足外踝上七寸，别走足少阴者也。此经起于目内眦，络脑，行头背，故其为病如此。治此者，当取所别之飞扬。其正，别入于

腘中，其一道下尻五寸，别入于肛，属于膀胱，散之肾，循膂当心入散；直者，从膂上出于项，复属于太阳，此为一经。此膀胱与肾为表里，故其经脉相为一合也。足太阳之正，入腘中，与少阴合而上行，其别一道下尻五寸，当承扶之次，上入肛门，内行腹中，属于膀胱，散于肾，循膂当心入散，上出于项，而复属于本经太阳，此内外同为一经也。其筋起于足小趾，上结于踝，斜上结于膝。足太阳之筋，即其经脉所止之处，至阴穴次也。循足跗外侧，上结于外踝昆仑之分，乃斜上附阳而结膝腘之分。结，聚也。其下循足外踝，结于踵；上循跟，结于腘。其下，足跗之下也；踵，即足跟之突出者；跟，即踵上之硬筋处，乃仆参、申脉之分，结于腘之委中穴也。其别者，结于腨外，上腘中内廉，与腘中并，此即大筋之旁出者，别为柔软短筋，亦犹木之有枝也。凡言别者、支者皆仿此。此支自外踝别行，由足腨肚之下尖处，行少阳之后，结于腨之外侧络穴飞扬之分，乃上腘内廉，合大筋于委中而一之也。上结于臀尾骶之旁，会阳之分也，上挟脊上项。挟脊背分，左右上项，会于督脉之陶道、大椎，此皆附脊之刚筋也。其支者，别入结于舌本。其支者，自项别入内行，与手少阳之筋结于舌本，散舌下。自此以上，皆柔软之筋，而散于头面。其直者，结于枕骨，上头下颜，结于鼻。其直，自项而上，与足少阴之筋合于脑后枕骨间，由是而上过于头，前下于颜，以结于鼻下之两旁。额上曰颜也。其支者，为目上纲，下结于頄。纲，纲维也，所以约束目睫，司开阖者也。目下曰頄，頄即顴也。此支自通项入脑者，下属目本，散于目上，为目上纲；下行者，结于頄，与足少阳之筋合。其支者，从腋后外廉，结于肩髃。又其支者，从挟脊循腋后外廉，行足少阳之后，上至肩，会手阳明之筋，结于肩髃。其支者，入腋下，上出缺盆，上结于完骨。此支后行者，从腋后走腋下，向前斜出阳明之缺盆，乃从耳后直上，会手太阳、足少阳之筋，结于完骨。完骨，耳后高骨也。其支者，出缺盆，斜上出于頄。此支前行者，同前缺盆之筋歧出，别上颐颔，斜行出于頄，与前之下结于頄者相合也。是动则病冲头痛，目似脱，项似拔，脊痛，腰似折，髀不可以曲，腘如结，腨如裂，是为踝厥。是主筋所生病者，痔疟狂癫疾，头囟顶痛，目黄，泪出鼽衄，项背腰尻腘腨脚皆痛，小指不用。盛者人迎大再倍于寸口，虚者人迎反小于寸口也。

八、［肾］左右各一枚，状如石卵，色黑紫，当胃下两旁，入脊膂，附脊之第十四椎，前后与脐平直。

《灵枢》曰：足少阴之脉，起于小趾之下，斜走足心涌泉穴也，出于然谷之下，循内踝之后，别入跟中。然谷，穴名，在内踝前起大骨下陷中。内踝后别入跟中，即太溪、太钟等穴，以上腨内，出腘内廉，自复溜、交信，过足太阴之三阴交，以上腨内之筑宾，出腘内廉之阴谷。上股内后廉，贯脊，属肾，络膀胱。上股内后廉，结于督脉之长强，以贯脊中，而后属于肾，前当关元、中极之分，而络于膀胱也。滑氏曰：由阴谷上股内后廉，贯脊，会于脊之长强穴，还出于前，循横骨、大赫、气穴、四满、中注、肓俞，当肓俞之所，脐之左右属肾，下脐过关元、中极而络膀胱也。其直者，从肾上贯肝膈，入肺中，循喉咙，挟舌本。滑氏曰：其肓俞属肾处上行，循商曲、石关、阴都、通谷诸穴，贯肝，上循幽门，上膈，历步廊，入肺中，循神封、灵藏、彧中、俞府，而上循喉咙，并人迎，挟舌本而终。其支者，从肺出络心，注胸中。其支者，自神藏之次，从肺络心，注胸中。以上俞府诸穴，足少阴经止于此，而接乎手厥阴也。胸中，当两乳之间，亦曰膻中。其别，名曰大钟，当踝后绕跟，别走太阳；其别者，并经上走于心包，下外贯腰脊。其病气逆则烦闷，实则闭癃，虚则腰痛，取之所别也。足少阴之络，名大钟，在足跟后骨上两筋间，别走足太阳者也。言本经从肺出络心，此言上走心包，下外贯腰脊，故其为病如此。凡治此当，取所别之大钟也。其正，至腘中，别走太阳而合，上至肾，当十四椎，出属带脉；直者，系舌本，复出于项，合于太阳，此为一合，成以诸阴之别，皆为正也。此膀胱与肾为表里，故其经脉相为一合。足少阴之正，自腘中合于太阳，内行上至肾，当十四椎旁肾俞之次，出属带脉；其直者，上系舌本，复出于项，合于太阳，是为六合之一。然有表必有里，诸阳之正，必成于诸阴之别，非旁通交会也。其筋起于小趾之下，并足太阴之筋，斜走内踝之下，结于踵，与太阳之筋合，而上结于内辅之下，足少阴之筋，起小趾下，斜趋足心；又斜趋内侧，上然谷，并足太阴商丘之次，走内踝之下，结于跟踵之间，与太阳之筋合，由踵内侧上行，结于内辅骨下阴谷之次。并太阴之筋而上循阴股，结于阴器，自内辅骨下，并太阴之筋，上循阴股，上横骨，与太阴、厥阴、阳明之筋合，而结于阴器者，皆刚筋也。循脊内挟膂，上至项，结于枕骨，与足太阳之筋合。自阴器内行，由子宫上系肾间，并冲脉，循脊两旁，挟膂上至项，与足太阳之筋合，结于枕骨，内属髓海。是动则病饥不欲食，面黑如地色，咳唾则有血，喝喝而喘，坐而欲起，目𥇣𥇣如无听见，心如悬若饥状，气不足则善恐，心惕惕如人将捕之，是谓骨厥。是主肾所生病者，口热舌干，咽肿上气，嗌干及痛，烦心心痛，黄胆肠澼，脊臀股内后廉痛，痿厥嗜卧，足下热而痛。盛者寸口大再倍于人迎，虚者寸口反小于人迎也。

九、[心包] 一名心主，以脏象校之，在心下横膜之上，竖膜之下，与横膜相粘，而黄脂漫裹者，心也。其漫脂之外，有细筋膜如丝，与心肺相连者，心包也。心为君火，心包为相火，代君火行事。以用而言，则曰手心主；以经而言，则曰心包络，一经而二名也。

《灵枢》曰：手厥阴心包络之脉，起于胸中，出属心包。心为五脏六腑之大主，诸邪之在心，皆在心之包络。包络者，心主之脉也。胸中，当两乳之间，而为心主之外卫。络，下膈，历络三焦。三焦，为脏腑之外卫，诸经皆无历字，独此有之，盖指上、中、下而言，上即膻中，中即中脘，下即脐下。故任脉之阴交穴，为三焦募也。其支者，循胸出胁，下腋三寸，胁上际为腋，腋下三寸，天池也。手厥阴经始此。上抵腋下，循臑内，行太阴、少阴之间，上抵腋下之天泉，循臑内，行太阴、少阴之间，以手之三阴厥阴在中也。入肘中，下臂，行两筋之间，入肘中，曲泽穴也，下臂行两脉之间，郄门、间使、内关、大陵。入掌中指，循中指，出其端。入掌中，劳宫也；中指端，中冲也。手厥阴止于此。其支者，别掌中，循小指次指，出其端。小指之次，即无名指也。其支者，自劳宫别行无名指端，而接乎手少阳也。其别，名曰内关，去腕二寸，出于两筋之间，循经以上系于心包，络心系。实则心痛，虚则为头强，而取之两筋间也。手厥阴之络，名内关，在掌后去腕二寸两筋间，别走手少阳者也。此经系心包，络心系，又出耳后，合少阳完骨之下。病取内关治之。其正，别入渊腋三寸，入胸中，别属三焦，出循喉咙，出耳后，合少阳完骨之下，此为五合。手厥阴之正，其别而内行者，与少阴之脉同，自腋下三寸足少阳渊腋之次，入胸中，属三焦，乃出循喉咙，行于耳后，合手、足少阳于完骨之下。此乃六合之五也。其筋起于中指，与太阴之筋并行，结于肘内廉，中指端，中冲之次也。循指入掌中，至掌后大陵之次，并手太阴之筋，上结于肘内廉曲泽之次。上臂阴，结腋下，下散前后挟胁。上臂阴天泉之次，由曲腋间，并太阴之筋，结于腋下，当天池之次下行，前后布散挟胁，联于手太阴、足少阳之筋。此经自掌至腋，皆刚筋也。其支者，入腋，散胸中，结于臂。此支者，自天池之分，入腋内，散于胸中。臂，当作贲。盖此支并太阴之筋，入散胸中，故同结于贲门也。是动则病手心热，臂肘挛急，腋肿，甚则胸胁支满，心中憺憺大动，面赤目黄，喜笑不休。是主脉所生病者，烦心心痛，掌中热。盛者寸口大一倍于人迎，虚者寸口反小于人迎也。

十、［三焦］上焦，在心下下膈，胃之上口。其治在膻中，直两乳间陷者中。中焦，在胃中脘，当脐上四寸，不上不下，其治在脐旁。下焦，当膀胱上口，其治在脐下一寸。皆水谷之道路，气之所终始也。

《灵枢》曰：手少阳之脉，起于

小指次指之端关冲穴也，上出两指之间即小指次指之间，液门、中渚穴也，循手表腕阳池穴也，出臂外两骨之间外关、支沟等穴，上贯肘天井穴也，循臑外，上肩而交出足少阳之后。臑外，行手太阳之前，手阳明之后，历清冷渊、消烁、臑会，上肩髎，过足少阳之肩井，自天髎而交出足少阳之后也。入缺盆，布膻中，散络心包，下膈，循属三焦。其内行者，入缺盆，复由足阳明之外，下布膻中，散络心包，相为表里，乃自上焦下膈，循中焦下行，并足太阳之正入络膀胱，以约下焦，故足太阳经委阳穴，为三焦下辅俞也。其支者，从膻中，上出缺盆，上项，系耳后，直上出耳上角，以屈下颊至䪼。其支行于外者，自膻中上行出缺盆，循天髎上项，会于督脉之大椎，循天牖，系耳后之翳风、瘈脉、颅息，出耳上角之角孙，过足少阳之悬厘、颔厌，下行耳、颊，至䪼，会于手太阳颧髎之分。其支者，从耳后，入耳中，出走耳前，过客主人前交颊，至目锐眦。此支从耳后翳风入耳中，过手太阳之听宫，出走耳前之耳门，过足少阳之客主人。交颊，循和髎，上丝竹空，至目锐眦，会于瞳子髎穴，手少阳经止于此，而接乎足少阳经也。其别，名曰外关，去腕二寸，外绕臂，注胸中，合心主。病实则肘挛；虚则肘不收，而取之所别也。手少阳之络，名外关，在腕后二寸两筋间，别走手厥阴心主者也。此经绕臂，故为肘挛及不收之病。治此者，当取所别之外关。其正指天，别于巅，入缺盆，下走三焦，散于胸中也。三焦与心主，表里经脉相为一合。指天者，天属阳，运于地之外。手少阳之正，上别于巅，入缺盆，下走三焦，散于胸中，包罗脏腑之外，故曰指天而言也。其筋起于小指次指之端，结于腕中，循臂结于肘，上绕臑外廉，上肩走颈，合手太阳。小指次指之端，无名指关冲穴也，上结于手腕之阳池，循臂外关、支沟之次，出臂上两骨间，结于肘，自肘上臑外廉，由臑会行太阳之里、阳明之外，上肩髎，走颈中天牖之分，与手太阳之筋合此，皆刚筋者也。其支者，当曲颊入系舌本。其支者，自颈中当曲颊下，入系舌本，与足太阳之筋合。其支者，上曲牙，循耳前，属目外眦，上乘颔，结于角。又支者，自颊行曲牙，会足阳明之筋，循耳前上行，与手太阳、足少阳之筋屈曲交绾，而会于耳上之角孙，乃属目外眦，而复会于瞳子髎之次。颔，当作额。盖此筋自耳前行外眦，与三阳交会，上出两额之左右，以结于额之上角也。是动则病耳聋浑浑焞焞，嗌肿喉痹。是主气所生病者，目锐眦痛，颊痛，耳后肩臑肘臂外皆痛，小指次指不用。盛者人迎大一倍于寸口，虚者人迎反小于寸口也。又曰：三焦各有所出，上焦出于胃口，上并咽，以上贯膈，而布胸中，走腋，循太阴之分而行，还至阳明，上至舌下。足阳明常与营俱行于阳二十五度，行于阴亦二十五度，一周也，故五十度而复会于手太阴。中焦亦并胃中，出上焦之后，此所受气者泌糟粕，蒸津液，化其精微，上注于肺脉，乃化而为血，以奉生身，莫贵于此，故独得行于经隧，命曰营气。下焦者，别回肠，注于膀胱而渗入焉。故水谷者，常并居于胃中，成糟粕，而俱下于大肠，而成下焦，渗而俱下，济泌别汁，随下焦而渗入膀胱焉。《难经》曰：上焦主内而不出，中

藏去声

焦主腐熟水穀下焦主分別清濁出而不內以傳導素問曰上焦如霧氣也中焦如漚血也下焦如瀆也傳導張潔古曰霧不利而爲喘滿漚不利而爲留飲瀆不利而爲腫脹王海藏曰頭至心爲上焦心至臍爲中焦臍至足爲下焦三焦有藏而無府其府在氣街中衝脈是也○又曰手有三焦不言所在主持乎上足有三焦自臍下膀胱主足主持乎下

右手尺脈爲命門與心包絡脈同診亦有三焦之稱爲命門之火游行於五藏之間主持乎內三焦通爲一氣衛於一身爲外護主持乎外

(十一)膽在肝之短葉間重三兩三銖藏津汁三合靈樞曰足少陽之脈起於目銳眥上抵頭角下耳後循頸行手少陽之前至肩上却交出手少陽之後入缺盆自目銳眥由聽會客主人上抵頭角循頷厭下懸顱懸釐從耳

經絡全書　五十五　膽　後編

焦主腐熟水谷，下焦主分别清浊，出而不内，以传导。《素问》曰：上焦如雾气也，中焦如沤血也，下焦如渎传导也。张洁古曰：雾不利而为喘满，沤不利而为留饮，渎不利而为肿胀。王海藏曰：头至心为上焦，心至脐为中焦，脐至足为下焦。三焦有脏而无腑，其腑在气街中冲脉是也。〇又曰：手有三焦不言所在，主持乎上；足有三焦自脐下膀胱主足，主持乎下。右手尺脉为命门，与心包络脉同诊，亦有三焦之称，为命门之火，游行于五脏之间，主持乎内；三焦通为一气，卫于一身，为外护，主持乎外。

十一、［胆］ 在肝之短叶间，重三两三铢，藏津汁三合。

《灵枢》曰：足少阳之脉，起于目锐眦，上抵头角，下耳后，循颈行手少阳之前，至肩上，却交出手少阳之后，入缺盆。自目锐眦，由听会、客主人，上抵头角，循颌厌，下悬颅、悬厘，从耳上发际入曲鬓、率谷，历手少阳之角孙，外折下耳后，行天冲、浮白、窍阴、完骨；又自完骨外折上行，循本神，前至阳白；复内折上行，循临泣、目窗、正营、承灵、脑空，由风池而下行；自风池循颈，过手少阳之天牖，行少阳之前，下至肩上，循肩井，复交出手少阳之后，过督脉之大椎，会于手太阳之秉风，而前入于足阳明缺盆之外，其支又入耳。其支者从耳后，入耳中，出走耳前，至目锐眦后。其支者，从耳后颞颥间，过手少阳之翳风，入耳中，过手太阳之听宫，出走耳前，复自听会至目锐眦后瞳子髎之分。其支者，别锐眦，下大迎，合于手少阳，抵于𩓐。其支者，别自目外眦瞳髎，下足阳明大迎之次，由手少阳之丝竹空、和髎，而下抵于𩓐也；下加颊车，下颈，合缺盆，其下于足阳明者，合于下关，乃自颊车下颈，循本经之前与前之入缺盆者相合，以下胸中。以下胸中，贯膈，络肝，属胆，循胁里，出气街，绕毛际，横入髀厌中。其内行者，由缺盆下胸，当手厥阴天池之分贯膈，足厥阴期门之分络肝，本经日月之分属胆，而相为表里，乃循胁里，由足厥阴之章门下行，出足阳明之气街，绕毛际，合于足厥阴，以横入髀厌中之环跳穴也。其直者，从缺盆下腋，循胸，过季胁，下合髀厌中，其直下而行于外者，从缺盆下腋，循胸，历渊腋、辄筋、日月，过季胁，循京门、带脉等穴下行，由居髎入足太阳之上髎、中髎、下髎，下行复与前之入髀厌者相合。以下循髀阳，出膝外廉，下行辅骨之前，髀阳，髀之外侧也；辅骨，膝下两旁高骨也。由髀阳行太阳、阳明之中，历中渎、阳关，出膝外廉，下行辅骨之前，自阳陵泉以下阳交等穴也。直下抵绝骨之端，下出外踝之前，循足跗上，入小指次指之间。外踝上骨际曰绝骨。绝骨之端，阳辅穴也，下行悬钟，循足面上之丘墟、临泣等穴，乃入小指次指之间，至窍阴穴，足少阳经止于此。其支者，别跗上,入大指之间，循大指岐骨内，出其端，还贯爪甲，出三毛。足大指次指本节后骨缝为岐骨，大指爪甲后二节间为三毛。其支者，自足跗上别行入大指，循岐骨内，出大指端，还贯入爪甲，出三毛，而接乎足厥阴经也。其别，名曰光明，去踝五寸，别走厥阴，下络足跗。实则厥，虚则痿躄，坐不能起，取之所别也。足少阳之络，名光明，在外踝上五寸，别走足厥阴者也，此经下络足跗。凡痛厥与痿躄，治此者，当取所别之光明。其正，绕髀，入毛际，合于厥阴；别者，入季胁之间，循胸里，属胆，散之上肝，贯心，以上挟咽，出颐颔中，散于面，系目系，合少阳于外眦也。此肝、胆二经为表里，经脉相为一合。足少阳，绕髀阳，入毛际，与足厥阴合。其内行而别者，乃自季胁入胸，属胆，散之上肝，由肝之上系贯心，上挟咽，自颐颔中出散于面，而上系目系，复合少阳本经于目外眦瞳子髎也。其筋起于小趾次趾，上结外踝，上循胫外廉，合于膝外廉。小趾次趾，即第四趾窍阴之次。外踝，丘墟之次。胫外廉，外丘、阳交之次。膝外廉，阳陵泉、阳关之次。此皆刚筋也。其支者，别走外辅骨，上走髀，前者结于伏兔之上，后者结于尻。膝下两旁突出之骨曰辅骨，膝上六寸起肉曰伏兔，尾骶骨曰尻。此支自外踝骨上走于髀，分为二岐，前结阳明之伏兔，后结督脉之尻，至此刚柔相制，所以取臀膝而运枢机也。其直者，上乘眇季胁，上走腋前廉，系于膺乳，结于缺盆。季胁下两旁耎处曰眇，胸上两旁高处曰膺。此直自外辅骨上走于髀，由髀枢上行乘眇，循季胁上走腋，当手太阴之下，出腋前廉，横系于胸乳之分，上结于缺盆，与手太阴之筋相合，皆刚筋也。直者，上出腋，贯缺盆，出太阳之前，循耳后，上额角，交巅上，下走颔，上结于頄。此直者，自上走腋处，直上出腋，贯于缺盆，与上之结于缺盆者相合，乃行足太阳经筋之前，循耳上额角，交太阳之筋于巅上，复从足阳明头维之分，走耳前，下腮颔，复结于頄上也。支者，结于目眦为外维。此支者，从颧上斜趋，结于目外眦，而为目之外维，凡人能左右盼视者，正以此筋为之伸缩也。是动则病口苦，善太息，心胁痛不能转侧，甚则面微有尘，体无膏泽，足外反热，是为阳厥。是主骨所生病者，头痛颔痛，目锐眦痛，缺盆中肿痛，腋下肿，马刀侠瘿，汗出振寒，疟，胸胁肋髀膝外至胫绝骨外踝前及诸节皆痛，小指次指不用。盛者人迎大一倍于寸口，虚者人迎反小于寸口也。

十二、[肝] 肝之为脏，左三叶，右四叶，凡七叶。其治在左，其脏在右胁、右肾之前，并胃着脊之第九椎。

《灵枢》曰：足厥阴之脉，起于大趾丛毛之际大敦穴也，上循足跗上廉大趾间陷中，行间穴也。大趾本节后陷中，太冲穴也，去内踝一寸，上踝八寸，交出太阴之后内踝前一寸，中封穴也，上腘内廉曲泉穴也，循股阴，入毛中，过阴器，抵小腹，挟胃，属肝，络胆。股阴，内侧也，循股内之阴包、五里、阴廉，上会于足太阴之冲门、府舍，入阴毛中之急脉，遂左右相交，环绕阴器，而会于任脉之曲骨，自阴上入小腹，会于任脉之中极、关元，循章门至期门之所，挟胃属肝，下足少阳日月之所络胆，而肝胆相为表里也。上贯膈，布胁肋，自期门上贯膈，行足太阴食窦之外，大包之里，散布胁肋，上足少阳渊腋、手太阴云门之下，足厥阴经穴止于此。循喉咙之后，上入颃颡，连目系，上出额，与督脉会于巅。颃颡，咽颡也。目内深处为目系。其内行而上者，自胁肋间，由足阳明人迎之外，循喉咙之后入颃颡，行足阳明大迎、地仓、四白之外，内连目系，上出足少阳阳白之外，临泣之里，与督脉相会于巅顶之百会穴。其支者，从目系，下颊里，环唇内。此支者，从前目系之分，下行任脉之外，本经之里，下颊里，交环于口唇之内。其支者，复从肝别贯膈，上注肺。又其支者，从前期门属肝所，行足太阴食窦之外，本经之里，别贯膈，上注于肺，下行至中焦，挟中脘之分，复接于手太阴肺经，以尽十二经之一周，终而复始也。其别，名曰蠡沟，去内踝五寸，别走少阳；其别者，循胫上睾，结于茎。其病气逆则睾肿卒疝；实则挺长，虚则暴痒，取之所别也。足厥阴之络，名蠡沟，在足内踝上五寸，别走足少阳者也。本经络阴器，上睾结于茎，故其所病如此。而治此者，当取所别之蠡沟。其正，别跗上，上至毛际，合于少阳，与别俱行，此为二合也。足厥阴之正，别足跗上内行，上至阴毛之际，合于足少阳，与别者俱行，上布胁肋，是为六合之二也。其筋起于大趾之上，上结于内踝之前，大趾上三毛际，大敦之次，行跗上，与足太阴之筋并行，结于内踝前中封之次也。上循胫，上结内辅之下，上循阴股，结于阴器，络诸筋。由内踝上足胫，循三阴交之分，上行并足少阴之筋，上结于内辅骨下曲泉之次，复并太阴之筋，上循阴股中五里、阴廉之分，上急脉，结于阴器。阴器者，合太阴、厥阴、阳明、少阴之筋，以及冲、任、督三脉皆聚于此，故曰宗筋。厥阴属肝，肝主筋，故络诸筋而一之，以成健运之用。是动则病腰痛不可以俯仰，丈夫颓疝，妇人小腹肿，甚则嗌干，面尘脱色。是主肝所生病者，胸满呕逆，洞泄狐疝，遗溺闭癃。盛者寸口大一倍于人迎，虚者寸口反小于人迎也。篇内是动、所生病皆谓

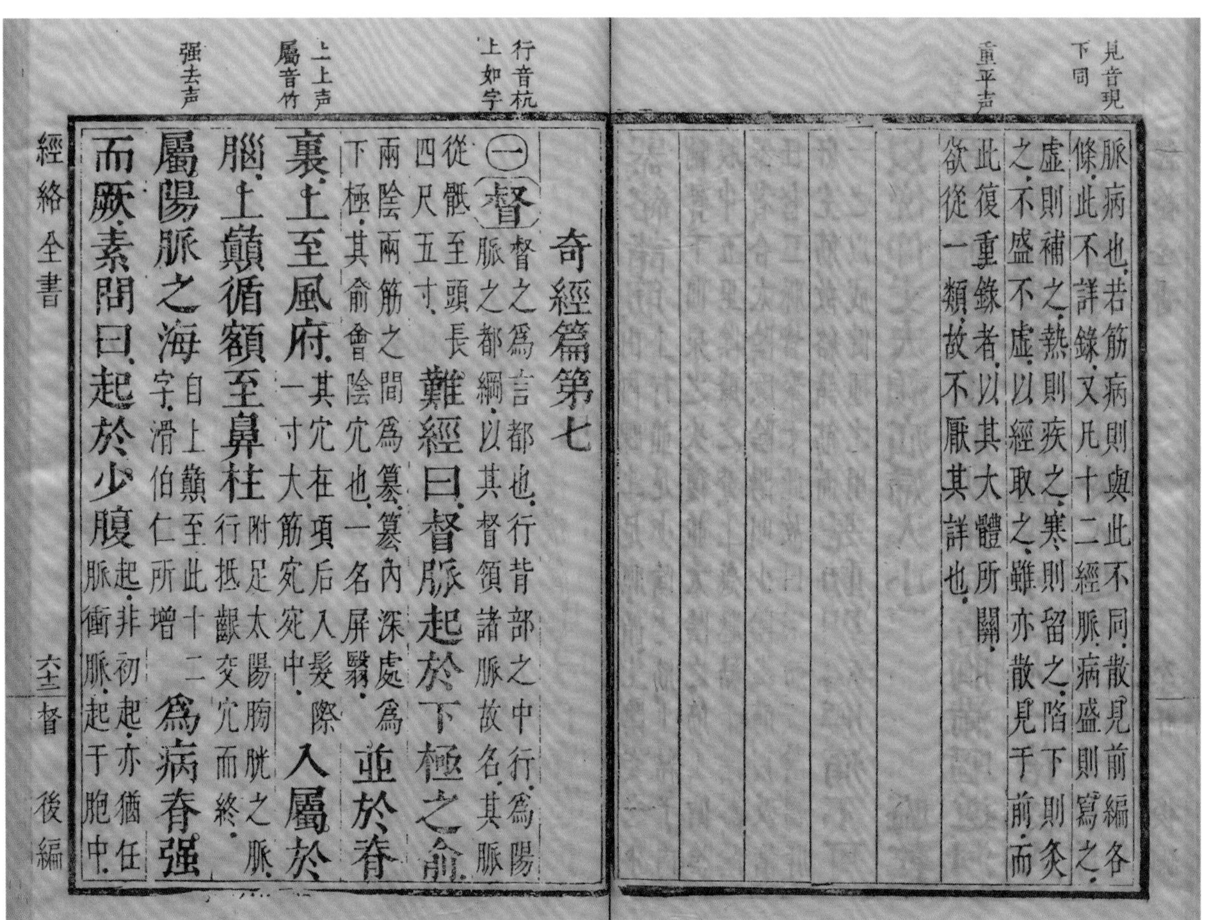
見音現下同　重平声

脈病也。若筋病則與此不同。散見前編各條。此不詳錄。又凡十二經脈。病盛則寫之。虛則補之。熱則疾之。寒則留之。陷下則灸之。不盛不虛。以經取之。雖亦散見于前。而此復重錄者。以其大體所關。欲從一類。故不厭其詳也。

行音杭上如字　上上声屬音竹　强去声

奇經篇第七

（一）督 督之爲言都也。行背部之中行。爲陽脈之都綱。以其督領諸脈故名。其脈從骶至頭長四尺五寸。

難經曰。督脈起於下極之俞。兩陰兩筋之間爲篡。篡內深處爲下極。其俞會陰穴也。一名屏翳。並於脊裏。上至風府。其穴在項后。入髮際一寸。大筋宛宛中。入屬於腦。上巔。循額。至鼻柱。附足太陽膀胱之脈。行抵齦交穴而終。屬陽脈之海。自上巔至此十二字。滑伯仁所增。爲病脊强而厥。素問曰。起於少腹。起。非初起。亦循任脈衝脈。起于胞中。

經絡全書　督　後編

经脉病也，若筋病则与此不同，散见前编各条，此不详录。又凡十二经脉，病盛则泄之，虚则补之，热则疾之，寒则留之，陷下则灸之，不盛不虚，以经取之，虽亦散见于前，而此复重录者，以其大体所关，欲从一类，故不厌其详也。

奇经篇第七

一、[督] 督之为言都也，行背部之中行，为阳脉之都纲。以其督领诸脉故名。其脉从骶至头长四尺五寸。

《难经》曰：督脉起于下极之俞，两阴两筋之间为篡，篡内深处为下极，其俞会阴穴也，一名屏翳。并于脊里，上至风府，其穴在项后，入发际一寸，大筋宛宛中。入属于脑，上巅，循额，至鼻柱。附足太阳膀胱之脉，行抵龈交穴而终。属阳脉之海。自上巅至此十二字，滑伯仁所增。为病脊强而厥。《素问》曰：起于少腹，起，非初起，亦犹任脉、冲脉起于胞中。

以下骨中央。下行于腰之横骨围之中央也。女子入系廷孔，其孔，溺孔之端也，其络循阴器，合篡间，绕篡后，别绕臀别络也，至少阴与巨阳中络者，合少阴上股内后廉，贯脊属肾。足少阴之络者，自股内后廉，贯脊属肾。足太阳络之外行者，循髀枢，络股阳而下；其中行者，下贯臀，至腘中，与外行络合。与太阳起于目内眦，上额交巅上，入络脑，还出别下项，循肩髆内，挟脊，抵腰中，入循膂，络肾。接绕臀而上行。其男子循茎下至篡，与女子等。自与太阳至此，皆督脉之别络也。其少腹直上者，贯脐中央，上贯心入喉，上颐环唇，上系两目之下中央。自其少腹至此，并任脉之行而云，是督脉所系，则知任脉、冲脉、督脉名异而同体也。〇按：《难经》滑氏言直行者，《素问》言别络，所以不同，任脉仿此。为病，脊强反折。脊强者，五痓之总名，其症卒口噤，背反张而瘈。诸药不已，可灸身柱穴。《灵枢》曰：督脉之别，名曰长强。按：张世贤注《难经》以下极之俞为长强穴，则此云别名曰长强者，何也？考之《图经》，下极在篡中，为会阴之穴；长强，在脊骶端，居会阴之后。而东垣亦云，督脉出于会阴，根于长强，则其为两穴明矣。张氏之说非也。扶膂上项，散头上，下当肩胛，左右别走太阳，入贯膂。实则脊强，虚则头重。有过者，取之所别也。

二、[任] 任之为言妊也，女子得之妊养也，行腹部之中行，为人生养身之本。从胞中上注目，亦长四尺五寸。《素问》曰：任脉起于中极之下，中极，穴名，在脐下四寸。其下则曲骨穴也，亦会阴穴之分。以上毛际，循腹里，上关元，关元，在脐下三寸，附足厥阴肝经，为生化之原。至咽喉，上颐，循面入目。循承浆环唇，上至龈交分行，系两目下之中央，会承泣而终。承浆、承泣，并穴名，承浆在唇下陷中，承泣在目下七分。属阴脉之海。滑伯仁增此句。为病，男子内结七疝，内结腹里，若结不通也。七疝者，一厥、二盘、三寒、四瘕、五附，六脉、七气也。，女子带下瘕聚。瘕者，假物之形。其名有八，蛇瘕、脂瘕、青瘕、黄瘕、燥瘕、血瘕、狐瘕、鳖瘕也。聚者，聚而成块无常处也。瘕聚于腹，多因停血所致。《灵枢》曰：任脉之别，名曰尾翳，下鸠尾，散于腹。实则腹皮痛，虚则痒搔，取之所别也。滑伯仁曰：督与任，一原而二歧，督则由会阴而行背，任则由会阴而行腹。夫人身之有任督，犹天地之有子午。然人身之任督，

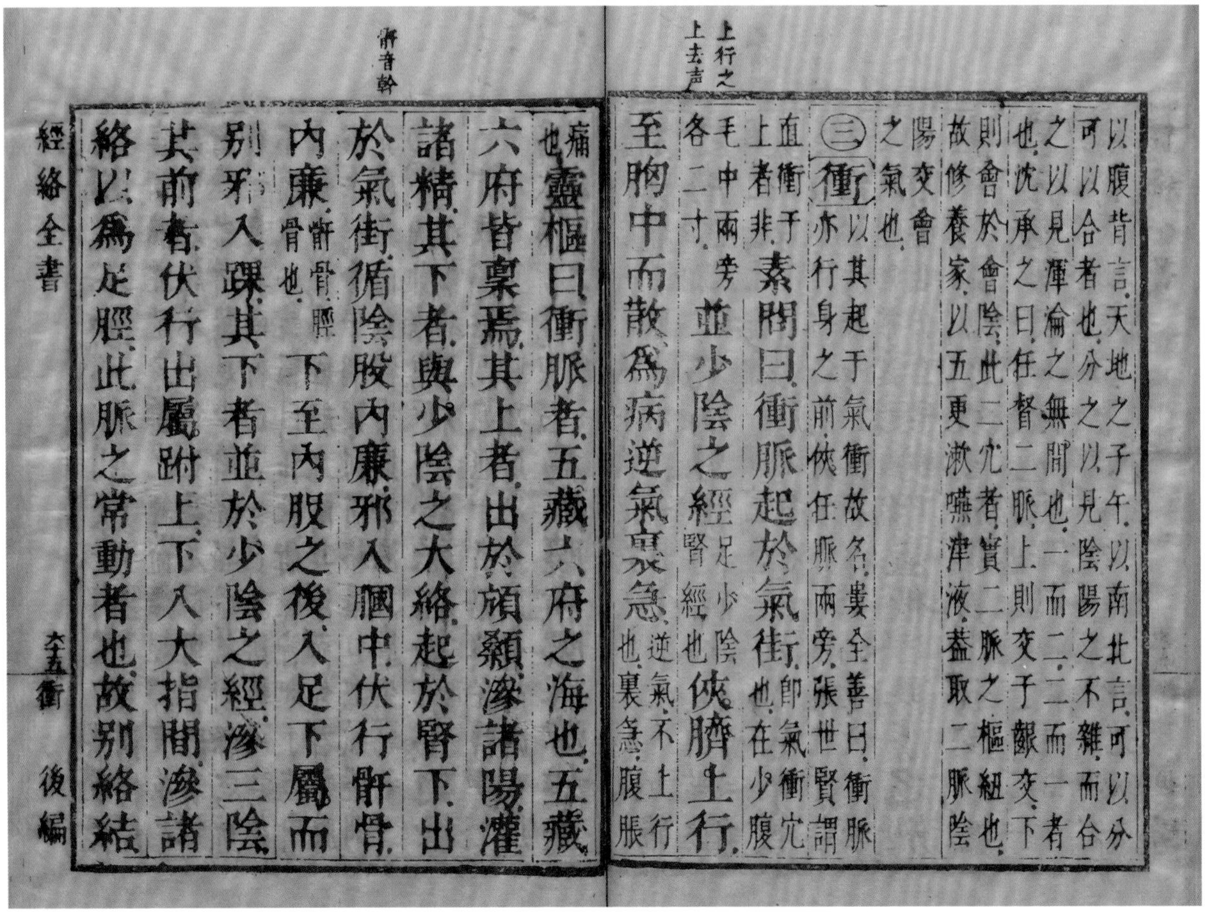
上行之上去声

以腹背言。天地之子午，以南北言，可以分可以合者也。分之以見陰陽之不雜，而合之以見渾淪之無間也。一而二，二而一者也。沈承之曰：任督二脈，上則交于齦交，下則會於會陰。此二穴者，實二脈之樞紐也。故修養家，以五更漱嚥津液，蓋取二脈陰陽交會之氣也。

（三）衝 以其起于氣衝，故名。婁全善曰：衝脈亦行身之前，俠任脈兩旁。張世賢謂直衝于上者，非。素問曰：衝脈起於氣街，即氣衝穴，在少腹毛中兩旁各二寸。並少陰之經，足少陰腎經也。俠臍上行，至胸中而散。為病逆氣裏急。逆氣，不上行也。裏急，腹脹痛也。靈樞曰：衝脈者，五藏六府之海也，五藏六府皆稟焉。其上者，出於頏顙，滲諸陽，灌諸精；其下者，與少陰之大絡，起於腎下，出於氣街，循陰股內廉，邪入膕中，伏行骭骨內廉，骭骨，脛骨也。下至內股之後，入足下屬而別，邪入踝；其下者，並於少陰之經，滲三陰；其前者，伏行，出屬跗上，下入大指間，滲諸絡以為足脛，此脈之常動者也。故別絡結

骭音幹

經絡全書　卷五衝　後編

以腹背言；天地之子午，以南北言，可以分可以合者也。分之以见阴阳之不杂，而合之以见浑沦之无间也，一而二，二而一者也。○沈承之曰：任督二脉，上则交于龈交，下则会于会阴，此二穴者，实二脉之枢纽也，故修养家，以五更漱咽津液，盖取二脉阴阳交会之气也。

三、［冲］以其起于气冲，故名。娄全善曰：冲脉亦行身之前，挟任脉两旁。张世贤谓直冲于上者，非。

《素问》曰：冲脉起于气街即气冲穴也，在少腹毛中两旁各二寸，并少阴之经足少阴肾经也，挟脐上行，至胸中而散。为病逆气里急。逆气，不上行也。里急，腹胀痛也。《灵枢》曰：冲脉者，五脏六腑之海也，五脏六腑皆禀焉。其上者，出于颃颡，渗诸阳，灌诸精；其下者，与少阴之大络，起于肾下，出于气街，循阴股内廉，斜入腘中，伏行骭骨内廉，骭骨，胫骨也。下至内股之后，入足下属而别，斜入踝；其下者，并于少阴之经，渗三阴；其前者，伏行，出属跗上，下入大趾间，渗诸络以为足胫，此脉之常动者也。故别络结，

經絡全書　奇經　帶　後編

則跗上不動不動則厥厥則寒矣張世賢謂內經言衝脈並足少陰之經而難經却言並足陽明之經不同何也蓋足陽明胃經者氣衝脈之所發足少陰腎經者氣衝脈之所行一自其所行而言一自其所發而言故不同也○靈樞曰任脈衝脈皆起於胞中上循背裏爲經絡之海其浮而外者循腹右上行會於咽喉別而絡脣口血氣盛則充膚熱肉血獨盛則澹滲皮膚生毫毛

四帶周如束帶故名難經曰帶脈起於季脇廻身一周季脇章門穴也一名脇髎在臍旁九寸直季脇端脾之募穴也故潔古以爲太陰所主東垣以爲脾之附經爲病腹滿腰溶溶如坐水中劉河間曰婦人帶下由下焦濕熱太甚津液湧溢從帶脈淋瀝而下也

五陽蹻蹻捷也兩蹻脈各長八尺難經曰陽蹻脈起於根中根足跟也循外踝申脈穴也屬足太陽膀胱經上行入風池穴名在項後髮際陷中爲病陰緩而陽急陰曰裏陽曰表陰緩而陽急裏和而表病也宜汗之滑伯仁曰陽蹻本足太陽之別合於太陽其氣上行與足少陰會於章門之下又與手陽明會於肩端又

上上声　下去声 下同

则跗上不动，不动则厥，厥则寒矣。张世贤谓：《内经》言冲脉并足少阴之经，而《难经》却言并足阳明之经，不同，何也？盖足阳明胃经者，气冲脉之所发；足少阴肾经者，气冲脉之所行。一自其所行而言，一自其所发而言，故不同也。〇《灵枢》曰：任脉，冲脉，皆起于胞中，上循背里，为经络之海，其浮而外者，循腹右上行，会于咽喉，别而络唇口，血气盛则充肤热肉，血独盛，则澹渗皮肤，生毫毛。

四、［带］周如束带，故名。

《难经》曰：带脉起于季胁，回身一周。季胁，章门穴也，一名胁髎。在脐旁九寸，直季胁端，脾之募穴也。故洁古以为太阴所主，东垣以为脾之附经。为病腹满，腰溶溶如坐水中。刘河间曰：妇人带下，由下焦湿热太甚，津液涌溢，从带脉淋沥而下也。

五、［阳跷］跷，捷也。两跷脉，各长八尺

《难经》曰：阳跷脉，起于根中根，足跟也，循外踝申脉穴也，属足太阳膀胱经，上行入风池穴名，在项后发际陷中。为病阴缓而阳急。阴，曰里；阳，曰表。阴缓而阳急，里和而表病也，宜汗之。滑伯仁曰：阳跷本足太阳之别，合于太阳，其气上行，与足少阴会于章门之下，又与手阳明会于肩端，又与手、足太阳、阳维会于肩髎，从胛骨上廉又与手、足阳明会于口吻，及鼻两旁，又与任脉、足阳明会于目下。娄全善曰：经独言阴跷而不及阳跷，脱简故也。凡阳跷所会二十二穴：申脉足太阳外踝下，附阳足太阳外踝上，仆参足太阳跟骨上，居髎足少阳章门下，肩髃手阳明肩端，巨骨手阳明肩上，臑俞手太阳肩胛上，地仓足阳明口吻旁，巨髎足阳明鼻旁，承泣足阳明目下，睛明足太阳目内眦。

六、［阴跷］

《难经》曰：阴跷脉亦起于跟中，循内踝照海穴也，属足少阴肾经上行，至咽喉，交贯冲脉。与冲脉之浮于外者，会于咽喉也。为病阳缓而阴急。《灵枢》曰：跷脉者，少阴之别足少阴也，起于然骨之后然骨，俗呼孤拐骨，上内踝之上，直上循阴股，入阴，上循胸里，入缺盆，上出人迎之前，入頄，属目内眦，合于太阳、阳跷而上行。气并相还，则为濡目。句气不营则目不合。张洁古曰：肌肉之上，阳脉所行，通贯六腑，主持诸表，其名为阳跷之络。肌肉之下，阴脉所行，通贯五脏，主持诸里，其名为阴跷之络。《灵枢》曰：阴跷之气，独行五脏，不荣六腑，何也？曰：气之不得无行也，如水之流，如日月之不休，故阴脉荣其脏，阳脉荣其腑，如环之无端，莫知其纪，终而复始。其流溢之气，内溉脏腑，外濡腠理。又曰：跷脉有阴阳，何脉当其数？曰：男子数其阳，女子数其阴，当数者为经，不当数者为络也。愚按：人之经脉，上下左右前后二十八脉，周身十六丈二尺，然必合跷、任、督三脉计之，方得此数。若但十二为一周，则积数少二丈四尺矣。当数，谓当十六丈二尺之数也。男子以阳跷当其数，则阳跷为经，阴跷为络；女子以阴跷当其数，则阴跷为经，阳跷为络一云：两足跷脉各长七尺五寸，而阴跷所生在照海，以交信为郄，阴跷脉病者取此，凡四穴：然骨即然谷之次，交信足少阴内踝上，照海足少阴内踝下，在然谷之后，睛明足太阳目内眦。

七、［阳维］维者，仅能维持经络于身，盈溢积蓄，不能环流灌溉于诸经也。

《难经》曰：阳维脉，起于诸阳会。诸阳皆会于头，风池、风府是也。或曰金门穴者，非。盖风池乃足少阳、阳维之会，风府乃督脉、阳维之会，若金门则在足外踝骨下申脉穴下一寸，乃足太阳之郄，阳维之别属也。安得谓之会哉。为病苦寒热。阳为卫气主表，故病在表而苦寒热。张洁古曰：阳维七，维络诸阳。凡阳维所会二十四穴：金门足太阳外踝下，阳交足少阳外踝上，臑俞手太阳肩之后，天髎手少阳缺盆上，肩井足少阳肩上，阳白足少阳眉之上，本神足少阳眉上，临泣足少阳眉上，正营足少阳目窗上，脑空足少阳枕骨下，风池足少阳颞颥后，风府督脉后发际间，哑门督脉风府后。

八、［阴维］

《难经》曰：阴维脉，起于诸阴交。诸阴皆会于足筑宾穴也，在内踝上腨分中。为病苦心痛。阴为营血，心主血，故病则心痛。张洁古曰：阴维八，维络诸阴。《难经》曰：阳维维于阳，阴维维于阴，阴阳不能自相维，则怅然失志，溶溶不能自收持。溶溶，缓慢貌。凡阴维脉会十二穴：筑宾足少阴内踝上，腹哀足太阴乳下，大横足太阴腹哀下，府舍足太阴少腹下，期门足厥阴乳下，天突任脉喉下，廉泉任脉舌本下。

人迎气口篇第八

［人迎］

诊在结喉旁一寸五分。经云：阴阳之定于喉手者也，此即人迎穴动脉，以候外感有余之症，足阳明胃脉也。越人以左关前一分为诊，正当肝胆之分，肝胆为风木之司，故曰：人迎紧盛，伤于风。夫寸关尺三部，各占三分，共成寸口，左阳右阴，阳应乎外，故以候表焉。今两存之。

［气口］一名寸口，亦名脉口。

诊在右关前一分。脉候内伤不足之症，穴在两手鱼际穴后一寸，手太阴肺脉也。此越人不失经旨，专取鱼后寸口，以决死生，乃不易之典。

三部篇第九

《素问》曰：人有三部，有下部，有中部，有上部；部各有三候，有天、有地、有人。上部天，两额之动脉在额两旁，动应于手，足少阳胆脉之所行也，以候头角之气以其位在头角之分也；上部地，两颊之动脉在鼻孔下两旁近于巨髎之分，动应于手，足阳明胃脉之所行也，以候口齿之气以其位近口齿也；上部人，耳前之动脉在耳前陷者中，动应于手，手少阳三焦脉之所行也，以候耳目之气以其位当耳前脉，抵于目内眦也。中部天，手太阴也谓肺脉也，在掌后寸口中，是谓经渠，动应于手，以候肺；中部地，手阳明也谓大肠脉也，在手大指次指岐骨间，合谷之分，动应于手，以候胸中之气

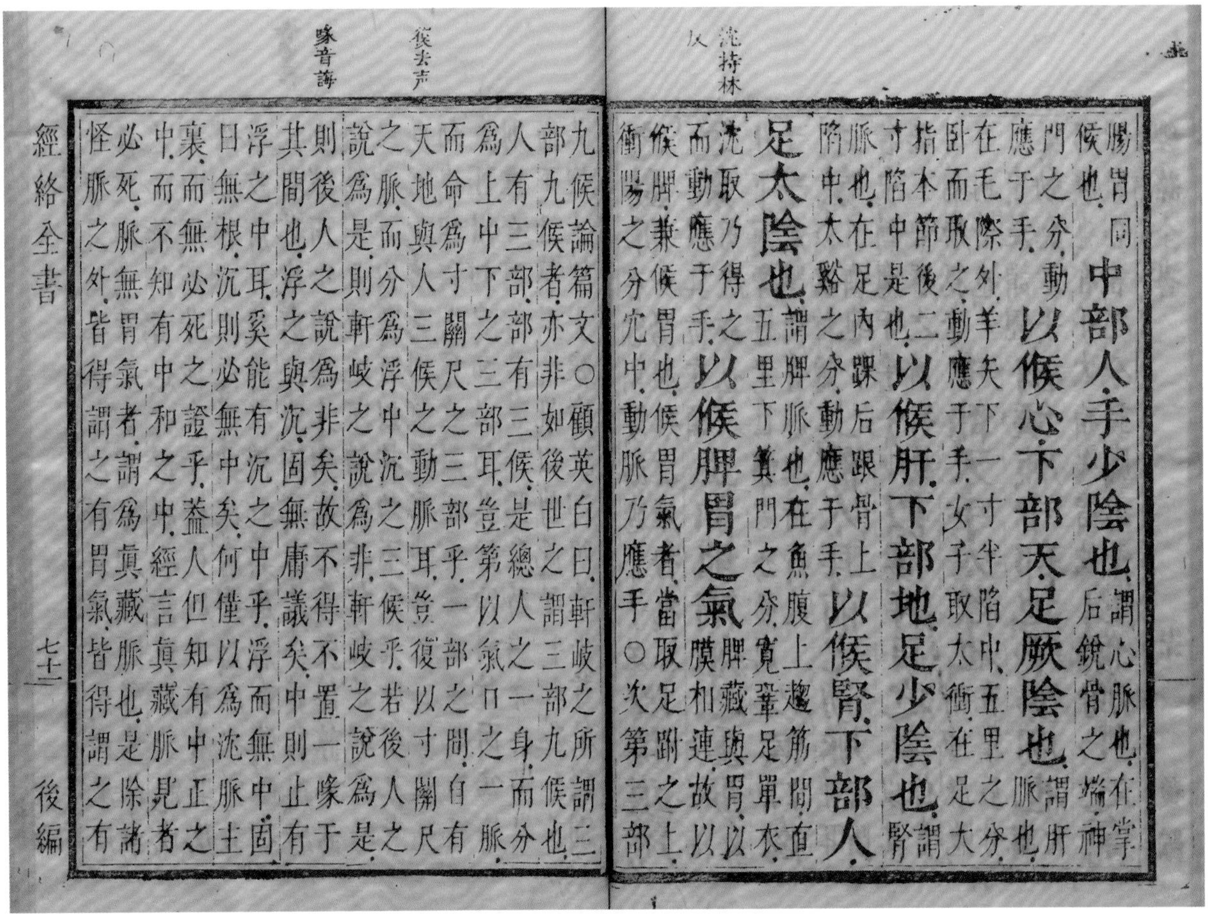

肠胃同候也；中部人，手少阴也谓心脉也，在掌后锐骨之端，神门之分，动应于手，以候心。下部天，足厥阴也谓肝脉也，在毛际外，羊矢下一寸半陷中，五里之分，卧而取之，动应于手。女子取太冲，在足大趾本节后二寸陷中是也，以候肝；下部地，足少阴也。谓肾脉也，在足内踝后跟骨上陷中，太溪之分，动应于手，以候肾；下部人，足太阴也谓脾脉也，在鱼腹，上趋筋间，直五里下，箕门之分，宽鞏足单衣，沉取乃得之，而动应于手，以候脾胃之气。脾脏与胃，以膜相连，故以候脾，兼候胃也。候胃气者，当取足跗之上冲阳之分穴中，动脉乃应手。〇次第《三部九候论篇》文。〇顾英白曰：轩岐之所谓三部九候者，亦非如后世之谓三部九候也。人有三部，部有三候，是总人之一身，而分为上中下三部耳。岂第以气口之一脉，而命为寸关尺之三部乎？一部之间，自有天地与人，三候之动脉耳，岂复以寸关尺之脉，而分为浮中沉之三候乎？若后人之说为是，则轩岐之说为非；轩岐之说为是，则后人之说为非矣。故不得不置一喙于其间也。浮之与沉，固无庸义矣，中则止有浮之中耳，奚能有沉之中乎？浮而无中，固曰无根，沉则必无中矣，何仅以为沉脉主里，而无必死之证乎？盖人但知有中正之中，而不知有中和之中。经言：真脏脉见者必死。脉无胃气者，谓为真脏脉也。是除诸怪脉之外，皆得谓之有胃气，皆得谓之有

賁音忿

中脈耳何棄其彰明較置之經文而反以浮沉與中索摸于不可知之陋習乎此事之不能解者也况診脈之法或以手測或以目視而非徒事于按也脈之緩者其皮膚亦緩脈之急者其皮膚亦急脈之滑者其皮膚亦滑脈之濇者其皮膚亦濇脈之大者其皮膚亦賁而起脈之小者其皮膚亦減而少氣聖人痌瘝乃身爰諄諄以詔後世而反置之不講何不智若是耶夫滑脈者可以望可以按均不失夫脈之真者也至于濇脈則望之為甚易按之則甚難何也但視其色之黑而悴者為濇脈則孩童可以知矣如必切其沾沙刮竹而為濇則雖有明智若望洋焉自扁鵲倉公仲景而下沿襲至今訛以傳訛予嘗紬繹經文人迎止隸于喉旁三部須兼乎首足藏則候之于左手府則候之于右手寸以候上尺以候下藏府皆然庶不使有纖毫之疑而容惑于其間也彼七表八裏九道之紛然智又出扁鵲下矣世多識之故不贅焉

中脉耳。何弃其彰明较置之经文，而反以浮沉与中，索摸于不可知之陋习乎？此事之不能解者也。况诊脉之法，或以手测，或以目视，而非徒事于按也。脉之缓者，其皮肤亦缓；脉之急者，其皮肤亦急；脉之滑者，其皮肤亦滑；脉之涩者，其皮肤亦涩；脉之大者，其皮肤亦贲而起；脉之小者，其皮肤亦减而少气。圣人痌瘝乃身，爰谆谆以诏后世，而反置之不讲，何不智若是耶？夫滑脉者，可以望，可以按，均不失夫脉之真者也。至于涩脉，则望之为甚易，按之则甚难，何也？但视其色之黑而悴者为涩脉，则孩童可以知矣。如必切其沾沙刮竹而为涩，则虽有明智，若望洋焉。自扁鹊、仓公、仲景而下，沿袭至今，讹以传讹。予尝䌷绎经文，人迎止隶于喉旁，三部须兼乎首足，脏则候之于左手，腑则候之于右手，寸以候上，尺以候下，脏腑皆然，庶不使有纤毫之疑，而容惑于其间也。彼七表、八里、九道之纷然，智又出扁鹊下矣。世多识之，故不赘焉。

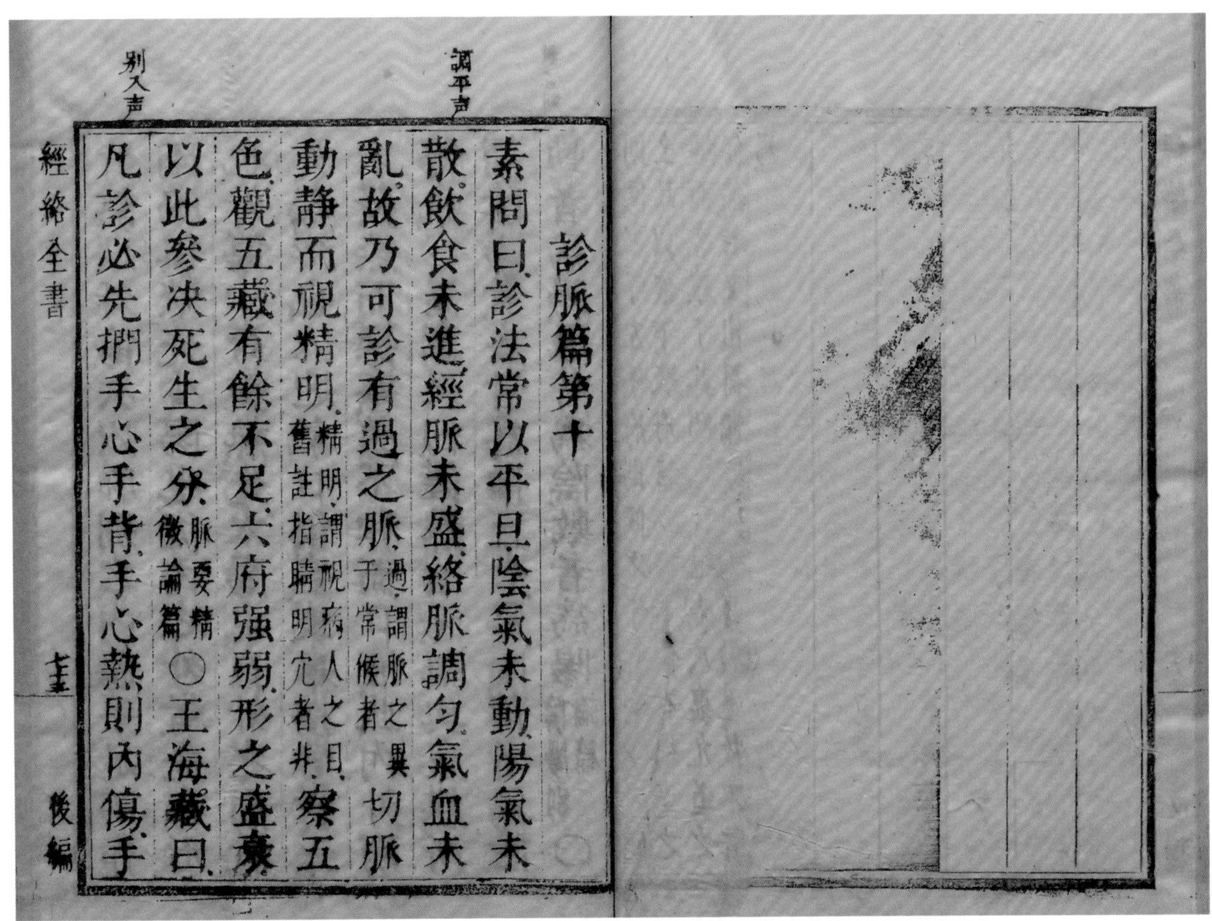

诊脉篇第十

《素问》曰：诊法常以平旦，阴气未动，阳气未散，饮食未进，经脉未盛，络脉调匀，气血未乱，故乃可诊有过之脉。过，谓脉之异于常候者。切脉动静，而视精明。精明，谓视病人之目，旧注指睛明穴者，非。察五色，观五脏有余不足，六腑强弱，形之盛衰，以此参决死生之分。《脉要精微论篇》〇王海藏曰：凡诊必先扪手心手背，手心热则内伤，手背热则外伤。次以脉别之：内伤手足不和，两胁俱热，先少阳也；从内之外者，先有形也；外伤一身尽热，先太阳也；自外之内者，先无形也。人迎、气口俱盛，或举按皆实大，表发热而恶寒，腹不和而口液，此内外两伤也。〇《素问》又曰：谨熟阴阳，无与众谋。所谓阴阳者，去者为阴，至者为阳；静者为阴，动者为阳；迟者为阴，数者为阳。《阴阳别论篇》〇又曰：尺内两旁，则季胁也。通两尺脉而言，季胁近肾，尺脉主之。尺外以候肾，尺里以候腹中。里，亦内也。凡言外者，皆指臂之外侧；凡言内者，皆指近臂筋。季胁之上，肾之分也，故以候肾。肾候有二，左尺以候肾、膀胱，右尺以候命门、三焦。季胁之内，腹之分也，故以候腹中。附上左，近手为上两关脉，在尺之上。左，左关脉也。外以候肝，内以候鬲；鬲，与膈同，贲也，肝主贲。右右关脉也，不言附上者，蒙上文外以候胃，内以候脾。脾居中，故以内候之，胃为市，故以外候之。上附上，右。上，谓寸脉，又在关之上也。附上，即关也。右，右寸脉也。外以候肺，内以候胸中。肺叶垂外，故以外候之，胸中主气管，故以内候之。左左寸脉也，外以候心，内以候膻中。心，心主，鬲中也。膻中，上焦也，在两乳间。前以候前，上前，谓左寸口；下前，谓胸之前膺及气海也。后以候后。上后，谓右寸口；下后，为胸之后背及气海也。上竟上者，竟，尽也；上竟上，谓至鱼际。胸喉中事也；下竟下者谓尽尺脉动处，少腹腰股膝胫足中事也。《脉要精微论篇》〇娄全善曰：《内经》以寸关尺脉候脏腑者，止于如此。至《难经》始定寸关尺为三部，浮中沉为九候云。〇《难经》曰：脉有三部，寸、关、尺也。上部法天，主胸以上至头之有疾；中部法人，主膈以下至脐之有疾；下部法地，主脐下至足之有疾。部有三候，浮、中、沉也，总为九候。檃括《十八难》篇文。〇朱丹溪曰：肺主气，其脉居右寸，脾胃、命门、三焦，各以气为变化运用，故皆附焉。心主血，其脉居左寸，肝、胆、肾、膀胱，皆精血之遂道筦库，故皆附焉。男子病右脉充于左者，有胃气也，虽重可治。女子病左脉充于右者，有胃气也，虽重可治。反此者虚之甚也。〇陈无择曰：左手心部在寸，属手少阴经，与小肠手太阳经会；肝部在关，属足厥阴经，与胆足少阳经合；肾部在尺，属足少阴经，与膀胱足太阳经合；右手肺部在寸，属手太阴经，与大肠手阳明经合；脾部在关，属足太阴经，与胃足阳明经合；肾部在尺，属手厥阴心包络，与三焦手少阳经合。〇《难经》又曰：脉有三部，部有四经，手太阴、阳明属金，生足太阳、少阴水，水流下行，而不能上，故在下部；足厥阴、少阳属木，生手太阳、少阴火，火炎上行，而不能下，故在上部；手心主、少阳属火，生足太阴、阳明土，土主中营，故在中部。此五行子母更相生养者也。稍节《十八难》篇文〇又曰：脉有阴阳，呼出心与肺，吸入肾与肝，呼吸之间，脾受

沈沉同

穀味其脈在中浮者陽也沈者陰也心肺
俱浮何以別之浮而大散者心也浮而濇
短者肺也腎肝俱沈何以別之牢而長者
肝也按之濡舉指來實者腎也脾者中州
故其脈在中是陰陽之法也四難脈有輕重
初持脈如三菽之重與皮毛相得者肺部
也菽大豆也如六菽之重與血脈相得者心部
也如九菽之重與筋平者肝部也按之至

別入声

骨舉指來疾者腎部也是輕重之謂也五難
○素問又曰諸浮不躁者皆在陽則為熱
病在足陽脈之中陽為火氣故為熱其有躁者在手病在手陽脈之中
諸細而沈者皆在陰則為骨痛細沈而躁則病
生于手陰脈之中陰主骨故骨痛其有靜者在足靜而不躁者病
生于足陰脈之中脈要精微論篇又曰三陽在頭三陰在
手所謂一也頭謂人迎脈在結喉兩旁一寸五分手謂氣口脈在手魚
際之後一寸兩者相應俱往俱來若引繩大小齊等名曰平人故謂一也別於

經絡全書 七七 後編

谷味，其脉在中。浮者，阳也；沉者，阴也。心肺俱浮，何以别之？浮而大散者心也，浮而涩短者肺也。肾肝俱沉，何以别之？牢而长者，肝也；按之濡，举指来实者，肾也。脾者中州，故其脉在中，是阴阳之法也。《四难》脉有轻重，初持脉如三菽之重，与皮毛相胃者，肺部也。菽，大豆也。如六菽之重，与血脉相得者，心部也；如九菽之重，与筋平者，肝部也；按之至骨，举指来疾者，肾部也。是轻重之谓也。《五难》○《素问》又曰：诸浮不躁者，皆在阳，则为热，病在足阳脉之中，阳为火气，故为热。其有躁者在手。病在手阳脉之中。诸细而沉者，皆在阴，则为骨痛。细沉而躁，则病生于手阴脉之中，阴主骨，故骨痛。其有静者在足。静而不躁者，病生于足阴脉之中。《脉要精微论篇》又曰：三阳在头，三阴在手，所谓一也。头，谓人迎脉，在结喉两旁一寸五分。手，谓气口脉，在手鱼际之后一寸。两者相应，俱往俱来，若引绳大小齐等，名曰平人，故谓一也。别于阳者，知病忌时；别于阴者，知死生之期。识气定期，故知病忌；审明成败，故知死生之期。《阴阳别论篇》〇《灵枢曰》：气口候阴，主中，盛坚者，伤于食；人迎候阳，主外，盛坚者，伤于寒。檃括《四时气》《论禁脉》《五色》三篇文。〇《内经》曰：人迎一盛一盛，谓人迎脉大于寸口脉一倍也。余盛法同，病在足少阳胆经，一盛而躁，病在手少阳三焦经；二盛病在足太阳膀胱经，二盛而躁病在手太阳小肠经；三盛病在足阳明胃经，三盛而躁病在手阳明大肠经；四盛且大且数，名曰溢阳，溢阳为外格。四倍以上，阳盛之极，故格拒吐逆，而食不得入。脉口即寸口一盛，病在足厥阴肝经，一盛而躁病在手厥阴心包经；二盛病在足少阴肾经，二盛而躁病在手少阴心经；三盛病在足太阴脾经，三盛而躁病在手太阴肺经；四盛且大且数，名曰溢阴，溢阴为内关，阴盛之极，故关闭而溲不得通也。内关不通，死不治。人迎与太阴脉口俱盛四倍以上，命曰關格。脈口亦太陰也，手太陰肺脈所行。關格之脈贏，不能極於天地之精氣，則死矣。贏與盈通。陰陽俱盛，盛極則衰而不相營，故名曰關格。言兼二病也，兼二病則不得盡期而死。○合靈樞終始、素問六節藏象論兩篇文。○龐安常曰：察脈之要，莫急於人迎、寸口，二脈相應，如兩引繩，陰陽均則繩之大小等。凡平人之脈，人迎大於春夏，寸口大於秋冬。何謂人迎？喉旁取之，內經所謂別於陽者也。秦越人但取手太陰之行度，魚際後一寸九分，以配陰陽之數，而得關格之脈，然不盡取之穴之脈，不先求喉手引繩之義，則昧尺寸、陰陽、關格之所起矣。夫寸四倍於尺，則上魚而為溢；溢者，寸倍尺之極也。溢之脈，一名外關，外關者，自關以上外脈也；一名內格，內格者，陰拒陽而外出也；一名陰乘之脈，陰乘者，陰生於寸，動於尺。今自關以上

經絡全書　七十九　後編

四倍以上，命曰关格。脉口，亦太阴也，手太阴肺脉所行。关格之脉赢，不能极于天地之精气，则死矣。赢，与盈通。阴阳俱盛，盛极则衰而不相营，故名曰关格。言兼二病也，兼二病则不得尽期而死。○合《灵枢·终始》《素问·六节藏象论》两篇文；○庞安常曰：察脉之要，莫急于人迎、寸口，二脉相应，如两引绳，阴阳均则绳之大小等。凡平人之脉，人迎大于春夏，寸口大于秋冬。何谓人迎？喉旁取之，《内经》所谓别于阳者也。秦越人但取手太阴之行度，鱼际后一寸九分，以配阴阳之数，而得关格之脉，然不尽取之穴之脉，不先求喉手引绳之义，则昧尺寸、阴阳、关格之所起矣。夫寸四倍于尺，则上鱼而为溢；溢者，寸倍尺之极也。溢之脉，一名外关，外关者，自关以上外脉也；一名内格，内格者，阴拒阳而外出也；一名阴乘之脉，阴乘者，阴生于寸，动于尺。今自关以上

溢于鱼际，而关以后脉伏行，是为阴壮乘阳，而阳竭则死，脉有是者死矣。此所谓寸口四倍于人迎，为关阴之脉者也。关以后脉当一寸而沉，过则尺倍于寸，至四倍则入尺而为覆，覆者，尺倍寸之极也。覆之脉，一名内关，内关者，自关以下内脉也；一名外格，外格者，阳拒阴而内入也；一名阳乘之脉，阳乘者，阳生于尺，动于寸。今自关以下，覆入尺泽，而关以前，脉伏行，是为阳元乘阴，而阴竭则死，脉有是者死矣。此所谓人迎四倍于寸口，为格阳之脉者也。虽然独覆独溢，则补泻以生之。尺部一盛，泻足少阳，补足厥阴；二盛，泻足太阳，补足少阴；三盛，泻足阳明，补足太阴，皆二泻而一补之；四盛，则三阳极，导之以序，当进取少阳、太阳、阳明之穴；脉静者，取三阳于足；脉数

復中並去声 藏臟同

者取三陽於手瀉陽二當補陰一至寸而反之且脈有九候者取浮中沈於寸關尺也越人不取十二經穴但以足少陰陽明二經配合手太陰行度自尺至寸九分之位復分三部部有浮中沈以配天地人又謂中風木傷寒金温水熱火夫温病起於濕濕則土病土病而諸藏受害其本生於金木水火四藏之變陽浮陰濡爲風温陽

治平声

數陰實爲温毒陽濡陰急爲濕温陰陽俱盛爲温瘧其治之也風温取足厥陰木手少陰火温毒取手少陽火傷寒取手太陰金手少陰火濕温取足少陰水皆能辨其疑似而不亂良由定陰陽於喉手配覆溢於尺寸寓九候於浮中沈分四温於傷寒此皆越人開其端予則參以內經諸篇攷究而得其說審而用之順而治之病不能

者，取三阳于手，泻阳二，当补阴一。至寸而反之。且脉有九候者，取浮中沉于寸关尺也。越人不取十二经穴，但以足少阴、阳明二经，配合手太阴行度，自尺至寸九分之位，复分三部，部有浮中沉，以配天地人。又谓：中风木，伤寒金，温水热火。夫温病起于湿，湿则土病，土病而诸脏受害，其本生于金木水火四脏之变。阳浮阴濡，为风温；阳数阴实，为温毒；阳濡阴急，为湿温；阴阳俱盛，为温疟。其治之也，风温取足厥阴木、手少阴火，温毒取手少阳火，伤寒取手太阴金、手少阴火，湿温取足少阴水。皆能辨其疑似而不乱，良由定阴阳于喉手，配覆溢于尺寸，寓九候于浮中沉，分四温于伤寒，此皆越人开其端，予则参以《内经》诸篇考究而得其说，审而用之，顺而治之，病不能逃矣。按：《内经》先外关者，循外、内之序；庞氏先内格者，顺阴阳之义，要亦有见，而非立异于经也。其未言补泻之方，辨四温之治，尤能发前人所未发，学人宜究心焉。《素问》又曰：脉有阴阳，知阳者知阴，知阴者知阳，所谓阴者真脏也。五脏属阴，故阴为真脏。见则为败，败必死也。肝脉至中外急，心脉至坚而搏，肺脉至大而虚，肾脉至搏而绝，脾脉至弱而乍数乍疏，皆为脉见。见则脏败，神去故必死。所谓阳者，胃脘之阳也。人迎脉气。别于阳者，知病处，知病从来据《玉机真藏论》增此四字；别于阴者，知死生之期。《阴阳别论篇》〇又曰：九候之相应也，上下若一，不得相失。一候后则病，二候则病甚，三候后则病危。所谓后者，应不俱也。俱，犹同也，一也。察九候独小者病，独大者病，独疾者病疾，速也，即数也，独迟者病，独热者病，独寒者病，独陷下者病，形气参伍不调者病。上下左右之脉，相应如参春者病甚。参春，谓脉大数而鼓，如参舂杵之上下也。形盛脉细，少气不足以息者危。形瘦

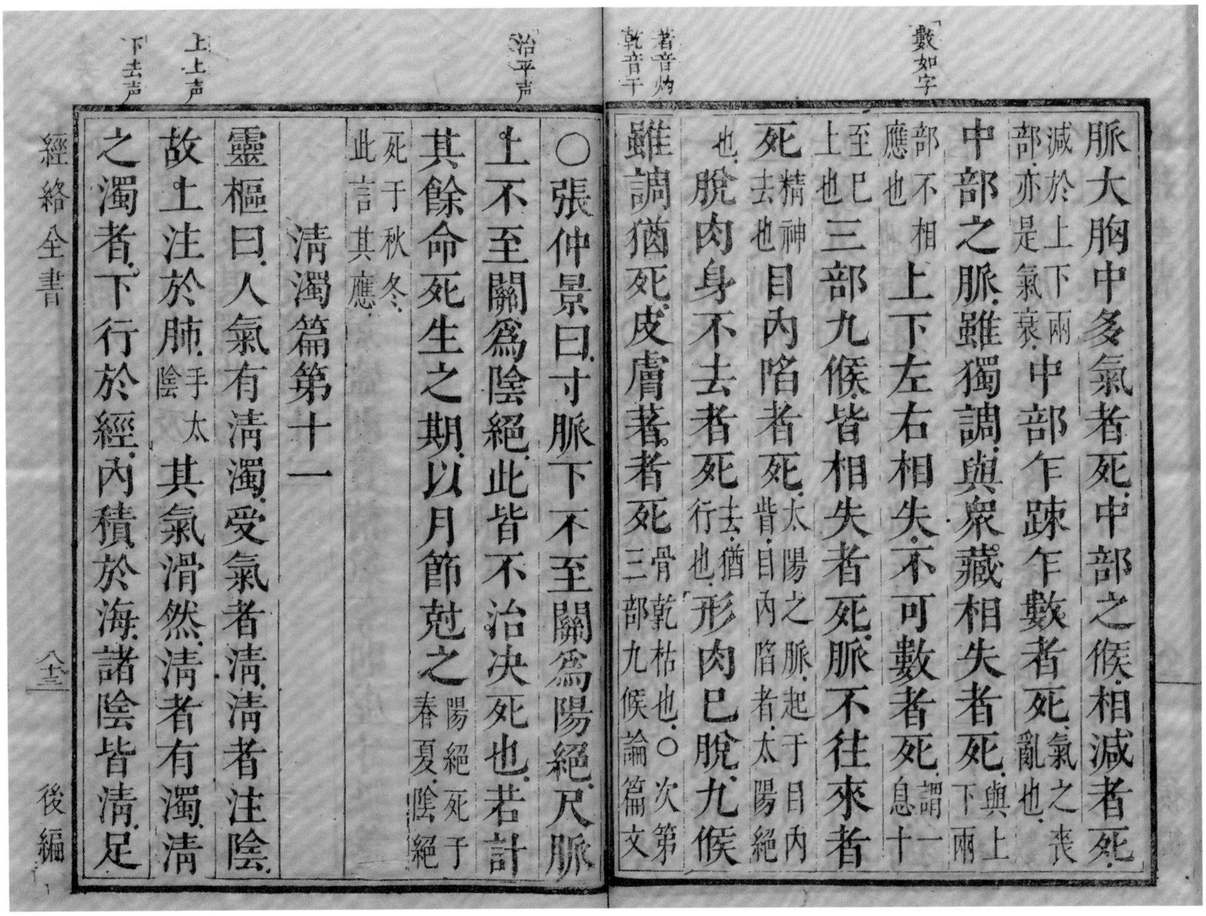
數如字　著音灼　乾音干　治平声　上上声　下去声

脈大胸中多氣者死中部之候相減者死減於上下兩部亦是氣衰中部乍踈乍數者死氣之衰亂也中部之脈雖獨調與衆藏相失者死與上下兩部不相應也上下左右相失不可數者死謂一息十至已上也三部九候皆相失者死脈不往來者死精神去也目內陷者死太陽之脈起于目內眥目內陷者太陽絕也脫肉身不去者死去猶行也形肉已脫九候雖調猶死皮膚著者死骨乾枯也〇次第三部九候論篇文

〇張仲景曰寸脈下不至關爲陽絕尺脈上不至關爲陰絕此皆不治決死也若計其餘命死生之期以月節尅之陽絕死于春夏陰絕死于秋冬此言其應

清濁篇第十一

靈樞曰人氣有清濁受氣者清清者注陰故上注於肺手太陰其氣滑然清者有濁清之濁者下行於經內積於海諸陰皆清足

經絡全書　後編

脉大，胸中多气者死，中部之候相减者死，减于上下两部，亦是气衰。中部乍疏乍数者死，气之衰乱也。中部之脉虽独调，与众脏相失者死，与上下两部不相应也。上下左右相失不可数者死，谓一息十至以上也。三部九候皆相失者死，脉不往来者死，精神去也。目内陷者死，太阳之脉，起于目内眦，目内陷者，太阳绝也，脱骨身不去者死。去，犹行也。形肉已脱，九候虽调犹死，皮肤着者死。骨干枯也。次弟《三部九候论篇》文〇张仲景曰：寸脉下不至关为阳绝，尺脉上不至关为阴绝，此皆不治决死也，若计其余命死生之期，以月节克之。阳绝死于春夏，阴绝死于秋冬。此言其应。

清浊篇第十一

《灵枢》曰：人气有清浊，受气者清，清者注阴，故上注于肺手太阴，其气滑然；清者有浊，清之浊者，下行于经，内积于海。诸阴皆清，

走去声

下走於胃明足陽其氣濇然濁者有清濁之清者上出於咽及口諸陽皆濁手太陽小腸經獨受其濁此爲陽濁獨甚也次第陰陽清濁篇文

虛實篇第十二

素問曰邪氣盛則實精氣奪則虛寸脈急而尺緩者經絡皆實也脈口熱而尺寒者絡虛而經實也脈口即寸口尺脈滿脈口寒濇者經虛而絡滿也滿即實也太熱病氣熱脈滿

重平声

者重實也氣與脈俱實也脈虛經云脈虛者不象陰也然氣口脈之要會手太陰之動也故不象陰爲脈應氣虛經云氣虛者無常也謂膻中氣不定也舊註謂寸脈動無常者非尺虛者行步恇然重虛也檃括通評虛實論篇文○難經曰病有虛實出者爲虛入者爲實從內之外爲出從外之內爲入言者爲虛不言者爲實言者病而尚能言也不言者病而不能言也緩者爲虛急者爲實言緩急以病勢言脈有虛實濡者爲虛緊牢者爲實濡者陰金也按之似有舉之若無緊者陽木也按之有餘舉之

足下走于胃足阳明，其气涩然。浊者有清，浊之清者，上出于咽及口。诸阳皆浊，手太阳小肠经独受其浊，此为阳浊独甚也。次第《阴阳清浊》篇文。

虚实篇第十二

《素问》曰：邪气盛则实，精气夺则虚。寸脉急而尺缓者，经络皆实也。脉口热而尺寒者，络虚而经实也。脉口，即寸口。尺脉满，脉口寒涩者，经虚而络满也。满，即实也。大热病，气热脉满者，重实也。气与脉俱实也。脉虚、经云：脉虚者，不象阴也。然气口脉之要会，手太阴之动也，故不象阴为脉应。气虚、经云：气虚者无常也。谓膻中气不定也，旧注谓寸脉动无常者，非。尺虚者行步恇然，重虚也。檃括《通评虚实论篇》文〇《难经》曰：病有虚实，出者为虚，入者为实。从内之外为出，从外之内为入。言者为虚，不言者为实。言者病而尚能言也，不言者病而不能言也。缓者为虚，急者为实。缓急以病势言。脉有虚实，濡者为虚，紧牢者为实。濡者，阴金也，按之似有，举之若无；紧者，阳木也，按之有余，举之

數入声 沈沉同

甚數狀若洪弦三關通度牢者陰木也尋之即無按之却有沈而有力動而不移診有虛實診視驗也探病之通稱兼望聞問切而言濡者爲實牢者爲實濡牢雖與脉相類然此所包者廣痒者爲虛痛者爲實氣欲通則痒不通則痛外通内快爲外實内虛内痛外快爲内實外虛也快爽此爲三虛三實凡言虛者謂精氣奪也實者謂邪氣盛也〇次第四十八難文〇素問又曰五實死五虛死五五藏也脉盛心實皮熱肺實腹脹脾實前後不通腎實閟瞀肝實此爲五實

脉細心虛皮寒肺虛氣少肝虛泄利前後腎虛飲食不入脾虛此謂五虛然時有生者何也漿粥入胃泄注止則虛者活身汗得後利則實者活稍次玉機真藏論篇文

客感篇第十三

素問曰夫邪之生也或生於陰或生於陽其生於陽者得之風雨寒暑其生於陰者得之飲食居處陰陽喜怒婁全善曰此陰陽以内外言之

甚数，状若洪弦，三关通度；牢者，阴木也，寻之即无，按之却有，沉而有力，动而不移。诊有虚实，诊，视验也，探病之通称，兼望闻问切而言。濡者为虚，牢者为实。濡牢虽与脉相类，然此所包者广。痒者为虚，痛者为实。气欲通则痒，不通则痛。外通内快，为外实内虚，内痛外快，为内实外虚。快，爽也，此为三虚、三实。凡言虚者，谓精气夺也，实者谓邪气盛也。〇次第《四十八难》文〇《素问》又曰：五实死，五虚死。五，五脏也。脉盛心实，皮热肺实，腹胀脾实，前后不通肾实，闷瞀肝实，此为五实；脉细心虚，皮寒肺虚，气少肝虚，泄利前后肾虚，饮食不入脾虚，此谓五虚。然时有生者，何也？浆粥入胃，泄注止，则虚者活；身汗得，后利，则实者活。稍次《玉机真藏论篇》文

客感篇第十三

《素问》曰：夫邪之生也，或生于阴，或生于阳，其生于阳者，得之风雨寒暑，其生于阴者，得之饮食居处，阴阳喜怒。娄全善曰：此阴阳以内外言之，

而总诸阴阳形气之伤；东垣所谓内外伤也，寒暑风湿属阳，为外伤；饮食男女喜怒属阴，为内伤。故喜怒伤气，寒暑伤形，暴怒伤阴，暴喜伤阳，寒伤形，热伤气，气伤痛，形伤肿。故先痛而后肿者，气伤形也；先肿而后痛者，形伤气也。娄全善曰：即曰喜怒伤气矣，又曰暴怒伤阴，暴喜伤阳；既曰寒暑伤形矣，又曰寒伤形，热伤气，言若矛盾，而理则有归。盖统而言之，喜怒伤人，从内出而先发于气，寒暑伤人从外入而先着于形。分而言之，则怒气从下上而先发于阴，喜气从上下而先发于阳，寒则人气内藏，故寒之伤人先着于形，暑则人气外溢，故暑之伤人，先着于气也。〇檃括《调经论》《阴阳应象大论》两篇文〇又曰：夫邪之客于形也，必先舍于皮毛，留而不去，入舍于孙脉，留而不去，入舍于络脉，留而不去，入舍于经脉，内连五脏，散于肠胃，阴阳俱感，五脏乃伤。此邪之从皮毛而入，极于五脏之次也。如此则治其经焉。亦有入舍于孙络，留而不去，闭塞不通，不得入于经，流溢于大络而生奇病者。大络，十五络也，病在血络是为奇邪。〇《缪刺论篇》〇又曰：天之邪气，感则害人五脏；水谷之寒热，感则害于六腑；寒伤肠及胆，热伤胃及膀胱。地之湿气，感则害人皮肉筋脉。湿胜则营卫之气不行，感则害于皮肉筋脉。故善治者治皮毛止于萌也，其次治肌肤救其已生，其次治筋脉攻其已病，其次治六腑治其已甚，其次治五脏。治五脏者，半死半生也。治其已成，病势已成，可得半愈。〇稍次《阴阳应象大论篇》文〇《灵枢》曰：邪气之中人也，无有常。中于阴，则溜于腑；中于阳，则溜于经。盖身之中于风也，不必动脏。故邪入于阴经，则其脏气实，邪气入而不能客，故还之于腑。《邪气脏腑病形篇》〇又曰：身半已上邪中之，身半以下湿中之。同上《病形篇》〇《素问》又曰：犯贼风虚邪者，阳受之而入六腑，则身热，不时卧，上为喘呼，食饮不节；起居不时者，阴受之而入五脏，则填满闭塞，下为飧泄，久为肠澼。

澼，亦作癖，肠澼为痔。〇次第《太阴阳明论篇》。〇又曰：春者，天气始开，地气始泄，冻解冰释，水行经通，故人气在脉。夏者，经满气溢，入孙络受血，皮肤充实。长夏者，经络皆盛，内溢肌中。秋者，天气始收，腠理闭塞，皮肤引急。冬者盖藏，血气在中，内着骨髓，通于五脏。是故邪气者，常随四时之气血而入客也，至其变化，不可为度，然必从其经气，辟除其邪，除其邪则乱气不生。《四时刺逆从论篇》

传变篇第十四

《素问》曰：夫邪气之客于身也，以胜相加，至其所不胜而甚传克我之经。，至于所生而持传生我之经。持，相持也，至其所生而愈传我生之经，自得其位而起居所旺处。〇稍次《藏气法时论篇》〇又曰：五脏受气于其所生谓受病气于己之所生者，传之于其所胜谓传于己之所克者，气舍于其所生谓舍于生己者，死于其所不胜谓死于克己者，分位所传不顺，故死。肝受气于心，而传之于脾，气舍于肾，至肺而死。心受气于脾，传之于肺，气舍于肝，至肾而死。脾受气于肺，传之于肾，气舍于心，至肝而死。肺受气于肾，传之于肝，气舍于脾，至心而死。肾受气于肝，传之于心，气舍于肺，至脾而死。此皆气之逆行也。故死一日一夜五分之，此所以占死生之早暮也。朝主甲乙，昼主丙丁，四季上主戊己，晡主庚辛，夜主壬癸。如肝死于肺，位属秋，庚辛，则主晡时死，余仿此。〇稍次《玉机真脏论篇》〇《难经》曰：经言七传者死，谓传其所胜也。七传者，传数至七也。吕广曰：七，当作次，谓诸病以次相传也。假令心病传肺，肺传肝，肝传脾，脾传肾，肾传心，一脏不再伤，故死。此与下文皆以心部为例，心六传，又至心，心当再传于肺，肺不肯受，是谓一脏不再伤也。传于所胜，谓之贼邪，故至死。间脏者生，谓传其所生也。间，隔也，间脏乃母传于子。假令心病传脾，脾传肺，肺传肾，肾传肝，肝传心，

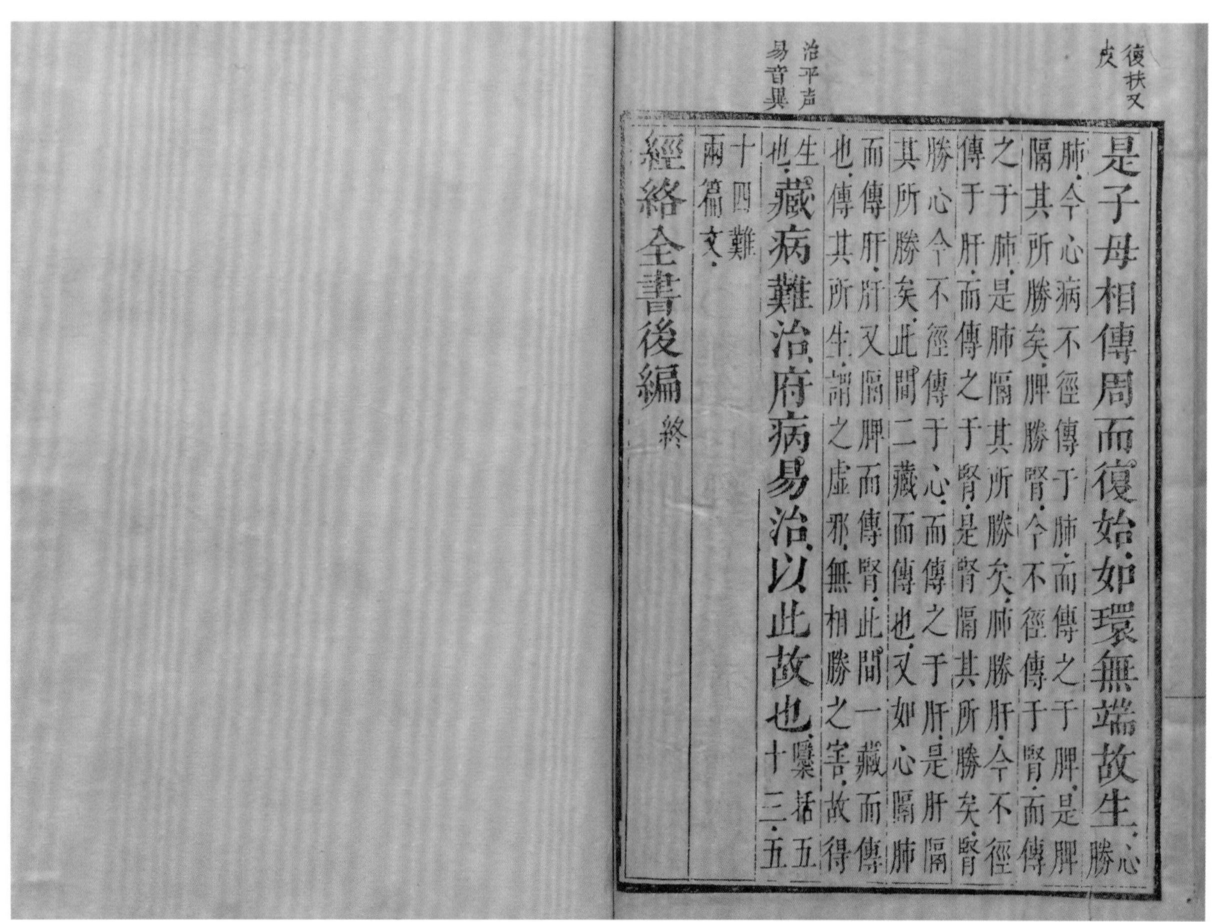

是子母相传，周而复始，如环无端，故生。心胜肺，今心病不径传于肺，而传之于脾，是脾隔其所胜矣。脾传肾，今不径传于肾，而传之于肺，是肺隔其所胜矣。肺传肝，今不径传于肝，而传之于肾，是肾隔其所胜矣。肾胜心，今不径传于心，而传之于肝，是肝隔其所胜矣。此间二脏而传也。又如心隔肺而传肝，肝又隔脾而传肾，此间一脏而传也。传其所生，谓之虚邪，无相胜之害，故得生也。脏病难治，腑病易治，以此故也。檃括《五十三、五十四难》两篇文

经络全书·后编终

图书在版编目（CIP）数据

中国针灸大成. 综合卷. 医学纲目 • 针灸；吴氏针灸大成；经络笺注；经络全书 / 石学敏总主编，王旭东，陈丽云，尚力执行主编. — 长沙 ：湖南科学技术出版社，2023.2
ISBN 978-7-5710-1926-6

Ⅰ. ①中… Ⅱ. ①石… ②王… ③陈… ④尚… Ⅲ. ①《针灸大成》 Ⅳ. ①R245

中国版本图书馆 CIP 数据核字(2022)第 219896 号

中国针灸大成 综合卷

YIXUE GANGMU • ZHENJIU WUSHI ZHENJIU DACHENG JINGLUO JIANZHU JINLUO QUANSHU

医学纲目 • 针灸 吴氏针灸大成 经络笺注 经络全书

总 主 编：石学敏
执行主编：王旭东　陈丽云　尚　力
出 版 人：潘晓山
责任编辑：李　忠　白汀竹
出版发行：湖南科学技术出版社
社　　址：长沙市芙蓉中路一段 416 号泊富国际金融中心
网　　址：http://www.hnstp.com
湖南科学技术出版社天猫旗舰店网址：
http://hnkjcbs.tmall.com
邮购联系：0731-84375808
印　　刷：长沙沐阳印刷有限公司
（印装质量问题请直接与本厂联系）
厂　　址：长沙市开福区陡岭支路 40 号
邮　　编：410005
版　　次：2023 年 2 月第 1 版
印　　次：2023 年 2 月第 1 次印刷
开　　本：889mm×1194mm　1/16
印　　张：39.5
字　　数：866 千字
书　　号：ISBN 978-7-5710-1926-6
定　　价：790.00 元